PHILIPPIKA

Altertumswissenschaftliche Abhandlungen
Contributions to the Study
of Ancient World Cultures

Herausgegeben von / Edited by
Joachim Hengstl, Elizabeth Irwin,
Andrea Jördens, Torsten Mattern,
Robert Rollinger, Kai Ruffing, Orell Witthuhn

133

2019
Harrassowitz Verlag · Wiesbaden

Steffi Grundmann

Haut und Haar

Politische und soziale Bedeutungen des Körpers im klassischen Griechenland

2019
Harrassowitz Verlag · Wiesbaden

Bis Band 60: Philippika. Marburger altertumskundliche Abhandlungen.

Dieses Werk ist die überarbeitete Fassung einer Dissertation, die an der Bergischen Universität Wuppertal unter dem Titel „Haut und Haar im klassischen Griechenland“ eingereicht und am 22. Mai 2017 verteidigt worden ist.

Gedruckt mit Unterstützung der Geschwister Boehringer Ingelheim Stiftung für Geisteswissenschaften

Bibliografische Information der Deutschen Nationalbibliothek
Die Deutsche Nationalbibliothek verzeichnet diese Publikation in der Deutschen Nationalbibliografie; detaillierte bibliografische Daten sind im Internet über http://dnb.dnb.de abrufbar.

Bibliographic information published by the Deutsche Nationalbibliothek
The Deutsche Nationalbibliothek lists this publication in the Deutsche Nationalbibliografie; detailed bibliographic data are available on the internet at http://dnb.dnb.de.

Informationen zum Verlagsprogramm finden Sie unter
http://www.harrassowitz-verlag.de

Gedruckt auf alterungsbeständigem Papier.
Druck und Verarbeitung: Hubert & Co., Göttingen
Printed in Germany

ISSN 1613-5628
ISBN 978-3-447-11285-7

Inhalt

Abkürzungsverzeichnis

Die Abkürzungen der antiken Autoren folgen den Listen in Ind. Hipp. (hippokratische Schriften) bzw. DNP (alle anderen).

Beazley	Beazley Archive Pottery Database (www.beazley.ox.ac.uk)
CMG	Corpus Medicorum Graecorum
DK	Die Fragmente der Vorsokratiker. Griechisch und deutsch von Hermann Diels, hg. v. Walther Kranz, 6. Aufl. Hildesheim 1952
DNP	Der Neue Pauly. Enzyklopädie der Antike, hg. v. Hubert Cancik, Helmuth Schneider und Manfred Landfester, Stuttgart 1996–2003
Gemoll	Gemoll, Wilhelm: Griechisch-deutsches Schul- und Handwörterbuch, durchges. und erw. v. Karl Vretska, mit einer Einf. in die Sprachgeschichte v. Heinz Kronasser, Wien 1991 [Nachdr. d. 9. Aufl. Wien 1965]
IG	Inscriptiones Graecae
Ind. Hipp.	Index Hippocraticus cui elaborando interfuerunt sodales Thesauri linguae Graecae Hamburgensis, hg. v. Josef-Hans Kühn, Ulrich Fleischer und Klaus Alpers, Göttingen 1989; ergänzt und fortgeschrieben durch die Supplement- und Nachtragsbände, hg. v. Anargyros A. Anastassiou und Dieter Irmer, Göttingen 1999–2014
KP	Der kleine Pauly. Lexikon der Antike in 5 Bänden, auf der Grundlage von Pauly's Realencyclopädie der classischen Altertumswissenschaft bearb. und hg. v. Konrat Ziegler und Walter Sontheimer, Stuttgart 1964–1975
HAS	Handwörterbuch der antiken Sklaverei (HAS). 3 Bände, hg. v. Heinz Heinen in Verb. mit Ulrich Eigler, Peter Gröschler, Elisabeth Hermann-Otto, Henner von Hesberg, Hartmut Leppin, Hans-Albert Rupprecht, Winfried Schmitz, Ingomar Weiler und Bernhard Zimmermann, Stuttgart 2017 (Forschungen zur antiken Sklaverei. Beiheft 5)
LFE	Lexikon des frühgriechischen Epos. 4 Bände, hg. v. Bruno Snell, Göttingen 1979–2010
LSJ	Liddell, Henry George; Scott, Robert; Jones, Henry Stuart: A Greek-English Lexicon. With a Revised Supplement, hg. v. P.G.W. Glare, 9. Aufl. Oxford 1996
Littré	Oeuvres complètes d'Hippocrate, hg., übers. und komm. v. Emile Littré. 10 Bde., Paris 1839–1861
PCG	Poetae Comici Graeci
PMG	Poetae Melici Graeci

RAC	Reallexikon für Antike und Christentum. Sachwörterbuch zur Auseinandersetzung des Christentums mit der antiken Welt, begründet von Franz Joseph Dölger, hg. v. Franz-Joseph-Dölger-Institut, Stuttgart 1950–
RGA	Reallexikon der Germanischen Altertumskunde. 35 Bde., begr. v. Johannes Hoops, hg. v. Heinrich Beck, Dieter Geuenich und Heiko Steuer, 2. Aufl. Berlin 1973–2007
RE	Paulys Realencyclopädie der Classischen Altertumswissenschaft. Neue Bearbeitung, hg. v. Georg Wissowa, Wilhelm Kroll, Karl Mittelhaus, Konrat Ziegler und Hans Gärtner, Stuttgart 1893–1978
SEG	Supplementum Epigraphicum Graecum
SIG	Sylloge Inscriptionum Graecarum
TrGF	Tragicorum Graecorum Fragmenta

Zeitschriften-Siglen

AJA	American Journal of Archaeology
AJPh	American Journal of Philology
AM	Mitteilungen des Deutschen Archäologischen Instituts. Athenische Abteilung
CA	Classical Antiquity
CFC (G)	Cuadernos de filología clásica. Estudios griegos e indoeuropeos
CJ	The Classical Journal
CP	Classical Philology
CQ	The Classical Quarterly
CW	Classical World
EMC	Échos du Monde Classique = Classical Views
JdI	Jahrbuch des Deutschen Archäologischen Instituts
JHS	Journal of Hellenic Studies
JÖAI	Jahresheft des Österreichischen Archäologischen Instituts in Wien
JRS	Journal of Roman Studies
MAN	MAN. The Journal of the Royal Anthropological Institute of Great Britain and Ireland
NNB	Numismatisches Nachrichtenblatt
RAI	The Journal of the Royal Anthropological Institute of Great Britain and Ireland
REA	Revue des Études Anciennes
REG	Revue des Études Grecques
RhM	Rheinisches Museum für Philologie
TAPhA	Transactions of the American Philological Association
ZPE	Zeitschrift für Papyrologie und Epigraphik
ZRG	Zeitschrift der Savigny-Stiftung für Rechtsgeschichte. Romanistische Abteilung

Abbildungsverzeichnis

Vorwort

Die vorliegende Untersuchung ist die überarbeitete Fassung meiner Dissertation, die im Sommersemester 2017 von der Fakultät für Geistes- und Kulturwissenschaften der Bergischen Universität Wuppertal zur Promotion angenommen worden ist. Ohne den Rat und die Förderung von verschiedenen Seiten wäre dieses Buch nicht entstanden. Mein tief empfundener Dank gilt an erster Stelle meinem Doktorvater, Herrn Professor Armin Eich, der es mir ermöglicht und mich dabei unterstützt hat, diese Arbeit zu verfassen, indem er stets mit seinem profunden Wissen, einem kritischen Blick und intellektueller Großzügigkeit zur Verfügung gestanden und mir für die zeitaufwändigen Studien alle Freiheiten gewährt hat. Von Beginn an hat Frau Professorin Elke Hartmann (Darmstadt) mein Studium der Alten Geschichte und das Dissertationsprojekt begleitet, das durch die unvergleichlichen Studienmöglichkeiten in Berlin angeregt worden ist. Frau Professorin Tanja S. Scheer (Göttingen) danke ich für die freundliche Bereitschaft, das Zweitgutachten zu übernehmen, und ihre daran anschließende konstruktive Kritik mit gewinnbringenden Anregungen. Außerdem danke ich Herrn Professor Christoph Schubert (Erlangen-Nürnberg), Herrn Professor Thomas Späth (Bern) und Frau Professorin Elisabeth Stein (Wuppertal) für ihre sehr wertvollen Ratschläge und die gewährte Unterstützung. Für die Bereitstellung der Druckvorlage und die Erteilung von Publikationsgenehmigungen gilt mein Dank Stefan Brenne (Gießen), Natal'ja Polos'mak (Novosibirsk) und der Universitätsbibliothek Heidelberg. Für die Aufnahme in *Philippika – Altertumswissenschaftliche Abhandlungen* danke ich dem Herausgebergremium ebenso wie der *Geschwister Boehringer Ingelheim Stiftung für Geisteswissenschaften* für die Gewährung eines großzügigen Druckkostenzuschusses.

Während der Entstehung der Arbeit haben anregende Gespräche im Historischen Seminar der Bergischen Universität und darüber hinaus sowie die Rückmeldungen nach Vorträgen, in denen ich erste Ergebnisse der Studien präsentiert habe, maßgeblich zur Entwicklung der Argumentation beigetragen. Ebenso bin ich den Studierenden in meinen Lehrveranstaltungen zu Dank verpflichtet, deren Nachfragen und Deutungsvorschläge mir neue Perspektiven auf die bekannten Quellen eröffnet haben. Außerdem danke ich all jenen, die einen Teil der Dissertation Korrektur gelesen und wertvolle Kommentare beigesteuert haben sowie in entscheidenden Phasen vorbehaltlos für mich dagewesen sind: Bernd Bühlbäcker, Laura Brinnig, Joanna Carle, Kris Vera Hartmann, Marco Laudenberg, Regina Meskó-Breining, Mira Weidhaas, Therese Winkler und natürlich Astrid Albert sowie Carla Nicolaye. Ganz besonders danke ich vier Menschen, die die gesamte Arbeit gelesen haben: Ohne die kritischen Nachfragen, meisterlichen Formulierungsvorschläge und Korrekturen von Anne Freese, Jörg Fündling, Gianna Hedderich und Dennis Herklotz wäre die Dissertation nicht zu einem so glücklichen Ende gekommen, wofür ich kaum in angemessener Weise meinen Dank auszusprechen vermag.

Schließlich danke ich meinen Eltern für die Ermutigung, das ihnen wenig bekannte akademische Feld nicht nur zu betreten, sondern dort auch zu verweilen. Sie haben schwerlich ahnen können, dass ich mich ihm mit Haut und Haar verschreiben würde, und dies durch ihr bedingungsloses Vertrauen in meine Fähigkeiten überhaupt erst ermöglicht. Zuletzt kann ich meinem Mann nicht genug für den liebevollen Rückhalt sowie die andauernde und unermüdliche Unterstützung in allen Lebenslagen danken. Ihm sei deshalb dieses Buch gewidmet.

Wuppertal, im August 2019 Steffi Grundmann

I

Haut und Haar – Verbindungen und Zwischen_Räume

Haut und Haar als Forschungsgegenstand

PENTHEUS:
Dein Äußres ist nicht übel, Fremder, gefällt den Weibern –
das ist ja auch der Zweck, der dich nach Theben führt.
Lang wallen dir die Locken – wohl vom Ringkampf nicht! –
um deine Wangen, zärtliches Verlangen weckend;
mit Absicht hast du deine Haut dir hell erhalten,
von Sonnenstrahlen fern, im Schatten, weil du dir
durch Schönheit Aphrodites Huld gewinnen willst.[1]

Pentheus richtet diese Worte in Euripides' *Bacchae* an Dionysos, der in menschlicher Gestalt nach Theben gekommen ist, um seinen eigenen Kult zu fördern. Bei der Beschreibung seines Äußeren werden sowohl die Haartracht als auch die Hautfarbe des Gottes explizit benannt und auf diese Weise inhaltlich verbunden. Die lang herabwallenden Haare werden einer im klassischen Griechenland wichtigen Körperpraxis gegenübergestellt: dem Ringkampf. Denn Pentheus wertet sie als Zeichen, dass der Fremde wohl kein geübter Ringer sei. Außerdem schreibt er Dionysos eine helle Hautfarbe zu und führt sie darauf zurück, dass er sich stets im Schatten aufhalte und der Sonne fernbleibe. Pentheus beurteilt diese Erscheinung zwar als sexuell attraktiv, postuliert aber, sie gefalle vor allem Frauen, und betont auf diese Weise seine negative Sicht auf den Gott in Menschengestalt, die im Verlauf des Stücks mehr als deutlich wird. Diese Stelle unterstreicht nicht nur die Bedeutsamkeit der Gestaltung von Haut und Haar im klassischen Griechenland, sondern führt auch die zentralen Aspekte der vorliegenden Studie zusammen:

I. Haut und Haar sind verbunden.
II. Eine Vielzahl von Praktiken greift auf sie zu und beeinflusst ihre Gestalt maßgeblich.
III. Die Haut- und Haarfarben sind – nicht zuletzt aufgrund der Wirkung dieser Verhaltensweisen – veränderbar.

Diese drei Aussagen umreißen bereits den Aufbau der Studie, die sich in drei Teile gliedert, in denen jeweils einer dieser Aspekte fokussiert wird. Das zitierte Beispiel veranschaulicht ihre enge Verflechtung: Haut und Haar hängen hier und an vielen anderen Stellen nicht nur buchstäblich zusammen, sondern stehen auch in einer intensiven Wechselwirkung mit verschiedenen Handlungsweisen, die sowohl ihre Form als auch ihre

1 Eur. Bacch. 453–459 (Ü D. Ebener, modifiziert): ἀτὰρ τὸ μὲν σῶμ' οὐκ ἄμορφος εἶ, ξένε, / ὡς ἐς γυναῖκας, ἐφ' ὅπερ ἐς Θήβας πάρει· / πλόκαμός τε γάρ σου ταναὸς, οὐ πάλης ὕπο, [455] / γένυν παρ' αὐτὴν κεχυμένος, πόθου πλέως· / λευκὴν δὲ χροιὰν ἐκ παρασκευῆς ἔχεις, / οὐχ ἡλίου βολαῖσιν, ἀλλ' ὑπὸ σκιᾶς, / τὴν Ἀφροδίτην καλλονῇ θηρώμενος.

Beschaffenheit und insbesondere ihre Farbe beeinflussen. Die Struktur, in der die Untersuchungsergebnisse präsentiert werden, löst diese Verflechtungen ein Stück weit auf. Dabei ergeben sich aber immer wieder Anknüpfungspunkte und Querverbindungen zu Einzelthemen, die in anderen Kapiteln behandelt werden.[2] Auf sie wird in den Fußnoten hingewiesen, so dass diese vielschichtigen Verflechtungen auch bei einer linearen Lektüre des Haupttextes präsent sind und ihnen bei Bedarf nachgegangen werden kann.

Bevor diese konkreten Ergebnisse ausführlich dargestellt werden, skizziert diese Einleitung zunächst den Forschungsstand und entwickelt im Anschluss die Fragestellung. Weitere Abschnitte erläutern die Quellenauswahl und das Vorgehen sowie den Untersuchungsgegenstand und die spezifische Perspektive auf den Körper, von der die Studie ausgeht. Abschließend wird die Gliederung des Buches vorgestellt.

Forschungsstand und Fragestellung

Die Körpergeschichte hat zwar in den letzten Jahrzehnten in den Altertumswissenschaften vermehrt Aufmerksamkeit erlangt,[3] aber die Rolle von Haut und Haar ist bisher noch nicht umfassend bearbeitet worden. Ein Eintrag *Körper* fehlt in den gängigen altertumswissenschaftlichen Lexika. Selbst im *Neuen Pauly* ist das Lemma erst unter den Nachträgen zu finden und erhält keinen eigenen Eintrag, sondern verweist auf andere Beiträge, die Einzelaspekte wie Anatomie, Körperpflege, Medizin, Nacktheit und Sexualität behandeln.[4] Eine dezidierte Darstellung der antiken Vorstellungen vom Körper bleibt auf diese Weise aus und bestimmte Aspekte dieses Themas wie Sport oder die Haare werden nicht angeführt, obwohl ihnen eigene Einträge gewidmet sind.[5] Auch wenn der Körper so als altertumswissenschaftlicher Untersuchungsgegenstand marginalisiert wird, sind das Körperäußere und insbesondere Kleidung und Haartracht schon seit dem 18. Jh. n. Chr. Gegenstand kulturgeschichtlicher Abhandlungen gewesen. Dem humanistischen Bildungsideal entsprechend haben sie stets auch die griechisch-römische Antike einbezogen.[6]

Die ältere Sittengeschichte betrachtet insofern zwar häufig einzelne Aspekte, die auch in dieser Studie diskutiert werden, wie beispielsweise die Nacktheit, das Baden oder die Bart- und Haartracht.[7] Allerdings erschöpfen sich diese Beiträge in Stellensammlungen, die das aus der Antike überlieferte Schriftgut und die Bildwerke in ihrer gesamten zeit-

2 Vgl. auch Hohenwallner 2001, 11; Junkerjürgen 2009, 6 zu dieser Charakteristik des Untersuchungsgegenstandes ‚Haar' bzw. ‚Haarfarben'; Alaimo / Hekman 2008b, 17 äußern sich ähnlich hinsichtlich der Materialität, die die Grenze zwischen Körper und Umwelt aufhebe.

3 Vgl. auch Holmes 2010, 5, 19 mit Anm. 63f; Lee 2015, 241 Anm. 1 zum aktuellen Forschungsstand der antiken Körpergeschichte.

4 Vgl. DNP 12 (2002) 2, 1036.

5 Vgl. Decker / Haas 2003; Hurschmann 1997; Hurschmann 1998.

6 Vgl. z. B. Nicolai 1801; Schelle 1983 [1797]. Vgl. auch Junkerjürgen 2009; Tiedemann 2007 für die neuere Forschung über Haare; Connor 2004 zur Haut.

7 Z. B. Becker 1840, 380–395; Licht 1925, 98–107; Schade 1857, 271–275.

lichen Ausdehnung heranziehen, um die Realia zu rekonstruieren. Dieser Forschungstrend hat zu Beginn des 20. Jh. n. Chr. einige grundlegende Studien über die Ausprägung der Haartracht und ihre vor allem religiöse Bedeutung hervorgebracht.[8] In den folgenden Jahrzehnten sind solche Themen aufgrund der Fokussierung der historischen Forschung auf die politische Ereignisgeschichte kaum bearbeitet worden, so dass diese inzwischen über einhundert Jahre alten Untersuchungen noch Jahrzehnte später in Überblicksdarstellungen und Lexikonartikeln reproduziert worden sind[9] und bis heute den in dieser Hinsicht aktuellen Forschungsstand repräsentieren. Eine Ausnahme bildet die klassische Archäologie, die nicht nur die Frisurengestaltung für die chronologische Einordnung der Bildzeugnisse systematisiert hat,[10] sondern in den detaillierten Beschreibungen der Objekte regelmäßig auch die Beschaffenheit von Haut und Haar benennt.[11] Allerdings werden sie selten selbst zum Untersuchungsgegenstand, so dass ihre Behandlung kaum einmal über die Beschreibung hinausgeht.[12]

Da grundlegende Neufunde, die eine Modifikation der etablierten Forschungsmeinungen erfordern, nicht zu erwarten sind, ist ein Perspektivwechsel erforderlich, um neue Erkenntnisse über die Haare (und die Haut) hervorzubringen. Deshalb geht die vorliegende Untersuchung von spezifischen Fragestellungen aus, wie sie die Frauen- und Geschlechtergeschichte sowie Ansätze, die von Michel Foucault inspiriert sind, bieten.[13] Ihre Aufmerksamkeit für den Körper hat die Basis für eine antike Körpergeschichte gelegt: Foucaults

8 Bremer 1911; Bremer 1912; Mau 1897a; Steininger 1909; Steininger 1912 betrachten aus archäologischer Perspektive die Haartracht, während Eitrem 1915; Schredelseker 1913; Schwenn 1966 [1915]; Sommer 1912a; Sommer 1912b die Funktion der Haare im Kult untersuchen. Vgl. auch Weinreich 1920; Weinreich 1925.

9 Groß 1967; Hurschmann 1988; Hurschmann 1997; Hurschmann 1998; Kötting 1986; Nesselrath 2001.

10 Vgl. z. B. Byvanck-Quarles van Ufford 1986; Harrison 1988; Strenz 2001; Tarbell 1911 zu griechischen Frisuren; z. B. Schreiber 2012; Steininger 1909; Steininger 1912; Wessel 1946/1947; Ziegler 2000 zur breiteren Forschung über römische Frisuren. Vgl. auch Brinkmann 1998 zur Rekonstruktion des Herstellungsprozesses von Frisuren in der archaischen Plastik.

11 Vgl. z. B. Brinkmann 2003, 69–71 (Haut und Haar); Hinz 1998, 27f (Haut); Theisen 2009, 24, 90, 102 (Haar- und Barttracht). Vgl. auch Hölscher 2000, 147f zur Bedeutung der Ikonographie in der klassischen Archäologie; Borbein 2000 einführend zur Formanalyse als Methode sowie Borić / Robb 2008, 1 zur hohen, aber häufig kaum beachteten Bedeutung des Körpers in der archäologischen Forschung.

12 Eine dezidierte Deutung und Analyse der Gestalt von Haut und Haar in der griechischen Kunst bieten z. B. Haug 2012, 504–517 (Haut und Haar); Gkikaki 2009; Gkikaki 2014 (Frauenfrisuren); Birchler Emery 2008a; Birchler Emery 2010; Kressirer 2016, 20–22, 502; Pfisterer-Haas 1989; Pfisterer-Haas 1990 (weiße Haare, Glatzenbildung und Falten als Alterszeichen); Koch-Brinkmann et al. 2014; Skovmøller 2014 (farbige Gestaltung der Haut von Skulpturen); Mittag 2002; Özen-Kleine 2016; Verdon 2012 (Bart bzw. Bartlosigkeit); Rodrigo / Fortea 2014 (Haarschmuck bei Frauen).

13 Vgl. Egger 2000, 115–117 zur Entwicklung der Frauen- und Geschlechterforschung in den Altertumswissenschaften sowie zu ihrem Verhältnis zu Foucaults Arbeiten über Sexualität in der Antike (Foucault 1989a; Foucault 1989b) und zur antiken Körpergeschichte. Vgl. z. B. auch Holmes 2012; Foxhall 2013; Scheer 2011; Wagner-Hasel / Späth 2000 einführend zur antiken Geschlechtergeschichte.

Forschungen zu antiken Sexualitäten bauen zum einen auf altertumswissenschaftlichen Arbeiten auf und haben zum anderen die Beschäftigung mit diesem Thema weiter angeregt. Denn insbesondere in den späten 1980er und den 1990er Jahren ist ein wahrer Sexualitäts-Boom in den Altertumswissenschaften zu verzeichnen, in dem Foucaults Thesen kontrovers diskutiert worden sind.[14] Andere frühe körperhistorische Beiträge untersuchen die medizinischen Schriften und insbesondere die gynäkologischen Abhandlungen im *Corpus Hippocraticum* aus geschlechtergeschichtlicher Perspektive.[15] Diese Konzentration auf Medizin und Sexualität spiegelt einerseits ihre hohe Bedeutung für den modernen Blick auf den Körper, wird aber andererseits dem Anliegen, ihn und seine Geschichte umfassend zu betrachten, nicht gerecht. Denn es handelt sich zwar um wichtige Aspekte des menschlichen (Zusammen-)Lebens, auf die dieses jedoch nicht reduziert werden kann, so dass jüngere Ansätze das Themenspektrum und die Fragestellung über diese Bereiche hinaus erweitern.[16] Dieser Forschungsrichtung ist auch die vorliegende Studie zuzurechnen, die Haut und Haar als Teile des äußerlich sichtbaren Körpers fokussiert, der von den Menschen im klassischen Griechenland wahrgenommen worden ist.

Während Beiträge, die vornehmlich der Haut in der Antike gewidmet sind, höchst selten und erst seit den 2000er Jahren erschienen sind,[17] hat das Haar im Verlauf des 20. Jh. n. Chr. sporadisch Aufmerksamkeit in den Altertumswissenschaften erlangt. Häufig handelt es sich um einzelne Aufsätze, deren Schwerpunkt eher die römische Antike als das klassische Griechenland ist.[18] Eine Ausnahme bildet die Medizingeschichte, die eine Reihe

14 Arthur-Katz 1989; Davidson 2002; Davidson 2008; Dover 1989 [1978]; Halperin 1990a; Halperin et al. 1990; Konstan / Nussbaum 1989; Richlin 1992; Sissa 1990; Thornton 1997; Winkler 1994. Vgl. einführend Hartmann 1998; Hartmann 2003.

15 Dean-Jones 1994; Flemming 2000; King 1998; Stein 1994. Vgl. auch die Beiträge in Hartmann et al. 2006, die Sexualität und den medizinischen Blick auf den Körper thematisieren.

16 Z. B. Cawthorn 2008; Garrison 2010; Gherchanoc 2016; Holmes 2010; Lee 2015; Osborne 2011 zu Griechenland; z. B. Meister 2012 zu Rom; z. B. Bodiou et al. 2011; Bodiou / Mehl 2017; Fögen / Lee 2009; Montserrat 1998; Porter 1999; Thommen 2007 und die in der Reihe *Cahiers d'histoire du corps antique* erschienenen Sammelbände (Prost / Wilgaux 2006; Bodiou et al. 2006; Dasen / Wilgaux 2008) zur Antike allgemein. Vgl. auch die Beiträge in Gherchanoc 2015 für einen Überblick über den aktuellen Forschungsstand zu verschiedenen Bereichen der antiken Körpergeschichte und Richlin 1997 zu ihrer Geschichte.

17 Boudon-Millot / Pardon-Labonnelie 2018 (Hautfarben und Kosmetik in der griechisch-römischen Antike); Gavrylenko 2012 (Körper und Haut bei Homer); Pigeaud 2005 (Haut bei Homer, Isidor von Sevilla und im *Corpus Hippocraticum*). Vgl. auch Baroin 2002 (Narben in Rom); Bradley 2004 (Hautrötungen in Rom); Lohwasser 2012 (Hautfarbe und Modifikationen der Haut im antiken Nordostafrika). Vgl. auch Bodiou / Mehl 2015, 161, die das Fehlen einer umfassenden Studie über die Haut beklagen.

18 Vgl. z. B. Adams 1984; Baertschi / Fögen 2005; Bartman 2001; Biedermann 2013; Franke 1996; Grieb 2017; Kennell 1991; Klein 2012; Meister 2009; Minarovičová 2005; Morgan 1997; Seng 2012; Stephan 1935; Stephens 2008; Wardle 2006; Wintjes 2010; Woods 2005; vgl. auch die Monographien Hohenwallner 2001; Krause 1858; Mannsperger 1998. Vgl. zur Haut z. B. auch Blonski 2014; Dubourdieu / Lemirre 2002; Eckardt / Crummy 2008; Johnson 2016; Hagenow 1972; Mudry 2005; Nickel 2009; Olson 2009; Orizaga 2013; Richlin 1995; Stewart 2007 über Körperpflege und Kosmetik in Rom.

von Beiträgen zu Haut und Haar beisteuert.[19] Mitunter finden sich allerdings jahrzehntelang kaum Abhandlungen über die Haare, während sie sich sowohl in den 1910er Jahren, als auch um 1970 und um 1990 häufen.[20] Aktueller Anlass für einen Teil der Studien aus der Mitte des 20. Jh. n. Chr. ist die sich zeitgenössisch wandelnde Haarmode: so ist beispielsweise 1969 in der britischen Wochenzeitung *The Guardian Weekly* ein Artikel über die langen Haare der Hippies erschienen, der sie nicht nur ablehnt, sondern diese Haltung auch mit Verweis auf die klassische Antike legitimiert. Dieser Argumentation hat Christopher Ehrhardt zwei Jahre später aus altertumswissenschaftlicher Perspektive widersprochen, da Langhaarigkeit bei den alten Griechen üblich gewesen und nicht pauschal abgewertet worden sei.[21] Etwa seit Beginn der 2000er Jahre ist erneut eine verstärkte Auseinandersetzung mit der historischen Bedeutung der Haare zu beobachten, die sich überwiegend in französischsprachigen Publikationen niederschlägt.[22] Die Funktion der Haare, die gesellschaftliche Positionierung zu markieren, haben Ephraim David, David Leitao und Molly Levine bereits in der ersten Hälfte der 1990er Jahre am Beispiel Spartas sowie des Übergangs von der Kindheit zum Erwachsenenalter im alten Griechenland und der Geschlechterverhältnisse im antiken Mittelmeerraum herausgearbeitet.[23] Diese sozial differenzierende Wirkung des Körperäußeren wird auch in der neueren Forschung betont[24] und bildet einen wichtigen Aspekt der vorliegenden Untersuchung, auf den die Bedeutungen, die Haut und Haar zugeschrieben werden, jedoch nicht reduziert werden können.

Auch jenseits der Altertumswissenschaften sind Haut und Haar in der Forschung marginalisiert und werden außerhalb von Arbeiten zur Schönheitspflege nicht gemeinsam betrachtet.[25] Grundlegend für die Auseinandersetzung mit der Haut ist Claudia Benthiens Dissertation *Im Leibe wohnen*, in der sie die Bedeutung der Haut als Körpergrenze für die Entstehung von Selbst- und Fremdbildern in der Moderne untersucht,[26] die auch die bisherige Beschäftigung mit dem Körperäußeren in den Altertumswissenschaften

---

19 Barras 2005; Boehm 2014; Dirckx 1986; Dirckx 2004; Steudel 1964 (Haut); Brulé 2008; King 2008; Willer 1984 (Haare).

20 Vgl. die grundlegenden Beiträge in Anm. 8 oben S. 5 sowie Robert 1916; Tarbell 1911 und z. B. Austin 1972; Bagnani 1968; Baldwin 1969; Englert / Long 1973; Marinatos 1967; Welsh 1979 (um 1970); Adams 1986; Allen 1986; David 1992; Geiger 1986; Ghiron-Bistagne 1985; Gutzwiller 1992; Heubner 1989; Jenkins / Williams 1985; Leitao 1993, 142–193; Levine 1995 (um 1990). Vgl. aber Fink 1952.

21 Ehrhardt 1971. Vgl. Tiedemann 2004.

22 Auzépy 2002; Brulé 2008; Brulé 2011; Brulé 2015; Ficheux 2006; King 2008; Lavergne 2006. Vgl. auch die Beiträge in Auzépy / Cornette 2011, von denen einige einen Bezug zur Antike herstellen; vgl. auch Corson 2001, 54–69; Descharmes 2015; Griffith 2005; King 2013, 73–125; Leitao 2003; May 2005; Nesselrath 2001; Olson 1999; Wannagat 2001 für die deutsch- und englischsprachige Forschung.

23 David 1992; Leitao 1993, 142–193; Levine 1995.

24 Z. B. Blume 2013; Brulé 2008; Descharmes 2015; Haug 2012, 511, 515; King 2008; Lee 2015; Leitao 2003; Wannagat 2001.

25 Benthien 1998a, 20; Junkerjürgen 2009, 2–4; Obeyesekere 1998, xi; Rosenthal 2004, 1. Vgl. aber Humphrey 2008 über Hautfarbe und Haarbeschaffenheit von Afroamerikanerinnen.

26 Benthien 1998a.

prägt.[27] Diese Perspektive ist aus psychoanalytischer Sicht eng mit der Identitätsbildung verbunden worden: Didier Anzieu zufolge ist die Haut unabdingbar für die körperliche Integrität und das Überleben.[28] An Freud anknüpfend versteht er sie als Hülle des Körpers und Kontaktfläche zur Umwelt, die das Ich in Abgrenzung zu anderen sowie vom Es und vom Über-Ich konstituiere.[29] Entgegen den Vorstellungen, die innerhalb der Psychoanalyse verbreitet sind, kommt diesem modernen Konzept jedoch keine überzeitliche Gültigkeit zu, wie Claudia Benthien hervorhebt und Page duBois auch für das antike Griechenland unterstreicht.[30]

Viele der Arbeiten, die sich dem Thema Haar widmen, gehen von einer sogenannten natürlichen und somit scheinbar universell gültigen Haarsymbolik aus, die es zu entschlüsseln gelte.[31] Außerdem fokussieren sie häufig das frisierte Kopfhaar. Christian Janecke begründet die höhere Bedeutung, die dem Haupthaar im Vergleich zu anderen Körperhaaren zukomme, beispielsweise mit seiner ständigen Sichtbarkeit.[32] Diese Prämisse offenbart eine eurozentrische und auf die Moderne ausgerichtete Perspektive. Nicht überall und zu allen Zeiten ist es üblich (gewesen), den Körper mit Kleidung zu bedecken und den Kopf unbedeckt zu lassen. Deshalb und weil die Kopfhaare nur ein kleiner Teil der Erscheinungsformen von Haaren im klassischen Griechenland sind, werden sie in diesem Buch zwar auch thematisiert, stehen aber nicht im Zentrum der Überlegungen, sondern werden ins Verhältnis zur Haut und anderen Körperhaaren gestellt.

Zwei unlängst erschienene altertumswissenschaftliche Monographien weisen darauf hin, dass Haut und Haar gemeinsam zu betrachten sind.[33] So gibt ein Abschnitt in Mireille Lees Buch über Körper und Kleidung im antiken Griechenland einen Überblick über die üblichen Praktiken der Körpermodifikation.[34] Da ihr Erkenntnisinteresse auf den Körper als Ganzes gerichtet ist und der Zugriff auf ihn in den von ihr gewählten Beispielen von außen erfolgt, behandelt sie Praktiken, die auf Haut und Haar wirken, gleichermaßen und gemeinsam, wie dies auch im zweiten Teil der vorliegenden Studie erfolgt. Lees

27 Z. B. Bernsdorff 2015, 119; Holmes 2010, 21, 108; Lee 2015, 155f; Purves 2018b, 3.

28 Anzieu 1991, 26–35. Vgl. auch Montagu 1974; Montagu 1982.

29 Anzieu 1991, insbesondere 87–91, 110–117. Vgl. auch Bick 1968; Bick 1986; Brosig 2004; Detig-Kohler 2002; Ulnik 2008 zur Auseinandersetzung mit der Haut in der Psychoanalyse; Lafrance 2009 für einen Forschungsüberblick; Pile 1996; Pile 2009; Pile 2011 zur Anwendung der Theorien auf die moderne Kultur und Literatur.

30 Benthien 1998a, 20; DuBois 1988, 15–24.

31 Vgl. z. B. Hohenwallner 2001, 2–4; Kötting 1986, 177f; Levine 1995; Sommer 1912b zur Antike; Berg 1951, 26f; Kühtreiber / Vavra 2015, 202; Leach 1958; Schade 1857, 281; Synnott 1987, 410; Tiedemann 2007, 40f zu anderen Zeiten und Räumen. Vgl. aber Lavergne 2006, 375f, der abschließend betont, dass keine einheitliche Symbolik der Haare rekonstruierbar sei; Niditch 2008, 6, die anregt, jene Deutungen zu bevorzugen, die keine einfachen Zuordnungen bieten. Vgl. auch die Diskussion solcher Vorstellungen unten S. 253–255 und 363–370.

32 Janecke 2004, 3, 8.

33 Vgl. auch Junkerjürgen 2009, 2, 7 zur engen Verbindung von Haut und Haar sowie zu seiner Entscheidung, die Haare zu fokussieren.

34 Lee 2015, 54–88. Vgl. auch Lee 2015, 172–197 zur Nacktheit.

relativ summarische Darstellungen stützen sich allerdings vor allem auf die Forschungsliteratur und die Bildzeugnisse. Im Gegensatz dazu geht diese Untersuchung vom Befund der schriftlich überlieferten Quellen aus, der in einer differenzierten Textanalyse erhoben worden ist. Auf diese Weise wird ihr genuiner Aussagewert für die gewählte Fragestellung ins Zentrum gestellt. Erst die so erarbeiteten Interpretationen werden in einem weiteren Schritt in die altertumswissenschaftliche Forschungsdiskussion eingeordnet, um vorgeformte, moderne Denkstrukturen nicht zu reproduzieren, sondern hinterfragen zu können.[35] In einigen Einzelfällen wird Bildmaterial hinzugezogen, um die Verbreitung von Praktiken zu veranschaulichen und zu belegen, die aus der verschriftlichten Überlieferung rekonstruiert worden sind.

Pierre Brulés *Le sens du poil (grec)* geht den Bedeutungen der Kopf- und Körperbehaarung von der Archaik bis zur hohen Kaiserzeit nach. Sein Erkenntnisinteresse ist jedoch nicht auf die Haare begrenzt, sondern zielt „à la Bourdieu“[36] auf *héxis* und *schēma*, also das Äußere des Körpers und seine Haltung, die auf der Einschreibung sozialer Praktiken beruhen und insofern sowohl unter die Haut gehen als auch historische Wirkungen entfalten.[37] Entsprechend thematisiert er an einigen Stellen auch die Haut bzw. Praktiken, die auf sie einwirken.[38] Dieses Vorgehen erweitert das durch seinen Buchtitel vorgegebene Thema der Körperbehaarung (frz. *poil*) zwar auf die Haut, ohne jedoch die Verbindung beider Körperteile und ihre Bedeutung als Körperäußeres zu fokussieren. Brulés Tendenz, die Haut in seine Argumentation einzubeziehen, bestätigt einerseits die dieser Studie zugrundeliegende Beobachtung einer engen Verbindung von Haut und Haar in den Quellen, die aus dem antiken Griechenland überliefert worden sind. Andererseits schöpft Brulé das Potential einer Untersuchungsperspektive, die diese Verbindung ins Zentrum stellt, nicht aus, da die Bezüge zur Haut nicht durchgängig hergestellt werden und nicht immer klar ist, welchem Zweck diese Ausführungen im Einzelnen dienen. Die vorliegende Arbeit unterscheidet sich von Brulés Buch außerdem durch die Einschränkung des Untersuchungszeitraums auf das 5. und frühe 4. Jh. v. Chr., die eine umfassende Analyse und Interpretation der relevanten Stellen ermöglicht.

In Abgrenzung von der bisherigen Forschung wird die historische Bedeutung von Haut und Haar im Folgenden herausgearbeitet, indem

- Haut und Haar als miteinander verbunden analysiert werden;
- nicht nur Kopf und Gesicht betrachtet werden, sondern der ganze Körper;
- die politischen, sozialen und kulturellen Bedeutungen, die ihnen zugeschrieben worden sind, in den konkreten historischen und den gattungsspezfischen Kontext eingebettet werden.

35 Vgl. z. B. Sourvinou-Inwood 1997, 132 zur Erläuterung einer ähnlichen Vorgehensweise.
36 Brulé 2015, 7f, hier 8.
37 Vgl. Duden 1997, 262.
38 Z. B. Brulé 2015, 152–160, 389–392, 410–413, 446f, 459, 461.

Auch wenn eine solche Studie bislang fehlt, liegen Einzeluntersuchungen und mitunter umfassende Forschungsdiskussionen zu bestimmten Fragen vor, die in diesem Buch behandelt werden.[39] Häufig weisen sie Haut und Haar jedoch nur eine untergeordnete Rolle zu[40] und thematisieren sie bisweilen gemeinsam, ohne dass ihr Verhältnis jedoch im Zentrum steht, wie beispielsweise in den Beiträgen über Körperpflegepraktiken.[41] Diese Untersuchungen werden in den entsprechenden Kapiteln für die Deutung der Quellen herangezogen und auf Grundlage des erhobenen Befundes eingeordnet.

Einen Überblick über den Forschungsstand zu erlangen, gestaltet sich einerseits deshalb als schwierig, weil Beiträge zur vorliegenden Fragestellung kaum gebündelt, sondern häufig als Aufsätze in nicht explizit körperhistorischen Sammelbänden publiziert werden und ihre Titel überdies die zentrale Rolle von Haut und Haar nicht unbedingt benennen.[42] Andererseits sind Haut- und Haar-Metaphern selbst als Titel äußerst beliebt, auch wenn ein inhaltlicher Bezug nur sehr entfernt oder explizit nicht besteht, wie beispielsweise in Barbara Dudens *Geschichte unter der Haut*: ihre für die Körpergeschichte wegweisende Studie benennt die Haut zwar im Titel, Duden betont aber die Abkehr vom äußerlich Sichtbaren und unterstreicht die Bedeutung der Leibempfindung in ihren Quellen.[43] Trotz ihrer Marginalisierung in der bisherigen Forschung[44] werden Bezüge zu Haut und Haar aber auch in solchen Beiträgen hergestellt, die gänzlich andere Themen verfolgen.[45] Oder wie Barbara Miller konstatiert:

39 Vgl. z. B. den Beginn des Kapitels *Entblößen und Bedecken*, der einen kurzen Überblick über die Forschung zur Nacktheit im klassischen Griechenland gibt (S. 111–113).

40 Z. B. Ginouvès 1962, 233–404; Hoffmann 1999, 10; Kosso / Scott 2009; Smith 2007, 76 (Beiträge zum Baden, die die Rolle des Wassers fokussieren).

41 Z. B. Frass 2002; Ginouvès 1962; Glazebrook 2009; Johnson 2016; Paszthory 1992; Saiko 2005; Ulf 1979; Wöhrle 1996.

42 Vgl. z. B. Wannagat 2001.

43 Duden 1987, 8; vgl. auch Lindemann 1992; Niewöhner et al. 2008 für ähnliche Titel und ein ähnliches Erkenntnisinteresse. Vgl. in den Altertumswissenschaften z. B. auch Gourmelen 2012, die versucht die bärtige Schlange, in deren Gestalt Zeus Meilichios in Munichia im Piräus verehrt worden ist, zoologisch zu identifizieren; Hanson 1999, deren Titel sich auf eine metonymische Verwendung von θρίξ (Haar) in einer hippokratischen Schrift bezieht; Pudill 2010, der die Haare in seinem Titel metaphorisch einsetzt; Schmitz 2002, der zwar von der Haarschur als Teil des spartanischen Hochzeitsrituals ausgeht, aber die These verfolgt, in Sparta habe zeitweise eine kommunitäre Lebensform bestanden; Rodemeyer 2003 diskutiert diese Argumentation unter einem ähnlichen Titel. Vgl. auch Labouvie 2001; Schmuckli 2001, in deren Titel Haut und Haar den Körper vertreten, jedoch kaum explizit thematisiert werden.

44 Vgl. auch Harlow et al. 2005, XV die Haartracht und Kosmetik in Griechenland und Rom als Forschungsdesiderate benennen.

45 Z. B. Brenne 1992, 166–173; Harich-Schwarzbauer 2002, 106f; Parisinou 2000, 19f; Viret-Bernal 1997, 102.

> Once one becomes aware of hair themes, they appear everywhere.
> And they are constantly changing in shape and meaning.[46]

Die Haare sind nicht nur überall, sondern – ebenso wie die Haut – als Untersuchungsgegenstand nur schwer zu fassen, so dass sie häufig zwar erwähnt, aber nicht umfassend betrachtet werden.

Vorgehen und Quellenauswahl

Diese Charakterisierung der Forschungsliteratur kann auch auf den Quellenbefund übertragen werden. Denn Haut und Haar werden oftmals nur kurz benannt und auf diese Weise implizit mit Bedeutungen versehen, ohne explizit diskutiert und beschrieben zu werden.[47] Eine auf sie fokussierte Quellenlektüre ergibt jedoch eine Vielzahl von Einzelstellen, deren Analyse und Systematisierung aufgrund der disparaten Kontexte und der komplexen Verflechtung der bearbeiteten Themen eine besondere Herausforderung ist. Diese Eigenart der Quellenzeugnisse beeinflusst auch die Darstellung der Ergebnisse in dieser Studie, die diese verstreuten Belege zusammenführt, um Fragen zu beantworten, die sich der Großteil der antiken Autoren nie gestellt hat.[48] Auch wenn Haut und Haar immer wieder erwähnt werden, ist es nicht die Intention der Verfasser der Quellen gewesen, über sie und die ihnen zugeschriebenen Bedeutungen zu berichten. Insofern ist die vorliegende Untersuchung durch ein beständiges Querlesen der Zeugnisse geprägt und bietet eine Einordnung in das jeweilige Werk sowie den historischen Kontext nur in dem Maße, wie es für eine nachvollziehbare Argumentation erforderlich ist.

Obwohl diese Materialfülle eine Eingrenzung des Quellencorpus nahelegt, ziehen viele der oben genannten altertumswissenschaftlichen Arbeiten eine vor allem zeitlich sehr breite Quellenauswahl heran, die auch die Bildwerke umfasst, behandeln aber häufig nur herausragende Beispiele oder reihen Stellen additiv aneinander. So deckt Brulé einen sehr langen Zeitraum ab, räumt aber ein, dass er aufgrund der Fülle des Materials große Lücken für die weitere Forschung lasse.[49] Im Unterschied zu dieser Vorgehensweise in der bisherigen Forschung ist die Quellenbasis der vorliegenden Studie deutlich begrenzt.

---

46 Miller 1998b, 286.

47 Vgl. auch Späth 2006, 66 zur Frage nach dem Geschlecht, das die antiken Autoren ebenso wenig als ihr Thema angesehen haben, über das aus ihren Texten aber dennoch viel zu erfahren ist. Muth 2009, 220–223 argumentiert hinsichtlich der Gewaltdarstellungen in der attischen Vasenmalerei ähnlich: sie seien ein Motiv, aber nicht das Thema der Bilder.

48 Vgl. die Physiologie der Haare in Hippokr. Nat. Puer. 20 als deutlichste Ausnahme, die im Kapitel über *Die Verbindung von Haut und Haar* ausführlich diskutiert wird (S. 41–52, 57f).

49 Vgl. Brulé 2015, 14, 474–478. Vgl. z. B. auch die in Anm. 8 oben S. 5 genannten grundlegenden Arbeiten vom Beginn des 20. Jh. n. Chr. und in der neueren Forschung z. B. Ehrhardt 1971; Lavergne 2006; Leitao 1993, 156–166; Levine 1995. Vgl. auch Forbes 1965, 24–44; Frass 2002; Ginouvès 1962, 107–229; Grillet 1975; Lee 2015, 60–88; Squillace 2015, die Praktiken betrachten, die auf Haut und Haar wirken.

Denn ihr Ziel ist es nicht, ein weiteres Mal die Realia im klassischen Griechenland zu rekonstruieren, einen Überblick in großen Linien zu geben und historische Entwicklungen, wie beispielsweise die modische Veränderung von Frisuren, nachzuzeichnen.[50] Vielmehr sind Texte, die in einem zeitlich begrenzten Rahmen verfasst worden sind, vollständig gelesen worden, um die konkreten Zusammenhänge und die vielfältigen Bedeutungen herauszuarbeiten, die Haut und Haar in ihnen annehmen. Diesem Ziel dienen auch die im Deutschen gewählten Formulierungen, die sich in erster Linie daran orientieren, wie sich die griechischen Texte auf Haut und Haar beziehen. Im Zweifel werden die Äußerungen daher eher wortwörtlich übersetzt und nicht in die im Deutschen übliche Phraseologie übertragen, wenn diese Bedeutungsaspekte in ihr verdeckt sind.

Die Fokussierung auf die Bedeutungszuschreibung bedingt außerdem einen zurückhaltenden Gebrauch archäologischer Quellen. Denn auch wenn die Bilder und Statuen kaum zu überschätzende Bedeutungsträger in allen Lebensbereichen gewesen sind, ist es methodisch äußerst schwierig, aus moderner Perspektive mit Sicherheit zu rekonstruieren, um welche konkreten Bedeutungen es sich gehandelt haben mag und welche Art von Blick jeweils auf sie gefallen ist. Dieser Aufgabe widmen sich zahlreiche Einzelstudien, die die Kunstwerke eigenständig deuten und nicht nur als Illustration der verschriftlichten Zeugnisse nutzen, indem sie das Verhältnis der Bildzeugnisse untereinander ins Zentrum stellen. Auf sie wird ebenso wie auf die Forschungsbeiträge aus anderen Teilbereichen der Altertumswissenschaften zurückgegriffen, wenn sie einen konkreten Bezug zur historischen Bedeutung von Haut und Haar herstellen.

Das klassische Griechenland bietet als Untersuchungszeitraum Quellen aus unterschiedlichen Textgattungen, die jeweils die ersten vollständig erhaltenen Beispiele ihrer Art darstellen und genrebildend gewirkt haben:

- die klassischen Tragödien von Aischylos, Sophokles und Euripides,
- Aristophanes' Komödien,
- Herodots *Historien*,
- Lysias' Gerichtsreden und
- das *Corpus Hippocraticum*.

Darüber hinaus werden einige rhetorische Texte und Pindars Epinikien ergänzend hinzugezogen. Diese Quellen aus dem 5. und frühen 4. Jh. v. Chr. treten im historischen Kontext neben die ältere Dichtung, die kontinuierlich rezipiert worden ist und wohl auch zeitgenössische Vorstellungen über den Untersuchungsgegenstand beeinflusst hat. Indem jedoch nur die im Untersuchungszeitraum neu entstandenen Texte intensiv analy-

---

50 Vgl. z. B. Gkikaki 2014 (Frauenfrisuren von der Archaik bis zum Hellenismus). Vgl. auch Lyons 2012, 3 zur Schwierigkeit, chronologische Entwicklungen auf der Basis des fragmentierten Quellenbefundes zum antiken Griechenland zu rekonstruieren. Vgl. aber Lavergne 2006, der nicht nur die griechisch-römische Antike untersucht, sondern auch altorientalische, alttestamentarische und ägyptische Zeugnisse heranzieht, um die seines Erachtens vor allem sakrale Bedeutung der Haare herauszuarbeiten, die schon in der älteren Forschung fokussiert worden ist (z. B. Sommer 1912b).

siert und interpretiert werden, ist es möglich, die spezifische Sicht der klassischen Zeit auf Haut und Haar zu rekonstruieren. Die ausgewählten Quellen sind in einem Zeitraum von ca. einhundert Jahren und zum Teil in Athen verfasst worden, das die Auswahl aber nicht dominiert, da Herodot und die hippokratischen Autoren der Herkunft nach der kleinasiatischen Küste zuzuordnen sind, auch wenn ihre Schriften wohl zeitgleich in Athen ebenso bekannt gewesen sind.

Dass die Zeugnisse des 4. Jh. v. Chr. zum Großteil unberücksichtigt bleiben, betrifft vor allem die Rhetorik, die Geschichtsschreibung und die Philosophie. Bei der Analyse der Gerichtsreden hat sich allerdings eine relativ geringe Relevanz für die vorliegende Fragestellung gezeigt: Lysias steuert zwar einige bedeutsame Stellen bei, aber seine Kollegen bieten – wie Thukydides – in dieser Hinsicht kaum Material. Wichtiger für die Zäsur ist aber die Entwicklung der Philosophie im Anschluss an Sokrates. Xenophons und Platons Schriften sind durch eine deutliche Trennung von Körper (σῶμα) und Seele (ψυχή) dominiert,[51] so dass eine differenzierte Auseinandersetzung mit dem Körper bei diesen Autoren auch und gerade auf ihr Verhältnis zur Seele bezogen sein sollte. Ähnliche Gegenüberstellungen finden sich zwar mitunter auch in den früheren Quellen,[52] erlangen dort aber nicht in vergleichbarer Weise Relevanz, da der Körper auch ohne Bezug zur Seele thematisiert wird.[53] Vor diesem Hintergrund ist das Quellencorpus in der Absicht eingegrenzt worden, die ausgewählten Zeugnisse aus einem neuen Blickwinkel zu betrachten[54] und ihnen gerecht zu werden, indem die Trennung von Körper und Seele, die auch dem modernen Denken sehr vertraut ist, nicht anachronistisch auf sie projiziert wird.

Ergänzend sind einige fragmentarisch überlieferte Äußerungen, die den sogenannten Vorsokratikern zugeschrieben werden, in die Untersuchung aufgenommen worden, wenn sie für die Bearbeitung der gewählten Fragestellung hilfreich sind. Dabei zeigt sich aber auch die methodische Schwierigkeit im Umgang mit solchen häufig äußerst kurzen Zeugnissen, die aus ihrem ursprünglichen Werkkontext herausgelöst und für die Argumentation anderer Autoren eingesetzt worden sind. Denn nicht immer ist klar, wo die Aussagen

---

51 Z. B. Plat. Phaid. 64c–67b; rep. 403d.514a–518d; Xen. Lak. pol. 10,3; mem. I 2,19.23.53; oik. 6,5; symp. 8,10.12f. Vgl. auch Isokr. or. 1,6f.9.12.40 (Körper-Seele-Dualismus in der Rhetorik des 4. Jh. v. Chr.); Brulé 2015, 70–95 (Haare bei Platon und Aristoteles); Brulé 2015, 171f; Lavergne 2006, 186–196 (Verhältnis von Haaren und Seele).

52 Z. B. Hippokr. Vict. IV 86,1f; Lys. 2,5.15; 24,3 (σῶμα – *sōma*, ψυχή – *psychē*). Vgl. auch Aischyl. Pers. 441 (φύσις – *phýsis* – Natur, ψυχή – *psychē*); Hdt. I 196,1 (σῶμα – *sōma*, νόμοι – *nómoi* – Bräuche); Hippokr. Flat. 1,3 (σῶμα – *sōma*, γνώμη – *gnōmē* – Verstand, δόξα – *dóxa* – Urteilskraft); Lys. 33,2 (σῶμα – *sōma*, γνώμη – *gnōmē*, aber dazwischen als Drittes πλοῦτος – *ploûtos* – Reichtum). Vgl. aber Hippokr. Ep. 16.23 [Littré IX p. 344, 394 = Smith 1990, p. 70 l. 19f, p. 102 l. 5f] für spätere Zuschreibungen in den hellenistischen, pseudepigraphischen Schriften, die Hippokrates und Demokrit die Gegenüberstellung von σῶμα (*sōma*) und ψυχή (*psychē*) in den Mund legen.

53 Z. B. Aischyl. Prom. 1023; Aristoph. Lys. 79f; Eur. Med. 1297; Hdt. I 174,4; Hippokr. Vict. II 64,1; Lys. 3,18; 4,13; 6,15; 12,11; 24,4; Soph. Oid. K. 200. Vgl. auch Eijk 2008, 403–405; Wöhrle 1990, 131–134; Wöhrle 2000 zur engen Verbindung von Körper und Seele im *Corpus Hippocraticum*.

54 Vgl. auch Muth 2008, 15–22 als Beispiel für eine klare Begrenzung des Quellencorpus in der klassischen Archäologie, die eine differenzierte Betrachtung ermöglicht.

beginnen und enden und welche Intention die Verfasser selbst verfolgt haben.[55] Außerdem belegen Zeugnisse, die beispielsweise in byzantinische Lexika eingegangen sind, oft nicht mehr als die Verwendung eines Wortes in der klassischen Zeit, lassen aber offen, in welchem konkreten Kontext und mit welcher Aussageabsicht es gebraucht worden ist.[56] Da die angestrebte analytische Perspektive auf dieser Basis keine zusätzlichen Erkenntnisse gewinnt, sind Fragmente nicht systematisch ausgewertet worden.

Die ausgewählten Quellen, die im 5. und frühen 4. Jh. v. Chr. verfasst worden sind, überliefern unterschiedliche Sichtweisen auf Haut und Haar als Teile menschlicher und tierischer Körper, die im klassischen Griechenland bestanden haben. Diese oftmals nur kurzen Passagen sind in längeren Werken enthalten, die alle – mehr oder weniger explizit – der Wissensvermittlung dienen und gedient haben. So benennt Herodot das Ziel, in seinen Erkundungen (*historíai*) die großen Taten der Griechen und Barbaren für die Nachwelt zu überliefern.[57] Der aus Halikarnassos stammende *pater historiae* hat seine Geschichte der Perserkriege seit der Mitte des 5. Jh. v. Chr. geschrieben und in öffentlichen Vorträgen präsentiert.[58] Die neun Bücher enthalten auch eine ausführliche Vorgeschichte dieses Konfliktes sowie etliche ethnographische und geographische Exkurse, die das historische Wissen im engeren Sinne ergänzen, das er zusammengestellt hat.

Auch das *Corpus Hippocraticum* hat bereits im Entstehungskontext der Vermittlung und Dokumentation von Kenntnissen und Fertigkeiten gedient. Es umfasst ca. siebzig Abhandlungen, die unter dem Namen des Hippokrates von Kos überliefert, aber von verschiedenen Ärzten aufgezeichnet worden sind. Sie repräsentieren einen Fachdiskurs über den Körper, der jedoch in deutlich geringerem Maße als wahres Wissen über den Körper anerkannt gewesen ist als der medizinische Diskurs in der Moderne.[59] Die Datierung der Schriften ist vor allem in der älteren Forschung ebenso ausführlich diskutiert worden wie die Identifizierung ‚echter' Schriften, die also dem historischen Hippokrates selbst zuzuschreiben seien. Auch wenn in diesen Fragen kaum endgültige Sicherheit zu erlangen ist, werden die Schriften großteils zwischen 420 und 350 v. Chr. datiert.[60] Die neuere Forschung verzichtet auf eine Zuschreibung der Autorschaft, da stattdessen von verschiedenen hippokratischen Autoren auszugehen ist.[61] Auf Basis dieser Vorüberlegungen zieht die vorliegende Studie das *Corpus Hippocraticum* in seiner ganzen Breite heran. Der Schwer-

55 Vgl. Truschnegg 2011, 439 zu dieser Problematik bei Ktesias.

56 Vgl. z. B. Lys. fr. 122 Carey [= 104 Baiter-Sauppe = 116 Floristan-Imizcoz = Harpocr. δ23 Keaney]. Vgl. auch Gorman / Gorman 2014, 4, 238f, 442 zu Athenaios' Umgang mit den von ihm eingesetzten Fragmenten und der methodischen Herausforderung, sie adäquat zu deuten.

57 Hdt. Prooem. Vgl. Bichler 1988 zum Verhältnis von Griechen und Barbaren bei Herodot.

58 Meister 1998, 469f.

59 Flemming 2013, 23, 30 Anm. 3. Vgl. auch Nutton 1992 zur ambivalenten sozialen und professionellen Position der Ärzte auf dem „medical marketplace" (Nutton 1992, 15).

60 Nutton 2004, 60–62. Vgl. Craik 2015; Golder 2007 für einen ersten Überblick; Fichtner et al. 2017 ist ein unverzichtbares bibliographisches Hilfsmittel, das Editionen und einschlägige Forschungsbeiträge zu den hippokratischen Schriften verzeichnet.

61 Vgl. King 2013, 43 Anm. 58. Vgl. aber Hoessly 2001, 274, 276 oder Lavergne 2006, 181, die Hippokrates oder seinen Schwiegersohn Polybos konkret als Autoren benennen.

punkt liegt dabei auf jenen Abhandlungen, die der Forschung zufolge im 5. oder frühen 4. Jh. v. Chr. verfasst worden sind, und spätere Schriften werden ergänzend herangezogen. Während Herodots Werk und die hippokratischen Schriften der intellektuellen Entwicklung in den griechischen *póleis* an der kleinasiatischen Küste zugeordnet werden,[62] sind die übrigen Quellen, die in dieser Studie analysiert werden, in Athen entstanden.

Die Gerichtsreden sind zwar zum großen Teil primär für die Argumentation in einem konkreten Rechtsstreit verfasst worden, haben aber in diesem Zusammenhang auch Wissen vermittelt und erzeugt: nacheinander informieren Kläger und Beklagter die Richter sowohl über die Vorgänge, die zum Prozess geführt haben, als auch über die gesetzliche Grundlage, auf der er zu entscheiden sei. Lysias ist ein Metöke, der an der Wende vom 5. zum 4. Jh. v. Chr. in Athen als Logograph tätig gewesen ist. Der Großteil der unter seinem Namen überlieferten Reden ist für athenische Bürger verfasst worden, die sie selbst vor Gericht oder bei anderen Gelegenheiten vorgetragen haben. Da ihre Ausarbeitung als Dienstleistung (gut) bezahlt worden ist, spiegeln die Reden in der Regel die Lebensumstände von ökonomisch abgesicherten Familien. Die logographische Tätigkeit eröffnet ein breites Betätigungsfeld, das sich jedoch in den überlieferten Reden anderer Rhetoren wie Antiphon oder Isaios kaum zeigt, da von ihrem Schaffen jeweils nur ein bestimmter Teil tradiert worden ist. Das lysianische Redencorpus deckt hingegen eine breite Vielfalt von Prozessen ab, so dass es eine der reichsten Quellen für die soziale, ökonomische und politische Geschichte Athens ist.[63]

Auch die überlieferten Tragödien repräsentieren einen bedeutsamen Wissenskanon, denn sie haben ausgewählte Mythen aus dem breiten griechischen Sagenschatz präsentiert und neu gedeutet.[64] Als Ausnahme sind einzig die *Persae* des Aischylos zu nennen, in denen ein historisches Ereignis dargestellt wird, von dem auch Herodot berichtet. Dieses Stück ermöglicht also einen konkreten, inhaltlichen Vergleich zwischen den verschiedenen Quellengattungen im klassischen Griechenland.[65] Im Gegensatz zu den Tragödien ist die Handlung in der Alten Komödie frei erfunden. Die Dichter bringen fantastische Utopien und Tierchöre ebenso auf die Bühne wie zeitgenössische Politiker oder andere bekannte Gestalten. Zentrale Elemente sind obszöne Anspielungen und Handlungen sowie Verspottungen, die alle Figuren – und auch das Publikum – treffen. Auf diese Weise werden Bezüge zur aktuellen Lage in der *pólis* hergestellt, außerdem sind die Komödien neben den Gerichtsreden eine der besten Quellen zum Alltag in Athen und explizieren mitunter jenes sonst implizite Wissen, das die anderen Zeugnisse voraussetzen und deshalb unbenannt lassen.[66] Selbst wenn manche Äußerungen in den Dramen oder den Reden nicht

---

62 Vgl. auch Thomas 2000, 11–14; Thomas 2008 zur Einordnung Herodots in das intellektuelle Milieu an der kleinasiatischen Küste.

63 Todd 2007, 1–4.

64 Zimmermann 1986, 20f.

65 Vgl. die Diskussion über die ‚Fesselung' des Hellesponts, die beide Autoren aufgreifen, im Abschnitt über *Die peitschenden persischen Großkönige als narratives Konstrukt* (S. 337–341).

66 Paulsen 2005, 160f. Vgl. auch Ehrenberg 1951, 7–13, der dieses Potential der Alten Komödie besonders hervorhebt, da sie nicht beabsichtige, darüber zu berichten, der Alltag in der *pólis* aber den

der Wahrheit entsprochen haben mögen, sind sie bei der Präsentation im Theater oder vor Gericht performativ als Wissen hergestellt worden und haben so die historische Wirklichkeit beeinflusst. So wie nicht jede der klassischen Tragödien tragisch in dem Sinne ist, dass der negative Ausgang eines Konfliktes unausweichlich feststeht,[67] ist auch die Gattung der Alten Komödie entgegen der Konzeption des Aristoteles nicht stets auf Lachen und Vergnügen ausgerichtet.[68] Dieses Bewusstsein verringert die Irritation, die entsteht, wenn es schwer fällt, den komischen Gehalt einer Stelle zu erkennen. Aber dennoch ist es unerlässlich, ihren unernsten und fiktionalen Kontext bei der Interpretation stets zu beachten.

Peter von Möllendorff hat die Polyphonie der Alten Komödie hervorgehoben, die strukturell bedingt unterschiedliche Stimmen zu Wort kommen lässt.[69] Dieser Befund trifft aber auch für die anderen untersuchten Gattungen zu: das dialogische Sprechen wird in den Tragödien immer wieder zur Gegenüberstellung konkurrierender Auffassungen genutzt; das *Corpus Hippocraticum* stellt eine Kompilation verschiedener Autoren dar; Herodot berichtet häufig mehrere Versionen einer Geschichte, die ihm erzählt worden sind; Lysias schreibt Reden für unterschiedliche Redner und verfolgt dabei keine einheitliche Aussageabsicht, sondern argumentiert stets so, wie es im jeweiligen Fall zielführend erscheint. In keiner der untersuchten Quellen kann von einer homogenen Intention und Sprecherposition ausgegangen werden, so dass der in der vorliegenden Studie praktizierte Umgang mit ihnen durchaus berechtigt ist. Einzelstellen, die zum Thema passen, werden herausgegriffen und mit anderen Aussagen verflochten, um ein (viel-)stimmiges Narrativ zu bieten. Dieses Vorgehen kann als dekonstruktivistisch charakterisiert werden: indem relevanten Passagen ausgewählt und neu zusammengestellt werden, legt die Analyse verschiedene Bedeutungsebenen frei,[70] die bei einer linearen und ausschließlich an der Aussageabsicht orientierten Lektüre der Texte, wie sie in den Geschichtswissenschaften traditionell üblich ist, verdeckt bleiben. Diese weiteren Lesarten ergänzen die primäre Interpretation, die der Intention des Autors folgt, und ermöglichen es auf diese Weise, unterschiedliche Perspektiven einzunehmen und die Vielschichtigkeit der Bedeutungen herauszuarbeiten, die Haut und Haar im klassischen Griechenland zugeschrieben worden sind.

Die Tragödien sind wie die Komödien in einem Wettstreit im Rahmen des Dionysos-Kultes an den jährlich stattfindenden Lenäen oder Dionysien einmalig aufgeführt worden, so dass im Untersuchungszeitraum eine Vielzahl von Stücken entstanden ist, von denen jedoch nur wenige erhalten sind:

Hintergrund einer jeden Bühnenhandlung bilde.

67 Paulsen 2005, 100. Vgl. Aristot. poet. 6 1449b24–28 zum Jammern (ἔλεος) und Schaudern (φόβος), die eine gute Tragödie erzeuge und z. B. Soph. Ant.; Oid. T. als tragische Stücke im engeren Sinne; vgl. aber Aischyl. Eum.; Eur. Alc. als Dramen, die nach tragischen mythischen Ereignissen positiv für die Hauptfiguren ausgehen.

68 Flashar 1994, 67–70. Vgl. auch Lind 1990, 11–23 für eine ausführliche Reflexion über den Quellenwert der Alten Komödie und den methodischen Umgang mit ihr.

69 Möllendorff 1995, 262–266.

70 Vgl. Bauriedl et al. 2000, 131 einführend zur Dekonstruktion. Ich danke Bernd Bühlbäcker für den Anstoß, mein Vorgehen auf diese Weise zu fassen.

- elf Komödien des Aristophanes (spätes 5. und frühes 4. Jh. v. Chr.),
- sieben Tragödien des Aischylos (erste Hälfte des 5. Jh. v. Chr.),
- sieben Tragödien von Sophokles (Mitte bis Ende des 5. Jh. v. Chr.),
- sowie neunzehn Dramen des Euripides (zweite Hälfte des 5. Jh. v. Chr.).[71]

Insofern stellen die überlieferten Dramen eine nichtrepräsentative Auswahl aller einmalig in Athen aufgeführten Theaterstücke dar und gewähren keinen umfassenden Blick auf diese Gattung. Die Aufführung der Dramen spiegelt die männlich orientierte Welt Athens wider, die auch die anderen untersuchten Quellen prägt: Dichter, Schauspieler und Juroren sind ausschließlich Männer gewesen.[72] Im Publikum mögen Frauen anwesend gewesen sein, aber Aristophanes geht beispielsweise von einem vornehmlich männlichen Publikum aus, das zumindest den Bürgerinnen vom Geschehen im Theater erst abends zu Hause berichte.[73] Dennoch ist es wohl das populäre Unterhaltungsmedium mit der größten Publikumswirksamkeit gewesen.[74]

Neben den Gerichtsreden stehen also auch die Dramen in einem agonalen *pólis*-Kontext, denn wie die Redner sind die Dichter angetreten, um von ihrer Sache zu überzeugen.[75] Aufgrund dieser spezifischen Verortung und der Absicht, die Stimmen der Geschworenen bzw. der Preisrichter für die eigene Seite zu gewinnen, kann zwar nicht davon ausgegangen werden, dass die Schilderungen der Ereignisse und die – in den meisten Fällen leider nicht im Wortlaut überlieferten – Gesetze sowie das Verhalten in den fiktionalen Theaterstücken stets der historischen Wahrheit entsprochen haben. Angesichts der problematischen Quellenlage gewähren diese Zeugnisse allerdings zumindest einen Einblick in Argumentationsweisen, die im historischen Kontext plausibel gewirkt haben sollten.[76] Dies trifft auch für die aus einer modernen, biomedizinischen Perspektive wenig überzeugenden Vorstellungen in den medizinischen Schriften zu. Denn auch die hippokratischen Autoren wollen ihr Publikum von ihren Fähigkeiten überzeugen, um Kunden zu gewinnen und sie bei einer zukünftigen Erkrankung oder Verletzung behandeln zu dürfen.[77] Deshalb ist von einem Vergleich ihres medizinischen Wissens mit heutigen, naturwissenschaftlichen

71 Möllendorff 2002, 49–53, 61f (Komödie; vgl. einführend auch Zweig 1992, 74f); Zimmermann 1986, 10–13 (Tragödie; vgl. einführend auch Paulsen 2005, 99–102).

72 Zweig 1992, 75.

73 Vgl. Aristoph. Pax 765f; Av. 963–967. Vgl. auch Böttiger 1796 und Scheer 2011, 130f zur an seinen Aufsatz anschließenden, bis in die 1990er Jahre andauernden Forschungsdiskussion; vgl. auch Schnurr-Redford 1996, 226–240 für eine umfassende Auseinandersetzung mit Quellen und Forschung.

74 Hawley 1998, 84.

75 Zimmermann 1986, 15–17. Vgl. auch Furley 1997, 64f.

76 Vgl. Todd 2007, 4, der zwar die parteiische Argumentation der Reden problematisiert, aber gleichzeitig betont, dass ihre Überzeugungskraft auf geteilten Vorannahmen beruhe, die durch eine Lektüre gegen den Strich aufdeckt werden könne.

77 Thomas 2000, 23.

Vorstellungen über den Körper abzusehen:[78] Für ein vertieftes Verständnis des klassischen Griechenland ist eine solche anachronistische Perspektive wenig hilfreich, weil sie von der Deutung der Quellen ablenkt und spätere Wissensbestände fokussiert.

Die ausgewählten Quellen repräsentieren also schriftlich überlieferte und zufällig auf uns gekommene Ausschnitte der Wissensproduktion im 5. und frühen 4. Jh. v. Chr., deren Tradierung auf dem Streben nach Wissen beruht: die Reden sind wie die Dramen über viele Jahrhunderte Teil des Bildungskanons gewesen und dazu eingesetzt worden, das attische Griechisch zu lehren; Herodots Werk ist wohl aufgrund seiner historischen Bedeutung erhalten; die medizinischen Schriften sind bis ins 19. Jh. n. Chr. als Fachliteratur rezipiert worden.[79]

Die Forschungsdiskussion über das *Corpus Hippocraticum* ist stets mehr oder minder mit dem Körper befasst. Obwohl nicht jeder Beitrag körperhistorisch im engeren Sinne argumentiert, liegen für diesen Teil der untersuchten Quellen die meisten einschlägigen Arbeiten vor.[80] In absteigender Reihenfolge ist als nächstes die Alte Komödie zu nennen, in der die Körper der Figuren eine zentrale Rolle spielen. Dieser Aspekt ist auch in der Forschung und insbesondere mit Bezug auf die Kostümierung betrachtet worden, die die komischen Körper auf der Bühne hervorbringt.[81] Auch die Tragödien sind zwar in ihrer ursprünglichen Form ähnlich performativ angelegt wie die Alte Komödie, werden aber im Verhältnis deutlich seltener explizit körperhistorisch untersucht,[82] während auf die attischen Gerichtsreden fokussierte Beiträge fehlen.[83] Herodots Interesse für den Körper ist hingegen insbesondere mit Bezug auf den Kopf bereits thematisiert worden, dabei bilden das Haar (und die Haut) einen Schwerpunkt.[84]

Untersuchungsgegenstand

Die konkrete Benennung von Haut und Haar als Untersuchungsgegenstände bietet einen verlässlichen Leitfaden bei der Stellenauswahl, so dass der ganze Körper in den Blick genommen und vermieden wird, bestimmte seiner Teile zu privilegieren. Im Griechischen

78 Vgl. aber z. B. Radeke 1990 für ein solches Vorgehen in der traditionellen Medizingeschichte; Oser-Grote 2004, 296–317 gibt eine zusammenfassende, tabellarische Übersicht, die implizit vom Verhältnis des *Corpus Hippocraticum* und der aristotelischen Schriften zu modernen Wissensbeständen geprägt ist; abschließend expliziert sie diesen Vergleich, indem sie Aristoteles attestiert, viele seiner Aussagen stimmten mit dem heutigen Wissen überein (Oser-Grote 2004, 316f).

79 Vgl. Todd 2007, 4 (Lysias); Zimmermann 1986, 7–12; Zimmermann 2006, 11–16 (Aristophanes); Meister 1998, 474 (Herodot); Nutton 2001 (*Corpus Hippocraticum*).

80 Z. B. Brulé 2008; Holmes 2010; King 2008; Oser-Grote 2004; Villard 1994; Wöhrle 1990.

81 Z. B. Hawley 1998; Möllendorff 1995, 150–222; Zimmermann 1995 (Körper); Compton-Engle 2015; Foley 2000; Piqueux 2006; Stehle 2002; Zweig 1992 (Kostüm).

82 Vgl. z. B. Gödde 2001; Hawley 1998; Kaimio 1988; Suter 2009.

83 Vgl. aber z. B. Gunderson 1998; Strowick 2003 zu Geschlecht und Körper bei Quintilian.

84 Riedlberger 1996; Rosenberger 2001, 287–293. Vgl. auch David 1992, 11 zu den Haaren; Powell 1977 [1938] s.v. κεφαλή zu den häufigen Nennungen des Kopfes; Meyer 2016 zum Körper allgemein.

stehen zur Bezeichnung der Haare und der Haut vielfältige lexikalische Mittel zur Verfügung.[85] Die verschiedenen Haartermini werden vor allem in der Dichtung eingesetzt, um auf unterschiedliche Aspekte ihrer Beschaffenheit zu verweisen:

- θρίξ (*thríx* – Haar, Körperbehaarung),
- κόμη (*kómē* – Haupthaar, Frisur),
- ἔθειρα (*étheira* – Haar),
- χαίτη (*chaítē* – offene, lange Haare),
- πλόκαμος (*plókamos* – Locke, Zopf),
- βόστρυχος (*bóstrychos* – Locke).

Die Vielfalt und Bedeutungsdifferenzierung der Hauttermini zeigt sich hingegen vor allem in den medizinischen Schriften. Innerhalb dieses Wortfeldes hat δέρμα (*dérma*) wohl den breitesten Bedeutungsspielraum. Vor allem im *Corpus Hippocraticum* bezeichnet es die Haut lebender Menschen, aber auch abgezogene und mitunter verarbeitete Tierhäute.[86] Herodot verwendet δέρμα (*dérma*) hingegen nicht zur Bezeichnung der Haut eines lebenden Menschen, benennt so aber die Körperoberfläche von lebenden Tieren oder toten Menschen sowie Häute oder Felle, die von menschlichen oder tierischen Körpern entfernt worden sind.[87] Diese Tendenz zeigt sich auch in der Dichtung, in der δέρμα (*dérma*) hauptsächlich auf Tierhäute bezogen wird.[88] Aristophanes verweist mit diesem Wort aber ebenso auf die von Schlägen bedrohte Haut von Unfreien oder älteren Bürgern.[89] Die breite Bedeutung von δέρμα (*dérma*) erweist sich also gattungsübergreifend, auch wenn das Lemma in den überlieferten Tragödien und den Gerichtsreden fehlt. Leder heißt außerdem auch διφθέρα (*diphthéra*), δορά (*dorá*) oder σκύτος (*skýtos*);[90] die (noch) unbearbeitete Haut von Rindern wird βύρσα (*býrsa*) genannt.[91] Verschiedene Strukturen im Körperinneren, die im Deutschen auch als Häute bezeichnet werden, werden neben

85 Vgl. auch Connor 2004, 10f; Pigeaud 2005 (Haut); Lavergne 2006, 16–20, 29–33 (Haare); Brulé 2015, 485–507 (umfassendes Glossar altgriechischer Begriffe, die im Zusammenhang mit den Haaren stehen).

86 Z. B. Hippokr. Art. 11.46; Int. 35f; Morb. III 16,22; Morb. Sacr. 3,6 (lebende Menschen); Hippokr. Art. 30; Haem. 4,1; Morb. IV 25,4 [= 56,4 Littré]; Morb. Sacr. 1,18.22 (Tierhäute). Vgl. auch die Verwendung von ἐπιδερμίς (*epidermís*) in Hippokr. Morb. IV 21,3 [= 52,3 Littré]; Nat. Puer. 20,1–6.

87 Hdt. II 68,4; 71,1 (lebende Tiere); Hdt. II 87,3 (tote Menschen); Hdt. IV 64,3; V 25,1 (abgezogene Menschenhaut); Hdt. I 202,3; II 39,2; II 91,4 (abgezogenes Tierfell). Für weitere Stellen vgl. Powell 1977 [1938] s.v.

88 Aristoph. Equ. 316; Ran. 528; Thesm. 758; Eur. Cycl. 527f; Pind. I. 1,47; P. 4,241.

89 Aristoph. Equ. 27; Pax 746 (Unfreie); Aristoph. Nub. 1395 (alte Väter). Vgl. auch Aristoph. Vesp. 429.1292 zu δέρμα (*dérma*) als Bezeichnung des Schildkrötenpanzers im Kontext einer Gewaltandrohung gegenüber Unfreien.

90 Z. B. Aristoph. Eccl. 80; Nub. 72; Vesp. 444; Eur. fr. 627 TrGF [= Anec. Oxon. Cramer 3,373,18]; Hdt. I 194,2.4f; V 58,3; VII 77,1 (διφθέρα); Eur. Bacch. 176.697; Cycl. 330; Hdt. IV 175,1; Soph. Ichn. 226.376 (δορά); Aristoph. Equ. 868; Pax 669; Vesp. 643; Hippokr. Art. 3; VM 15,4 (σκύτος).

91 Eur. El. 824; Hdt. III 110,1; vgl. auch Eur. Bacch. 124; Hel. 1347; Habermann 1988.

δέρμα (*dérma*) auch μῆνιγξ (*mē̄nigx*), ὑμήν (*hymē̄n*) oder χιτών (*chitṓn*) genannt.[92] Da diese Begriffe sich in den untersuchten Quellen auf Gebilde im Körper beziehen, die nicht Teil des Untersuchungsgegenstandes sind, bleiben sie aus der Analyse ausgeschlossen. Ein weiterer Hautterminus, der eine ähnlich breite Bedeutung wie δέρμα (*dérma*) hat, aber deutlich seltener verwendet wird, ist ῥινός (*rhinós*): es bezeichnet sowohl den Panzer von Schildkröten und abgezogene Tierfelle als auch die menschliche Haut.[93]

Außerdem dienen χρώς (*chrṓs*), χροιά (*chroiá*) und χρῶμα (*chrō̄ma*) der Bezeichnung verschiedener Aspekte der Haut, die das Körperäußere des Menschen bildet. Während χρῶμα (*chrō̄ma*) im Untersuchungszeitraum auf die Bedeutung der Hautfarbe begrenzt ist,[94] bezeichnet χρώς (*chrṓs*) oftmals die Haut als Oberfläche des menschlichen Körpers.[95] Aber auch χροιά (*chroiá*), das häufiger ‚Hautfarbe' bedeutet,[96] kann in diesem Sinne gebraucht werden und χρώς (*chrṓs*) umgekehrt auf die Hautfarbe verweisen. Innerhalb dieses Bedeutungsspektrums sind die Verwendungsweisen jeweils kontextspezifisch einzuordnen: χρώς (*chrṓs*), χροιά (*chroiá*) und χρῶμα (*chrō̄ma*) können auf die ‚Hautfarbe' verweisen, aber nur χρώς (*chrṓs*) und χροιά (*chroiá*) bezeichnen auch die Haut als solche. In der Dichtung wird χρώς (*chrṓs*) außerdem im Kontext von Körperverletzungen und engem Körperkontakt verwendet, so dass moderne Interpretationen die Haut an diesen Stellen als *pars pro toto* für das Fleisch oder den ‚Leib'[97] deuten und entsprechend übersetzen, zumal Gemoll und LSJ ‚Leib' bzw. ‚flesh' als Bedeutungsvarianten angeben.[98] Es ist an den betreffenden Stellen jedoch inhaltlich keinesfalls erforderlich, die Haut lexikalisch durch den Körper oder das Fleisch zu ersetzen, da sie selbst es ist, die direkt verletzt oder berührt wird. Daher wird χρώς (*chrṓs*) in dieser Studie stets als ‚Haut(farbe)' verstanden. Denn auch wenn eine metonymische Übertragung bestehen mag, haben die griechischen

---

92 Z. B. Hippokr. Carn. 3,3; 4,1f; 17,1; Loc. Hom. 2,1; 32,1; Morb. Sacr. 3,2; Nat. Mul. 67,1 (μῆνιγξ); Hippokr. Alim. 7.25; Genit. 10,1; Nat. Puer. 12,5; 13,3; 16,1 (ὑμήν); Hippokr. Carn. 3,1.4f; 7,2; 17,2; Fist. 4,5; Morb. I 17 [Wittern 1974, p. 44 l. 14]; VM 19,1 (χιτών); Hippokr. Carn. 15,2; 17,1f; Mul. III 37 [= 49 Littré VIII p. 462] (δέρμα).

93 Emp. fr. 30A Gemelli [= 31 B76,1.3.5 DK = Plut. symp. 618b]; Emp. fr. 30B Gemelli [= P.Strasb. 1665–66b (3.5)] (Schildkröte); Soph. Ichn. 375 (Rinderhäute); Emp. fr. 124C Gemelli [= 31 B100 DK = Aristot. de respiratione 473a15]; Hippokr. Epid. VI 4,22; Flat. 12,3; Loc. Hom. 10,3 (menschliche Haut).

94 Z. B. Hdt. II 32,6f; III 101,1; IV 109,1; Hippokr. Int. 3.

95 Z. B. Eur. Bacch. 821.830.767; Hippokr. Art. 35.62; Fract. 3; Int. 36. Während diese Beispiele lebende Menschen betreffen, wird χρώς (*chrṓs*) auch auf Tote bezogen (z. B. Soph. Ant. 246). Vgl. auch Holmes 2010, 41; Pigeaud 2005, 25f; Snell 1993 [1946], 17; Vaou 2009, 102.

96 Z. B. Hippokr. Int. 11.20.26–33.38.44–46.49; Morb. II 2,1; Nat. Mul. 1,1; 3,1; 41,1.

97 Der Begriff Leib wird in diesen Übersetzungen synonym zu ‚Körper' gebraucht. Der phänomenologische Leib als lebendiger, sich selbst und die Umwelt spürender Körper (z. B. Schmitz 1998, 12) ist im untersuchten Quellenmaterial nur äußerst selten greifbar und deshalb nicht systematisch in die Analyse einbezogen worden.

98 Vgl. z. B. Text und Übersetzung von Eur. Hec. 405f (Buschor 1972; Ebener 1975: ‚Leib'); Eur. Hec. 716–720 (Collard 1991: ‚flesh'; Ebener 1975: ‚Leib'); Eur. Suppl. 1020f (Morwood 2007: ‚flesh'); Eur. Tro. 257 (Ebener 1979: ‚Leib'); Pind. N. 8,28f (Bremer 2003: ‚Fleisch'). Vgl. auch Gemoll s.v.; LSJ s.v.

Autoren gleichwohl auf die Haut und nicht auf das Fleisch oder den Körper verwiesen, für die eigene Bezeichnungen zur Verfügung gestanden haben. Solche Übertragungen betreffen auch den zweiten Teil des vorliegenden Untersuchungsgegenstandes. So ist beispielsweise mit der Wendung κατακείρω τὰς κεφαλάς (die Köpfe scheren) häufig vom Schneiden der Haare die Rede, ohne dass sie selbst benannt werden.[99] So wenig wie aber der Kopf (κεφαλή, κάρα) ‚Haar' bedeutet, weil er geschoren wird, ist es zwingend erforderlich, χρώς (*chrṓs*) als ‚Körper' zu verstehen.

Das Verhältnis von Haut und Haar zum Körper wird auch in der Forschung diskutiert. So fragt Lee: „Is the body bounded by the skin? What about the hair and nails?"[100] Sie wirft an dieser Stelle das Problem auf, wo der Körper ende, und impliziert die Funktion der Haut als Körpergrenze. Während diese Vorstellung die Forschung dominiert,[101] ist sie im untersuchten Quellenmaterial nur eine von mehreren Sichtweisen, die in den folgenden Kapiteln im ersten Teil präsentiert werden. Außerdem kann Lees zweite Frage auch als Infragestellung der Zugehörigkeit von Haaren und Nägeln zum Körper gedeutet werden.[102] Dass die Haare in den untersuchten Quellen jedoch als Teil des Körpers angesehen werden, zeigt sich exemplarisch in Euripides' *Hecuba*. Denn die Protagonistin wünscht sich, statt eines Mundes viele Münder an den unterschiedlichsten Körperstellen, wie den Armen, den Händen, den Füßen und den Haaren (κόμη) zu haben, damit sie alle gemeinsam Agamemnon anflehen, ihr die Rache an Polymestor zu ermöglichen.[103] Die Haare werden hier neben den Gliedmaßen genannt, die sich nach dem griechischen Heerführer ausstrecken und so die Botschaft an ihn herantragen. Auf diese Weise werden sie als Teile des Körpers gefasst, die wie andere Extremitäten ein Ausgreifen in die Umwelt ermöglichen. Diese Funktion kehren die Frauen bei Polymestors Ergreifung und Bestrafung um: sie halten ihn nicht nur an den Armen und Beinen fest, sondern auch an den Haaren.[104]

Auch wenn Haut und Haar also Teile des Körpers sind, unterscheiden sie sich deutlich hinsichtlich ihrer Anbindung an ihn. Einerseits wird die Haut in der modernen Anatomie und Physiologie als lebensnotwendig erachtet, da sie als Organ allgegenwärtig und in vielerlei Hinsicht bedeutsam für die Aufrechterhaltung des Körpers ist.[105] Dieser Aspekt wird auch in den untersuchten Quellen aufgegriffen, wenn beispielweise das Abziehen der Haut

99 Hdt. I 82,7; vgl. auch Eur. El. 108. Vgl. aber z. B. auch Eur. Hipp. 1426: κόμας κεροῦνται. Vgl. auch Onians 1988, 98f zu dieser Metonymie bei Homer; Niditch 2008, 76f zur Bibel. Vgl. z. B. auch Aristoph. Equ. 1121; Eur. Phoen. 1180–1186 zu ihrer Umkehrung: an diesen Stellen stehen die Haare für den Kopf.

100 Lee 2009, 155.

101 Z. B. Bernsdorff 2015, 119; DuBois 2010, 68; Holmes 2010, 21, 108; Purves 2018b, 3; Renaut 2011, 197, die die Funktion der Haut als Barriere hervorheben. Vgl. auch Benthien 1998a zur modernen Vorstellung der Haut als Körpergrenze.

102 Vgl. auch Janecke 2004: die Haare bildeten einen eigenen „Haar-Körper" (Janecke 2004, 24), „ohne selbst [...] Körper zu sein" (Janecke 2004, 17).

103 Eur. Hec. 835–842.

104 Eur. Hec. 1163–1167.

105 Jablonski 2004, 585–587. Vgl. auch Anzieu 1991, 26–35, der außerdem psychologische Effekte benennt.

thematisiert wird, das den Zusammenhalt und die Lebensfähigkeit des Körpers aufhebt.[106] Die Haare können andererseits nicht nur entfernt werden, ohne zu töten, sondern sogar schmerzfrei geschnitten werden. Auch wenn Häuten und Haareschneiden kaum vergleichbare Folgen haben, sind Haut und Haar danach immer noch als Teile zu erkennen, die von einem menschlichen oder tierischen Körper getrennt worden sind und deshalb zwar ihre eigentliche Funktion nicht mehr erfüllen können, aber rituell genutzt bzw. als Materialien weiterverarbeitet werden.[107] Hinzu kommen weitere Gemeinsamkeiten: sie erneuern sich ein Leben lang, wie Wundheilung und beständiges Haarwachstum zeigen.[108]

Außerdem bilden Haut und Haar gemeinsam das Körperäußere, für das sie metonymisch auch als *pars pro toto* stehen können.[109] Auch wenn sie in der sozialen Wirklichkeit in den meisten Situationen zu einem großen Teil von Kleidung verdeckt sein mögen, werden an den unbekleideten Teilen des Körpers stets Haut und Haar sichtbar. In den wenigen Passagen, an denen die untersuchten Quellen nicht sie, sondern beispielsweise die Augen oder Körperöffnungen erwähnen, erlangen jene hingegen weder eine ähnliche Aufmerksamkeit noch werden sie dort in vergleichbarer Weise mit Haut und Haar verbunden, wie diese es miteinander sind. Indem Haut und Haar hier gemeinsam und insbesondere ihr Verhältnis zueinander betrachtet werden, steht also nur fast das gesamte Körperäußere im Fokus. Insofern geht die Wahl des Untersuchungsgegenstandes zwar von dem Interesse für den Körper als Ganzes aus,[110] ist aber nicht auf seine ganzheitliche Erforschung ausgerichtet.

Vielmehr lenkt die Beschränkung auf Haut und Haar den analytischen Blick auf ihre Rolle als Repräsentanten des Körperäußeren, das die Wahrnehmung einzelner Personen in den griechischen *póleis* maßgeblich beeinflusst, weil ihr politisches, soziales und religiöses Leben auf persönlichen Begegnungen basiert. Tonio Hölscher hat die Stadtstaaten der klassischen Zeit als Kulturen des unmittelbaren Handelns bezeichnet.[111] Auch wenn größere *póleis* – wie Athen – nicht in allen Bereichen wie typische *face-to-face societies* funktioniert haben, sind direkte Interaktionen grundlegend für alle Beziehungen innerhalb der *pólis* gewesen: der politische Einfluss Einzelner hat auf ihrer Fähigkeit beruht, überzeugende Reden zu halten und das Kampfgeschehen geschickt zu lenken.[112] Selbst wenn nicht jeder Bürger jeden anderen gekannt hat, sind diese herausragenden Persönlichkeiten unmittelbar präsent gewesen, wie die namentlichen Verspottungen in der Alten Komö-

---

106 Vgl. z. B. Hdt. IV 64,2–4; V 25,1f.

107 Vgl. dazu die Abschnitte *Haare in Kult und Ritual* (S. 242–252) und das Kapitel *Häuten* (S. 344–359). Vgl. aber Connor 2004, 34; Irigaray 1984, 50, die betonen, dass Haut und Körper nicht voneinander getrennt werden könnten, ohne ihre Form einzubüßen.

108 Z. B. Hippokr. Ulc. 1,1; Nat. Puer. 20.

109 Vgl. dazu den Abschnitt *Haut und Haar als Repräsentanten des Körperäußeren* (S. 36–41). Vgl. auch Junkerjürgen 2009, 2, 7.

110 Vgl. auch Buchheim / Meißner 2016, 14, denen zufolge der Körper als zusammengesetztes Ganzes zu verstehen ist.

111 Hölscher 1998, 69–76; Hölscher 2003, 164–168.

112 Mann 2009, 148f. So auch Haake 2009, 119. Vgl. auch Grand-Clément 2013, 17, die mit Bezug auf die Hautfarbe ähnlich argumentiert.

die unterstreichen.[113] Außerdem ist im Rahmen politischer und ritueller Praktiken von engen Kontakten innerhalb der Demen und Phylen auszugehen. In diesem Kontext erlangt die äußere Erscheinung, die durch die Beschaffenheit von Haut und Haar geprägt ist, einen hohen Stellenwert, da sie die Wahrnehmung einzelner Personen lenkt. Indem Hölschers Ausdrucksweise die Bedeutsamkeit der Interaktionen in der *pólis*-Gesellschaft fokussiert,[114] verweist er auf Praktiken als weiteren wichtigen Aspekt,[115] dem im zweiten Teil der vorliegenden Studie nachzugehen ist.

Theoretische und methodische Grundlagen

Im Anschluss an Pierre Bourdieus Habituskonzept[116] hat sich unter dem Schlagwort Praxeologie eine sozialwissenschaftliche Erforschung von Handlungsweisen etabliert, die den Körper als Agens versteht und seine mitunter unwillkürlichen Bewegungen thematisiert.[117] Zwar sind Haut und Haar selbst auch beweglich, wie im nächsten und übernächsten Kapitel deutlich wird. Aber bei der Untersuchung der Praktiken, die auf Haut und Haar wirken, werden sie als Patiens, als Objekt der Handlung betrachtet, weil etwas *mit* ihnen getan wird. Insofern ist das Interesse für Handlungsweisen, die den Körper betreffen, durch die sozialwissenschaftliche Aufmerksamkeit für seine Bewegung und Aktivität beeinflusst. Haut und Haar werden jedoch nicht als Handlungsträger in den Blick genommen, da ihre selbst- oder fremdbestimmte Beeinflussung und Veränderung im Zentrum stehen. In diesem Kontext zeigt sich ihre *dýnamis* – die Haut und Haar inhärente Kraft, die einerseits bestimmte Praktiken und Zugangsweisen erst ermöglicht und andererseits die Eigendynamik und Unberechenbarkeit des Körpers bedingt.[118]

Außerdem besteht ein weiterer Unterschied zu Ansätzen, die an Pierre Bourdieus Habituskonzept orientiert sind. Das Erkenntnisinteresse ist zwar auf den Umgang mit Haut und Haar gerichtet und es wäre durchaus interessant, wie sich beispielsweise das Zupfen und Absengen der Körper- und Schamhaare in die *héxis* der Griechinnen einschreibt. Aufgrund der schwierigen Quellenlage fehlen jedoch valide Hinweise zur Beantwortung dieser und ähnlicher Fragen, so dass die Kapitel im zweiten Teil der Studie die Ausübung und Bewertung der verschiedenen Praktiken im historischen Kontext herausarbeiten. Stacy Alaimo und Susan Hekman erläutern: „Practices are, by nature, embodied, situated actions."[119] Daran anschließend werden Praktiken hier als verkörperte und situierte

113 Z. B. Aristoph. Thesm. 31–33.
114 Vgl. auch Hölscher 2003, 164–166 zu Athletik und Jagd als Körperpraktiken.
115 Vgl. auch Lee 2015, 156 zum Körperäußeren, auf das im antiken Griechenland verschiedene Praktiken wirken.
116 Bourdieu 1987, 277–354. Vgl. einführend Raphael 2004.
117 Z. B. Alkemeyer / Villa 2010; Meuser 2006; Degele et al. 2010.
118 Vgl. unten S. 79–81, 89f, 98, 101–103.
119 Alaimo / Hekman 2008b, 7.

Handlungen fokussiert, die zwischen Natur und Kultur vermitteln.[120] So unterstreicht Levine, dass Haare einerseits als Teile des Körpers verstanden werden könnten und insofern der Natur zuzuordnen seien, aber andererseits Körperpflegepraktiken auf sie wirkten, so dass sie als kulturelle Artefakte erschienen.[121] Diese ambivalente Position, die auch die Haut betrifft, hebt die zentrale Bedeutung von Praktiken für das Verhältnis von Natur und Kultur hervor,[122] das in der westlichen Tradition als Dichotomie angesehen wird. Indem sie einander polar gegenübergestellt werden, ergibt sich eine binäre Opposition, die den Ausgangspunkt für weitere Dichotomisierungen bildet. Die folgende Liste veranschaulicht dies anhand einiger ausgewählter Gegensatzpaare, die besonders wirkmächtig sind oder Bedeutsamkeit für die Argumentation in dieser Studie erlangen:

Natur	–	Kultur
Materialität	–	Diskursivität
Körper	–	Seele
Chaos	–	Ordnung
chthonisch	–	olympisch
sex	–	*gender*
weiblich	–	männlich.[123]

Wie diese Auflistung zeigt, sind solche Dualismen nicht nur in der Philosophie, sondern beispielsweise auch im Mythos bedeutsam, wirken hierarchisierend und sind vergeschlechtlicht. Sie helfen zwar dabei, die komplexe Realität zu verstehen und zu ordnen, vereinfachen sie aber zu stark und erzeugen den Eindruck, es handle sich um unüberbrückbare Gegensätze. Diese Wahrnehmung kann einerseits leicht widerlegt werden, indem die Aufmerksamkeit auf das gelenkt wird, was sich jeweils zwischen den beiden Polen befindet. Denn der Raum, den die Menschen in der Welt und darüber hinaus einnehmen, liegt beispielsweise nicht nur zwischen Erde und Himmel. Vielmehr ragt er in beide hinein, wie Keller- und Bergbau sowie hohe Bauwerke und Raumfahrt veranschaulichen. Andererseits bleibt die Opposition der Endpunkte häufig stärker präsent als das, was zwischen sie tritt. Wie diese Zwischenpositionen philosophisch gefasst werden können, wird ausführlich im Abschnitt *Theorien des Zwischen_Raums*[124] erläutert, der auch auf die Unterscheidung von Körper und Seele zurückkommt.

---

120 Vgl. auch Degele / Winker 2008, 196f; Griesebner 2000, 18 (historische Einbettung von Handlungsweisen); Böth 2018 (produktive Verbindung von Gendertheorie, Praxeologie und historischer Geschlechterforschung); Haasis / Rieske 2015 (einführend zur historischen Praxeologie).

121 Levine 1995, 88.

122 Der hier verwendete breite Kulturbegriff umfasst die „Gesamtheit menschlicher Hervorbringungen auf allen Gebieten des Lebens" (Fried / Kailer 2003, 9).

123 Vgl. auch Zeitlin 1978, 171f für weitere Oppositionspaare, die sich in diese Reihe einordnen lassen.

124 Vgl. unten S. 81 Anm. 81 und S. 92f zur spezifischen Schreibweise mit Unterstrich.

Hier steht zunächst jedoch die Unterscheidung von Natur und Kultur im Fokus, die in der post-modernen Theoriedebatte auch als Gegenüberstellung von Materialität[125] und Diskurs[126] aufgegriffen wird. Die feministische Philosophin Nancy Tuana vertritt hingegen beispielsweise eine andere Sichtweise und zeigt anhand unterschiedlicher Beispiele auf, wie Diskurs und Materialität eng verbunden sind, so dass die Vorstellung, sie könnten voneinander geschieden werden, sich als nicht haltbar erweist.[127] Im Folgenden wird die von ihr vollzogene Denkbewegung dem Inhalt der vorliegenden Untersuchung angepasst dargelegt und um ein weiteres Element ergänzt. Denn es handelt sich nicht um ein dichotomes Verhältnis, sondern um eine Trias: die von Tuana beschriebene Verbindung von Diskurs und Materialität ist durch Praktiken vermittelt. Jede menschliche Handlung basiert zum einen auf materiellen Gegebenheiten, die diskursiv formiert sind, wenn sie durch frühere menschliche Aktivität hervorgebracht worden sind. Zum anderen beziehen sich die Verhaltensweisen auf historisch spezifische und diskursiv vermittelte Werte und Erwartungshaltungen, die ihrerseits materiell bedingt und geformt sind. Diskurs, Praktiken und Materialität in diesem Konzept analytisch zu trennen, ermöglicht es zu erkennen, wie sie einander durchdringen.

Auf Haut und Haar bezogen bedeutet dies, dass ihre verschiedenen Erscheinungsformen und der Umgang mit ihnen zugleich diskursiv, sozial und materiell geprägt sind. Ein Beispiel veranschaulicht diese Verflechtung: die Griechen salben ihre Haut und ihre Haare, um sie zu pflegen. Das Öl, das dazu mehrheitlich verwendet wird, ist aus Oliven hergestellt: sie wachsen an Bäumen, die eigens zu diesem Zweck kultiviert werden; die Früchte werden aufgesammelt und gepresst; das Öl wird verkauft. Das Salben basiert also auf menschlichen Praktiken, die die Materialität der Oliven auf eine spezifische Weise transformieren, so dass sie nicht nur zur Schönheitspflege, sondern auch als Nahrungsmittel, als Brennflüssigkeit zur Beleuchtung etc. eingesetzt werden können. Durch die Nutzung beim Baden oder beim Training im *gymnásion* ist das Salben mit vergeschlechtlichten Praktiken verbunden, die in spezifischen Räumen verortet sind. Diese Räume sind materiell konstituiert und ihre Beschaffenheit beruht wie die des Olivenöls auf menschlicher Aktivität, die die Bauten den zeitgenössischen Vorstellungen entsprechend hervorbringt. Indem Haut und Haar gesalbt werden, werden außerdem bestimmte Erwartungshaltungen hinsichtlich ihrer Schönheit erfüllt und reproduziert.

---

125 ‚Materialität' bezieht sich hier auf alles, das materiell verfasst ist, und nicht nur auf ‚Dinge', wie dies in dem *material turn* zuzuordnenden Forschungsbeiträgen häufig der Fall ist (vgl. z. B. Keane 2005, 191; Miller 2005, 4; vgl. z. B. auch die Beiträge in Füssel / Habermas 2015).

126 „Diskurse sind historisch eingrenzbare thematische Redezusammenhänge, die Möglichkeiten und Grenzen sinnvoller Rede und kohärenten sozialen Handelns bestimmen." (Sarasin 1996, 142).

127 Tuana 1983; Tuana 1996; Tuana 2008. Vgl. auch Hahn 2016, 48f; Reuter 2004 zur engen Verbindung von Materialität und Diskurs mit Praktiken; vgl. auch die anderen Beiträge in Alaimo / Hekman 2008a zur Theoriedebatte über die Materialität des Körpers und anderer Untersuchungsgegenstände aus poststrukturalistischer und dekonstruktivistischer Perspektive; vgl. auch Baker / Nijdam 2012, 4, 7; Bordo 1999, 26, 69–83; Casey 1998, 209; Douglas 1974, 99; Dyk et al. 2014; Grosz 1994, X; Haraway 1995b, 96; Meskell 1996, 4 zur komplexen Verschränkung von Körper und Diskurs; Schatzki 2010 zum Verhältnis von sozialen Praktiken und Materialität.

Wie in diesem Fall stehen Materialität, Praktiken und Diskursivität auch in vielen anderen Kontexten in einem regen Wechselverhältnis, in dem keines der Elemente den Vorrang behaupten kann, also alle gleichermaßen ursprünglich oder gleichermaßen abgeleitet sind. Denn die materiellen Gegebenheiten, von denen die Praktiken konkret geprägt werden, basieren auf Praktiken und Diskursen, während diese sich erst im Rahmen der materiellen Möglichkeiten praktisch entfalten. Die Praktiken schließlich beruhen auf beiden und beeinflussen beide, so dass alle drei gemeinsam jene Wirklichkeit schaffen, die die Quellen aus dem klassischen Griechenland nicht nur überliefern, sondern auch konstruieren, und die Gegenstand der vorliegenden Studie ist.

Dieses Verhältnis kann im übertragenen Sinne als Verflechtung verstanden werden, bei der jedoch weniger an einen einzelnen Zopf zu denken ist, dessen wohlgetrennte Strähnen leicht wiederaufzulösen sind. Passender ist das Bild einer verschlungenen Flechtfrisur, für die nicht nur einzelne Strähnen, sondern auch verschiedene Zöpfe zusammengebunden werden: gemeinsam vermitteln sie einen Gesamteindruck, der auf komplexen Verflechtungen beruht, die im Einzelnen nicht sichtbar und nachvollziehbar sind. Außerdem ist diese Haartracht nicht erst soeben fertiggestellt worden und sitzt akkurat. Vielmehr dauern diese Prozesse schon länger und immer weiter an, so dass sich die Flechtfrisur beständig verändert. Während sie sich an einigen Stellen auflöst, ist sie an anderen schon so verfitzt, dass die Strähnen nicht mehr voneinander zu trennen sind. Auch andere Forschungsansätze beziehen sich auf das Bild der Verflechtung, z. B. um den transkulturellen Austausch im euromediterranen Mittelalter zu untersuchen. So bieten die Autorinnen und Autoren einer gemeinschaftlich verfassten Monographie eine umfassende Begriffsreflexion und diskutieren verschiedene Modelle, wie transkulturelle Kontakte beschrieben werden können. Dabei heben sie sowohl die räumliche und zeitliche Dimension als auch die Eigendynamik dieser Verflechtungen hervor.[128]

An diese Überlegungen anknüpfend wird das dynamische, räumlich und zeitlich strukturierte Wechselverhältnis von mindestens drei Elementen (wie in einem Zopf)[129] im Folgenden ‚Verflechtung' genannt. Handelt es sich um ‚komplexe Verflechtungen', ist darüber hinaus an eine solch aufwändige und sich ständig wandelnde Frisur zu denken. Dieses Bild unterstreicht außerdem – ebenso wie das Beispiel des Salbens – die komplexen Prozesse, die auf Haut und Haar wirken. Sie werden im zweiten Teil der Studie betrachtet, um jene Wirkungsweisen von Haut und Haar herauszuarbeiten, die auf dem praktischen Umgang mit ihnen beruhen, der seinerseits sowohl materiell als auch diskursiv begründet ist: ihre Gestaltung und Gestalt sind weder gänzlich natürlich noch rein kulturell bedingt, da sie zwischen Körper und Umwelt stehen und beide auf diese Weise in Kontakt brin-

128 Netzwerk Transkulturelle Verflechtungen 2016, 16–21. Vgl. zum Verflechtungsbegriff auch Netzwerk Transkulturelle Verflechtungen 2016, 11–22, 63–65 und zu den unterschiedlichen Modellen (Netzwerk, Gewebe, Rhizom, Fusion, Entflechtung) Netzwerk Transkulturelle Verflechtungen 2016, 153–270.

129 Vgl. aber Schechner 1976, dessen *braid model* die unauflösliche Verbindung zweier Prozesse beschreibt, während ‚flechten' das Zusammenführen und Verschlingen von mindestens drei Strängen bezeichnet.

gen. Dieser Aspekt wird im Kapitel über *Haut und Haar als Zwischen_Raum* ausführlich dargelegt.[130]

Sobald die Praktiken als etwas Drittes hinzutreten, das Diskurs und Materialität verbindet und von beiden nicht zu trennen ist, löst sich deren dichotome Gegenüberstellung aufgrund der komplexen Verflechtung aller drei Ebenen auf. Diese Sichtweise unterscheidet sich von jenen theoretischen Erklärungsansätzen, die beispielsweise Michel Foucault und Judith Butler bieten. Sie argumentieren, die erfahrbare Wirklichkeit sei ausschließlich diskursiv vermittelt, konzedieren aber ein unerreichbares ‚Außen'.[131] Während Diskurse aus dieser Perspektive breit zu verstehen sind und auch nicht-diskursive Praktiken umfassen,[132] basiert die vorgeschlagene Argumentation auf einem engen Diskursbegriff, der auf sprachliche Äußerungen begrenzt ist, von denen ein Teil als diskursive Praktiken verstanden werden kann.[133] Indem Praktiken und Diskurse begrifflich voneinander geschieden werden, wird ihre komplexe Verflechtung miteinander und mit der Materialität verständlich, weil an Beispielen aufgezeigt werden kann, wie dieses Verhältnis beschaffen ist, das den vorliegenden Untersuchungsgegenstand hervorbringt.

Handlungsweisen nehmen in dieser Studie jedoch nicht nur inhaltlich, sondern auch methodisch eine zentrale Stellung ein. Denn im Anschluss an Thomas Späth steht die Frage nach den Bedeutungszuschreibungen im Zentrum der folgenden Analysen.[134] Der Begriff ‚Bedeutung' wird einerseits in seiner alltagssprachlichen Breite eingesetzt, um Übersetzungen fremdsprachiger Begriffe anzugeben und die Wichtigkeit eines Sachverhalts zu betonen. Andererseits bezeichnet er enger gefasst die explizierten oder implizierten Ebenen einer Aussage und bezieht sich in diesem Zusammenhang auf eine der Pragmatik verpflichtete Semiotik: denn Begriffe und Äußerungen erhalten erst im Gebrauch einen kontextspezifischen Sinn – eine Bedeutung, die durch die Interpretation der Quellen herausgearbeitet wird.[135] Sie wird durch Zuschreibungen konstruiert, die zum einen ihren beständigen Wandel ermöglichen und zum anderen durch regelmäßige Wiederholung eine gewisse Stabilität der Bedeutungen erzeugen, die mit einem Zeichen verbunden werden.

Die Gestaltung und Gestalt von Haut und Haar können insofern als Zeichen verstanden werden,[136] die im konkreten Kontext mit jeweils spezifischen Bedeutungen verbunden werden. Diese sind veränderbar und bergen so das Potential der Hinterfragung und Umdeutung wirkmächtiger Erwartungen, die jedoch durch die regelmäßige Wiederholung entsprechender Äußerungen und Praktiken stabilisiert und perpetuiert werden. Indem sie Fakten schaffen, die auf ihrer materiellen Wirkung und den Bedeutungszu-

130 S. unten S. 66–104.

131 Vgl. Möhring 2004, 20f; Sarasin 1999, 443 (Foucault); Butler 1991, 112.

132 Z. B. Späth 2006, 67f.

133 Z. B. Reckwitz 2008, 204.

134 Vgl. Späth 2006, 46f. Vgl. auch Sarasin 1996, 158; Winker / Degele 2009, 50 zur Fokussierung der Bedeutungen, die verschiedenen Praktiken zugeschrieben werden.

135 Vgl. einführend Verschueren 1995, 2–6.

136 Vgl. auch Canning 1999, 500; Frank 2016, 122; Hollmann 2011, 195–199, 223f zum Zeichencharakter des Körpers.

schreibungen gleichermaßen beruhen, sind sie an der Konstruktion von Wirklichkeit im antiken Griechenland beteiligt. Denn die in den Quellen greifbare Wirklichkeit ist eine Deutung der vergangenen Realität, die das tatsächlich Geschehene nur bedingt und häufig stark verzerrt abbildet, wie Späth schlussfolgert:

> Als Historiker konstruiere ich deshalb eine historische Wirklichkeit genauso wie die Handlungsbeteiligten ihre gesellschaftliche Wirklichkeit.[137]

Diese Sicht auf die Grenzen und Ziele der historischen Erkenntnis ist grundlegend für die Argumentation in diesem Buch, das vor allem die von den Griechen (und Griechinnen) konstruierte Wirklichkeit untersucht und dabei nur selten darlegt, wie es tatsächlich gewesen ist. Stattdessen steht die in den Quellen dokumentierte Wahrnehmung und Beeinflussung dieser historischen Wirklichkeit im Zentrum der Aufmerksamkeit.

In diesen Kontext ist auch die Frage nach der Normalisierung von Verhaltensweisen einzuordnen, die Späth stellt.[138] Aus einer dekonstruktivistischen Perspektive wird nicht vorausgesetzt, was normal sei, sondern diese Bewertung von Verhalten wird selbst zum Untersuchungsgegenstand erhoben und auf diese Weise infrage gestellt, so dass ihr Konstruktionscharakter sichtbar wird.[139] Diese Normalvorstellungen stehen bei der Textanalyse neben Idealen und Normen: Normierung bezieht sich auf das (un-)geschriebene Recht und fordert die unbedingte Einhaltung der aufgestellten Regeln. Idealisierung zielt auf ein nicht immer realistisch erreichbares Vorbild, das der Orientierung dient. Zwischen diesem Müssen und Wollen steht das Sollen der Normalisierung, die all das betrifft, was erwartet wird und verbreitet ist, aber nicht über Zwangsmaßnahmen durchgesetzt wird. In Abgrenzung von der an Foucault anknüpfenden Theoretisierung und Engführung der Normalisierung als Mittel der sozialen Kontrolle in modernen Gesellschaften[140] werden die genannten Begriffe in dieser wörtlichen Bedeutung verwendet und auf den antiken Befund bezogen.

Außerdem ist aus der Perspektive der Pragmatik auch jede Lektüre eine Deutung des Textes, die durch die Positionierung der Lesenden und die spezifischen historischen Kontexte geprägt ist, in denen sie entsteht und auf die sie sich bezieht. Die Vielfalt der möglichen Deutungen ist bereits im Text angelegt, der als uneindeutig anzusehen ist.[141] Johannes Angermüller warnt allerdings zu Recht:

137 Späth 2006, 61. Vgl. Späth 2006, 43–62 zur Konstruktion der historischen Wirklichkeit.

138 Späth 2006, 57f.

139 Vgl. Bauriedl et al. 2000, 131 einführend zur Dekonstruktion. Vgl. auch Harris / Robb 2013, 3f zum Potential der Körpergeschichte, diese Normalvorstellungen aus der historischen Distanz zu reflektieren; Ammicht-Quinn 1999, 59 zur skeptischen Grundhaltung der Körpergeschichte.

140 Vgl. Reuter 2011, 67–71 (Foucault); Link 1997 (sozialwissenschaftliche Aneignung dieser Perspektive auf den Körper).

141 Späth 2006, 62f.

> [A]uch wenn Texte unterschiedlich interpretiert werden, heißt das nicht, dass sie irgendwie interpretiert werden können und jede Interpretation die gleiche Chance auf Durchsetzung hat.[142]

Verschiedene Lesarten sind zwar möglich, aber keineswegs alle beliebigen Interpretationen. Im historischen Kontext sind vielmehr einige Deutungen wahrscheinlicher als andere. Dennoch werden in dieser Studie an einigen Stellen alternative Interpretationen vorgeschlagen, wenn sie im Text angelegt sind, da sie vielleicht unterschwellig neben der hegemonialen Deutung wirken. Von einer solchen durch die Pragmatik geprägten Perspektive ausgehend werden die möglichen Bedeutungsverschiebungen und -varianten fokussiert, um die „Vielfalt möglichen Sinns"[143] zu erschließen, statt die Stellen hermeneutisch auszulegen und ihren *einen*, im historischen Kontext scheinbar richtigen Sinn herauszuarbeiten. Denn die bisherigen Versuche, Haut und Haar eindeutige, ursprünglich oder symbolisch genannte Bedeutungen zuzuschreiben, sind nicht geeignet, die aus dem klassischen Griechenland überlieferten Vorstellungen über sie und die Umgangsweisen mit ihnen adäquat zu fassen und zu würdigen.[144] Die Frage nach der Symbolik steht für eine strukturalistische Semiotik, in der den Zeichen eindeutige Bedeutungen zugeordnet werden, während aus der hier gewählten, dekonstruktivistischen Perspektive Zeichen nicht arbiträr gegeben sind, sondern – wie oben dargestellt – in Interaktionen produziert werden.

Anhand der vorangegangenen Ausführungen ist bereits deutlich geworden, dass die Quelleninterpretationen, die in dieser Studie präsentiert werden, durch verschiedene (post-)moderne Konzepte beeinflusst sind, wie z. B. den Poststrukturalismus, die Dekonstruktion und die kritische Diskursanalyse. Da sie auf die Analyse der Moderne ausgerichtet sind, ist jedoch von einer unmittelbaren Anwendung der in diesem Kontext vorgeschlagenen Methoden auf die Antike abzusehen.

Neben den bereits diskutierten Konzepten ist die Vorgehensweise im vorliegenden Beitrag zur antiken Körpergeschichte insbesondere durch eine Perspektive geprägt, die den Körper als historisch wandelbare kulturelle, soziale und biologische Konstruktion versteht.[145] Das Veränderungspotential, das diese These eröffnet, bezieht sich einerseits auf die Einordnung in einen spezifischen historischen Kontext. Denn die Vorstellungen über den Körper und seine tatsächliche Gestalt verändern sich durch die zeitgenössischen Verhaltensweisen und Diskurse. Andererseits unterstreicht die Erkenntnis dieser Wandel-

---

142 Angermüller 2010, 98.

143 Krois 2004, 115.

144 Vgl. unten S. 253–255, 363–370 und 452–475 zur Einordnung solcher Deutungen angesichts der hier erzielten Ergebnisse.

145 Funk / Brück 1999, 7. Vgl. auch Sarasin 1999, 440 zur Historizität des Körpers im Allgemeinen; Benthien 2002, 47–49 zum historischen Wandel der Vorstellungen über die Haut vom Mittelalter bis ins 20. Jh.; Delaney 1995, 53 zur Kulturspezifik der Haartracht und den mit ihr verbundenen Praktiken; Miller 1998a, 276 zur kulturellen Konstruktion der Botschaften, die die Haartracht vermittelt. Vgl. z. B. Cawthorn 2008, 1–4; Holmes 2010, 7, 26 für die Anwendung dieser Perspektive auf die klassischen Dramen bzw. das *Corpus Hippocraticum*.

barkeit und der durch sie erzeugten Effekte die methodische Herausforderung, moderne Körperkonzepte nicht unreflektiert in die Vergangenheit zu projizieren. Vielmehr ist es erforderlich, ihre Gültigkeit im historischen Kontext zu prüfen und zu verorten. Dieser Aufgabe ist der erste Teil der Studie gewidmet, in dem die Quellen hinsichtlich des Verhältnisses von Haut und Haar zueinander sowie zum Körperinneren und zur Umwelt analysiert werden. Die untersuchten Zeugnisse verstehen die Haut nicht nur als Körpergrenze, sondern zeigen Haut und Haar auch als Kontaktzone zwischen Körper und Umwelt. Die diachrone Wandelbarkeit verweist also auch auf eine synchrone Vielfalt, in der mehrere Körperkonzepte parallel wirken.

Die Erkenntnis der Zeichenhaftigkeit des Körpers trifft für altertumswissenschaftliche Studien in besonderem Maße zu. Maria Wyke betrachtet den antiken Körper als semiotisches System und vergleicht ihn mit Pergament, dessen verschiedene Schichten sie „textual skins“[146] nennt. Diese Metapher zeigt einerseits die Wirkmacht und Ubiquität der Haut als Zeichen, andererseits verweist sie auf die problematische Überlieferung antiker Körper. Sie sind zwar in Bildzeugnissen, Schriftquellen und archäologischen Funden präsent, aber ihre ursprüngliche Gestalt kann aus diesen Überresten nicht rekonstruiert werden, da sie keine originalgetreuen Abbilder sind. Denn die Aussagen in den Quellen, die aus dem klassischen Griechenland überliefert worden sind, beruhen zwar einerseits auf der materiellen Beschaffenheit der im historischen Kontext beobachteten, menschlichen Körper. Diese sind jedoch andererseits nur in extrem veränderter oder reduzierter Form erhalten – beispielsweise als Mumien oder Skelettreste. Ihre in Bildzeugnissen überlieferte Gestalt ist ebenso diskursiv hervorgebracht wie die schriftlich tradierten Äußerungen, so dass auch in diesem Fall Diskurs, Praktiken und Materialität unauflöslich miteinander verflochten sind und die Quelleninterpretation im Bewusstsein dieses spezifischen Verhältnisses zu erfolgen hat. Steven Connor zufolge ist insbesondere die Haut dadurch geprägt:

> The skin provides a good opportunity for enquiring into the material imagination because it is bilateral, both matter and image, stuff and sign.[147]

Dieser Befund trifft auch auf die Haare zu, so dass beide in dieser Hinsicht besonders gewinnbringende Untersuchungsgegenstände sind. Die Quellenlage, die große zeitliche Distanz und die Re-Interpretation und Aneignung, die die antiken Körperbilder im Laufe der Jahrhunderte erfahren haben, verstellen einen direkten Zugang zu den antiken Körpern. Ihre Wahrnehmung ist stets durch Texte und Bilder geprägt, so dass die hier vorgestellte Studie zur antiken Körpergeschichte die diskursiv vermittelten Körper historisch einordnet, die im klassischen Griechenland existiert haben, aber schon lange nicht mehr bestehen.

Dieser historisch spezifische Körper hat sich in einer komplexen Verflechtung von Materialität, Praktiken und Diskurs herausgebildet. Eine solche Sichtweise ermöglicht es

146 Wyke 1998, 3.
147 Connor 2004, 41.

außerdem einer Kritik zu begegnen, die Lynn Meskell beispielsweise aus einer archäologischen Perspektive äußert: Foucaults Vorgehensweise bleibe auf die Oberfläche begrenzt und bringe die Materialität des Körpers zum Schweigen.[148] Zwar hat Tuana überzeugend argumentiert, dass Foucaults Perspektive die Oberfläche letztlich durchdringe, indem sie Transformationen des Körpers beschreibe, die sowohl von innen nach außen als auch von außen nach innen wirkten.[149] Dennoch unterstreicht Meskells Lesart durchaus den Einfluss des französischen Philosophen auf die Wahl des Untersuchungsgegenstandes dieser Studie. Denn einerseits spiegelt das Interesse für Haut und Haar tatsächlich eine solche oberflächliche Sicht auf den Körper. Andererseits beruht die Fragestellung *erstens* auch auf der sozialen, politischen und religiösen Bedeutsamkeit des sichtbaren Körperäußeren im klassischen Griechenland, so dass seine Fokussierung auch zeitgenössisch legitimiert ist. *Zweitens* sind Modifikationen des Körperäußeren in der griechisch-römischen Antike ebenso wie in der (Post-)Moderne höchst bedeutsam.[150]

Die vorliegende Fragestellung ermöglicht *drittens* einen Perspektivwechsel hinsichtlich der Oberflächlichkeit von Haut und Haar. Denn wie im ersten Teil gezeigt wird, vermitteln sie in einigen medizinischen Vorstellungen aufgrund ihrer materiellen Beschaffenheit zwischen Körper und Umwelt, befinden sich also keineswegs nur an der Oberfläche. Epistemologisch ist *viertens* außerdem anzumerken, dass Meskells Kritik von einer erkenntnistheoretischen Vorannahme ausgeht, die das westliche Denken prägt und die Anzieu prägnant formuliert hat: „Erkennen heißt die Schale zertrümmern, um an den Kern zu kommen."[151] Er problematisiert diese Vorstellung, denn sie führe nicht in jedem Fall zu einem Erkenntnisfortschritt und sei insbesondere in der Neurophysiologie und bei der Auseinandersetzung mit der Haut hemmend, da sie und das Gehirn Oberflächen mit mannigfaltigen Funktionen seien.[152] Im Anschluss an Anzieu und in Abgrenzung von der Suche nach der Wahrheit im Kern der Dinge wird bei der Interpretation der Quellen neben der Haut und Haar innewohnenden Tiefe auch ihre Funktion als Oberfläche des Körpers betrachtet, an der die Bedeutungszuschreibungen und Praktiken ansetzen, die hier untersucht werden.

Dieses Vorgehen verwirft also dichotomes Denken und unterstreicht, dass Körper zwar materiell bestehen, aber nicht auf ihre Materialität reduziert werden können. Gleichermaßen wird auch ihre diskursive Prägung beachtet, ohne deswegen als einziger Erklärungsansatz zu dienen. Vielmehr ermöglicht nur eine Perspektive, die die komplexe Ver-

148 Meskell 1996, 2–9. Vgl. z. B. Foucault 1971, 154: „Le corps : surface d'inscription des événements [...]." Vgl. auch Butler 1997, 24–35, insbesondere 32 zur Ablehnung dieser Sichtweise der Konstruktion als Oberflächenphänomen. Vgl. aber Lorey 1993, 16f, deren Kritik umgekehrt Butler eine Fokussierung der Oberfläche zuweist und Foucaults breiteren Diskursbegriff hervorhebt.

149 Tuana 1996, 59. Vgl. auch Butler 1997, 32 zu den Materialisierungsprozessen, die diese Oberflächeneffekte hervorbringen.

150 Wyke 1998, 2 zur Antike; Villa 2008, 7 zur (Post-)Moderne.

151 Anzieu 1991, 20.

152 Anzieu 1991, 20f. Vgl. auch Anzieu 1991, 26–35 zu den vielfältigen anatomischen, physiologischen und psychologischen Funktionen der Haut. Vgl. auch Miller 2005, 32 zur Problematisierung der westlichen Assoziation von Oberfläche und Oberflächlichkeit.

flechtung von Materialität, Praktiken und Diskurs fokussiert, einen umfassenden Blick auf den Körper und die politischen, rechtlichen, ökonomischen, sozialen und rituellen Bedeutungen, die ihm in verschiedenen historischen und kulturellen Kontexten zugeschrieben werden. Haut und Haar im klassischen Griechenland sind also zwar diskursiv vermittelt, aber ihre Gestaltung und Gestalt beruhen sowohl auf materiellen, mitunter als natürlich angesehenen Eigenschaften als auch auf kulturspezifischen Denkweisen, die den antiken Blick auf das Körperäußere prägen.

Diese Perspektive trifft ebenso für die Geschlechterdifferenz zu.[153] An Joan W. Scott anknüpfend ist Geschlecht eine wichtige Kategorie historischer Analysen, deren konkrete Ausprägung zu untersuchen ist.[154] Denn die Zuschreibung scheinbar natürlich gegebener, geschlechtsspezifischer Unterschiede beruht auf kulturellen, sozialen sowie biologischen Konstruktionen und wird in historisch charakteristischer Weise legitimiert.[155] Butler wendet sich aus dieser Perspektive gegen die Abgrenzung von *sex* und *gender*, die in der früheren Frauen- und Geschlechterforschung zwar zur kritischen Analyse sozialer und kultureller Zuschreibungen (*gender*) geführt, aber die diskursive Hervorbringung der biologischen Geschlechtlichkeit (*sex*) unbeachtet gelassen habe. Hier setzt sie an und behauptet, auch *sex* sei letztlich eine Konstruktion, so dass die analytische und begriffliche Trennung obsolet werde.[156] Diese These ist durch die historische Untersuchung biologischer und medizinischer Konzeptualisierungen von Geschlecht belegt worden, die zeigen, wie unterschiedlich es zu verschiedenen Zeiten gedacht werden konnte, und so die Reflexion und Hinterfragung moderner Gewissheiten über den Geschlechtskörper anregen.[157] Außerdem löst Butlers Erweiterung des Konstruktionsgedankens auch die in den 1980ern beklagte terminologische Schwierigkeit, adäquate deutsche Begriffe für *sex* und *gender* zu finden. Späth hebt den Nutzen hervor, der dem übergreifenden deutschen Begriff ‚Geschlecht' aus dieser Perspektive zukommt:[158] Da er beide Ebenen nicht voneinander scheidet, kann er die Gesamtheit der sozialen, kulturellen und biologischen Geschlechterkonstruktionen bezeichnen. Diese Begriffsbildung fokussiert zum einen statt der Materialität des Körpers die Bedeutungen, die wahrgenommenen Unterschieden zugeschrieben werden. Zum anderen löst sie die Dichotomie von Natur und Kultur auf, die auch in Butlers Argumentation vorausgesetzt ist.

Das Geschlechterverhältnis ist zu unterschiedlichen Zeiten und in verschiedenen geographischen Räumen einerseits Anlass für jeweils typische Erwartungshaltungen und Verhaltensweisen. Andererseits bringen diese Körper und Geschlecht erst in ihrer konkre-

---

153 Vgl. auch Butler 1997, 32; Sarasin 1999, 438 zur Konstruktion von Geschlecht und Körper.

154 Scott 1986.

155 Vgl. z. B. Hippokr. Vict. I 34: die Menstruation sei das Kennzeichen der abweichenden Körperlichkeit von Frauen und beruhe auf ihrer sitzenden Lebensweise.

156 Butler 1991.

157 Grundlegend: Laqueur 1990; Schiebinger 2004. Vgl. Grundmann 2006; King 2013; Stolberg 2003; Voß 2010, 52–87 für eine kritische Bewertung der spezifischen Thesenbildung für Antike, Mittelalter und frühe Neuzeit bei Laqueur.

158 Späth 2006, 45 Anm. 18.

ten historischen Gestalt hervor. In der vorliegenden Studie wird ein Teil des Körpers als Untersuchungsgegenstand behandelt, um seiner spezifischen historischen Verfasstheit nachzugehen. Geschlecht dient hingegen als kritische Analysekategorie, die mit anderen sozialen Differenzierungen verflochten ist, wie beispielsweise dem rechtlichen oder rituellen Status, dem Alter oder der Herkunft, der ökonomischen oder politischen Positionierung.[159] Insofern zeigt *gender* sich in den aus der griechischen Antike überlieferten Zeugnissen an vielen Stellen als interdependente Kategorie.[160] Diese Einordnung bildet den Ausgangspunkt der folgenden Analysen, in die diese verschiedenen Kategorisierungen und ihr Verhältnis immer dann Eingang finden, wenn sie in den Quellen Bedeutung erlangen.

Entsprechend werden die Ergebnisse der Studie in geschlechtergerechter Sprache präsentiert: immer dann, wenn Frauen tatsächlich gemeint sind, werden sie auch benannt. In allen anderen Fällen ist der Intention der antiken Quellen zu folgen, die vor allem von Männern und für diese verfasst worden sind. Der Unterstrich[161] wird zwar für die Markierung des Konzeptes des Zwischen_Raums verwendet,[162] aber nicht auf den antiken Befund bezogen, da die Quellen von einer klaren Geschlechterbinarität geprägt sind. Denn eine Anwendung des Unterstrichs mit dem Ziel, geschlechtlich uneindeutige Personen oder Verhaltensweisen in die Formulierung einzuschließen, würde den Quellenbefund ebenso verfälschen, wie zu behaupten, Frauen seien stets mitgemeint. Der schon mehrfach benannte Androzentrismus ist bei der Interpretation der Quellen kritisch zu reflektieren, um ihren Aussagehalt differenziert herauszuarbeiten. Aus einer interdependenten Perspektive ist er als Sicht der männlichen, freien Bürger einer *pólis* zu spezifizieren.

Gliederung der Studie

Da das Verhältnis von Haut und Haar bisher nicht systematisch analysiert worden ist, geht der erste Teil dieser Studie der Frage nach, ob und wie in den untersuchten Quellen eine Verbindung hergestellt worden ist: wie sind Haut und Haar konzeptualisiert worden? In welchem Verhältnis stehen sie zum Körper, dessen Teil sie sind, und der Umgebung, mit der sie ebenso interagieren? Dabei zeigt sich *erstens*, dass sie nicht nur materiell, sondern auch physiologisch zusammenhängen und häufig inhaltliche Bezüge hergestellt werden. *Zweitens* bilden Haut und Haar einen produktiven Zwischen_Raum zwischen Körper und Umwelt, in dem vielfältige Bedeutungen erzeugt werden. Diese Perspektive

159 Walgenbach et al. 2007. Vgl. auch Griesebner 1999 für ein ähnliches Konzept, das aus historischer Perspektive entwickelt worden ist; Griesebner / Hehenberger 2013 zum Verhältnis beider Ansätze zueinander.

160 Vgl. z. B. Harich-Schwarzbauer / Späth 2005b, X; Holmes 2012, 17–27 zur Verflechtung von Geschlecht und anderen Kategorien in der Antike.

161 Vgl. Herrmann 2007 zur Einführung des sogenannten *gender gap*.

162 Dieses Konzept wird im Abschnitt *Theorien des Zwischen_Raums* (S. 84–95) ausführlich vorgestellt; vgl. zur spezifischen Schreibweise mit Unterstrich S. 81 Anm. 81 und S. 92f.

wird aus dem Quellenbefund entwickelt und theoretisch eingebettet, bevor sie auf weitere Quellenzeugnisse angewendet wird, um eine neue Sicht auf den Körper im klassischen Griechenland zu eröffnen.

Auf Basis dieser Rekonstruktion des Verhältnisses von Haut und Haar im klassischen Griechenland werden im zweiten Teil verschiedene Praktiken behandelt, die auf sie einwirken. Mitunter betreffen sie beide Körperteile (*Häuten*, *Enthaaren*, *Baden und Salben*), manche Kapitel fokussieren jedoch die Haut (*Tätowieren*) oder die Haare (*Schneiden und Frisieren*). Auch in diesen Fällen zeigt sich aber die enge Verbindung von Haut und Haar: so bedecken Haare beispielsweise Tattoos oder werden bis auf die Haut geschoren. In einem Fazit werden verschiedene, übergreifende Deutungsangebote der älteren und neueren Forschung vor dem Hintergrund der Ergebnisse kritisch eingeordnet.

Der abschließende dritte Teil widmet sich den Haut- und Haarfarben. Nach einem einführenden Kapitel, das herausarbeitet, wie die untersuchten Quellen sie als veränderbar konzeptualisieren, werden sie getrennt voneinander betrachtet, da ihnen jeweils spezifische Bedeutungen zugeschrieben worden sind. Während Haarfarben vor allem als Alterskennzeichen wirken, markieren Hautfarben in erster Linie das Geschlecht oder die ausgeübte Tätigkeit und nur selten die Herkunft. Diese Ergebnisse werden anschließend in die nicht nur altertumswissenschaftliche Forschungsdiskussion über die hierarchisierende Wirkung der Haut- und Haarfarben eingebracht, um der These zu widersprechen, es habe schon in der Antike eine (auf sie rekurrierende) rassistische Diskriminierung gegeben. Zuletzt folgt ein Fazit, das die Hauptthesen der Studie zusammenführt, die gewählte Herangehensweise reflektiert und mögliche Perspektiven für die künftige Forschung eröffnet.

Das untersuchte Quellenmaterial wird also aus drei deutlich voneinander unterschiedenen Perspektiven betrachtet. Der erste Teil ist vorrangig medizin- und körperhistorisch orientiert und stellt das Verhältnis von Haut und Haar zueinander ins Zentrum; der zweite Teil fokussiert die (mehr oder weniger) alltäglichen Handlungsweisen, die sich auf Haut und Haar richten; der dritte Teil diskutiert die Farbzuschreibungen. Die Reihenfolge, in der diese drei Aspekte hier präsentiert werden, ist jedoch nicht hierarchisch oder (chrono-)logisch bedingt: sie bauen inhaltlich nicht aufeinander auf und sind auch keiner durchgängigen Argumentation unterworfen, die auf eine bestimmte These abzielte. Da sie modular nebeneinander stehen, können sie auch einzeln oder in einer abweichenden Reihenfolge gelesen werden. Diese Strukturierung bietet kein lineares historisches Narrativ, sondern untersucht nacheinander verschiedene Themenbereiche, die hier keinesfalls abschließend behandelt werden können. Vielmehr stehen sich häufig potentiell alternative Deutungen gegenüber, über deren Gültigkeit jeweils nur im konkreten Kontext zu entscheiden ist und die im Anschluss an die in diesem Buch vorgebrachte Argumentation weiter gedacht werden können.

Die Verbindung von Haut und Haar

Medea:
Und nimmt den Schmuck sie, legt ihn an, so geht sie kläglich
zugrund, mit Haut und Haar, und jeder, der die Braut
berührt; mit solchen Giften will ich die Gaben netzen.[1]

Mit diesen Worten übersetzt Dietrich Ebener die Ankündigung, wie Medea die neue Braut ihres treulosen Gatten Iason vergiften werde. Ihre furchtbare Rache wird in einer deutschen Redewendung gefasst, die im übertragenen Sinne so viel bedeutet wie ‚ganz und gar', ‚völlig'.[2] Sie ist in diesem Kontext aber außerdem sehr konkret auf den Kontakt des Giftes zum Körper und seine Wirkung auf ihn bezogen. Euripides nennt selbst zu diesem frühen Zeitpunkt nur die Haut (χρώς), die die Geschenke berühren werden, aber die spätere Schilderung des Todeskampfes rechtfertigt Ebeners Übersetzungsvariante: nachdem die Braut sich den schönen Kopfschmuck an die Locken (ἀμφὶ βοστρύχοις) gesteckt und das Festgewand angelegt hat, verliert sie ihre zuvor strahlende Haut, die ganz blutleer wird. Sodann geht von dem goldenen Haarschmuck Feuer aus, das sie ebenso verzehrt wie das vergiftete Gewand. Denn die Versuche, den Kranz durch das Schütteln von Kopf und Haar aus der Frisur zu lösen, lassen das Feuer umso mehr aufflammen. Glaukes Tod geht von dem aus, was Haut und Haar bedeckt: mit diesen Teilen wird der Körper gänzlich zerstört, so dass sich zuletzt das blutende Fleisch von ihren Knochen löst.[3] Ebeners Formulierung greift vor und kann als Chiffre gelesen werden, die den Kern des kommenden Unglücks in doppelter Weise trifft, da sie nicht nur auf den Ausgangspunkt der Qualen, sondern auch auf ihre vernichtende Wirkung bezogen ist.

Dieses Beispiel veranschaulicht nicht nur die redensartliche Verbindung von ‚Haut und Haar' im Deutschen, sondern auch deren engen materiellen Bezug, der in den untersuchten Quellen aufgegriffen wird. Sie bilden gemeinsam das Äußere des Körpers und bringen ihn auf diese Weise in Kontakt zur Umwelt. Von diesem Befund ausgehend fo-

1 Eur. Med. 787f (Ü D. Ebener): κἄνπερ λαβοῦσα κόσμον ἀμφιθῇ χροΐ, / κακῶς ὀλεῖται πᾶς θ' ὃς ἂν θίγῃ κόρης.

2 Schowe 1994, 143. Vgl. auch Schowe 1994, 143–155 zur Bedeutung, Entwicklung und Verwendung des Idioms im deutschen Mittelalter. Vgl. z. B. auch die Übersetzungen zu Eur. Cycl. 666f (Ebener 1980); Eur. Herc. 1264 (Ebener 1976); Eur. Ion 1514f (Ebener 1977); Eur. Med. 63 (Buschor 1972); Lys. 3,6.18; 12,11 (Huber 2004); Aristoph. Nub. 358.408–503.512–517.740.929.992; Pax 620; Plut. 457.384; Vesp. 540.1068.1384 (Seeger et al. 1980 [1845–1848]) für die Tendenz deutscher Übertragungen, Haut oder Haar auch an solchen Stellen in den Text einzubringen, an denen im Griechischen keine Rede von ihnen ist.

3 Eur. Med. 1159–1200. Vgl. auch Eur. Med. 978–981 zum Haarschmuck; Eur. Med. 1211–1219 zum Todeskampf des Vaters, der wie seine Tochter stirbt, weil er sie berührt und geküsst hat.

kussiert dieses Kapitel weitere Verbindungen, die im klassischen Griechenland zwischen Haut und Haar hergestellt worden sind und widmet sich anschließend dem physiologischen Verhältnis der beiden Untersuchungsgegenstände, das auf ihrer Beziehung zum Körperinneren beruht.[4] Auf dieser Basis werden der Bartwuchs und der Haarausfall als spezifische Ausprägungen des Haarwachstums näher betrachtet.

Haut und Haar als Repräsentanten des Körperäußeren

Die Verbindung von Haut und Haar zeigt sich im medizinischen Schriftgut beispielsweise bei der Beschreibung von Kopfwunden, bei denen neben der Verletzung der Haut darauf zu achten sei, ob die Haare durchtrennt seien, weil dies ein Hinweis auf die Beschädigung der Knochen sein könne.[5] Bei der Anwendung des Brennens im Kopfbereich, das als Behandlungsmethode in erster Linie die Haut verletzt, sei darauf zu achten, die Haare (θρίξ) nicht zu treffen.[6] In den Tragödien ‚beschatten' (σκιάζω) die Haare die Haut einerseits im wörtlichen Sinne, indem lange Kopfhaare beim Tanzen das eigene Gesicht oder beim Umarmen den Nacken einer anderen Person verdecken.[7] Andererseits ‚beschattet' auch der erste Bartflaum das Kinn junger Männer.[8] Durch ihre materielle Bindung an die Haut und ihre relativ freie Beweglichkeit treten die Haare auf verschiedene Weise in Kontakt mit ihr. Während die vorangegangenen Beispiele Haut und Haar als getrennte Körperteile zeigen, die auf verschiedene Weise zusammenwirken, sind sie bei der Bezeichnung und Darstellung von Tierfellen nur schwer voneinander zu trennen.[9]

Diese physische Verbindung von Haut und Haar tritt an weiteren Stellen hinter ihre Funktion als Körperäußeres zurück. Immer wieder werden sie gemeinsam genannt, um einen Eindruck vom Aussehen verschiedener Menschen zu geben. Dabei hat es zunächst den Anschein, sie seien nur zufällig zusammen genannt worden. So ist Apollon in Euripides' *Ion* durch sein goldglänzendes Haar gekennzeichnet und wenige Verse später werden Kreusas weiße Handgelenke beschrieben.[10] Beide Äußerungen wählen einen typischen Aspekt der Gestalt der Figuren aus, um ihre äußerliche Erscheinung zu charakterisieren, so dass die Häufung entsprechender Stellen unterstreicht, dass sie als Repräsentanten des äußerlich sichtbaren Körpers angesehen worden sind. Sie repräsentieren ihn, indem sie als *pars pro toto* genannt werden und ihn auf diese Weise vertreten, also für ihn stehen.

4 Eine frühere Version der Argumentation in diesem und im nächsten Kapitel ist bereits in Grundmann 2016c dargelegt worden. Der Aufsatz bleibt auf das *Corpus Hippocraticum* beschränkt, während hier neben den medizinischen Schriften auch die anderen untersuchten Quellen herangezogen werden und eine theoretische Einbettung erfolgt.

5 Hippokr. VC 10,1.

6 Hippokr. Vid. Ac. 5,1. Kapferer 1936; Potter 2010 beziehen die Stelle auf den Haaransatz; Littré X; Joly 1978; Craik 2006 jedoch auf die Wimpern.

7 Eur. Iph. T. 1143–1151; Phoen. 306–309.

8 Eur. Phoen. 63f; Suppl. 1219f.

9 Vgl. zur Verarbeitung von Fellen unten S. 351–354.

10 Eur. Ion 887.891f. Vgl. auch Eur. Med. 1141f: den Kindern werden Haare und Hände geküsst.

Auf diese Funktion von Haut und Haar wird auch in anderen Zusammenhängen zurückgegriffen, in denen ihre gemeinsame Thematisierung zunächst willkürlich erscheint. So weist Euripides' Elektra zwar die Ähnlichkeit der Haare als Zeichen zurück, an dem sie ihren Bruder Orest nach seiner jahrelangen Abwesenheit wiedererkennen könne, akzeptiert aber ein Zeichen, das sich auf Orests Haut befindet: eine Narbe neben der Augenbraue (οὐλή παρ' ὀφρύν), die er sich einstmals bei der gemeinsamen Jagd nach einem Reh zugezogen hat.[11] Euripides ersetzt das in der früheren Überlieferung der Mythen tradierte Zeichen der Haare[12] mit einem Mal, das sich an der Haut zeigt, weil es ebenso wie diese äußerlich sichtbar und insofern zugänglich ist. Elektras Zurückweisung der Haare unterstreicht die Veränderlichkeit ihrer Farbe und Gestalt,[13] die aber für die Haut gleichfalls zutrifft. Allerdings kann diese auch permanente Merkmale aufweisen, die eine Identifikation plausibel machen. Haut und Haar sind also nicht nur materiell verbunden, sondern repräsentieren in den Quellen auch immer wieder gemeinsam das Körperäußere, so dass es sinnvoll ist, beide gemeinsam zu betrachten.

Wie verbreitet dieses Vorgehen im untersuchten Material ist, veranschaulichen einige Beispiele, in denen verschiedene auf Haut und Haar gerichtete Praktiken der Körperpflege benannt werden, ohne dass eine zwingende Verbindung zwischen ihnen herzustellen ist. So werden in Aristophanes' *Ecclesiazusae* bei der Parade der Haushaltsgeräte des Chremes, die er an die *pólis* abgibt, nachdem die Frauen die Macht übernommen haben, nacheinander sowohl die Anwendung schmückender Kosmetik als auch das Färben der Haare verspottet.[14] In Euripides' *Orestes* bittet der Protagonist seine Schwester, ihm den Schaum von Mund und Augen zu entfernen und die schmutzigen Haare aus dem Gesicht zu streichen. Sie wendet sich daraufhin nicht nur seinem Gesicht und seinen Haaren zu, sondern klagt auch, er habe schon lange kein Bad mehr genommen.[15] Als Milet nach dem Ionischen Aufstand von den Persern erobert wird und der Großteil der Männer fällt, Frauen und Kinder aber versklavt werden, erfüllt sich ein Orakel über das Schicksal der Stadt, das Herodot wörtlich zitiert und erläutert. Die Versklavung der Frauen sieht er in dieser Formulierung umschrieben: „[...] und deine Gattinnen waschen die Füße der Männer mit wallendem Haupthaar."[16] Herodot identifiziert die Perser mit jenen Männer, die die Haare lang tragen (κομήτης), und ordnet das Waschen (νίζω) der Füße als Tätigkeit von Sklavinnen ein,[17] so dass die Positionen von Siegern und Unterworfenen mit der Ausübung von unterschiedlichen Körperpflegepraktiken assoziiert werden. Auch andere Handlungen, die auf Haut und Haar wirken, werden mitunter gemeinsam benannt. So

11 Eur. El. 520–531.573f. Vgl. Goff 1991; Tarkow 1981 zur Deutung der Narbe und ihrer Funktion, Orest wenig heldenhaft darzustellen.

12 Z. B. Aischyl. Choeph. 168–230.

13 Vgl. auch die Kapitel über *Schneiden und Frisieren der Haare* (S. 217–255) sowie *Die Veränderbarkeit von Haut- und Haarfarben* (S. 375–403).

14 Aristoph. Eccl. 730–736. Vgl. auch Lys. 24,20: Salbenhändler, Schuster und Friseur werden gemeinsam genannt.

15 Eur. Or. 220.223–226.

16 Hdt. VI 19,2 (Ü H. Stein): σαὶ δ' ἄλοχοι πολλοῖσι πόδας νίψουσι κομήταις [...].

17 Hdt. VI 19,1–3.

rupft sich eine Patientin im dritten Buch der *Epidemien* während eines Fiebers die Haare aus und kratzt sich; die Mumie des Amasis wird Herodot zufolge bei ihrer Schändung geschlagen und ihr werden die Haare ausgerissen; die Selbstverstümmelung des Zopyros wird durch das Auspeitschen und eine Haarschur ergänzt.[18] Bei der Beschreibung des ägyptischen Stieropfers in den *Historien* ist die Farbe der Fellhaare für die Auswahl des Opfertieres entscheidend, außerdem wird ihm im Anschluss auch die Haut abgezogen.[19]

Doch nicht nur im konkreten Bezug auf Praktiken sind Haut und Haar verbunden, sondern ihre Beschaffenheit wird auch eingesetzt, um verschiedene soziale Positionierungen zu markieren. So dienen graue bzw. weiße Haare, Glatzenbildung und Falten in der griechischen Kunst als Alterskennzeichen. Als einziges Charakteristikum von Altersdarstellungen, das Haut und Haar nicht betrifft, tritt nur die körperliche Schwäche hinzu.[20] Aristophanes beschreibt den hässlichen, alten Plutos als kahlköpfig und faltig und betont so die negative Konnotation bestimmter Alterskennzeichen, denn er wird außerdem als schmutzig, in Lumpen gekleidet und zahnlos verspottet.[21] Die grauen Haare und die Bärtigkeit des Euripides dienen in den *Thesmophoriazusae* hingegen als Männlichkeitszeichen:

> Euripides: [...]
> Mein Haar ist grau und bärtig mein Gesicht.
> Du bist so schön, so weiß, so glatt von Antlitz,
> So zart, anmutig, hast ein Weiberstimmchen.[22]

Euripides' Selbstbeschreibung grenzt ihn von seinem jüngeren Kollegen Agathon ab. Indem die Differenz der äußeren Erscheinung der beiden Dichter expliziert wird, ist zugleich die Unmännlichkeit des Agathon und die Männlichkeit des Euripides impliziert. Dabei sind die Farbe und Beschaffenheit der Haut ebenso bedeutsam wie Haarfarbe und Bartwuchs. Die Vorstellung einer stärkeren Behaarung und dunkleren Hautfärbung bei Männern im Vergleich mit Frauen ist im historischen Kontext verbreitet und zeigt sich nicht nur in der Dichtung und dem medizinischen Schriftgut,[23] sondern auch in einem dem Vorsokratiker Empedokles zugeschriebenen Fragment:

> Denn im wärmeren Teil der Erde befand sich das Männliche, und deshalb sind die Männer schwarz und haben kräftigere Glieder und mehr Haare.[24]

18 Hippokr. Epid. III 17,15 (Selbstverletzung); Hdt. III 16,1–4 (Amasis); Hdt. III 154,2 (Zopyros).
19 Hdt. II 38,1f; 39,2.
20 Birchler Emery 2008a; Birchler Emery 2010 (Archaik); Kressirer 2016, 20–22, 502 (Vasenmalerei).
21 Aristoph. Plut. 265–267.
22 Aristoph. Thesm. 190–192 (Ü L. Seeger): ἔπειτα πολιός εἰμι καὶ πώγων' ἔχω, / σὺ δ' εὐπρόσωπος, λευκός, ἐξυρημένος / γυναικόφωνος, ἁπαλός, εὐπρεπὴς ἰδεῖν.
23 Vgl. unten S. 44–51 und 406–424.
24 Emp. fr. 93B Gemelli [= 31 B67 DK = Gal. In Hipp. Epid. VI, 46 = 119,12 Wenkebach / Pfaff] (Ü M.L. Gemelli): ἐν γὰρ θερμοτέρῳ τὸ κατ' ἄρρενα ἔπλετο γαίης, καὶ μέλανες διὰ τοῦτο καὶ ἁδρομελέστεροι ἄνδρες καὶ λαχνήεντες μᾶλλον. Vgl. auch Emp. fr. 93A Gemelli [= 31 A81 DK = Aet. V 7,1].

Er argumentiert, Männer seien kräftiger, dunkler und behaarter als Frauen, weil das Männliche aus den wärmeren Gegenden der Erde stamme. Auf diese Weise bezieht er die Wirkung der Qualitäten nicht nur auf äußerlich sichtbare Körpermerkmale, sondern vermittelt auch die zeitgenössisch verbreitete Assoziation von Hitze und Männlichkeit.[25] Diese naturphilosophische Erklärung der vorausgesetzten geschlechtsspezifischen Ausprägung von Haut und Haar betont nicht nur ihre Natürlichkeit, sondern setzt diese Differenzen als gegeben voraus, indem die Hitze mit dem Ursprung männlicher Wesen auf Erden verknüpft wird. Haut und Haar werden in diesem Kontext konkret benannt, so dass sie als *pars pro toto* für den ganzen Körper stehen und seine äußerlich sichtbaren Merkmale auf sehr konkrete Weise repräsentieren. Dies trifft auch auf eine Äußerung Herodots zu, in der er ein Volk beschreibt, das in Libyen gelebt habe:

> Die Maxyer [...] lassen auf der rechten Seite des Kopfes das Haar wachsen, die linke scheren sie kurz, den Körper reiben sie mit rotem Ocker ein.[26]

Während in diesem Beispiel die Haartracht und andere Körpermodifikationen der Markierung der Gruppenzugehörigkeit dienen, erfüllen an anderen Stellen die Hautfarbe und die Beschaffenheit der Haare diesen Zweck: einerseits reichen die dunkle Hautfarbe und die gekräuselten Haare der Kolcher und Ägypter Herodot zwar nicht als Beleg für beider Verwandtschaft.[27] Andererseits unterscheidet er aber die schwarzen Aithiopen aus Libyen von denen aus dem Osten anhand der gekräuselten bzw. glatten Haare.[28] Außerdem beschreibt er die verschiedenen Sitten dieser Völker: die südlichen Aithiopen färbten ihre Haut vor dem Kampf zur einen Hälfte mit Kreide und zur anderen mit Rötel; die östlichen Aithiopen trügen Pferdeskalpe als Kopfbedeckung.[29] In diesen Passagen dienen die Hautfarbe und die Beschaffenheit der Haare nicht nur der Beschreibung des Körperäußeren, das außerdem durch Praktiken und Bekleidung geprägt wird, sondern sie verweisen auch auf ihre Bedeutung für die Markierung von Herkunft und Geschlecht.

Die bisher dargestellten Aspekte, denen die gemeinsamen Nennungen von Haut und Haar zugeordnet werden können, erschließen sich zwar bei einer analytischen Herangehensweise, sind aber keine zwingenden Gründe, gerade diese Praktiken und Erscheinungen auszuwählen, so dass ihre Verbindung in den Quellen auf der Entscheidung der Autoren beruht. Denn entsprechende Bezüge werden nicht in jedem Fall hergestellt, in dem

---

25 Z. B. Emp. fr. 93B Gemelli [= 31 A81 DK; 31 B65.67 DK]; Hippokr. Vict. I 34,1. Vgl. auch Stein 1994, 78–80 und unten S. 44–46 und 423f zum Verhältnis von Geschlecht und Qualitäten im *Corpus Hippocraticum*. Vgl. auch Emp. fr. 9,8 Gemelli [= 31 B3 DK = S. Emp. Adv. Math. 7,124], wo er seiner Muse das Epitheton λευκώλενος (*leukōlenos*) beigibt.

26 Hdt. IV 191,1 (Ü W. Marg): οἵ τὰ ἐπὶ δεξιὰ τῶν κεφαλέων κομῶσι, τὰ δ᾽ ἐπ᾽ ἀριστερὰ κείρουσι, τὸ δὲ σῶμα μίλτῳ χρίονται· [...].

27 Hdt. II 104,1f. Vgl. auch Aristot. probl. XIV 4; XXXIII 18 für eine klimatheoretische Herleitung dieser Form der Haare.

28 Hdt. VII 70,1.

29 Hdt. VII 69,1; 70,2.

dies möglich ist. So zeigt sich Sophokles' Zurückhaltung hinsichtlich der Thematisierung von Haut und Haar insbesondere in seiner Darstellung des Philoktet. Während Pindar sich auf die schwache Haut (ἀσθενὴς χρώς) des verstoßenen Kranken bezieht, benennt der Tragiker Haut und Haar bei der Beschreibung seiner äußeren Erscheinung nicht, obwohl der Mythos das Potential bietet: Philoktet hat eine nicht heilende Wunde am Fuß und über Jahre in der Wildnis gelebt.[30] Im Gegensatz zur Beschreibung der wilden Gesichtsbehaarung des Einsiedlers Timon in Aristophanes' *Lysistrata*[31] wird die (wahrscheinlich ebenso ungepflegte) Bart- und Haartracht des Philoktet nicht erwähnt.[32] Während Sophokles sich also in dieser Hinsicht zurückhält, ist seine Auseinandersetzung mit anderen Aspekten des Körpers, wie beispielsweise dem Schmerz, bereits mehrfach Gegenstand der Forschung gewesen.[33] Bei Aristophanes kann hingegen eine gewisse Vorliebe für Haut und Haar festgestellt werden, da er sie sehr häufig und immer wieder gemeinsam benennt. Diese Tendenz entspricht der hohen Bedeutsamkeit des Körpers in seinen Komödien, die Möllendorff im Anschluss an Michail Bachtin hinsichtlich ihres grotesken Gehalts untersucht hat.[34] Zwar werden die diversen Körper*öffnungen* tatsächlich in ähnlicher Weise, wie von Bachtin geschildert, grotesk eingesetzt, Haut und Haar repräsentieren jedoch das Körper*äußere*, dessen Verhältnis zu Körper und Umwelt im folgenden Kapitel erst noch zu untersuchen ist.

Auch wenn die medizinischen Schriften in diesem Abschnitt kaum vertreten gewesen sind, zeigt sich die Verbindung von Haut und Haaren auch dort, denn menschliches Haar wird nur selten benannt, steht dann aber meist im Bezug zur Haut.[35] So ist Ausschlag eine mögliche Begleiterscheinung von Fieber:

> Am achten Tage hatte er am ganzen Körper kalten Schweiß, roten, runden, kleinen Ausschlag wie entzündete Pickel unter Schweißausbrüchen; dieser Ausschlag blieb und verschwand nicht mehr.[36]

30 Pind. P. 1,55; Soph. Phil. 1–11.169–175.

31 Aristoph. Lys. 809–811. Vgl. z. B. auch Aristoph. Lys. 279f über den während einer Belagerung unrasierten spartanischen König Kleomenes.

32 Vgl. aber Soph. Phil. 184 zur Charakterisierung der Tiere, unter denen er gelebt hat, als ‚struppig' (λάσιος) und ‚scheckig' (στικτός), was als implizite Anspielung auf Philoktets Erscheinungsbild gedeutet werden kann.

33 Z. B. Ballengee 2009, 17–64; Worman 2018.

34 Möllendorff 1995, 150–222. Vgl. auch Möllendorff 1995, 219 zur Explikation dieses Ergebnisses der Analyse.

35 Z. B. Hippokr. Epid. II 3,16; Epid. III 4; Hum. 4,1; Int. 29. Vgl. auch Hippokr. Nat. Puer. 21,1.3 als Beispiel für eine eher zufällige Nähe von Haut und Haar: zunächst wird das Haarwachstum des Fötus erwähnt und später ein Prozess im Körper der Mutter anhand der Alltagsbeobachtung erläutert, wie Öl nach dem Salben auf der Haut einzieht. Vgl. aber Hippokr. Carn. 9,5f; 14,1f zur antagonistischen Konzeption von Haut und Haar und die Deutung dieser Stellen unten S. 42.

36 Hippokr. Epid. I 27,2 (Ü H. Diller): ὀγδόῃ ἵδρωσε δι' ὅλου ψυχρῷ· ἐξανθήματα μετὰ ἱδρῶτος ἐρυθρά, στρογγύλα, σμικρά, οἷον ἴονθοι· παρέμενεν, οὐ καθίστατο· […].

Die Hautveränderung zeigt sich οἷον ἴονθοι – ähnlich wie ‚junge Haare': diese Formulierung bezeichnet auch den Hautausschlag beim ersten Bartwuchs und unterstreicht die enge Verbindung von Haut und Haar in der griechischen Sprache, die auf ihrer materiellen Beschaffenheit beruht. In *De natura pueri* wird überdies eine physiologische Verbindung zwischen ihnen hergestellt, die den Ausgangspunkt der nächsten Abschnitte dieses Kapitels bildet.

Dieses häufige, kaum zufällige Zusammentreffen von Haut und Haar in verschiedenen Quellengattungen und bei unterschiedlichen Autoren verweist auf ihre Bedeutsamkeit als Repräsentanten des äußerlich sichtbaren Körpers im klassischen Griechenland, der in dieser Studie nachgegangen wird. Die ausgewählten Stellen veranschaulichen nicht nur die enge Verbindung von Haut und Haar, sondern auch, wie wichtig in diesem Kontext die Praktiken sind, die auf sie einwirken. Während hier nur schlaglichtartig auf sie verwiesen worden ist, werden sie in den Kapiteln des zweiten Teils der Studie umfassend untersucht. Außerdem demonstrieren die genannten Beispiele die Signifikanz der Haut- und Haarfarben für die Markierung verschiedener sozialer Positionierungen, die im abschließenden dritten Teil analysiert werden.

Das physiologische Verhältnis von Haut und Haar

> Am längsten und am dichtesten wachsen die Haare an jenem Körperteil, wo die Oberhaut am lockersten ist und das Haar genügend Feuchtigkeit zu seiner Ernährung erhält.[37]

Die hippokratische Schrift *De natura pueri* erläutert im Rahmen der Darstellung der prä- und postnatalen Entwicklung des Menschen, wo, warum und wann Haare wachsen. Wichtigste Voraussetzung ist eine besondere Hautstruktur, die als locker bzw. porös (ἀραιός)[38] charakterisiert wird. Während sie an anderen Körperstellen erst später auftritt, ist die Kopfhaut schon im Mutterleib entsprechend beschaffen, denn gemeinsam mit den Nägeln beginnen die Kopfhaare bereits dort zu wachsen.[39] Diese physiologische Verbindung von Haut und Haar wird in den folgenden Abschnitten der Schrift wiederholt als entscheidendes Kriterium für das Haarwachstum benannt[40] und auf diese Weise hervor-

---

37 Hippokr. Nat. Puer. 20,1 (Ü F. Giorgianni): φύονται γὰρ μέγισται καὶ πλεῖσται, ὅκου τοῦ σώματος ἡ ἐπιδερμὶς ἀραιοτάτη ἐστὶ καὶ ὅκου ἡ θρὶξ μετρίην ἰκμάδα ἐς τὴν τροφὴν ἔχει· [...].

38 Giorgianni 2006 übersetzt ἀραιός (*araiós*) als ‚locker', Brulé 2008, 135 schlägt ‚poreuse' vor. Vgl. auch Brulé 2015, 35–37.

39 Hippokr. Nat. Puer. 20,1. Vgl. auch Anaxag. fr. 38D Gemelli [= 59 A45 DK = Simpl. In Phys. 460,10]; 38F Gemelli [= 59 B10 DK = Sch. Greg. Naz. PG 36,911] zur Verbindung des Wachstums von Haaren und Nägeln.

40 Vgl. Hippokr. Nat. Puer. 20,2–5.

gehoben. So ähneln sich Haare und Kopfhaut hinsichtlich ihrer Farbe, da die Körperflüssigkeiten, die die Haare ernähren, diese Eigenschaft auf beide übertragen.[41]

Andere Vorstellungen über die Entwicklung von Haut und Haar stellen jedoch keinen so engen Bezug her oder ordnen sie gar entgegengesetzten Qualitäten zu. Die einzige im *Corpus Hippocraticum* überlieferte Erklärung für die Entwicklung der Haut bietet *De carnibus*: durch das Wirken der Elemente bildeten sich zunächst die Knochen und die inneren Organe, deren inhärente Wärme an der Oberfläche durch die Kälte der Luft abkühle, so dass sich die Haut bilde.[42] Sie entsteht dieser Vorstellung zufolge als äußerste Schicht des Körpers durch einen physikalischen Vorgang, eine Art Gerinnung, wie von selbst.[43] Indem die Haut den Körper so nach außen abschließt, wird er deutlich von der Umwelt geschieden. Solche oder ähnliche Sichtweisen finden sich auch in anderen hippokratischen Schriften, die die enge Verbindung der Haut mit dem Körperinneren hervorheben und sie als zusammenhängendes Organ verstehen, das den ganzen Körper umschließe.[44]

Der Entstehung der Haare widmet sich *De carnibus* aber in einem anderen Kapitel und verzichtet im Gegensatz zu anderen Texten so darauf, Haut und Haar gemeinsam darzustellen. Darüber hinaus ordnet der Autor sie verschiedenen Qualitäten zu, da er den Haarwuchs auf die Wirkung der Wärme im Körper zurückführt.[45] Während die Haare also konzeptuell zu dem warmen Körper gehören, markiert die Haut seine Grenze und den Übergang zur Umwelt. Durch diese unterschiedlichen Funktionszuweisungen und die Assoziation mit den entgegengesetzten Qualitäten heiß und kalt werden Haut und Haar in *De carnibus* deutlich voneinander abgesetzt und bilden beinahe einen Gegensatz. Die Abhandlung *De glandulis* erwähnt die Haut hingegen nicht explizit, sondern stellt eine enge Verbindung der Drüsen, die ihr Thema sind, zu den Haaren her:

> Erkennungszeichen: wo eine Drüse ist, dort sind auch Haare vorhanden; denn die Natur erzeugt Drüsen und Haare; beide haben dieselbe Obliegenheit (Funktion): sie nehmen (in sich) auf, die einen (sind da) für den Zufluss, wie schon früher gesagt; die Haare andererseits erhalten das Passende aus den Drüsen und sprossen und wachsen, indem sie das Überschüssige und das an den äußersten Stellen Hervorgequollene auflesen.[46]

41 Hippokr. Nat. Puer. 20,6. Vgl. auch die Deutung dieser Stelle unten S. 394f.

42 Hippokr. Carn. 9,5f.

43 Vgl. aber Oser-Grote 2004, 28, die diese Entwicklung als Fäulnisprozess deutet.

44 Hippokr. Fract. 9; Liqu. 2,3; Oss. 11,1. Vgl. auch Hippokr. Hebd. 6: die Haut wird in einer komplexen Analogie von Mikro- und Makrokosmos als kalte, äußere Abgrenzung des Körpers konzeptualisiert. Die Schrift ist allerdings inhaltlich disparat, nur in einer lateinischen Übersetzung überliefert und in der Forschung uneinheitlich datiert worden (Mansfeld 1971, 16–31, 299–231).

45 Hippokr. Carn. 14,2: αἱ τρίχες γίνονται ὑπὸ τοῦ θερμοῦ.

46 Hippokr. Gland. 4,1 (Ü R. Kapferer, modifiziert mit P. Potter): σημεῖον, ὅπου ἀδήν, ἐκεῖ καὶ τρίχες· ἡ γαρ φύσις ποιεῖ ἀδένας καὶ τρίχας ⟨καὶ⟩ ἄμφω χρέος τωὐτὸ λαμβάνουσιν, αἱ μὲν ἐς τὸ ἐπιρρέον, ὡς καὶ ἔμπροσθεν εἴρηται· αἱ δὲ τρίχες τὴν ἀπὸ τῶν ἀδένων ἐπικαιρίην ἔχουσαι φύονταί τε καὶ αὔξονται, ἀναλεγόμεναι τό τε περισσὸν καὶ ἐκβρασσόμενον ἐπὶ τὰς ἐσχατιάς.

Die Haare dienen nicht nur als äußerlich sichtbare Hinweise für die Lokalisierung der Drüsen, sondern unterstützen diese auch bei der Aufnahme und Verarbeitung überschüssiger Stoffe im Körper. Da diese zumeist flüssig sind, beruht die Entstehung von Drüsen und Haaren in *De glandulis* auf einer feuchten Umgebung:

> Wo der Körper trocken ist, findet sich weder Drüse noch Haar; an den zarten, belasteten und sehr feuchten (Stellen) jedoch, da sind Drüsen und Haare vorhanden.[47]

Das Haarwachstum erfolgt dieser Äußerung zufolge an zarten (ἁπαλός) Stellen des Körpers und bedarf der Feuchtigkeit. Sei aber zu viel von ihr vorhanden, wie beispielsweise in den Gedärmen, verhindere sie das Haarwachstum, auch wenn dort Drüsen zu finden seien.[48] Einerseits wird die physiologische Verbindung von Haut und Haar, die *De natura pueri* herstellt, in diesen Erläuterungen ihrer Entstehung nicht aufgegriffen, da andere Aspekte fokussiert werden. Andererseits zeigen sich zwei Gemeinsamkeiten mit *De glandulis*.[49] Haare werden mit jenen Stellen am Körper in Verbindung gebracht, die ‚zart' (ἁπαλός) oder ‚locker' (ἀραῖος) sind und an denen moderate Feuchtigkeit vorhanden ist. Durch den letztgenannten Aspekt ähnelt das Haarwachstum in diesen Konzeptionen dem Werden und Vergehen der Pflanzen, wie Brulé herausgearbeitet hat.[50] Auch David Leitao und David Lavergne heben diese Analogie hervor, die sich sowohl in medizinischen Abhandlungen, als auch in der Dichtung und der Philosophie findet.[51] Sie spiegelt sich aber nicht nur in metaphorischen Übertragungen, sondern zeigt sich beispielsweise auch anhand der Mehrdeutigkeit von ψιλός (*psilós* – kahl),[52] δασύς (*dasýs* – dicht bewachsen),[53] φόβη (*phóbē* – Mähne, Laub)[54] etc., die Landschaften, Pflanzen, Tiere und Menschen gleichermaßen charakterisieren können.

47 Hippokr. Gland. 4,2 (Ü R. Kapferer, modifiziert): Ὅπου δὲ αὖον τὸ σῶμα, οὔτε ἀδὴν οὔτε θρίξ· τὰ δὲ ἁπαλὰ καῖ πονεύμενα καὶ κάθυγρα, ἀδενώδεα καὶ τρίχας ⟨ἔχει⟩.

48 Hippokr. Gland. 5,1f.

49 Vgl. Craik 2012, 68, die beide Schriften dem gleichen Autor zuordnet.

50 Brulé 2008, 135; Brulé 2015, 26–48.

51 Lavergne 2006, 176–183; Leitao 1993, 145–151. Vgl. z. B. auch Hippokr. Nat. Puer. 20,1–3; 26,3; Pind. N. 5,6; Emp. fr. 98 Gemelli [= 31 B82 DK = Aristot. meteor. 4,9 387b].

52 Z. B. Hdt. I 80,1; IV 19,1; 21,1; 175,2; Hippokr. Aer. 19,2f; 24,9 (Landschaft); Hdt. III 108,3; Hippokr. Vict. II 49,2 (Tiere); Aristoph. Thesm. 227.583; Hippokr. Aer. 19,5; Morb. II 48,2; Soph. Ant. 426 (Menschen). Vgl. auch Margreth 1993, 54f; West 1999, 20 zur Polysemie von ψιλός (*psilós*). Vgl. auch (ἀπο)ψιλόω (*apopsilóō*) in Hdt. IV 26,2; 61,2; Hippokr. Epid. VII 35,4; VC 13,4 (Bezeichnung der Freilegung von Knochen) und in Hdt. II 151,3; III 32,4 (metaphorischer Gebrauch).

53 Z. B. Hdt. IV 175,2; Lys. 7,7 (Landschaften); Hdt. III 32,3f (Pflanzen); Hdt. III 108,3; Hippokr. Vict. II 49,2 (Tiere); Aristoph. Ach. 390; Eccl. 61; Thesm. 33; Hippokr. Aer. 24,9; Epid. II 5,1; Morb. II 18,2; Salubr. 7 [= Hippokr. Nat. Hom. 22,5]; Lys. fr. 453 Carey [= 111 Thalheim = 255 Baiter-Sauppe = 358 Floristan-Imizcoz = Sch. Plat. Gorg. 469d] (Menschen). Vgl. auch Hippokr. Epid. VI 8,32: δασύνω (*dasýnō*) als Vorgang beim Menschen. Vgl. auch LSJ s.v.

54 Eur. Alc. 172; Bacch. 684.722.1138; Ion 120; Soph. Ant. 419 (Pflanzen); Soph. fr. 659,7 TrGF [= Ail. nat. XI 18]; Eur. Alc. 429; Bacch. 1188 (Tiere); Eur. El. 449; Soph. Oid. K. 1465 (Menschen); Pind. P. 10,47 (Medusa). Vgl. auch Aristoph. Eccl. 61: λόχμη (Dickicht) bezeichnet weibliche Schamhaare.

Zwar ist in den Quellen eine Ähnlichkeit und gewisse Nähe von Pflanzen und Haaren zu beobachten, sie ist aber vor allem aus wissenschaftshistorischer Perspektive relevant. Denn auch wenn die Pflanzen mit dem Boden verbunden sind, auf dem sie wachsen, werden das besondere Verhältnis von Haut und Haar sowie die sozialen und politischen Bedeutungen, die mit ihnen verbunden werden, durch diesen Vergleich nicht erhellt. Während Leitao die Assoziation von Haarwachstum und sexueller Aktivität mit der Pflanzenanalogie verknüpft, stellt Brulé Letztere deutlich ins Zentrum seiner Argumentation.[55] Auf diese Weise tritt er zwar der vereinfachenden Deutung der Haare als Symbol für Sex[56] implizit entgegen, verfehlt jedoch das Ziel, zu einem besseren Verständnis der Quellen beizutragen, da sich Geschlecht und Sexualität in *De natura pueri* als zentrale Faktoren für die Ausprägung des Haarwuchses erweisen, wie der nächste Abschnitt über den Bartwuchs zeigt.

Um das Verhältnis von Haut und Haar näher zu beleuchten, werden im Folgenden die Äußerungen in *De natura pueri* eingehend untersucht und in den historischen Kontext eingeordnet. Bevor jedoch die Entwicklung der Bart-, Scham- und Körperhaare sowie der Kahlköpfigkeit betrachtet werden, bleibt zu klären, wie das Kriterium der Lockerheit der Haut zu verstehen ist. Es wird so begründet:

> Es folgt ein Beleg dafür, daß die Haare an den lockersten Stellen der Oberhaut wachsen: Wollte man die Oberhaut verbrennen und somit nur eine Blase verursachen und würde sie (in der Folge) genesen, wird die fest gewordene Oberhaut keine Haare im Bereich der Narbe hervorwachsen lassen.[57]

Die vernarbte Haut ist dicht bzw. fest (πυκνός), wie die Nägel, deren Entstehung und Beschaffenheit der Autor im vorangegangenen Kapitel dargelegt hat.[58] Diese Eigenschaft wird der für den Haarwuchs erforderlichen Lockerheit der Haut gegenübergestellt und dient als Erklärung, warum auf Narben keine Haare wachsen.

Der Vorsokratiker Parmenides bezieht sich bei der Differenzierung der Geschlechter auf beide Eigenschaften: während Männer mehr vom Festen (τοῦ πυκνοῦ) hätten, seien Frauen durch Porosität (ἀραιότης) geprägt. Außerdem erfolgt an dieser Stelle eine Zuordnung zu den Himmelsrichtungen: Männern entspreche der Norden, Frauen der Süden.[59] Diese Zuweisung kann mit der Zuschreibung der Hitze an Frauen[60] begründet

55 Leitao 1993, 145; Brulé 2015, 68–70, 97, 349. Vgl. z. B. auch Brulé 2015, 425f, 437–439, wo die Sexualisierung der analysierten Stellen unbenannt bleibt. Vgl. aber Brulé 2015, 44, 194 zu Bezügen zwischen Haaren und Sexualität, auch wenn sie nicht unbedingt gegeben sind.

56 Vgl. die ausführliche Darlegung und kritische Diskussion dieser Vorstellungen unten S. 363–370.

57 Hippokr. Nat. Puer. 20,4 (Ü F. Giorgianni): σημήϊον δὲ ὅτι ἐν τοῖσιν ἀραιοιτάτοισι τῆς ἐπιδερμίδος φύονται αἱ τρίχες· εἴ τις ἐθέλοι ἐπικαῦσαι τὴν ἐπιδερμίδα καὶ φλύκταινον μοῦνον ποιῆσαι καὶ ὑγιῆναι, πυκνὴ γενομένη ἡ ἐπιδερμὶς κατὰ τὴν οὐλὴν τὰς τρίχας οὐκ ἐκφύσει. Vgl. Aristot. probl. IX 13; X 27.29, wo diese Vorstellung aufgenommen wird.

58 Hippokr. Nat. Puer. 19,2f.

59 Parm. fr. 29 Gemelli [= 28 A53 DK = Aet. V 7,2].

60 Vgl. Parm. fr. 28 Gemelli [= 28 A52 DK = Aristot. part. an. 648a25].

werden, die zwar der bereits zitierten Konzeption des Empedokles widerspricht,[61] aber auch von den gynäkologischen Schriften des *Corpus Hippocraticum* geteilt wird,[62] die die Beschaffenheit der weiblichen Körper ebenso als weich (ἁπαλός) und porös (ἀραιός) konzeptualisieren.[63] Wenn der Autor von *De natura pueri* neben *De genitura* und *De morbis IV* auch *De muliebribus I* verfasst hat, wie in der Forschung angenommen wird,[64] liegt seiner Darstellung die Annahme zugrunde, Frauen seien wärmer als Männer. Da er außerdem πυκνός (*pyknós* – fest) und ἀραιός (*araiós* – locker, porös) gegenüberstellt, besteht also die Möglichkeit, dass diese Merkmale auch in diesem Kontext geschlechtsspezifisch konnotiert sind.[65] Die lockere Struktur ist in *De natura pueri* jedoch im Gegensatz zu Parmenides und dem gynäkologischen Schriftgut nicht auf die Substanz des Körpers bezogen, sondern prägt die Haut, auf der die Haare bei Männern wie Frauen wachsen. Die folgende schematische Gegenüberstellung der Positionen veranschaulicht außerdem den Widerspruch zwischen ihnen:

	Hippokr. Nat. Puer.		Parm.
ἀραιός (*araiós*)	behaart	↔	weiblich heiß
↕	↕		↕
πυκνός (*pyknós*)	unbehaart	↔	männlich kalt

Denn auch wenn das Haarwachstum im *Corpus Hippocraticum* mit Feuchtigkeit und Porosität verbunden wird, die mit Weiblichkeit assoziiert sind,[66] ist Körper- und Gesichtsbehaarung im klassischen Griechenland gattungsübergreifend unabhängig von den Qualitäten mit Männlichkeit verbunden worden,[67] wie der nächste Abschnitt ausführlich darlegt. Entsprechend betont Helen King die Rolle der Hitze für das Haarwachstum, dessen geringere Ausprägung bei Frauen den griechischen Vorstellungen zufolge auf der

61 Emp. fr. 93B Gemelli [= 31 A81 DK; 31 B65.67]. Vgl. auch Diller 1934.

62 Z. B. Hippokr. Mul. I 1 [Littré VIII p. 12 l. 21]. Vgl. aber Hippokr. Vict. I 34,1 zur entgegengesetzten Auffassung. Vgl. auch Stein 1994, 78–80 zu diesem Gegensatz innerhalb des *Corpus Hippocraticum*.

63 Hippokr. Mul. I 1 [Littré VIII 6f]. Vgl. auch King 1998, 39; Dean-Jones 1991, 114f; Dean-Jones 1994, 55–59. Carson 1990, 137–140. Vgl. auch Aischyl. Suppl. 70f; Aristoph. Av. 668 zum weiblichen Schönheitsideal weicher Haut.

64 Giorgianni 2006, 23–27. Vgl. Lonie 1981, 43–51.

65 So Llewellyn-Jones 2003, 260, der ohne weitere Belege behauptet, insbesondere die Haut der Frauen habe als besonders porös gegolten.

66 Vgl. neben Hippokr. Mul. I 1 auch Hippokr. Gland. 16,1; Vict. I 34,1.

67 Z. B. Descharmes 2015, 256–258; Hawley 1998, 91.

ihnen zugeschriebenen Kälte beruhe.[68] Indem sie die Assoziation von Wärme mit Männlichkeit und Haarwuchs betont, hebt King die von Empedokles und dem Autor von *De carnibus* vertretenen Konzeptionen hervor und lässt andere Schichten des *Corpus Hippocraticum* unbeachtet, die Frauen die Hitze zuschreiben. Auf diese Weise erzeugt sie den Eindruck einer relativ einheitlichen Zuordnung von Qualitäten und Geschlechtern, die jedoch in der klassischen Zeit nicht gegeben ist. Die Zuschreibung von Kälte und Hitze dient zwar sowohl in naturphilosophischen als auch in medizinischen Vorstellungen der Differenzierung der Geschlechter, dabei herrscht aber keine Einigkeit, ob Frauen oder Männer heißer temperiert seien. Insofern ist die geschlechtsspezifische Einordnung lockerer bzw. poröser Haut zwar ein interessantes Deutungsangebot, das aber der Konzeption widerspricht, die *De natura pueri* entwirft.

Behaarte Haut als primäres Kennzeichen erwachsener Männlichkeit

> Wo die Oberhaut später locker wird, dort wachsen die Haare
> auch später, und zwar am Kinn, an der Schamgegend und überall sonst.[69]

Wie wichtig Kinn- und Schamhaare sind, zeigt sich schon in dieser einleitenden Äußerung, die sie im Gegensatz zu den anderen Körperhaaren – an Achsel, Armen, Brust, Rücken, Beinen usw.[70] – explizit benennt. Außerdem unterstreichen die folgenden Ausführungen ihre Bedeutsamkeit, indem sie ihnen eine zentrale Stellung zuweisen und sie wiederholt betrachten:

> Denn zugleich mit der Samenbildung werden das Fleisch und die Oberhaut locker, und die kleinen Blutadern öffnen sich mehr als in der vorigen Zeit: Bei einem Knaben nämlich strömt, da die Adern dünn sind, der Samen nicht durch sie aus, und dasselbe gilt für die Menstruation bei den Mädchen. Sobald sich aber ein Weg für die Menstruation und den Samen bei den Mädchen ⟨und bei den Jungen⟩ bildet, bedeckt sich auch die Scham des Jungen und des Mädchens, weil die Oberhaut locker geworden ist. Gleichzeitig erhält das Haar genügend Feuchtigkeit zu seiner Ernährung, und nicht weniger.[71]

---

68 King 2015, 251.

69 Hippokr. Nat. Puer. 20,1 (Ü F. Giorgianni): καὶ ὅκου ἡ ἐπιδερμὶς ὕστερον ἀραιὴ γίνεται, ἐκεῖ καὶ ὕστερον αἱ τρίχες φύονται, ἐπί τε τῷ γενείῳ καὶ τῇ ἥβῃ καὶ εἴ που ἄλλοθι.

70 Vgl. z. B. Aristoph. Eccl. 60f zu Achselhaaren; Pind. P. 1,17–19 zu Brusthaaren.

71 Hippokr. Nat. Puer. 20,2 (Ü F. Giorgianni, modifiziert): ἅμα γὰρ τῷ γόνῳ γινομένῳ ἡ σὰρξ ἀραιὴ γίνεται καὶ ἡ ἐπιδερμίς, καὶ τὰ φλέβια στομοῦται μᾶλλον ἢ ἐν τῷ πρὶν χρόνῳ· παιδὶ γὰρ ἐόντι λεπτῶν τῶν φλεβίων εόντων οὐκ ἐκχωρέει δι᾽ αὐτῶν ἡ γονή, καὶ τῇσι παρθένοισι περὶ τῶν καταμηνίων ωὑτὸς λόγος· ἅμα δὲ ὁδός προσγίνεται καὶ τοῖσι καταμηνίοισι καὶ τῇ γονῇ τῇσι παρθένοισι ⟨καὶ τῷ παιδί⟩, και τριχοῦται ἡ ἥβη τοῦ παιδὸς καὶ τῆς παρθένου ἀραιῆς τῆς ἐπιδερμίδος γενομένης, καὶ ἅμα ἡ θρὶξ ἰκμάδα μετρίην ἐς τὴν τροφὴν ἔχει καὶ οὐκ ἐλάσσονα.

Zunächst wird die weibliche und männliche Schambehaarung[72] mit der Entwicklung des Samens und der Menstruation im Körper verbunden. Da in *De natura pueri* eine Zwei-Samen-Theorie vertreten wird,[73] ist die geschlechtsunabhängige Bildung dieses Körpersaftes die Voraussetzung des Schamhaarwachstums, denn die chiastische Satzstruktur unterstreicht die Ähnlichkeit der Jungen und Mädchen. Auf weiblicher Seite tritt die Menstruation anscheinend deshalb hinzu, um ein äußerlich wahrnehmbares Körperzeichen zu benennen, wie es der Samenerguss auf männlicher Seite ist. Der nächste Abschnitt erläutert die Entstehung von Bärten:

> Die Oberhaut wird nämlich locker, sobald die Feuchtigkeit vom Kopf her zu ihr herabfließt. Teils nämlich während des Koitus, teils aber auch in der Zeit dazwischen erhält das Haar genügend Feuchtigkeit zu seiner Ernährung, aber vor allem dann, wenn die Feuchtigkeit während des Koitus Zeit dafür gehabt hat, um vom Kopf her zum Kinn herabzufließen [...].[74]

Die erforderliche Lockerheit der Haut ergibt sich wie bei der Schambehaarung zunächst durch das Entlangfließen des Samens an den entsprechenden Körperstellen. Das Bartwachstum wird jedoch durch die forcierte Samenproduktion und -bewegung beim Sexualverkehr verstärkt. Denn wie in *De genitura*, das eine Einheit mit *De natura pueri* bildet,[75] ausgeführt worden ist, erwärmen sich Flüssigkeiten aus dem gesamten Körper durch die Reibung und Erregung während des Geschlechtsverkehrs, so dass sie sich aufgeschäumt im Rückenmark sammeln und als Ejakulat ausgeschieden werden.[76] Der Bart ist dieser Theorie zufolge also keinesfalls ein naturwüchsiges Phänomen, wie die Pflanzenanalogie nahelegt, sondern wird durch eine bestimmte Körperpraxis – den Geschlechtsverkehr – maßgeblich hervorgebracht, wie auch die grauen Haare. Denn auch ihre Entwicklung wird wohl auf jene Körperflüssigkeiten zurückgeführt, die bei der sexuellen Erregung durch den Körper fließen.[77] Während sie bei jungen Männern den Bartwuchs fördern, führen sie aber mit steigendem Alter und / oder bei häufigen Orgasmen offenbar außerdem zu einer Veränderung der Haarfarbe.

Dieser Bezug wird zwar in den anderen untersuchten Quellen nicht aufgegriffen, aber die enge Verbindung von Bartwuchs und Sexualität spiegelt sich auch in der Alten

72 Vgl. Brulé 2015, 37–39 zur Diskussion der Bedeutung von ἥβη (*hḗbē*) an diese Stelle.

73 Hippokr. Nat. Puer. 12,1. Vgl. auch Hippokr. Genit. 5,1, das in der Forschung dem gleichen Autor zugeschrieben wird (Giorgianni 2006, 23–27).

74 Hippokr. Nat. Puer. 20,3 (Ü F. Giorgianni): ἀραιὴ γὰρ γίνεται ἡ ἐπιδερμὶς χωρεούσης ἐς αὐτὴν τῆς ἰκμάδος ἀπὸ τῆς κεφαλῆς· ἅμα μὲν γὰρ ἐν τῇ λαγνείῃ, ἅμα δὲ καὶ ἐν τῷ μεταξὺ χρόνῳ ἡ θρὶξ μετρίην ἔχει τὴν ἰκμάδα ἐς τὴν τροφήν, τότε ⟨δὲ⟩ μάλιστα, ὁκοταν χρόνος ἐγγένηται τῷ ὑγρῷ ἀπὸ τῆς κεφαλῆς καταβαίνοντι ἐν τῇ λαγνείῃ, ἀπέχοντι ἀπὸ τῶν στηθέων, ἐπὶ τὸ γένειον.

75 Giorgianni 2006, 23–27.

76 Hippokr. Genit. 1,1f. Vgl. auch Hippokr. Aer. 14; Genit. 8,1; Morb. IV 1,1 [= 32,1 Littré] zur Herkunft des Samens aus dem gesamten Körper.

77 Hippokr. Nat. Puer. 20,6. Vgl. auch die ausführliche Diskussion der Stelle unten S. 394f.

Komödie: übermäßige Behaarung wird mit unbeherrschter Lust verknüpft[78] und rasierte Männer werden als effeminiert verspottet.[79] Hölscher betont in diesem Kontext die uneindeutige Bewertung der Bartlosigkeit im klassischen Athen. Denn neben der negativen Konnotation rasierter Männerwangen in der Alten Komödie müsse eine positive Assoziation bestanden haben, die die Politiker und andere namentlich Genannte dazu bewegt habe, ihren Bart zu rasieren.[80] Zwar ist diese Sichtweise in den überlieferten Quellen nicht verbürgt, wird aber von Hölscher überzeugend erschlossen und durch eine ähnlich ambivalente Bewertung eines starken Haarwuchses gestützt. Denn einerseits nutzen Aristophanes und die hippokratischen Autoren die Behaarung als männliches Attribut, andererseits wird sie auch zur Verspottung eingesetzt. Diese Vielschichtigkeit der Bedeutungen, die mit einer bestimmten Ausprägung der Bart- und Körperbehaarung verbunden werden, unterstreicht das Spannungsverhältnis, auf dem die zentrale Tugend des Maßhaltens[81] beruht. Denn den Vorstellungen in *De natura pueri* zufolge sind diese sichtbaren Körpermerkmale nicht natürlich gegeben, sondern werden durch Praktiken hervorgebracht, so dass es möglich ist, die individuelle Ausprägung des Haarwuchses als Ausweis der Tugendhaftigkeit zu lesen, die schließlich ein zentraler Aspekt des von Bürgern erwarteten rechten Verhaltens gewesen ist.

In diesem Kontext kann das Konzept aus *De natura pueri* auch auf die Praxis der Päderastie und ihre idealisierte Darstellung auf der bemalten Luxuskeramik aus dem klassischen Athen bezogen werden. Die pädagogische und sexuelle Beziehung zwischen einem männlichen Jüngling (*erómenos*) und einem bereits erwachsenen Mann (*erastḗs*) wird auf den Vasenbildern dargestellt, indem der Jüngere ohne Bart erscheint und einem barttragenden Älteren gegenübergestellt wird.[82] Neben Szenen, in denen der *erastḗs* beispielsweise mit Geschenken um die Gunst des *erómenos* wirbt, wird mitunter auch der sogenannte Schenkelverkehr als Sexualpraxis gezeigt. Dabei hat allerdings üblicherweise nur der bärtige *erastḗs* einen erigierten Penis und einen verzückten Gesichtsausdruck, die seine Erregung hervorheben, während der *erómenos* mit unbeteiligter Miene verharrt und sein Penis klein und nicht erigiert ist.[83] Diese Darstellungskonvention, die zugleich normative Verhaltens- und Empfindungsregeln in beiden Rollen vermittelt, spiegelt sich auch im Konzept der Haarentwicklung in *De natura pueri*, das zu seiner Erläuterung herangezogen werden kann. Aus dieser Perspektive ist der *erómenos* bartlos, weil noch kein Samen durch seinen Körper fließt und seine Gesichtshaut deshalb noch nicht porös genug ist. Diesem Zustand entspricht auch das Fehlen der Erregung, die den Samenfluss bei Erwachsenen

78 Z. B. Aristoph. Lys. 1072f; Nub. 349. Vgl. auch Ehrhardt 1971, 16f; Platter 1995/1996, 207f; Sommerstein 2007b, 179.
79 Aristoph. Equ. 1373–1376; Thesm. 191.571–574.582f. Vgl. auch Brulé 2015, 104–112.
80 Hölscher 2009, 36–39.
81 Vgl. einführend Scheer 2011, 10f, 68f zur Forschungsdiskussion.
82 Reinsberg 1989, 165–169. Vgl. auch Xen. symp. 4,23; Descharmes 2015, 259f; Halperin 1990c, 90; Shapiro 1992, 62 zur Rolle des Bartes in diesem Verhältnis.
83 Reinsberg 1989, 189–195. Vgl. auch Halperin 1990b, 35.

hervorruft.[84] So eng wie die Entwicklung von Samen, Bart und Erregung *De natura pueri* zufolge verflochten sind, mag es aus dieser Perspektive einleuchten, dass sie dem *erómenos* alle drei gleichermaßen fehlen. Die Vasenbilder sind jedoch nicht als Illustration der medizinischen Traktate misszuverstehen, sondern visualisieren in erster Linie gesellschaftliche Erwartungen hinsichtlich des tugendhaften Verhaltens des *erómenos*: durch die zur Schau gestellte Gleichgültigkeit erfüllt der Abgebildete den Anspruch, im Rahmen der päderastischen Beziehung nicht sexuell erregt zu werden.[85] Nur so sichert er außerdem mit *De natura pueri* seine Position als *erómenos*: solange der Bartwuchs ohne die Erregung nicht übermäßig gefördert wird, ist er davor geschützt, frühzeitig seine sexuelle Attraktivität zu verlieren, die zeitgenössisch insbesondere auf der Bartlosigkeit bzw. dem Flaumbart der Jünglinge beruht hat.[86] Auch das aktive Begehren und die Bärtigkeit des *erastḗs* entsprechen diesem Konzept: für einen erwachsenen Mann ist es durchaus angemessen und akzeptabel, den Bartwuchs auch durch päderastische Kontakte zu nähren. Dies ist nicht der einzige Bezug, der zwischen der Theorie des Haarwachstums in *De natura pueri* und den attischen Vasenbildern hergestellt werden kann. So ist mit der Einführung der rotfigurigen Maltechnik die Darstellung von bartlosen Jünglingen mit Schamhaar und bärtigen Männern mit Brust- und weiterer Körperbehaarung zu beobachten.[87] Den verschiedenen Altersstufen entsprechen also sowohl in der Medizin als auch in der Kunst unterschiedliche Ausprägungen der Gesichts- und Körperbehaarung.

In *De natura pueri* werden die bärtigen und behaarten Männer im Anschluss unbehaarten Eunuchen und Frauen gegenübergestellt:

> Diejenigen allerdings, die als Kinder zu Eunuchen werden, sind deswegen weder am Geschlechtsteil noch am Kinn behaart, sondern am ganzen Körper unbehaart, weil beim Fehlen des Samenganges die Oberhaut auf der ganzen Körperoberfläche nicht aufgelockert wird: Der Samenweg nämlich ist versperrt worden, wie ich vor kurzem gesagt habe. Die Frauen ihrerseits sind am Kinn und am Körper deswegen unbehaart, weil die Feuchtigkeit bei ihnen nicht im selben Grad wie beim Manne während des Geschlechtsaktes heftig geschüttelt wird, so daß sich die Oberhaut nicht auflockert.[88]

---

84 Vgl. Hippokr. Nat. Puer. 20,3.

85 Z. B. Xen. symp. 8,21. Vgl. Dover 1989 [1978], 81–91 zur sexuellen Hierarchie im Verhältnis von *erastḗs* und *erómenos*. Vgl. aber DeVries 1997 zu Belegen für erotische Empfindungen der *erómenoi*.

86 Brulé 2015, 461–464; Reinsberg 1989, 168 (Bartlosigkeit); Ferrari 2002, 135–137 (Flaumbart).

87 Özen-Kleine 2016, 98, 105.

88 Hippokr. Nat. Puer. 20,4 (Ü F. Giorgianni [20,5]): ὁκόσοι δὲ εὐνοῦχοι παῖδες ἐόντες γίνονται, διὰ τοῦτ᾽ οὐθ᾽ ἡβῶσιν οὔτε γενειῶσι λεῖοί τε γίνονται ὅλοι, ὅτι ἡ ὁδὸς τῇ γονῇ οὐκ ἐπιγενομένη οὐκ ἀραιοῖ τὴν ἐπιδερμίδα ἐπὶ τῷ ξύμπαντι δέρματι· ἀπολέλαπται γὰρ ἡ ὁδὸς τῆς γονῆς, ὥσπερ μοι εἴρεται ὀλίγῳ πρότερον. καὶ αἱ γυναῖκες δὲ λεῖαι γίνονται τό τε γένειον καὶ τὸ σῶμα, ὅτι ἐν τῇ λαγνείῃ σφέων τὸ ὑγρὸν οὐχ ὁμοίως κλονεόμενον ὡς τὸ τοῦ ἀνδρὸς τήν ἐπιδερμίδα οὐ ποιέει ἀραιήν. Giorgianni 2006 fügt hier eine weitere, inhaltlich sinnvolle Kapitelunterteilung ein, so dass seine Zählung nicht mehr mit den älteren Editionen Joly 1978; Lonie 1981 übereinstimmt, deren Zählung beispielsweise auch Brulé 2015, 34 folgt.

Beiden Gruppen wird eine glatte (λεῖος) Haut zugeschrieben, da der Samen beim Sexualverkehr bei ihnen nicht im gleichen Maße wie bei unverletzten Männern durch die Körper fließe.[89] Während der Samenfluss den Eunuchen aufgrund der Kastration völlig fehle, sei er im weiblichen Körper geringer ausgeprägt als im männlichen. Indem der Autor die fehlende Körperbehaarung und insbesondere die Bartlosigkeit von Frauen und Eunuchen ausführlich erläutert, stellt er ihre Haarlosigkeit als medizinisches Wissen her. Durch die Zuschreibung fehlender Gesichts- und Körperbehaarung scheinen Frauen und Eunuchen einander zu ähneln, unterscheiden sich aber hinsichtlich der Schambehaarung: zwar ist ihre Entwicklung bei Heranwachsenden beiderlei Geschlechts zuvor erläutert worden, Jungen jedoch, die vor dem Erreichen dieser Altersstufe kastriert werden, bleiben diesen Ausführungen zufolge komplett unbehaart.[90] Einerseits unterscheiden Frauen und Eunuchen sich demzufolge, teilen jedoch andererseits bestimmte Körpermerkmale und werden auf diese Weise von erwachsenen, gesunden Männern unterschieden.

Denn auch wenn Eunuchen in den Quellen stets männlich gedacht sind,[91] fehlen ihnen die bei der Kastration entfernten (Teile der) Genitalien und die Bart-, Scham- und Körperhaare, die als Zeichen körperlicher Reife gedeutet werden.[92] Eine implizite Verknüpfung von Bartlosigkeit und Jugend zeigt sich François Hartog zufolge auch in der von Herodot geschilderten ersten Reaktion der Skythen auf die Amazonen, die in ihr Land eingefallen sind: sie halten sie für junge Männer und kämpfen gegen sie.[93] Hartog vermutet, diese Annahme beruhe auf der Bartlosigkeit der Amazonen, auch wenn sie nicht explizit benannt werde.[94] Da die Verzögerung und geringe Ausprägung von Bartwuchs und Schambehaarung in der chirurgischen Schrift *De articulis* als Begleiterscheinung eines Höckers an der unteren Wirbelsäule genannt wird,[95] ist ein solcher Mangel außerdem als Krankheitszeichen belegt, so dass die Haarlosigkeit der Eunuchen vor allem als Infantilisierung und möglicherweise auch als Pathologisierung wirkt.

---

89 Vgl. aber Brulé 2015, 40f mit Anm. 33, der die Bewegung der Frauen beim Sex adressiert sieht und die Bedeutung des Samens als Flüssigkeit verkennt. Denn er behauptet, Frauen seien der Theorie in *De natura pueri* zufolge trockener als Männer, und führt ihren mangelnden Haarwuchs darauf zurück, obwohl Frauen bei aller Diversität zwischen verschiedenen Formen der Humoralphysiologie auch bei diesem Autor feuchter sind als Männer (vgl. Hippokr. Mul. I 1 [Littré VIII 6f] und Giorgianni 2006, 23–27 zur Forschungsmeinung, beide Schriften seien dem gleichen Autor zuzuordnen).

90 Hippokr. Nat. Puer. 20,4: εὐνοῦχοι […] λεῖοι τε γίγνονται ὅλοι, […] αἱ γυναῖκες δὲ λεῖαι γίνονται τό τε γένειον καὶ τὸ σῶμα.

91 Grundmann 2016a. Der Beitrag widmet sich der Positionierung von Eunuchen im klassischen Griechenland und ihrer Darstellung im 5. und frühen 4. Jh. v. Chr.

92 Vgl. auch Leitao 1993, 75–78, der die Assoziation von Eunuchen und Heranwachsenden betont. Vgl. aber Brulé 2008, 136, der aus Hippokr. Nat. Puer. 20 schlussfolgert, alle Behaarten seien geschlechtsreif, aber nicht alle Geschlechtsreifen behaart, und insofern an dieser Stelle eine direkte Effeminierung der Eunuchen impliziert, so dass ihre Infantilisierung verdeckt wird. Vgl. auch Aristot. probl. IV 4 zum Haarwuchs als Alterskennzeichen.

93 Hdt. IV 111,1.

94 Hartog 1980, 231f.

95 Hippokr. Art. 41.

Der unbehaarte Körper von Frauen ist hingegen Zeichen ihrer Geschlechtszugehörigkeit.[96] Sie sind zwar erwachsen, aber keine Männer. Eunuchen sind jedoch zwar männlich, aber nicht erwachsen. Indem sie an dieser Stelle gemeinsam mit den Frauen gruppiert werden, wirken die Zuschreibung kindlicher Körperlichkeit und mangelnder Männlichkeit zusammen. Aufgrund der hierarchischen Ordnung der verschiedenen Altersgruppen und der Geschlechter im klassischen Griechenland[97] verstärken sich die Abwertungstendenzen, die auf der Idealisierung der Position freier, erwachsener Bürger beruhen und Frauen sowie Eunuchen unabhängig voneinander betreffen, gegenseitig:[98] Durch die ihnen gemeinsam zugeschriebene Haarlosigkeit werden Frauen zusätzlich infantilisiert[99] und Eunuchen erscheinen besonders unmännlich, während die Bärte und Körperhaare der erwachsenen, gesunden Männer als Normalzustand konstruiert werden, von dem sie abweichen. Diese Erläuterungen verdeutlichen außerdem exemplarisch die androzentrische Perspektive der Quellen, indem der Anspruch, vom Menschen (ἄνθρωπος) zu handeln,[100] zwar zunächst eingelöst, aber durch die Fokussierung der Entwicklung des Bartes bei Männern unterlaufen wird, da diese thematische Einschränkung nicht explizit markiert wird. Die hohe Bedeutung der Behaarung für die Konstruktion von Männlichkeit zeigt sich abschließend anhand der Abgrenzung von anderen Menschen, die in dieser theoretischen Konzeption weniger oder gar nicht behaart sind.

Dieser Sichtweise stehen Äußerungen in der Alten Komödie entgegen, denen zufolge Frauen im klassischen Griechenland beispielsweise durchaus unter den Achseln behaart gewesen sind.[101] Wie das Kapitel *Enthaaren* im zweiten Teil ausführlich darlegt, werden die weiblichen Körper- und Schamhaare jedoch vor allem im Kontext ihrer Entfernung benannt, so dass einerseits der Verdacht naheliegt, der Autor von *De natura pueri* habe sie deshalb nicht beschrieben, weil sie für ihn kaum sichtbar gewesen sind. Andererseits hat er sie möglicherweise aber auch aufgrund ihrer mitunter weniger starken Ausprägung als bei Männern im Dienste einer Kontrastierung der Geschlechter absichtlich nicht berücksichtigt. Indem er die unbehaarten Frauenkörper auf biologische Prozesse zurückführt, naturalisiert er die Geschlechterdifferenz in dieser Passage. Die Stellen aus der Alten Komödie, an denen ein temporärer Geschlechtertausch angestrebt wird, unterstreichen hingegen die Bedeutung der Behaarung für die soziale Konstruktion von Geschlecht.

96 Vgl. Brulé 2015, 46, 474f, der die Gegensätzlichkeit der männlichen und weiblichen Physiologie an dieser Stelle unterstreicht.

97 Vgl. Golden 2015, 1–10 zur körperlichen Schwäche von Kindern, die jedoch seltener problematisiert werde als ihre geistige und moralische Untauglichkeit; Scheer 2011, 7–12 einführend zur Geschlechterhierarchie.

98 Vgl. Grundmann 2016a zur negativen Sicht auf die Lage der Eunuchen im klassischen Griechenland.

99 Vgl. auch Hippokr. Salubr. 6 [= Hippokr. Nat. Hom. 21] zur Infantilisierung von Frauen.

100 Hippokr. Nat. Puer. 19,2. Vgl. auch Hippokr. Genit. 1,1f zum Androzentrismus dieses Autors: er schreibt zwar Frauen und Männern einen Samen zu, der in die Zeugung eingehe, erläutert seine Entwicklung aber ausschließlich am männlichen Beispiel. Vgl. auch Brulé 2015, 39 zu dieser Fokussierung des männlichen Körpers.

101 Aristoph. Eccl. 60f.

Denn ihre Komik beruht unter anderem auf der Aneignung bzw. der (schmerzhaften) Entfernung von Gesichts- und Körperhaaren: die Frauen legen falsche Bärte an und lassen ihre Körperhaare sprießen; ein Mann lässt sich den Bart rasieren und die Haare im Schambereich bzw. am Gesäß absengen.[102] Mit diesen Handlungen werden die gesellschaftlich ausgehandelten Praktiken, die das geschlechtsspezifische Äußere herstellen, auf die Bühne gebracht. Einerseits unterstreichen die aus dem klassischen Griechenland überlieferten Quellen also die Hervorbringung der Geschlechterdifferenz durch Praktiken, wie beispielweise in den Geschlechtertauschszenen der Alten Komödie oder bei der Verknüpfung von Bartwuchs und sexueller Erregung. Andererseits wird sie naturalisiert, indem physiologische Prozesse ins Zentrum der Argumentation gerückt werden.

Weil in *De natura pueri* nur die männliche Gesichtsbehaarung betrachtet wird, fehlt dort außerdem eine Erklärung für Bartwuchs bei Frauen. Auf diese Weise wird der Bart im medizinischen Schriftgut als Männlichkeitszeichen konstruiert und die Gleichsetzung von Männlichkeit und Barttragen naturalisiert und normalisiert. Der Athenepriesterin in Pedasa wächst aber Herodot zufolge immer dann ein Bart, wenn der Stadt oder ihren Nachbarn Unheil drohe.[103] King deutet diese Episode als schlechtes Omen für die Stadt, während Bernadette Descharmes zufolge die Priesterin bei einer Bedrohung durch das Bartwachstum Mut und Männlichkeit verkörpere, derer die Stadt nun bedürfe.[104] Diese Deutung als Aneignung männlicher Kraft erfolgt aus einer modernen, feministischen Perspektive als Lektüre gegen den Strich, wird aber ebenso wie die Interpretation als böses Omen nicht expliziert, da Herodot diese körperliche Veränderung an keiner der beiden Stellen, an denen er davon berichtet, legitimiert – etwa durch den Hinweis darauf, dass die Stadt durch diese Warnung bzw. die kämpferische Kraft, die sie dadurch gewonnen habe, beschützt worden sei. Vielmehr berichtet er in diesen Fällen von einer merkwürdigen Begebenheit ohne entsprechende Schlüsse zu ziehen.

Die Deutung als schlechtes Omen wird außerdem durch einen Krankheitsbericht im sechsten Buch der *Epidemien* gestützt: zwei Frauen hätten plötzlich einen Bart und weitere Körperbehaarung sowie eine raue Stimme entwickelt, nachdem ihre Menstruation ausgeblieben sei.[105] Diese tödlich verlaufende Erkrankung tritt in Abwesenheit der Ehemänner auf und verweist insofern auf einen Mangel an Geschlechtsverkehr, da Frauen zeitgenössischen Moralvorstellungen und dem kodierten Recht zufolge auf Sex mit ihren Ehemännern beschränkt gewesen sind.[106] Außerdem wird Geschlechtsverkehr in den gynäkologischen Schriften des *Corpus Hippocraticum* als probates Mittel bei allerlei Frauen-

---

102 Aristoph. Eccl. 24–27.68–71.99–101.121–127.273–276.493–499 (Bart); Aristoph. Eccl. 60–67 (Körperhaare); Aristoph. Thesm. 215–248 (Bart, Unterleib).

103 Hdt. I 175,1; VIII 104,1. Vgl. auch Bowie 2007, 194, der eine retrospektive Diagnose dieser körperlichen Veränderungen versucht; Moeller 1903, 27, der verschiedene Varianten vorschlägt, auf welche historischen Umstände sich die Passage beziehe; Weinreich 1925, 8, der diese Stelle von den Haarwundern ausschließt.

104 King 2008, 161; King 2013, 96; Descharmes 2015, 258.

105 Hippokr. Epid. VI 8,32.

106 Vgl. einführend Scheer 2011, 22, 89.

leiden empfohlen.[107] Im Gegensatz zu männlichen Körpern, deren Behaarung *De natura pueri* zufolge durch sexuelle Erregung und Lust gefördert wird, impliziert die Beschreibung dieser Krankheitsfälle einen umgekehrten Effekt, durch den der Mangel an Sex zu einer übermäßigen Behaarung und zum Tod führe. In diesen Berichten sind Frauen mit Bart ein schlechtes Omen oder sogar dem Tode geweiht, so dass sie die deutliche Abgrenzung männlicher und weiblicher Körper unterstreichen, die sich auch in *De natura pueri* zeigt. Brulé behauptet hingegen, die in den Krankengeschichten beschriebenen Frauen verwandelten sich in Männer, während Brook Holmes argumentiert, dass die Geschlechtergrenzen an dieser Stelle verschwimmen.[108] Beide Interpretationen lassen aber den tödlichen Ausgang der Krankheitsgeschichten und die mit ihm einhergehende Problematisierung des Bartwuchses bei den Frauen außer Acht.[109] Denn wenn Haarwuchs bei Frauen entgegen den Normalvorstellungen an unerwarteten Stellen auftritt, bringt dies in den zitierten Fällen Unglück, weil ihnen nicht nur eine geringere Behaarung zugeschrieben wird als Männern, sondern diese auch mit ihrer Gesundheit assoziiert ist.

Die Funktion der Bart- und Körperhaare als Kennzeichen erwachsener Männlichkeit wird auch in anderen Quellengattungen aufgegriffen, wie Empedokles' bereits zitierte Äußerung veranschaulicht, in der er Männern eine stärkere Behaarung zuschreibt.[110] Die gesellschaftliche Bedeutung des Bartes als Zeichen erwachsener Männlichkeit ist für das klassische Griechenland bereits in anderen Forschungsbeiträgen herausgearbeitet bzw. angemerkt worden[111] und wird nun abschließend exemplarisch mit Fokus auf die Dichtung sowie die attischen Vasenbilder dargestellt.

So benennen die Tragödien die Bärte (γενειάδες) bei der Beschreibung des Äußeren von erwachsenen, männlichen Gestalten,[112] während der Bartflaum jugendliche Helden charakterisiert.[113] Den gerade beginnenden Bartwuchs setzt Euripides zu Beginn der *Phoenissae* zweimal ein, um das Alter der beschriebenen Männer zu veranschaulichen. So hat Oidipus bereits ein rotes Kinn und ist mannbar (πυρσαῖς γένυσιν ἐξανδρούμενος), als er sich aufmacht, seine Herkunft zu erforschen. Als sich das Kinn (γένυς) seiner im Inzest mit der Mutter gezeugten Söhne seinerseits beschattet (σκιάζω), also auch ihnen ein Bart wächst,

107 Z. B. Hippokr. Genit. 4,3; Nat. Mul. 3.8.43f; Virg. Vgl. Grundmann 2015. Vgl. auch Dean-Jones 1994, 126f; Stein 1994, 81–85 zur gesundheitsfördernden Wirkung des Geschlechtsverkehrs bei Frauen im *Corpus Hippocraticum*.

108 Brulé 2015, 51–53; Holmes 2012, 14–17.

109 Vgl. King 2008, 162f; King 2013, 73–96. Vgl. auch Sherrow 2006, 61 zur Deutung der Beschwerden als Menopause, die King 2015, 252 jedoch zurückweist.

110 Emp. fr. 93B Gemelli [= 31 B67 DK = Gal. In Hipp. Epid. VI, 46 = 119,12 Wenkebach / Pfaff].

111 Descharmes 2015; King 2008. Vgl. auch Brulé 2015, 9f; Hawley 1998, 91 zum klassischen Griechenland. Vgl. auch Gleason 1990, 400; Horstmanshoff 2000, 106–108; King 2013, 20; Goltermann 2000, 15 zur Tradierung dieser Vorstellung in der römischen Antike, der frühen Neuzeit und der Moderne.

112 Z. B. Aischyl. Pers. 316; Eur. Herc. 934; Tro. 1196–1199; Soph. Trach. 13.

113 Z. B. Aischyl. Sept. 533–535.664–667; Eur. Bacch. 1185–1187; Ion 1460; Phoen. 1159f; Suppl. 1219f; Pind. N. 5,6f. Vgl. Roux 1972, 596f; Craik 1988, 236; Mastronarde 1994, 474; Morwood 2007, 239 zur Deutung einiger Einzelstellen.

sperren sie ihren Vater und Bruder ob der Schande weg und er verflucht seine Söhne.[114] Die generationenübergreifende Parallelität dieser weitreichenden Handlungen, die die jungen Männer ins Verderben stürzen, wird betont, indem der erste Bartwuchs als Zeichen des Erwachsenseins den gemeinsamen Ausgangspunkt dieser Entwicklungen bildet.

Dieser zunächst spärliche Flaum der Heranwachsenden wird deutlich vom Bart der erwachsenen Männer unterschieden, so dass beiden im klassischen Griechenland spezifische Bedeutungen und soziale Funktionen zukommen, die Leitao überzeugend darlegt. Außerdem unterstreicht er die Assoziation dieser verschiedenen Ausprägungen des männlichen Bartes mit den Farben rot und schwarz.[115] So nennt Pindar das Einsetzen des dunklen Bartwuchses als wichtige Station in Pelops' Lebenslauf, die seine Mannbarkeit und Ehefähigkeit markiert:

> Als er zu schöner Blüte heranwuchs
> und der Flaum ihm schwarz das Kinn bedeckte,
> sann er darauf, zur anstehenden Hochzeit
> von dem Vater aus Pisa die wohlansehnliche Hippodameia
> zu bekommen.[116]

Leitao illustriert anhand dieser Stelle die enge Verbindung von dunklem Bartwuchs und Hochzeit.[117] Welch hoher Stellenwert der *vollständigen* Ausprägung eines solchen Bartes zugeschrieben worden ist, wird auch durch die bei athletischen Wettkämpfen verbreitete Altersgruppe der sogenannten ἀγένειοι (*agéneioi* – Unbärtige, ca. 16 bis 20 Jahre) unterstrichen.[118] Den Heranwachsenden mit Flaumbart wird Hölscher zufolge durch diese Bezeichnung oder die Zuschreibung eines ‚roten' Kinns die Bärtigkeit abgesprochen, denn den Haaren fehle es an Substanz, so dass der Effekt des Flaums vor allem auf die Hautfarbe bezogen worden sei. Diese Tendenz spiegele sich auch im Befund der bildlichen Darstellungen junger Männer, die die frühen Stadien des Bartwuchses nicht zeigten.[119] Leitao verortet sie in einer Zwischenposition: mit Bezug auf Victor Turners Konzept der Liminalität seien die Jünglinge auf dem Weg hin zur erwachsenen Männlichkeit „betwixt

114 Eur. Phoen. 32–34.63–68. Vgl. auch Mastronarde 1994, 154, 161f.

115 Leitao 1993, 145–152, 169–193. Dieser Aspekt wird unten S. 446–448 im Abschnitt *Rot-blonde Haare* diskutiert.

116 Pind. O. 1,67–71 (Ü D. Bremer): πρὸς εὐάνθεμον δ' ὅτε φυὰν / λάχναι νιν μέλαν γένειον ἔρεφον. / ἑτοῖμον ἀνεφρόντισεν γάμον / Πισάτα παρὰ πατρὸς εὔδοξον Ἱπποδάμειαν [70] / σχεθέμεν.

117 Leitao 1993, 174.

118 Z. B. Lys. 21,4; Pind. O. 8,54. Vgl. IG II/III^{2} 2311 [= SIG^{3} 1055] als epigraphischen Beleg für die Trennung der Altersklassen in den Agonen der Panathenäen in παίδες (Knaben), ἀγένειοι (Unbärtige) und ἄνδρες (Männer); Reisch 1893, 772 zur Altersbestimmung. Vgl. auch Parke 1987, 46; Ziehen 1949, 474 zu *agéneioi* bei den Panathenäen.

119 Hölscher 2009, 40–42, 47f. Vgl. aber Ferrari 2002, 116, 136: die Flaumhaare seien sowohl in der Plastik als auch auf Vasenbildern durch Farbauftrag dargestellt worden, der jedoch nur zum Teil erhalten und auf Reproduktionen nicht immer zu erkennen sei.

and between".[120] Die ἀγένειοι (*agéneioi*) stehen zwischen der mit Kindlichkeit und Weiblichkeit assoziierten Bartlosigkeit und der ihr dichotom gegenübergestellten Bärtigkeit männlicher Erwachsener. Sie befinden sich in einer Übergangsphase,[121] die zwar sprachlich benannt, aber ikonographisch verdeckt wird, indem dieses Entwicklungsstadium auf den Bildzeugnissen so gut wie unsichtbar ist.

In der Alten Komödie wirkt der Bart als Zeichen von Männlichkeit, Herkunft und Alter, indem eine unübliche Barttracht hervorgehoben oder das Tragen falscher Bärte inszeniert wird. In einigen Stücken fehlt er, wird aber mehrfach zur Verspottung der Spartaner und namentlich benannter Athener eingesetzt, deren Bärte übermäßig und ungepflegt oder zu spärlich gewesen seien.[122] Insofern bleibt die Normalvorstellung männlicher Bärtigkeit weitgehend unbenannt, während Bartlosigkeit explizit mit Jugend und dem Ausschluss von den Bürgerrechten assoziiert wird.[123] Einzig in den *Ecclesiazusae* und *Thesmophoriazusae*, die einen Geschlechtertausch auf die Bühne bringen, spielt der Bart eine entscheidende Rolle. Er ist das sichtbarste Körperzeichen der Männlichkeit, das zur Verkleidung an- oder abgelegt werden muss.[124] Doch auch in diesem Kontext wird nicht expliziert, wie ein normaler Bart auszusehen habe.

Gwendolyn Compton-Engle stellt diesem Befund die Bildzeugnisse gegenüber, in denen die männlichen Figuren in der Komödie stets bärtig sind und einen *phallós* tragen. Während die Vasenbilder und Terrakotten das auf der Bühne übliche Äußere darstellen, benennen die Komödien nur jene Faktoren, denen im Rahmen der Handlung eine besondere Bedeutung zukommt.[125] Insofern ergänzen die Bildzeugnisse die schriftliche Überlieferung um einen wichtigen Aspekt, denn die Normativität und Normalität des Bartes als Zeichen erwachsener Männlichkeit zeigt sich dort ungleich klarer, auch wenn sie sich ebenso in den Abweichungen spiegelt, die in der Alten Komödie verspottet werden.

King zufolge bedeckt ein schöner Bart Gesicht und Kinn gleichmäßig, ist gepflegt und weder spärlich noch zottig.[126] Die männlichen Komödienfiguren tragen allerdings struppige Kinnbärte, die angesichts dieses Befundes kaum als Ideal einzuordnen sind. Die Tragödiendarsteller hingegen werden auf Vasenbildern mit dichtem Vollbart gezeigt, so dass die Barttracht als Teil des Kostüms zwischen den Rollen in den verschiedenen Gattungen differenziert.[127] Von dieser Beobachtung ausgehend argumentiert Detlev Wannagat, dass

---

120 Leitao 1993, 191.

121 Vgl. das Konzept des Zwischen_Raums, das im Abschnitt *Theorien des Zwischen_Raums* (S. 84–95) entwickelt wird: seine zeitliche Dimension zeigt sich hier in übertragener Bedeutung, da es nicht um die materielle Beschaffenheit der Haut und der Haare geht, sondern um die die soziale Position der ἀγένειοι (*agéneioi*).

122 Z. B. Aristoph. Lys. 809–811.1072f; Vesp. 475–477 (Spartaner); Aristoph. Ach. 117–122; Eccl. 97.102f.167f; Ran. 966; Thesm. 31–33.191.235.574f (Athener).

123 Aristoph. Equ. 1373–1376; Thesm. 582f.

124 Vgl. Aristoph. Eccl. 24–27.68–71.99–101.121–127.273–276.493–499; Thesm. 215–248. Vgl. die Diskussion dieser Stellen unten S. 256–264.

125 Compton-Engle 2015, 40.

126 King 2008, 157.

127 Wannagat 2001, 54.

der Grieche auf der bekannten *Eurymedon*-Kanne[128] dem Perser, der sich vornüber beugt und von ihm verfolgt wird, zwar übergeordnet sei, aber aufgrund seiner kaum idealen Bekleidung mit einem Fell[129] sowie des Kinnbartes und einiger spärlicher Haare auf der Wange selbst Ziel eines verspottenden Blickes der Symposions-Teilnehmer gewesen sei, die das Gefäß benutzt hätten.[130]

Während in diesem Beispiel die Abweichung von Idealvorstellungen im Zentrum steht, wird der Theatergott Dionysos ab der Mitte des 5. Jh. v. Chr. nicht mehr nur bärtig und bekleidet, sondern außerdem unbekleidet und bartlos gezeigt.[131] Diese Darstellungen repräsentieren ihn einerseits als reifen und andererseits als jungen Gott, so dass verschiedene Aspekte seiner Erscheinung fokussiert werden, die gleichermaßen idealisierend wirken. Robin Osborne deutet die Nacktheit in diesem Zusammenhang als Hinweis auf eine Sexualisierung der Gestalt, die jedoch durch die Bartlosigkeit aufgehoben werde. Seine Interpretation basiert auf der Prämisse, dass Bärtigkeit und Nacktheit im klassischen Griechenland sexualisiert gewesen seien. Diese Wirkung sei entschärft worden, indem sie voneinander getrennt worden seien.[132] Auch wenn Osborne die Aufmerksamkeit zu Recht auf diesen Aspekt lenkt, ist Nacktheit nicht *per se* erotisch zu lesen,[133] während auch unbehaarte Gesichtshaut mit sexueller Attraktivität verbunden worden ist.[134] Denn der Bart kann zwar mit *De natura pueri* als Hinweis auf sexuelle Erregung gelesen werden, aber deshalb ist Bartlosigkeit im Umkehrschluss keineswegs mit der Abkehr von sexuellen Aktivitäten zu assoziieren.[135]

Osborne argumentiert auch mit Blick auf die Vasenbilder, die die Praxis der Päderastie idealisierend aufgreifen. Sie wirken durch die sexuelle Komponente dieser Beziehungen implizit erotisch, so dass die Nacktheit und Bartlosigkeit des *erómenos* seine Betätigung im *gymnásion*[136] und seine Jugendlichkeit repräsentieren, die ihn sexuell attraktiv erscheinen lassen. Andererseits stehen der Bart und der Mantel des *erastés* für seinen Status als

---

128 Beazley 1107 [= Museum für Kunst und Gewerbe (Hamburg) 1981.173].

129 Vgl. z. B. Eur. Cycl. 527 zur Abwertung einer solchen Bekleidung und die Ausführungen unten im Abschnitt *Verarbeitung abgezogener Häute und Felle* (S. 351–354).

130 Wannagat 2001. Vgl. auch Miller 2011, 133–136, die Wannagats Argumentation aufnimmt.

131 Osborne 1997, 517–519. Vgl. auch Carpenter 1993 zu zwei frühen Vasen mit bartlosem Dionysos, die er auf seine Darstellung in der Komödie zurückführt; Lavergne 2006, 103–106, der diese Gegenüberstellung auch auf die Haarfarben bezieht; Özen-Kleine 2016, die die Entwicklung der Dionysos-Ikonographie in den größeren Kontext der sogenannten Verjüngung einordnet und schlussfolgert, dass es sich um eine kunstimmanente Entwicklung handele, die durch die Einführung der rotfigurigen Maltechnik hervorgebracht worden sei; Pouyadou 2001, die die Persistenz des bärtigen neben dem bartlosen Dionysos auf seine Rolle im Kult zurückführt.

132 Osborne 1997, 519.

133 Vgl. dazu das Kapitel *Entblößen und Bedecken* (S. 111–135, insbesondere 132f).

134 Brulé 2015, 461–464; Reinsberg 1989, 168.

135 Vgl. Aristoph. Equ. 1373–1376; Thesm. 191.571–574.582f zur Verspottung bartloser Athener, die jedoch nicht als enthaltsam dargestellt werden. Vgl. auch Brulé 2015, 104–112.

136 Vgl. Blanshard 2010, 14–21; Thommen 1996 und die einführenden Erläuterungen zum unbekleideten Trainieren unten S. 113f.

Erwachsener und Bürger,[137] dessen Begehren legitimerweise auf den Körper des *erómenos* gerichtet ist. Die Darstellung des Dionysos folgt dieser Konvention und bedient eine gewisse Schaulust des (männlichen) Publikums, dem nackte, jugendliche Körper auf diese Weise in göttlicher Gestalt präsentiert werden. Während der Bart als Zeichen des auf Andere gerichteten Begehrens und der Ausübung sexueller Praktiken gelesen werden kann, ist die Bartlosigkeit bei männlichen Jugendlichen – wie bei Frauen – mit ihrer Positionierung als Objekte dieses Begehrens verbunden. Ihre Lust und Bedürfnisse treten hinter die Interessen der männlichen Bürger zurück, deren Perspektive die Schrift- wie Bildquellen repräsentieren. Die ikonographische Konvention, den Bart als Alterskennzeichen einzusetzen, ist mit weiteren Zuschreibungen verbunden, die mit den dargestellten Positionen assoziiert werden. Der Bart markiert auf den Vasenbildern also nicht nur die erwachsenen Bürger, die in der Lage sind, sexuelle Beziehungen als aktiv Handelnde einzugehen, sondern kann auch als Zeichen gedeutet werden, das ihren auf andere Figuren gerichteten, männlichen und begehrenden Blick legitimiert.[138] Die Bartlosigkeit von Frauen und männlichen Jugendlichen kennzeichnet diese hingegen als übliches Ziel dieser Blicke und Annäherungsversuche.

Die Entwicklung und Bedeutung der Kahlköpfigkeit

Wie der pathologisierte Bartwuchs bei Frauen wird auch ein Mangel an Kopfhaaren in den Quellen problematisiert. Während der Autor von *Über die Umwelt*[139] behauptet, Kahlheit sei erblich, aber nicht erklärt, wie sie entsteht,[140] werden ihre physiologischen Ursachen in *De natura pueri* ausführlich dargestellt und auf diese Weise als Abweichung markiert:

> Was aber diejenigen betrifft, die glatzköpfig sind, sind eben diese Menschen schleimartig, und der Schleim, während des Koitus in ihrem Kopf heftig geschüttelt und erhitzt, verbrennt die Haarwurzel, solange er auf die Oberhaut fällt, und (somit) gehen die Haare verloren. Die Eunuchen werden ihrerseits deswegen nicht glatzköpfig, weil (die Feuchtigkeit) bei ihnen nicht in starke Bewegung gerät, und weil der Schleim während des Koitus auch nicht erhitzt wird und so die Haarwurzeln nicht verbrennt.[141]

137 Vgl. Hartmann 2010 zur Funktion des Mantels als Kennzeichen des Bürgerstatus.

138 Vgl. z. B. Brown 1997, 14–17 einführend zur kunsthistorischen und archäologischen Forschungsdiskussion über den sogenannten *male gaze*.

139 Dieser deutsche Titel geht auf einen Vorschlag von Max Pohlenz zurück und trifft die Inhalte der Schrift besser als die lateinische Variante *De aere aquis locis* (Pohlenz 1938, 2; Diller 1994, 123), so dass diese Schrift in Abweichung vom sonst gewählten Vorgehen in dieser Studie mit ihrem deutschen Titel bezeichnet wird.

140 Hippokr. Aer. 14,4.

141 Hippokr. Nat. Puer. 20,5 (Ü F. Giorgianni [20,6]): ὁκόσοι δὲ φαλακροὶ γίνονται, οὗτοι δὴ φλεγματώδεές εἰσι, καὶ ἐν τῇ κεφαλῇ αὐτέων ἅμα τῇ λαγνείῃ κλονεόμενον καὶ θερμαινόμενον τὸ φλέγμα προσπῖπτον πρὸς τὴν ἐπιδερμίδα καίει τῶν τριχῶν τὴν ῥίζαν, καὶ ἐκρέουσιν αἱ τρίχες. οἱ δὲ εὐνοῦχοι διὰ

Herrscht ein Übermaß an φλέγμα (*phlégma* – Schleim) im Körper, wird er dieser Äußerung zufolge während der Erregung beim Sexualverkehr von innen gegen die Kopfhaut geschleudert und verbrennt die Haarwurzel, so dass die Kopfhaare ausfallen. Wörtlich übersetzt fließen die Haare (ἐκρέουσιν αἱ τρίχες) dabei vom Kopf. Indem der Autor hier sowohl diesen Vorgang beschreibt, als auch Menschen mit Glatze (φαλακροί – *phalakroí*) benennt, stellt er den Prozess und sein Ergebnis gegenüber. An anderen Stellen wird hingegen jeweils nur einer dieser Aspekte fokussiert.

Akuter Haarausfall, der in den medizinischen Schriften auch μάδησις (*mádēsis*) genannt wird, tritt den hippokratischen Schriften zufolge als Symptom besonders starker Leiden mit nachhaltigen Folgen auf.[142] Außerdem gilt das Ausgehen der Haare auch selbst als Beschwerde und es werden Hinweise gegeben, wie es zu behandeln sei.[143] Im Kontrast zu diesen Rezepten lehnt der Autor von *De affectionibus* die Einordnung der Kahlheit als Krankheit ab, indem er sie von anderen, schwerwiegenden Erkrankungen abgrenzt.[144] Anders als in den zuvor zitierten Stellen wird hier aber nicht der Prozess des Haarausfalls benannt, sondern sein Ergebnis – die Haarlosigkeit – mit einem im untersuchten Material sonst nicht in diesem Kontext verwendeten Wort bezeichnet: ἀλώπηξ (*alṓpex*). Üblicherweise sind Menschen, deren Kopf nicht mehr vollständig vom Haupthaar bedeckt gewesen ist, φαλακροί (*phalakroí*) genannt worden.[145] So wird eine bereits vor der Erkrankung bestehende Kahlheit (φαλακρότης) in einigen physiognomischen Notizen als Merkmal genannt, das bei der Diagnose und Prognose von Krankheiten in spezifischer Weise zu beachten sei.[146] Außerdem dienen Glatzen der Identifizierung von Erkrankten[147] und wirken auf diese Weise als herausstechendes Kennzeichen, das sie von anderen unterscheidet.

Die oben zitierte Passage aus *De natura pueri* bietet eine Erklärung für den allmählichen, nicht als Krankheitszeichen gedeuteten Haarausfall. Ihr liegt eine Variante der Humoralphysiologie zugrunde, die deutlich von der in *De victu* und *De natura hominis* vertretenen Ausprägung abweicht, die die spätere Rezeption dominiert und in der die Säfte fest mit den Qualitäten verbunden werden. Der Schleim ist dieser Konzeption zufolge kalt und feucht. Er wird außerdem den ebenfalls kalten und feuchten Frauen

τοῦτο οὐ γίνονται φαλακροί, ὅτι σφέων οὐ γίνεται κίνησις ἰσχυρὴ οὐδὲ θερμαινόμενον τὸ φλέγμα ἐν τῇ λαγνείῃ καίει τῶν τριχῶν τὰς ῥίζας. Zu Giorgiannis abweichender Kapitelzählung s. oben S. 49 Anm. 88. Vgl. auch Aristot. probl. XXXI 5 zur Assoziation von Schleim und Kahlköpfigkeit.

142 Hippokr. Epid. II 1,7; Epid. III 4,3; Epid. VI 6,10; Hum. 1 (μάδησις); Int. 47 (αἱ τρίχες ἐκ τῆς κεφαλῆς ἐκρέουσι); vgl. mit ähnlichen Formulierungen auch Hippokr. Aph. V 11f; Morb. II 48,2.

143 Hippokr. Epid. VI 6,10; Mul. II 80 [= 189 Littré VIII p. 370]. Vgl. auch die Diskussion dieser Rezepte unten S. 194f. Vgl. auch IG IV^2 I 121 l. 122–126 [= SIG^3 1168 l. 122–126] zu den in der epidaurischen Inschrift mit den Heilwundern des Asklepios (2. Hälfte des 4. Jh. v. Chr.) überlieferten Bemühungen, mangelnden Haarwuchs auf dem Kopf zu heilen.

144 Hippokr. Aff. 35. Vgl. auch Brulé 2015, 48–51; Demont 1999, 194–197 zum Haarausfall.

145 Z. B. Eur. Cycl. 227; Hdt. IV 23,2; 24,1; 25,1; Hippokr. Aph. VI 34.

146 Hippokr. Epid. II 5,1.23; 6,1.14. Vgl. Jouanna 1996a, 62–71 einführend zur Bedeutsamkeit äußerlich sichtbarer Zeichen für die Diagnose von Krankheiten.

147 Hippokr. Epid. III 17,5.

zugeordnet, denen die heißen und trockenen Männer gegenübergestellt werden.[148] Die etymologische Nähe von φλέγμα (*phlégma*) und φλέγειν (*phlégein* – brennen) steht diesen Zuschreibungen jedoch entgegen.[149] Außerdem stehen sie im Kontrast zu der Schicht des *Corpus Hippocraticum*, der neben *De genitura* und *De natura pueri* auch *De morbis IV* und *De muliebribus I* zugeordnet werden.[150] Diese Schriften gehen nicht nur davon aus, dass Frauen heißer seien als Männer, sondern verzichten auch auf die Festlegung der Säfte hinsichtlich ihrer Temperatur.[151] Die zitierte Äußerung setzt voraus, dass der Schleim sich erhitzt und direkt auf die Haut am Kopf wirkt, der als sein Ursprung gilt.[152] Dabei wird zum einen erneut eine Verbindung zwischen Haarwuchs und sexueller Aktivität hergestellt[153] und zum anderen der Einfluss der durch den Körper fließenden *humores* auf Haut und Haar betont.

Im sechsten Buch der *Epidemien* findet sich eine von dieser humoralphysiologischen Sicht abweichende Ursache des Haarausfalls: ohne Angabe eines konkreten Kontextes wird die Kahlheit (φαλακρότης) als Folge einer Auflösung des Gehirns dargestellt.[154] Wie in *De natura pueri* wird hier ausnahmsweise ein Teil dieser Wortfamilie im Zusammenhang mit dem Prozess des Haarausfalls verwendet. Anders als dort erschwert jedoch der aufzählende und nicht argumentierende Charakter der Passage, sie differenziert auszudeuten. Sie scheint allerdings von der Konzeptualisierung des Haarwuchses in *De glandulis* beeinflusst zu sein. In dieser Schrift werden die Stellen, an denen Haare wachsen, mit der Positionierung von Drüsen im Körper verbunden und das Gehirn wird als größte von ihnen konzeptualisiert, die sich anhand des Kopfhaares zeige.[155] Wohl in Anlehnung an diese Sichtweise verbindet der Autor des sechsten Buch der *Epidemien* die Glatzenbildung mit der Auflösung des Gehirns,[156] in dem das *Corpus Hippocraticum* das Denken

148 Hippokr. Nat. Hom. 7,4f; Vict. I 34,1. Vgl. z. B. Gal. PHP 8,4,21; Gundert 2005 zur Rezeption.

149 Lonie 1981, 277–279 diskutiert von der Etymologie von φλέγμα (*phlégma*) ausgehend die Assoziation des Schleims mit der Kälte. Vgl. auch Craik 1998, 15f. Vgl. aber Soran. III 2,17: die Entzündung (φλεγμονή / *phlegmoné*) stehe zwar in Verbindung zu φλέγειν (*phlégein*), werde aber gegen Demokrits Äußerung (Demokr. fr. 119 Gemelli [= 68 A159 DK]) nicht durch φλέγμα (*phlégma*) verursacht.

150 Giorgianni 2006, 23–27; Lonie 1981, 43–51. Vgl. auch Golder 2007, 82; Joly 2003, 9–13; Jouanna 1996a, 69. Vgl. z. B. Hippokr. Genit. 3,1; Morb. IV 1,1 [= 32,1 Littré] zur einheitlichen Benennung der vier Säfte: αἷμα (Blut), χολή (Galle), ὕδωρ (Wasser), φλέγμα (Schleim).

151 Hippokr. Morb. IV 20,4 [= 51,4 Littré]; 21,3.5 [= 52,3.5 Littré]; Mul. I 1 [Littré VIII 12.14]; vgl. Hanson 1991, 257. Vgl. auch King 2013, 32 zu den verschiedenen Varianten der Humoralphysiologie im *Corpus Hippocraticum*.

152 Hippokr. Morb. IV 9,2 [= 40,2 Littré]. Vgl. auch Hippokr. Morb. Sacr. 2f: Epilepsie trifft Personen mit phlegmatischer Konstitution und hat ihre Ursache im Gehirn.

153 Die bis in populäre Vorstellungen der Gegenwart tradierte Vorstellung der hohen Potenz von kahlköpfigen Männern (vgl. Aristot. gen. an. 783b27–37; probl. IV 18) wird hier medizinisch erklärt.

154 Hippokr. Epid. VI 3,1: ἡ τῶν ἀγγείων ἀκαθαρσίη, ἡ ἐγκεφάλου ἀνάλωσις, διὸ καὶ φαλακρότης, ἡ τῶν ὀργάνων κατάτριψις.

155 Hippokr. Gland. 4,1; 10,1. Vgl. dazu auch oben S. 42f.

156 Hippokr. Epid. VI 3,1.

verortet.[157] Diese Notiz ist auf akute Krankheiten bezogen, während *De natura pueri* das Ausgehen der Haare ohne Bezug zu Krankheiten erklärt und insofern eine gewisse Allgemeingültigkeit beansprucht.

Trotz dieser konzeptuellen Abweichungen der beiden Ansätze, verknüpft Brulé sie miteinander und stellt auch bei der Deutung der oben zitierten Passage über die Physiologie des Haarausfalls in *De natura pueri* eine Verbindung zum Gehirn her.[158] Doch allein der Bezug des Haupthaares zum Kopf, auf dem es wächst, reicht angesichts der deutlichen Unterschiede der Konzeptionen nicht aus, einen solch weitreichenden Schluss zu ziehen: entweder wird die Lage der Drüsen fokussiert und die Kahlköpfigkeit mit dem Verlust der intellektuellen Fähigkeiten assoziiert oder die Wirkung der Säfte im Körper steht im Vordergrund, so dass eine Glatze auf ein Übermaß an sexueller Lust hinweist.

Indem beide Varianten einen nicht oder wenig behaarten Kopf als erklärungsbedürftige Abweichung markieren und pathologisieren, problematisieren sie die Glatzenbildung. Außerdem setzen sie als gegeben voraus, dass der Kopf normalerweise von Haaren bedeckt ist. Diese Vorstellung wird nicht nur an den bereits diskutierten Stellen reproduziert, die Haarausfall als Symptom von Krankheiten nennen, sondern auch wenn gefordert wird, die Haare vor der Behandlung von Kopfleiden zu entfernen.[159] Zwar verweisen die Rezepte gegen Kahlheit ebenso auf das verbreitete Bestreben, ihr entgegenzuwirken, sie wird in diesen Fachtexten aber auch als Erkennungszeichen eingesetzt, so dass ihre bloße Benennung wohl nicht als diffamierend aufgefasst worden ist. Vielmehr kann die uneinheitliche Bewertung von Haarausfall und Kahlheit zumindest teilweise auf die – auch terminologisch greifbare – Abgrenzung von Prozess (μάδησις – Haarausfall) und Zustand (φαλακρότης – Kahlheit) zurückgeführt werden.[160] Als akutes Symptom schwerwiegender Krankheiten ist das Ausfallen der Haare sicher nicht positiv einzuordnen, eine Glatze als solche, die auch andere Ursachen haben kann, ist jedoch eher als persönliches Kennzeichen oder zu vernachlässigender Schönheitsfehler angesehen worden. Diese unterschiedlichen Positionen veranschaulichen darüber hinaus auch den kompilatorischen Charakter des *Corpus Hippocraticum* und verweisen auf die ambivalente Bewertung der Kahlheit im klassischen Griechenland.

Angesichts dieses Befundes im medizinischen Schriftgut stellt sich die Frage, wie Menschen mit schütterem oder ohne Haupthaar in den anderen untersuchten Quellen bewertet worden sind. Bei Herodot ist die Kahlheit das hervorstechende Kennzeichen der Argippaier und Argippaierinnen, die hoch im Nordosten jenseits der skythischen

---

157 Z. B. Hippokr. Morb. Sacr. 17,8. Vgl. auch Golder 2007, 126; Oser-Grote 2005, 332.

158 Brulé 2015, 44f. Vgl. auch Kudlien 1967, 124–127. Vgl. auch Aristot. probl. X 57, wo Eunuchen aufgrund des fehlenden Geschlechtsverkehrs große Gehirne zugeschrieben werden, die außerdem vor Haarausfall schützten. Diese Überlegungen verbinden zwar die in unterschiedlichen hippokratischen Schriften vorgeschlagenen Erklärungen, sind aber in diesen nicht unbedingt angelegt, sondern ein Spezifikum der deutlich später kompilierten *Problemata*.

159 Hippokr. Morb. III 1,3.

160 Vgl. aber Hippokr. Aph. VI 28: φαλακροὶ γίγνονται. Vgl. auch Demont 1999, 197 zu diesem terminologischen Aspekt.

Siedlungsgebiete lebten und denen von Geburt an keine Kopfhaare wüchsen.[161] Außerdem behauptet er, Glatzenbildung sei in Ägypten aufgrund der Sonnenhitze äußerst selten.[162] Diese Zuschreibung entspricht der Verbindung von Hitze und Behaarung, die beispielsweise Empedokles herstellt,[163] so dass eine klimatheoretische Deutung der Stellen im historischen Kontext angelegt ist. Innerhalb der narrativen Struktur der *Historien* tritt Griechenland zwischen die Länder im Norden bzw. im Süden am Rand der bekannten Welt. Ohne dass Herodot es explizit äußert, impliziert diese Darstellungsweise, dass Kahlheit im klassischen Griechenland bekannt und verbreitet gewesen ist, aber nicht dominiert hat. Einen ähnlichen Eindruck vermittelt auch die oben dargelegte Bezugnahme auf Kahlheit als individuelles und physiognomisches Merkmal. Außerdem wird dieser Schluss durch die ambivalenten Äußerungen in der Dichtung gestützt.

Der Hinweis auf die Glatze einer Figur dient dort in erster Linie ihrer Verspottung, die jedoch nicht verunglimpfend wirkt. So wird Silenos mehrfach spöttisch durch seinen Haarmangel charakterisiert, der ihn auch auf Vasenbildern kennzeichnet. In einem Sophokles-Fragment, das im *Lexicon Messanense de iota adscripto* überliefert worden ist, erwähnt (wahrscheinlich) Silenos, dass er von dem kleinen Dionysos, den er hütet, wegen seines kahlen (φαλακρός) Kopfes ausgelacht werde.[164] An dieser Stelle wird die sonst nur implizit vermittelte Abwertung von Glatzen zwar expliziert, aber zugleich in einen positiven Kontext gestellt. Denn ein kleines Kind erfreut sich daran und seine Reaktion wird als ‚süß' (ἡδύς) bewertet. Da Aristophanes seinem eigenen Zeugnis nach auf Witze über Haarlosigkeit verzichtet,[165] kann Walther Bremers Behauptung, Kahlköpfigkeit sei als „Zeichen von Häßlichkeit"[166] angesehen worden, anhand des untersuchten Quellenmaterials nicht verifiziert werden. Brulé interpretiert Aristophanes' Zurückweisung von Scherzen über Glatzköpfe als Beleg für ihre weite Verbreitung in der Alten Komödie.[167] Auch wenn diese Deutung naheliegt, dient auch dieses Eigenlob der Verspottung eines Mannes mit kahlem Kopf. Denn der Dichter hatte wohl schon in jungen Jahren eine Glatze, wie ähnliche Anspielungen an anderen Stellen implizieren.[168] In der Parabase der

161 Hdt. IV 23,2. Vgl. auch Hdt. IV 23,1–25,2 zu ihrer durchgängigen Bezeichnung als Kahlköpfige (φαλακροί), während das Ethnikon nur einmal genannt wird (Hdt. IV 23,5).

162 Hdt. III 12,3.

163 Vgl. Emp. fr. 93A Gemelli [= 31 A81 DK = Aet. V 7,1]; fr. 93B Gemelli [= 31 B67 DK = Gal. In Hipp. Epid. VI, 46 = 119,12 Wenkebach / Pfaff].

164 Eur. Cycl. 227; Soph. Ichn. 366–368; fr. 171 TrGF [= 173a Nauck = Lex. Messan. fol. 283r 18–21]. Vgl. Frickenhaus 1917, 9f; O'Sullivan / Collard 2013, 161 zur Darstellung des Silenos auf Vasenbildern. Vgl. auch IG IV² I 121 l. 122–126 [= SIG³ 1168 l. 122–126] zur Verspottung Kahlköpfiger: die epidaurische Inschrift über Heilwunder berichtet von einem Mann mit Glatze und dichtem Bart, der den Gott um Hilfe gebeten habe, weil er deshalb ausgelacht worden sei. Vgl. auch Brulé 2008, 142f: mangelnder Haarwuchs sei bereits seit Homer Anlass zum Spott.

165 Aristoph. Nub. 540. Vgl. aber Aristoph. Eccl. 932: Sommerstein 2007a, 218f deutet die Stelle mit Verweis auf die Scholia als Verspottung eines glatzköpfigen Alten.

166 Bremer 1912, 2135 mit Verweis auf Hom. Il. II 218 „u. v. a." (ebd.).

167 Brulé 2008, 142f; Brulé 2015, 104.

168 Z. B. Aristoph. Equ. 550; Nub. 545. Vgl. auch Sommerstein 2007b, 189.

Pax wendet sich der Chor direkt an das Publikum und appelliert an die Kahlköpfigen (φαλακροί) unter den Richtern, sie mögen für Aristophanes stimmen:

> Chor (*Parabase*):
> Und die Glatzköpfe mahn ich insonderheit,
> Zu meinem Sieg mir behilflich zu sein;
> Denn gewinn ich, so heißt es, wohin ihr kommt,
> Bei jedem Gelage, bei jedem Mahl:
> ‚Dem Glatzkopf bringt es, dem Glatzkopf gebt
> Von dem Backwerk, daß er zu kurz nicht kommt,
> Der edelste aller Poeten, der Mann
> Mit der glänzend erhabenen Stirne!‘[169]

Diese Aufforderung überspitzt die Ehrungen für den Sieger im Komödienagon und wirkt durch die Übertragung auf alle, die ihm äußerlich ähneln, ironisch. Im Vergleich mit der wüsten Verunglimpfung, die beispielsweise ältere Frauen in anderen Komödien trifft,[170] handelt es sich hier allerdings um gutmeinenden Spott, mit dem der Dichter sich selbstironisch zeigt. Die Komik der Passage basiert jedoch nicht nur auf seiner äußerlichen Erscheinung, sondern bezieht sich auch auf die Wirkung der Kahlköpfigkeit als herausstechendes Körperzeichen, das Aristophanes einsetzt, um einigen Richtern ein gemeinsames Identifikationsmerkmal anzubieten. Auch wenn sein Appell nicht ganz ernst gemeint ist und vor allem seine Qualität als Dichter hervorhebt,[171] verweist sie auf die Möglichkeit, eine Glatze als Anlass zum Spott zu nehmen, und unterstreicht ihre Funktion als sichtbares Kennzeichen, das der Differenzierung dient, ohne stark abwertend zu wirken.

Diese Uneindeutigkeit zeigt sich auch in Platons Argumentation, Frauen seien ebenso wie Männer geeignet, den Staat zu führen. Dies zu leugnen ist Sokrates zufolge ebenso absurd, wie kahle Bürger für weniger geeignet zu halten als behaarte.[172] Einerseits liegt dieser Behauptung die Prämisse zugrunde, das Fehlen der Kopfhaare stelle keinerlei Problem für die Partizipation an den Institutionen der *pólis* dar. Sie steht also gegen die Theorie, Haarausfall weise auf die Auflösung des Gehirns hin.[173] Andererseits wählt Platon dieses Beispiel und kein anderes, so dass es die Auffälligkeit von Glatzen im Alltag unterstreicht und sie als Merkmal markiert, das – wie Geschlecht – prinzipiell der sozialen Differenzierung dienen könne, aber nicht entsprechend eingesetzt werde.

---

169 Aristoph. Pax 767–773 (Ü L. Seeger): καὶ τοῖς φαλακροῖσι παραινοῦμεν / ξυσπουδάζειν περὶ τῆς νίκης. / πᾶς γάρ τις ἐρεῖ νικῶντος ἐμοῦ / κἀπὶ τραπέζῃ καὶ ξυμποσίοις, [770] / ‘φέρε τῷ φαλακρῷ, δὸς τῷ φαλακρῷ / τῶν τρωγαλίων, καὶ μἀφαίρει / γενναιοτάτου τῶν ποιητῶν / ἀνδρὸς τὸ μέτωπον ἔχοντος.’

170 Vgl. z. B. Aristoph. Eccl. 878f.904f.930.1070–1073.1100f; Plut. 1050f zur Kosmetik, der im Kapitel *Baden und Salben* ein eigener Abschnitt (S. 190–199) gewidmet ist.

171 Vgl. auch Demont 1996, der diesen Aspekt betont und die ältere Diskussion, wie alt der Dichter gewesen sein müsste, um bereits kahl zu sein, als wenig zielführend verwirft.

172 Plat. rep. 454c–e. Ich danke Sabine Föllinger für den Hinweis auf diese Stelle.

173 Vgl. Hippokr. Epid. VI 3,1.

Die ambivalente Bewertung der Kahlköpfigkeit wird auch in der Bildkunst sichtbar. So liest Patrizia Birchler Emery die Charakterisierung alter Männer durch Glatzen und Falten in der archaischen Kunst als Hinweis auf den Verlust sexueller Energie und Attraktivität, mit dem ihre gesellschaftliche Marginalisierung einhergehe. Die Kahlköpfigkeit diene allerdings in erster Linie der Abgrenzung verschiedener Generationen von Gottheiten oder von Erzieher und Schüler.[174] Daran anknüpfend deutet Birchler Emery die Glatze als Zeichen der Erfahrung und des Wissens, das mitunter auch Handwerker charakterisiere. Entgegen einer verbreiteten Forschungsmeinung innerhalb der klassischen Archäologie argumentiert sie, Glatzen dienten nicht der Abwertung und Verspottung, sondern markierten die wenigen Handwerker, die auf den attischen Vasen der archaischen und klassischen Zeit so dargestellt worden sind, als Vertreter einer älteren Generation, die viel Erfahrung haben und insofern als Meister ihres Fachs gelten können.[175] Sie stützt ihre Deutung der Bildquellen mit einem Hinweis auf die zeitgenössischen Portraits angesehener Dichter, Philosophen und Politiker,[176] die in der Forschung jedoch als Beleg für die Verspottung kahlköpfiger Männer gedeutet werden:

> Bei bekannten Persönlichkeiten bringt die Erwähnung der K[ahlheit] fast stets einen skurrilen Zug in die Darstellung: Aischylos [...], Phidias [...], Aristophanes [...], Hippokrates [...], Sokrates [...].[177]

Die hier aufgelisteten Namen können jedoch auch als Aufzählung von hochangesehenen Vertretern der jeweiligen Zunft gedeutet werden, außerdem vernachlässigt Heinz-Günther Nesselraths Darstellung die Funktion der Glatze als Alterskennzeichen. Birchler Emerys Deutungsangebot vermag hingegen durchaus zu überzeugen und tritt neben die ebenso belegte Verspottung aufgrund mangelnden Haarwuchses. Kahlköpfigkeit ist also ambivalent bewertet worden und insofern ist es erforderlich, im jeweils konkreten Kontext zu prüfen, ob eher eine pejorative oder eine positive Konnotation vorliegt.

Conclusio

Haut und Haar sind nicht nur materiell verbunden, sondern werden auch immer wieder gemeinsam genannt, um das Körperäußere zu beschreiben. Außerdem entwickelt *De natura pueri* eine Konzeption, in der sie physiologisch verbunden sind. In diesem Kontext wird die Funktion des Bartes als Zeichen erwachsener Männlichkeit deutlich, das bei Frauen jedoch als Krankheitszeichen gelesen wird. Auch die Kahlköpfigkeit wird ambivalent bewertet: sie wird sowohl in der Medizin als auch in der Dichtung und der Geschichtsschreibung als herausstechendes Körpermerkmal benannt und auf diese Weise als

174 Birchler Emery 2008a, 63–66; Birchler Emery 2010, 255–263.
175 Birchler Emery 2008b, 30f; Birchler Emery 2010, 348f.
176 Birchler Emery 2010, 349.
177 Nesselrath 2001, 930f.

Abweichung von der Normalvorstellung eines von Haaren bedeckten Kopfes markiert, ohne dass sie jedoch in besonderer Weise negativ konnotiert ist.

Die Beispiele, die in diesem Kapitel vorgestellt worden sind, veranschaulichen außerdem den Umgang anderer Autoren mit den Vorstellungen der Ärzte und Vorsokratiker: mitunter hat es den Anschein, als lenkten ihre Theorien die Argumentation, die aber in anderen Fällen ebenso direkt gegen sie gerichtet wird. Während die Deutung des Haarausfalls als Symptom der Auflösung des Gehirns kaum rezipiert worden ist, entsprechen die in *De natura pueri* vorgeschlagenen Erklärungen für die Entwicklung des Haarwuchses durchaus der Argumentation in anderen Fachtexten.[178] Die Lockerheit der Haut als Voraussetzung für das Haarwachstum wird mehrfach aufgegriffen, um zu erläutern, dass und wie Frauen und Männer unterschiedlich frieren.[179] Ein hippokratischer Aphorismus wiederholt die Zuschreibung, Eunuchen seien nie kahlköpfig. Sie findet sich auch in den pseudoaristotelischen *Problemata*, in die auch die Vorstellung eingegangen ist, sie seien – ebenso wie Frauen – weniger behaart als Männer.[180]

Ein weiterer Hinweis auf die Rezeption der Konzeption des Haarwuchses in *De natura pueri* findet sich beispielsweise in den physiognomischen Notizen im zweiten Buch der *Epidemien*. So seien die Krankheiten von Kahlköpfigen (φαλακροί) und stark Behaarten (δασεῖς) durch die schwarze Galle geprägt.[181] Indem beide Gruppen gemeinsam benannt werden und ihnen eine ähnliche Konstitution zugeschrieben wird, erscheinen die hinsichtlich des äußeren Erscheinungsbildes entgegengesetzten Positionen angenähert. Diese Beobachtung löst zum einen die dichotome Gegenüberstellung behaarter und haarloser Haut auf und lässt sich zum anderen mit *De natura pueri* erklären: in beiden Fällen hat der Samenfluss während des Sexualverkehrs besonders stark auf die Haut und dadurch auf das Haarwachstum gewirkt. Während die einen eine besonders lockere Haut entwickeln und deshalb stark behaart sind, verbrennen die Haarwurzeln der anderen und sie verlieren die Haare am Kopf. Einzelne medizinische Theorien über Haut und Haar sind also sowohl zeitgenössisch als auch später rezipiert worden, so dass ihre Rekonstruktion eine wichtige Voraussetzung ist, um den Untersuchungsgegenstand dieser Studie umfassend und differenziert zu betrachten.

Die relative Nähe von fehlender und starker Behaarung am Kopf zeigt sich auch in einem weiteren Aphorismus:

---

178 Lonie 1981, 199f.

179 Hippokr. Aph. V 69; Epid. II 3,16; Epid. VI 3,11. Vgl. z. B. auch Aristot. probl. IX 13; X 27.29 zur mangelnden Porosität vernarbter Haut.

180 Hippokr. Aph. VI 28; Aristot. probl. X 57 (nie kahl); Aristot. probl. X 42 (nicht dichtbehaart). Vgl. auch Gal. Sem. 1,15f für eine ähnliche Argumentation.

181 Hippokr. Epid. II 5,1.

> Kahlköpfige bekommen keine großen Krampfadern; wenn aber Kahlköpfige Krampfadern bekommen, so werden sie wieder behaart.[182]

Wenn sich unter der Haut Krampfadern bilden, werden sie nicht nur durch diese sichtbar, sondern verändern auch die Beschaffenheit der Haut, so dass ihre räumliche Ausdehnung und ihre Anbindung an den Körper deutlich werden. Der Aphorismus stellt außerdem einen Bezug zur Kopfbehaarung her, so dass sie auch in diesem Kontext in einem Wechselverhältnis mit der Hautbeschaffenheit steht. Haut und Haar bilden ein gemeinsames Geflecht, das sich über den gesamten Körper erstreckt und auf diese Weise einen Raum einnimmt, in dem komplexe körperliche Prozesse sichtbar werden. So wie Kahlköpfigkeit und Krampfadern hier einander ausschließen, bedingt die Lockerheit der Haut in *De natura pueri* das Haarwachstum. Diese Konzepte bilden zwar kein einheitliches System, können aber produktiv aufeinander bezogen werden und eröffnen auf diese Weise einen Blick auf den Körper, der ihn durch die Haut von der Umwelt trennt, aber nicht auf diesen oberflächlichen Aspekt beschränkt bleibt. Einerseits grenzt die Haut beide Bereiche voneinander ab, indem sie zwischen ihnen steht, andererseits vermittelt sie zwischen ihnen, da sie gleichermaßen mit dem Körper verbunden ist und im Kontakt mit der Umwelt steht.[183] Gemeinsam mit den Haaren, mit denen sie sowohl im medizinischen Schriftgut als auch in der Dichtung und der Geschichtsschreibung eng verbunden wird, bildet sie ein den ganzen Körper überziehendes Geflecht, das die komplexen Vorgänge im Körperinneren nach außen trägt und auf das umgekehrt von außen eingewirkt wird, um das Körperinnere zu beeinflussen. Diese Perspektive auf Haut und Haar beruht in erster Linie auf einer differenzierten Quellenanalyse, in der sie sich als äußerst produktiv erwiesen hat. Dabei treten neben die enge Verbindung von Haut und Haar verschiedene Eigenschaften, die nicht nur ihre Beschaffenheit prägen, sondern auch die ihnen zugeschriebenen Bedeutungen beeinflussen. In diesem Kapitel ist bereits die Lockerheit der Haut als Voraussetzung des Haarwuchses dargelegt worden, im Folgenden werden weitere Charakteristika im Zentrum der Aufmerksamkeit stehen.

182 Hippokr. Aph. VI 34 (Ü G. Sticker): ὁκόσοι φαλακροὶ, τούτοισι κιρσοὶ μεγάλοι οὐ γίνονται· ὁκόσοις ἂν φαλακροῖσι κιρσοὶ γένωνται πάλιν γίνονται δασέες. Vgl. auch Hippokr. Art. 41 zur Entwicklung von Krampfadern, mit der andere, weitreichende Körperveränderungen einhergehen.

183 Vgl. auch Connor 2004, 28–30; Purves 2018b, 3, 8f.

Haut und Haar als Zwischen_Raum

Ausgehend von der engen Verbindung von Haut und Haar im Kontext der Konzeptualisierung des Haarwuchses ist nun den medizinischen Vorstellungen über die Beschaffenheit von Haut und Haar nachzugehen, um die Spezifik der gewählten Untersuchungsgegenstände herauszuarbeiten. Die hippokratischen Ärzte reflektieren die materielle Beschaffenheit von Haut und Haar und eröffnen auf diese Weise neue Perspektiven auf den Körper, die jedoch nicht auf das medizinische Schriftgut beschränkt sind, sondern auch in den anderen untersuchten Quellen Bedeutung erlangen. Darüber hinaus repräsentieren diese Quellen ein spezifisches Körperkonzept, das im Anschluss theoretisch eingebettet wird. Abschließend wird das volle Potential dieses Ansatzes exemplarisch dargelegt, nicht zuletzt um anregende Implikationen aufzuzeigen, die über das engere Erkenntnisinteresse dieser Studie hinausweisen.

Haut und Haar als vermittelnde Schicht zwischen Körper und Umwelt

Dieser Abschnitt widmet sich in erster Linie der medizinischen Sicht auf die Beschaffenheit der Haut, die gegebenenfalls durch Beispiele aus anderen Gattungen ergänzt wird. Als Körperreaktion, die besonders geeignet ist, verschiedene Aspekte zu veranschaulichen, steht das Schwitzen nicht nur am Beginn der Argumentation, sondern bildet auch einen wichtigen Bezugspunkt, auf den immer wieder zurückzukommen ist. Neben den Schweiß treten sodann weitere Haut und Haar betreffende Körperzeichen, deren Analyse dazu beiträgt, die spezifischen Bedeutungen, die mit diesen Teilen des Körpers verbunden worden sind, differenziert herauszuarbeiten. In einem ersten Schritt werden zwei zentrale Charakteristika der Haut aufgezeigt: als sichtbare und durchlässige Körperoberfläche ist sie der Ort, an dem Körperzeichen äußerlich in Erscheinung treten. Diese Sichtbarkeit und Durchlässigkeit ist die Voraussetzung für eine grundlegende Funktion der Haut: sie wirkt als Vermittlerin zwischen Körper und Umwelt. Auf dieser Erkenntnis beruhen die verschiedenen Therapieformen, die sich die spezifische Beschaffenheit der Haut zunutze machen, um Krankheiten zu behandeln. Solche Methoden werden abschließend betrachtet, um weitere Spezifika des Verhältnisses von Haut und Körper darzulegen.

Schweiß und andere Symptome

Im medizinischen Schriftgut tritt der Schweiß häufig als Begleiterscheinung von Fiebern auf und gibt in diesem Kontext wichtige Hinweise für die Diagnose und Prognose von Erkrankungen.[1] Dieser Aspekt ist in einer Vielzahl von Schriften präsent und wird ab-

1 Vgl. z. B. Hippokr. Aph. I 12; Aph. IV 36–38.41f.56; Aph. VII 4.62.85; Prog. 6.

hängig von ihrer inhaltlichen Ausrichtung mehr oder weniger stark aufgegriffen. So schildern beispielsweise die *Epidemien* die Ausprägungen des Schwitzens bei verschiedenen Krankheiten besonders detailliert, während es in den chirurgischen Abhandlungen nicht ein einziges Mal erwähnt wird. Auch die gynäkologischen Schriften und andere Traktate, die inneren Krankheiten gewidmet sind, benennen es deutlich seltener.[2] In den konkreten Krankheitsverläufen aus dem ersten und dritten Buch der *Epidemien* zeigt sich der prognostische Wert des Schweißes als Körperzeichen, weil die Krankheiten nicht idealtypisch beschrieben werden, sondern ihre Entwicklung im Verlauf der Zeit exemplarisch nachgezeichnet wird. Schweiß fließt dabei wenig oder viel,[3] an verschiedenen Körperstellen oder am ganzen Körper,[4] warm oder kalt.[5] Er folgt auf Schüttelfrost und tritt im Todeskampf auf, ist jedoch nicht zwangsläufig von Fieber begleitet.[6] In diesem Kontext sind Schweißausbrüche, vor allem solche am ganzen Körper, Anzeichen einer Genesung, während ihr Ausbleiben oder nur geringes Schwitzen mit dem Andauern der Erkrankung oder dem Tod verbunden wird. Dies sind jedoch nur Tendenzen und keine eindeutigen Verknüpfungen, denn in anderen Fällen verhält es sich genau umgekehrt.[7] Da Schweiß diesen Darstellungen zufolge sowohl positiv als auch negativ auf das akute Befinden und den Ausgang von Erkrankungen wirkt, implizieren sie keine einheitliche Bewertung, sondern zeigen ihn als ambivalente Körperreaktion und sind bemüht, ihn als Krankheitszeichen richtig zu lesen.

In diesen ausführlichen Krankheitsbeschreibungen tritt darüber hinaus das Zusammenwirken mit anderen Symptomen deutlich hervor, da Urin und Stuhlgang noch differenzierter und häufiger beschrieben werden.[8] Nur wenn alle äußerlich erkennbaren Symptome herangezogen werden, ergibt sich ein umfassendes Bild vom Zustand der Erkrankten, das für die zutreffende Diagnose, Prognose und Behandlung unverzichtbar ist. Die hippokratischen Autoren beschreiben und deuten insofern neben dem Schweiß viele andere Körperzeichen, zu denen auch die Beschaffenheit der Haut (und äußerst selten der Haare) zählt. Wenn sie sich im Krankheitsverlauf äußerlich wahrnehmbar verändern, werden diese Entwicklung und ihr Ergebnis ebenso als Symptome gelesen.[9]

---

2 Vgl. Ind. Hipp. s.v. ἱδρώς, ἱδρόω und stammverwandte Lemmata.

3 Z. B. Hippokr. Epid. I 3,2; 27,2 (wenig); Hippokr. Epid. I 7,2; 27,6.7 (viel).

4 Z. B. Hippokr. Epid. I 18,2; 27,2 (Stirn oder Kopf); Hippokr. Epid. I 5,4; 27,2.11 (ganzer Körper).

5 Z. B. Hippokr. Epid. I 27,12 (warm); Hippokr. Epid. I 18,3; 27,1f.11 (kalt). Vgl. auch Hippokr. Morb. I 25 [Wittern 1974, p. 74 l. 1 – p. 76 l. 1] zur prognostischen Einordnung seiner Temperatur.

6 Z. B. Hippokr. Epid. I 14,4 (Schüttelfrost); Hippokr. Epid. I 18,3; 27,8 (Todeskampf); Hippokr. Epid. I 27,13 (ohne Fieber).

7 Hippokr. Epid. I 27,3.5–7.13f; Epid. III 1,3.5; 17,6–8.10–12 (Genesung nach Schweißausbruch); Hippokr. Epid. I 27,1f.4.7.11f; Epid. III 1,6; 17,1.4; Epid. VI 8,30 (Tod nach Schweißausbruch); Hippokr. Epid. I 8.11f; Epid. III 1,4.8.11–16 (Tod nach geringem oder fehlendem Schwitzen); Hippokr. Epid. I 27,10; Epid. III 17,9 (Genesung nach geringem oder fehlendem Schwitzen). Vgl. auch Hippokr. Epid. I 18,3; 27,8; Epid. III 6,3 zu Todesfällen unter Schweißausbrüchen; Hippokr. Epid. III 12f zum Ausbleiben positiver Entwicklungen trotz Schwitzens.

8 Hippokr. Epid. I 27; Epid. III 1.17.

9 Hippokr. Epid. I 23; Hum. 2,1; 4,1f listen die zu beachtenden Symptome überblicksartig auf. Vgl. auch Holmes 2010, 124–130 zur Funktion der Symptome zwischen Körperinnerem und Körperäußerem zu vermitteln; Wittern 1978, 109–112 zur Rolle der Symptomatik in Hippokr. Int.

Im zweiten Buch der *Epidemien* werden beispielsweise verschiedene Ausprägungen von Fieberanfällen aufgezählt, die sich nicht nur hinsichtlich der äußerlich fühlbaren Temperatur unterscheiden, sondern auch weitere Wirkungen haben, die mit den verschiedenen Sinnen wahrgenommen werden können. So verändert sich mitunter die Hautfarbe oder es bilden sich Brandblasen, die Haut wird salzig oder kraftlos, trocken oder feucht.[10] Diese Beschreibung der verschiedenen Reaktionen der Haut von Fiebernden zeigt, dass und wie die Haut als eines der wichtigsten Zeichen für die Diagnose und Prognose dient. Dem sechsten Buch der *Epidemien* zufolge weist ihre Beschaffenheit einerseits auf die Verfassung der inneren Organe hin, andererseits sei lockere oder schlaffe bzw. gespannte oder glatte Haut aber auch ein Anzeichen von Gewichtsreduktion bzw. -zunahme.[11] Die sicht- und fühlbaren Veränderungen der Haut und ihrer Farbe[12] bilden also eine wichtige Gruppe von Symptomen, die den konkreten Bedingungen entsprechend zu deuten sind. Ergänzend werden Informationen über die Hautempfindungen der erkrankten Personen zur Diagnose eingesetzt. Eher selten zeigt sich die Verbindung von Körperinnerem und -äußerem anhand der Schmerzempfindung,[13] auch wenn es das Ziel der ärztlichen Tätigkeit ist, Leiden zu lindern und Schmerzen bei der Behandlung entsprechend weitestgehend zu vermeiden.[14]

Haut und Haar werden in den überlieferten Darstellungen von Krankheitsverläufen nur an wenigen Stellen gemeinsam aufgegriffen. Im dritten Buch der *Epidemien* wird jedoch beispielsweise die Symptomatik des Erysipels ausführlich geschildert: von einer Hautverletzung ausgehend entwickeln sich die ersten Symptome an der Haut; von dort frisst sich die Entzündung in den Körper hinein und lässt bestimmte Teile verschwinden, so auch die Kopf- und Barthaare.[15] Ähnlich schwerwiegend wirkt auch ein tödliches Leberleiden, das in *De affectionibus interioribus* beschrieben wird und mit einer dunklen Hautfärbung (ἡ χροιὴ μέλαινα) einhergeht sowie zu weiteren Symptomen führt:

10 Hippokr. Epid. II 1,14. Vgl. z. B. auch Hippokr. Epid. III 17,15f; Epid. IV 46.55 [= 272.295 Langholf 1977]; Epid. VI 6,5 zu trockener und gespannter Haut bei Fiebern; Hippokr. Morb. I 29 [Wittern 1974, 17f] zu kalten und trockenen Gliedmaßen bei Brennfieber.

11 Hippokr. Epid. VI 3,1.16.

12 Vgl. auch unten den Abschnitt zu *Hautfarbenveränderungen in Gesundheit und Krankheit* (S. 378–386).

13 Hippokr. Art. 46; Int. 27; Prorrh. I 109. Vgl. auch Hippokr. Morb. III 15,2 (Schmerzempfindungen der Zunge); Hippokr. Morb. I 17 [Wittern 1974, p. 44 l. 16–18]; 21 [Wittern 1974, p. 60 l. 2–5] (Schmerzen im Körperinneren).

14 Hippokr. Jusj. 2; Medic. 5; Morb. I 10 [Wittern 1974, p. 26 l. 7–11]. Vgl. z. B. auch Hippokr. Art. 86; Fract. 29f zur Vermeidung unnötiger weiterer Verletzungen. Vgl. aber Hippokr. Morb. I 8 [Wittern 1974, p. 22 l. 16–19] zur Notwendigkeit schmerzhafter Anwendungen und zur Gefahr schmerzvoller Fehlbehandlung. Vgl. auch Hippokr. Flat. 11,1 für eine Erläuterung der Schmerzentstehung.

15 Hippokr. Epid. III 4,3. Vgl. auch Hippokr. Aph. V 11f; Int. 47; Morb. II 48,2 zu Haarausfall als Krankheitssymptom. Vgl. auch Hippokr. Aph. V 23; Aph. VI 25 zur Symptomatik des Erysipels.

> […] die Nägel sind purpurrot, er vermag mit den Augen nicht (mehr) zu sehen, die Haare am Kopf stehen in die Höhe, auch sucht ihn heftiges Fieber heim.[16]

Diese Stellen veranschaulichen die enge Assoziation von Haut, Haaren und Nägeln sowie die Stärke der Krankheiten, die sich an diesen fast schon dem Körper entwachsenen Teilen zeigt. Ihre äußerliche Sichtbarkeit ermöglicht es den Ärzten, sie als Hinweise über Vorgänge im Körperinneren zu lesen.

Im Rahmen der Säftelehre sind Haut und Haar insofern die äußeren Repräsentanten einer innerlich angenommenen Konstitution, die auf dem (Un-)Gleichgewicht der Säfte im Körper basiert. Dabei interagiert die persönliche körperliche Anlage, die unter anderem durch die Faktoren Alter und Geschlecht beeinflusst wird, mit den äußeren Faktoren der Lebensführung, des Klimas und der Jahreszeiten.[17] Da die meisten Schriften des *Corpus Hippocraticum* zwar durch eine humoralphysiologische Sicht auf den Körper geprägt sind,[18] jedoch keinem einheitlichen Konzept folgen, besteht keine Einigkeit darüber, welche Säfte im Einzelfall wirken, welche Qualitäten ihnen zuzuordnen sind oder in welchem Verhältnis sie konkret zu Alter und Geschlecht sowie verschiedenen Praktiken der Lebensweise und den klimatischen Verhältnissen stehen.[19] Einige Schriften bieten ausführliche Symptombeschreibungen verschiedener Krankheiten oder konkreter Todeszeichen,[20] die verdeutlichen, dass innere Leiden sich an Hautveränderungen zeigen, die als Symptome richtig gelesen werden müssen. Denn die Hautveränderungen sind den hippokratischen Autoren zufolge keine eindeutigen Zeichen, sondern verweisen auf unterschiedliche körperliche Zustände. Ihre Aussagekraft ist jeweils aufgrund der konkreten Umstände zu bewerten.

Während die bisher dargelegten Beispiele die Beschaffenheit der Haut und der Haare als Kennzeichen der körperlichen Verfassung der Kranken fokussieren, werden auch Hautkrankheiten im engeren Sinne genannt, aber kaum beschrieben.[21] Vielmehr werden ἀλφός

---

16 Hippokr. Int. 29 (Ü R. Kapferer): οἱ ὄνυχες φοινίκεοί εἰσιν αὐτοῦ, καὶ τοῖς ὀφθαλμοῖς οὐ δύναται ἀνορᾶν, καὶ αἱ τρίχες αἱ ἐν τῇ κεφαλῇ ὀρθαὶ ἵστανται, καὶ πυρετὸς ὀξὺς ἐπιλαμβάνει. Vgl. auch Hippokr. Int. 35 (Gelbsucht zeige sich an einer veränderten Hautfarbe und Verkrustungen unter den Haaren); Hippokr. Int. 37 (andere Gelbsucht, die unter die Haut, die Haare und die Nägel gehe).

17 Vgl. z. B. Hippokr. Epid. I 23 für eine Aufzählung der Grundlagen einer jeden Diagnose, für welche die allgemeine Konstitution und das Alter der Menschen ebenso wichtig sind wie ihre Lebensweise, der Krankheitsverlauf und die Wetterlage. Vgl. z. B. auch Hippokr. Liqu. 6,1 zu den äußeren Ursachen von Hitzepickeln, die je nach körperlicher Verfassung unterschiedlich ausgeprägt sind.

18 Vgl. aber Hippokr. Flat., dessen Autor die Luft als maßgebliches Element ansieht.

19 Vgl. einführend z. B. Golder 2007, 135–137. Häufig werden die Aussagen in *De natura hominis* und *De victu* zu einem Schema verbunden, das jedoch nur eine mögliche Sichtweise repräsentiert.

20 Z. B. Hippokr. Prog. 23 (Angina); Prog. 2f (Todeszeichen).

21 Vgl. z. B. Hippokr. Aph. III 20f; Epid. II 1,7; 5,24; Liqu. 4,2; Mul. II 82 [= 191 Littré VIII p. 370]. Vgl. auch Golder 2007, 163f; Grmek 1983, 244–248 zu Hautkrankheiten im *Corpus Hippocraticum*. Saiko 2005, 87 weist auf die Seltenheit dermatologischer Krankheitsbilder im engeren Sinne in den hippokratischen Schriften hin und unterstreicht, dass Veränderungen der Haut dort vor allem als Symptome anderer Leiden dienen. Vgl. auch Poll. IV 190–207 für eine Auflistung bekannter Termini zur Bezeichnung von Hautkrankheiten und krankhaften Hautveränderungen, die überwie-

(*alphós* – Mehlflechte), λειχήν (*leichḗn* – Bartflechte), λέπρα (*lépra* – schuppige Haut), λευκή (*leukḗ* – weißer Ausschlag), ψώρα (psṓra – Krätze) etc. nicht nur in den medizinischen Schriften als bekannte Erscheinungen vorausgesetzt, sondern auch in der Dichtung und der Geschichtsschreibung ohne weitere Erklärung zur Bezeichnung der genannten oder ähnlicher Leiden verwendet: Aischylos zufolge hat Apollon Orest λειχήν *(leichḗn)* und λευκή (*leukḗ*) angedroht, wenn er seinen Vater nicht räche, und Herodot berichtet, ein thrakischer Fluss heile ψώρα (*psṓra*). An einer anderen Stelle beschreibt er, wie in Persien mit an λέπρα (*lépra*) Erkrankten umgegangen worden sei, deren Zustand den Persern zufolge die Strafe für einen Frevel gegen die Sonne sei.[22] Diese Fachbegriffe sind also sowohl den Autoren als auch ihrem Publikum bekannt gewesen und außerhalb des medizinischen Schriftgutes auf göttliches Wirken zurückgeführt worden, während Krankheiten den hippokratischen Autoren zufolge auf natürlichen Ursachen beruhen.[23] Im Gegensatz zu den zitierten medizinischen und dichterischen Problematisierungen der Hautkrankheiten ordnet sie der Autor von *De affectionibus* jedoch im Vergleich mit anderen, schwerwiegenden Erkrankungen als wenig bedeutsam ein.[24] Aus dieser Perspektive tritt allerdings die Rolle der Haut als Organ, das auch selbst von einer Beschwerde betroffen sein kann, gegenüber ihrer Funktion als Zeichen für Vorgänge im Körperinneren in den Hintergrund.

Wie die anderen geschilderten Erscheinungen ist auch der Schweiß äußerlich an der Haut sichtbar und wird als spezifische Reaktion auf Prozesse innerhalb des Körpers gekennzeichnet, indem er als Krankheitszeichen gelesen wird: ἱδρὼς δὲ ὑπὸ πόνου.[25] Indem der Autor von *De morbis II* den Schweiß (ἱδρώς) mit Mühe, Anstrengung und Arbeit (πόνος) verbindet, die im historischen Kontext negativ bewertet worden sind,[26] verweist er implizit auf körperliche Anstrengungen als einen weiteren möglichen Grund für das Schwitzen.[27] Dieser Bezug ist nicht nur aus der älteren Dichtung bekannt,[28] sondern wird auch in den anderen untersuchten Quellen der klassischen Zeit aufgegriffen. In der Dichtung und der Geschichtsschreibung wird der Schweiß zwar nur relativ selten thematisiert, in diesen Fällen jedoch häufig mit körperlicher Anstrengung und Männlichkeit verbunden, da er insbesondere beim Sport und im Kampf fließt.[29] Ein weiterer Bezug zum medizinischen Schriftgut zeigt sich bei den Anfällen, die Philoktets kranken Körper

---

gend schon im *Corpus Hippocraticum* belegt sind (vgl. Ind. Hipp. s.v.); vgl. Dirckx 2004 für eine englische Übersetzung dieser Passage.

22 Aischyl. Choeph. 281f; Hdt. IV 90,1; I 138,1f. Vgl. auch Hes. fr. 133 [= P.Oxy. 2488A] über die Töchter des Proitos, deren unangemessenes Verhalten Hera mit ἀλφός (*alphós*) und Haarausfall gestraft habe, und Marzari 2015, die diese Stelle mit der hippokratischen Sicht auf Wahn, Hautkrankheiten und Haarausfall vergleicht.

23 Vgl. insbesondere Hippokr. Morb. Sacr. 1f.

24 Hippokr. Aff. 35. Vgl. auch Marzari 2015, 525f.

25 Hippokr. Morb. II 5,2.

26 Reden 1996, 964.

27 Vgl. z. B. auch Hippokr. Epid. VI 3,1; Vict. II 66,2; Vict. IV 89,3.

28 Z. B. Hes. erg. 298f; Hom. Od. XI 599f. Vgl. auch Bremmer 2010, 199, 207.

29 Pind. N. 7,71–73; Xen. Kyr. II 4,3.6 (Sport); Aristoph. Ach. 695–697; Eur. Bacch. 620; Phoen. 1388f; Tro. 1196–1199; Soph. Ai. 9f (Kampf).

quälen und von Schweißausbrüchen begleitet werden.[30] Neben diese körperlichen Ursachen treten psychische Auslöser: so schwitzen diejenigen vor Angst, die bei einem Kampf nur zusehen, aber nicht eingreifen können,[31] und Pentheus und Ajax, als ihre Sinne im Wahn vernebelt sind.[32] Zuletzt bleibt noch die Hitze zu nennen, die als Umwelteinfluss auf den Körper wirkt und Schweiß hervorrufen kann. Solche äußerlichen Umstände werden allerdings nicht nur in Dichtung und Geschichtsschreibung erwähnt,[33] sondern auch in jenen hippokratischen Schriften, die Anweisungen geben, wie Schweiß bei der Behandlung von Krankheiten hervorgerufen werden kann: so tritt er tritt bei Hitze, auf bekleideter Haut und bei der Anwendung von schweißtreibenden Salben oder Dampfbädern in verstärktem Maße auf.[34]

Während Schweißausbrüche in einige Fällen also äußere und klar ersichtliche Anlässe haben, erfolgen sie im Krankheitsfall spontan und werden als äußerlich sichtbare Zeichen für Vorgänge im Körperinneren gedeutet, die dem ärztlichen Blick verborgen bleiben. Dabei ist das Schwitzen nicht immer ein Zeichen der Genesung, so dass sich eine ambivalente Bewertung ergibt, die gattungsübergreifend zu beobachten ist: außerhalb des medizinischen Schriftgutes dient das Schwitzen einerseits als Zeichen männlichen Mutes und markiert andererseits einen schlechten körperlichen und geistigen Zustand. Darüber hinaus veranschaulichen diese Beispiele die hohe Bedeutung des Schweißes für Medizin und Gesellschaft im klassischen Griechenland. Dennoch fehlt bisher eine umfassende Studie zu diesem Thema,[35] die auch durch die hier und im Folgenden dargelegten Ausführungen nicht vorgelegt wird.

Schwitzen und andere Formen der Ausscheidung

Zur Entstehung und Ausscheidung des Schweißes haben die hippokratischen Autoren verschiedene Theorien formuliert, die geeignet sind, ihre Vorstellungen über die Funktion der Haut als Mittlerin zwischen Körper und Umwelt darzulegen. Die Erklärungen in *De flatibus* und *De morbis I* beruhen auf einer Analogie von Schweiß und Wasserdampf. Da sie grundsätzlich unterschiedlichen Konzeptualisierungen des menschlichen Körpers zuzuordnen sind, unterscheiden sie sich jedoch deutlich voneinander. Der Autor von *De*

30 Soph. Phil. 823.

31 Eur. Phoen. 1388f; Hdt. VII 140,2 (Angst). Vgl. zu Gefühlen auch Hippokr. Decent. 2; Hum. 9,2 (Schweißfluss aus Scham); Sapph. fr. 31,13 Voigt [= 2,13 Diehl = Longin. 10,2,13] (kalter Schweißausbruch aus Liebe).

32 Eur. Bacch. 620; Soph. Ai. 9f (Wahn). Vgl. auch Roux 1972, 446 zur Verknüpfung des Schwitzens mit Pentheus' Wahn.

33 Soph. Trach. 765–769; Hdt. VII 140,2.

34 Hippokr. Aph. III 6.21; Hum. 13,2 (Hitze); Hippokr. Aer. 8,4; Vict. II 63,2; Vict. IV 89,8 (Kleidung); Hippokr. Vict. III 72,3 (Salben); Hippokr. Liqu. 1,1 (Dampfbad).

35 Vgl. z. B. Onians 1988, 191, der die Assoziation mit Kraft und Männlichkeit betont, aber kaum Belege anführt. Vgl. auch Bremmer 2010, 199; Stolberg 2012, 503, die die fehlende Aufmerksamkeit der Medizin- und Körpergeschichte für den Schweiß konstatieren; Grundmann 2016c, 26–31; Liatsi 2005b; Senfelder 1896 zu den hippokratischen Vorstellungen über den Schweiß; Kirchner 2008/2009 zur Assoziation von Schweiß mit den Tugenden eines Kriegers bei Cicero.

morbis I argumentiert humoralphysiologisch, Galle und Schleim würden durch das Fieber erhitzt und geschmolzen, so dass ein Teil mit dem Pneuma vermischt als Dampf (ἀτμός) aus dem Körper entweiche.[36] Da *De flatibus* die Prozesse im Körper hingegen auf das Wirken der Luft zurückführt, wird dort argumentiert, diese verdichte sich, wenn sie von innen an die Haut stoße, und verlasse den Körper deshalb in flüssiger Form.[37] Während *De morbis I* behauptet, die Körpersäfte verdunsteten tatsächlich, vergleicht *De flatibus* das Schwitzen lediglich mit der Kondensation von Wasserdampf. Der Schweiß wird also in beiden Varianten auf den Wechsel des Aggregatzustandes derjenigen Substanzen zurückgeführt, auf denen in der jeweils zugrundeliegenden Theorie Gesundheit und Krankheit beruhen: in *De flatibus* wird die *Luft* beim Verlassen des Körpers flüssig, in *De morbis I* werden hingegen die *Säfte* gasförmig, um zu entweichen. In diesem Prozess kommt der Haut eine entscheidende Funktion zu, die in den Schriften jedoch weder herausgehoben noch erläutert wird: es ist ihre spezifische Beschaffenheit, die die starke Veränderung der Stoffe gleichermaßen erfordert, ermöglicht und auf diese Weise hervorbringt.

Bevor weitere Hinweise auf diese besonderen Eigenschaften in den Quellen dargelegt werden, ist ein Aspekt genauer zu betrachten: das Schwitzen wird in *De morbis I* und *De flatibus* als Form der Ausscheidung verstanden. Beide Schriften benennen diesen Aspekt zwar nicht ausdrücklich, ihre recht unterschiedlichen Konzepte gleichen sich aber, insofern der Schweiß den Körper durch die Haut verlässt. Diese Vorstellung ist auch bei anderen hippokratischen Autoren greifbar, die das Schwitzen explizit als Ausscheidung durch die Haut benennen, jedoch weniger konkret erläutern, wie dies geschieht. So empfiehlt der Autor von *De victu* Dampfbäder oder bekleidetes Laufen, um eine Reinigung durch die Haut (κάθαρσις διὰ τοῦ χρωτὸς) anzuregen und im zweiten Buch der *Epidemien* werden neben dem Schweiß auch Hautveränderungen und -krankheiten als Ausscheidung (ἀπόστασις) charakterisiert.[38]

Diesem Postulat entsprechend verstehen auch andere Schriften Symptome, die äußerlich an der Haut sicht- und / oder spürbar werden, als Ausscheidung durch die Haut, z. B. Juckreiz oder Ausschläge.[39] Das Jucken wird in allgemeinen Aufzählungen und bei einer Vielzahl konkreter Krankheitsbeschreibungen als Symptom beschrieben: „[E]s dünkt ihm, als ob etwas auf seiner Haut herumkröche."[40] Es kann auch mit Hautrötungen oder

36 Hippokr. Morb. I 25 [Wittern 1974, p. 74 l. 5–7]. Vgl. auch Hippokr. Morb. IV 18,3f [= 49,3 Littré]; Vict. II 66,2 für eine ähnliche Vorstellung. Vgl. auch Debru 1996, 188f.

37 Hippokr. Flat. 8,6. Vgl. auch Debru 1996, 187, die den Prozess als Verdampfung und Kondensation beschreibt.

38 Hippokr. Vict. IV 89,3.8; Epid. II 1,7. Vgl. auch Hippokr. Alim. 17; Epid. VI 2,16; 5,1; Hum. 5,2; Vict. II 66,3 (Schweiß als Ausscheidung); Hippokr. Epid. I 1,6f; 9,2; 15,4; 20,1; Epid. III 1,1; 1,7; Hum. 1,2; Int. 32; Loc. Hom. 16,1; Medic. 10; Morb. II 2,1; Prog. 7 (Abszesse und Geschwüre als Begleiterscheinungen von Erkrankungen und der Umgang mit ihnen).

39 Hippokr. Epid. VI 5,1 (Jucken); Hippokr. Epid. II 3,17f; Epid. VI 5,15; Hum. 5,2 (Ausschläge).

40 Hippokr. Int. 47 (Ü R. Kapferer): πρὸς δὲ τῷ δέρματι οἱ δοκεῖ τι προσέρπειν. Vgl. z. B. auch Hippokr. Liqu. 3,1; Morb. III 11,1 (δάκνω); Hippokr. Aff. 35; Epid. I 23,2; Epid. II 2,3; 3,1; Epid. VI 2,15; 5,1; Epid. VII 43,5; Hum. 2,1; 17,1; Int. 36; Liqu. 3,1; Morb. II 50,1; Mul. III 2,5 [= 214 Littré VIII p. 416] (κνησμός); Hippokr. Aph. III 31; Epid. V 9,1; Vict. III 70,1; Vid. Ac. 6,1 (ξυσμός).

Blasenbildung einhergehen.[41] Hautausschläge sind beispielsweise Begleiterscheinungen von Fiebern und können eine bevorstehende Genesung anzeigen. Sie treten aber auch jahreszeitenbedingt oder in der Schwangerschaft und bei verschiedenen Frauenleiden auf.[42] Dem Autor von *De morbis I* zufolge ist es bei einer Reihe von Krankheiten vorteilhaft, wenn sie sich nach außen wenden und an der Körperoberfläche sichtbar werden, während ein Erysipel, das sich nach innen richtet bzw. ergießt, eine schlechte Prognose erhält.[43] Da auch das Schröpfen als Behandlungsmethode darauf ausgerichtet ist, die Säfte sichtbar an die Oberfläche des Körpers statt mehr in sein Inneres zu führen,[44] entsteht der Eindruck, als sei die Haut am besten in der Lage, den schädlichen Wirkungen der Säfte beizukommen. Sie zeigt sich auf diese Weise als wichtiges Ausscheidungsorgan, dessen Beschaffenheit und Veränderung im Krankheitsverlauf im Zusammenspiel mit anderen ebenfalls äußerlich wahrnehmbaren Körperzeichen wichtige Hinweise auf die Vorgänge im Inneren des Körpers gibt.

Haut und Haar als äußere Kennzeichen der (inneren) Konstitution

Die spezifischen Eigenschaften der Haut, die diese Wirkungen ermöglichen, sind jedoch individuell unterschiedlich. So wird mehrfach eine enge Verbindung zwischen der Hautbeschaffenheit und der Neigung zu schwitzen hergestellt:

> Alle die, welche eine dürre und harte Haut enge einspannt, sterben ohne Schweißausbruch; hingegen die Leute mit schlaffer und lockerer Haut sterben in Schweiß.[45]

Der Tod ist im beschriebenen Fall unausweichlich, während die spezifische Verfasstheit der Haut der Erkrankten beeinflusst, unter welchen Umständen er erfolgt. Eine trockene (καρφαλέος) und harte (σκληρός) Haut wird als weniger durchlässig konzeptualisiert. Eine schlaffe (χαλαρός) und lockere (ἀραῖος) Haut ist hingegen durch besondere Porosität gekennzeichnet, die sich im Tod am Schweißfluss manifestiert. Auch in *De alimento* steht die Porosität (ἀραιότης) bzw. Festigkeit (πυκνότης) der Haut in einem direkten Zusammenhang mit der Neigung der Menschen oder einzelner Körperteile zu schwitzen, die sich auf die körperliche Konstitution in Gesundheit und Krankheit auswirke. Eine Tendenz, stark zu schwitzen, sei für den Genesungsverlauf von Vorteil, habe aber allgemein eine

41 Hippokr. Int. 7 (Hautrötungen); Hippokr. Epid. II 1,1; Morb. II 54,1; 58,1; VM 16,6 (Blasen). Vgl. z. B. auch Hippokr. Morb. II 70,1 zu Blasen als Symptom.

42 Hippokr. Epid. I 9,1; 27,2 (Fieber); Hippokr. Epid. II 3,1 (Genesung); Hippokr. Epid. VI 2,15; 6,14 (Jahreszeiten); Hippokr. Epid. II 2,18 (Schwangerschaft); Hippokr. Epid. VI 8,32; Mul. II 7 [= 116 Littré VIII p. 250]; 65a [= 174bis Littré VIII p. 356]; Nat. Mul. 12,1 (Frauenleiden).

43 Hippokr. Morb. I 7 [Wittern 1974, p. 18 l. 16–18]; 17 [Wittern 1974, p. 44 l. 11].

44 Z. B. Hippokr. Loc. Hom. 12,1; 22,2; Medic. 7.10. Vgl. auch die summarische Darstellung der Rolle des Schröpfens im *Corpus Hippocraticum* im Abschnitt *Invasive Praktiken bei der Behandlung von Krankheiten* (S. 305f).

45 Hippokr. Aph. V 71 (Ü G. Sticker): ὁκόσοισι δέρματα περιτείνεται σκληρὰ καὶ καρφαλέα, ἄνευ ἱδρῶτος τελευτῶσιν· ὁκόσοισι δὲ χαλαρὰ καὶ ἀραιά, σὺν ἱδρῶτι τελευτῶσιν. Vgl. auch Hippokr. Epid. VI 6,5.

schwächere Konstitution zur Folge. Wer wenig schwitze, werde hingegen zwar schwerer gesund, sei aber ohne Erkrankung stärker als die zuvor beschriebenen Menschen.[46]

Da der Autor von *De alimento* zur Bezeichnung der Beschaffenheit der Haut jene Termini gebraucht, die ihrer Charakterisierung auch in *De natura pueri* dienen,[47] ergibt sich angesichts der vorliegenden Fragestellung eine bemerkenswerte Parallele: poröse Hautpartien sind behaart und schwitzen stärker, während feste Stellen weniger schwitzen und unbehaart bleiben. Aufgrund des kompilatorischen Charakters des *Corpus Hippocraticum* kann eine solche Kombination der Ansätze jedoch nicht vorausgesetzt werden. Hinzu kommen die besonderen Schwierigkeiten bei der Datierung von *De alimento*,[48] die es aber ermöglichen, die Stellen entweder als Parallelbelege oder als Hinweise auf die Rezeption der Vorstellungen in späterer Zeit zu lesen. Unabhängig von dieser Einschränkung wird die spezifische Beschaffenheit der Haut unterstrichen, indem Festigkeit und Porosität mehrfach als Eigenschaften genannt werden, die sie prägen, so dass der Zustand des Körpers und die Vorgänge in seinem Inneren – wie der Samenfluss oder der Verlauf von Krankheiten – äußerlich wahrnehmbar werden.

Diese Sichtweise bezieht sich jedoch nicht nur auf die Haut, sondern auch auf die Haare. So zählt der Autor des ersten Buchs der *Epidemien*, das Erkrankungen im Verlauf eines Jahres an einem spezifischen Ort schildert, eine Reihe besonders gefährdeter Personengruppen auf und veranschaulicht so nochmals die Verbindung und Bedeutung von Haut und Haar für die Darstellung des Körperäußeren:

> Von den Kranken starben vor allem Heranwachsende, Jünglinge, Männer in jüngeren Jahren, Glatte, Hellhäutige, Leute mit straffen und mit schwarzen Haaren, Schwarzäugige, Menschen mit leichtsinnigem Lebenswandel, Menschen mit trockener und rauher Stimme, Lispeler, Menschen mit erregbarem Temperament. Auch die Frauen, die starben, gehörten zum großen Teil zu diesen Typen.[49]

---

46 Hippokr. Alim. 28. Diese Deutung der Stelle folgt Joly 1972, 144 und Jones 1923a, 353, die διαπνέω (*diapnéō*) und διαπνοή (*diapnoḗ*) hier als *transpiration* fassen, auch wenn sie an anderen Stellen im *Corpus Hippocraticum* nicht in dieser Bedeutung verwendet werden, sondern sich auf Winde, Körperflüssigkeiten und den Atem beziehen (vgl. Ind. Hipp. s.v.). Vgl. auch Aristot. probl. II 6 zur Verknüpfung von poröser (ἀραιός) Haut und starkem Schwitzen.

47 Vgl. Hippokr. Nat. Puer. 19,2f; 20,1–5 und die Diskussion einer möglicherweise geschlechtsspezifischen Bedeutung dieser Zuschreibungen oben S. 44–46. Vgl. auch Hippokr. Aph. V 69; Epid. II 3,16 (τὸ δέρμα ἀραιόν); Hippokr. Epid. VI 3,1 (ἡ δέρματος ἀραιότης).

48 Joly 1972, 131–136: es sind verschiedene Vorschläge zwischen dem 5. und dem 1. Jh. v. Chr. unterbreitet worden. Während Jones 1923a, 339 sie um 400 v. Chr. datiert, halten Diller und Joly sie für hellenistisch (Joly 1972, 136).

49 Hippokr. Epid. I 19,1 (Ü H. Diller): ἐκ δὲ τῶν καμνόντων ἀπέθνησκον μάλιστα μειράκια, νέοι, ἀκμάζοντες, λεῖοι, ὑπολευκόχρωτες, ἰθύτριχες, μελανότριχες, μελανόφθαλμοι, οἱ εἰκῇ καὶ ἐπὶ τὸ ῥᾴθυμον βεβιωκότες, ἰσχυνόφωνοι, τρηχύφωνοι, τραυλοί, ὀργίλοι· […]. Vgl. auch Jouanna et al. 2016, 213f Anm. 3 für Parallelen zu dieser Auflistung in Hippokr. Epid. I und Epid. III.

Außerdem ist die Formulierung ein deutliches Beispiel für die Normalisierung des Männlichen in den untersuchten Quellen. Denn während ἄνθρωπος (Mensch) ohne weiteren Kommentar auf Männer bezogen wird, hält der Autor es für explikationswürdig, dass Frauen gleichermaßen betroffen seien. Außerdem ist das Alter eine bedeutsame Kategorie,[50] die durch die explizite Benennung der Jüngeren sowie der hellen und glatten Haut hervorgehoben wird, da sie bei Männern wie Frauen mit Jugendlichkeit assoziiert worden ist.[51] Es wird dabei nicht auf eine krankhafte Veränderung der Hautfarbe Bezug genommen, sondern ein Schönheitsideal aufgerufen, das jedoch an dieser Stelle mit einer schlechten Prognose für die Überwindung von Krankheiten verbunden wird. Die Beschaffenheit und das Wachstum der Haare werden also ebenso wie die Hautfarbe als äußerliche Zeichen verstanden, die Schlüsse hinsichtlich des körperlichen Zustandes einzelner Personen zulassen. Diese Sichtweise zeigt sich auch in *De diaeta salubri*:

> Die weicheren und behaarteren Konstitutionen dagegen lassen eine strikte Diät zu, sie können schwere Arbeiten eher vertragen und das Wohlbefinden hält bei ihnen länger an.[52]

Indem beide Autoren eine stärkere Behaarung als Anzeichen für körperliche Widerstandsfähigkeit deuten, reproduzieren sie zeitgenössische Geschlechterstereotype, die Frauen eine schwächere Konstitution zuschreiben als Männern. Denn sowohl in den medizinischen Schriften als auch in der Dichtung und der Geschichtsschreibung werden Weiblichkeit und Haarlosigkeit sowie Männlichkeit und Behaarung miteinander verknüpft und als mehr oder minder eindeutige Zeichen der Geschlechterdifferenz konstruiert.[53] Da in diesem Kontext aber auch die kaum geschlechtsspezifisch aufgeladene Farbe und Beschaffenheit der Haare als Hinweise für die Prognose von Krankheiten gelesen werden,[54] ist die Zuschreibung von Weiblichkeit oder Männlichkeit zwar durchaus bedeutsam, bietet aber keinesfalls die alleinige Erklärung der Ausführungen. Diese Tendenz spiegelt sich auch an einer Stelle im sechsten Buch der *Epidemien*, an der Abweichungen vom als normal empfundenen Ausmaß des Haarwuchses als bedeutsame Kriterien für

---

50 Vgl. auch Hippokr. Epid. I 15,2 für die altersabhängige Gefahr, beim Brennfieber zusätzlich Gelbsucht zu bekommen.

51 Vgl. zu heller Haut z. B. Aristoph. Eccl. 427 und die Diskussion dieses Aspektes unten im Abschnitt *Zeichen der Geschlechterdifferenz* (S. 407–410); zu unbehaarter Haut z. B. Hippokr. Nat. Puer. 20,2 und die Diskussion dieses Aspektes oben im Abschnitt *Das physiologische Verhältnis von Haut und Haar* (S. 49–51) und unten im Kapitel *Enthaaren* (S. 265–271). Vgl. auch Brulé 2015, 410–413, 461.

52 Hippokr. Salubr. 7 [= Hippokr. Nat. Hom. 22,5] (Ü R. Kapferer, modifiziert mit W.H.S. Jones): τὰ δὲ ἀραιότερα τῶν εἰδέων καὶ δασύτερα καὶ τὴν ἀναγκοφαγίην δέχεται, καὶ τὰς ταλαιπωρίας μάλιστα, καὶ χρονιώτεραι γίνονται αὐτοῖσιν αἱ εὐεξίαι.

53 Vgl. auch Hippokr. Vict. II 49,2 zur Assoziation von Männlichkeit und stärkerer Behaarung sowie Weiblichkeit und Haarlosigkeit. Vgl. außerdem die ausführliche Darstellung dieser Zuschreibungen oben im Abschnitt *Behaarte Haut* (S. 46–57).

54 Vgl. auch Hippokr. Epid. VI 7,1.

die Diagnose genannt werden.[55] Ein impliziter Bezug auf die Geschlechterdifferenz ist hier vorstellbar, da am Ende dieses Abschnittes die Leidensgeschichten der zwei Frauen beschrieben werden, denen in Abwesenheit ihrer Ehemänner ein Bart gewachsen sei.[56] Indem zunächst jedoch sehr allgemein formuliert wird, tritt das Geschlecht allenfalls als eine Kategorie neben andere, wie beispielsweise das Alter. Sie alle sind jedoch bei der Einschätzung, was das rechte Maß beim Haarwuchs sei, zu beachten.

Wie der Schweiß die Haut von innen nach außen durchdringt, so werden auch die individuelle Beschaffenheit von Haut und Haar sowie ihre Farben als äußerlich wahrnehmbare Hinweise auf Vorgänge im Körper und auf seinen Zustand gelesen. Dieses Vorgehen der hippokratischen Ärzte wirft die Frage nach dem Verhältnis von Haut und Haar zum Körper auf, der im Folgenden nachzugehen ist.

Die Wirkung von äußeren Einflüssen auf Haut und Haar

Der enge Bezug von Haut und Haar zum Körperinneren spiegelt sich beispielsweise in einer Äußerung zum Weg der Nahrung durch den Körper:

> Die Nahrung gelangt von innen her in das Haar, in die Nägel und bis zur äußersten Oberfläche. Von außen her gelangt die Nahrung von der äußersten Oberfläche bis in das Innerste.[57]

Der Autor von *De alimento* reflektiert hier *erstens* die Funktion von Haaren, Nägeln und Haut als Körperoberfläche, auch wenn die Haut nicht explizit benannt wird. Er unterstreicht *zweitens* die enge Verbindung und Ähnlichkeit dieser Teile des Körpers und verweist *drittens* auf ihre Beeinflussung von außen bzw. innen. Denn die Speisen werden dem Körper zwar von außen zugeführt, wirken aber von innen auf Haut, Haare und Nägel.

Dieses komplexe Wechselverhältnis von Umwelt, Körperinnerem und -äußerem wird im *Corpus Hippocraticum* sowohl humoralphysiologisch als auch klimatheoretisch erklärt, so dass die äußere Erscheinung nicht nur durch das individuelle Säfteverhältnis im Körper bestimmt wird, sondern auch durch Umweltfaktoren. Wer beispielsweise in sumpfigem Land lebt, ist der hippokratischen Schrift *Über die Umwelt* zufolge besonders groß und dick.[58] Eine solche Gestalt wirke sich auch auf die Beschaffenheit der Haut aus:

> [...] kein Gelenk und keine Ader ist sichtbar; sie haben eine gelbliche Hautfarbe, als ob sie an Wassersucht litten.[59]

---

55 Hippokr. Epid. VI 8,11.

56 Vgl. Hippokr. Epid. VI 8,32 und die Diskussion dieser Stelle oben S. 52f.

57 Hippokr. Alim. 22 (Ü R. Kapferer): ἐσ τρίχας τροφὴ καὶ ἐς ὄνυχας καὶ ἐς τὴν ἐσχάτην ἐπιφανείην ἔνδοθεν ἀφικνεῖται· ἔξωθεν τροφὴ ἐκ τῆς ἐσχάτης ἐπιφανείης ἐνδοτάτω ἀφικνεῖται.

58 Hippokr. Aer. 15,1.

59 Hippokr. Aer. 15,2 (Ü C. Schubert / W. Leschhorn): ἄρθρον τε κατάδηλον οὐδὲν οὐδὲ φλέψ, τήν τε χροιὴν ὕπωχρον ἔχουσιν ὥσπερ ὑπὸ ὑδέρου ἐχόμενοι· [...].

Indem die Menschen, die am Phasis leben, an dieser Stelle als groß und dick charakterisiert werden, wird zugleich ein gutes oder normales Körpermaß impliziert, dem sie offenbar nicht entsprechen. Diese Abweichung wird anhand der Sichtbarkeit von Körperteilen, die unter der Haut liegen, qualifiziert: wenn Gelenke und Blutgefäße nicht mehr zu erkennen sind, scheint dem Autor ein hoher Grad an Fettleibigkeit erreicht zu sein, der auf die Umweltbedingungen zurückgeführt wird, die am Herkunfts- bzw. Lebensort der Betroffenen herrschen. Im Gegensatz zu dieser Position meint der Autor des sechsten Buchs der *Epidemien*, Überfüllung (πλήρωσις) zeige sich anhand der durchscheinenden Blutgefäße (φλέβες διαφανεῖς),[60] die nicht nur im Ruhezustand wahrgenommen werden, weil die Farbe des Blutes durch die Haut scheine, sondern auch wenn es in den Adern pulsiere.[61] Diese Beobachtungen finden auch Eingang in die anatomischen Beschreibungen der Blutgefäße: sie verbinden die inneren Organe und verlaufen beispielsweise am Hals oder am Knöchel durch die Haut (δέρμα), so dass sie von außen mit bloßem Auge zu erkennen sind.[62] Wie Blutgefäße sind auch Hämatome äußerlich sichtbar.[63]

Darüber hinaus betont der Autor von *De fracturis* mehrfach, dass Behandlungen insbesondere an den Körperstellen, die nah an der Haut liegen, äußerlich wahrnehmbare Folgen haben können: denn nicht nur das Schienbein sei besonders sichtbar, sondern auch eine Verkrümmung des Oberschenkelknochens könne kaum verdeckt werden, da er wenig von Fleisch bedeckt sei. Eine Verkürzung des Beines falle außerdem wegen des Hinkens stärker ins Gewicht als unterschiedliche Längen der Arme.[64] Indem der Autor die Sichtbarkeit von Behandlungsfolgen problematisiert, wird die Bedeutung der äußerlichen Erscheinung im historischen Kontext hervorgehoben. Die entsprechenden Anwendungen gelten als komplizierter und es wird gefordert, in diesen Fällen besonders sorgfältig zu strecken und zu schienen, um die sichtbaren Folgen der Verletzung möglichst gering zu halten. So wird in *De articulis* expliziert: „Die Menschen nämlich haben großen Abscheu davor, entstellt zu werden [...].“[65] Diese Beispiele unterstreichen die Fähigkeit des menschlichen Auges, auch ohne jegliche Hilfsmittel ein Stück weit durch die Haut hindurch zu schauen und Blutgefäße sowie die Folgen von chirurgischen Behandlungen zu erkennen. Auf diese Weise wirkt die Haut als Raum, der mit Blicken durchdrungen werden kann, um in den Körper hineinzusehen.

Der ärztliche Zugriff durch die Haut auf den Körper

In den vorangegangenen Abschnitten hat die hippokratische Praxis, die Beschaffenheit von Haut und Haar als Hinweise auf Vorgänge im Körperinneren zu lesen, im Vordergrund gestanden. Diese Sicht auf bzw. in den Körper korrespondiert mit der Anwendung verschiedener Behandlungsmethoden, die über oder durch die Haut auf den Körper ein-

60 Hippokr. Epid. VI 3,17. Vgl. auch Hippokr. Epid. VII 5,9.
61 Hippokr. Epid. VI 2,6. Vgl. auch Hippokr. Epid. II 2,22; 6,5; Epid. VII 32,2; 39,6; 84,5.
62 Hippokr. Morb. Sacr. 3,4–6; Oss. 17,1.
63 Hippokr. Morb. I 2 [Wittern 1974, p. 6 l. 5–8]; 20 [Wittern 1974, p. 54 l. 4–7].
64 Hippokr. Fract. 18–20.
65 Hippokr. Art. 37 (Ü R. Kapferer): ἀλλὰ γὰρ οἱ ἄνθρωποι αἰσχροὶ μὲν εἶναι πολλοῦ ἀποτιμῶσι [...].

wirken sollen. So ist die Möglichkeit, Blutgefäße durch die Haut hindurch zu sehen, die Voraussetzung für den Aderlass.[66] Andere Behandlungsmethoden greifen in das komplexe Wechselverhältnis des Körperäußeren mit dem Körperinneren und der Umwelt ein, indem sie die Prozesse im Körper durch die Haut vermittelt von außen beeinflussen:[67]

> Von den Kräften (der Heilverfahren) sind die äußerlich (angewandten) nützlich oder schädlich: das Salben, Einreiben, Übergießen, Auflegen von Pflastern, Verbinden mit Wolle und derartigem. Die inneren (Körperteile) reagieren darauf genauso, wie die äußeren (Körperteile) auf die im Inneren angewendeten (Heilmittel).[68]

Der Autor von *De humoribus* begründet den Einsatz äußerlich und innerlich anzuwendender Heilmittel, indem er die Wirksamkeit der Methoden unterstreicht. Innen (ἔσω) und außen (ἔξω) sind Kategorien, die auch in *De morbis I* immer wieder aufgerufen werden, z. B. bei der äußerlichen Behandlung von Empyemen.[69] Außerdem ist der direkte Körperkontakt als wichtiger Teil der Behandlung angesehen worden, für den Geschicklichkeit erforderlich ist. Er erfolgt an der Körperoberfläche und ist mitunter auf weiter im Körperinneren Liegendes ausgerichtet, bedarf jedoch des direkten Hautkontaktes als Zugangsmöglichkeit zu diesem Inneren. So wirken beispielsweise Berührungen, Verbände, Salben, Massieren, Güsse und Baden sowie andere wärmende bzw. kühlende Anwendungen über die Haut auf den Körper ein, während das Schröpfen und der Aderlass sowie das Schneiden und das Brennen invasiv wirken.[70]

Die Anwendung des Schneidens und Brennens wird in der hippokratischen Schrift *De morbis III* am Beispiel der Rippenfellentzündung ausführlich dargestellt. Bevor die Instrumente eingesetzt werden, ist es notwendig, die richtige Stelle zu finden, damit ihre Anwendung die gewünschte Wirkung erzeugt. In einer ersten Variante wird ein warmes Bad empfohlen, durch das an der entzündeten Stelle ein Geräusch erzeugt werde, das beim

66 Vgl. Hippokr. Ulc. 24,2.

67 Vgl. auch Holmes 2010, 87–90, 121–130 zur Funktion äußerer Körperzeichen, Hinweise auf Vorgänge im Körperinneren zu geben. Sie zieht jedoch kaum Beispiele heran, die tatsächlich das Körperäußere betreffen, sondern betrachtet vorrangig Körperausscheidungen und Bewegungen (vgl. Hippokr. Nat. Puer. 13,1f; Prog. 4).

68 Hippokr. Hum. 10,1 (Ü O. Overwien): τῶν δυναμίων τὰ ἔξωθεν ὠφελέοντα ἢ βλάπτοντα· ἄλειψις, κατάχρισις, κατάχυσις, κατάπλασις, ἐπίδεσις εἰρίων καὶ τῶν τοιούτων. καὶ τὰ ἔνδοθεν ὑπακούει τούτων ὁμοίως ὥσπερ καὶ τὰ ἔξω τῶν ἔσω προσφερομένων. Vgl. auch Hippokr. Alim. 16 für eine ähnliche Aufzählung.

69 Hippokr. Morb. I 21 [Wittern 1974, 58–60].

70 Vgl. z. B. Hippokr. Morb. I 10 [Wittern 1974, p. 26 l. 7–11] (Berührung); Hippokr. Hum. 10,1 (weitere Behandlungsmethoden); Hippokr. Nat. Mul. 2,3 (Baden); Hippokr. Liqu. 6,1; Morb. III 1,3 (Wärmen und Kühlen); Hippokr. Morb. II 26,2 (Schröpfen); Hippokr. Epid. II 5,4; Epid. III 17,8 (Aderlass); Hippokr. Morb. III 16,20 (Schneiden und Brennen). Vgl. auch die ausführliche Diskussion der Anwendung und Wirkung der einzelnen Methoden in den Kapiteln *Berühren* (S. 136–141), *Baden und Salben* (S. 162–179) sowie *Verletzen* (S. 301–306).

Abhören zu erkennen sei.[71] Wahrscheinlich ist es als Hinweis auf den im Brustraum angesammelten und sich bewegenden Eiter angesehen worden. Dieses Vorgehen basiert auf der Funktion der Haut, einen Kontakt zwischen Körper und Umwelt herzustellen, über den die Wärme des Wassers auf das Körperinnere wirkt. Führt das Abhören jedoch zu keinem eindeutigen Ergebnis, wird eine zweite Methode vorgeschlagen, bei der die Aufmerksamkeit auf die Haut und ihre spezifische Beschaffenheit gerichtet wird. Es soll ein Tuch mit feuchter Erde aufgelegt werden und an der Stelle, an der es zuerst trocknet, wird der Entzündungsherd im Körperinneren vermutet. Entsprechend sei an dieser Stelle zu brennen oder zu schneiden.[72] Indem davon ausgegangen wird, dass eine solche innerliche Entzündung zu einer höheren Temperatur eines begrenzten Hautareals führe, wird diese Erscheinung als Abweichung vom gesunden Zustand des Körpers vorausgesetzt und als Krankheitszeichen eingeordnet. Während der Behandlung darf die zu behandelnde Person sich außerdem nicht bewegen:

> Wenn man aber brennen oder schneiden will, so achte man darauf, dass (der Patient dabei) dieselbe Stellung hat, die er vorher hatte, als man ihn zu schneiden oder brennen anfing, damit einen die bei einer Veränderung der Stellung mehr nach oben oder unten gehende Haut nicht irreführe; [...].[73]

Diese Warnung impliziert ein elastisches Verhältnis von Haut und Körper: sie liegt über den inneren Organen und stellt auf diese Weise den Kontakt zwischen Körper und Umwelt her. Auf diese Weise wirkt sie zwar verbindend, dieses Verhältnis ist jedoch nicht statisch und eindeutig, da die Haut sich im Verhältnis zum Körperinneren verschieben kann. Die materielle Beschaffenheit der Haut und ihr räumliches Verhältnis zum Körper werden an dieser Stelle nicht nur dargestellt, sondern auch problematisiert:[74] Die Haut kann als produktives Hindernis verstanden werden, dessen Eigendynamik den mittelbaren Zugriff auf den Körper lenkt und für ein unmittelbares Eingreifen, wie beim Schneiden und Brennen, durchdrungen wird. Wie schon die Ausscheidung des Schweißes und anderer, schädlicher Stoffe durch die Haut beruht diese Behandlungsmöglichkeit auf der spezifischen materiellen Beschaffenheit der Haut und ihrer daraus resultierenden, inhärenten *dýnamis*, also der Kraft, die sie prägt und durch die sie wirkt.

---

71 Hippokr. Morb. III 16,20. Vgl. Hippokr. Morb. III 16,21 zum Umherfließen (κλυδάζεσθαι) des Eiters. Vgl. auch Hippokr. Morb. II 47b2 zum Bad als Mittel, den Eiter in Bewegung zu bringen, damit er zu hören ist.

72 Hippokr. Morb. III 16,21: ἐς οὖν Ἐρετριάδα γῆν ὑγρὴν καὶ λ⟨ε⟩ίην τετριμμένην καὶ χλιαρὴν ἐμβάψας ὀθόνιον λεπτόν, περικάλυψον κύκλῳ τὸν θώρηκα, καὶ ὅπου ἂν πρῶτον ξηραίνηται, ταύτῃ χρὴ καίειν ἢ τάμνειν [...].

73 Hippokr. Morb. III 16,22 (Ü P. Potter): ὅταν δὲ μέλλῃς καίειν ἢ τάμνειν, ὑποσημαίνου τὸ αὐτὸ σχῆμα ἔχοντα, ὅπερ ἂν μέλλῃς ἔχοντα τάμνειν ἢ καίειν, ἵνα μὴ ἐξαπατήσῃ ἀνωτέρω γενόμενον ἢ κατωτέρω τὸ δέρμα ἐν τῇ μεταβολῇ τοῦ σχήματος· [...]. Vgl. auch Hippokr. Medic. 8 zur Problematik, beim Aderlass die richtige Stelle zu treffen, weil die Haut verrutschen könne.

74 Vgl. auch Hippokr. Art. 50: die Haut solle beim Verbinden nicht in Falten liegen.

Bei der Anwendung des Schneidens und Brennens zeigt sich die ärztliche Kunst als *téchnē* – als Handwerk, das auf Erfahrung und Wissen beruht[75] und in diesem Fall mit geschultem Blick und Vorsicht angewendet wird. Ein Abbildungsverhältnis von Haut und Körperinnerem ist also nach Ansicht dieses hippokratischen Autors nicht beliebig reproduzierbar und nur gegeben, wenn die Haut gegen ihre Natur fixiert wird. Zu Behandlungszwecken ist dies zwar kurzzeitig möglich, steht aber ihrer spezifischen materiellen Beschaffenheit entgegen, die durch Verschiebbarkeit und Elastizität im Verhältnis zum restlichen Körper geprägt ist. Die Möglichkeit, dass die Haut einen falschen Eindruck über die Vorgänge im Körperinneren vermitteln könnte, wird auch in anderen Schriften reflektiert,[76] die so die ihr innewohnende *dýnamis* unterstreichen.[77]

Anhand dieses Beispiels wird außerdem deutlich, dass die Haut räumlich zu denken ist: sie kann sich verschieben und hat eine räumliche Ausdehnung. Diese beiden Spezifika ermöglichen, dass sie das komplexe Verhältnis von innen und außen vermittelt. Auch wenn dieser Raum zunächst recht schmal erscheinen mag, erstreckt er sich ein Stück in den Körper hinein, wie das folgende Beispiel veranschaulicht, in dem die Wirkungen sportlicher Betätigung auf den Körper beschrieben werden. Trockenen Konstitutionen wird in *De victu* von ruckartigen Bewegungen beim Training abgeraten, weil sie zu Verletzungen führten:

> Wenn der Körper durchwärmt ist, verdünnt dies die Haut stark, zieht aber das Fleisch weniger zusammen, als die Läufe mit dem Reifen [...].[78]

Diese Formulierung reflektiert die räumliche Ausdehnung der Haut in der Tiefe, indem beschrieben wird, wie sie dünner werde.[79] Haut und Fleisch reagieren in diesem Fall zwar unterschiedlich, sind aber so eng verbunden, dass sie stark aufeinander einwirken. Auch an dieser Stelle wird einerseits die Elastizität der Haut im Verhältnis zum restlichen Körper hervorgehoben und andererseits ihre unauflösliche, wenn auch nicht statische Anbindung aneinander betont.

Die Haut wirkt also in einigen hippokratischen Schriften nicht als feststehende Grenze,[80] sondern wird als beweglicher Raum gefasst, der den Körper sowohl nach außen abgrenzt als auch mit der Umwelt verbindet. Insofern stehen Haut und Haar, deren en-

---

75 Hippokr. de Arte 1,3 fasst die Heilkunst explizit als *téchnē*. Vgl. auch Aischyl. Prom. 477–480; Hippokr. de Arte 3,2; 4,1; Cuomo 2007, 7–40 zur Einordnung der antiken Medizin als *téchnē*.

76 Z. B. Hippokr. Fract. 3. Vgl. auch King 2013, 20, die mit Bezug auf Phaetousas Bartwuchs betont, wie trügerisch äußerlich sichtbare Körperzeichen sein können.

77 Vgl. auch Hippokr. Morb. I 8 [Wittern 1974, p. 24 l. 12–14]: die Haut an der Wange und in der Schamgegend wachse nicht wieder zusammen, wenn sie verletzt worden sei. Vgl. auch Theophr. Od. 60 über die *dýnamis* der Haut.

78 Hippokr. Vict. II 64,1 (Ü R. Kapferer): τεθερμασμένον τὸ σῶμα, τὸ μὲν δέρμα ἰσχυρῶς λεπτύνει, τὴν δὲ σάρκα ἧσσον συνίστησι τῶν τρόχων [...].

79 Vgl. zur Räumlichkeit der Haut auch Demokr. fr. 7 Gemelli (Abkratzen von Hautschichten); Theophr. Od. 54 (Einziehen von Öl in die Haut).

80 Vgl. aber z. B. Hippokr. Carn. 9,5f; Fract. 9; Liqu. 2,3; Oss. 11,1 und dazu oben S. 42.

ger materieller Bezug in den Quellen immer wieder hervorgehoben wird, zwischen innen und außen: sie gehören zum Körper dazu, stehen aber in ständigem Austausch mit der Umwelt und überwinden auf diese Weise die Grenze zwischen beiden, die sie zugleich markieren. Haut und Haar bilden insofern einen Zwischen_Raum,[81] in dem zwei scheinbar deutlich getrennte und einander binär gegenüberstehende Phänomene in Kontakt treten und so die ihnen zugeschriebene Dichotomie aufheben. Wie die bislang dargestellten Beispiele in diesem Kapitel gezeigt haben, ist dieser Zwischen_Raum außerdem durch die Eigendynamik des Körpers und seiner einzelnen Teile geprägt.

So steht der Schweiß einerseits in einem komplexen Wechselverhältnis mit Vorgängen im Inneren des Körpers und seiner äußerlichen Beschaffenheit, die andererseits nicht nur auf das Schwitzen wirkt, sondern auch auf das Haarwachstum. Diese Prozesse beruhen auf der *dýnamis* des Körpers und veranschaulichen die Wirkung der Haut als Zwischen_Raum. Denn die Konzeptualisierung des Schwitzens als Ausscheidung durch die Haut verbindet beide nicht nur eng miteinander, sondern spiegelt auch die spezifische Beschaffenheit der Haut als Grenzschicht, die nur unter bestimmten Bedingungen durchdrungen werden kann.

Haut und Haar als produktiver Zwischen_Raum

Der vorangegangene Abschnitt hat die Sicht der hippokratischen Schriften auf die Beschaffenheit von Haut und Haar dargelegt. Während die Haare in den Hintergrund treten, hat sich die Haut als wichtige Zugriffsmöglichkeit auf den Körper und als äußerst durchlässig gezeigt: einerseits richten sich der ärztliche Blick und verschiedene Behandlungsmethoden auf die Haut und durchdringen sie sogar (zu einem gewissen Grad), um auf das Körperinnere einzuwirken. Andererseits fungiert sie als Weg für verschiedene Formen der Körperausscheidung, wie beispielsweise den Schweiß. Diese medizinischen Ansichten über das Verhältnis der Haut zu Körper und Umwelt verstehen sie als Vermittlerin zwischen beiden und unterscheiden sich insofern deutlich von modernen Vorstellungen über die Haut, in denen sie in erster Linie als Grenzfläche gesehen wird, die den Körper umschließe und deren primäre psychologische und physiologische Funktion die Abgrenzung von der Umwelt sei.[82] Benthien hat in ihrer wegweisenden kulturwissenschaftlichen Arbeit über die Haut

81 Durch die spezifische Schreibweise mit Unterstrich wird das Potential des ‚Dazwischen' im Text sichtbar; die Großschreibung innerhalb des Wortes weist auf die *dýnamis* der Prozesse in diesem Raum hin. Vgl. dazu auch unten S. 92f.

82 Vgl. Anzieu 1991; Montagu 1974; Montagu 1982. Vgl. auch Fuchs 2000, 110f; Fuchs 2011, 352 zur Funktion des Tastens für die Leibwahrnehmung und die Konstituierung des Selbst. Vgl. auch Duden 1987, 8, die ihr Vorgehen als Durchdringung der Haut als Körpergrenze beschreibt und alles, was darunterliegt, als Leib begreift, auf den sich ihr Erkenntnisinteresse richtet; vgl. auch Lindemann 1992 für ein analoges Vorgehen in den Sozialwissenschaften. Vgl. auch Butler 1991, 193–196, derzufolge die Körperoberfläche und die Körpergrenzen die Voraussetzung der Konstruktion von Subjekten und der performativen Hervorbringung von Geschlecht sind. Vgl. aber Haraway 1995a, 68, die die Funktion der Haut als Körpergrenze in ihrem Cyborg-Manifest infrage stellt.

rekonstruiert, wie sich diese Vorstellung seit dem 18. Jh. n. Chr. herausgebildet und im Verlauf der Moderne bis zum Ende des 20. Jh. n. Chr. beständig an Bedeutung gewonnen hat. Sie stellt dieser Entwicklung einen porösen, vormodernen Körper gegenüber, wie Duden ihn in ihrer für die Körpergeschichte grundlegenden Studie *Geschichte unter der Haut* rekonstruiert hat.[83] Zwar ergibt sich im Anschluss an diese Thesen aus althistorischer Perspektive fast zwangsläufig die Frage, ob und wie eine solche Sicht auch die antiken Quellen prägt. Denn nicht nur die Haut ist von Poren (πόροι, *póroi* – Furten) durchsetzt, sondern auch andere Organe.[84] Allerdings wird dieser Aspekt in den hippokratischen Schriften selten thematisiert und steht nur in einem mittelbaren Verhältnis zu Haut und Haar.

Insofern befindet sich der in diesem Kapitel bislang dargelegte Befund im Kontrast zu einer wirkmächtigen Forschungsposition, die die Haut als Körpergrenze fasst und diese Vorstellung auch auf die Vergangenheit bezieht:

> In der Vormoderne stellte die Haut noch eine strukturell unüberschreitbare Grenze vor dem unsichtbaren geheimnisvollen Inneren dar, deren optische und haptische Oberfläche nicht zuletzt deshalb von so hoher Bedeutung war, weil sie geradezu eine Lesekunst der Ärzte und Heiler bei der Diagnose erforderte.[85]

Benthiens summarische Darstellung unterstreicht zwar die Bedeutung der Hautbeschaffenheit für die Diagnose und Prognose von Krankheiten, die auch im *Corpus Hippocraticum* äußerst wichtig ist. Die Behauptung aber, die Haut sei als Grenze unüberwindbar gewesen, kann angesichts des in dieser Studie erhobenen Befundes nicht aufrechterhalten werden und widerspricht auch Benthiens eigener Argumentation: wie oben bereits erwähnt, bezieht sie sich gleichermaßen auf Dudens Konzept eines porösen Körpers in der Vormoderne und ordnet die Haut insofern ambivalent ein, ohne diese Widersprüchlichkeit jedoch zu untersuchen.[86] Indem Benthien die moderne Konzeption der Haut als Grenze ins Zentrum stellt und ihre räumliche Ausdehnung als Fläche denkt, tritt außerdem ihr dreidimensionaler Charakter in den Hintergrund.[87]

Da die Quellen aus dem klassischen Griechenland diese Oberflächenfunktion der Haut zwar durchaus benennen,[88] aber nicht darauf beschränkt sind, sondern auch ihre

---

83 Benthien 1998a, 59–75. Vgl. Duden 1987. Vgl. auch Hennepe 2012 zur Genese dieses porösen Körperkonzepts im Kontext der Entwicklung der Mikroskopie im 17. Jh. n. Chr. und seiner deutlichen Differenz zu antiken Vorstellungen.

84 Z. B. Hippokr. Flat. 8,6 (Ausscheidungen durch die Haut); Hippokr. Vict. II 45,1; 46,3 (Nahrungsaufnahme durch Poren). Vgl. auch Emp. fr. 134 Gemelli [= 31 A86 DK = Theophr. de sens. 7] (Poren der Sinnesorgane); Hippokr. Vict. I 35,3 (Poren der Seele [οἱ πόροι τῆς ψυχῆς]).

85 Benthien 1998a, 11.

86 Vgl. auch Benthien 1998a, 71f.

87 Vgl. auch Benthien 2002: auch unter der Überschrift *Die Tiefe der Oberfläche* versteht sie die Haut als Grenzfläche.

88 Vgl. z. B. Hippokr. Carn. 9,5f; Fract. 9; Liqu. 2,3; Oss. 11,1 und dazu oben S. 42. Vgl. zum griechischen Befund auch Pigeaud 2005, 26, 46f (Haut als Grenzbereich [*frontière*]); Bernsdorff 2015, 119; Holmes 2010, 21, 108 (Haut als Barriere).

räumliche Ausdehnung in der Tiefe reflektieren und dabei eine enge Verbindung zu den Haaren herstellen, verdeckt eine Fokussierung der Haut als Grenzschicht die spezifische Sicht der untersuchten Quellen auf Haut und Haar: sie bilden dort mitunter einen Zwischen_Raum mit eigener Ausdehnung und Beschaffenheit. Es handelt sich um einen Raum, der zu einem gewissen Grade in den Körper hineinreicht und aus ihm herausragt. Die Säfte, die die Beschaffenheit der Haut beeinflussen und die Haare ernähren, gehören ebenso dazu wie die äußerlich sicht- und spürbare Gestalt von Haut und Haar. So überwindet ihr Zusammenwirken die Körpergrenze, die die Haut aus moderner Perspektive und auch in anderen antiken Quellen bilden kann.

Dieser spezifische Blick auf den Körper trennt ihn zwar durch die Haut von der Umwelt, bleibt aber nicht auf diesen oberflächlichen Aspekt beschränkt. Einerseits grenzt die Haut beide Bereiche voneinander ab, indem sie zwischen ihnen steht, andererseits vermittelt sie zwischen ihnen, da sie gleichermaßen mit dem Körper verbunden ist und im Kontakt mit der Umwelt steht. Gemeinsam mit den Haaren, mit denen sie sowohl im medizinischen Schriftgut als auch in der Dichtung und der Geschichtsschreibung eng verbunden wird, formt sie ein den ganzen Körper überziehendes Geflecht, das die komplexen Vorgänge im Körperinneren nach außen trägt und auf das umgekehrt von außen eingewirkt wird, um das Körperinnere zu beeinflussen.

In erster Linie beruht diese Perspektive auf Haut und Haar auf einer differenzierten Quellenanalyse, in der sie sich als äußerst produktiv erwiesen hat: einerseits steht der Zwischen_Raum, den Haut und Haar bilden, aus medizinhistorischer Sicht im diachronen und synchronen Vergleich neben anderen Körperkonzepten. Andererseits eröffnet dieses Konzept bei der Interpretation der Quellen metaphorische Zwischen_Räume, in denen sich die historische Bedeutung der Praktiken zeigt, die auf Haut und Haar wirken und so Körperzeichen erzeugen, zu denen nicht zuletzt auch die Haut- und Haarfarben gehören. Insofern ist dieses Konzept ebenso auf die Themen in den anderen beiden Teilen der Studie bezogen, auch wenn es dort zugunsten der Konzentration auf die Praktiken bzw. Farben in den Hintergrund tritt.

Bevor dieses Potenzial des Zwischen_Raum-Konzepts dargelegt wird, ist es jedoch erforderlich, es theoretisch einzubetten, indem verschiedene Konzepte, Zwischenräume zu denken, und ihre Übertragung auf altertumswissenschaftliche Kontexte nachgezeichnet werden. Dieser Exkurs dient der Klärung der Vorannahmen und Zuschreibungen, die den in dieser Studie vorgeschlagenen Zugang prägen. Dazu gehört neben der Idee des ‚Dazwischen' auch die Charakterisierung als ‚Raum'. In diesem Kontext zeigt sich schließlich die Haut und Haar inhärente *dýnamis*, auf der die ihnen zugeschriebenen sozialen, politischen, kulturellen und medizinischen Bedeutungen beruhen. Diese Reflexionen sind auf die Befunde der Quelleninterpretationen bezogen, die in dieser Studie dargelegt werden. Einige Vorgänge und Praktiken sind in besonderer Weise geeignet, Haut und Haar als produktiven Zwischen_Raum mit zeitlicher und räumlicher Dimension zu präsentieren, und werden deshalb im Anschluss exemplarisch vorgestellt, um diese Perspektive auf den Körper anhand des untersuchten Quellenmaterials zu veranschaulichen und darzulegen, wie bedeutsam Haut und Haar nicht nur im medizinischen Schriftgut, sondern auch in anderen Quellengattungen für die Wahrnehmung des Körpers und den Umgang mit ihm im klassischen Griechenland gewesen sind.

Theorien des Zwischen_Raums

Die hier vorgeschlagene Lesart der Quellen ist in erster Linie durch den Weltentwurf der Činari inspiriert: das Kunstwort Činari bezeichnet einen inoffiziellen literarisch-philosophischen Gesprächskreis junger Petersburger Poeten und Philosophen, der von der Mitte der 1920er bis zur Mitte der 1930er Jahre bestanden hat und in dessen Vorstellungen über die Existenz als solche der Zwischen_Raum (russ. промежуток, *promežutok*) eine zentrale Rolle einnimmt. Er ist zeitlich und räumlich gedacht: als Zeit zwischen zwei Ereignissen markiert er die Gegenwart. Außerdem liegt er räumlich zwischen Vergangenheit und Zukunft und stellt auf diese Weise ein produktives Hindernis (russ. препятствие, *prepâtstvie*) dar.[89] Weniger in Anwendung dieser Philosophie als vielmehr von ihr angeregt, ergibt sich beim Blick auf die untersuchten Quellen eine Perspektive auf Haut und Haar als Zwischen_Raum mit zeitlicher und räumlicher Dimension, in dem Bedeutungen erzeugt werden und der aufgrund ihrer materiellen Beschaffenheit und der ihnen innewohnenden *dýnamis* ein produktives Hindernis bildet.

Die Philosophie der Činari ist jedoch kaum rezipiert worden,[90] auch wenn der belgische Philosoph Eugène Dupréel in den 1930er Jahren ähnliche Ideen entwickelt hat[91] und bis heute in den unterschiedlichsten Kontexten von Zwischenräumen die Rede ist – in der Kunst ebenso wie in der Pädagogik, in der Wissensgeschichte ebenso wie in der Literaturwissenschaft.[92] Zumeist werden entsprechende Begriffe ohne eingehende theoretische Anbindung oder Erläuterung verwendet,[93] obwohl verschiedene Konzepte und Begriffe vorgeschlagen worden sind. Dabei werden unterschiedliche lexikalische Mittel gebraucht, deren Verwendung auch durch die Sprache geprägt ist, in der die entsprechenden Überlegungen verfasst worden sind. So bezeichnen *intervalle* und *gap*, *third space* und ‚Schwelle', *intermédiaire*, ‚Dazwischen' und *in-between* Phänomene, die dem für diese Untersuchung vorgeschlagenen Konzept des Zwischen_Raums mehr oder weniger

89 Jaccard 1991, 133f, 142–160, insbesondere 151–157: der *promežutok* ist die Voraussetzung der Existenz aller Erscheinungen, denn er bringt sie hervor, indem er то (*to* – russ. jenes) und это (*ėto* – russ. dieses) trennt. Sonst wäre alles eins und damit nichts. Er liegt im Nirgendwo zwischen Raum und Zeit und ist das einzige, das wirklich existiert. Zugleich ist dort die Ewigkeit, denn sie liegt zwischen dem Ende des einen und dem Anfang eines anderen Moments. Der Zwischen_Raum wird als kleiner Fehler im Gleichgewicht des Universums gedacht, der es ermöglichen kann, benachbarte Welten und in ihnen das eigentliche Sein der Dinge zu erkennen, wenn gegenwärtiges Aus-der-Zeit-Treten gelingt. Den Hinweis auf die Činari und ihre Philosophie verdanke ich Joanna Carle. Vgl. auch Lehmann 2010a, 315–339.

90 Vgl. Lehmann 2010a, 422–458, 616 Anm. 147.

91 Vgl. Dupréel 1949 [1933], 196.

92 Z. B. Kelly 2002; Kulturreferat München 1995 (Kunst); Bormann 2011; Stomporowski 2007 (Pädagogik); Dotzler / Schmidgen 2008a (Wissensgeschichte); Karlsson Hammarfelt 2012; Schmidt-Linsenhoff 2004, 10–12 (Literaturwissenschaft).

93 Vgl. z. B. Dotzler / Schmidgen 2008b; Heilmann 2007, 44; Heilmann 2010, 271; Wirth 2012b.

ähneln, als Intervall, Lücke, dritten Raum, Schwelle oder als etwas Mittleres zwischen anderen.[94] Sie können aufgrund der mit den Begriffen verbundenen Vorstellungen zwar terminologisch getrennt werden, bedienen sich aber zunächst eines gemeinsamen Bildes, das im Deutschen wohl am besten mit der Position des ‚Dazwischen' zu greifen ist:

> To that end we should remember that it is the 'inter' – the cutting edge of translation and negotiation, the in-between space – that carries the burden of the meaning of culture.[95]

Wie dieses Zitat unterstreicht, ermöglichen Zwischen_Räume nicht nur Übergänge zwischen post-kolonialen Kulturen, sondern sind selbst zentral für die Produktion von Bedeutungen.[96] Allerdings geht Homi Bhabha von den beiden Kulturen aus, die aufeinandertreffen, und konzentriert sich auf liminale Prozesse:[97] Die beiden Räume, zwischen denen sich der *third space* befinde, stehen von vornherein fest, so dass er dadurch definiert ist, weder das eine noch das andere zu sein.[98] Im Gegensatz zu dieser Sichtweise liegt der Zwischen_Raum, den Haut und Haar bilden, als Kontaktzone zwischen Körper und Umwelt, denn er ist mit beiden verbunden.[99] Mit Mary Louise Pratt sind *contact zones* als „social spaces where cultures meet"[100] zu verstehen. Dieses Konzept ist weniger am Bild einer Grenze als Linie orientiert, sondern betont die räumliche und zeitliche Dimension des Kontaktes, der interaktiv und improvisiert angelegt ist. Auf diese Weise fokussiert es die Wechselbeziehungen und lenkt – wie andere post-koloniale Ansätze – die Aufmerksamkeit auf die Machtverhältnisse.[101]

Neben diese unterschiedlichen Ansätze, Zwischenpositionen zu denken, tritt der Raum als weitere Kategorie, die das für diese Untersuchung vorgeschlagene Konzept des Zwischen_Raums prägt. Im Vergleich mit anderen Perspektiven auf den Raum betrach-

94 Z. B. Dupréel 1949 [1933], 200–203 (*intervalle*); McLuhan 1972, 70 (*gap*); Bhabha 1994, 36 (*third space*); Benjamin 1982, 617f (Schwelle); Irigaray 1984, 15, 27, 30, 34, 36 (*intermediaire*); Wuttke 1996, xii-xiv (Dazwischen); Heilmann 2007, 44f (*in-between*). Vgl. z. B. Jaccard 1991, 151, der *promežutok* als *intervalle* übersetzt oder Irigaray 1984, 15f, 19f, 52–54; Irigaray 1991, 14f, 19f, 61–63, deren *intervalle* Rajeweksy als ‚Zwischenraum' überträgt.

95 Bhabha 1994, 38.

96 Vgl. auch Deleuze / Guattari 1996, 249; Derrida 1974, 155, 170; Geulen 2010, 140.

97 Castro Varela et al. 2010, 185f.

98 Bhabha 1994, 36.

99 Vgl. auch Fuchs 1997, 325f; Fuchs 1999, 11, 390, der das Trennende und das Verbindende in Zwischen-Räumen hervorhebt und diese gegenseitige Überlappung der Räume auf post-koloniale Verhältnisse überträgt. Aus dieser Perspektive liegt der *third space* zwischen Zentrum und Peripherie, hat aber an beiden Anteil, ohne dass eine gleichberechtigte Teilhabe in beiden Kulturen vorausgesetzt ist, da diejenigen, die ihn bewohnen, hier wie dort marginalisiert sein können.

100 Pratt 1991, 34.

101 Vgl. auch Castro Varela et al. 2010, 187–189 zu weiteren post-kolonialen Ansätzen und ihrem Potential, gegen etablierte Ordnungen zu intervenieren oder sie zu verfestigen.

tet es eine mögliche Mikroebene[102] und beruht dabei auf einer spezifischen Perspektive auf diese Kategorie, die sonst auch für die Meso- und Makroebene eingenommen wird: Räume beruhen auf Beziehungen und sind deshalb ein Bereich von Vielfältigkeit.[103] Sie sind materiell beschaffen, jegliche Raumerfahrung ist körperlich.[104] Wie Körper und Geschlecht unterliegen Räume Konstruktionsprozessen,[105] deren Bedeutung für soziale Praktiken und Machtverhältnisse es zu erschließen gilt.[106] Raum ist ohne Bewegung nicht denkbar,[107] er ist fraktal und gleichzeitig Quelle von Fragmentierungen.[108] Raum und Zeit sind untrennbar verbunden und verweisen aufeinander.[109]

Diese Sichtweisen auf den Raum prägen auch den Zwischen_Raum, den Haut und Haar bilden: er ist materiell vorhanden und basiert auf einem komplexen Wechselverhältnis verschiedener Teile des Körpers, die untereinander und mit Umwelteinflüssen interagieren. Er hat eine räumliche und zeitliche Dimension und ist insofern durch Bewegung geprägt. Auf diese Weise ermöglicht er sowohl Verschiebungen und Verunsicherungen von körperlicher Seite als auch Eingriffe in die Gestaltung von Haut und Haar,[110] die soziale Verschiebungen und Verunsicherungen ebenso nach sich ziehen können wie die Verfestigung einer Positionierung. Dieser temporale Aspekt ist in den bisher dargelegten Quellenbefunden zwar nur implizit aufgegriffen worden, im Anschluss an diese Theoriediskussion werden jedoch weitere Beispiele aufzeigen, wie insbesondere die zeitliche

---

102 Ein kursorischer Überblick über ältere und neuere Studien zum Raum – inner- und außerhalb der Antike – vermittelt den Eindruck, dass mit dem sogenannten *spatial turn* der Raum vor allem als geographische Größe gesehen und entsprechend auf einer Makroebene betrachtet wird (vgl. z. B. Döring / Thielmann 2008; Günzel 2008 und zur Antike Engels 1999; Märtin 2012; Sambursky 1977). Andere Beiträge sind auf einer Mesoebene zu verorten, denn sie widmen sich der Interaktion von Körpern in Räumen und ähnlichem (vgl. z. B. Bauriedl et al. 2000; Schmincke 2010; Würmann et al. 2007 und zur Antike Cole 2004; Gilhuly / Worman 2014; Hölscher 1998; Hölscher 2003; Pechriggl 2003; Rödel-Braune / Waschke 2012; Scott 2013). In diesem Bereich wird auch die Kategorie Geschlecht häufiger thematisiert (vgl. z. B. Lehmann et al. 2015 und zur Antike die Beiträge in Harich-Schwarzbauer / Späth 2005a). Die Konzeption des Zwischen_Raums, den Haut und Haar bilden, setzt hingegen auf einer Mikroebene an, die in der Forschung nur selten mit Bezug zum ‚Raum' behandelt wird (vgl. zu solchen Perspektiven auf die antike und mittelalterliche Medizin die ersten beiden Teile von Baker et al. 2012. Der dritte und vierte Teil enthalten Beiträge zur Makro- und Mesoebene).

103 Massey 2003, 31f.

104 Baker / Nijdam 2012, 1–14. Vgl. auch Bauriedl et al. 2000; Hallet / Neumann 2009, 27; Modes 2014, 336, 342, 353; Strüver 2010, 232f; Werlen 2008, 382.

105 Baker / Nijdam 2012, 1–14. Vgl. auch Bauriedl et al. 2000; Karlsson Hammarfelt 2012, 31; Modes 2014, 342; Schroer 2008, 133, 137f.

106 Strüver 2010, 225–233. Vgl. auch Hölscher 2003, 184–189 zum Verhältnis von Handlung und Raum im antiken Griechenland.

107 Hallet / Neumann 2009, 20. Vgl. z. B. Karlsson Hammarfelt 2012, 29; Wirth 2012b, 26, 30–32 und die anderen Beiträge in Wirth 2012a zur Bewegung in Zwischenräumen.

108 Massey 2003, 32.

109 Hallet / Neumann 2009, 20f. Vgl. auch Schroer 2008, 142f zur Dialektik von Raum und Zeit.

110 Vgl. auch Lossau 2000 zur verunsichernden Wirkung von Zwischenräumen; Baker / Nijdam 2012, 2; Karlsson Hammarfelt 2012, 38, 42, 188f zur engen Beziehung von Raum und Praktiken.

Dimension des Zwischen_Raums dazu beiträgt, Haut und Haar mit unterschiedlichen Bedeutungen zu versehen.

Zuvor ist es jedoch erforderlich, das erkenntnistheoretische Potential von Zwischenpositionen philosophiegeschichtlich einzuordnen. Denn schon in Platons *Symposion* verortet Diotima den Eros in ihrer Rede als Streben nach Erkenntnis[111] – und damit die Position des Philosophen selbst mittig zwischen Torheit und Weisheit. Neben und entgegen der Tendenz, binäre Gegensätze zu trennen und einander dichotom gegenüberzustellen,[112] finden sich in der platonischen Philosophie also auch Versuche, solche Dichotomien aufzubrechen, indem etwas Drittes zwischen die polaren Gegensätze gestellt und produktiv in den Erkenntnisprozess eingebracht wird. In den philosophischen Diskussionen wird dieses zusätzliche Element *metaxý* (Dazwischen) genannt. Ein weiteres Beispiel für dieses Vorgehen bei Platon sind seine Äußerungen über die Seele: sie sei weder Idee noch Stoff und insofern im weiten „Spielraum"[113] zwischen beiden zu verorten. Sie stehe jedoch nicht nur irgendwo zwischen beiden, sondern habe an Idee und Stoff Anteil,[114] kann also als „Mittelwesen zwischen ideeller und materieller Wesenheit"[115] gefasst werden. Die Seele wird also als drittes Element eingebracht, ist jedoch nicht von den anderen beiden getrennt, sondern mit ihnen verbunden. Ebenso ist der Zwischen_Raum zu verstehen, den Haut und Haar bilden: sie stehen gleichermaßen mit dem Körper und der Umwelt im Kontakt. Denn stets liegt auf der einen Seite dieser Schicht das Körperinnere und auf der anderen die Umgebung, deren beständiger, gegenseitiger Austausch dadurch erst ermöglicht wird. Um die Prozesse und Bedeutungszuschreibungen, die sich auf diesen Zwischen_Raum beziehen, untersuchen zu können, wird er als Einheit betrachtet und zwar analytisch von Körper und Umwelt geschieden, ist aber nicht als eigenständiges Drittes anzusehen. Vielmehr ist er in spezifischer Weise an beide angebunden und gerade daraus ergibt sich seine besondere Beschaffenheit und Wirkung.

Durch die Einordnung des Eros und der Seele als Zwischenpositionen unterstreicht Platon deren Bedeutung und widerspricht vereinfachenden, binären Sichtweisen auf die Welt. Dennoch trägt diese Argumentation ein dichotomes Denken in sich. Denn Idee und Materie werden nicht nur voneinander geschieden, sondern auch in ein hierarchisches Verhältnis zueinander gesetzt.[116] Die Ideen sind es, nach denen die Seele strebt. Sie sind oben, während die Materie unten verortet wird und überwunden werden soll. Diese Vorstellungen sind zudem vergeschlechtlicht: die Materialität ist weiblich gedacht, die Ideen sind hingegen männlich kodiert.[117] Platons relativ freier Umgang mit Gegensatz-

---

111 Plat. symp. 202a–b.d; 203e–204b. Vgl. auch Irigaray 1984, 15–39.

112 Z. B. Plat. leg. 895e–896d. Vgl. auch Lovibond 1994 zur Hierarchisierung von Vergeschlechtlichung von Dichotomien bei Platon; Schmitz 2006 zur Kritik an dichotomisierenden Gegenüberstellungen in der Geschlechterforschung.

113 Hoffmann 1964, 32.

114 Hoffmann 1964, 31–33.

115 Hoffmann 1964, 32.

116 Vgl. auch Hoffmann 1964, 36, 41–43 zur Hierarchisierung der vorgestellten Gegensätze. Eine Kritik, wie z. B. Irigaray 1984, 36 sie äußert, bleibt bei ihm jedoch aus.

117 Hoffmann 1964, 49.

paaren und ihrer Differenzierung unterstreicht, dass es sich um bewusste Setzungen handelt. Keineswegs sind Dichotomien natürlich gegeben, sondern werden willkürlich aufgestellt und sind entsprechend (nicht nur von Platon) veränderbar. Die Polarisierung selbst ermöglicht den Zwischen_Raum, der jedoch in den platonischen Beispielen nicht den Dualismus aufhebt, sondern die Trennung und zugrundeliegende Hierarchie zum Teil verstärkt. Dichotomes Denken vereinfacht allerdings die Komplexität der Wirklichkeit. Um ihr aber gerecht zu werden, ist schon die griechische Philosophie auf Zwischenpositionen angewiesen, die die Dichotomien jedoch stabilisieren: die Seele ist zwar zwischen Idee und Stoff anzusiedeln, wird aber selbst dem Körper binär gegenübergestellt.

In Abgrenzung von einer solchen Vereinnahmung der Zwischenposition für die Bildung polarer Gegensatzpaare sind Haut und Haar als Zwischen_Raum zu verstehen, der Körper und Umwelt zwar trennt, aber gleichzeitig an beiden Anteil hat.[118] Dieser Ansatz ähnelt der platonischen Vorgehensweise zwar, verzichtet aber auf die Hierarchisierung der einander gegenübergestellten Teile und hat einen anderen Ausgangspunkt, der nicht von irgendeiner willkürlichen Dichotomie oder Trennung gebildet wird. Vielmehr geht diese Sichtweise von der Zwischenposition (*metaxý*) aus, die Haut und Haar einnehmen. Sie verbinden Körper und Umwelt, indem sie einen engen Kontakt zwischen beiden herstellen. Zugleich scheiden sie die beiden aber durch die Perspektive, die so auf Haut und Haar sowie Körper und Umwelt gerichtet wird. Doch sie sind nicht unvereinbar, sondern durch die Übergangszone, die Haut und Haar bilden, gegenseitig eingebettet.

Nicht nur in den antiken Quellen, sondern auch in den Altertumswissenschaften werden mitunter Zwischenpositionen thematisiert. So verortet Jean-Pierre Vernant die jungen Spartaner zwischen Heloten und Vollbürgern und charakterisiert ihre Stellung als „intermédiaire",[119] während sich die Skythen François Hartog zufolge aufgrund ihrer nomadischen Bewegungen aus griechischer Perspektive „entre deux espaces"[120] befinden, ohne dies selbst zu bemerken. Thomas Späth und Henriette Harich-Schwarzbauer fassen die Grenze zwischen den Geschlechtern und ihre Überschreitung als unsicheren Zwischenraum.[121] Levine schreibt den Haaren sowohl auf einer metonymischen als auch auf einer metaphorischen Ebene eine Zwischenposition zu: einerseits stünden sie als *pars pro toto* für den Körper und markierten auf diese Weise die Zwischenposition, die Übergänge in Riten sowie zwischen Leben und Tod prägen. Andererseits symbolisierten sie die Dialektik von Natur und Kultur, indem sie natürlich wüchsen *und* kulturellen Praktiken unterlägen, also zwischen Natur und Kultur vermittelten.[122]

118 Dieser Doppelcharakter findet sich z. B. auch in Agambens Konzept der Schwelle (Geulen 2010, 140) und in Lotmans Bestimmung der Grenze (Wirth 2012b, 18f).

119 Vernant 1989, 189. Vgl. auch David 1992, 19, der diese Deutung aufnimmt und die zeitlich begrenzte Zwischenposition (*intermediate position*) der Epheben der dauerhaften Verortung der Periöken zwischen Spartiaten und Heloten gegenüberstellt.

120 Hartog 1980, 51. Vgl. auch die Beiträge in Calame 1992, die sich unter dem Titel *Figures grecques de l'intermédiaire* verschiedenen Zwischenpositionen im antiken Quellenmaterial widmen.

121 Harich-Schwarzbauer / Späth 2005b, VIII. Vgl. auch Pister 2013 zu Euripides' Medea, die je nach Perspektive zwischen verschiedenen Positionen stehe.

122 Levine 1995, 85–88. Vgl. auch Janecke 2004, 4f, 8f, 17–20.

Wie diese Beiträge nutzt auch Holmes die Deutung als Zwischenposition für den Erkenntnisgewinn. Sie analysiert in einer körpergeschichtlichen Studie das Verhältnis von Vorgängen im Körperinneren und äußerlich wahrnehmbaren Symptomen, wie es im klassischen Griechenland in der medizinischen, philosophischen und tragischen Literatur dargestellt worden ist. Dabei zeige sich ein *interval*, das zeitlich und räumlich zwischen die Ursache im Körperinneren und ihre Wirkung in Form äußerlich sichtbarer Symptome trete und in den Hohlräumen (*cavities*) des Körpers verortet sei.[123] Dieses Konzept knüpft an Dupréel an, der in den 1930er Jahren in sein Modell der Erklärung kausaler Zusammenhänge ein *intervalle* eingeführt hat. Denn es ist nicht die benennbare Ursache allein, die einen Effekt erzeugt, sondern zwischen beiden besteht ein Zwischenraum, der räumlich und / oder zeitlich gefasst werden kann. Er bildet eine Diskontinuität, in der weitere Faktoren die Erzeugung oder Verhinderung der Wirkung beeinflussen, so dass die Beziehung von Grund und Effekt stets nur wahrscheinlich (*probable*), nicht aber final festgelegt ist.[124] Indem Holmes diese Theorie der Kausalität auf Prozesse im Körperinneren bezieht, gelingt es ihr, die Eigendynamik des Körpers methodisch zu fassen. Denn auch wenn die hippokratischen Ärzte sehr gut in der Lage gewesen sind, die Symptome zu lesen, haben ihre Diagnosen und Prognosen nicht immer dem entsprochen, was tatsächlich geschehen ist.

Diese Beharrungskraft des Materiellen nennt Hans Peter Hahn ‚Eigensinn der Dinge'. In diesem Kontext unterstreicht er außerdem die Ambivalenz und Beiläufigkeit, durch die ihre Wahrnehmung geprägt sei.[125] Auch Haut und Haar sind zwar durch diese Charakteristika gekennzeichnet, jedoch Teile des Körpers, denen keinesfalls ein eigener Wille zukommt, wie der Begriff ‚Eigensinn' impliziert. Außerdem wird er in der Körpersoziologie zur Bezeichnung unwillkürlicher und spontaner Bewegungen des sozialisierten Körpers eingesetzt. Der von Thomas Alkemeyer und Paula-Irene Villa geprägte Ausdruck ‚somatischer Eigensinn' bezieht sich auf die Handlungsfähigkeit des Körpers und die mehr oder weniger bewusst gesteuerten Bewegungen seiner Glieder.[126] Wie Hahn betonen sie den Überraschungseffekt, den dieser Eigensinn der Dinge bzw. der Körper erzeugen kann, wenn er entgegen der Erwartungshaltung der beteiligten Personen wirkt.[127] Dieser Effekt kann auch im untersuchten Quellenmaterial beobachtet werden. Da Haut und Haar aber weder Gegenstände sind, noch selbst agieren, erscheint der Begriff ‚Eigensinn' ungeeignet, sie zu charakterisieren.

Auch Gabor Csepregi fokussiert die Eigenbewegung des Körpers und schreibt ihm eine autonome dynamische Kraft zu, die seine Beziehung zur Welt präge.[128] Aus einer modernen Perspektive betont diese Formulierung in Anbetracht des physikalischen Begriffs

---

123 Holmes 2010, 25f, 121–147.
124 Dupréel 1949 [1933], 196–205. Vgl. auch Debaise 2008, 127f, der Dupréel ebenso rezipiert.
125 Hahn 2015.
126 Alkemeyer / Villa 2010. Vgl. auch Türk 1989, 125f, der das eigensinnige Handeln von Subjekten in Organisationen problematisiert.
127 Alkemeyer / Villa 2010; Hahn 2015, 11.
128 Csepregi 2006, 8–12.

der Dynamik den Aspekt der Bewegung. Er ist jedoch von dem griechischen Wort *dýnamis* abgeleitet, das ‚Kraft', ‚Gewalt', ‚Macht' bedeutet, und bezeichnet den Einfluss dieser Kraft auf Bewegungen. Sie kann aber auch in anderer Weise wirken. So betont Lavergne im Kontext der Assoziation von Haaren und Pflanzenwachstum, dass den Haaren eine eigene *dýnamis* zugeschrieben werde:[129] Der Autor von *De natura pueri* beschreibt das fortdauernde Wachstum der Haare, deren Ausprägung sich im Lebensverlauf wandelt.[130] Außerdem ist auch die Haut durch eine inhärente *dýnamis* geprägt – eine ihr eigene Kraft, die auf ihrer materiellen Beschaffenheit beruht: sie hält *De natura ossium* zufolge den Körper zusammen, ermöglicht Ausscheidungen durch die Haut und ist durch eine gewisse Elastizität geprägt, die sich beispielsweise anhand der Behandlungsmethode des Schneidens und Brennens gezeigt hat.[131] Durch die Verbindung mit der Haut gehören außerdem auch die Haare zum Körper, so dass diese *dýnamis* auch und gerade die enge Verknüpfung der beiden umfasst, die im ersten Kapitel dargelegt worden ist. Diese Lesart entspricht der Tendenz der hippokratischen Schriften, allen möglichen Dingen und Teilen des Körpers *dýnamis* zuzuschreiben.[132] Alkemeyer und Villa nennen den Körper auch widerspenstig oder widerständig. Wie ‚Eigensinn' tragen auch diese Begriffe die Konnotation eines bewussten Handelns gegen etwas oder jemanden in sich. Der hier vorgeschlagene Begriff *dýnamis* fasst aber nicht nur die durchaus vorhandene Beharrungskraft von Haut und Haar, sondern auch das Gestaltungspotential, das auf ihrer Beschaffenheit beruht und sich nicht nur auf die konkrete Veränderung von Körpermerkmalen bezieht, sondern auch auf die Produktion von Bedeutungen:

> The body is an agent of perception and meaning: meaning arises from the body and is not merely inscribed onto it.[133]

Als Teile des Körpers sind Haut und Haar nicht nur Zeichenträger, sondern auch Zeichenproduzenten. Die Zeichen, die auf diese Weise entstehen, erlangen mitunter historische Bedeutsamkeit, dies ist aber nicht zwingend erforderlich. Außerdem ist die Hervorbringung dieser Zeichen selbst durch gesellschaftliche Prozesse und Regeln beeinflusst, die ihre Umwelt prägen. Das Wechselverhältnis von Körper und Umwelt kann nicht aufgelöst werden, vielmehr stehen sie immer schon im Austausch miteinander, der in nicht unbeträchtlichem Maße über Haut und Haar erfolgt. Dieses Verhältnis ist ebenso durch

129 Lavergne 2006, 240. Vgl. auch Turner 2012, 488.

130 Hippokr. Nat. Puer. 20. Vgl. auch Leitao 1993, 168f, der diese Eigenschaften anführt, um zu begründen, warum die Haar- und nicht die Barttracht der Markierung der Altersstufen bei Kindern und Jugendlichen gedient habe: der Bartwuchs könne individuell früher oder später einsetzen, während die Manipulation der Haupthaare unabhängig davon und gemeinschaftlich erfolgt sei.

131 Hippokr. Oss. 11,1 (Zusammenhalt); z. B. Hippokr. Flat. 8,6; Morb. I 25 und die Diskussion dieser Stellen oben S. 71–73 (Ausscheidung); Hippokr. Morb. III 16,21 und dazu oben S. 78–80 (Schneiden und Brennen).

132 Holmes 2010, 135.

133 Baker / Nijdam 2012, 7.

ihre materielle Beschaffenheit wie durch die Bedeutungen geprägt, die ihnen diskursiv zugeschrieben werden:

> Es ist der Abstand zwischen der Geschwätzigkeit der Diskurse und dem Schweigen der Objekte, der so als der Zwischenraum der Epistemologie selber erkennbar wird.[134]

Mit dieser Äußerung weisen Bernhard Dotzler und Henning Schmidgen auf die enge Verbindung von Materialität und Diskurs hin und assoziieren sie mit dem Bild des Zwischenraums. Wie ihre komplexe Verflechtung zu verstehen ist, hat Tuana eindrücklich dargelegt und ist in der Einleitung der vorliegenden Studie am Beispiel des Salbens erläutert worden.[135]

Auch Hölscher betont die Verschränkung der biologischen Grundlagen und der kulturellen Konstruktionsprozesse bei der Wirkung der Gesichtsbehaarung als Kennzeichen von Altersstufen.[136] Einerseits wird diese Funktion durch die Eigenschaft der Barthaare ermöglicht, erst ab einem gewissen Zeitpunkt fortlaufend zu wachsen und ihre Beschaffenheit im Verlauf der Jahre zu verändern. Diese Entwicklung beruht auf körperlichen Prozessen und ihrer Materialisierung in Form eines zunächst nur schwachen, sich aber mit der Zeit verstärkenden Bartwuchses, der in *De natura pueri* ausführlich beschrieben wird.[137] Andererseits erzeugt erst die diskursive Hervorhebung des ‚schwarzen' Bartes als Merkmal des Erwachsenseins und seine Gegenüberstellung mit der Bartlosigkeit der Frauen und Eunuchen bzw. dem ‚roten' Bart der Heranwachsenden den Zeichencharakter des Bartes als Männlichkeitsattribut im klassischen Griechenland.[138] Allerdings benötigen Frauen Aristophanes zufolge auch ohne Bartwuchs ein Rasiermesser. Indem die Komödien so die Praxis der Haarentfernung an unterschiedlichen Stellen des weiblichen Körpers aufgreifen, verweisen sie auf das Wachstum der Körperbehaarung bei Griechinnen. Bei der Interpretation anderer Stellen, an denen behauptet wird, Frauen seien unbehaart, kann dieses Wissen produktiv für eine kritische Lektüre eingesetzt werden, um diese Behauptung zu hinterfragen.[139]

Wie diese Beispiele veranschaulichen, bildet sich bei der Verflechtung der Materialität von Haut und Haar mit den sie betreffenden Praktiken und Diskursen ein eigener Zwischen_Raum, der von allen Seiten beeinflusst wird, aber auch auf sie einwirkt. Sie gehen nicht ineinander auf und werden vermischt, sondern reiben sich aneinander, so dass sich Spannungen und Reaktionen zeigen, die ihrerseits Bedeutungen erzeugen. Während er zuvor auf das konkrete, materielle Verhältnis von Haut und Haar zu Körper und Umwelt bezogen gewesen ist, eröffnet diese Perspektive einen Zwischen_Raum im

134 Dotzler / Schmidgen 2008b, 16.

135 Tuana 1983; Tuana 1996; Tuana 2008. Vgl. auch oben S. 25–27.

136 Hölscher 2009, 39.

137 Hippokr. Nat. Puer. 20,3.

138 Vgl. Leitao 1993, 145–152, 169–193 und die Diskussion dieses Aspektes unten im Abschnitt *Rotblonde Haare* (S. 446–448).

139 Vgl. Aristoph. Eccl. 60–67; Lys. 87–89.151; Hippokr. Nat. Puer. 20,4 und die Deutung dieser Stellen oben S. 49–52 und unten S. 265–268.

übertragenen Sinne: er prägt die Forschungshaltung der vorliegenden Studie und fördert eine offene Herangehensweise an den Untersuchungsgegenstand, die neue Erkenntnisse ermöglicht. So ist auch *gender* als interdependente Kategorie durch Zwischen_Räume geprägt, die sich zum einen zwischen den komplex miteinander verflochtenen Kategorien bilden. Zum anderen entstehen sie auch, wenn fehlende Kategorien unsichtbar bleiben, weil sie (noch) nicht als relevant erkannt worden sind. Die Verbindung, Überlappung und Abgrenzung der Kategorien erfolgt in diesen Zwischen_Räumen und ermöglicht Verschiebungen und soziale Veränderungen.[140]

Auch wenn das *metaxý* bereits bei Platon angelegt ist und sich erkenntnistheoretisch als hilfreicher Denkansatz erwiesen hat, beklagt der Philosoph Didier Debaise das geringe Interesse der Philosophie an den Intervallen und Zwischenräumen und führt diese mangelnde Aufmerksamkeit darauf zurück, dass sie bisher als Leerstellen ohne Bedeutung angesehen worden seien.[141] Er bezieht sich auf Dupréel und unterstreicht, dass die Zwischenräume gerade keine Nichtigkeiten, sondern elementar für die Erkenntnis der Bedeutung eines bestimmten Ereignisses sind.[142] Diese Ausführungen sind auf zweierlei Weise auf den vorliegenden Untersuchungsgegenstand zu übertragen. Zum einen mögen Haut und Haar zwar wie andere Zwischen_Räume auch zunächst unwichtig erscheinen,[143] prägen aber in einer Kultur des unmittelbaren Handelns, wie dem klassischen Griechenland, die Wahrnehmung durch andere in allen sozialen und politischen Interaktionen.[144] Zum anderen ist der Zwischen_Raum, den sie bilden, keineswegs leer. Es handelt sich auch nicht um eine Lücke oder gar Kluft. Denn dieser Raum ist recht klein und mit Materie angefüllt. Insofern unterscheidet sich der Gebrauch des Begriffes ‚Zwischen_Raum', der hier vorgeschlagen wird, deutlich von anderen Verwendungsweisen dieses Wortes oder ähnlicher Begriffe.[145]

Dies spiegelt sich auch in der hier gewählten, eigensinnigen Schreibweise, die den spezifischen Charakter dieses Zwischen_Raums hervorhebt und ihn von anderen Konzepten abgrenzt. Durch den Unterstrich wird das Potential des ‚Dazwischen' im Schriftbild sichtbar und die Großschreibung innerhalb des Wortes weist auf die *dýnamis* der Pro-

---

140 Vgl. auch Hark 2015 zur Assoziation des Raumes als relationaler Kategorie mit der Intersektionalität.

141 Vgl. z. B. Baker / Nijdam 2012, 11 mit Bezug auf Genneps Konzept der Liminalität; Dotzler / Schmidgen 2008b, 7, 17f; Fuchs 1997, 326 zu Konzepten mit leeren Zwischenräumen.

142 Debaise 2008, 127f. Vgl. auch Karlsson Hammarfelt 2012, 44.

143 Vgl. z. B. Brulé 2015, 7–16; Levine 1995, 80f; Rolle 1991, 115; Scheller / Schwinghammer 2014, 9; Tondeur 2006, die die Randständigkeit ihres Forschungsthemas – der Haare – hervorheben und so kritisieren. Vgl. hingegen David 1992, 11, der die Relevanz der Haare als Forschungsthema einführend hervorhebt und sich explizit von konservativen Fachvertretern abgrenzt, die es als exzentrisch ansehen könnten. Vgl. dazu z. B. Apfel 2011, 199, der Veränderungen der Haartracht, wie Herodot sie im Anschluss an den Sieg der Spartaner über die Argiver schildert (Hdt. I 82,7f), explizit als trivial einstuft.

144 Hölscher 2003, 164–168. Vgl. auch Hölscher 1998, 69–76, der die Bedeutung des direkten Körperkontaktes im Kampf hervorhebt.

145 Vgl. z. B. Baker / Nijdam 2012, 11; Dotzler / Schmidgen 2008b, 7, 17f; Fuchs 1997, 326; Heilmann 2007, 44.

zesse in diesem Raum hin. Diese Verwendung des Unterstrichs ist an eine inzwischen verbreitete Variante geschlechtergerechter Schreibweise angelehnt. Stefan Kitty Herrmanns Vorschlag eines *gender gap*, das den Raum für Geschlechteridentitäten jenseits der Zweigeschlechtlichkeit öffnet und mit Hilfe eines Unterstrichs ausdrückt,[146] kann darüber hinaus mit Bezug auf den Zwischen_Raum weitergedacht werden. Auch der Unterstrich hat eine räumliche und zeitliche Dimension: im Schriftbild nimmt er Raum ein und erhält eine Zeitlichkeit, sobald er beim Sprechen durch eine Pause oder einen Knacklaut artikuliert wird.[147] Auf diese Weise bildet er ein produktives Hindernis und schafft sowohl bei der Personenbezeichnung als auch bei der hier gewählten Schreibweise einen semantischen und typographischen Zwischen_Raum – ein Intervall, das ein wenig irritiert und so ein Innehalten fordert, weil es als inhaltlich gefüllte Lücke beim Verfassen und Lesen von Texten Denkprozesse anstößt.

Das hier vorgeschlagene Konzept des Zwischen_Raums ist durch die Philosophie der Činari inspiriert und in eine breite Theoriediskussion eingebettet. Auf dieser Basis werden im Folgenden drei zentrale Aspekte, die diesen Zwischen_Raum prägen, zusammenfassend und mit Bezug auf die Ergebnisse der Quelleninterpretationen erläutert, auf denen diese Studie beruht und die nur zum Teil bereits dargelegt worden sind. Um seine Beschaffenheit näher zu charakterisieren, ist es *erstens* erforderlich zu klären, wozwischen Haut und Haar liegen: sie bilden die materielle Kontaktzone zwischen Körperinnerem und Umwelt und vermitteln so zwischen ihnen, während sie im klassischen Griechenland sonst nur über die wenigen Körperöffnungen aufeinander wirken. Die Umweltbedingungen und die Praktiken, die von außen an den Körper herangetragen werden, beeinflussen durch den Kontakt mit Haut und Haar nicht nur sie selbst, sondern auch das Körperinnere. Diese für den antiken Beobachter nicht unmittelbar sichtbaren Vorgänge zeigen sich anhand von Körperausscheidungen, zu denen auch Schweiß und Hautausschläge zählen, sowie anhand anderer Veränderungen der Beschaffenheit von Haut und Haar, die in den medizinischen Schriften als Symptome gelesen und in die Diagnose und Prognose von Erkrankungen eingebracht werden. Als außen liegende Teile des Körpers sind sie einerseits fest mit seinem Inneren verbunden, stehen aber andererseits im ständigen Austausch mit seiner Umgebung und verbinden beide auf diese Weise.

Ihre Funktionen und historischen Bedeutungen beruhen auf dieser Zwischenposition, die *zweitens* auch räumlich und zeitlich strukturiert ist. Wird die Haut, wie in *De carnibus* und *De natura ossium*, als Grenze zwischen Körper und Umwelt gedacht, nimmt sie nur einen relativ kleinen Raum ein. In *De natura pueri* zeigen sich aber ihre Beziehungen zu den Säften, die durch den Körper fließen, und ihre enge Verbindung zu den Haaren. Insofern nehmen Haut und Haar als miteinander verbundene Teile des Körpers einen Raum ein, dessen Umfang je nach Haarlänge variiert. Er dehnt sich beispielswei-

146 Herrmann 2007.

147 Mit den Činari weitergedacht symbolisiert er im Sinne eines gegenwärtigen Aus-der-Zeit-Tretens mögliche parallele Realitäten, die sie als das eigentliche Sein des Menschen deuten. Dort könnte Geschlecht gar nicht oder ganz anders gefasst sein als in unserer Wirklichkeit. Vgl. Jaccard 1991, 142–160 und die kurze Einführung zu den Činari oben S. 84.

se dann aus, wenn die Haare sich bei Kälte aufstellen und die sogenannte Gänsehaut[148] bilden. Auch der Haarwuchs vergrößert diesen Raum unablässig, da er als beständiger Prozess konzeptualisiert ist, der aber an einigen Körperstellen später beginnt, während er an anderen nachlassen oder ganz abbrechen kann. Wie das Haar wächst auch die Haut weiter und ermöglicht auf diese Weise die Wundheilung, die jedoch Zeit beansprucht. Außerdem verändern sich die Haarfarben und die Hautbeschaffenheit im Lebensverlauf. Das Stirnrunzeln kann wie die Faltenbildung als Erweiterung des Raumes, den die Haut einnimmt, gedeutet werden.[149] Weitere Schlüsse sind auf der vorliegenden Quellenbasis jedoch nicht möglich, da ihre Entwicklung in den medizinischen Schriften nicht erläutert wird und sie zwar Gefühlsregungen bzw. körperliche Veränderungen im Alter markieren, aber ihre Beschaffenheit auch in den anderen Gattungen nicht näher charakterisiert wird. Da Haut und Haar den Kontakt zwischen Körper und Umwelt herstellen, bezieht sich die Räumlichkeit auch auf dieses Verhältnis: auch wenn sie fest mit dem Körper verbunden sind, ist ihr Bezug zur Umwelt ebenso unauflöslich.

Die beiden Körperteilen inhärente, stetige Veränderung ermöglicht es auf der zeitlichen Ebene, ihre Beschaffenheit als Krankheitssymptom und Merkmal der sozialen Positionierung zu lesen. Die Aufmerksamkeit für Haut- und Haarsymptome und ihre Entwicklung während der Erkrankungen basiert auf ihrer materiellen Beschaffenheit, die Veränderungen und Verschiebungen erst ermöglicht. Sie zeigen sich im Zeitverlauf; zu einem bestimmten Zeitpunkt sind Haar und Haut hingegen durch eine jeweils spezifische Beschaffenheit, Lage oder Farbe gekennzeichnet. Auch die Ausscheidung von Schweiß ist zeitlich strukturiert, denn beim Durchdringen der Haut, das die zitierten Quellen beschreiben, vergeht zumindest ein kurzer Augenblick. Andauernde Schweißausbrüche, die auf eine spezifische Beschaffenheit der Haut zurückgeführt werden, verweisen ebenso auf die Zeitlichkeit der Prozesse wie ihr periodisches Wiederkehren, das jedoch in erster Linie auf Prozessen im Körper beruht und die Funktion der Haut als Mittlerin zwischen innen und außen unterstreicht. Da die Haare nur sehr langsam verwesen, sind sie wohl der haltbarste Teil des Körpers.[150] Darüber hinaus hinterlassen viele der auf Haut und Haar wirkenden Praktiken keine dauerhaften Spuren, so dass es erforderlich ist, sie regelmäßig zu wiederholen, um einen über einen längeren Zeitraum hinweg einheitlichen Eindruck des Körperäußeren zu erzeugen.[151] Diese Iteration unterstreicht die Wandelbarkeit von Haut und Haar, die sich nur schwer auf eine Position festlegen lassen.

148 Z. B. Aischyl. Ag. 1243; Aristoph. Ran. 822; Eur. Hel. 632f; Hippokr. Epid. VI 3,14; Flat. 7,2; 8,2; Morb. IV 15,4 [= 46,4 Littré]; Soph. Ai. 693. Vgl. auch die ausführliche Diskussion dieser Erscheinung im nächsten Abschnitt (S. 96–98).

149 Z. B. Hippokr. Ulc. 1,1 (Wundheilung); Hippokr. Nat. Puer. 20,6 und die Deutung dieser Stelle unten S. 394f (graue Haare); Aristoph. Plut. 1063–1065 und dazu unten S. 193–197 (Falten); Aristoph. Lys. 7f und dazu unten S. 95f (Stirnrunzeln).

150 Stephan 2001, 28; Tiedemann 2007, 14. Vgl. auch Sommer 1912b, 18–49, 64–79 zur Verwendung der Haare als Opfergabe.

151 Vgl. auch Janecke 2004, 20f; Lee 2009, 163, 173; Lee 2015, 82, 87f.

Drittens bedingt diese Eigenschaft zugleich ihre Einordnung als produktives Hindernis, die auf ihrer materiellen Beschaffenheit und ihrer elastischen Anbindung an Körper und Umwelt beruht. Die Beschaffenheit und das Verhältnis von Haut und Haar folgen eigenen Regeln – sie sind zwar in einem gewissen Maße form- und veränderbar, können aber nicht beliebig umgestaltet werden. Diese materielle *dýnamis* von Haut und Haar wird wie auch die anderen Aspekte des Zwischen_Raums, den sie bilden, im nächsten Abschnitt dieses Kapitels exemplarisch anhand ausgewählter Stellen dargelegt, um zu veranschaulichen, wie diese Perspektive ein verbessertes Verständnis der untersuchten Quellen und ihrer Sicht auf den Körper ermöglicht. Dabei verschiebt sich der Fokus weg von den hippokratischen Vorstellungen, die die Darlegung des Zwischen_Raum-Konzeptes bislang dominiert haben, hin zu anderen Gattungen, so dass deutlich wird, wie es die Quelleninterpretation auch außerhalb des medizinischen Schriftgutes bereichert.

Bedeutungen im Zwischen_Raum

Die Frage nach der räumlichen Dimension, die Haut und Haar einnehmen, lenkt die Aufmerksamkeit in erster Linie auf die Haare, deren räumliche Ausdehnung variabel ist, weil sie unterschiedlich lang sein können. Welche historischen Bedeutungen die Frisurengestaltung und die Körperhaarentfernung erlangen, wird im zweiten Teil der Studie in eigenständigen Kapiteln dargelegt.[152] Doch auch jenseits dieser im engeren Sinne auf die Haare bezogenen Praktiken werden sie beispielsweise in Beschreibungen gewaltsamer Tötungen als Raum greifbar. So ist der volle Bart des Persers Matallos bis auf die Haut mit Blut durchtränkt, als er in der Schlacht bei Salamis fällt.[153] Diese Beschreibung tödlicher Verletzungen stellt den Bart ins Zentrum und erzeugt ein eindrückliches Bild der Schwere der Verletzung. Auch andere Autoren nutzen Haut und Haar in ähnlicher Weise, um die Gewaltausübung sprachlich plastisch vor Augen zu führen. So habe der im Sterben liegende Herakles seinen Diener Lichas mit einer solchen Kraft von sich fortgeschleudert, dass seine Gehirnmasse durch die Haare (κόμη) hindurch gespritzt sei.[154] Wie im vorherigen Beispiel erzeugt dieses Detail einen manifesten Eindruck von der ausgeübten Gewalt, indem Teile des Körpers nicht nur von innen nach außen treten, sondern sogar die Haare als Zwischen_Raum, der den Körper zusätzlich umgibt, durchdringen.

Doch nicht nur die Haare nehmen Raum ein, sondern auch die Haut – wie das Beispiel des Stirnrunzelns bzw. Zusammenziehens der Augenbrauen veranschaulicht. Diese mimischen Reaktionen werden in den Quellen Frauen wie Männern zugeschrieben und als Hinweis auf ihren Gefühlzustand gelesen: sie werden als Zeichen des Unmutes, des Leidens oder der Trauer gedeutet.[155] Aufgrund dieser negativen Konnotationen werden

152 Vgl. die Kapitel *Schneiden und Frisieren der Haare* (S. 217–255) sowie *Enthaaren* (S. 256–277).
153 Aischyl. Pers. 316f. Vgl. auch Soph. Oid. T. 1276f zur Verbindung von Bart und Blut.
154 Soph. Trach. 781.
155 Aischyl. Choeph. 286; Aristoph. Lys. 7f; Nub. 582; Plut. 754–756; Ran. 823 (Unmut); Aristoph. Ach. 1069; Eur. Hipp. 172.290 (Leiden); Eur. Alc. 777; Iph. A. 648; Soph. Ant. 529; Trach. 868–870 (Trauer).

Personen mit gerunzelter Stirn mehrfach kritisiert und aufgefordert, ihren Gesichtsausdruck zu verändern,[156] wie beispielsweise in Aristophanes' *Lysistrata*:

> KLEONIKE: [...]
> Schau doch nicht so finster, Kind! Das Stirnrunzeln steht dir nämlich nicht.[157]

Die Protagonistin wird durch diese Äußerung als strenge Anführerin charakterisiert, die sich ärgert, dass ihre Mitstreiterinnen zu spät kommen. Ihr grimmiger Blick und das Hochziehen der Brauen gefallen ihrer Nachbarin gar nicht, denn Lysistrates Äußeres entspricht in diesem Moment nicht den zeitgenössischen Erwartungen an die Attraktivität athenischer Bürgerinnen. Da auch Sophokles' Antigone kritisiert wird, das Stirnrunzeln entstelle ihr Gesicht,[158] männliche Gestalten in solchen Situationen jedoch nicht wegen einer verminderten Attraktivität gescholten werden, ist eine geschlechtsspezifische Bewertung dieses Gesichtsausdrucks zu beobachten, die auf den idealen Vorstellungen über weibliche Schönheit im klassischen Griechenland beruht und sie reproduziert.

Neben der mehr oder weniger bewusst gesteuerten Mimik stehen darüber hinaus unwillkürliche Reaktionen wie gesträubte Haare oder eine Gänsehaut. Sie vergrößern den Raum, den Haut und Haar gemeinsam bilden, in bestimmten Situationen. Das Schaudern wird im *Corpus Hippocraticum* beispielsweise im Kontext der Beschreibung von Symptomen als bedeutsame Empfindung der Kranken einbezogen und im sechsten Buch der *Epidemien* als Begleiterscheinung sexueller Erregung benannt.[159] Seine physiologische Entstehung wird auf verschiedene Weise erläutert. Während es *De flatibus* zufolge eine Reaktion des gesamten Körper ist, fokussiert *De morbis IV* die Rolle der Haut.[160] Eine weitere Variante steht konzeptuell zwischen diesen beiden Erklärungen:

> Wenn das Fleisch fröstelt, sich auf einen kleinen Raum zusammenzieht und (dadurch) einen Druck ausübt, so pressen (die Blutgefäße) Feuchtigkeit aus, zugleich preßt auch das Fleisch (außen) seinerseits, das sich auf einen kleinen Raum zusam-

156 Eur. Alc. 776–778; Hipp. 172–175.290; Iph. A. 648; Soph. Ant. 528f. Vgl. auch Aischyl. Choeph. 285; Eur. Alc. 261f zu den angsteinflößenden, dunklen Brauen des Agamemnon bzw. des Hades; Cratin. fr. 228 PCG zu Kleons furchteinflößenden Brauen, die Olson 1999 als Hinweis auf seine ausgeprägte Mimik deutet, während sie Lafargue 2011, 367 zufolge als Zeichen einer oligarchischen oder tyrannischen Gesinnung angesehen worden seien. Vgl. aber Pind. P. 9,38 zu den freundlich wirkenden Brauen Chirons.

157 Aristoph. Lys. 7f (Ü N. Holzberg): τί συντετάραξαι; μὴ σκυθρώπαζ', ὦ τέκνον. / οὐ γὰρ πρέπει σοι τοξοποιεῖν τὰς ὀφρῦς.

158 Soph. Ant. 530.

159 Z. B. Hippokr. Epid. VII 50; Morb. IV 15,4 [= 46,4 Littré] (Krankheit); Hippokr. Epid. VI 3,14 (Erregung).

160 Hippokr. Flat. 7,2; 8,2; Morb. IV 21,3 [= 52,3 Littré].

> menzieht, (Flüssigkeit) aus, und so richtet sich denn (bei Kälte) das Haar auf, weil (das Fleisch) von allen Seiten zugleich stark gedrückt wird.[161]

Diese Äußerung in *De locis in homine* unterstreicht nicht nur, wie stark miteinander verbunden Haut und Haar gedacht worden sind, sondern auch und vor allem welch enge Beziehung auch dem Haar zu Prozessen im Körperinneren zugeschrieben worden ist.

In der Dichtung stellen sich die Haare hingegen aus Freude, Wut oder Furcht auf, so dass die gesträubten Haare als äußerliches Zeichen dieser Gefühlsregungen dienen.[162] Mit den Worten des Chores in Aischylos' *Septem adversus Thebas*: „[E]s sträuben empor sich die Strähnen des Haares".[163] Da die Frauen zuvor wegen des drohenden Angriffs auf die Stadt als ängstlich dargestellt worden sind,[164] liegt der Schluss nahe, die gesträubten Haare unterstrichen diese emotionale Verfassung. Doch sie gewinnen an Mut, während die sieben Kämpfer vorgestellt werden, die Theben schützen werden. Sie reagieren zwar noch nicht an der zitierten Stelle, werden aber nach der Vorstellung des nächsten Verteidigers zuversichtlicher.[165] Insofern ist wohl eher von einer Veränderung der Stimmung der Frauen auszugehen, so dass sich ihre Haare also nicht aus Angst aufstellen, sondern weil die mutigen Worte ihre Tapferkeit wachrufen. In diesem Kontext ist auch ein Bezug auf eine gesträubte Löwenmähne denkbar, wie Euripides sie bei der Schildbeschreibung in den *Phoenissae* zeichnet, bevor er seine poetische Sicht auf die Schlacht der Sieben gegen Theben schildert: Tydeus' Schild sei von einem Löwenfell mit wild gesträubter Mähne bedeckt gewesen, das als Zeichen von Mut und Kraft gedeutet werden kann.[166] Walter Burkert verweist in diesem Kontext auf den Helmbusch der Kämpfer, der sie mit „dauernd gesträubtem Haupthaar"[167] versehen habe, und betont die Ambivalenz des Haare-Sträubens, das die gesteigerte Aufmerksamkeit bei einer Bedrohung kennzeichne und sowohl zu panischer Flucht als auch zum mutigen Standhalten führen könne.[168]

161 Hippokr. Loc. Hom. 9,1 (Ü R. Kapferer): αὗται, φριξάσης τῆς σαρκὸς καὶ ἐς μικρὸν ἀφικομένης καὶ ἐκφλιψάσης ἐκφλίβουσι τὴν ὑγρότητα, καὶ αἱ σάρκες ἅμα αὗται ἀντεκφλίβουσιν ἐς μικρὸν ἀφικνεόμεναι, καὶ αἱ τρίχες ἄνω ὀρθαὶ γίνονται ὥστε πάντοθεν ἅμα ἰσχυρῶς πιεζόμεναι· [...]. Vgl. auch Hes. erg. 536–540 zum Schaudern vor Kälte.

162 Eur. Hel. 632f; Soph. Ai. 693 (Freude); Aristoph. Ran. 822 (Wut); Aischyl. Ag. 1243; Choeph. 31; Prom. 540.695; Suppl. 346; Eur. Hipp. 417.855; Hec. 86; Ion 898; Tro. 183.1026; Soph. El. 1407 (Furcht). Vgl. auch Sapph. fr. 31,13f Voigt [= 2,13f Diehl = Longin. 10,2,13f] (Liebe). Vgl. auch Soph. Ant. 997 (Aufregung); Eur. Phoen. 1284; Soph. Oid. T. 1306; Trach. 1044 (Mitgefühl) zur Verknüpfung mit weiteren Gefühlsregungen. Vgl. auch Hippokr. Morb. Sacr. 10,4 zum Schaudern als übliche Reaktion bei Unbehagen und Freude.

163 Aischyl. Sept. 564 (Ü D. Ebener): τριχὸς δ' ὀρθίας πλόκαμος ἵσταται.

164 Aischyl. Sept. 187–263.286.

165 Aischyl. Sept. 626–630.

166 Eur. Phoen. 1120f. Vgl. Aristot. hist. an. 488b16f; Aristot. phgn. 809b11–15 zur Assoziation von Mut und Männlichkeit mit Löwen. Vgl. auch Mastronarde 1994, 465 zum bedrohlichen Charakter des gesträubten Fells und zu der Auslegung, das Fell sei nicht auf dem Schild abgebildet, sondern komme als weiterer Schutz zur Rüstung hinzu.

167 Burkert 2010, 50.

168 Burkert 2010, 48–52.

Während die gesträubten Haare der Thebanerinnen also ambivalent wirken und sowohl mit Mut als auch mit Furcht assoziiert werden können, sind sie in Sophokles' *Oedipus Coloneus* ein deutliches Zeichen der Angst, das Männern zugeschrieben wird. Dem Chor der Koloner steigt zunächst die Furcht (δεῖμα) angesichts eines Gewitters, das Zeus gesandt hat, bis in die äußersten Haarspitzen (φόβη). Später sträuben sich die Haare (θρίξ) all derer in angstvoller Panik (φόβος), welche die göttliche Stimme hören, die Oidipus zu sich ruft.[169] Indem Sophokles an diesen Stellen abwechslungsreich formuliert und die einander phonetisch ähnelnden Wörter φόβη (*phóbē*) und φόβος (*phóbos*) zur Bezeichnung der Haare und der Angst einsetzt, wird die enge Assoziation des Haarsträubens und der Furcht unterstrichen.[170]

Neben dem Bezug auf eine materielle Vergrößerung des Zwischen_Raums, den Haut und Haar bilden, heben diese Beispiele die ihnen eigene *dýnamis* hervor, denn es handelt sich um eine unwillkürliche Körperreaktion. Außerdem können die gesträubten Haare auch in übertragener Bedeutung als produktiver Zwischen_Raum verstanden werden: die mit ihnen verbundenen Zuschreibungen sind ambivalent und keinesfalls geschlechtsspezifisch gebunden, so dass sie entgegen der zeitgenössischen Geschlechterstereotype[171] den Raum eröffnen, Frauen mutig und Männer furchtsam zu zeigen. Solche Verschiebungen wirken also nicht nur materiell, sondern auch im übertragenen Sinne.

Der Autor von *De morbis III* hat die materielle Elastizität des Verhältnisses von Haut und Körper am Beispiel des Schneidens und Brennens problematisiert,[172] in der Dichtung offenbart sich allerdings das volle Potential von Verschiebungen: sie bieten eine Chance, weitere Bedeutungen zu erkennen. Das Denken mit dem Zwischen_Raum setzt den Impuls, Dichotomien zu hinterfragen[173] und nicht als gegeben vorauszusetzen. Der spezifische Zwischen_Raum, den Haut und Haar bilden, ist der Ort, an dem solche Uneindeutigkeiten und Verschiebungen stattfinden. Die Frage nach den Bedeutungen, die Haut und Haar zugeschrieben worden sind, ist insofern nicht geeignet, eindeutige und altbekannte Antworten zu reproduzieren, sondern regt zu neuen und differenzierten Deutungen an – wie sich im Verlauf dieses Buches immer wieder zeigt.

So entwickeln sich auch die Haut- und Haarfarben im Zwischen_Raum, den Haut und Haar bilden, indem sie den Kontakt zwischen Körper und Umwelt herstellen: sie werden *De natura pueri* zufolge durch die Säfte bestimmt, die sich an der betreffenden

169 Soph. Oid. K. 1464f.1624f. Vgl. auch Aischyl. fr. 387 TrGF [= Sch. Soph. Oid. K. 1049]; Sept. 720–723; Hdt. VI 134f zum haarsträubenden Schauder vor dem Göttlichen. Vgl. auch Burkert 1998, 27, 46.

170 Vgl. auch Burkert 2010, 48, der die etymologische Nähe der beiden Begriffe nahelegt und φόβη (*phóbē*) mit panischer Flucht assoziiert.

171 Vgl. z. B. Xen. oik. 7,22–25: Frauen seien durch göttlichen Willen von Natur aus ängstlich, Männer hingegen mutig.

172 Hippokr. Morb. III 16,20–22.

173 Vgl. z. B. Hippokr. Aph. VI 34; Epid. II 5,1, wo trotz der grundlegenden Gegensätzlichkeit von starker Behaarung und Kahlköpfigkeit ein enger Bezug zwischen beiden Erscheinungen hergestellt wird. Vgl. zu dieser Deutung der Stellen auch ihre Diskussion oben S. 64f.

Körperstelle unter der Haut sammeln und die Haare nähren.[174] Außerdem verändern sich die Haarfarben im Lebensverlauf und die Hautfarben werden insbesondere durch Praktiken hervorgebracht. Welche historische Bedeutung diese Vorstellungen erlangen, wird ausführlich im Kapitel über *Die Veränderbarkeit von Haut- und Haarfarben* diskutiert. Hier stehen diese Stellen exemplarisch neben weiteren Beispielen, die durch die räumliche und zeitliche Dimension des Zwischen_Raums geprägt sind, den Haut und Haar bilden.

Hinzu kommen außerdem einige Praktiken, die im zweiten Teil der Studie im Fokus stehen: durch *Entblößen und Bedecken* wird das Körperäußere gezeigt oder verdeckt, so dass seine räumliche Wirkung zu einem bestimmten Zeitpunkt begrenzt oder eröffnet wird. Diese Handlungen selbst stellen den Wechsel zwischen unterschiedlichen Graden der Sichtbarkeit des Körpers ins Zentrum und verweisen so auf die Veränderungen im Zeitverlauf. Außerdem können die Stoffe, die den Körper bedecken, als Erweiterung des Zwischen_Raums gedeutet werden, den Haut und Haar bilden. Indem die Kleidung sie von außen berührt, ist sie darüber hinaus ein zentraler Aspekt der Umwelt, die so in direkten Kontakt mit dem Körper tritt. Die anderen Praktiken wirken von außen auf den Körper und beeinflussen die Gestalt von Haut und Haar. Während einige permanente Spuren hinterlassen, wie vernarbte Verletzungen oder Tätowierungen, erzeugen andere nur bei Wiederholung einen einheitlichen Eindruck des Körperäußeren. Dazu zählen Baden und Salben, Haareschneiden und Frisieren, Schminken und Depilieren, deren Perpetuierung die zeitliche Dimension dieses Zwischen_Raums unterstreicht. Die meisten Körperpflegepraktiken gestalten den Körper in erster Linie, doch die Haarschur und das Entfernen der Körper- und Schamhaare verkleinern den Raum, den er einnimmt.

Schließlich können die vor allem in den Tragödien dargestellten Trauergesten, die sich auf das sichtbare Körperäußere beziehen, als Praktiken gedeutet werden, die rituell einen Zwischen_Raum für die Trauerphase eröffnen und auf die in verschiedenen Kapiteln des zweiten Teils ausführlich eingegangen wird. Sie werden hier kurz zusammenfassend präsentiert und gedeutet, weil sie einem gemeinsamen Zweck dienen:

- schwarze Kleidung bedeckt die Haut;[175]
- sie zu zerreißen oder abzuwerfen, entblößt das Körperäußere;[176]
- Tränen berühren die Haut;[177]

174 Hippokr. Nat. Puer. 20,6. Vgl. auch die Deutung dieser Stelle unten im Abschitt *Die Entwicklung der Haut- und Haarfarben* (S. 394f).

175 Z. B. Eur. Hel. 1186. Vgl. auch Eur. Alc. 215f.427; Hel. 1088 zur schwarzen Farbe der Kleidung.

176 Z. B. Aischyl. Choeph. 27–30; Pers. 125.199.468.537f.834–836.847f.1060 (Zerreißen); Eur. Phoen. 1485–1491 (Abwerfen). Vgl. auch die Diskussion dieser Stellen unten S. 118–122.

177 Eur. Andr. 111; Hel. 1419. Vgl. auch Aischyl. Ag. 1490; Pers. 539f.1046f.1065f; Eur. Hel. 1189; Hipp. 853f; Iph. T. 833 zum Weinen als Trauergeste. Vgl. auch Suter 2009 zum Weinen als geschlechtsübergreifendem Mittel des Gefühlsausdrucks. Vgl. aber Wees 1998 zur Assoziation des Weinens mit Weiblichkeit seit dem 7. Jh. v. Chr. Vgl. auch Fögen 2009 einführend zu Tränen in der griechisch-römischen Antike; Lateiner 2009 zum Weinen bei den griechischen Historikern.

- die Haare werden geschoren und gerauft;[178]
- Schläge treffen Kopf und Körper;[179]
- Frauen zerkratzen sich die Wangen.[180]

Diese Praktiken markieren die besondere Situation der Trauernden und entsprechen nicht ihrem alltäglichen Verhalten.[181] Wie die Kleidung werden auch die Gesichtshaut sowie die Kopf- und Barthaare ihrer Ordnung und Schönheit beraubt. Während jedoch ein Kleiderwechsel ausreichen könnte, die Trauer abzulegen, wirken die Verletzungen bzw. das Ausreißen und Schneiden der Haare längerfristig, bis sie verheilt oder nachgewachsen sind, oder sogar dauerhaft, wenn sich Narben bilden. Diese äußerlich an Haut und Haar sichtbar werdenden Spuren markieren die betreffenden Personen über den konkreten Moment hinaus als Trauernde, bis diese Zeichen wieder vergangen sind. Catherine Baroin unterstreicht auf Basis des Quellenbefundes zur späten Römischen Republik und frühen Kaiserzeit die Funktion von Narben, die seit der Verletzung vergangene Zeit zu messen,[182] so dass verheilte Narben zwar als Erinnerungszeichen dienen, sie aber während der Heilung ebenso wie die Haarrituale auf den kürzlich erlittenen Verlust hinweisen. Der Zeitraum, der auf diese Weise als Trauerzeit markiert wird, kann als Zwischen_Raum charakterisiert werden. Da bestimmte gesellschaftliche Regeln nach einem Todesfall in der Familie suspendiert sind,[183] treten die Hinterbliebenen auf diese Weise aus dem Alltag heraus und ihrer Trauer wird Zeit und Raum gegeben. Dieser Zwischen_Raum wird neben der zerrissenen und schwarzen Kleidung insbesondere anhand der Gestaltung von Haut und Haar sichtbar.

Die zuletzt präsentierten Beispiele verdeutlichen die komplexe Verflechtung der drei Teile der vorliegenden Studie, denn Haut und Haar zeigen sich auch und gerade hinsichtlich ihrer Färbung und in den Handlungen, die auf sie wirken, als Zwischen_Raum, so dass der Eindruck entstehen kann, der Zwischen_Raum fungiere in diesem Buch als Leitkonzept. Tatsächlich repräsentiert er die Grundhaltung bei der Quelleninterpretation, die in diesem ersten Teil ausgearbeitet worden ist. Da der materielle Zwischen_Raum, den Haut und Haar in den untersuchten Quellen bilden, hier ausführlich erläutert und

178 Z. B. Eur. Hel. 367f.1050–1054.1087.1124.1224; Herc. 1390; Or. 96.128f.966; Tro. 279.480 (Schur); Aischyl. Pers. 1056.1062; Eur. Phoen. 1524f (Raufen). Vgl. auch Eur. Andr. 826f zum Raufen der Haare als Verzweiflungsgeste. Vgl. auch die Diskussion dieser Stellen unten im Abschnitt *Die Haarschur als Trauergeste* (S. 242–248).

179 Z. B. Aischyl. Pers. 1054; Eur. Hel. 372; Or. 962; Tro. 279.1235. Vgl. auch die Diskussion dieser Stellen im Abschnitt *Kult und Ritual* (S. 306, 309).

180 Z. B. Aischyl. Choeph. 24f; Suppl. 69–72; Eur. Hel. 373f.1089; Or. 961; Tro. 280. Vgl. auch Eur. Andr. 826f zum Zerkratzen der Haut als Verzweiflungsgeste. Vgl. auch die Diskussion dieser Stellen im Abschnitt *Kult und Ritual* (S. 306–308).

181 Vgl. z. B. Eur. Hel. 1186–1190 (Frage nach dem Grund für dieses Verhalten); Eur. Phoen. 1485–1492 (Explikation der Abweichung vom züchtigen Verhalten, das von jungen Mädchen erwartet wird).

182 Baroin 2002, 31.

183 Vgl. Alexiou 2002 [1974], 5–10; Parker 1983, 35–41 einführend zu den Bestattungs- und Trauerriten.

belegt worden ist, wird er in den weiteren Teilen als gegeben vorausgesetzt und nur an besonders herausragenden Stellen erneut aufgegriffen. Hinzu tritt jedoch die konzeptuelle Ebene – das Denken in und mit den Zwischen_Räumen, das den Umgang mit den Quellen in dieser Studie prägt und deren Darlegung insofern als Methodenreflexion vorangestellt ist, ohne dass dieser Bezug in jedem Einzelfall hervorzuheben ist. Denn so wie im ersten Teil der Zwischen_Raum im Zentrum steht, fokussieren die anderen Teile andere zentrale Aspekte, die weitere Perspektiven auf die historischen Bedeutungen von Haut und Haar im klassischen Griechenland eröffnen. Diesem Ziel dient also nicht nur die breite Quellenauswahl, sondern auch das gewählte Vorgehen, in den einzelnen Teilen der Studie auf unterschiedliche Weise auf den Untersuchungsgegenstand zu blicken. Der modulare Aufbau hat allerdings zur Folge, dass der Zwischen_Raum in den folgenden Kapiteln in den Hintergrund tritt und in erster Linie implizit wirksam wird. Auch wenn die Praktiken sowie die Haut- und Haarfarben bisher nur am Rande behandelt worden sind, beruht das Zwischen_Raum-Konzept ebenso auf der Auseinandersetzung mit ihnen, wie sie auch miteinander in einem Wechselverhältnis stehen. Die drei Teile der Studie sind also inhaltlich komplex miteinander verflochten, wie die unzähligen Querverweise unterstreichen. Um dennoch nachvollziehbar zu argumentieren und eine sinnstiftende Lektüre zu ermöglichen, ist eine eher additive Struktur gewählt geworden, in der die einzelnen Teile auch für sich selbst stehen können.

Conclusio

Ausgehend von den in der Einleitung dargelegten Grundlagen und der engen Verbindung von Haut und Haar, die im vorherigen Kapitel aufgezeigt worden ist, haben die letzten Abschnitte eine theoretisch inspirierte und in den Quellen angelegte Perspektive auf Haut und Haar vorgeschlagen, die ihre Funktion, den Körper nach außen abzugrenzen und zu repräsentieren, um ihre Bedeutsamkeit für das Verhältnis von Körper und Umwelt ergänzt: sie bilden einen Zwischen_Raum mit einer zeitlichen und räumlichen Dimension, in dem Bedeutungen erzeugt werden. Er wirkt als produktives Hindernis, das gattungsübergreifend zu neuen Deutungen bekannter Quellen führt. Dabei zeigt sich außerdem die Haut und Haar eigene *dýnamis*. Sie sind zwar flexibel und veränderbar, aber immer nur in einem gewissen, materiell und physiologisch sowie diskursiv begrenzten Rahmen. Dieser Denkansatz ist aus den untersuchten Quellen und mit Bezug auf verschiedene Konzeptualisierungen von Zwischenpositionen und -räumen entwickelt und theoretisch eingeordnet worden. Dazu sind Beispiele herangezogen worden, in denen die Vorstellung von Haut und Haar als Zwischen_Raum deutlich hervortritt und die gleichermaßen geeignet sind, die Vielschichtigkeit der Bedeutungen zu unterstreichen, die im klassischen Griechenland mit Haut und Haar verbunden worden sind. Außerdem veranschaulichen diese Stellen auch die Komplexität und Uneindeutigkeit der Vorstellungen innerhalb des *Corpus Hippocraticum*, die keineswegs auf eine dominante Position reduziert werden können.

Die medizinische Praxis macht sich die Position von Haut und Haar als Kontaktzone zwischen Körper und Umwelt bzw. Körperinnerem und -äußerem zunutze. Dabei greifen Behandlungsmethoden von außen auf den Körper zu und Prozesse im Körper werden anhand äußerer Zeichen erkannt. Diese Haut und Haar zugeschriebene Funktion prägt *De natura pueri* zufolge auch die Physiologie der Haare: die Säfte und der Samen wirken von innen auf die Haut ein, so dass die Haare zu wachsen beginnen, dichter werden, ergrauen oder ausfallen. Die behaarte Haut wird in diesem Kontext als porös charakterisiert – eine Eigenschaft, auf der auch das Schwitzen beruht. Indem es als Ausscheidung durch die Haut verstanden wird, tritt ihre Bedeutsamkeit für den Austausch zwischen Körper und Umwelt hervor.

Als eng verbundene Teile des Körpers nehmen Haut und Haar einen häufig schmalen, aber je nach Länge des Haares mitunter auch breiteren Raum ein, der ausgedehnt wird, wenn die Haare sich aufstellen. Wie andere Behandlungsmethoden beruhen das Schneiden und das Brennen darauf, dass die Haut leicht zugänglich ist und sich relativ nah an verschiedenen Organen befindet. Außerdem ist es leicht möglich, sie ein wenig zu verschieben, so dass sich ihre Position im Verhältnis zum Körperinneren verändert. Solche Bewegungen sind jedoch begrenzt, da eine zu starke Ausdehnung der Haut nicht nur diese verletzt, sondern die Integrität des ganzen Körpers gefährdet. Die Haare, die auf ihr wachsen, sind an diesen Bewegungen stets beteiligt, so dass beide gemeinsam einen Zwischen_Raum mit eigener *dýnamis* bilden. Dieses Konzept verweist auf eine Position zwischen innen und außen, die die Grenzen, die ihn bilden, überschreitet und auf diese Weise nicht nur einen neuen Raum mit eigenen Regeln schafft, sondern auch die Separierung von Körper und Umwelt erst hervorbringt. Entsprechend bilden Haut und Haar in den untersuchten Quellen ein produktives Hindernis. Neben solchen räumlichen Aspekten ist außerdem die zeitliche Dimension dieses Zwischen_Raums herausgearbeitet worden: verschiedene körperliche und kulturelle Prozesse bedingen die beständige Veränderlichkeit von Haut und Haar, auf der die Variabilität des Körperäußeren beruht, das sie repräsentieren.

Aus einer körperhistorischen Perspektive ist das Zusammenwirken von Haut und Haar so in einem ersten Schritt als materiell greifbarer Zwischen_Raum gefasst worden. Ergänzend erschließt die Textanalyse aber auch Zwischen_Räume im übertragenen Sinne: zum einen bereichert die Frage danach, was zwischen zwei scheinbar gegensätzlichen Aspekten liegt, die Quelleninterpretation, da es auf diesem Wege gelingt, vereinfachende Dichotomien aufzubrechen. Der äußerlich sichtbare Körper hat im klassischen Griechenland die Wahrnehmung durch andere in allen politischen und sozialen Interaktionen geprägt, so dass Haut und Haar zum anderen an einigen Stellen einen Zwischen_Raum für eigenmächtiges Handeln eröffnen – sei es sozial vorgesehen oder unerwartet. Dieses Potential zeigt sich nicht nur bei Trauergesten, die exemplarisch vorgestellt worden sind, sondern beispielsweise auch in den Geschlechtertauschszenen der aristophanischen Komödien oder beim Bartwuchs männlicher Jugendlicher bzw. junger Männer.[184] Durch

184 Vgl. Aristoph. Eccl. 60–69; Thesm. 215–248 und die ausführliche Diskussion dieser Geschlechtertauschszenen unten S. 256–265 und die Diskussion des Bartwuchses oben S. 46–57.

ihre spezifische Beschaffenheit, die auch in den medizinischen Schriften reflektiert wird, ermöglichen Haut und Haar sowohl Verschiebungen und Verunsicherungen von körperlicher Seite als auch Eingriffe in ihre Gestalt, die soziale Verschiebungen und Verunsicherungen ebenso nach sich ziehen können wie die Verfestigung einer Positionierung.

Wie anhand dieser Befunde deutlich geworden ist, bilden Haut und Haar nicht nur die Körpergrenze, sie nehmen auch einen Raum ein und ermöglichen Verschiebungen und Veränderungen in Raum und Zeit. Sie werden von innen und außen beeinflusst und wirken auch in beide Richtungen. Diese Sichtweise verbindet die Perspektive auf die Haut als Körpergrenze mit ihrer Wahrnehmung als räumlich und zeitlich strukturiertem Zwischen_Raum, der durch die Haut und Haar inhärente *dýnamis* geprägt ist. Denn die aus dem klassischen Griechenland überlieferten Quellen sind durch beide Sichtweisen beeinflusst. Insofern ist die auch in altertumswissenschaftlichen Beiträgen vertretene Fokussierung der Funktion der Haut, den Körper zu umschließen,[185] mit Bezug auf den Untersuchungszeitraum zwar nicht falsch, aber unvollständig. Valeria Gavrylenkos und Jackie Pigeauds Ansätze ähneln hingegen der hier vorgeschlagenen Lesart, denn sie betonen zwar einerseits die Wirkung der Haut als Körperoberfläche, heben aber andererseits auch ihre Dreidimensionalität – ihre in den Körper hineinragende Tiefe – hervor.[186] Entsprechende Überlegungen finden sich ebenfalls in Arbeiten, die auf moderne Körper bezogen sind:[187] „It is the second nature of the skin to go beyond itself."[188] Diese Ansätze erweitern die Konzeptualisierung der Haut als Oberfläche um den Aspekt ihres Ausgreifens in Richtung Körper und Umwelt. Eine solche Sichtweise wird durch die in diesem Kapitel vorgestellten Befunde bestätigt, denn sie unterstreichen die Bedeutsamkeit dieser räumlichen Ausprägung des Zwischen_Raums, der nicht nur die Haut, sondern auch die Haare betrifft: sie dienen in erster Linie nicht der Abgrenzung des Körpers von der Umwelt, sondern stellen die Verbindung und den Kontakt zwischen beiden her.

Diese Denkbewegung hinterfragt die deutliche Trennung von Körper und Umwelt. Sie ist durch Tuanas Betonung des viskosen und porösen Verhältnisses materieller Objekte und diskursiv wirkender Prozesse zueinander geprägt. Beide sind einerseits durch Praktiken veränderbar, aber aufgrund der ihnen eigenen *dýnamis* nicht in jede erdenkliche Richtung. Andererseits sind sie zwar getrennt, aber teilweise durchlässig für gegenseitige Einflüsse und stehen in komplexen Wechselverhältnissen zueinander.[189] Entsprechend ist eine scharfe Abgrenzung des Biologischen und des Sozialen ebenso unmöglich wie

185 Bernsdorff 2015, 119; DuBois 2010, 68; Holmes 2010, 59, 78; Lee 2009, 155; Purves 2018b, 3; Renaut 2011, 197. Vgl. auch Haug 2012, 504f, die die Rolle der Haut als Körpergrenze auch für die archaische Kunst voraussetzt. Vgl. auch Benthien 1998a zur Entwicklung und Bedeutung dieser Sichtweise in modernen Vorstellungen über die Haut.

186 Gavrylenko 2012, 484f, 489f; Pigeaud 2005, 25–28.

187 Z. B. Ahmed / Stacey 2001, 15; Beuerle et al. 2009, IX–X.

188 Connor 2004, 30.

189 Tuana 1983; Tuana 1996; Tuana 2008. Vgl. auch Marzano 2013, 52 zur Einbettung von Körper und Umwelt in Merleau-Pontys Phänomenologie. Vgl. auch Baker / Nijdam 2012, 10–12, zu Konzeptionen, die Grenzen als unscharf (*fuzzy*) und durchlässig (*permeable*) fassen, die aber die Räumlichkeit der Grenzen selbst ausblenden, die hier betont wird.

die klare Trennung von Körper und Umwelt durch die Haut als Grenzfläche. Denn ihr Verhältnis ist als komplexe Verflechtung zu verstehen, die durch Handlungs- und Verhaltensweisen vermittelt ist, denen sich der nun folgende zweite Teil widmet.

II
Haut- und Haarpraktiken

Wie der erste Teil der Studie gezeigt hat, sind Haut und Haar im untersuchten Quellenmaterial auf verschiedenste Weise verbunden und bilden durch ihre materielle Beschaffenheit einen Zwischen_Raum zwischen Körper und Umwelt, in dem Bedeutungen erzeugt werden, die im konkreten historischen, literarischen und sozialen Kontext mit unterschiedlichen Bewertungen versehen worden sind. Außerdem reflektieren die Quellen die Haut und Haar inhärente *dýnamis*, die bestimmte Möglichkeiten, wie sie praktisch eingesetzt werden können, eröffnet, begrenzt oder ausschließt. Einen zentralen einschränkenden Aspekt betont Bernhard Kötting im Einleitungssatz zu seinem Artikel *Haar* im *Reallexikon für Antike und Christentum*:

> Das H. ist kein Glied des Menschen, mit dem er tätig werden kann; gleichwohl ist es für sein Ansehen von großer Bedeutung.[1]

Auch wenn die Haare also nicht eigenständig handeln,[2] greift eine Reihe von Praktiken auf sie und die Haut zu, so dass Menschen nicht nur an, sondern gerade auch mit diesen Teilen des Körpers tätig werden, indem ein bestimmter Umgang mit ihnen gepflegt wird. Die folgenden Kapitel setzen also die im ersten Teil der Studie rekonstruierte Sicht auf das Verhältnis von Haut und Haar sowie ihre Beschaffenheit voraus, lassen sie jedoch argumentativ in den Hintergrund treten, um sich dem Untersuchungsgegenstand aus einem anderen Blickwinkel zu nähern: er wird nun aus einer handlungsorientierten und auf die gesellschaftlichen und sozialen Prozesse fokussierten Perspektive[3] betrachtet, um die Bedeutungen zu analysieren, die Haut und Haaren im konkreten Umgang mit ihnen zugeschrieben werden und die sie durch ihre Gestaltung und Gestalt erzeugen.

Ein solches Vorgehen grenzt diese Untersuchung von religionsgeschichtlichen Zugängen ab, die traditionell die Rekonstruktion einer sogenannten ursprünglichen Bedeutung der Haare verfolgt haben, die den unterschiedlichen Praktiken zugrunde liege. Denn die Suche nach einem – und nur einem – Ursprung führt zu und basiert auf einer einschränkenden Thesenbildung, der die Quellen untergeordnet werden, so dass nur *eine* Antwort zulässig ist und auf diese Weise die Vielfalt der möglichen Bezüge auch außerhalb ritueller Kontexte verdeckt wird. Neuere anthropologische Studien widmen sich hingegen der Bedeutung von Ritualen für das soziale Agieren und für Identitätskonstruktionen, die ebenso durch das alltägliche wie durch das rituelle Verhalten geprägt sind. Diese Perspektive überträgt Leitao auf den Umgang mit den Haaren und deutet die Haarschurrituale nicht nur in einem kultischen Kontext, sondern bezieht sie auch auf Positionierungen gegenüber

1 Kötting 1986, 177.

2 Vgl. aber Eur. Iph. T. 1276, wo die Haare als *pars pro toto* für den Kopf stehen: Zeus schüttelt sein Haar (κόμη) zum Zeichen der Zustimmung und gewährt Apollon damit die Herrschaft über das Heiligtum in Delphi.

3 Vgl. oben S. 23f zum Bezug der Fragestellung zu praxeologischen Ansätzen aus der Körpersoziologie. Vgl. Haasis / Rieske 2015 einführend zur historischen Praxeologie; vgl. auch Böth 2018 zur produktiven Verbindung von Gendertheorie, Praxeologie und historischer Geschlechterforschung.

anderen Generationen oder im Politischen.[4] Denn unabhängig davon, *warum* Menschen sich in bestimmten Situationen entblößen oder bedecken, einander berühren oder ein Bad nehmen, sich die Haare schneiden oder entfernen, sich tätowieren lassen oder verletzt werden, erzeugen diese Handlungen mehr oder weniger dauerhafte Körperzeichen,[5] die im konkreten historischen Kontext Bedeutungen vermitteln, die religiös, politisch oder sozial wirksam werden. Während diese Ebenen in den Quellen explizit reflektiert werden, ist die Motivation der Handlungen – insbesondere bei Riten, für die in der Forschung nach sogenannten ursprünglichen Bedeutungen gesucht wird – nur selten erkennbar.

So meint Kötting, freiwilliges Haareschneiden sei mit Hingabe verbunden gewesen, eine unfreiwillige Schur habe hingegen Gefühle der Ohnmacht oder der Unfreiheit hervorgerufen.[6] Er unterstellt den betroffenen Personen eine bestimmte, emotionale Wirkung der Haarschur, die sogar häufig zutreffen mag, aber selbst durch diskursive Bedeutungszuschreibungen hergestellt ist. Denn nur wenn kurze Haare Ohnmacht und Unfreiheit symbolisieren, ist eine Haarschur geeignet, entsprechende Gefühle hervorzurufen. Wie Susan Niditch aber für das Alte Israel zeigt, kann die Haarschur auch als Symbol der Befreiung gelesen werden, wenn sie mit der Entlassung aus Gefangenschaft assoziiert wird, während außer Kontrolle geratene Haare Exil und Chaos repräsentierten.[7] Kötting zufolge wandeln sich Haartrachten außerdem im Zeitverlauf, so dass eine eindeutige und historisch konstante Zuschreibung nur dann aufrechterhalten werden kann, wenn sie unter veränderten Umständen immer wieder neu hergestellt und damit aktualisiert würde.

Die Bedeutungen, die Haut und Haaren zugeschrieben werden und die sie erzeugen, basieren also auf der Wiederholung oder Veränderung von Handlungen und Äußerungen und können nicht als feststehend vorausgesetzt werden. Deshalb wird im Folgenden diesen Fragen nachgegangen:

- Welche Haut- und Haarpraktiken sind im klassischen Griechenland ausgeübt worden bzw. bekannt gewesen?
- Welche konkreten Bedeutungen sind ihnen und ihren Ergebnissen in den verschriftlichten Quellen zugeschrieben und auf diese Weise (re-)produziert worden?

Dabei stehen jene Praktiken im Vordergrund, die im untersuchten Schriftgut tatsächlich thematisiert werden, auch wenn andere – nicht oder kaum erwähnte, als banal oder anderweitig nicht literaturwürdig angesehene – Handlungen in Alltag, Politik oder Religion höchst relevant gewesen sein mögen. In diesen Fällen muss das Buch Leerstellen lassen, weil die Frage nach der konkreten Ausübung dieser anderen Praktiken und den Bedeutungen, die ihnen zugekommen sind, auf Basis des vorliegenden Materials nicht beantwortet werden kann.

---

4 Leitao 2003, 110, 114–126.

5 Vgl. Lee 2009, 163, 173; Lee 2015, 82, 87f, die ebenfalls hervorhebt, dass die nicht-permanenten Praktiken beständig wiederholt werden müssen, um dauerhaft zu wirken.

6 Kötting 1986, 177. Vgl. auch Hurschmann 1988, 9, der ihm bis in den Wortlaut hinein folgt.

7 Niditch 2008, 119.

Die Anordnung der folgenden Kapitel ist daran orientiert, ob und wie stark die Praktiken in den Körper eindringen:[8] *Entblößen und Bedecken* betreffen die Sichtbarkeit der bloßen Haut und der Haare. Das *Berühren* wirkt in den untersuchten Quellen rein äußerlich, ist aber mitunter auf Wirkungen im Körperinneren ausgerichtet, ebenso wie einige Praktiken der Körperpflege (*Baden und Salben*). Andere Maßnahmen, die auch in diesen Bereich eingeordnet werden könnten, verändern Haut und Haar jedoch auf nachhaltigere Weise, wie das *Schneiden und Frisieren der Haare*, das *Enthaaren* oder das *Tätowieren*. Letzteres durchdringt die Haut und kann auch als Strafe eingesetzt werden, wie überhaupt das *Verletzen* und das letztlich zum Tod der Betroffenen führende *Häuten*. Die Ergebnisse dieser Einzeluntersuchungen werden in einem abschließenden Kapitel zusammengeführt, das die Vielfalt und Ambivalenz der Bedeutungen herausarbeitet, die Haut und Haar in den Quellen zugeschrieben worden sind. Diese Schlussfolgerung wird zuletzt jenen in der Forschung verbreiteten Deutungen gegenübergestellt, die das Haar auf die Funktion als Symbol von Sexualität und Lebenskraft reduzieren.

8 Diese Einordnung der verschiedenen Praktiken dient vor allem der Strukturierung dieses Teils, denn andere Vorgehensweisen sind selbstverständlich möglich. Vgl. z. B. Lee 2009; Lee 2015, 54–88, die neben dem nackt Trainieren verschiedene Praktiken der Körperpflege (Baden, die Verwendung von Kosmetik und Parfüm), den Umgang mit den Haaren auf dem Kopf und am Körper sowie Tätowierungen und Beschneidung als Formen der Körpermodifikation fasst; Meyer 2016, 176–181 behandelt das Tätowieren gemeinsam mit Kastration, Schwurbrüderschaft und dem Brennen von Adern als ‚Eingriffe in den Körper', die Beschneidung hingegen im Abschnitt ‚Der reinliche Leib'.

Entblößen und Bedecken

ANTIGONE:
Nicht mehr verhülle ich mir die zarten, die lockenumwallten
Wangen, und nicht mehr empfinde aus Jungfrauenscheu ich die
Purpurglut unter den Augen, des Antlitzes Röte:
stürme dahin als Bakchantin der Toten,
habe geschleudert die Binden von meinem
Haar und gelockert das goldgelbe, üppige Kleid,
Führerin, stöhnend, den Leichen.[1]

Mit diesen Worten führt Antigone in Euripides' *Phoenissae* den Leichenzug ihrer Brüder Polyneikes und Eteokles an. Indem sie expliziert, dass und wie sie von ihrem üblichen Verhalten abweicht, benennt sie sowohl die typischen Trauergesten als auch die zeitgenössische Erwartungshaltung hinsichtlich des guten Benehmens junger Mädchen: sie erröten schamvoll, verhüllen ihren Kopf, frisieren die Haare mit Binden und tragen den Körper bedeckende Kleidung. Antigone hingegen hat ihre Haartracht und ihre Kleidung gelöst. Mit dieser Gegenüberstellung markiert sie ihre Rolle als Führerin des Leichenzuges als Ausnahme, so dass die Normen, die sie gerade überschreitet, als Regeln bestätigt und reproduziert werden. Ihre Äußerung assoziiert außerdem das Bedecken und Entblößen von Haut und Haar mit der Scham, deren Verlust oder Wirkung ihre Bewertung in verschiedenen Situationen maßgeblich lenkt. Von diesem Beispiel ausgehend untersucht dieses Kapitel die kontextspezifischen Bedeutungen, die mit dem Bedecken und Entblößen von Haut und Haar verbunden worden sind. Denn Antigones Verhalten kann als verzweifelte oder selbstbestimmte Tat eingeordnet werden, aber auch als Verletzung der Scham.

Bevor jedoch diese verschiedenen Aspekte beleuchtet werden, sind der Forschungsstand und einige grundlegende Aspekte zu skizzieren, da Akte des Entblößens und Bedeckens nicht nur mit der Sichtbarkeit von Haut und Haar verflochten sind, sondern auch auf die Bedeutsamkeit der Nacktheit im klassischen Griechenland verweisen, der innerhalb der Altertumswissenschaften eine breite Forschungsdebatte gewidmet ist. So wird beispielsweise die Bedeutung des Wortes γυμνός (*gymnós*) ebenso diskutiert wie die Bedeutung der nackten männlichen Gestalten in Bildwerken und ihres Realitätsbe-

1 Eur. Phoen. 1485–1492 (Ü D. Ebener): οὐ προκαλυπτομένα βοτρυχώδεος ἁβρὰ παρῇδος / οὐδ' ὑπὸ παρθενίας τὸν ὑπὸ βλεφά- / ροις φοίνικ', ἐρύθημα προσώπου, / αἰδομένα φέρομαι βάκχα νεκύ- / ων, κράδεμνα δικοῦσα κόμας ἀπ' ἐ- [1490] / μᾶς, στολίδος κροκόεσσαν ἀνεῖσα τρυφάν, / ἁγεμόνευμα νεκροῖσι πολύστονον.

zugs.[2] Während für die Bedeckung von Haut und Haar verschiedenste Mittel zur Verfügung stehen, die häufig sehr konkret benannt werden,[3] ist Nacktheit terminologisch gebunden und wird zumeist durch γυμνός (*gymnós*) oder andere Wörter mit dem gleichen Stamm bezeichnet, die jedoch mehrdeutig sind. Sie können zwar auf vollkommene Nacktheit verweisen, aber leichte Bekleidung und Waffenlosigkeit im Kampf werden ebenso benannt.[4] Außerdem wird γυμνός (*gymnós*) im übertragenen Sinne gebraucht: so hat Ajax nach seinem Wahnanfall Angst, seinem Vater aller Ehrungen ‚entblößt' (γυμνός) gegenüberzutreten.[5]

Nackte Männer und verhüllte Frauen

Nacktheit ist im klassischen Griechenland geschlechtsspezifisch bewertet worden. Während Männer sich beim Training im *gymnásion* oder bei sportlichen Wettkämpfen öffentlich nackt zeigen und auch auf Vasenbildern und in der Plastik nackt dargestellt werden,[6] ist dies bei Frauen in den meisten *póleis* verpönt.[7] Die Bedeutung der in der Forschung

2 Vgl. z. B. Daehner 2005; Fabricius 2001; Himmelmann, 1985; Osborne, 1997; Thommen, 1996 zur männlichen Nacktheit. Vgl. Lee 2015, 172–197 für eine aktuelle Diskussion des Forschungsstandes.

3 Vgl. z. B. Aischyl. Suppl. 122 (καλύπτρα); Aristoph. Lys. 530 (κάλυμμα); Eur. Bacch. 24 (νεβρίς); Eur. El. 307 (πέπλος); Eur. Hel. 421 (ἐσθής); Eur. Phoen. 1490 (κρήδεμνον); Lys. 3,12 (ἱμάτιον). Vgl. auch Gherchanoc / Huet 2007 (Überblick über die Forschung zur Kleidung in der Antike mit besonderem Fokus auf ihre Funktion als Identitätskennzeichen, Gesten des Be- und Entkleidens sowie Normen und Transgressionen); Lee 2015 (Verhältnis von Körper und Kleidung); Gherchanoc 2012 (spezifische Gestalt und Bedeutung der Frauenkleidung); Compton-Engle 2015 (Kleidung und Kostüm in der Alten Komödie).

4 LSJ s.v. Vgl. auch Soph. Phil. 953 zum Gebrauch von ψιλός (*psilós*) als ‚wehrlos'. Es bezeichnet außerdem Leichtbewaffnete. Für Stellen bei Herodot vgl. Powell 1977 [1938] s.v. Vgl. aber McDonnell 1991, 183 mit Anm. 3 zur Diskussion über die erweiterte Bedeutung ‚leicht bekleidet'.

5 Soph. Ai. 464. Vgl. auch Aischyl. Pers. 1035.

6 Vgl. einführend Blanshard 2010, 14–21; Thommen 1996. Vgl. auch Christesen 2002 zur Bedeutung von γυμνάζω (*gymnázō*); Lee 2009, 157–163 einführend zur Idealisierung der unbekleidet trainierenden Männer auf Vasenbildern.

7 Vgl. aber z.B. Kreilinger 2007; Pfisterer-Haas 2002 zur Darstellung weiblicher Nacktheit in der archaischen und klassischen Vasenmalerei. Kreilinger nimmt einen lebensweltlichen Bezug der Bilder an und betont, dass die Nacktheit der Frauen sie keineswegs abwertend als Prostituierte markiere, wie in der älteren Forschung, deren Prüderie und Androzentrismus sie kritisiert, behauptet worden sei (vgl. Kreilinger 2007, 179f, 220f, 9f). Vgl. aber z. B. Stähli 2009a; Stähli 2013, der den Alltagsbezug zurückweist und die Vasenbilder als Mittel deutet, eine männliche Schaulust zu befriedigen; Moraw 2003, die nackte Frauen als Hetären deutet.

‚heroisch‘,[8] ‚ideal‘[9] oder ‚religiös‘[10] genannten Nacktheit der Griechen in der Kunst ist in den Altertumswissenschaften bereits häufig diskutiert worden. In erster Linie wird diese männliche Nacktheit, die Larissa Bonfante als das männliche Kostüm schlechthin bezeichnet hat,[11] den bekleideten weiblichen Körpern bildlich gegenübergestellt, um die Geschlechterdifferenz zu markieren, und dient außerdem der Unterscheidung von Griechen und Barbaren.[12] Bei der Diskussion über die antiken Berichte, wie die Praxis, nackt zu trainieren, erstmals eingeführt worden sei, wird ihre enge Verbindung mit Sparta betont,[13] das schon früh die aristokratische Lebensweise auf einen Teil des *dēmos* erweitert habe.[14] Entsprechend wird die unbekleidete Körperertüchtigung im *gymnásion* auch als Ursprung der Isonomie gedeutet, wie sie in Athen ausgeübt worden ist.[15] Die hier nur schlaglichtartig dargestellte Forschungsdiskussion wird maßgeblich durch die reich belegte zeitgenössische Bilderwelt angeregt, in der Nacktheit, durchsichtige Kleidung und die Entblößung einzelner Körperteile, z. B. im Kampf, häufig auftreten.[16] Die dort vorgebrachten Thesen beziehen sich jedoch in den meisten Fällen nicht auf die hier untersuchten Schriftquellen aus dem 5. und frühen 4. Jh. v. Chr., da Nacktheit in ihnen kaum thematisiert wird.

8 Vgl. zur Infragestellung dieser älteren Forschungsmeinung z. B. Osborne 1997, der die Heroisierung nackter Darstellungen ebenso zurückweist wie ihre Deutung als Imitation alltäglicher Praktiken. Vgl. aber Miller 2006/2007, 115: in Abgrenzung zur bekleideten Darstellung der persischen Gegner markiere die Nacktheit der griechischen Hopliten ihre heroische Männlichkeit; Hannah 1998: die Nacktheit auf den Vasenbildern reflektiere die alltäglichen Körperpraktiken der Griechen; Walde 2008: der Körper- und Haarschmuck der Kouroi diene ihrer lebensnahen Darstellung.

9 Vgl. Himmelmann 1985; Himmelmann 1990. Vgl. aber Hölscher 2003, 168–174, der diese Deutungen als neuzeitliche Projektionen zurückweist und die bildliche Nacktheit in Beziehung zu ihren konkreten Bedeutungen in der Wirklichkeit stellt. Stähli 2006; Stähli 2010 deuten die Nacktheit als Mittel, den Körper sichtbar zu machen, mit dem erst bestimmte Bedeutungen verbunden werden, während sie selbst keine spezifische Semantik trage. Vgl. auch Moraw 2003 zur Bedeutung bekleideter und nackter Darstellungen von Frauen: ‚ideale‘ Nacktheit betreffe nur Männerdarstellungen.

10 Dümmler 1897 mit Bezug auf Karl Weinholds Studie über die Geschichte des heidnischen Ritus (1896).

11 Vgl. Bonfante 1989: der Aufsatz zum archäologischen Befund trägt den Titel *Nudity as a Costume*. Vgl. auch Leitao 1993, 204, dessen Kapitelüberschrift von Bonfantes Formulierung inspiriert ist. Er widmet sich Übergangsriten, in denen sich männliche Jugendliche die Nacktheit aneignen und mit der Kleidung auch ihre frühere, mit der weiblichen Sphäre verbundene Lebensweise ablegen. Diese Riten werden jedoch im hier untersuchten Material kaum thematisiert. Vgl. auch Stewart 1997, 28–34, der ebenfalls eine Verbindung zwischen in der Skulptur nackt dargestellten Körpern und Übergangsriten herstellt.

12 Vgl. z. B. Bassi 1995; Bonfante 1990; Iriarte 2007 zur Geschlechterdifferenz; z. B. Gherchanoc 2008, 76–81; Stevenson 1998, 198 zur Herkunft.

13 Crowther 1982; McDonnell 1991. Vgl. David 2010 (Nacktheit in Sparta); Petermandl 2013a; Petermandl 2013b (Quellenkritik und Deutung der Berichte über die ersten nackten Athleten).

14 David 1992, 15; Gherchanoc 2008, 89f.

15 Z. B. Miller 2000. Vgl. auch Christesen 2002; Christesen 2014 (politische und soziale Bedeutung des unbekleideten Trainings im *gymnásion*); Halperin 1990c, 103f (Hermen als Repräsentation der demokratischen Ordnung).

16 Vgl. z. B. Lee 2015, 172–197.

So ist männliche Nacktheit bei Herodot keineswegs zentral. In den *Historien* sind es vielmehr Frauen, deren Entkleidung oder Nacktsein beschrieben werden,[17] während ‚nackte' Männer solche ohne Waffen sind.[18] Bei der Schilderung der verschiedensten Formen der Bestrafung und Verletzung von Männern werden diese ebenfalls nicht nackt dargestellt.[19] Auch wenn sie es in einigen der berichteten Fälle gewesen sein sollten, hebt Herodot solche Details nicht besonders hervor. Seine eigene positive bzw. normalisierende Haltung gegenüber männlicher Nacktheit steht hier vielleicht ihrer Erwähnung entgegen. Diese Vermutung wird durch das Fehlen der Nacktseins beim Sport in den *Historien* gestützt: im Gegensatz zu Platon und Thukydides[20] äußert Herodot sich nicht dazu und thematisiert den Sport nur am Rande und nicht um seiner selbst willen.[21] Wie Thukydides verbindet aber auch der Autor der hippokratischen Schrift *De victu* das nackte Training im *gymnásion* eng mit dem Ablegen der Kleidung, das seine Voraussetzung bildet.[22]

In den Tragödien wird männliche Nacktheit ebenso kaum beschrieben oder dargestellt, wohingegen mehrfach explizit auf die Funktion von Kleidung und Kopfschmuck verwiesen wird, die Haut und die Haare zu bedecken. So hat Menelaos nach einem Schiffbruch keine Kleidung auf seiner Haut (χρώς). Elektras Klage, sie müsse ihre Kleidung selbst herstellen, um nicht nackt (γυμνὸν σῶμα) zu sein, unterstreicht, dass die Blöße in Ermangelung sauberer und angemessener Kleidung für Männer wie Frauen im Mythos und wohl auch im 5. Jh. v. Chr. in Athen gleichermaßen problematisch ist.[23] Hermione hingegen wirft aus Angst und Erregung über die missliche Lage, in die sie sich selbst gebracht hat, den Schleier ab, der ihre Locken (πλόκαμος) bedeckt.[24] Diese Reaktion verweist darauf, dass Frauen sich außerhalb des Hauses stets mit bedecktem Kopf zeigen. Dafür wird in der Regel ein Teil des Himation oder des Peplos verwendet.[25] Anne Carson deutet den Schleier als Behälter für die Frau, durch dessen Verwendung sie den *oĩkos* selbst

17 Vgl. Hdt. I 8–11; II 130,2; V 92η1–3 und die Diskussion der Stellen unten im Abschnitt *Entblößung und Scham* (S. 128–130).

18 Hdt. II 141,5: da ihre Waffen von Feldmäusen zernagt worden sind, sind die Gegner der Ägypter ihrer Waffen entblößt (γυμνῶν ὅπλων); Hdt. IX 63,2: die Perser unterliegen in der Schlacht von Plataiai, weil sie als Leichtbewaffnete (γυμνῆς) gegen die griechischen Hopliten kämpfen.

19 Vgl. z. B. Hdt. I 92.114; IV 3f; VII 233. Beim Häuten und Kastrieren ist Nacktheit zwar Vorbedingung, wird aber nicht expliziert: Hdt. IV 64; V 25 (häuten); Hdt. III 48; VI 32; VIII 105f (kastrieren). Vgl. aber Plat. leg. 854d; 873b zur Entblößung als Bestrafung, die auch Männer treffen kann, und Xen. Ag. 1,28; hell. III 4,19 zu den persischen Soldaten, die während des Feldzuges gegen Tissaphernes (395 v. Chr.) gefangengenommen und nackt zum Verkauf angeboten worden seien.

20 Plat. rep. 452c; Thuk. I 6,4f. Vgl. Nielsen 2007, 22–28. Vgl. auch Lee 2015, 177–179 zu verschiedenen Deutungen dieser Stellen und Erklärungsversuchen für die Einführung der Nacktheit.

21 Vgl. auch Kyle 2008; Kyle 2010; Rollinger 2008 zu Sport und Athleten bei Herodot.

22 Hippokr. Vict. I 2,3. Vgl. auch Xen. symp. 2,18; Christesen 2002, 14–16.

23 Eur. Hel. 421; El. 304–308. Vgl. auch Eur. El. 184–187 zum schlechten Zustand der Kleidung Elektras; Eur. Andr. 148; Bacch. 24f.821.830; Hel. 1186 für die Verknüpfung von Haut und Kleidung; Aristoph. Eccl. 92f zur Notwendigkeit, Wolle zu krempeln, damit die Kinder nicht nackt bleiben.

24 Eur. Andr. 830f.

25 Cairns 1996, 80; Hurschmann 2002, 1037; Llewellyn-Jones 2003, 14–17, 139f. Vgl. auch Llewellyn-Jones 2012 zum Schleier der Spartanerinnen; vgl. z. B. auch Galt 1931 als Beispiel für die ältere

dann nicht verlasse, wenn sie sich im Freien oder in der Stadt bewege.[26] Die Assoziation von bedeckten Haaren und Weiblichkeit tritt in einer Episode aus Aristophanes' *Lysistrata* besonders hervor:

> RATSHERR:
> Vor dir, du Verruchte, soll *ich* den Mund halten, noch dazu, wo du einen Schleier trägst um den Kopf? Dann will ich nicht mehr leben!
> LYSISTRATE:
> Nun, wenn dich nur das stört, dann nimm von mir den Schleier hier, behalt ihn und lege ihn um deinen Kopf, und dann halt den Mund.[27]

Der Schleier (κάλυμμα) steht in einer metonymischen Übertragung für die Frau und die an sie gerichtete Forderung zu schweigen. Auch wenn Athenerinnen ihre Haare außerhalb des Hauses normalerweise verhüllen, nimmt Lysistrate ihren Schleier ab und übergibt dem Ratsherrn nicht nur dieses Kleidungsstück, sondern auch die mit ihm verbundenen sozialen Erwartungen. Im Folgenden werden noch weitere Attribute benannt, die typischerweise Frauen zugeordnet werden, wie z. B. ein Korb und Wolle zum Krempeln.[28] Die bedeckten Haare stehen neben anderen alltäglichen Zeichen der Geschlechterdifferenz, die an den Ratsherrn abgegeben werden, um seine Autorität zu schmälern. Insofern eignen sich die Frauen um Lysistrate zwar die Macht an, den Frieden herbeizuführen, legen aber ihr typisches Verhalten und ihre spezifischen Kennzeichen ab, so dass die Funktion der genannten Merkmale, die hierarchische Ordnung der Geschlechter zu markieren, reproduziert wird.

Wie dieses Beispiel veranschaulicht, kann der Schleier als das weibliche Kleidungsstück *par excellence* bezeichnet werden, das seit klassischer Zeit nicht nur bei adligen Frauen, sondern auch in anderen sozialen Schichten weit verbreitet gewesen ist.[29] Douglas Cairns zufolge zeigt er die αἰδώς (*aidṓs*) der Frauen, also ihre Scham und Sittsamkeit. Außerdem betont er die Vieldeutigkeit der Bedeckung des Kopfes, die immer dann zum Einsatz komme, wenn die soziale Identität gefährdet oder herausgefordert werde. Bei Frauen sei sie normal, weil sie stets verletzlich und bedroht seien und außerhalb der Welt der Männer

---

Forschung, in der diese Praxis als Zeichen der sogenannten orientalischen Abgeschlossenheit der Griechinnen gedeutet worden ist, und dazu Wagner-Hasel 1989.

26 Carson 1990, 160f. Vgl. auch Llewellyn-Jones 2007 zur engen Assoziation von Haus und Schleier mit Weiblichkeit.

27 Aristoph. Lys. 530–534 (Ü N. Holzberg): Π. σοί γ', ὦ κατάρατε σιωπῶ 'γώ, καὶ ταῦτα κάλυμμα φορούσῃ / περὶ τὴν κεφαλήν; μή νυν ζῴην. Λ. ἀλλ' εἰ τοῦτ' ἐμπόδιόν σοι, / παρ' ἐμοῦ τουτὶ τὸ κάλυμμα λαβὼν / ἔχε καὶ περίθου περὶ τὴν κεφαλήν, / κᾆτα σιώπα.

28 Aristoph. Lys. 535–538. Vgl. z. B. Aristoph. Eccl. 88–93; Lys. 728–734 zur Assoziation von Wollarbeit und Weiblichkeit. Vgl. aber Brulé 2015, 193, der hier nicht nur eine Übertragung der Erwartungen sieht, sondern meint, der Ratsherr sei durch das Anlegen des Schleiers in eine Frau verwandelt (*métamorphosé*) worden.

29 Llewellyn-Jones 2002, 177; Llewellyn-Jones 2003, 14–17, 139f.

stünden.[30] Entsprechend werden Kopfbedeckungen, die die Haare ordnen, in den verschriftlichten Quellen mit Weiblichkeit verbunden. Dies zeigt sich beispielsweise in Aristophanes' *Thesmophoriazusae*, wenn die weibliche Verkleidung des Tragödiendichters Agathon beschrieben wird und das Haarnetz (κεκρύφαλος) explizit als weibliches Utensil benannt wird. Ähnliche Äußerungen finden sich auch in der Tragödie. So berichten die Troerinnen davon, wie sie in der Nacht vor dem endgültigen Sieg der Griechen ihre Haare frisiert haben.[31] Diesem Befund stehen jedoch Bildzeugnisse gegenüber, in denen Haarbinden geschlechtsunabhängig die Frisur zusammenhalten oder eher bei männlichen Gestalten Helme und Masken abfedern und der Aufnahme von Schweiß dienen.[32] Während diese Funktionen der in der Kunst dargestellten Binden für ihre Verwendung im Alltag sicher bestimmend gewesen sind, stehen in den Schriftzeugnissen rituelle Verwendungen im Vordergrund.[33]

Darüber hinaus bedecken das Haar nicht nur Stoffe, sondern auch Kränze, die als ritueller Kopfschmuck dienen und ebenso Türen, Statuen oder Opfertiere zieren.[34] Mitunter wird ihre Funktion, die Haare zu schmücken, explizit benannt.[35] Sie werden in den verschiedensten Situationen getragen: zur Hochzeit und zum Gastmahl ebenso wie bei Opfer und Kultausübung sowie als Zeichen priesterlicher Würde.[36] Sie schmücken auch Gottheiten, Redner und Sieger sowie jene, die wohlbehalten von einer Reise heimgekehrt sind, und andere, die besonders geehrt werden sollen oder besonders glücklich zu schät-

30 Cairns 2002. Vgl. auch Cairns 2001; Cairns 2009. Vgl. auch Llewellyn-Jones 2003, 215–258, 283–305 zur rituellen Bedeutung und Vieldeutigkeit des Schleiers.

31 Aristoph. Thesm. 138; Eur. Hec. 923f. Vgl. auch Bremer 1912, 2128–2134; Netoliczka-Baldershofen 1921 zu Frisuren mit Haarbändern, Kopftüchern und Hauben bei griechischen Frauen. Vgl. auch Jenkins / Williams 1985, die die Herstellung von Haarnetzen mithilfe der Handarbeitstechnik Sprang anhand der Bildzeugnisse und einiger Objektfunde rekonstruieren. Vgl. auch Bremer 1912, 2131–2134 zur Verwendung von Diadem, Kranz und Haarbinden bei Männern.

32 Schreiber 2012 wertet das Auftreten dieser von ihm ‚funktionale Binde' genannten Erscheinung statistisch aus und illustriert ihre Verwendung anhand der Darstellung von Kriegern und Athleten.

33 Vgl. z. B. Kassandra, die sich beim Weissagen die Locken schüttelt (Eur. Iph. A. 757–760). Vgl. auch Kötting 1986, 191 mit Belegen für konkrete Feste sowie Bömer 1952, 1911; Graf et al. 1999, 897; Nilsson 1957 [1906], 345; Wächter 1910, 22. Vgl. Nilsson 1957 [1906], 410 zu offenen Haaren von Männern im Asklepioskult.

34 Vgl. z. B. Eitrem 1915, 64–75; Ganschinietz 1922, 1589–1603 zum Kranz in der älteren Forschung. Ihre Suche nach den ursprünglichen Bedeutungen ist von Blech 1982, 15 als Projektion eigener Vorstellungen aufgedeckt worden. Vgl. auch Blech 1982 als maßgeblichen Beitrag in der neueren Forschung.

35 Eur. Iph. A. 1477f (Ü D. Ebener): στέφεα περίβολα δίδοτε, φέρε / τε — πλόκαμος ὅδε καταστέφειν — […]. Vgl. z. B. auch Eur. El. 778.882; Herc. 562; Pind. I. 2,15; 5,9; 7,38; N. 11,28; O. 3,6; 3,13; 13,39; 14,24; P. 5,31; 10,40.

36 Z. B. Eur. Iph. A. 436.905; Hdt. VI 69,1–3 (Hochzeit); Aristoph. Ach. 1091; Eccl. 133.691f; Nub. 309; Plut. 1040f; Eur. Alc. 759 (Gastmahl); Aristoph. Plut. 819f; Eur. El. 778 (Opfer); Eur. Bacch. 105–113.176f.248–254.696–705; Hdt. I 132,1 (Kultausübung); Aristoph. Pax 1044; Eur. Iph. A. 759; Tro. 258.451 (Priester). Vgl. auch Burkert 2011, 93 zur Kultausübung.

zen sind.[37] Neben diesen eher erfreulichen und positiv konnotierten Kontexten sind aber auch Todgeweihte und Verstorbene bekränzt.[38] Umstritten ist, ob Trauernde ebenfalls Kränze tragen oder gerade durch den Verzicht auf diesen Schmuck markiert sind.[39] In Euripides' *Medea* ist es gar der Kranz, der Iasons Braut den Tod bringt.[40]

Wie diese einführenden Bemerkungen veranschaulichen, werden Haut und Haar in den untersuchten Quellen erwartungsgemäß direkt von Kleidung und Kopfschmuck bedeckt. Von diesem Befund ausgehend werden in den nächsten Abschnitten die Bedeutungen herausarbeitet, die mit dem Bedecken und Entblößen des Körpers verbunden worden sind. Diese Akte, die Haut und Haar zeigen oder verdecken, zu fokussieren, entspricht sowohl dem Erkenntnisinteresse der vorliegenden Studie und dem handlungsorientierten Ansatz, der in diesem und den kommenden Kapiteln verfolgt wird, als auch der Perspektive der untersuchten Quellen. Dabei tritt allerdings die Frage nach der Bedeutung der vollständigen Nacktheit, bei der auch die Genitalien entblößt sind, in den Hintergrund. Auch wenn sie in der Forschung schon häufig diskutiert worden ist, bildet sie hier nur einen Untersuchungsgegenstand neben anderen. Stattdessen wird weniger der Zustand des Nacktseins behandelt, als vielmehr den Prozessen nachgegangen, die diesen hervorbringen oder beenden können. Das führt dazu, dass auch jene Fälle betrachtet werden, in denen Haut und Haar nur teilweise sichtbar werden.

Dieses Vorgehen ist deutlich von der breiten Forschungsdebatte zum Thema Nacktheit im klassischen Griechenland abzugrenzen, die von dem reichen Befund der bildenden Kunst ausgeht, in der häufig männliche Gestalten, aber auch Frauen nackt dargestellt worden sind. Dabei steht häufig die Nacktheit als eher abstrakter Zustand im Zentrum oder es werden das Nacktsein und seine konkrete Bedeutung in der sozialen Wirklichkeit diskutiert. So werden Darstellungen nackter Gestalten beispielsweise erotisch gelesen oder als Idealisierung interpretiert.[41] Neben diesem Befund stehen jedoch andere Werke, die den Moment der Entblößung oder einer unvollkommenen Bedeckung zeigen, um eine Rangordnung abzubilden.[42] Dieser Aspekt tritt wiederum in den untersuchten

37 Z. B. Aristoph. Plut. 39.592f.686; Ran. 329f; Eur. Hipp. 73.83; Med. 840f (Gottheiten); Aristoph. Av. 463; Eccl. 122.131.148.163.171; Thesm. 380 (Redner); Aristoph. Plut. 585f; Ran. 395; Eur. Tro. 353.460 (Sieger); Eur. El. 847–855.887; Hipp. 806f (Heimkehr; vgl. auch Eur. El. 163f, wo Elektra ihren Vater beklagt, der von der Mutter nicht mit Kränzen (στεφάνος) oder Haarbinden (μίτρα) begrüßt worden sei, sondern mit dem Tod); Aristoph. Av. 1274 (Ehrung); Aristoph. Plut. 757; Hdt. VII 19,1f (Glück). Vgl. auch Emp. fr. 157,4–6 Gemelli [= 31 B112 DK = Diog. Laert. VIII 61]: Empedokles preist sich als unsterblicher Gott, der reich bekränzt sei.

38 Z. B. Eur. Herc. 526 (der todgeweihte Herakles); Iph. A. 1512.1567 (Iphigenie auf dem Weg zu ihrer Opferung); Aristoph. Lys. 602–604; Eur. Phoen. 1631–1633; Tro. 351.1144 (Tote); Eur. Tro. 1221–1223.1247 (Totenkult).

39 Vgl. Morwood 2007, 218 zu den unterschiedlichen Lesarten von Eur. Suppl. 973f. Burkert 2011, 305 zufolge tragen diejenigen, die den Leichnam zum Grab begleiten, keine Kränze. Vgl. auch Aristoph. Eccl. 537.1034.

40 Eur. Med. 1065f. Vgl. auch Eur. Med. 978–981.

41 Z. B. Hölscher 2003; Thommen 1996 (soziale Wirklichkeit); Lee 2015, 197 (Erotik); Himmelmann 1990 (Idealisierung).

42 Z. B. Cohen 2000; Hannah 1998, 22.

Schriftquellen in den Vordergrund: ebenso wie bei Frauen wird auch die Entblößung von Männern problematisiert, während das Training im *gymnásion* und die sportlichen sowie rituellen Wettkämpfe, bei denen sie anerkanntermaßen nackt gewesen sind,[43] kaum thematisiert werden. Die folgenden Abschnitte analysieren die Umstände und Wirkungen des Entblößens bzw. Bedeckens von Haut und Haar. Dabei wird die ambivalente Bewertung nackter männlicher wie weiblicher Gestalten in den Schriftquellen deutlich: weder Idealisierung noch Sexualisierung reichen als Deutungsangebote aus, um die Vielschichtigkeit ihrer kontextspezifisch einzuordnenden Bedeutungen zu erfassen.

Verzweifelte Entblößung

Antigones eingangs zitiertes Verhalten unterstreicht ihre Verzweiflung, nachdem sich ihre Brüder Polyneikes und Eteokles im Kampf um Theben gegenseitig erschlagen haben. Indem sie ihre Kopfbedeckung ablegt, bricht sie nicht nur mit dem guten Benehmen junger Frauen, sondern weicht auch von üblichen Trauergesten ab: in anderen Tragödien werden Trauernde auf ihr bedecktes Haupt als Kennzeichen eines Todesfalls in der Familie angesprochen.[44] Donald Mastronarde und Elizabeth Craik meinen gar, Antigone entblöße hier ihre Brust, um sie zu schlagen.[45] Trifft diese Deutung zu, erscheint das Verhalten der jungen Frau nicht nur unüblich, sondern wird auch nicht-griechischen Trauerpraktiken angenähert. Denn Herodot zufolge gürten die Frauen des Hauses in Ägypten im Trauerfall ihr Gewand unter dem Busen und lassen auf diese Weise ihre Brust frei. Derartig vorbereitet gehen sie in die Stadt, laufen auf und ab und schlagen sich.[46] Auf diese Weise entblößen sie – wie Mastronarde und Craik es auch bei Antigone vermuten – einen Teil ihres Körpers, dessen nackte Haut öffentlich zu sehen ist. Dieser Interpretation zufolge

---

43 Vgl. auch Christesen 2014, 227; Gherchanoc 2008, 81–85 zur Beschränkung der Normalisierung und Akzeptanz männlicher Nacktheit auf diese Kontexte.

44 Vgl. z. B. Eur. Suppl. 110f: Theseus fordert Adrastos auf, seinen Kopf zu enthüllen. Vgl. auch Eur. Heraclid. 604: Iolaos bricht zusammen, nachdem Makaria zur Opferung weggeführt worden ist, und bittet ihre Geschwister, seinen Kopf zu bedecken; Eur. Ion 967: der Erzieher des Erechtheus verhüllt aus Sorge um Kreusa seinen Kopf, als er hört, dass Ion Xythos' unehelicher Sohn sei und er ihn bei sich aufgenommen habe. Vgl. auch Cairns 2011 zum Verschleiern als geschlechtsunabhängiger Trauergeste.

45 Mastronarde 1994, 564; Craik 1988, 257. Vgl. auch Eur. Andr. 830–832; Hipp. 201–203.243f; Soph. Trach. 925 zum Freilegen der Brust: Phaidra, Hermione und Deianeira sind durch die tragischen Umstände in eine aussichtslose Lage geraten, wollen sich aber anders als Antigone selbst töten. Vgl. zu Eur. Andr. 830–832 auch Craik 1979, 65. Vgl. zu Eur. Hipp. 201 aber Schlesier 2002, 55, die diese Geste mit dem Verhalten Demeters im homerischen Hymnos (Hom. h. II 40–44) vergleicht: die Göttin habe ihre Kopfbedeckung aus Verzweiflung über Kores Entführung von sich gerissen, aber ihre Schultern mit einem dunklen Tuch bedeckt.

46 Hdt. II 85,1. Lloyd zufolge werden in der ägyptischen Parallelüberlieferung zwar nicht alle Details bestätigt, aber Herodots Darstellung könne durchaus zutreffend sein (Lloyd 2007, 298; vgl. Lloyd 1976, 351–353). Vgl. aber How / Wells 1928a, 208; Wiedemann 1890, 346f: die älteren Kommentare vertrauen Herodot auf einer weniger fundierten Basis gänzlich.

verhalten griechische Frauen sich zumindest im Mythos recht ähnlich wie ägyptische. Allerdings bestätigt diese Assoziation – wenn sie denn beim zeitgenössischen Publikum angenommen werden kann – wohl eher die deutliche Grenzüberschreitung, die Antigones Verhalten darstellt.[47] Schon das Lockern der Kleidung bei jungen griechischen Mädchen kann also als Transgression der bestehenden Ordnung gedeutet werden.

Neben Antigone zerreißen auch Aischylos' Choephoren und weitere griechische Heldinnen ihre Kleidung aus Trauer und Verzweiflung: um ihre Söhne vom gegenseitigen Brudermord abzuhalten entblößt Iokaste die Brust, die diese genährt hat und an der sie gemeinsam gelegen haben. Sie dringt jedoch nicht zu ihnen durch und tötet sich in jäher Trauer selbst. Auch Deianeira und Hermione legen einen Teil ihres Oberkörpers frei, um sich zu töten.[48] Während Deianeira ihre Tat vollzieht, wird Hermione von ihrer Amme aufgehalten. Außer sich vor Angst will sie in Euripides' *Andromache* zunächst zu extremen Mitteln greifen, um sich einer erwarteten Strafe zu entziehen, und hat als Spartanerin, die es gewohnt ist, mit nacktem Schenkel zu trainieren,[49] keine Hemmung ihre Brust in der Öffentlichkeit zu enthüllen. Peleus schmäht die Spartanerinnen im gleichen Stück, um Andromache gegen Menelaos zu verteidigen, und impliziert, die offene Erziehung Helenas, deren Tochter Hermione ist, sei an ihrer Entführung nach Troja schuld gewesen. Dass Frauen in Sparta öffentlich, gemeinsam mit den Männern und noch dazu mit nackten Schenkeln trainierten, ist ihm unerträglich.[50] Da sie in archaischer und klassischer Zeit anderen Verhaltensnormen unterliegen als andere Griechinnen und insbesondere die Athenerinnen,[51] sind sie Peleus zufolge kaum als Gattinnen geeignet. Während das von einer guten Ehefrau erwartete sittsame Verhalten in diesem Kontext ohne Körperbezug angesprochen wird, steht die bei der sportlichen Betätigung freigelegte Haut im Vordergrund der Argumentation gegen die Spartanerinnen. Denn indem sie das Haus verlassen, sich draußen frei und wenig bedeckt bewegen und dabei zu Männern in Kontakt treten, so argumentiert Peleus, werden sie verdorben und können sich gar nicht mehr züchtig verhalten, wie er es von einer guten Ehefrau erwartet.[52]

---

47 Vgl. auch Hdt. II 35,2 zu seiner Überzeugung, dass das Verhalten der Ägypter und Ägypterinnen sehr häufig im Gegensatz zu den Sitten aller anderen Völker stehe.

48 Aischyl. Choeph. 27–30; Eur. Phoen. 1568f.1456f.1577f; Soph. Trach. 925; Eur. Andr. 832.841.

49 Soph. fr. 872 TrGF [= 788 Nauck = Plut. Numa 25,4]. Vgl. David 2010, 147–149 zur Nacktheit von Mädchen und Frauen in Sparta.

50 Eur. Andr. 597–600: αἳ ξὺν νέοισιν ἐξερημοῦσαι δόμους / γυμνοῖσι μηροῖς καὶ πέπλοις ἀνειμένοις / δρόμους παλαίστρας τ' οὐκ ἀνασχετοὺς ἐμοὶ / κοινὰς ἔχουσι. Vgl. auch Dialex. 2,9.25; Pomeroy 2002, 25–27 zum nackten Trainieren der Spartanerinnen und Spartaner. Vgl. Plat. rep. 451e–452e zur Befremdlichkeit des Anblicks nackter, turnender Spartanerinnen aus attischer Perspektive. Vgl. auch Gherchanoc 2008, 94–97; Millender 1999, 366–369 zu moralischen, eugenischen und rituellen Deutungen des Trainings der Spartanerinnen; Llewellyn-Jones 2012 zur Begrenzung der leichten Bekleidung auf rituelle und sportliche Kontexte.

51 Vgl. Pomeroy 2002, 3f für die Gegenüberstellung; Hartmann 2007, 38–103 einführend zur Position von Frauen in Sparta und Athen. Vgl. aber Llewellyn-Jones 2012; Thommen 1999 kritisch hinsichtlich einer zu starken Betonung der Freizügigkeit der Frauen in Sparta.

52 Eur. Andr. 595f.

Wenn Hermione ihre Brust enthüllt, als sie sich töten will, bestätigt sie also Peleus' Vorurteil gegenüber ihrer Mutter Helena und allen Spartanerinnen, denn Hermione agiert maßlos und unbeherrscht, so dass sie auf eine Weise exponiert wird, die für eine freie Griechin aus attischer Perspektive unangemessen ist. Hermiones' stereotype Darstellung verweist aber nicht nur auf Sparta als Hort solchen Verhaltens, sondern auch auf ihre Weiblichkeit und die Verwandtschaft mit ihrer Mutter Helena, der die Schuld am Trojanischen Krieg im Stück bereits mehrfach zugeschrieben worden ist.[53] Diese Deutung wird durch Klytaimnestras Vorgehen in Aischylos' *Choephoroi* gestützt: in dem Moment, als ihr Sohn Orest kommt, um sie wegen des Vatermordes zu erschlagen, enthüllt auch sie ihre Brust.[54] Sie zeigt sich im Kontext der zuvor genannten Stellen auf diese Weise nicht nur als Spartanerin, sondern auch als Helenas Schwester, der ebenso wie dieser jegliches Schamgefühl fehlt. Klytaimnestras Verhalten bezieht sich hier jedoch nicht nur auf ihre Herkunftsfamilie, sondern unterstreicht – wie bei Iokaste – ihre Position als Mutter. Im Gegensatz zu Hermione, die ihre Brust zwar in Suizidabsicht entblößt, aber nicht stirbt, ist diese Geste bei allen anderen Heldinnen eng mit dem eigenen Tod verbunden. Insofern sticht ihr Verhalten heraus und wird deshalb in den Kommentaren als unangemessen bewertet.

Diesem moralischen Urteil steht die oben vorgeschlagene politische Deutung gegenüber. Hermiones Verzweiflungsgesten mögen bei einem Vergleich mit den anderen Heldinnen unpassend sein, sie charakterisieren sie jedoch als Spartanerin und unterstreichen die Sittsamkeit Andromaches, deren Tod sie zu Beginn des Stücks gefordert hat.[55] Die Witwe des trojanischen Thronfolgers Hektor wird nicht nur in dieser Tragödie, sondern auch in Euripides' *Troades* als besonders gute Ehefrau gelobt[56] und Hermione bzw. Helena gegenübergestellt, deren Verhalten in starkem Kontrast zu diesen Idealvorstellungen steht. Beide Stücke sind während des Peloponnesischen Krieges in Athen verfasst und aufgeführt worden.[57] In dieser Abfolge verschiedener, voneinander getrennter militärischer Konflikte haben die Athener und die Spartaner mehr als zwanzig Jahre lang gegeneinander um die Vorherrschaft in Hellas gekämpft. Es sind also die Frauen der Feinde, deren Benehmen die zitierten Äußerungen problematisieren. Indem Helena, Hermione und Klytaimnestra unanständiges Verhalten zugeschrieben wird, entsteht der Eindruck, ihre Männer hätten sie nicht unter Kontrolle. Auf diese Weise wird der politische Gegner im mythischen Gewand moralisch diffamiert und die eigene Stärke beschworen, ohne einen konkreten Bezug zu den aktuellen Kriegshandlungen herzustellen. Vielmehr dient das Geschlechterverhältnis als Nebenschauplatz, auf dem sich die Überlegenheit der Athener anhand der Erwartungen an weibliche Sittsamkeit und Unterordnung zeigt.

53 Eur. Andr. 105f.248.604f.

54 Aischyl. Choeph. 897; Eur. El. 1206f; Or. 527.839–842. Vgl. Garvie 1986, 292: während Aischylos diese Geste auf die Bühne gebracht habe, lasse Euripides nur davon berichten.

55 Eur. Andr. 39.162.

56 Z. B. Eur. Andr. 222–227; Tro. 645–676.

57 Lloyd 2005, 12f; Stevens 1971, 15–19 zu Eur. Andr.; Ebener 1979, 9 zu Eur. Tro.

Während an diesen Stellen Frauen in Trauer und Verzweiflung ihre Kleidung zerreißen und sich entblößen, schreibt Aischylos den Persern ähnliche Trauergesten zu. In den *Persae* zerreißen nicht nur die Frauen der Gefallenen ihre Schleier,[58] sondern auch der persische König Xerxes zerfetzt sein Gewand in einem Traum seiner Mutter Atossa und laut des Botenberichts von der Schlacht bei Salamis. Außerdem fordert er im abschließenden Klagedialog den Chor ebenfalls dazu auf.[59] Die zerrissene Kleidung des Xerxes wird mehrfach angesprochen[60] und kennzeichnet seine militärische Niederlage, da der Königsrobe im persischen Kontext eine besondere Bedeutung als Zeichen der Machtausübung zukommt.[61] Entsprechend klagt der Großkönig, er sei „entblößt von Gefolgschaft"[62] und unterstreicht durch diese metaphorische Verwendung von γυμνός (*gymnós*) die Bedeutung der Bekleidung für die persische Königswürde. Aus griechischer Perspektive kann das Zerreißen der Kleider als Überschreitung der Geschlechtergrenzen gedeutet werden, da die persischen Männer – allen voran Xerxes – sich angesichts der desaströsen Niederlage wie trauernde Frauen verhalten. Dieser Befund ist in der Forschung als Gegenüberstellung von Griechen und Barbaren gedeutet worden, in der die Perser letztere repräsentierten und ihnen ein weiblich konnotiertes Verhalten zugeschrieben werde, um sie abzuwerten.[63] Sowohl Frauen aus Griechenland und dem Persischen Reich als auch persischen Männern ist also das Zerreißen der Kleidung als Trauergestus zugeschrieben worden.

Dem Verhalten der Trauernden steht der Umgang mit den Toten gegenüber. Denn sie bedürfen der Bedeckung ihrer Haut, wie sich am Beispiel des von den Griechen getöteten Sohnes von Hektor und Andromache zeigt, dessen Haut (χρώς) vor seiner Bestattung mit reichen Gewändern bekleidet wird.[64] Insofern ist die verzweifelte Entblößung auf unterschiedlichen Ebenen durch Oppositionen geprägt, die jeweils für sich allein genommen nicht ausreichen, ihre Bedeutung umfassend zu rekonstruieren. Dieses Beispiel veranschaulicht sowohl die Wirkung von *gender* als interdependenter Kategorie als auch die allgemeine Beobachtung, dass die Bewertung bestimmter Verhaltensweisen kontextspezifisch variiert. Aus griechischer Perspektive verhalten sich die Perser aufgrund ihrer Herkunft unmännlich und erfüllen nicht die spezifischen Anforderungen, die in Hellas mit Männlichkeit verbunden worden sind. Sie repräsentieren jedoch eine eigene, persische Männlichkeit. Außerdem entspricht diese Bewertung der Umkehrung üblicher Verhal-

---

58 Aischyl. Pers. 537f. Vgl. auch Aischyl. Pers. 125.

59 Aischyl. Pers. 199.468.1060.

60 Aischyl. Pers. 834–836.847f.

61 Sancisi-Weerdenburg 1983, 29. Vgl. auch Llewellyn-Jones 2015, der diese Deutung mit Bezug auf vorderasiatische Quellen erhärtet.

62 Aischyl. Pers. 1036 (Ü O. Werner): γυμνός εἰμι προπομπῶν.

63 Hall 1996, 13, 125. Vgl. auch Bridges 2015, 32; Garvie 2009, 214; Hutzfeldt 1999, 45, die ihrer Argumentation folgen.

64 Eur. Tro. 1218–1220. Vgl. Eur. Hec. 432; Heraclid. 561; Hipp. 1457f (Bitten junger Todgeweihter um Verhüllung ihrer Körper); Eur. Hec. 679.734 (Bekleidung des Leichnams von Hekabes Sohn Polydoros); Soph. Ant. 426f (Antigones Klage, Polyneikes sei ‚entblößt' (ψιλός), als sie feststellt, dass der Sand entfernt worden ist, den sie als notdürftige minimale Bestattungsgeste auf ihm verstreut hatte). Vgl. auch Hippokr. Vict. IV 92,2 (negative Konnotation nackter Toter in der Traumdeutung).

tensweisen im Trauerfall, wie sie sich auch in weiteren Praktiken spiegelt, die am Ende des Abschnitts *Bedeutungen im Zwischen_Raum* zusammenfassend dargestellt worden sind.[65] Frauen im Allgemeinen (und außerdem die Perser) sind normalerweise verhüllt, entblößen sich aber aus Trauer und Verzweiflung. Die Griechen verzichten im Trauerfall hingegen darauf, sich die Kleider vom Leib zu reißen, und bleiben bekleidet, während sie sich beim Training im *gymnásion* bereitwillig nackt zeigen. Nacktsein, Entblößung und Verhüllung sind also keine einheitlichen und übergeordneten Bedeutungen zugeschrieben worden, sondern diese werden je nach Kontext unterschiedlich bewertet und gelesen.

Unterordnende Entblößung

In den bisher dargestellten Beispielen steht die Verzweiflung der Gestalten, die ihre Kleidung in den Tragödien ablegen oder zerreißen, im Vordergrund. Sie handeln in Trauer oder aus Angst um ihr eigenes Schicksal. Doch das Zerreißen der Kleidung kann auch als gewalttätige Geste dienen, indem es nicht als selbstbestimmtes Zeichen der Trauer, sondern als Mittel der Unterwerfung eingesetzt wird: der Herold, der die Danaiden zum Schiff der Aigyptos-Söhne bringen will, droht ihre Kleider zu zerfetzen und sie auf diese Weise bloßzustellen, um sie zum Einlenken zu zwingen.[66] Auch wenn der argivische König die Töchter des Danaos in Aischylos' *Supplices* vor dieser Schmach schützt,[67] weist die Äußerung des Herolds der Entblößung eine hierarchisierende Wirkung zu, indem das Zerreißen der Kleider mit der erzwungenen Unterordnung der Danaiden unter den Willen der Aigyptiden verbunden wird.

Diese Funktion des Entkleidens, Hierarchien zu markieren, wird auch in der Alten Komödie aufgegriffen. So wirft der Stärkere Logos am Ende des ersten Agons der *Nubes* zum Zeichen seiner Niederlage in diesem Wettstreit seinen Mantel fort. Im gleichen Stück sieht Strepsiades sich gezwungen, seine Kleidung abzulegen, um Zugang zur Gelehrtenstube zu erlangen, in der er sich nicht nur in diesem Punkt den Anweisungen des Sokrates unterordnet, wie es in Erziehung und Bildung üblich ist.[68] Seine Entkleidung erinnert außerdem an die verstärkte Beobachtung, der die Körper junger Männer bzw. männlicher Jugendlicher unterliegen. Bevor sie das Bürgerrecht erhalten, werden sie begutachtet, und dieses Verfahren wird in Aristophanes' *Vespae* als Privileg der Richter dargestellt: sie erfreuten sich daran, die Genitalien der Jugendlichen anzusehen.[69] Diese Stelle verweist nicht nur darauf, dass sie während der Überprüfung nackt sind, sondern unterstreicht

65 S. oben S. 99f.

66 Aischyl. Suppl. 903f. Vgl. auch Isokr. epist. 9,9f, wo das Entblößen der Frauen als direkte Folge eines verlorenen Kampfes benannt wird. Vgl. auch Compton-Engle 2015, 9: das Ausüben von Kontrolle über die Kleidung gehe mit der Kontrolle über den Körper einher.

67 Aischyl. Suppl. 911–953.

68 Aristoph. Nub. 1101–1104.497–500.

69 Aristoph. Vesp. 578.

auch die hierarchisierende Wirkung von Entblößungen.[70] Denn die Jugendlichen müssen sich dem prüfenden Blick der Richter aussetzen, um vollwertige Mitglieder der *pólis* werden zu können, und stehen in diesem Moment in einem klaren Abhängigkeits- und Unterordnungsverhältnis zu den Richtern. Darüber hinaus dient diese Äußerung jedoch auch der Verspottung der Richter, deren Verhalten in dieser Komödie persifliert wird.

Eine durch Zwangsmittel herbeigeführte Entblößung eines Bürgers ist in den vorliegenden Quellen hingegen die Ausnahme.[71] In einer Lysiasrede wird beispielsweise beschrieben, wie der Redner seine Ehefrau und ihren Liebhaber *in flagranti* im eigenen Haus ertappt und ihn getötet hat:

> Wir stießen die Tür des Schlafraumes auf, und die ersten, die hineingingen, sahen den Kerl noch bei meiner Frau liegen, die Folgenden, wie er nackt auf dem Bett stand.[72]

Diese anschauliche Beschreibung der Vorgänge erleichtert es den Richtern, sich die Situation vor Augen zu führen. Die Position des nackten Ehebrechers, der auf dem Bett steht, ist in keiner Weise mit der angesehenen, athletischen Nacktheit im *gymnásion* oder beim Wettkampf zu vergleichen. Insofern ist die prekäre Situation, in der er sich nun befindet, in diesem Bild gut gefasst: er wird (noch immer nackt?) gefesselt und bittet um sein Leben, das er dennoch lassen muss.[73] Christopher Carey verweist darauf, dass das Beieinanderliegen und das Nacktsein entscheidend sind, um den Ehebruch zu beweisen. Bloße Anwesenheit im gleichen Raum reiche nicht aus.[74] Allerdings wird an dieser Stelle nur die Nacktheit des Mannes explizit benannt und das Verhalten der Ehefrau nicht erwähnt. Um sein Ansehen nicht noch weiter zu schmälern, verzichtet der Beklagte darauf, die Blöße seiner Gattin ebenso zu betonen, um zu belegen, dass der Tatbestand des Ehebruchs *in flagranti* aufgedeckt worden sei. Die weibliche Nacktheit wird also nicht explizit benannt, während die Entblößung des Ehebrechers betont wird. Wenn der Darstellung des

---

70 Vgl. Leitao 1993, 232–237. Vgl. auch Aristoph. Nub. 987–989 zum Auftritt der Teilnehmer beim letzten panathenäischen Waffentanz (πυρρίχη), der Leitao 1993, 213 zufolge auch mit ihrer Nacktheit verbunden wird. Vgl. zur πυρρίχη (*pyrríchē*) auch Gherchanoc 2016, 136–138; Reed 1987, 61.

71 Vgl. auch Aristoph. Plut. 930. Compton-Engle 2015, 10f fügt dieser Aristophanes-Stelle weitere hinzu, an denen körperlicher oder rhetorischer Zwang ausgeübt werde, um Figuren gegen ihren Willen zu entkleiden, und argumentiert, auf diese Weise werde ihnen ein niedrigerer Status zugeschrieben. Allerdings basieren diese Beispiele auf bestehenden Hierarchisierungen, denn es sind anders als im *Plutus* keine Bürger betroffen, sondern Unfreie, Frauen oder Schüler (Aristoph. Av. 933f.947f; Pax 886; Thesm. 1181–1183; Nub. 497–500). Andere Beispiele stehen im Kontext eines Kostümwechsels, bei denen der behauptete Zwang fehlt (Aristoph. Thesm. 212; Vesp. 1129f). Insofern mag die Beobachtung des Zusammenhangs von Machtgefälle und Entkleidung zwar zutreffen, allerdings wird die Hierarchie durch die Entblößung nicht erst hergestellt, sondern eher reproduziert.

72 Lys. 1,24 (Ü I. Huber): *ὤσαντες δὲ τὴν θύραν τοῦ δωματίου οἱ μὲν πρῶτοι εἰσιόντες ἔτι εἴδομεν αὐτὸν κατακείμενον παρὰ τῇ γυναικί, οἱ δ' ὕστερον ἐν τῇ κλίνῃ γυμνὸν ἑστηκότα.*

73 Lys. 1,25–29.

74 Carey 1989, 74; vgl. auch Todd 2007, 119.

Redners Glauben geschenkt werden kann, ist er zwar zunächst freiwillig nackt gewesen, nachdem er sich für den Geschlechtsverkehr mit der Ehefrau eines anderen entkleidet hatte. Nun aber wird ihr Verhältnis und damit auch seine Nacktheit unfreiwillig vor anderen sichtbar und er auf diese Weise entblößt. Da γυμνός (*gymnós*) an dieser Stelle außerdem als Hinweis darauf gelesen werden kann, dass er nicht bewaffnet ist,[75] widerspricht sein Auftreten ebenso dem Ideal kriegerischer Männlichkeit.[76] Durch die ausführliche Beschreibung vor Gericht und die Tradierung der Rede als Bildungsgut werden diese Entblößung und die Bloßstellung, die mit ihr einhergeht, bis in die Gegenwart perpetuiert.

Selbstbewusste Entblößung

Auch den Troerinnen steht nach dem Fall ihrer Heimatstadt eine solche unterordnende Entblößung bevor. Sie warten jedoch nicht ab, bis die siegreichen Griechen ihre Kleidung gewaltsam fortreißen, sondern legen sie in einem letzten selbstbestimmten Akt ab: nachdem Hekabe in Euripides' *Troades* erfahren hat, dass ihre Tochter Kassandra dem Feldherrn Agamemnon als Bettgenossin zugesprochen worden ist, fordert sie ihre Tochter auf, sich der Insignien zu entledigen, die sie als jungfräuliche Priesterin ausweisen: sie solle die Kleidung von ihrer Haut (χρώς) werfen.[77] Angesichts der bevorstehenden Entblößung und Entehrung, die Kassandra lange vorausgesehen hat,[78] folgt sie Hekabes Anweisung und entfernt die Kränze und Kleider von ihrer noch rituell reinen Haut (χρώς).[79] Indem der Begriff χρώς (*chrṓs*) hier wiederholt verwendet und so auf eine abwechslungsreiche Formulierungsweise verzichtet wird, die bei Haaren häufig anzutreffen ist,[80] wird der Fokus auf die Haut gelenkt, die entblößt und kurze Zeit später auch entehrt werden wird. Außerdem sieht Kassandra sich selbst nackt (γυμνάς) im Grab liegen, also ohne die notwendige Ausstattung und die üblichen Riten entsorgt.[81] Ihre Selbstentkleidung steht in einem Spannungsverhältnis zu dieser Entblößung, die sie später treffen wird. Während sie noch rein ist und selbst entscheiden kann, ist ihr nicht nur bereits klar, dass sie schon bald weder rein noch frei sein wird, sondern sie kann ihren Körper selbstbestimmt schon jetzt freilegen und auf diese Weise – im Wissen, dass auch der Heerführer Agamemnon fallen wird[82] – die Schmach ein wenig lindern: nicht die Fremden sind es, die sie gewaltsam vernichten werden, sondern sie entblößt sich eigenhändig. Indem sie sich auf diese Weise selbst darbietet, erscheint sie als freiwilliges Selbstopfer, das Euripides auch in an-

75 Vgl. Todd 2007, 119. Vgl. auch Eur. Ion 1208–1210 zur Waffenlosigkeit in einer bedrohlichen Lage.

76 Vgl. dazu Leitao 1993, 232–236.

77 Eur. Tro. 256–258: ῥῖπτε, τέκνον, ζαθέους κλά- / δας καὶ ἀπὸ χροὸς ἐνδυ- / τῶν στεφέων ἱεροὺς στολμούς.

78 Vgl. Kerényi 1966, 246f; Ranke-Graves 2008 [1955], 584: vgl. Hyg. fab. 93; Apollod. III 12,5 zu Kassandra als Seherin, der niemand glaubt.

79 Eur. Tro. 453f: ἴτ' ἀπ' ἐμοῦ χρωτὸς σπαραγμοῖς, ὡς ἔτ' οὖσ' ἁγνὴ χρόα / δῶ θοαῖς αὔραις φέρεσθαί σοι τάδ', ὦ μαντεῖ' ἄναξ.

80 Vgl. z. B. Aischyl. Choeph. 170–200; Eur. Phoen. 307–309.

81 Eur. Tro. 448–450.

82 Vgl. z. B. Eur. Tro. 445.

deren Tragödien hervorhebt.[83] Auch in aussichtsloser Lage gelingt es Kassandra so, ein gewisses Maß an Handlungsmacht auszuüben, ohne ihre Scham zu verlieren.

Während das Entblößen von Haut und Haar in der Tragödie mit Trauer und Zwang verbunden ist, enthalten die sogenannten Frauenstücke des Aristophanes mehrere Szenen, in denen Frauen sich gemeinsam entkleiden, ohne dass sie von männlicher Seite dazu gedrängt werden:[84] Im Anschluss an die Entdeckung eines männlichen Eindringlings beim Thesmophorienfest, das die attischen Bürgerinnen unter sich abhalten, sollen alle Anwesenden sich entkleiden, um sicherzustellen, dass sich nicht noch ein weiterer Spion unter ihnen befinde. Die Frauen legen ihr Himation ab und entblößen ihren ganzen Körper, um ihre Geschlechtszugehörigkeit zu belegen.[85] Der Bedarf nach eindeutigen Geschlechtszeichen lässt Haut und Haar, die veränderbar sind,[86] zugunsten anderer körperlicher Merkmale zurücktreten. Dies wird auch durch eine Bemerkung Praxagoras in den *Ecclesiazusae* unterstrichen, in der sie auf die Gefahr hinweist, in der Volksversammlung entdeckt zu werden, wenn die Frauen sich zu offen bewegten und ihre Genitalien unter der Kleidung sichtbar würden. Sie warnt, nicht das Geringste dürfe bloßgelegt (γυμνός) werden. Stattdessen strebt sie an, schon in der Volksversammlung zu sitzen, wenn die Männer kommen, und sich in die gestohlenen Mänteln zu hüllen.[87] Die Verkleidung verdeckt das Unvermögen, den gesamten Körper männlich erscheinen zu lassen, funktioniert jedoch nur, wenn sie intakt bleibt und die weiblichen Genitalien nicht sichtbar werden. Kleidung und Körperhaltung sind ebenso Zeichen sozialer Differenz wie die primären und sekundären Geschlechtsmerkmale des Körpers, die eine eindeutige Zuordnung erlauben.

Das Ablegen der Kleidung spielt auch in Aristophanes' *Lysistrata* eine entscheidende Rolle. Die männlichen wie weiblichen Mitglieder des zweigeteilten Chors der Alten entkleiden (ἐκδύομαι) sich und entblößen (ἐκφαίνω) im Streit ihre Unterleiber.[88] Auf diese Weise handeln sie ebenso kollektiv und selbstbestimmt wie die Frauen in den *Thesmophoriazusae* und *Ecclesiazusae*. Außerdem verführt Myrrhine ihren Mann Kinesias, hält ihn aber immer wieder hin. Mehrfach sichert sie zu, sich zu entkleiden, lässt sich aber im Anschluss stets etwas Neues einfallen, das für den echten Genuss noch fehle und das sie dann schnell herbeiholt. Zuletzt flieht sie, als alles bereit ist und sie nur noch die Schuhe

83 Vgl. z. B. Eur. Hec. 346–378.548 (Polyxena); Eur. Iph. A. 1375–1401 (Iphigenie); Eur. Phoen. 991–1018 (Menoikeus); Eur. Heraclid. 500–534.547–551 (Makaria).

84 Vgl. z. B. auch Aristoph. Eccl. 499–503: die Frauen legen ihre Verkleidung nach dem Erfolg in der Volksversammlung ab. Vgl. aber Aristoph. Thesm. 1181: die von Euripides herbeigeschaffte tanzende Sklavin soll ihr Himation ablegen. Vgl. Zweig 1992 zur Deutung dieser und anderer stummer nackter weiblicher Charaktere in der Alten Komödie.

85 Aristoph. Thesm. 655–659.

86 Vgl. neben den in diesem Teil thematisierten Praktiken auch das Kapitel *Die Veränderbarkeit von Haut- und Haarfarben* (S. 375–403).

87 Aristoph. Eccl. 95–101.

88 Aristoph. Lys. 662f.686f.799–804.823–828. Vgl. zur Schambehaarung, die dabei (nicht) sichtbar wird, die Deutung der Stellen im Kapitel *Enthaaren* (S. 269f).

ausziehen müsste.[89] Während Kinesias die Entkleidung seiner Frau herbeisehnt, können die Frauen des Chores es bei der Versöhnung nicht mehr ertragen, ihre Männer nackt (γυμνός) zu sehen, und bekleiden sie wieder. Das Ergebnis ihrer Bemühungen loben sie: die Alten sähen nun wieder wie Männer aus und nicht mehr lächerlich.[90] Während andere Chöre sich zeitweilig entkleiden, ohne dass dieses Verhalten negativ bewertet wird,[91] unterstreicht diese Äußerung den temporären Machtverlust der Männer.

Alan Sommerstein argumentiert in diesem Kontext, indem die Männer auch ihre Chitone ablegten[92] und über mehrere hundert Verse nackt blieben, wichen sie von üblichen Darstellungsweisen ab. Zwar sei männliche Nacktheit in anderen Kontexten – wie beim Sport oder in der Kunst – üblich und angemessen gewesen, doch die Komödienfiguren seien zumeist bekleidet oder entkleideten sich nur kurzzeitig, um das Kostüm zu wechseln. Auch die Frauen ziehen sich aus[93] und überschreiten so die an sie gerichtete Rollenerwartung: im Kontrast zu anderen Szenen, in denen in der Alten Komödie nackte weibliche Figuren, die von Frauen dargestellt werden, auf der Bühne präsent sind, sprechen die alten Frauen, die von Bürgern gespielt werden. Indem sie sich entkleiden, verhalten die alten Frauen sich Sommerstein zufolge wie Männer und postulieren auf diese Weise nicht nur ihre Gleichheit, sondern markieren auch ihre Überlegenheit: sie ziehen sich früher wieder an als die Männer und gewähren diesen nicht nur die Bekleidung als Versöhnungsgeste, sondern verspotten sie auch wegen ihrer wenig idealen Körpermaße. Selbst die Versöhnung, die wie in anderen Stücken als stummer nackter weiblicher Charakter auftritt, wird Sommerstein zufolge nicht von einem Mann gelenkt, sondern von Lysistrate, die mit ihrer Hilfe die Männer kontrolliert.[94] Dass die Frauen den Männern bei der Versöhnung helfen, sich wieder anzukleiden, verdeutlicht, dass die Komödie und ihre Handlung nur ein vorübergehendes Heraustreten aus dem Alltag ist. Die Erwartungshaltung an ein männliches Erscheinungsbild, das die alten Männer nach einer festgesetzten Frist wieder annehmen, ist nicht Nacktheit, sondern angemessene Bekleidung. Diese Deutung unterstreicht die Verspottung und Herabsetzung nackter Männer und bestätigt den Befund, dass sie in den Schriftquellen weniger präsent als in den Bildzeugnissen sind und anders als dort kaum mit positiven Konnotationen einhergehen.

Außerdem ist auch das Nacktsein eines Mannes zu seiner Verspottung eingesetzt worden. So wird vermutet, dem Redner Euaion sei in den *Ecclesiazusae* sein Himation abhandengekommen, so dass die Anwesenden den Eindruck haben, er spreche nackt vor der Volksversammlung, obwohl er behauptet, einen Mantel zu tragen.[95] Wie dieses Beispiel impliziert, legen auch andere Stellen in der Alten Komödie nahe, dass Nacktheit bei Männern einer weiblichen Bekleidung vorzuziehen sei. So will der Verwandte des Euripides

89 Aristoph. Lys. 920.925.950.
90 Aristoph. Lys. 1019–1021.1024.
91 Aristoph. Ach. 627; Vesp. 408. Vgl. auch Compton-Engle 2015, 9f, 126f; Sommerstein 2009, 237–239.
92 Vgl. Aristoph. Lys. 662.
93 Vgl. Aristoph. Lys. 686.
94 Sommerstein 2009, 238–242.
95 Aristoph. Eccl. 408–410.

nach der Entdeckung durch die Thesmophoriazusen lieber nackt (γυμνός) seiner Strafe zugeführt werden als in Frauenkleidern.[96] Nacktheit erscheint in beiden Fällen zwar nicht als ehrenvoller Zustand, aber doch als das kleinere Übel. Dieses Vorgehen steht in den *Ecclesiazusae* dem grotesk inszenierten Kleidertausch zwischen Praxagora und ihrem Ehemann Blepyros gegenüber. Denn er trägt beim Austreten ihre Kleider, während sie mit seinem (einzigen) Himation bekleidet in die Volksversammlung gelangt ist.[97] In der slapstickartig inszenierten Episode ist Blepyros das Ziel des Spotts, so dass die Entscheidung Euaions und des Verwandten, sich eher nackt als in Frauenkleidern zu zeigen, nachvollziehbar wird: sie zu tragen ist implizit als Entwürdigung markiert.

Alle drei Szenen unterstreichen einerseits den Statusverlust, der mit dem Anlegen von Frauenkleidern einhergeht. Diese hierarchisierende Wirkung findet sich auch in *Lysistrata*, wenn die Protagonistin den Schleier an den Ratsherrn abgibt und im Gegenzug für sich selbst das Rederecht einfordert. Während sie aber als Frau agiert, eignen sich die Ekklesiazusen durch ihre Verkleidung die politischen Rechte der Athener an. Andererseits setzt das Verhalten Euaions und des Verwandten ihre Bereitschaft voraus, sich öffentlich nackt zu präsentieren, und verweist so implizit auf das unbekleidete Training im *gymnásion*, das auch in den medizinischen Schriften dem bekleideten Laufen gegenübergestellt wird. Sollen die Übungen im bekleideten Zustand durchgeführt werden, wird dies nicht nur ausdrücklich angewiesen, sondern auch mit dem Zweck begründet, die Schweißbildung zu forcieren,[98] so dass diese Praxis als Abweichung vom normalisierten und nie explizit hervorgehobenen nackten Trainieren erscheint. Die Nacktheit im *gymnásion* kann also einerseits in heiklen Situationen als Folie für ein in der Alten Komödie verspottetes Verhalten gedeutet werden, ist aber andererseits nicht als Normalvorstellung vorauszusetzen, wie sich anhand der Wiederbekleidung des Chores der alten Männer in Aristophanes' *Lysistrata* zeigt.

Die Entblößung männlicher Haut ist aber nicht in allen Zusammenhängen entehrend: die Ruderer auf dem Schiff, das Orest, Pylades und Iphigenie nach Griechenland bringen soll, stemmen ihre nackten Schultern (γυμνή ἐπωμίς) gegen die Ruder.[99] Die hart arbeitenden Ruderer beweisen ihre muskulöse Stärke körperlich und durch die Bewegung des Schiffes, die sie erzeugen. Diese kräftige Männlichkeit wird durch die fehlende Bedeckung der Schultern unterstrichen, die so freier agieren können. Auch diese Entblößung ist zwar durch die Umstände der Betätigung bedingt, aber durch die positive Konnotation kaum als erzwungen und in keiner Weise als herabsetzend einzuordnen. Während der König Menelaos und die Königstochter Elektra ihre dürftige Bekleidung beklagen,[100] erscheinen die nackten Schultern der Tätigkeit der Ruderer durchaus angemessen. Neben der Geschlechterdifferenz, die für die Bewertung der Sichtbarkeit unbe-

---

96 Aristoph. Thesm. 939–946.

97 Aristoph. Eccl. 314–353.427–432. Vgl. auch Aristoph. Pax 685–687 für einen ähnlichen Witz.

98 Hippokr. Vict. IV 89,3.8. Vgl. auch Hippokr. Alim. 16 zur Auswirkung von Bedecken und Entblößen des Körpers auf die Vorgänge im Körperinneren.

99 Eur. Iph. T. 1404f.

100 Eur. Hel. 421; El. 184–187.304–308.

deckter Hautpartien zentral ist, ist also auch die Ausübung bestimmter Tätigkeiten, die auf die ökonomische Lage und den gesellschaftlichen Status der betroffenen Personen hinweisen, ebenso zu beachten wie Fragen der Praktikabilität. Schon Hesiod, aber auch Aristophanes stellen es schließlich als zulässig und üblich dar, harte körperliche Arbeit unbekleidet zu verrichten, während das Training im *gymnásion* als Privileg wohlsituierter Griechen einzuordnen ist.[101]

Eine solche Perspektive, die die Aufmerksamkeit auf die Ambivalenzen und möglichen negativen Konnotationen nackter Männlichkeit lenkt, regt zur Differenzierung hinsichtlich der Repräsentation von Nacktheit in den Bildzeugnissen an. Denn selbst die idealschönen Darstellungen nackter Männerkörper sind keinesfalls ausnahmslos positiv konnotiert, da beispielsweise gerade auch unterlegene Gegner nackt sind und ihre Wunden so sichtbar werden.[102] Kunst und schriftliche Überlieferung stehen also in einem Spannungs- und Wechselverhältnis. Die Unterlegenheit nackter Gestalten wird in den Bildzeugnissen ebenso gezeigt wie das Fehlen der Bekleidung dazu dient, einen geringeren Rang zu markieren.[103] Diese Aspekte treten jedoch angesichts der häufig idealschönen Repräsentation nackter männlicher Gestalten in den Hintergrund, in der verschriftlichten Überlieferung gewinnt hingegen die Problematisierung männlicher Nacktheit an Bedeutung und sie wird kaum einmal explizit als verbreitete Praxis dargestellt.

Entblößung und Scham

Während in den Theaterstücken selbstbestimmte Entblößungen auf die Bühne gebracht werden, vermeiden es die herodoteischen *Historien* und die Tragödien ähnlich wie Lysias, die unfreiwillige Nacktheit lebender Frauen explizit darzustellen. Weder die Danaiden noch die Troerinnen werden ergriffen und mit zerfetzter Kleidung gezeigt. Herodot berichtet zwar über die Entblößung von Frauen, benennt aber in der konkreten Situation, in der sie nackt sind, jeweils nur das Ablegen der Kleidung: der lydische König Kandaules verliert in Herodots Version dieser Geschichte[104] sein Leben, weil er seinen hochgeschätzten Leibwächter Gyges genötigt hat, seine Ehefrau nackt im königlichen Schlafgemach anzuschauen. Der Fokus dieser Episode liegt auf den Blickregimes: Gyges beobachtet die

101 Hes. erg. 390f; Aristoph. Lys. 1173; Christesen 2014, 221–228; Fisher 1998.

102 Vgl. z. B. diese Vasenbilder, auf denen das Blut der unterlegenen Gegner vergossen wird: Beazley 201956 [= Antikensammlungen (München) J421]; Beazley 203217 [= Louvre (Paris) G104; Museo Archeologico Etrusco (Florenz) PD321]; Beazley 204533 [= Art Museum (Cincinnati) 1979.1]; Beazley 206288 [= British Museum (London) E473]; Beazley 275233 [= Museum of Fine Arts (Boston) 63,1246]. Den Hinweis auf diesen Aspekt verdanke ich Christoph Michels. Vgl. auch Cohen 2000 zur entblößenden Darstellung junger männlicher Opfer weiblicher Gewaltausübung; Mayor 2014, 117–128 zu den Amazonen mit freigelegter Brust und den wenigen Ausnahmen, bei denen sie vollkommen unbekleidet sind.

103 Z. B. Filser 2017, 116–126; Hannah 1998, 22 zu nackten Handwerkern.

104 Vgl. Plat. rep. 359c–360b; P. Oxy. 2382 zu anderen Traditionslinien, die die Nacktheit der Königin nicht thematisieren.

Königin, die ihn jedoch ihrerseits erst beim Verlassen des Raumes erblickt. Später kehrt er in ihrem Auftrag zurück, ohne dabei von Kandaules gesehen zu werden, so dass es dem Eindringling gelingt, den König zu töten und seine Stelle einzunehmen, wie es die Königin befohlen hat.[105] Dieses wechselseitige Sehen und Gesehen-Werden strukturiert die Passage, dass die Königin nackt ist, wird hingegen zwar vor und nach dieser Grenzüberschreitung benannt, nicht aber im Moment der Entblößung. Während inhaltlich der Körper und sein Nacktsein im Vordergrund stehen, wird sprachlich ihr Gegenteil, das Bekleidet-Sein, aufgerufen und negiert, um auf die Nacktheit zu verweisen, ohne sie benennen zu müssen. In dem Moment, als der Körper – oder genauer die Sichtbarkeit von Haut und Haar – tatsächlich im Zentrum steht, gerät er sprachlich aus dem Blick. Die Scheu, lebende Frauen explizit nackt darzustellen, zeigt sich auch in einem Bericht über die Entblößung der Korintherinnen, die auf die gleiche Weise umschrieben wird. Denn sie werden auf Geheiß des Periandros ihrer Festkleider beraubt, während Melissa, die tote Gattin des Tyrannen, und die Statuen der Nebenfrauen des ägyptischen Königs Mykerinos, die im Tempel von Saïs stehen, Herodot zufolge γυμνός (*gymnós*) sind.[106] Die Nacktheit der Korintherinnen und der lydischen Königin wird durch das Entkleiden umschrieben und bleibt angesichts des Verlusts der Scham, der damit einhergeht, vielleicht absichtlich unbenannt.

Denn das Verhältnis der Scham zur Bedeckung des Körpers bzw. der Haut wird von Herodot explizit problematisiert. Gyges versucht den König von dem Plan abzuhalten, seine Frau zu entblößen, indem er auf die möglichen Folgen aufmerksam macht: denn mit der Kleidung verliere eine Frau auch die Scham (αἰδώς).[107] Der mehrdeutige Begriff αἰδώς (*aidṓs*) kann zum einen das der Königin eigene Schamgefühl benennen, das sie ohne Kleidung verliere.[108] Diese Sichtweise kann als Hinweis auf die Gefahr der Schamlosigkeit einer nackten Frau gedeutet werden, die dem Stereotyp der (in Genussdingen) unbeherrschten Frau entspricht, wie es beispielsweise in der Alten Komödie aufgerufen wird.[109] Aber hier ist wohl nicht nur die Zurückhaltung in sexueller Hinsicht gemeint, denn die Königin agiert in der Folge gegen ihren Mann[110] und überschreitet damit klar auch andere Grenzen weiblicher Scham und Zurückhaltung. Zu anderen verweist αἰδώς (*aidṓs*) nicht nur auf die Scham einer Person, sondern auch auf den Respekt, den sie bei anderen hervorruft.[111] Gyges' Aussage verweist also sowohl auf die Scham, die die Königin im Schlafzimmer ab-

105 Hdt. I 8–12. Vgl. auch Hazewindus 2004, 59f, 67; Travis 2000, 333 zur Bedeutung des Sehens und Gesehenwerdens an dieser Stelle.

106 Hdt. V 92η1.3 (Korintherinnen); Hdt. V 92η2 (Melissa); Hdt. II 130,2 (Statuen). Vgl. auch Omitowoju 2016 zu einer ähnlichen Aufmerksamkeitsökonomie bei der Darstellung von Gewalt gegen Frauen in attischen Gerichtsreden.

107 Hdt. I 8,3 (Ü J. Feix): ὃ δ' ἀμβώσας εἶπε 'δέσποτα, τίνα λέγεις λόγον οὐκ ὑγιέα, κελεύων με δέσποιναν τὴν ἐμὴν θεήσασθαι γυμνήν; ἅμα δὲ κιθῶνι ἐκδυομένῳ συνεκδύεται καὶ τὴν αἰδῶ γυνή.

108 So erläutert Plut. conj. praec. 10 [mor. 139c] die Stelle. Vgl. auch Cairns 1996 zur Bedeutung von αἰδώς (*aidṓs*) in Hdt. I 8,3.

109 Vgl. z. B. Aristoph. Eccl. 877–1097; Lys. 715; Thesm. 339–349.392–425.474–519. Vgl. auch Just 1989, 153–165 für eine zusammenfassende Darstellung dieses Stereotyps.

110 Vgl. Hdt. I 11f.

111 Cairns 1996, 78f.

legt, und ihre potentielle Schamlosigkeit als auch auf die Gefahr mangelnden Respekts ihr gegenüber und warnt Kandaules insofern in mehrfacher Hinsicht.

Herodot präsentiert das Postulat, eine Frau lege mit ihrer Kleidung auch ihre Scham ab, als lydische Position, die nicht ohne weiteres als griechische Norm anzusehen ist.[112] Für eine solche Lesart sprechen die überlieferten Bildzeugnisse, die zumeist affirmative Rezeption dieser Stelle bei anderen griechischen Autoren[113] und Herodots Erläuterung, dass bei den Barbaren auch die Sichtbarkeit nackter männlicher Körper negativ bewertet werde.[114] Diese Erklärung wird gemeinhin als Hinweis für das griechische Publikum gewertet, dem männliche Nacktheit gerade auch in der Öffentlichkeit, z. B. bei athletischen Wettkämpfen, vertraut gewesen sei.[115] In dieser Auslegung dient die Scheu vor der Nacktheit innerhalb der *Historien* der Differenzierung der Griechen von den Barbaren, die durch die Lyder repräsentiert sind. Sie lehnen Herodot zufolge die Nacktheit kontext- und geschlechtsunabhängig ab, während die Bewertung der Situation im klassischen Griechenland vom Geschlecht der nackten Person und den konkreten Umständen abhängt.

Entblößung kann bei Männern wie Frauen Scham hervorrufen oder bei Frauen zum Verlust der Scham führen, aber auch die Verhüllung wird als Zeichen der Scham gedeutet,[116] die jedoch nicht immer eindeutig von Trauergesten getrennt werden kann. So bedeckt Elektra sich weinend mit einem Schleier, nachdem sie die Nachricht erhalten hat, ihr Bruder sei verstorben, und Herakles verhüllt sich aus Scham darüber, dass er seine Gattin und seine Kinder im Wahn erschlagen hat.[117]

Eine Episode aus Euripides' *Hippolytus* wird jedoch in der Forschung herausgehoben und als Beleg für die Verbindung von Scham und Schleier gewertet: Phaidra hat sich wegen der unbezwingbaren Leidenschaft für ihren Stiefsohn in ihr Schlafgemach zurückgezogen, beschattet ihren blonden Kopf mit einem feinen Tuch[118] und verbirgt sich auf diese Weise in doppelter Hinsicht. Als sie später aus dem Haus heraustritt, lässt sie sich das Tuch abnehmen und ihre Locken werden freigelegt,[119] so dass sowohl Innenraum und

112 Hdt. I 8,3. Vgl. aber z. B. Herter 1978, 31.

113 Vgl. z. B. Diog. Laert. VIII 43; Plut. mor. 37d; Stob. XXXII 8; LXXIV 36. Vgl. aber die oben erwähnte Stelle Plut. conj. praec. 10 [mor. 139c].

114 Hdt. I 10,3.

115 Z. B. Nielsen 2007, 26f, der Thuk. I 6,5; Plat. rep. 452c; Xen. hell. III 4,19 als Parallelbelege für diese Gegenüberstellung nennt. Vgl. auch How / Wells 1928a, 59; Ley-Hutton 2002, 263 Anm. 24; Thommen 2007, 64. Vgl. Llewellyn-Jones 2015 zu einer alternativen Deutung dieser Erklärung, die die Bedeutung der Bekleidung für die Königswürde in Persien betont.

116 Z. B. Eur. Iph. T. 372f. Vgl. auch Llewellyn-Jones 2003, 155–188 zur Verschleierung als Schamgeste.

117 Eur. Or. 280.294; Herc. 1159.1199–1206.1226f. Vgl. auch Eur. Iph. A. 1549f; Or. 467f zur Verhüllung aus Scham und Trauer. Vgl. auch Hippokr. Morb. Sacr. 12,1f, wo entsprechendes Verhalten von Epileptikern beschrieben wird. Ansonsten wird Körperbedeckung sowohl als Verhalten von Kranken als auch als ein möglicher Teil der Behandlung dargestellt (vgl. z. B. Hippokr. Epid. II 6,31; Epid. III 17,15; vgl. auch Hippokr. Epid. III 1,3).

118 Eur. Hipp. 131–133: τειρομέναν νοσερᾷ κοίτᾳ δέμας ἐντὸς ἔχειν / οἴκων, λεπτὰ δὲ φάρη ξαν- / θὰν κεφαλὰν σκιάζειν· [...].

119 Eur. Hipp. 201f: βαρύ μοι κεφαλῆς ἐπίκρανον ἔχειν· / ἄφελ', ἀμπέτασον βόστρυχον ὤμοις.

Verhüllung als auch Außenwelt und fehlende Bedeckung assoziiert werden. Da Frauen sich normalerweise im Freien verhüllen, widerspricht diese Gegenüberstellung jedoch den im klassischen Griechenland üblichen Praktiken. So ist abschließend dem Verhältnis von offenen Haaren, ihrer Verschleierung und Scham nachzugehen.

In dieser Frage deutet Sue Blundell das Binden der Haare – z. B. auf bildlichen Darstellungen einer sich frisierenden Braut – als Hinweis darauf, dass sie schon bald wieder gelöst werden.[120] Insofern kann Phaidras Griff zum Schleier als temporäre Geste interpretiert werden, mit der sie erfolglos versucht, ihre Schmach zu bedecken und ihre Scham zu schützen. Denn schon bald legt sie den Schleier außerhalb des Hauses ab und offenbart ihrer Dienerin auf längeres Nachfragen, dass sie Hippolytos liebe.[121] Wird das Bedecken der Haare mit Blundell als Hinweis auf die folgende Entschleierung gedeutet, dann antizipiert bereits die Verhüllung die folgende Freilegung und weist insofern auf die Möglichkeit eines wenig schamvollen Verhaltens der Verliebten voraus. Wird die textimmanent feststellbare Umkehrung üblicher Verhaltensweisen mit diesen Überlegungen verknüpft, ergibt sich eine spannende Lesart: statt als Schamgeste, wie das Tragen der Kopfbedeckung wohl gedeutet werden kann, wirkt die doppelte Einhegung im Haus und unter dem Schleier[122] als Katalysator für die Enthüllung der Haare und der Leidenschaften auf der Bühne, die auch durch das nachträgliche Bedecken der Haare[123] nicht mehr zurückgenommen werden kann.

Michael Halleran interpretiert Phaidras Bekenntnis als Unkeuschheit und verknüpft sie mit dem Enthüllen der Haare,[124] obwohl beide keinesfalls direkt aufeinander folgen. Außerdem verliert sie nicht ihre Keuschheit, sondern höchstens ihre Scham, deren Ablegen jedoch nicht zwangsläufig mit Sex einhergeht, wie das Verhalten der Ehefrau des Kandaules unterstreicht. Die lydische Königin agiert nach dem Verlust ihrer Scham politisch und sorgt für einen Thronwechsel, der ihr persönliche Rache erlaubt und sicherstellt, dass nicht zwei Männer gleichzeitig ihren nackten Körper kennen. In diesem Sinn wird ihre Scham durch ihr politisches Handeln wiederhergestellt, das ihr aber erst in zweiter Linie einen neuen Sexualpartner zuführt. Dieser Aspekt ist in Herodots Erzählung ohnehin nur impliziert und wird nicht fokussiert.[125]

Halleran belegt die Behauptung, offene Haare und Unkeuschheit seien assoziiert, darüber hinaus mit dem Verhalten der Bakchen bei Euripides. Denn in den überlieferten Quellen lassen die Verehrerinnen des Dionysos ebenso wie der Gott, dem sie huldigen,

120 Blundell 2002, 161. Vgl. auch Eur. Med. 1147–1152, wo Glauke zwar ihr Gesicht zunächst abwendet und bedeckt, sich jedoch Medeas Kindern wegen der schönen Geschenke, die sie bringen, schon bald zuwendet.

121 Eur. Hipp. 201f.347–352.

122 Vgl. auch Llewellyn-Jones 2007 zur engen Assoziation von Haus und Schleier.

123 Vgl. Eur. Hipp. 243–246.

124 Halleran 2004, 169. Vgl. zur Annahme einer intrinsischen Sexualisierung von Nacktheit auch Lee 2015, 197 und die Diskussion dieser Annahme unten S. 132f.

125 Vgl. Hdt. I 10–12.

die Haare offen und im Wind flattern.[126] In Euripides' *Bacchae* schildert ein Botenbericht den Umgang der Bakchen mit den ihnen zugeschriebenen Attributen:

> Bote:
> Im Schlummer lagen alle sie dahingestreckt; [...]
> Und jetzt erhob sich deine Mutter und begann,
> im Kreis der Bakchen, sie mit lautem Ruf zu wecken; [...]
> Erst ließen frei das Haar sie auf die Schultern wallen,
> dann schürzten sie die Hirschkalbfelle, deren Knoten
> gelockert waren, und umgürteten mit Schlangen,
> die ihre Wangen leckten, die gefleckte Tierhaut.
> Und junge Mütter, deren Brüste überquollen,
> weil sie ihr Kind zu Haus gelassen, hielten auf
> dem Arm ein Rehkitz oder auch ein wildes Wölflein
> und säugten es; und Kränze legten sie sich um
> aus Efeu, Eichenlaub und blütenreichen Winden.
> Manch eine auch schlug mit dem Thyrsos an den Felsen,
> und gleich sprang einer Quelle frisches Nass hervor.[127]

Die offenen Haare erscheinen in dieser Darstellung als Voraussetzung aller folgenden Handlungen. Die Szene beginnt als Idyll, denn der Bote betont das keusche Verhalten der Frauen.[128] Als aber später ihre Wut entfacht wird und sie fremde Städte überfallen, tragen sie Feuer auf ihren Locken, ohne selbst zu brennen.[129] Die Haartracht der Bakchen wandelt sich in dieser Abfolge als Teil einer Klimax: (1) Zunächst liegen sie keusch schlafend im Wald und (2) lösen ihre Haare erst, nachdem sie erwacht sind. Die offenen Haare symbolisieren ihre Abkehr von kulturell geprägten Erwartungshaltungen, so dass sie sich der Natur annähern und ihre üblichen Tätigkeiten vernachlässigen, wie Pentheus' Klage, sie hätten die Häuser verlassen,[130] und der Verweis auf die stillenden Mütter zeigen. (3) Als

126 Eur. Bacch. 150.455 (Dionysos); Eur. Hel. 1364f; Phoen. 787 (Bakchen). Vgl. auch Aristoph. Lys. 1312f.1316, wo die Bacchantinnen dem abschließenden Chorlied zufolge die Haare lösen und tanzen, dann aber aufgefordert werden, die Haare wieder zu binden; Eur. Bacch. 831, wo offen getragene Haare zu Pentheus' Verkleidung als Mänade beitragen sollen. Vgl. auch Delavaud-Roux 2011 zur Darstellung und Funktion der Haare bei der Trance im Dionysoskult der Mänaden.

127 Eur. Bacch. 683.689f.695–705 (Ü D. Ebener): ηὗδον δὲ πᾶσαι σώμασιν παρειμέναι, / [...] ἡ σὴ δὲ μήτηρ ὠλόλυξεν ἐν μέσαις / σταθεῖσα βάκχαις ἐξ ὕπνου κινεῖν δέμας, [690] / [...] καὶ πρῶτα μὲν καθεῖσαν εἰς ὤμους κόμας [695] / νεβρίδας τ' ἀνεστείλανθ' ὅσαισιν ἁμμάτων / σύνδεσμ' ἐλέλυτο, καὶ καταστίκτους δορὰς / ὄφεσι κατεζώσαντο λιχμῶσιν γένυν. / αἳ δ' ἀγκάλαισι δορκάδ' ἢ σκύμνους λύκων / ἀγρίους ἔχουσαι λευκὸν ἐδίδοσαν γάλα, [700] / ὅσαις νεοτόκοις μαστὸς ἦν σπαργῶν ἔτι / βρέφη λιπούσαις· ἐπὶ δ' ἔθεντο κισσίνους / στεφάνους δρυός τε μίλακός τ' ἀνθεσφόρου. / θύρσον δέ τις λαβοῦσ' ἔπαισεν ἐς πέτραν, / ὅθεν δροσώδης ὕδατος ἐκπηδᾷ νοτίς· [...].

128 Eur. Bacch. 683–688. Vgl. auch Parisinou 2002, 66.

129 Eur. Bacch. 757f: ἐπὶ δὲ βοστρύχοις / πῦρ ἔφερον, οὐδ' ἔκαιεν.

130 Eur. Bacch. 217.

die Bakchen aber aggressiv gegen fremde Männer vorgehen, stehen ihre Haare in Flammen. Die offenen Haare der Bakchen sind in der Forschung als Befreiung von Zwängen gedeutet worden, die zur Transgression traditionell weiblichen Verhaltens führe.[131] Diese Deutung wird durch Pentheus' Missfallen gegenüber den offenen Haaren des Dionysos und dem Verhalten der Bakchen, nachdem sie ihre Frisuren gelöst haben, bestätigt.[132]

Die bedeckten Haare dienen also als Kennzeichen der Zivilisiertheit und Einordnung der Frauen in die Gesellschaft. Auch wenn die Bakchen das Haus und die Stadt verlassen haben, sind sie schlafend und mit nicht gelösten Haaren keine Bedrohung. Mit offenem Haar machen sie hingegen Erfahrungen, die den Männern, die sich Dionysos noch nicht angeschlossen haben, verwehrt bleiben. Der Hinweis auf die stillenden Mütter, die ihre Kinder wohl in der Stadt zurückgelassen haben, verweist auf die Gefahr, die der *pólis* droht, sollten sie gar nicht zurückkehren. Aber die Szene, in der die Bakchen sich am Überfluss der Natur laben, ist zugleich so idyllisch angelegt und eingebettet, dass diese Gefahr für den Fortbestand der Gemeinschaft noch nicht aktualisiert wird. Das kriegerische Vorgehen gegen andere Städte sprengt dann jedoch alle Normen weiblichen Verhaltens und so stehen ihre Haare als Zeichen dieses Regelverstoßes in Flammen. Euripides versteht es, die Möglichkeiten und Gefahren, die im Dionysos-Kult eröffnet werden, anhand der Haare der Frauen zuzuspitzen. Die Transgression weiblicher Rollenerwartungen ist durch die Einordnung in den Dionysoskult und Agaues göttlich herbeigeführtes Rasen einerseits deutlich als Ausnahme markiert. Andererseits fehlt in diesem Kontext jegliche Sexualisierung, so dass die Stelle entgegen Hallerans Interpretation nicht als Beleg für die Assoziation von offenen Haaren und Verlust der Keuschheit herangezogen werden kann. Auch wenn das Ablegen des Schleiers Phaidra oder die Bakchen verglichen mit der Nacktheit der lydischen Königin kaum entblößt, wirkt es doch als Absage an weibliche Tugenden, so dass Gyges' Warnung, mit der Kleidung lege eine Frau auch ihre Scham ab,[133] auch auf den griechischen Kontext zutrifft.

Auch wenn weibliche Scham und Keuschheit in den zeitgenössischen Vorstellungen über die Sittsamkeit von Frauen in einem engen Bezug stehen, sind sie also nicht gleichbedeutend. Vielmehr ist die Scham, die verloren geht, wenn Frauen entblößt werden oder sich entblößen, weiter gefasst und kann sich zwar auf das Sexualverhalten beziehen, ohne dass diese Aspekte jedoch zwangsläufig verbunden sind. Zum einen steht das Verhalten, das in den meisten Beispielen auf eine Entblößung folgt oder diese bedingt, in keinerlei Verbindung zu Erotik und Sexualität:

131 Blundell 2002, 161 mit Anm. 57; Halleran 2004, 169. Vgl. aber Schlesier 2002, 55, 63f, die Phaidras Fortreißen des Schleiers mit der Enthüllung von Details des Mysterienkultes verbindet. Schlesier stellt auch an weiteren Stellen eine Verbindung der Äußerungen zu den Mysterienkulten der Demeter und des Dionysos her, so dass die Ent- und Verhüllung des Kopfes in dieser Tragödie deutlich in dieses Motiv einzuordnen sei (Schlesier 2002).

132 Eur. Bacch. 150.184f.240f.493. Dodds 1944, 132; Roux 1972, 418 meinen, Dionysos sei hier effeminiert.

133 Vgl. Hdt. I 8,3.

- Antigone und die anderen Heldinnen sowie die Perser sind verzweifelt oder trauern;
- die Bakchen sind der Natur nah, ziehen in den Kampf und töten;
- auch die Chöre in *Lysistrata* kämpfen gegeneinander;
- die Thesmophoriazusen prüfen die Geschlechtszugehörigkeit der Anwesenden.

Zum anderen sind einige Beispiele mit einem mehr oder weniger offensichtlichen sexuellen Charakter zu nennen:

- Myrrhines Striptease wirkt tatsächlich wie die Anbahnung einer sexuellen Begegnung, die sie ihrem Mann jedoch letztlich spöttisch verweigert;
- die Richter werden verspottet, weil ihr Interesse für die nackten Körper der Epheben vor allem erotisch bedingt ist;
- die angedrohte Entblößung der Troerinnen und der Danaiden zöge auch ihre sexuelle Unterordnung nach sich;
- Phaidras Enthüllung bezieht sich auf ein unangemessenes Begehren.

Allerdings sind diese Fälle ambivalent, weil die Entblößung nicht nur sexualisierend, sondern außerdem politisch, hierarchisierend und tödlich wirkt. Myrrhine verfolgt das Ziel, ihren Ehemann so sehr zu erregen, dass er nicht umhin kann, für den Frieden mit Sparta zu sein, um ihren Sexstreik zu beenden. Damit kehrt sie zugleich die erwartete sexuelle Initiative und Verfügungsgewalt in ihrer Ehe um. Die Unterordnung der Epheben, der Troerinnen und der Danaiden ist nicht auf sexuelle Kontakte begrenzt. Phaidra führt wie die Bakchen den Tod eines nahen Verwandten durch ihr grenzüberschreitendes Verhalten herbei, das mit ihren offenen Haaren assoziiert wird. Antigone hingegen missachtet zwar auch die Erwartungen an ideales weibliches Verhalten, betrauert aber auf diese Weise ihre schmerzlichen Verluste, denn ihre Brüder und ihre Mutter sind soeben verstorben. Dieser Befund unterstreicht die Assoziation von Entblößung und Tod, der ihre Verbindung mit Sexualität und Erotik gegenübersteht. Von einer pauschalen Identifikation der (weiblichen) Nacktheit mit Erotik und Sexualität ist deshalb abzusehen: zwar können sie verflochten sein, sind es aber nicht immer, so dass das Entblößen oder das Entblößt-Werden nur bei Vorliegen weiterer stichhaltiger Hinweise sexualisiert zu lesen ist.

Conclusio

Während die Nacktheit in der sozialen Wirklichkeit des klassischen Griechenland mit Männlichkeit assoziiert gewesen ist und dieser Aspekt auch die zeitgenössische Kunst prägt, äußern sich die untersuchten verschriftlichten Quellen kaum positiv über männliche Nacktheit.[134] Vielmehr werden Entblößungen, die Männer wie Frauen entehrten,

134 Diese Diskrepanz zwischen Bild- und Schriftzeugnissen ist hinsichtlich der Nacktheit von Frauen bereits von Moraw 2003 konstatiert worden.

problematisiert oder zur Verspottung eingesetzt. Außerdem stellen die Texte einige sanktionierte Formen weiblicher Nacktheit dar, z. B. beim Sex, im Trauerfall oder bei der Selbstopferung, die dennoch nicht uneingeschränkt positiv aufgenommen werden. Denn nicht nur das Ablegen der Kleidung beim Sport, wie es die Spartanerinnen handhaben, widerspricht dem attischen Weiblichkeitsideal der zurückgezogenen Bürgerin, sondern auch das eigenmächtige Handeln, das in verschiedenen Kontexten mit der Entblößung von Haut und Haar einhergeht.

Dieser Befund veranschaulicht die Tendenz der verschriftlichten Quellen, das Außergewöhnliche zu berichten und in Szene zu setzen, während das Bekannte vorausgesetzt und deshalb nur selten erwähnt wird. Die an den überlieferten Bildquellen gemessen relativ seltene Thematisierung der männlichen Nacktheit verweist also einerseits darauf, wie verbreitet und üblich sie in der Kunst und in bestimmten Lebensbereichen, wie beim Training im *gymnásion*, bei sportlichen und rituellen Wettkämpfen, gewesen ist. Hinzu kommen Rudern und Feldarbeit als weitere männlich konnotierte Tätigkeiten, die teilweise unbekleidet ausgeführt worden sind. Andererseits kann die Fokussierung der mangelnden Bedeckung weiblicher Körper und der unfreiwilligen Entblößung von Männern als Problematisierung der Abweichungen von dieser sanktionierten Form der Nacktheit angesehen werden. Die Schriftquellen lenken die Aufmerksamkeit zwar auf Gefahren, die jedoch in der Zusammenschau mit den Bildzeugnissen als Hinweis auf beachtliche Ambivalenzen im Umgang mit nackter Haut zu deuten sind: sie wird zum einen in den Bildzeugnissen normalisiert, indem diese sie zeigen, während die Schriftquellen sie normalisieren, indem sie sie nicht benennen. Zum anderen problematisieren die Autoren Entblößungen und verdeutlichen auf diese Weise die Grenzen ihrer Normalisierung. Diese komplexe Verflechtung verschiedener Bedeutungszuschreibungen unterstreicht die Mehrdeutigkeit der Nacktheit im klassischen Griechenland, die ideal und normal, aber auch abwertend und ausgrenzend, sexualisierend und transgressiv wirken kann.

Berühren

Für die Bewertung der Entblößung und Bedeckung von Haut und Haar, die das vorangegangene Kapitel dargelegt hat, ist einerseits der auf sie gerichtete Blick von außen zentral. Andererseits gehen solche Handlungen mit Berührungen einher, weil die Materialien, die den Körper verhüllen, in den meisten Fällen auch auf ihm aufliegen. Dieser Bezug wird an den bisher diskutierten Stellen zwar nicht aufgegriffen, seine Bedeutung zeigt sich aber in anderen Kontexten, denen dieses Kapitel nachgeht. Im ersten Abschnitt werden verschiedene Methoden, Krankheiten zu behandeln dargestellt, die auf Berührungen beschränkt sind und nicht weiter in die Haut eindringen oder sie durchtrennen. Der zweite Abschnitt präsentiert verschiedene Handlungsweisen, die in der Dichtung und der Geschichtsschreibung mit Berührungen einhergehen, und betrachtet das Einverständnis derjenigen, die berührt werden. Denn häufig sind Berührungen (un-)erwünscht und werden explizit erbeten oder abgelehnt. Dabei bleiben wie schon bei der Medizin solche Berührungen außen vor, die als Gewaltanwendung zu deuten sind, weil ihre Wirkung auf Haut und Haar im Kapitel *Verletzen* behandelt wird.

Äußerliche Anwendungen im *Corpus Hippocraticum*

Tasten und Berühren bei der Diagnose von Krankheiten

> Geschicklichkeit der Hand ist das Folgende: [...] beim Anfassen zu drücken, wo es sein muß; und das, was sacht [angefaßt werden muß], in dieser Weise anzufassen und, wenn man es angefaßt hat, nicht zu drücken; und beim Anlegen eines Verbandes Gerades nicht krumm zu machen und dort, wo es nicht sein darf, nicht zu drücken; und an denjenigen Stellen, die man abtastet, keinen überflüssigen Schmerz zu verursachen.[1]

Diesen praktischen Anweisungen aus *De morbis I* zufolge ist der direkte Körperkontakt ein wichtiger Teil der Behandlung, für den Geschicklichkeit erforderlich ist. Für das Berühren der Kranken mit der Hand gelten klare Regeln: es sei nur dort zu drücken (πιέζω), wo es notwendig ist, und möglichst schmerzfrei abzutasten (ψαύω). Auch wenn die Haut an diesen Stellen nicht explizit benannt wird, bietet sie einen Zugang zu mitunter wei-

1 Hippokr. Morb. I 10 [Wittern 1974, p. 26 l. 2–5] (Ü R. Wittern): εὐχειρίη δ' ἐστὶ τὰ τοιάδε· [...] λαμβάνοντα πιέζειν ἃ δεῖ, καὶ ὅσα ἀτρέμα, λαβεῖν τε καὶ λαβόντα μὴ πιέζειν· καὶ ἐπιδέοντα στρεβλὰ μὴ ποεῖν ἐξ εὐθέων, μηδὲ πιέξειν ἃ μὴ δεῖ· καὶ φαύοντα, ὅτον ἂν φαύῃ, μὴ ὀδύνην παρέχειν ἐκ περισσοῦ.

ter im Körperinneren liegenden Problemen. Außerdem zeigt sich diese Funktion in den Hinweisen für die Diagnose und Prognose konkreter Krankheitsfälle: eine zumeist tödliche Flusserkrankung überleben jene Frauen, deren Haut sich wie Wachs färbt und bei Druckausübung mit dem Finger eingedrückt bleibt. Darüber hinaus tritt dieses Symptom auch bei Darmverschluss auf. Auch Schwellungen sollen zur Diagnose gedrückt werden. Fieber können mit einer die tastende Hand beißenden, äußeren Hitze einhergehen, doch bei Brennfieber fühlen sich die Extremitäten kalt und trocken an, während das Körperinnere von Fieber befallen ist. Berührungen bei ausbleibender Lochialblutung oder bei einer Lebererkrankung verursachen Schmerzen.[2] Das letzte Beispiel reflektiert die doppelte Wirkung von Berührungen bei der Untersuchung: in erster Linie beziehen sie (aktives) Tasten und die damit einhergehenden ärztlichen Empfindungen in die Diagnose ein, erzeugen aber zugleich eine (passive) Wahrnehmung bei den Erkrankten.

Verschiedene hippokratische Autoren betonen den Einfluss der Sinne auf die Erkenntnis und das Wissen.[3] Der Tastsinn wird in diesem Kontext jedoch nachgeordnet oder bleibt unbenannt, so dass Sehen und Hören wichtiger erscheinen.[4] Im intellektuellen Umfeld der untersuchten Quellen schreiben die Vorsokratiker dem Tastsinn zwar eine herausgehobene Stellung unter den Sinnen zu, aber sie führt nicht zu einer intensiven Auseinandersetzung mit ihm, wie John Beare herausgearbeitet hat.[5] Insofern überrascht es wenig, dass auch die hippokratischen Schriften diesem Bereich nur wenig Aufmerksamkeit widmen.[6]

Im Zentrum stehen die Eindrücke, die bei der ärztlichen Untersuchung gewonnen werden. Körperzeichen, die gespürt und ertastet werden können, werden zwar für die Diagnose eingesetzt, aber der äußerliche Schein kann trügen: bei einer Fiebererkrankung in Folge von Gallenüberschuss erscheint der Körper von außen nur leicht warm, wenn er berührt (ἀφάσσω) wird, doch der heiße Atem der Erkrankten weist auf das innen brennende Fieber hin.[7] Nicht alle inneren Körperzustände werden also äußerlich sicht- oder fühlbar, vielmehr kann die äußere Erscheinung einen inneren Zustand verbergen. Nur der Arzt, der auch diese Zeichen richtig zu deuten weiß, stellt eine zutreffende Prognose. Insofern wird die sinnliche Wahrnehmung des Arztes zwar in den hippokratischen Schriften als

2 Hippokr. Mul. II 11 [= 120 Littré VIII p. 262] (tödlicher Fluss); Hippokr. Int. 44 (Darmverschluss); Hippokr. Epid. IV 45 [= 268 Langholf 1977] (Schwellungen); Hippokr. Epid. VI 1,14 (beißende Fieberhitze); Hippokr. Morb. I 29 [Wittern 1974, p. 84 l. 17–20] (Brennfieber); Hippokr. Mul. I 36 [Littré VIII 86] (ausbleibende Lochialblutung); Hippokr. Int. 27 (Leberleiden). Vgl. auch Hippokr. VC 10,2 zum Tasten nach vom Fleisch entblößten Knochen; Hippokr. Morb. III 15,2 zur Berührung der Zunge zu Diagnosezwecken. Vgl. auch Aristoph. Plut. 728 zum Tasten als Diagnosemittel.

3 Hippokr. Epid. VI 8,17; Off. 1; Vict. I 23,2.

4 Hippokr. Loc. Hom. 2; Vict. I 35,5; Vict. IV 86,1f.

5 Beare 1992 [1906], 180–184. Vgl. auch Beare 1992 [1906], 188–201 zu den aristotelischen Vorstellungen, in denen der Tastsinn einerseits als elementar für das Leben begriffen wird, während in der Rezeption andererseits, wie Jütte 2000, 81 betont, die hierarchisierende Nennung als fünfter (und letzter) Sinn aufgegriffen wird.

6 Vgl. auch Oser-Grote 2004, 277.

7 Hippokr. Morb. II 41,1.

Grundelement der medizinischen Praxis dargestellt,[8] im Vergleich mit anderen Diagnoseverfahren (wie der Urinschau oder der Beobachtung der Entwicklung des Fiebers und des Schweißflusses) werden Tasten und Berühren in den konkreten Krankheitsbeschreibungen hingegen relativ selten erwähnt. Neben dieser Funktion bei der Prognose von Krankheitsverläufen werden Berührungen in Form von Massage auch als Heilmittel eingesetzt.[9]

Außerdem vermittelt das Berühren auch in anderen Gattungen Wissen über den Körper: Herodot zufolge ist der vermeintliche Kyros-Sohn Smerdis, der den persischen Thron an sich gerissen hat, entlarvt worden, indem seine neuerlich angetraute Frau nach seinen Ohren getastet und festgestellt habe, dass sie fehlen. Da die zuvor verdeckte Identität des Usurpators auf diese Weise erkannt und er in der Folge der Macht enthoben worden ist,[10] dient das Berühren nicht nur dem Erkenntnisgewinn, sondern erlangt auch politische Relevanz.

Umschläge und Verbände als Heilmittel

> Salben, Pasten, ([...] Heilmittel), die aufgestreut, eingerieben, aufgestrichen, festgebunden, daraufgelegt werden [...]; Abreiben [...].[11]

Diese Auflistung nennt einige Wirkstoffe und Behandlungsformen, die direkt auf die Haut wirken. Denn neben dem Tasten zu Diagnosezwecken wenden die hippokratischen Ärzte beispielsweise Umschläge und Verbände an, die den Körper von außen beeinflussen, ohne jedoch die Haut zu verletzen. In den verschiedenen Behandlungsempfehlungen werden unterschiedliche Dinge genannt, die auf die Haut aufgebracht werden können, z. B. Schwämme (σπόγγος),[12] Binden (ὀθόνιον),[13] Verbände (ἐπίδεσμα),[14] Bandagen (ὑποδεσμίς),[15] Kompressen (σπλήν, σπληνίον),[16] mit heißem Wasser gefüllte Lederschläuche,[17] (ungereinigte) Wolle (ἔριον)[18] oder ein warmer Umschlag mit Mehl,

8 Schubert / Leschhorn 2006, 400 mit Bezug auf Hippokr. Morb. Sacr. 18,6. Vgl. auch Boehm 2003 zum verwendeten Vokabular.

9 Vgl. z. B. Hippokr. Epid. II 6,26 (πιέζω); Hum. 5,3 (ἀνάτριψις); Mul. I 75 [Littré VIII 162] (σμήχω). Vgl. zum Massieren unten den Abschnitt *Salben und Massieren* (S. 173–175).

10 Hdt. III 69.

11 Hippokr. Hum. 5,3 (Ü O. Overwien): χρίσμασιν, ἐγχρίσμασιν, ἐπιπάστοισιν, ἐμπλάστοισιν, ἐπιπλαστοισιν, ἐπιδέτοισιν, ἐπίθέτοισιν. [...] ἀνατρίψιες [...].

12 Z. B. Hippokr. Acut. 21.65; Haem. 3,1; Liqu. 1,1; Morb. II 14,3; 22,2; 27,2; 31,2; Ulc. 2,2; 4,1; 10,3; 24,1.

13 Z. B. Hippokr. Art. 14.32–36.49f.62f.86; Fract. 9.11.25–27.31.47; Liqu. 1,2; 5,2.

14 Z. B. Hippokr. Fract. 4. Vgl. z. B. auch Hippokr. Art. 35.40.49 (ἔπίδεσις); z. B. Hippokr. Art. 36.40.50 (ἐπιδέω). Vgl. auch Goltz 1974, 208 zum Einsatz von Verbänden; Kéi 2017 zu ihrer Darstellung auf Vasenbildern.

15 Z. B. Hippokr. Fract. 29; Liqu. 3,1f.

16 Z. B. Hippokr. Art. 14.32.34.36.49f.62f; Fract. 9.11.27.34.47; Haem. 3,1; Ulc. 26.

17 Hippokr. Morb. II 12,3: τὸν ἀσκὸν τὸν σκύτινον. Vgl. auch Hippokr. Acut. 21; Morb. II 16,4; 59,2.

18 Hippokr. Art. 63; Fract. 21.29.31. Vgl. aber Hippokr. Fract. 25 für die Kontraindikation von Schweißwolle bei offenen Wunden.

Wein und Öl,[19] außerdem Wachssalbe (κηρωτή), die vor allem in den chirurgischen und gynäkologischen Schriften eingesetzt wird,[20] und bei offenen Wunden Pech (πισσήρης).[21] Eine seltene Applikationsform von Heilmitteln sind Streupulver.[22] Umschläge werden auch in den gynäkologischen Schriften, die viele konkrete Rezepte enthalten, häufig als Wärmebehandlungen (χλίασμα, πυριήσις) empfohlen.[23] Als Überbegriffe, die kalte und warme Anwendungen bezeichnen können, werden καταπλάσσω (*kataplássō*) bzw. κατάπλασμα (*katáplasma*) verwendet.[24]

Auch wenn die Haut in diesen Kontexten so gut wie nie explizit benannt wird, berühren die Ärzte sie bei der Anwendung der vorgeschlagenen Behandlungsweisen stets. Außerdem beruhen diese Empfehlungen in einer ganzen Reihe von Schriften auf konkreten Vorstellungen darüber, wie diese äußerlich aufgebrachten Heilmittel den Körper und seine inneren Organe beeinflussen.[25] In diesen Äußerungen zeigt sich der Zwischen_Raum, den Haut und Haar bilden, als Mittler zwischen Körper und Umwelt. So erläutern zwei Aphorismen die Anwendung von Umschlägen und fokussieren dabei, wie Kälte und Wärme wirken:

> Auf Wunden wirkt das Kalte beißend, es verhärtet ringsum die Haut, macht Schmerz ohne Eiterbildung, schwärzt den erkalteten Teil, erregt fieberhaften Frost, Muskelkrämpfe und Starrkrampf.[26]
> Das Warme erregt Eiterung, [aber] nicht auf jeder Wunde. Die größten Zeichen seiner Heilwirkung sind: Erweichung der Haut, Abschwellung der Weichteile, Schmerzlinderung, Beschwichtigung des Starrfrostes [...].[27]

---

19 Hippokr. Morb. II 28,2. Vgl. auch Hippokr. Acut. 21, wo warme und feuchte Umschläge mit Gerste, Erven oder Kleie empfohlen werden, während trockene Erwärmung durch Salz oder gedörrte Hirse zu erreichen sei; vgl. auch Hippokr. Art. 36.40 für einen Verband an Nase und Ohren aus gewaschenem, klebrigem Weizenmehl, den Kapferer als Vorform des Gipses deutet.

20 Hippokr. Art. 14.30.32.34.36.49f.62f; Fract. 4.9.11.21.27.47. Vgl. Ind. Hipp. s.v. für Stellen im gynäkologischen Schriftgut.

21 Hippokr. Art. 39.63; Fract. 24.29.

22 Vgl. z. B. Hippokr. Morb. II 13,5; Hum. 5,3; 10,1. Vgl. Goltz 1974, 220f.

23 Z. B. Hippokr. Mul. I 35.43.59f.63–65 [Littré VIII 82; 100; 118; 120; 128; 132; 134]; Mul. II 16.19f.28.48.58.84.98 [= 125.128f.137.157.167.193.207 Littré VIII p. 268; 274; 276; 310; 332; 346; 374; 376; 402]; Nat. Mul. 2,3; 35,6; 38,2.4; 45,3; 52,2; 80,1; 105,1–10. Vgl. z. B. Hippokr. Aff. 15; Morb. II 18,2; 25,2; 27,6; 44,2; 45,2; 54a2; 54b3; 56,3; 58,3; 69,2 für Beispiele außerhalb der gynäkologischen Schriften. Vgl. auch Goltz 1974, 215–217; Radeke 1990, 150f zum χλίασμα (*chlíasma*).

24 Hippokr. Mul. I 50 [Littré VIII 108] (kalt); Hippokr. Mul. I 53 [Littré VIII 112] (heiß); Hippokr. Mul. II 84 [= 193 Littré VIII p. 374]; Nat. Mul. 102 (konkrete Rezepte). Vgl. auch Hippokr. Medic. 12; Mul. II 52 [= 161 Littré VIII p. 338] zur Anwendung von Pflastern; Goltz 1974, 213f zur Zubereitung des Kataplasmas und seiner Verwendungsweise.

25 Vgl. Hippokr. Alim. 16; Hum. 10,1 zur Wirksamkeit äußerlicher Maßnahmen auf das Körperinnere.

26 Hippokr. Aph. V 20 (Ü G. Sticker): ἕλκεσι τὸ μὲν ψυχρὸν δακνῶδες, δέρμα περισκληρύνει, ὀδύνην ἀνεκπύητον ποιεῖ, μελαίνει, ῥίγεα πυρετώδεα, σπασμούς, τετάνους.

27 Hippokr. Aph. V 22 (Ü G. Sticker, modifiziert): τὸ θερμὸν ἐκπυητικόν, οὐκ ἐπὶ παντὶ ἕλκεϊ, μέγιστον σημεῖον ἐς ἀσφαλείην, δέρμα μαλάσσει, ἰσχναίνει, ἀνώδυνον, ῥιγέων, [...].

Die beiden Qualitäten wirken genau entgegengesetzt: während Kälte die Haut hart werden lässt, wird sie durch Wärme weich; während Kälte Schmerz hervorruft, lindert Wärme diese; während Kälte Starrfrost hervorruft, kann Wärme ihn eindämmen. Wenn jedoch im Sommer ein Starrkrampf ohne Verwundung auftrete, könne es helfen, den Erkrankten mit viel kaltem Wasser zu übergießen, das die natürliche Wärme des Körpers zurückbringe.[28] Diese Empfehlung veranschaulicht die enge Verbindung, die zwischen den zwei gegensätzlichen Qualitäten angenommen wird. Im Anschluss werden verschiedene kalte Anwendungen einzelnen Leiden zugeordnet: sie helfen bei Blutungen, Entzündungen und Erysipel, sollen aber nicht auf offene Wunden treffen, denn dort schaden sie.[29] Im scheinbaren Widerspruch zur oben genannten Qualität des Warmen wird in einem anderen Abschnitt der *Aphorismen* auch eine mäßige Kälteanwendung zur Schmerzlinderung empfohlen.[30] Da die einzelnen Lehrsätze keine kohärente Argumentationsstruktur bilden, sondern recht unvermittelt aufeinander folgen, überrascht eine solche Widersprüchlichkeit nicht. Sie steht jedoch in deutlichem Kontrast zu der oben zitierten Gegenüberstellung, die eine klare Opposition von warm und kalt auch in den Wirkungen impliziert.

Diese Differenzierung trifft auch auf die Behandlungsempfehlungen in anderen Schriften zu. Weit davon entfernt, ein kohärentes Ganzes zu bilden, nennen die verschiedenen Autoren jeweils jene Mittel, die ihrer eigenen Überzeugung nach nützlich sind. Dabei zeigt sich aber die schmerzlindernde Wirkung von Wärmebehandlungen ebenso als Konstante[31] wie die Möglichkeit, sie mit kalten Umschlägen an anderen Körperstellen zu kombinieren, um den unterschiedlichen Beschwerden, die mit einer Erkrankung einhergehen, gerecht zu werden.[32] Außerdem wird eine Reihe von Kontraindikationen benannt, denen zumeist durch eine Behandlung mit der entgegengesetzten Qualität zu begegnen ist.[33] Auch wenn in den verschiedenen Schriften keine Einigkeit über die konkreten Wirkungen warmer und kalter Anwendungen besteht, fungieren sie als Oppositionspaar, dem eine gegensätzliche Beeinflussung des Körperinneren zugeschrieben wird.

Die Uneinigkeit der hippokratischen Autoren wird auch in den Empfehlungen zur Wundbehandlung deutlich. Verbände werden eher als pflegerisches Mittel und nur selten als Arzneiform gebraucht. Nicht jede Wunde wird verbunden, Wirkstoffe werden direkt auf die Haut oder auf den Verband aufgebracht.[34] Diese Art der Wundbehandlung wird in *De ulceribus* systematisch dargestellt: das Hauptziel ist es, dass die als feucht konzeptualisierte Wunde trocken werde. Entsprechend wird von Verbänden abgeraten,

28 Hippokr. Aph. V 21.

29 Hippokr. Aph. V 23. Vgl. auch Hippokr. Aph. V 24f für weitere kalte Anwendungen, die sich jedoch nicht auf die Haut richten.

30 Hippokr. Aph. V 25. Vgl. auch Hippokr. Morb. III 1,3.

31 Z. B. Hippokr. Acut. 16,2; 22,1f; Morb. I 17 [Wittern 1974, p. 44 l. 17f]; Morb. III 7,2. Vgl. auch Hippokr. Acut. 21 für konkrete Anweisungen zur Herstellung und Anwendung warmer Umschläge mit dem Ziel der Schmerzlinderung.

32 Z. B. Hippokr. Morb. III 1,3; 6,2; 7,2; 11,2; 14,2; 16,11.18.

33 Vgl. z. B. Hippokr. Morb. II 20,3; 54,3; 58,3.

34 Goltz 1974, 207f. Vgl. auch Schlathölter 2005, 8–21 zur Wundheilung in den antiken medizinischen Abhandlungen aus medizinhistorischer Perspektive.

außer sie dienten dem Auflegen von Heilmitteln.[35] Außerdem werden Flüssigkeiten mit Ausnahme des Weins zunächst nicht angewendet,[36] während andere Autoren die positive Wirkung des Meerwassers, des Essigs oder süß wirkender Mittel wie Wasser oder Honig hervorheben.[37] All diese Beispiele betreffen zwar in erster Linie die Haut, sie wird aber auch hier nur äußerst selten explizit benannt.[38]

Den Haaren wird hingegen bei Kopfwunden besondere Aufmerksamkeit zuteil: von Anwendungen mit Flüssigkeiten (τέγγω), Packungen (καταπλάσσω) und Verbänden (ἐπιδέω) wird pauschal abgeraten; sie seien höchstens in geringem Ausmaß bei Verletzungen an der Stirn oder an einer anderen von Haaren freien Stelle (ἐν τῷ ψιλῷ τῶν τριχῶν) anzuwenden.[39] Obwohl die Kopfhaare von den genannten Behandlungsmethoden weit seltener betroffen sind als die Haut, treten sie bei Kopfverletzungen als bemerkenswerter, zusätzlicher Faktor bei der Behandlung hinzu und werden deshalb problematisiert. Diese Beobachtung unterstreicht, dass die Haut als Kontaktfläche für die Behandlungsmethoden vorausgesetzt wird und wohl deshalb unbenannt bleibt. Schließlich handelt es sich um Fachtexte, die besondere Situationen – wie Erkrankungen und ihre Behandlung – in ihrer Spezifik betrachten, aber nicht ihre alltäglichen und normalisierten Umstände thematisieren. Die Aufnahme dieser Passagen in die vorliegende Studie beruht also nicht auf der expliziten Benennung von Haut und Haar, sondern auf dem tatsächlichen Einfluss, den die geschilderten Praktiken auf sie ausüben. Dabei erweist sich die Haut als wichtige Zugriffsfläche für die Ärzte, die auf diesem Weg versuchen, auf äußerliche Wunden oder Beschwerden, deren Ursache im Körperinneren liegen, einzuwirken.

(Un-)Erwünschte Berührungen

Für die klassische Tragödie hat Maarit Kaimio eine eigenständige Studie über die Bedeutung des physischen Kontaktes vorgelegt.[40] Sie unterscheidet verschiedene Anlässe für Berührungen auf der Bühne, die aufgrund der Aufführungssituation im Dionysos-Theater (und vor allem in früher Zeit)[41] wohl nicht sehr häufig gewesen sind:

---

35 Hippokr. Ulc. 1,1.3. Vgl. auch Hippokr. Ulc. 1,4; 4,1; 10,2; 11–23; 24,1 zur Applikation von Heilmitteln mithilfe von Verbänden.

36 Hippokr. Ulc. 1,1. Vgl. auch Hippokr. Liqu. 5,1f, zur Unterscheidung der Wirkungsweise von süßen und herben sowie weißen und roten Weinen. Vgl. Majno 1975, 186–188 zur empirisch belegten antiseptischen Wirkung des Weins und für ihre bakteriologische Erklärung.

37 Hippokr. Liqu. 3,1f; 4,1f; Alim. 27; Morb. II 33,3. Vgl. auch Kudlien 1967, 100–106 zur mythischen Bedeutung des Honigs und der ihm zugeschriebenen Heilwirkung.

38 Vgl. z. B. Hippokr. Off. 7–12 zur Erläuterung des Anlegens von Verbänden ohne jeglichen Bezug auf die Haut, die sie doch berühren. Vgl. aber Hippokr. Art. 50: Die Haut solle beim Verbinden keinesfalls in Falten liegen.

39 Hippokr. VC 13. Vgl. auch Hippokr. VC 10,1: es sei zu prüfen, ob Haare in die Wunde gelangt seien.

40 Kaimio 1988. Vgl. auch Kosak 1999; Worman 2018 und weitere dort genannte Beiträge zur Bedeutung von Berührungen in Sophokles' *Philoctetes* und anderen attischen Tragödien.

41 Kaimio 1988, 79; vgl. auch Kaimio 1988, 20 zu Eur. Or.

- Unterstützung und Pflege Bedürftiger,
- der Handschlag als Zeichen der Unterordnung oder des Einverständnisses (zumeist zu einer Verlobung),
- Umarmungen enger Familienmitglieder vor allem beim Wiedererkennen oder Abschiednehmen als Zeichen der gegenseitigen Zuneigung,
- Bittgesuche und
- Gewalt(-androhungen).

Abschließend zeigt sie anhand ausgewählter Tragödien von Euripides und Sophokles, wie der Einsatz von Berührungen in verschiedenen Stücken auf ganz unterschiedliche Weise erfolgen kann und damit die verschiedensten Effekte erzielt. Sophokles' *Philoctetes* und *Oedipus Coloneus* sind hinsichtlich des Körperkontaktes gegensätzlich strukturiert: während Philoktet erst spät berührt wird und die entsprechenden Situationen Wendepunkte innerhalb des Stückes markieren, ist der blinde Oidipus von Anfang an von helfenden Händen umgeben und Körperkontakt insofern die ganze Zeit auf der Bühne sichtbar – bis er am Ende des Stücks von einer göttlichen Macht gerufen wird und nun ganz allein wissend, wohin er zu gehen hat, in den heiligen Hain verschwindet.[42] Auch in Euripides' *Iphigenia in Aulis* markiert ein missverstandener Versuch zu berühren einen Wendepunkt: denn als Klytaimnestra ihrem zukünftigen Schwiegersohn die Hand zu reichen meint, weicht Achilleus zurück, da er sich scheut, die Frau des Feldherrn zu berühren.[43] Diese Begegnung enthüllt Agamemnons Täuschungsversuch, so dass Iphigenie nicht ahnungslos, sondern ihres Schicksals bewusst zur Opferung schreitet.[44] Kaimio analysiert Berührungen auf der Bühne und bezieht sich deshalb zwar zum Teil auf Stellen, die auch im Folgenden diskutiert werden, lässt andere aber aus, weil sie ein Geschehen hinter den Kulissen oder in der Vergangenheit betreffen. Sie interessiert sich vor allem für die Erschließung verschiedener Situationen, in denen die Schauspieler einander berühren, um Erkenntnisse über die Inszenierung der Stücke zu gewinnen.

Insofern dienen ihre Ergebnisse zwar als Ausgangspunkt der folgenden Argumentation, die sich aber von Kaimios Ansatz unterscheidet,[45] weil Haut und Haar fokussiert werden. Dichtung und Geschichtsschreibung benennen diese beiden Teile des Körpers nur selten, wenn sie berührt werden, und stellen stattdessen das Greifen mit der Hand ins Zentrum:[46] Kreon bestätigt sein Versprechen, für Oidipus' Töchter zu sorgen, mit einem Handschlag.[47] Auch bei Herodot bezeichnet ἅπτω (*háptō*) das Berühren mit zugreifenden

42 Kaimio 1988, 83–86.

43 Kaimio 1988, 88: vgl. Eur. Iph. A. 831–842.

44 Eur. Iph. A. 873.1552–1560.

45 Vgl. z. B. Kaimio 1988, 58 (zu Eur. Iph. T. 909), 69 (zu Aischyl. Suppl. 884.909) zur Vorgehensweise, Haut und Haar auch dann nicht zu thematisieren, wenn sie explizit benannt werden.

46 Vgl. auch Purves 2018b, 2–4. Vgl. aber Aischyl. Choeph. 182, wo ein Fuß das Land berührt.

47 Soph. Oid. T. 1510.

Händen, dessen oberflächliche Wirkung kaum beachtet wird.[48] Entsprechend werden die taktilen und haptischen Wahrnehmungen, die mit solchen Berührungen einhergehen und die Haut ins Spiel bringen könnten, auch in der Tragödie kaum thematisiert. Als Ausnahmen können einige Schwerverletzte genannt werden: so lehnen Philoktet und Herakles Berührungen ab, weil das ihre körperliche Leiden noch verstärken würde.[49]

Dass die Haut von einer Berührung direkt betroffen ist, wird in den überlieferten Tragödien an einigen wenigen Stellen expliziert: in Euripides' *Hecuba* bittet Polyxena vor ihrer Opferung, niemand möge ihre Haut (χρώς) berühren.[50] Ihr Wunsch wird erfüllt, denn sie wird durch ein Schwert getötet, ohne dass irgendjemand ihr nahekommt.[51] Dieses Beispiel kennzeichnet Berührungen als Grenzüberschreitungen, die aufgrund eines entsprechenden Machtgefälles oder der expliziten Erlaubnis, jemanden anzufassen, ausgeführt werden, so dass sie im vorliegenden Material immer wieder verbalisiert werden.

In Sophokles' *Oedipus Coloneus* bittet der Protagonist beispielsweise Theseus, ihm seine Hand zu reichen, damit er sie als Zeichen des Dankes berühren kann, und möchte ihm den Kopf küssen. Schon zuvor hat er Antigone aufgefordert, ihn anzufassen (προσθιγγάνω, ψαύω), damit sie ihn leite.[52] Als Blinder ist er auf Berührungen angewiesen, um sich zu orientieren und Gefühlen Ausdruck zu verleihen. Diese Bedürftigkeit wird auch in *Oedipus Rex* angesprochen, wenn Oidipus kurz nach seiner Erblindung darum bittet, seine Töchter berühren zu dürfen.[53] Am Ende seines Lebens weist er in *Oedipus Coloneus* diese Hilfe zunächst zurück, denn nur er kann die anderen zu dem Platz leiten, an dem er sterben wird, verlangt aber später danach, seine Töchter ein letztes Mal anzufassen.[54] Während Oidipus' Bitte gewährt wird, verwehrt Medea Iason das Ansinnen, die weiche Haut der gemeinsamen Kinder noch einmal zu berühren (μαλακοῦ χρωτὸς ψαῦσαι τέκνων), bevor sie mit den Leichnamen flieht.[55] Die Beispiele unterstreichen, dass Berührungen in der Mehrzahl innerhalb eines engen (familiären) Kreises erfolgen.[56] Diese Beschränkung zeigt sich insbesondere, wenn die betroffenen Personen unterschiedlicher Auffassung über das Verhältnis zueinander sind. So will Euripides' Ion sich nicht von Xythos umarmen lassen, weil er nicht glaubt, dass dieser sein Vater sei.[57] Aber auch inner-

48 Z. B. Hdt. II 113,2; III 137,1. An weiteren Stellen werden Dinge ergriffen: Powell 1977 [1938] s.v. Vgl. zu ψαύω (*psaúō*) z. B. Hdt. II 47,1; 90,1f; 93,4, wo die Berührungen in Bezug zu Tieren oder Ritualen stehen, aber die Haut ebenso wenig von Bedeutung ist, wie im oben zitierten Beispiel.

49 Vgl. Soph. Phil. 816–818; Trach. 1007–1016. Vgl. auch Eur. Hipp. 1359; Kaimio 1988, 17.

50 Eur. Hec. 548f: μή τις ἅψηται χροὸς / τοὐμοῦ.

51 Eur. Hec. 567. Vgl. Kaimio 1988, 81.

52 Soph. Oid. K. 1130f.173.

53 Soph. Oid. T. 1464–1467. Vgl. auch Eur. Med. 1206f.1211–1219 zu Glaukes Vater, der wie sie qualvoll stirbt, weil er die Tote umarmt und geküsst hat und so ebenfalls vergiftet wird.

54 Soph. Oid. K. 1544 (μὴ ψαύετ'); Soph. Oid. K. 1639 (ψαύσας).

55 Eur. Med. 1402–1404.

56 Vgl. auch Kosak 1999 zur hohen Bedeutung familiärer oder anderer enger persönlicher Beziehungen für die Legitimierung von Berührungen auch unter Männern.

57 Eur. Ion 522. Vgl. auch Eur. Iph. A. 831–842 und Kaimios Deutung der Stelle als Wendepunkt (Kaimio 1988, 88).

halb der Familie sind ungefragte Berührungen die Ausnahme, wie nicht nur die bereits genannten Beispiele veranschaulichen, sondern auch Elektras an den ermatteten Orest gerichtete Frage, bevor sie ihn anfasst (θιγγάνω) und aufrichtet.[58]

Solche Bitten und Fragen unterscheiden sich deutlich von Kreons Versuchen, Antigone und Oidipus gegen deren Willen zu ergreifen (ψαύω).[59] Die negative Konnotation von ψαύω zeigt sich auch im übertragenen Gebrauch. So klagt Antigone, nachdem der Chor das Schicksal ihres Vaters erwähnt hat, damit habe er ihre schmerzvollste Qual berührt.[60] Auch ἅπτω (*háptō*) wird in ähnlicher Weise und mit Fokus auf die Hände verwendet.[61] Das Berühren erscheint also als nicht selbstverständliche Umgangsweise, sondern die Höflichkeit verlangt eine Bitte um Erlaubnis, bevor es geschieht. Kreon aber verstößt gegen diesen Kodex, indem er Oidipus und seine Töchter gegen ihren Willen ergreifen will. Ein ähnlicher Bezug von Gewaltanwendung und Berührung wird auch in zwei Lysiasreden hergestellt, in denen bei der Verteidigung gegen den Vorwurf, die Beschuldigten hätten einen anderen Bürger geschlagen bzw. getötet, explizit darauf hingewiesen wird, sie hätten diesen nicht einmal berührt (ἅπτω).[62] In Aristophanes' *Lysistrata* wehrt sich die Spartanerin Lampito schließlich dagegen, dass eine Athenerin nach ihrem Busen fasst.[63] Auch an diesen Stellen erlangt jedoch nicht die Berührung der Haut selbst Bedeutsamkeit, sondern das gewaltsame bzw. unerlaubte Ergreifen wird problematisiert.

Die Episoden aus der Tragödie bestätigen Kaimios Ergebnis: Körperkontakt ist im Text wie auf der Bühne selten und insofern in der Tragödie als Gattung ein bedeutungsvolles Zeichen, das auch in den Gerichtsreden und in der Alten Komödie aufgegriffen wird. Die hierarchisierende Wirkung des Berührens, die seine Problematisierung in den Tragödien bedingt, betrifft auch die hippokratischen Ärzte: wie Kosak herausgearbeitet hat, berühren sie die Frauen und Männer zur Diagnose und Behandlung von Krankheiten gleichermaßen. Indem die Mediziner zu den Kranken gerufen werden, wird dieser Zugriff auf fremde Körper legitimiert: er ist in diesen Fällen erforderlich und erwünscht.[64]

Dass Berührungen nicht ungefragt erfolgen sollten, weil sie als Übergriff empfunden werden, erschwert es, um Hilfe zu bitten, weil direkter Körperkontakt für Bittgesuche unabdingbar ist. Wer fleht, versucht Knie, Hände und Kinn der anderen Person zu berühren und kniet meist vor ihr.[65] An einigen Stellen wird entsprechend eine mögliche Abwehr dieser Gesten explizit thematisiert, so dass auch sie mitunter als unerwünsch-

58 Eur. Or. 218f. Vgl. auch Eur. Or. 220 zu seiner Bitte, sein Gesicht zu reinigen.

59 Soph. Oid. K. 830.863. Vgl. auch Aischyl. Suppl. 925, wo der Herold die Danaiden ergreifen will; Eur. Heraclid. 270–273 zum Versuch, die Kinder des Herakles zu packen; Soph. Trach. 565, wo Nessos Deianeira gegen ihre Willen berührt.

60 Soph. Ant. 858. Vgl. z. B. auch Hdt. III 64,1f; Soph. Ant. 956–961 zu negativen Folgen grenzüberschreitender metaphorischer Berührungen.

61 Z. B. Eur. Hipp. 606.1358f; Med. 370.

62 Lys. 3,37; 13,71.

63 Aristoph. Lys. 84.

64 Kosak 2016.

65 Vgl. Gould 1973 für eine ausführliche Darstellung des Rituals und seiner Beziehung zu αἰδώς (*aidṓs*) und ξενία (*xenía*).

te Berührungen einzuordnen sind.[66] Für die vorliegende Fragestellung ist insbesondere die Hinwendung zum Kinn von Bedeutung, denn neben der üblichen Bittformel πρὸς γενείου (‚beim Kinn') wird auch πρὸς γενειάδος (‚beim Bart') in dieser Absicht verwendet.[67] Die Bittenden beziehen sich in diesen Fällen mit ihrer Geste auf den Bart als Zeichen erwachsener Männlichkeit, auch wenn das Bitten nicht an den Bart geknüpft ist.[68]

Exemplarisch zeigt sich dies anhand der Bittgesuche in Euripides' *Hecuba*. Aufgrund ihrer misslichen Situation wendet sich die Protagonistin mehrfach bittend an die griechischen Feinde. Zunächst aber erinnert sie Odysseus daran, wie er einst die Hand ihrer Wange entgegengestreckt und gefleht habe, sie möge ihn verschonen, obwohl er als Spion nach Troja gekommen sei. Während Hekabe als Frau an der Wange (παρηΐς) berührt worden ist, wendet sie sich dem Kinn (γένειον) der Männer Odysseus und Agamemnon zu.[69] Werden hier also geschlechtsspezifisch unterschiedliche Teile des Gesichts adressiert oder werden durch die unterschiedlichen Begriffe nicht eher bestimmte Qualitäten der Gesichtshaut und ihrer Behaarung betont? Bis auf wenige Ausnahmen[70] bezeichnet παρηΐς (*parēís*) die Wangen von Frauen, die oft als ‚zart' oder ‚weich' beschrieben werden.[71] Herodot bezieht den Begriff an einer Stelle außerdem explizit auf die rasierte Wange von Männern und Aischylos bezeichnet so die Wangen des Parthenopaios, die sich gerade mit dem ersten Bartflaum bedecken.[72] Das männliche Kinn (γένειον) hingegen verweist in anderen Kontexten auf den Bart, da es der Teil des Gesichts ist, auf dem er wächst.[73] Während γένειον (*géneion*) also relativ eindeutig sowohl das Kinn als auch den Bart bezeichnet, benennt παρηΐς (*parēís*) die Wange, deren Zartheit und nicht bzw. kaum vorhandene Behaarung betont wird. Angesichts dieser Gegenüberstellung wird zwar beim unteren Teil des Gesichts gefleht, da dieser bei Männern aber in archaischer und klassischer Zeit stets von einem Bart bedeckt ist,[74] ist diese Handlung in solchen Fällen stets auch ein Bitten ‚beim Bart'.

66 Vgl. z. B. Eur. Hec. 812f; Med. 333; dazu Kaimio 1988, 51f.

67 Z. B. Eur. Hec. 286.753; Heraclid. 227; Herc. 987; Iph. A. 1247; Iph. T. 362; Med. 65; Or. 288–291; Soph. El. 1208 (πρὸς γενείου); Eur. Andr. 572–575; Hec. 344; Med. 709f; Suppl. 277 (πρὸς γενειάδος).

68 Vgl. aber Sommer 1912b, 13: der Flehende bitte bei der vollen Manneskraft des Mächtigeren, die durch den Bart repräsentiert sei.

69 Eur. Hec. 273f (παρηΐς); Eur. Hec. 286f.753 (γένειον). Vgl. auch Eur. Iph. T. 1068 als einzige andere Stelle, an der in den überlieferten Tragödien eine solche Bittgeste an Frauen gerichtet ist. Vgl. auch Eur. Ion 1438.1460 zur Gegenüberstellung von παρηΐς (*parēís*) und γένειον (*géneion*).

70 Vgl. Eur. El. 1216 (Orest); Hdt. I 134,1 (Perser, die sich bei geringem Standesunterschied auf die Wange küssen).

71 Vgl. z. B. Aischyl. Suppl. 70f; Eur. Phoen. 1485; Soph. Ant. 783.

72 Hdt. II 121δ6; Aischyl. Sept. 534.

73 Vgl. z. B. Aischyl. Pers. 1056; Hdt. II 36,1; VI 117,3; Hippokr. Epid. III 4,3; Nat. Puer. 20,1.3f.

74 Vgl. Descharmes 2015 zum Bart als Zeichen erwachsener Männlichkeit im klassischen Athen; Marinatos 1967, B22–26 zur Präsenz des Kinnbartes bei Homer und in der archaischen Kunst.

Berührungen sind außerdem mit sexueller Annäherung assoziiert.[75] So ist Hippolytos' Schwur, er habe die Ehe seines Vaters nie berührt,[76] entsprechend zu verstehen. Auch Herodot verknüpft Berührungen und Sexualität. Er berichtet, Dareios' Stallmeister Oibares habe die Geschlechtsteile einer Stute berührt, um mit deren Geruch den Hengst des Dareios zum Wiehern zu bringen, so dass er König werde.[77] Dass die Perser versuchen, den makedonischen Frauen beim Festmahl an die Brüste zu fassen und sie zu küssen,[78] wird als Provokation gewertet, auf die die Makedonen mit einer List reagieren: sie bekleiden junge Männer mit Frauenkleidern und als die Perser diese berühren, wird das als Signal gewertet, sie zu töten.[79] Beide Episoden verbinden Berühren und Sexualität und schildern erfolgreiche Täuschungen. Es werden jedoch nicht Haut oder Haar fokussiert, sondern die primären bzw. sekundären weiblichen Geschlechtsmerkmale, die in einem Fall zudem mit Kleidung bedeckt sind. Im Zentrum des Berichts über die Übergriffigkeit der Perser steht aber die auch in der Tragödie beobachtete Erwartungshaltung, dass Berührungen nicht ungefragt und gegen den Willen der berührten Person erfolgen, wenn kein deutliches Machtgefälle besteht. Während die Makedonen den Zugang zu ihren Frauen beschränken wollen, sind die Perser wohl auch aufgrund der Machtfülle des Großkönigs der Meinung, sie hätten einen Anspruch darauf.

Darüber hinaus unterstreicht Herodot mit einigen Beispielen die starke Hierarchisierung der persischen Gesellschaft. Denn Standesunterschiede zeigten sich dort schon bei der Begrüßung: Gleichrangige küssten sich auf den Mund, bei geringem Standesunterschied küssten sie sich auf die Wangen; bei einem starken Statusgefälle werfe sich der Untergebene hingegen nieder.[80] Das Küssen wird von Herodot auch bei der Beschreibung der ägyptischen Sitten aufgegriffen. Er führt die Ägyptern und Ägypterinnen zugeschriebene Ablehnung, Griechen auf den Mund zu küssen, darauf zurück, dass Kühe ihnen heilig seien, während diese in der griechischen Küche zubereitet und verspeist würden.[81] In erster Linie dient diese Episode der Bestätigung des Postulats, dass in Ägypten in allen Dingen umgekehrt verfahren werde als in anderen Gebieten.[82] Außerdem wird deutlich, dass Küssen durchaus verbreitet gewesen ist, wie sich auch in den Tragödien zeigt, in denen es als Geste der Zuneigung, des Abschieds oder der Begrüßung erscheint.[83] Auffällig ist jedoch, dass es ebenso wie andere Berührungen der Haut zweier Menschen nur selten explizit sexualisiert ist. Dieser Aspekt scheint in den untersuchten Quellen zwar

75 Vgl. z. B. Grammer 1996 (Evolutionsbiologie); Sutton 1997/1998; Toscano 2013, 10, 14, 16 (attische Vasenbilder).

76 Eur. Hipp. 1026f: ὄμνυμι τῶν σῶν μήποθ' ἅψασθαι γάμων. Vgl. auch Aischyl. Suppl. 43–45; Eur. Hipp. 1044 (außereheliche Sexualität); Eur. Alc. 1131; El. 255 (eheliche Sexualität).

77 Hdt. III 87,1.

78 Hdt. V 18,5. Vgl. auch Aristoph. Eccl. 647f zur sexuellen Konnotation des Küssens.

79 Hdt. V 20,5.

80 Hdt. I 134,1.

81 Hdt. II 41,1.3.

82 Vgl. Hdt. II 35,2

83 Eur. Tro. 1175–1177; Suppl. 1099f (Zuneigung); Eur. Tro. 763 (Abschied); Aristoph. Vesp. 608; Eur. Med. 1141f (Begrüßung).

mitunter auf, dominiert jedoch die Wahrnehmung und Interpretation von Berührungen im klassischen Griechenland keineswegs. Entsprechend betont Robin Dunbar die soziale Bedeutung des Berührens für den Zusammenhalt einer Gruppe, das in menschlichen Gesellschaften jedoch auch durch sprachliche Kommunikation ersetzt werden könne.[84] Die gewählte Perspektive lenkt die Aufmerksamkeit auf die Kommunikation über Berührungen, die die Tragödien prägt. Nur in der Verbindung beider Elemente, so scheint es, funktionieren die sozialen Beziehungen im klassischen Griechenland.

Conclusio

HIPPOLYTOS:
[...] Bei den Göttern, sacht, ihr Diener,
berührt die wunde Haut mit den Händen![85]

Hippolytos äußert diese Bitte, nachdem er tödlich verletzt worden ist.[86] Sie markiert mit der expliziten Benennung der Haut (χρώς) als Teil des Körpers, der berührt werde, eine Ausnahme und führt die zentralen Aspekte zusammen, die in diesem Kapitel dargelegt worden sind. *Erstens* bedürfen Berührungen der Erlaubnis durch die betroffene Person oder können auf ein Machtgefälle zurückgeführt werden, in dem diese Notwendigkeit aufgehoben scheint. Deshalb sind Berührungen in der Regel mit Kommunikation verbunden, weil sie erbeten, erlaubt oder verwehrt werden. *Zweitens* können Berührungen zwar mit Sexualität assoziiert sein. Ebenso wie in diesem Beispiel sind sie es aber häufig nicht. *Drittens* beruhen die Wundversorgung und andere Behandlungsmethoden auf der Berührung der Haut. *Viertens* betonen die Quellen die Funktion der Hände als Körperteile, die etwas anfassen. Während sie sonst ebenso selten benannt werden wie die Haut, sind sie an vielen Stellen, an denen ψαύω (*psaúō*) oder ἅπτω (*háptō*) verwendet werden, implizit gemeint, da es um ein Ergreifen geht. Deshalb treten jedoch die taktilen und haptischen Empfindungen der Haut, die mit Berührungen verbunden sind, in den Hintergrund.

Berührungen sind in den Altertumswissenschaften bisher nicht erschöpfend untersucht worden, auch wenn Sophokles' Vorgehen und medizinische Vorstellungen bereits mehrfach behandelt worden sind.[87] Diesen wenigen Beiträgen und den Ergebnissen dieses

---

84 Dunbar 1996.

85 Eur. Hipp. 1358f (Ü D. Ebener, modifiziert): φεῦ φεῦ· πρὸς θεῶν, ἀτρέμας, δμῶες, / χροὸς ἑλκώδους ἅπτεσθε χεροῖν.

86 Vgl. Eur. Hipp. 1372–1383 (Klagen); Eur. Hipp. 1236–1239.1244–1246 (Verletzung).

87 Vgl. Purves 2018b, 1–4 zum Forschungsstand; neben Kaimio 1988 z. B. Kosak 1999 mit weiteren Angaben zur Forschungsdiskussion über Sophokles; Worman 2018 zum Tasten und anderen Sinnen bei Sophokles; vgl. Kosak 2016, die hinsichtlich des *Corpus Hippocraticum* zu ähnlichen Ergebnissen kommt wie die vorliegende Studie. Vgl. auch Purves 2013 zur hohen Bedeutung des Tastsinns bei Herodot; Purves 2018a mit Beiträgen zu verschiedenen Aspekten von Homer bis zur Spätantike.

Kapitels stehen Arbeiten gegenüber, die sich der Haut in der europäischen Neuzeit und Moderne widmen und in denen Berührungen sowie der Tastsinn als wichtiger Teilbereich thematisiert und häufig dem Sehen als privilegiertem Sinn gegenübergestellt werden.[88] Der summarisch vorgestellte Quellenbefund reflektiert diese Beziehung aber kaum. So werden Berührungen den medizinischen Schriften zufolge zwar für Diagnose, Prognose und Behandlung eingesetzt, ihre Wirkung auf die Haut wird aber selten thematisiert, während die Hand als berührendes Organ *par excellence* angesehen werden kann.[89] Ähnlich verhält es sich in Dichtung und Geschichtsschreibung: auch dort erfolgt das Ergreifen mit der Hand als Gewaltakt oder mit dem ausdrücklichen Einverständnis der Berührten, z. B. zu ihrer Unterstützung, als Begrüßung oder im Bittgestus. Die Autoren beschreiben jedoch die taktilen Empfindungen selbst nur ausnahmsweise.

Benthien unterscheidet das aktive Zugreifen und Tasten mit der Hand von anderen – eher passiven – Hautsinnen, die neben der Berührung an sich auch die Temperatur und weitere Sinneseindrücke vermitteln.[90] Anders als die zufassende Hand wird die damit berührte Haut – wie die Haare, die ebenso wohlmeinend berührt oder gewaltsam gepackt werden können[91] – in diesem Kontext zwar mitunter genannt, in ihrer Empfindungsfähigkeit aber nur äußerst selten explizit angesprochen. Während die Hautsinne und die Sexualisierung im vorliegenden Quellenbefund in den Hintergrund treten, bestimmt das Einverständnis der Betroffenen Berühren und Berührt-Werden im klassischen Griechenland.

88 Vgl. z. B. Böhme 1996; Schmuckli 2001, 199–205 für eine psychoanalytische Rekonstruktion dieser Dichotomie, die auf Aristoteles zurückgeführt wird. Vgl. aber Benthien 1998a, 218–225 für eine literaturwissenschaftliche Perspektive; sie hinterfragt die Privilegierung des Sehens gegenüber dem Tastsinn. Vgl. Gerhardt 2007 einführend zur psychologischen Wirkung des Berührens und zur sozialen Aushandlung kulturspezifischer und von der persönlichen Beziehung abhängiger Praktiken. Vgl. auch Fuchs 2000, 110f zur Rolle des Tastens in der Leibphänomenologie. Vgl. Jütte 2000, 40–83 einführend zur Klassifizierung der Sinne bei Platon und Aristoteles.

89 Vgl. auch Pigeaud 2005, 38. Vgl. Boehm 2003, 233 zu einer ähnlichen Einschätzung der galenischen Schriften.

90 Benthien 1998a, 219–222; Benthien 1998b.

91 Vgl. z. B. Eur. Med. 1141f (Küsse auf die Haare von Medeas Kindern); Eur. Iph. A. 791f (Wegführen von Frauen an den Haaren; vgl. dazu auch die Darstellung dieser Praxis unten S. 317–320).

Baden und Salben

Baden und Salben sind im klassischen Griechenland alltägliche Praktiken der Lebensweise, an deren Beispiel außerdem die Bedeutung von Sauberkeit in diesem historischen Kontext herausgearbeitet werden kann. Diese Vorstellungen sind eng mit der Konzeption der kultischen Reinheit verknüpft und verweisen auf die Ausführung verschiedener Rituale inner- und außerhalb Griechenlands. Ausgangspunkt dieses Kapitels ist der Umgang der Gelehrten in Aristophanes' *Nubes* mit dem Thema Körperpflege, denn sie scheinen einerseits von grundlegenden Sauberkeitsregeln im klassischen Athen abzuweichen und diskutieren andererseits verschiedene Formen von Bädern und die Anwendung von Salben. Da die Ausführungen jedoch im Rahmen einer Komödie erfolgen, dürfen sie nicht als Abbild der Wirklichkeit aufgenommen werden, sondern sind mit der Darstellung und Bewertung dieser Praktiken in anderen Gattungen zu vergleichen, damit sie sich plausibel in zeitgenössische Vorstellungen einordnen lassen.

Deshalb wird immer wieder auf die Alte Komödie zurückzukommen sein: einführend werden einige zentrale Stellen dargelegt und gedeutet. Diese Interpretation wird anschließend mit den Aussagen in den hippokratischen Schriften kontrastiert, die Baden und Salben als Behandlungsmethoden eng verbinden. Im dritten Abschnitt dieses Kapitels stehen verschiedene Anwendungsweisen von Salben und ähnlichen Mitteln im Zentrum, wie sie in den Tragödien und Gerichtsreden sowie der Geschichtsschreibung beispielsweise als Gifte, Kosmetika oder zur Einbalsamierung eingesetzt werden. Dabei werden nicht nur griechische Praktiken betrachtet, sondern auch die ethnographischen Berichte über Skythien und Ägypten einbezogen. Baden und Salben sind im klassischen Griechenland außerdem Teil von Ritualen, wie beispielsweise dem Brautbad oder der Reinigung der Toten. Außerdem spielt das Bad als Sterbeort des Agamemnon in verschiedenen Tragödien, die die Atridensage darstellen, eine zentrale Rolle. Baden und Salben sind für die Begrüßung und die Aufnahme in eine Gemeinschaft, die Körperpflege und die Behandlung von Krankheiten äußerst wichtig, darüber hinaus aber auch zentraler Bestandteil verschiedener Riten, die anlässlich solcher Ereignisse, die das Leben prägen (wie Hochzeit oder Tod), durchgeführt werden.[1] Insofern überrascht es wenig, dass die Auswirkungen der Erziehung in den *Nubes* gerade anhand dieser Körperpraktiken vorgeführt werden.

1 Vgl. zur Zusammenführung dieser Themen die einschlägigen Lexikonartikel zu Kosmetik und Körperpflege, zu denen regelmäßig Baden, Salben und Schminken zu zählen sind (Hurschmann 1999b; Leven 2005; Jüthner 1950, 1134f; Mau 1896, 2745), und auch die schon bei Homer zu beobachtende Tendenz, Baden und Salben stets in dieser festen Reihenfolge zu nennen (Laser 1983, S162). Vgl. auch Eitrem 1915, 82f; Frank 2016, 101.

Baden und Salben bei Aristophanes

In Aristophanes' *Nubes* werden die Gelehrten immer wieder wegen der Schädlinge, die sich im Haus oder in ihrer Kleidung befinden, verspottet, denn sie sind nicht nur lästige Begleiter, sondern werden wegen ihrer Allgegenwart sogar Objekte sophistischer Untersuchung.[2] Zwar wird die Ursache des Ungezieferbefalls nicht explizit benannt, aber in anderen Komödien weisen sie auf fehlende Sauberkeit oder Armut hin,[3] außerdem wird Sokrates als ungebadet (ἄλουτος) verspottet.[4] In den *Nubes* hingegen werden die Gelehrten für ihren Verzicht auf Körperpflege gelobt:

> Strepsiades: [...]
> Hüte deine Zunge und sage nichts Übles über Männer, die klug sind und Verstand haben. Vor lauter Sparsamkeit hat sich keiner von ihnen jemals die Haare geschnitten oder sich gesalbt oder ist zum Waschen ins Bad gegangen; du dagegen verbadest, als ob ich tot wäre, meinen Lebensunterhalt.[5]

Haut und Haar sind an dieser Stelle gleichermaßen das Ziel der Körperpflege. Der Verzicht auf sie bietet Anlass zum (satirischen) Lob, indem er auf die Sparsamkeit der Gelehrten zurückgeführt wird. Dies verweist auf die finanziellen Aufwendungen für die Reinigung des Körpers, die damit als äußerliches Zeichen sozialer Positionierung geeignet erscheint: gerade durch sein Lob für die Gelehrten offenbart Strepsiades deren geringes Sozialprestige. Außerdem kritisiert er den Lebenswandel seines Sohnes, der der Körperpflege zu viel Platz einräume.[6] Für den Vater sind diese Badegewohnheiten eine sinnlose Extravaganz, während sie für die Zirkel der reichen Ritter, in denen der Sohn verkehrt, eine soziale Notwendigkeit sind.[7] Der abschließende Vorwurf, Pheidippides verprasse das Geld seines Vaters im Bade, als sei dieser bereits verstorben, wendet sich zum einen schlicht gegen den verschwenderischen Umgang des Sohnes mit dem Familienbesitz und das unangemessene Verhalten, nicht den Willen des noch lebenden Vaters zu berücksichtigen. Zum anderen wird expliziert, zu welcher Gelegenheit übermäßige Körperpflege angemessen ist: im Todesfall.[8]

Strepsiades' Lob der Gelehrten für ihren asketischen Lebensstil steht im Kontrast zur Diskussion des häufigen Badens im ersten Agon desselben Stücks. In diesem Wettstreit, der ein zentrales Strukturelement der Alten Komödie ist, vertritt der Stärkere Logos ein

---

2 Aristoph. Nub. 634.699.725.144–167; vgl. auch Aristoph. Nub. 709–715.

3 Aristoph. Plut. 537–541; Ran. 112–115.

4 Aristoph. Av. 1554f. Vgl. auch Plat. symp. 174a, der berichtet, Sokrates habe selten gebadet.

5 Aristoph. Nub. 833–838 (Ü N. Holzberg): εὐστόμει / καὶ μηδὲν εἴπῃς φλαῦρον ἄνδρας δεξιοὺς / καὶ νοῦν ἔχοντας, ὧν ὑπὸ τῆς φειδωλίας [835] / ἀπεκείρατ' οὐδεὶς πώποτ' οὐδ' ἠλείψατο, / οὐδ' εἰς βαλανεῖον ἦλθε λουσόμενος· σὺ δὲ / ὥσπερ τεθνεῶτος καταλόει μου τὸν βίον.

6 Aristoph. Nub. 14–16.

7 Sommerstein 2007b, 202.

8 Vgl. auch Sommerstein 2007b, 202.

Bildungsideal, das als traditionell verortet wird, und steht gegen die Erziehung neueren Typs, die der Schwächere Logos repräsentiert. Der Wettstreit soll entscheiden, wer von beiden Pheidippides ausbilden wird, wenn er bei den Gelehrten in die Schule geht. Dabei wird das Baden zum zentralen Streitpunkt, weil der Stärkere Logos die Tugend seiner Schützlinge stärken will, indem er sie von der *agorá* und den Bädern (βαλανεῖον) fernhält.[9] Diese Äußerung wird vom Schwächeren Logos aufgenommen und infrage gestellt. Er wendet einen rhetorischen Trick an und greift das Bad (βαλανεῖον) vereindeutigend als warme Bäder (θερμὰ λουτρά) auf:[10]

> Schwächerer Logos: […]
> Doch mit welchem Argument tadelst du die warmen Bäder?
> Stärkerer Logos:
> Weil sie etwas sehr Schlechtes sind und einen Mann zum Feigling machen.
> Schwächerer Logos:
> Halt! Denn schon habe ich dich an der Hüfte mit einem Griff, dem du nicht auskommen kannst. Nun sage mir: Welchen Mann unter den Söhnen des Zeus hältst du für den mit dem tapfersten Herzen, sprich, und für den, der die meisten Mühen auf sich genommen hat?
> Stärkerer Logos:
> Nach meinem Urteil ist kein Mann besser als Herakles.
> Schwächerer Logos (*triumphierend*):
> Also gut, wo hast du jemals kalte Bäder des Herakles gesehen? Und doch, wer war tapferer?[11]

Der Stärkere Logos bringt für seine Behauptung, Bäder seien schlecht und machten Männer feige, keine stichhaltigen Gründe oder Beispiele an, so dass am Ende der Passage Behauptung gegen Behauptung steht. Während es ihm nicht gelingt, eine schlüssige Gegenargumentation vorzubringen, stellt der Schwächere Logos die warmen Bäder als sehr erstrebenswert dar, indem er auf Herakles verweist – den größten der griechischen Helden. Aber was bedeutet das? Wie hat Herakles gebadet? Einen Hinweis gibt Herodot, der von einem Heraklesheiligtum in unmittelbarer Nähe der Thermopylen berichtet.[12] Tatsächlich sind heiße Quellen dem Helden heilig und deshalb auch Ἡράκλεια λουτρά (herakleische Bäder) genannt worden. Denn im Mythos sind sie von Athene, Hephaistos

9 Aristoph. Nub. 935–938.990f.

10 Vgl. Ginouvès 1962, 135. Vgl. aber z. B. die Übersetzung von Seeger et al. 1980 [1845–1848], die βαλανεῖον (*balaneĩon*) in Aristoph. Nub. 991 als ‚warme Bäder' wiedergibt und insofern wohl dem Trick des Schwächeren Logos aufsitzt.

11 Aristoph. Nub. 1045–1052 (Ü N. Holzberg): Ητ. καίτοι τίνα γνώμην ἔχων ψέγεις τὰ θερμὰ λουτρά; / Κρ. ὁτιὴ κάκιστόν ἐστι καὶ δειλὸν ποιεῖ τὸν ἄνδρα. / Ητ. ἐπίσχες· εὐθὺς γάρ σε μέσον ἔχω λαβὴν ἄφυκτον. / καί μοι φράσον· τῶν τοῦ Διὸς παίδων τίν' ἄνδρ' ἄριστον / ψυχὴν νομίζεις, εἰπέ, καὶ πλείστους πόνους πονῆσαι; / Κρ. ἐγὼ μὲν οὐδέν' Ἡρακλέους βελτίον' ἄνδρα κρίνω. [1050] / Ητ. ποῦ ψυχρὰ δῆτα πώποτ' εἶδες Ἡράκλεια λουτρά; / καίτοι τίς ἀνδρειότερος ἦν; […].

12 Hdt. VII 176,3.

oder den Nymphen eigens geschaffen worden, um dem Heros Kraft zu spenden.[13] Außerdem genießen auch andere Helden im Mythos warme Bäder.[14]

Da es sich um den Agon einer Komödie, also um einen rhetorischen Wettstreit der Hauptkontrahenten des Dramas, handelt und keinesfalls um eine gelehrte Debatte, stellt sich die Frage, inwiefern die Darstellung der traditionellen Tugenden, die den Beitrag des Stärkeren Logos im Agon prägt, zum Lachen anregt. Hellmut Flashar unterstreicht jedoch, dass nicht jedes Detail in den Komödien komisch sein müsse.[15] Von dieser Erkenntnis ausgehend besteht in der Forschung die Tendenz, diese Passage als ernstgemeinte Äußerung über frühere Erziehungsideale zu deuten, die in der Gegenwart des Stückes obsolet geworden seien.[16] Da der Stärkere Logos den Agon verliert und seine Überzeugungen aufgibt, wird in dieser Lesart davon ausgegangen, dass warme Bäder im klassischen Athen wenig verbreitet und angesehen gewesen, sondern vielmehr mit dem Vorwurf der Effeminierung verbunden worden seien.[17] Diese Deutung ermöglicht zwar scheinbar eine Rekonstruktion der historischen Entwicklung der Körperpflegepraktiken, aber die Passage enthält durchaus komische Brechungen. Der Stärkere Logos bedient sich beispielsweise einer anachronistischen oder zumindest nicht-obszönen Sprechweise, die als dem Komödienkontext nicht angemessen – weil überzogen ernst – wahrgenommen worden sein könnte und gerade deshalb zum Lachen angeregt hat. Als Beitrag zum Komödienagon zu Ehren des Dionysos explizieren die Stücke mitunter wichtiges Alltagswissen, das andere Quellen voraussetzen, ohne es zu benennen. Indem Ironie und Parodie an dieser Stelle nicht beachtet werden, kann sie als zuverlässiger Bericht über veraltete Gewohnheiten interpretiert werden. Diese Einordnung der Praktiken bedient zwar ein modernes altertumswissenschaftliches Erkenntnisinteresse, entspricht aber kaum der Bedeutung und Funktion der warmen Bäder im historischen Kontext, weil die subtilen Differenzierungen der verschiedenen Formen des Badens, von denen der Stärkere und der Schwächere Logos sprechen, unberücksichtigt bleiben.

---

13 Athen. XII 512f; Ginouvès 1962, 363f; Loraux 1995, 57f; Vannicelli et al. 2017, 521. Vgl. auch Apoll. Rhod. IV 1446; Paus. VIII 47,4 zur Assoziation von Quellen und Herakles. Vgl. Ranke-Graves 2008 [1955], 523 (149c) zur Aitiologie der Thermopylen: die Quellen seien heiß, seit Herakles sich nach der Vergiftung durch Deianeiras Gewand hineingestürzt habe, um den Brand zu lindern. Vgl. auch Staden 1992, 146f.

14 Vgl. z. B. Hom. Od. VIII 450f. Vgl. z. B. auch Alfageme 1975, 243f; Jüthner 1950, 1134; Kreilinger 2007, 121f; Mau 1896, 2743 zum Widerspruch der Äußerungen des Stärkeren Logos und der in den homerischen Mythen verbreiteten Praxis, warm zu baden. Vgl. aber Hoffmann, die behauptet, kalte Bäder seien „über die Jahrhunderte" (Hoffmann 1999, 98) gegenüber dem warmen Baden bevorzugt worden. Allerdings überwiegen die von ihr angeführten Belege für das warme Baden nicht nur quantitativ, sondern die Zeugnisse zum kalten Baden sind auch für die klassische Zeit wenig überzeugend. Da beispielsweise Aristoph. Plut. 656–658 wohl ironisch zu verstehen ist, bietet Hoffmanns Lesart kaum eine weitere plausible Perspektive, illustriert aber, dass die Bewertungen und Zuordnungen keineswegs so eindeutig sind, wie es scheinen mag. Vgl. auch Bäumer 1903, 19, der die kalten Bäder ohne stichhaltige Belege als Ursprung der Badekultur postuliert.

15 Flashar 1994, 70.

16 Vgl. z. B. Ehrenberg 1951, 104f; Wöhrle 1990, 109; Yegül 1992, 6f.

17 So beispielsweise unlängst Frank 2016, 136.

Denn der Stärkere Logos betont nicht nur die körperlichen Aspekte seiner Erziehung, sondern grenzt das Training in der *palaístra* auch explizit von den Bädern (βαλανεῖον) ab, in denen die jungen Männer den ganzen Tag schwatzten.[18] Schon in der klassischen Zeit haben diese öffentlichen Bäder warmes Wasser bereitgestellt,[19] während in den zeitgenössischen *gymnasía* zur Reinigung nach dem Sport nur kaltes Wasser verwendet worden ist – genauer: Wasser in Umgebungstemperatur.[20] Da in diesem Zusammenhang außerdem die *agorá* genannt wird, ist wohl davon auszugehen, dass der Stärkere Logos das Ziel verfolgt, seine Schüler von Orten der Ablenkung und des Klatsches[21] fernzuhalten. Es geht ihm also in erster Linie nicht um die Praxis des Badens, sondern um den Aufenthalt an öffentlichen Orten, wie es Bäder sind. Diese Absicht wird jedoch durch die geschickten Fragen des Schwächeren Logos unterlaufen, indem er sophistisch argumentiert und das βαλανεῖον (*balaneîon*) vereindeutigend auf warme Bäder bezieht. Mit dem anschließenden Hinweis auf Herakles' Verbindung mit heißen Quellen gelingt es ihm, ihre Assoziation mit Unmännlichkeit und Verweichlichung zurückzuweisen.

Insgesamt scheint das Erziehungsprogramm des Stärkeren Logos eher eine Problematisierung unangemessenen Benehmens in der Öffentlichkeit zu sein. Wie die Forderung, die Genitalien bzw. deren Abdrücke (etwa im Sand) nicht öffentlich zur Schau zu stellen oder nicht vorlaut zu sein,[22] ist auch das Verbot der Bäder wohl eher auf das Verhalten der jungen Männer im Umgang mit erwachsenen Bürgern ausgerichtet. Die Körperpraktiken prägen diesen zwar, stehen aber deshalb nicht um ihrer selbst willen, sondern als Teil der Interaktionen in der *pólis* im Fokus. Diese Deutung wird durch eine weitere Stelle gestützt, an der das Salben den alten Traditionen gegenübergestellt und mit der erotischen Ausstrahlung junger Haut assoziiert wird:

> STÄRKERER LOGOS:
> Kein Knabe hätte sich damals unterhalb des Nabels gesalbt, so dass auf ihren Geschlechtsteilen tauiger Flaum wie auf Quitten sprosste.[23]

---

18 Aristoph. Nub. 964–967.973–978.983.1002.1111–1119 (Wirkung der Erziehung auf den Körper); Aristoph. Nub. 1053f (Bäder).

19 Cook 1959, 39f; Yegül 1992, 24. Vgl. Ginouvès 1962, 183–224 zur Bedeutung von βαλανεῖον (*balaneîon*). Auch wenn das häufige warme Baden in der Alten Komödie als Beschäftigung eher junger Oberschichtangehöriger dargestellt worden ist (Ehrenberg 1951, 104f), ist es Ginouvès 1962, 217f, 227 zufolge in allen Schichten verbreitet gewesen. Vgl. auch Trümper 2012 zur Geschlechtertrennung in öffentlichen griechischen Bädern.

20 Yegül 1992, 21 sieht im archäologischen Befund der Sportstätten keinerlei Hinweise auf Vorrichtungen zum Erhitzen von Wasser. Vgl. auch Alfageme 1975, 244f; Ginouvès 1962, 135, die dies aus dem Befund der Alten Komödie schließen.

21 Vgl. Aristoph. Equ. 1373–1376 zur *agorá*; Szanto 1984, 880 zu ihrer Rolle als Marktplatz; Lys. 24,20 zu ihrer Assoziation mit Friseur und Salbenhandel; vgl. auch Lewis 1995, der die Funktion dieser Läden als Orte der Information zeigt. Vgl. zu den öffentlichen Bädern Ginouvès 1962, 216f, der ihre soziale Funktion betont und eine ähnliche Deutung von Aristoph. Nub. 1053f vorschlägt.

22 Aristoph. Nub. 973–978.963.

23 Aristoph. Nub. 977f (Ü N. Holzberg): ἠλείψατο δ' ἂν τοὐμφαλοῦ οὐδεὶς παῖς ὑπένερθεν τότ' ἄν, ὥστε / τοῖς αἰδοίοισι δρόσος καὶ χνοῦς ὥσπερ μήλοισιν ἐπήνθει· [...].

Allerdings werden auch angenehme Gerüche aufgegriffen. So wird die soziale Differenz eines Bräutigams und seiner Braut in den *Nubes* durch ihren Duft und ihre Gepflegtheit veranschaulicht:

> STREPSIADES: [...]
> Als ich mit ihr das Hochzeitsbett bestieg,
> Roch ich nach Hefe, Käs und schmutz'ger Wolle,
> Sie nach Pomade, Schmink und Zungenküßchen,
> Verschwendung, Schlemmerei und Aphrodite.[33]

Der Bauer riecht nach relativ einfachen Utensilien des täglichen Gebrauchs, wie Most, Wollfett und Milch. Dies ist nicht nur als Hinweis auf seine Beschäftigung mit diesen Produkten zu verstehen, sondern impliziert in der Kombination auch, dass er es mit der Körperpflege nicht übertreibt. Seine Braut duftet hingegen nach Krokusöl – einem Luxusgut, während die anderen Elemente Lust und Leidenschaft implizieren. Indem sie auf diese Weise den Zweck der Hochzeitsnacht unterstreichen, wird die Verbindung des Paares trotz der olfaktorischen Gegenüberstellung betont. Die Beschaffenheit der Haut, an der der Geruch anhaftet, wird zum Kennzeichen der sozialen Verortung und des Sozialprestiges sowie der sexuellen Beziehung der beiden. Es ist ein äußerliches Zeichen, das jedoch erst bei einer gewissen körperlichen Nähe wahrgenommen werden kann und hier in einer Situation besonderer Intimität verortet wird. Der Bräutigam grenzt sich so von seiner Frau ab, die der Herkunft nach einer anderen sozialen Schicht angehört, und betont zugleich, dass sie nun zusammengehören. Auch im *Plutus* wird eine Verbindung von ausgiebiger Körperpflege und einer guten ökonomischen Lage hergestellt, als ein Freund des Protagonisten schildert, wie er nach der Vertreibung der Armut leben werde:

> BLEPSIDEMOS:
> Und wenn ich vom Bad frischglänzend gesalbt
> Heimwandle behaglichen Schrittes [...].[34]

Die Stelle veranschaulicht einerseits die enge Verbindung von Baden und Salben als Körperpflegepraktiken. Andererseits führt sie zwar ihre umfassende Ausübung auf das Wirken des Reichtums zurück, aber vor allem das Baden wird an anderen Stellen eher normalisiert, denn als Luxus angesehen. In einer ganzen Reihe von Fällen werden das öffentliche Bad (βαλανεῖον) und der Bader (βαλανεύς) selbstverständlich aber nur am Ran-

33 Aristoph. Nub. 49–52 (Ü L. Seeger): ταύτην ὅτ' ἐγάμουν, συγκατεκλινόμην ἐγὼ / ὄζων τρυγὸς, τρασιᾶς, ἐρίων, περιουσίας [50], / ἡ δ' αὖ μύρου, κρόκου, καταγλωττισμάτων, / δαπάνης, λαφυγμοῦ, Κωλιάδος, Γενετυλλίδος. Vgl. auch Aristoph. Lys. 661–664.686f zur Gegenüberstellung von Männern und Frauen anhand ihrer geschlechtsspezifischen Gerüche.

34 Aristoph. Plut. 615f (Ü L. Seeger): καὶ λουσάμενος / λιπαρὸς χωρῶν ἐκ βαλανείου [...].

de erwähnt[35] und auch das Baden (λούω) selbst wird in etlichen kurzen Anspielungen als Möglichkeit, den Körper zu pflegen, angesprochen.[36] Diese Passagen verweisen auf die Norm eines gewissen Maßes an Körperpflege im klassischen Athen, zu dem selbstverständlich auch verschiedene Reinigungspraktiken gehören:

> Dikaiopolis: [...]
> Nie aber, seit ich mich wasche, tat
> Vom Staub so weh mein Auge mir, wie heut
> Am Morgen, wo das souveräne Volk
> Versammlung hat, so leer den Platz zu sehn.[37]

Sich zu waschen (ῥύπτομαι) wird in den *Acharnenses* als allgemein übliche und von frühester Kindheit an ausgeübte Körperpraxis dargestellt. Diese Alltagserfahrung wird zu Beginn des Prologs geäußert, der die Aufmerksamkeit des Publikums auf das Bühnengeschehen lenken soll, aber keine für das Stück unverzichtbaren Informationen enthält.[38] Dadurch wirkt die Reinigung des Körpers als vertrautes Verhalten, das alle im Publikum sofort und ohne großes Nachdenken nachvollziehen können. Der Protagonist mahnt politische Partizipation an und verwendet dabei eine Körpermetapher, so dass umgekehrt auch seine Reinigung wie die Volksversammlung als selbstverständliche Bürgerpflicht erscheint.

An dieser Stelle steht nicht – wie sonst häufig – λούω (*loúō*), sondern ῥύπτομαι (*rhýptomai*), das ‚säubern' bzw. hier ‚waschen' bedeutet. An weiteren Stellen nutzt Aristophanes (ἐκ-)πλύνω (aus-waschen) oder ἀπονίζω (abwaschen), um die Reinigung bestimmter Körperteile hervorzuheben.[39] Diese Verben und stammverwandte Komposita werden auch in den anderen untersuchten Gattungen in dieser Absicht verwendet. Der Bote, der den Leichnam von Hektors Sohn geborgen hat, berichtet Hekabe in Euripides' *Troades* beispielsweise, wie er ihn gebadet und die Wunden gesäubert habe (ἔλουσα νεκρὸν κἀπένιψα τραύματα).[40] Auch im *Corpus Hippocraticum* wird insbesondere bei der Behandlung von

---

35 Aristoph. Equ. 1060f.1401; Pax 1103; Plut. 952; Ran. 1279 (βαλανεῖον); Aristoph. Av. 491; Ran. 710–713 (βαλανεύς). Vgl. auch Aristoph. Pax 843 für das Erwärmen von Wasser, um vor der Hochzeit bzw. vor dem Sex ein Bad zu nehmen.

36 Vgl. z. B. Aristoph. Av. 131f.140.1623; Equ. 50; Lys. 19.469f.880f.1063–1065; Pax 1137f; Vesp. 607f. Vgl. auch Aristoph. Av. 1163; Vesp. 607f zu ἀπονίζω (waschen), das den Reinigungscharakter der Handlung hervorhebt.

37 Aristoph. Ach. 17–20 (Ü L. Seeger): ἀλλ' οὐδεπώποτ' ἐξ ὅτου 'γὼ ῥύπτομαι / οὕτως ἐδήχθην ὑπὸ κονίας τὰς ὀφρῦς / ὡς νῦν, ὁπότ' οὔσης κυρίας ἐκκλησίας / ἑωθινῆς ἔρημος ἡ Πνὺξ αὑτηί, [...].

38 Möllendorff 2002, 17.

39 Z. B. Aristoph. Plut. 1062.1064 (ἐκπλύνω); Aristoph. Thesm. 248 (πλύνω); Aristoph. Av. 1163; Vesp. 607f (ἀπονίζω). Vgl. z. B. auch Hdt. IV 73,2 (ἐκπλύνω); Eur. Bacch. 767; Suppl. 765; Hdt. II 172,3f; VI 19,2; Lys. 6,52; Soph. Oid. T. 1228 (-νίζω).

40 Eur. Tro. 1152: ἔλουσα νεκρὸν κἀπένιψα τραύματα.

Darmwegserkrankungen und im gynäkologischen Schriftgut Wert darauf gelegt, dass der Patient oder die Patientin sich gründlich den Unterleib waschen (δια-νίζω).[41]

Den spezifisch gebrauchten Verben, die genutzt werden, um das Abwischen oder Abwaschen verschmutzter Stellen zu beschreiben, steht das breite Bedeutungsspektrum von λούω (*loúō*) gegenüber. Schon im frühgriechischen Mythos bezeichnet es sowohl das Baden in natürlichen Gewässern oder Sitzwannen als auch das Waschen eines Menschen, ohne dass dabei der Großteil des Körpers in Wasser eintaucht.[42] Obwohl sich diese Praktiken deutlich voneinander unterscheiden, werden sie auch in den untersuchten Quellen terminologisch kaum differenziert. Denn in der Regel verwenden sie λούω (*loúō*), das jedoch kaum einmal als Vollbad in einer großen Badewanne zu verstehen ist, sondern unterschiedliche Abstufungen der Körperreinigung bezeichnet: es umfasst sowohl das Waschen an einer Schüssel als auch das Übergießen mit Wasser, wie es auf einigen attischen Vasenbildern gezeigt wird,[43] oder Sitzbäder, die im *Corpus Hippocraticum* empfohlen werden.[44] Da die untersuchten Quellen nicht erläutern, was beim Baden geschieht, wird hier darauf verzichtet, im Einzelnen zu rekonstruieren, welche konkreten Handlungen wohl ausgeführt worden sind. Statt solcher Spekulationen wird danach gefragt, welche Bedeutungen mit dem Baden (λούω) und dem Bad (λουτρόν) verbunden worden sind. In der Regel werden diese Begriffe im Folgenden als ‚baden' bzw. ‚Bad' übersetzt, sofern nicht andere Formulierungen angebracht sind, weil im Deutschen stehende Wendungen zu beachten sind oder der Aspekt der Reinigung hervorgehoben werden soll.

Wie in der Komödie wird basale Körperpflege auch in der klassischen Tragödie als alltägliche Praxis dargestellt. So dient ein Mangel an Gepflegtheit als Zeichen von Armut oder anderen unerwünschten Lebensumständen. Dabei wird die Funktion des Badens, die Haut zu reinigen, explizit benannt. So kann Klytaimnestra es in Euripides' *Electra* nicht fassen, dass die Haut ihrer Tochter ungebadet und schlecht bekleidet (ἄλουτος καὶ δυσείματος χρόα) gewesen sei, während diese ein Kind zur Welt gebracht habe.[45] Die Nachfrage der Mutter unterstreicht zum einen den schlechten Zustand, in dem Elektra sich in diesem Moment befindet. Zum anderen verdeutlicht sie, anhand welcher Merkmale so etwas erkannt werden kann: das Waschen und angemessene (vor allem wohl einigermaßen saubere und nicht zerrissene) Kleidung gehören zu einem gewissen Standard, der für eine Königstochter gesichert sein sollte. Wie Strepsiades' Lob der Sparsamkeit der Gelehrten unterstreicht diese Stelle einerseits die Alltäglichkeit des Badens als Körperpraxis und

---

41 Z. B. Hippokr. Haem. 2,5; Mul. I 23.57.63.66.74.79.84.88.89 [Littré VIII 62; 116; 130; 138; 160; 198; 204.206; 212; 214]; Mul. II 3.12.48 [= 112.121.157 Littré VIII p. 240; 264; 334]; Nat. Mul. 32,92; 94,2; 109,26f. Vgl. auch Hippokr. Haem. 4,2 (ἀποπλύνω); Hippokr. Nat. Mul. 60,1 (διακλύζω).

42 LFE s.v. λούω.

43 Z. B. Beazley 205383 [= Museo Archeologico Etrusco (Florenz) PD269]; Beazley 217228 [= British Museum (London) E83]; Beazley 303376 [= Antikensammlung (Berlin) F1843 (verloren)].

44 Z. B. Hippokr. Mul. II 22 [= 131 Littré VIII p. 278]: καὶ ἐς ἔλαιον καὶ ὕδωρ καθίζειν. Vgl. z. B. auch Hippokr. Mul. II 26.58.97 [= 135.167.206 Littré VIII p. 306; 346; 400]; Mul. III 5.22 [= 217.234 Littré VIII p. 418–422; 448]. Vgl. auch Cook 1959, 36–40 zu archäologisch nachgewiesenen Badewannen in klassischer Zeit.

45 Eur. El. 1107f.

normalisiert sie auf diese Weise, verweist aber andererseits auch auf Lebensumstände, in denen aus Armut oder anderen Gründen darauf verzichtet worden ist.

So markiert die mangelnde Gepflegtheit des Protagonisten in Euripides' *Orestes* seinen Ausschluss von normalen Alltagshandlungen, während er als Muttermörder von den Erinyen gejagt wird. In den sechs Tagen seit der Bluttat hat er weder gegessen, noch hat seine Haut (χρώς) ein Bad (λουτρόν) erhalten.[46] Elektra empfindet diese eine Woche, die Orest sich des Bades enthalten habe, bereits als lange Zeit.[47] Es handelt sich hier (noch) nicht um eine Problematisierung der Befleckung durch die Ermordung Klytaimnestras, sondern um die schlichte Tatsache der Körperreinigung. M. L. West versteht dieses Verhalten zwar als „classical form of self-neglect"[48], doch Orests Verhalten ist gerade nicht selbstgewählt, sondern auf die Verfolgung durch die Erinyen zurückzuführen, die ihn im Wahn von außen anfallen. Der Verzicht auf Essen und Körperpflege dient insofern als Zeichen seiner nicht nur geistig, sondern auch körperlich schlechten Verfassung. Elektra aber wird später von Orest ins Haus geschickt, sie möge schlafen, essen und ein Bad auf ihre Haut gießen (λουτρά τ' ἐπιβαλοῦ χροΐ).[49] Diese Stelle spiegelt Orests Weltabgewandtheit, die Elektra oben beschrieben hat. Er fordert sie nun auf, es ihm nicht gleichzutun, sondern die alltäglichen Handlungen durchzuführen, die der Lebenserhaltung dienen: schlafen, essen – und baden. Die Normalität des Badens wird auf diese Weise reproduziert und verstärkt. Außerdem ist auffällig, dass in diesem Kontext erneut die Haut als primäres Ziel des Badewassers benannt wird.

Bäder sind jedoch nicht stets positiv konnotiert, denn in Aristophanes' *Lysistrata* nehmen die alten Männer beim Kampf der Chöre um die Akropolis ein unfreiwilliges Bad. Sie haben Holz herbeigeschleppt, um den Burgberg mit Feuer zu bedrohen und zu erobern. Die alten Frauen vergleichen das Holzholen spöttisch mit der Vorbereitung eines Bades und treten den Männern mit Wasser gegenüber, um die Flammen zu löschen. Anschließend schütten sie das übrige Wasser wie zum Bad (λουτρόν) über ihnen aus und schlagen den Männern vor, das Holz nun zu verwenden, um sich selbst zu wärmen.[50] Einerseits greift dieses Verhalten traditionell Frauen zugeordnete Praktiken auf, wie das Richten und Durchführen des Bades,[51] kehrt die Geschlechterhierarchie jedoch andererseits um. Denn sie begießen die Männer von oben herab aus der Akropolis, nachdem sie sich dieses politische und religiöse Machtzentrum angeeignet haben. Außerdem lässt sich diese Episode mit der geschlechtsspezifischen Zuordnung der Elemente in der Humoralphysiologie

46 Eur. Or. 41f: ὧν οὔτε σῖτα διὰ δέρης ἐδέξατο, / οὐ λούτρ' ἔδωκε χρωτί· [...]. Vgl. zum Baden der Haut auch Eur. El. 157f über Agamemnons letztes Bad; Eur. Hel. 1383f über das Begrüßungsbad, das Helena Menelaos bereitet; Aristoph. Ran. 1311f, wo das Baden der Haut als Genuss dargestellt wird. Vgl. auch Eur. Bacch. 767f zur Reinigung der Haut von Blut.

47 Eur. Or. 226.

48 West 1987, 184.

49 Eur. Or. 301–303.

50 Aristoph. Lys. 254f.306–311.335–340.370–386.

51 Kreilinger 2007, 119f; Reuthner 2013, 116–123; Schnurr-Redford 1996, 134, 304 Anm. 322f. Vgl. zum Baden als Frauen zugewiesene Tätigkeit auch die Ausführungen unten im Abschnitt *Baden und Salben in intimen und familiären Beziehungen* (S. 203–208).

verbinden.[52] Denn der hippokratischen Schrift *De victu* zufolge sind Frauen – ebenso wie das Wasser – feucht und kalt, während Männer – wie das Feuer – heiß und trocken sind.[53] Diese Zuordnungen sind in den Quellen stets mit einer Hierarchie versehen, in der die männliche Seite und damit das Feuer im Vergleich mit der weiblichen Seite und dem Wasser höher rangiert. In dieser Episode obsiegt aber das sonst unterlegene Wasser, so dass die Umkehrung der Machtverhältnisse in der *pólis* sich auch in der Wirkung der Elemente spiegelt. Wie die Frauen sich – für einen begrenzten Zeitraum – das Rederecht und politische Handlungsfähigkeit aneignen,[54] kann auch das Wasser das Feuer besiegen. Wenngleich diese Deutung ihr Potential vor allem im Rahmen einer literaturwissenschaftlichen Perspektive und für die Diskussion der Rezeption naturphilosophischer und medizinischer Konzepte in populären Gattungen entfaltet, veranschaulicht sie doch auch für eine historische Betrachtung die Verschränkung verschiedener Ebenen, in denen die Geschlechterdifferenz der Artikulation und Tradierung von Machtverhältnissen dient.

Da die Frauen das Holzholen mehr als selbstverständlich mit der Vorbereitung eines Bades verbinden, ist die Stelle auch ein Hinweis auf die Verbreitung von warmen Bädern. Denn nicht nur in den öffentlichen βαλανεῖα (*balananeĩa*), sondern auch zu Hause ist das Bad in klassischer Zeit üblicherweise warm gewesen, wie Ginouvès anhand des archäologischen Befundes darlegt.[55] Ähnlich ist auch die Aussage einzuordnen, ein kaltes Bad im Meer sei ein schöner Spaß für einen alten Mann.[56] Diese ironische Anmerkung impliziert, es sei in diesem Alter relativ unüblich, kalt zu baden. Da auch die Männer, die in *Lysistrata* das Holz herbeitragen, keine Jünglinge mehr sind, sind warmes Baden und höheres Alter an mehreren Stellen miteinander assoziiert.

Wie das eng mit ihm verbundene Baden ist auch das Salben eine wichtige Praxis im Festkontext, denn beide dienen der Vorbereitung auf ein Gastmahl.[57] So endet Praxagora zufolge der neue Tagesablauf ihres Mannes unter der Frauenherrschaft damit „gesalbt zum Essen zu gehen".[58] Außerdem ist Wohlgeruch, der bei Menschen durch parfümierte Öle künstlich erzeugt worden ist,[59] auch ein göttliches Körperattribut und mit Jugend verbunden: in der *Pax* wird dem Protagonisten die Verjüngung versprochen, nach der er

---

52 Diesen Interpretationsansatz verdanke ich Jennifer Drohm.

53 Hippokr. Vict. I 33f.

54 Vgl. Aristoph. Lys. 379f, wo die alten Frauen als frei Geborene das Rederecht beanspruchen, und Aristoph. Lys. 430–611.1112–1188, wo Lysistrate ihr Verhandlungsgeschick im Agon mit dem Ratsherrn bzw. beim Vermitteln zwischen den Kriegsparteien beweist. Vgl. auch die Deutung dieser Stelle oben im Abschnitt *Nackte Männer und verhüllte Frauen* (S. 115).

55 Ginouvès 1962, 174–178.

56 Aristoph. Plut. 656–658. Vgl. auch Aristoph. Pax 843 für das Erwärmen von Wasser, um vor der Hochzeit bzw. vor dem Sex ein Bad zu nehmen.

57 Z. B. Aristoph. Lys. 1063f; Eur. Ion 1173f (baden); z. B. Aristoph. Ach. 1091; Eccl. 1117 (salben). Vgl. auch Aristoph. Vesp. 1216, wo das Händewaschen explizit benannt wird.

58 Aristoph. Eccl. 652 (Ü D. Bremer / N. Holzberg): λιπαρῷ χωρεῖν ἐπὶ δεῖπνον.

59 Vgl. Aristot. probl. XIII 9 zur Problematisierung des Gebrauchs von Salben: jemand, der keinen guten Geruch verströmt, verschlimmert ihn durch das Auftragen von Salben. Vgl. auch Aristot. probl. XIII 11 zum unangenehmen Geruch mancher Salben, die Schweiß hervorrufen.

von Salben (μύρον) triefen werde.[60] Ähnlich ergeht es auch dem Demos in der Exodos der *Equites*:

> WURSTHÄNDLER:
> Da seht ihn, mit goldnen Zikaden geschmückt, im altherkömmlichen Festkleid – Nicht mit Muscheln behängt –, mit Myrrhen gesalbt und vom Balsam des Friedens umduftet![61]

Entgegen der üblichen, in Seegers Übersetzung vorgeschlagenen und in der Literatur verbreiteten Lesart dieser Stelle[62] scheint es im Kontext der vorliegenden Fragestellung überzeugender, statt χοιρινῶν (*choirinō̃n*) χοιρίνων (*choirínōn*) zu lesen und das Wort entsprechend nicht als Genitiv Plural von χοιρίνη (kleine Muschel) zu verstehen, sondern von χοίρινος (Schweinshaut). Alle konsultierten Übersetzungen haben sich für die erste Variante entschieden und die Formulierung als Verweis auf die Abstimmung im Gericht gedeutet,[63] das in diesem Stück jedoch keine zentrale Rolle spielt. Allerdings bietet die Variante ‚Schweinshaut' einen erneuten Bezug auf die Berufe der beiden Protagonisten, die diese Komödie durchziehen.[64] Dieser Lesart zufolge riecht der Demos nun nicht mehr nach Schweinshaut, die an die wenig angesehenen Berufe des Gerbers und des Fleischers erinnert, sondern nach der Weinspende, also dem Frieden, und ist mit Myrrhen gesalbt. Auf diese Weise hat der Wursthändler ihn zum einen von allem befreit, das noch an seinen Konkurrenten, den Paphlagonier, erinnern könnte. Da er zum anderen auch die äußerlich wahrnehmbaren Zeichen seiner wenig angesehenen Tätigkeit und damit seine eigene Vergangenheit abgelegt hat, prägen nun Frieden und Wohlgeruch ihr gemeinsames Leben. Durch die wiederholte abwertende Assoziation des Paphlagoniers mit unangenehmen Gerüchen wird diese Lesart gestützt und schließt an Hermann Linds Ausführungen über diese Verbindung und die möglichen negativen Folgen einer Tätigkeit als Gerber für das Zusammenleben innerhalb eines Demos an.[65]

60 Aristoph. Pax 526.859–862.

61 Aristoph. Equ. 1331f (Ü L. Seeger): ὅδ' ἐκεῖνος ὁρᾶν τεττιγοφόρας, ἀρχαίῳ σχήματι λαμπρός, / οὐ χοιρινῶν ὄζων ἀλλὰ σπονδῶν, σμύρνῃ κατάλειπτος. Vgl. auch Aristoph. Equ. 1092–1094: der Wursthändler hat geträumt, Athene habe den Demos mit Ambrosia als Libation begossen. Vgl. auch Telò 2013, 60–63 zur Assoziation dieser Stelle mit der Verschönerung des Odysseus in Hom. Od. XXIII 153–163.

62 Vgl. neben Seeger et al. 1980 [1845–1848] auch Droysen 1837; Oates / O'Neill 1938; Ribbeck 1867; Rogers 1930; Sommerstein 1997; Wieland 1813; LSJ s.v.

63 Sommerstein 1997, 216. Vgl. auch Aristoph. Vesp. 333.349, wo die Sucht der alten Männer zu Gericht zu sitzen, im Zentrum steht und χοιρίναι (*choirínai*) entsprechend als Abstimmungssteine genannt werden. Vgl. auch Telò 2013, 60, der den Ausdruck allerdings zusätzlich mit χοῖρος (Schwein) assoziiert sieht.

64 Z. B. Aristoph. Equ. 314–321.364–374.868–893.1321. Vgl. Lind 1990, 33–85, der diese Stelle nicht aufnimmt. Vgl. auch die Diskussion dieses Aspektes unten im Abschnitt *Handwerk mit Haut und Haar* (S. 354f).

65 Aristoph. Equ. 199.295.891–901.1095; Lind 1990, 160–169. Vgl. auch Aristoph. Equ. 59f, wo statt des erwartenden Myrtenwedels (μυρσίνη) eine Lederpeitsche (βυρσίνη) eingesetzt wird (Lind 1990,

Als Teil der Festkultur und Symbol von Jugend, Wohlstand und allgemeinem Wohlergehen trägt das Salben in der Alten Komödie eine deutlich positive Konnotation, während das Baden ambivalent erscheint: einerseits handelt es sich um eine alltägliche Praxis, die dem Wohlbefinden und der Sicherstellung einer gewissen körperlichen Reinlichkeit dient, aber andererseits wird es auch kritisch betrachtet, so dass sowohl das Unterlassen als auch ein Übermaß Anlass zum Spott bieten. Diese uneinheitliche Bewertung von Baden und Salben in der Alten Komödie regt die Frage an, wie sie in anderen Gattungen beurteilt worden sind. Ihr ist der Rest des Kapitels gewidmet, bevor im Fazit auf die Darstellung dieser Praktiken in Aristophanes' *Nubes* zurückzukommen ist und ihre Bedeutung unter Beachtung der Parallelzeugnisse abschließend gewichtet wird. Im folgenden Abschnitt wird zunächst der Einsatz von Baden und Salben zu medizinischen Zwecken untersucht, wie er im *Corpus Hippocraticum* dargestellt worden ist.

Baden und Salben in Gesundheit und Krankheit

Die Frage, ob Bäder und Salben im *pólis*-Alltag als Zeichen sozialer Differenz eingesetzt worden sind, ist besonders schwierig zu beantworten, weil neben der Alten Komödie kaum andere Quellen zur Verfügung stehen, die das Alltagsleben im klassischen Athen reflektieren: wie gezeigt, setzt die Tragödie das Baden zwar in ähnlicher Weise sozial differenzierend ein wie die Komödie, bezieht sich aber auf die aristokratische Oberschicht in einer fernen Vergangenheit, so dass Schlüsse hinsichtlich des üblichen Verhaltens im klassischen Griechenland nicht vorschnell gezogen werden sollten. Da die Verfasser und Benutzer der hippokratischen Schriften hingegen nicht nur vermögende Bürger behandelt haben, können ihre Vorstellungen zumindest auf einen größeren Teil der zeitgenössischen Bevölkerung bezogen werden. Wie im Folgenden dargelegt wird, normalisieren sie Baden und Salben so umfassend, dass es sich aus dieser Perspektive kaum um Praktiken handeln kann, die auf bestimmte Schichten begrenzt gewesen sind. Einleitend werden zunächst die Bedeutung von Sauberkeit im *Corpus Hippocraticum* und das Verhältnis von Baden und Salben zueinander dargestellt. Anschließend geht es um die verschiedenen Anwendungsgebiete dieser Praktiken in den medizinischen Schriften.

Die Sauberkeit des Arztes und seiner Instrumente steht in den aus klassischer Zeit überlieferten Abhandlungen nicht im Zentrum der Aufmerksamkeit, wird aber mitunter als Anforderung genannt. So mahnt der Autor von *De diaeta acutorum* in einem Nebensatz, reinlich zu arbeiten, wenn dies erforderlich sei.[66] Das sechste Buch der *Epidemien* nennt unter den Annehmlichkeiten, die den Kranken bereitet werden sollen, auch die

43f). Vgl. auch Telò 2013, der diese olfaktorische Gegenüberstellung der Gegner darüber hinaus auch auf Aristophanes' Konkurrenz zu dem Komödiendichter Kratinos bezieht.

66 Hippokr. Acut. 4,1. Vgl. auch die schwer datierbare, wohl Ende des 4. Jh. v. Chr. anzusetzende Abhandlung *De medico*, in der die körperliche Sauberkeit des Arztes und die Reinheit seiner Instrumente explizit eingefordert werden (Hippokr. Medic. 1f; vgl. zur Datierung Craik 2015, 165; Golder 2007, 96).

Frisur (κουρή), die Nägel (ὄνυχες) und den Geruch (ὀδμή). Ob damit allerdings die Körperpflege des Arztes oder der Kranken angeregt werden soll, ist umstritten: Galen hat die Stelle auf den Mediziner bezogen, moderne Deutungen favorisieren hingegen die zweite Variante.[67] Außerdem wird bei der Behandlung von Darmwegserkrankungen und im gynäkologischen Schriftgut besonderer Wert auf die Reinigung der betroffenen Körperteile gelegt, die neben das Baden als Therapieform tritt.[68]

Während Artikel in altertumswissenschaftlichen Lexika, die einen Überblick über die Körperpflegepraktiken liefern, Baden und Salben gemeinsam aufgreifen,[69] fokussieren Forschungsbeiträge zum *Corpus Hippocraticum* das Baden.[70] Entgegen dieser Forschungstendenz werden beide Praktiken im Folgenden gemeinsam behandelt, weil sie in den medizinischen Schriften häufig verbunden werden, wie dieses Zitat veranschaulicht:

> Wenn den Kranken Abgeschlagenheit, Fieber und Völle(gefühl) überkommen, so soll man ihn mit viel (Wasser) baden, mit einem feuchtmachenden Mittel einsalben und ihn so stark wie möglich erhitzen, damit, nachdem der Körper (dadurch) eröffnet ist, die Hitze durch den Schweißausbruch weggeht.[71]

Indem Baden (λούω) und Salben (χρίω) gemeinsam eingesetzt werden, um ein Fieber durch Schwitzen auszutreiben, wird die wichtige Funktion der Haut als Kontaktzone zwischen Körper und Umwelt betont. Wasser, Öl und Berührungen wirken beim Baden und Salben über die Haut auf den Körper ein, dessen Reaktion sich wiederum – anhand des Schweißes – ebenfalls auf der Haut zeigt.

Neben der Anwendung von Baden und Salben zur Behandlung Erkrankter werden beide Praktiken in den medizinischen Schriften auch als Teil der Lebensführung in diätetische Empfehlungen aufgenommen. So gibt *De victu* beispielsweise Hinweise, wie die Lebensweise der individuell variierenden *phýsis* verschiedener Menschen angepasst wer-

---

67 Hippokr. Epid. VI 4,7. Vgl. Gal. In Hipp. Epid. VI comment. IV 10; Smith 1994; Sticker 1934b.

68 Z. B. Hippokr. Epid. II 6,21; Haem. 2,5; 3,1; 4,2 (Darm); Hippokr. Mul. I 23.57.63.66.74.79.84.88f [Littré VIII 62; 116; 130; 138; 160; 198; 204.206; 212; 214]; Mul. II 3.12.48f [= 112.121.157f Littré VIII p. 240; 264; 334.336]; Nat. Mul. 32,92; 60,1; 94,2; 109,26.

69 Vgl. z. B. Hurschmann 1999b; Leven 2005; Jüthner 1950, 1134f; Mau 1896, 2745.

70 Vgl. z. B. Flemming 2013; Villard 1994. Vgl. aber Goltz 1974, 207–221, die alle äußerlich anzuwendenden Mittel nacheinander behandelt. Vgl. dazu auch Ginouvès 1962; Hoffmann 1999; Nielsen 1997, die zwar nicht auf das *Corpus Hippocraticum* fokussiert sind, aber ebenso der Forschungstendenz, allein die Bäder zu behandeln, zugeordnet werden können. Außerdem konzentrieren sich viele Beiträge aufgrund der reichen (archäologischen) Befunde auf den römischen Kontext, vgl. z. B. Fagan 2011; Haan 2010; Lehmann 2010b; Mau 1896; Nielsen 2002; Sonnabend 1999; Ward 1992; Weber 1996; Yegül 1992; Yegül 2010. Vgl. auch einige neuere Arbeiten, die das Verhältnis der griechischen und römischen Badekulturen (Wassenhoven 2012; Yegül 2013) bzw. die soziale Dimension der öffentlichen Bäder in Rom untersuchen (Hartmann 2016, 184–206).

71 Hippokr. Loc. Hom. 27,1 (Ü R. Kapferer): ὁπόταν κόπος ἔχῃ καὶ πυρετὸς καὶ πλησμονή, λούειν χρὴ πολλῷ, καὶ χρίειν ὑγρῷ, καὶ θερμαίνειν ὡς μάλιστα, ὡς ἡ θερμωλή, ἀνοιχθέντος τοῦ σώματος, ὑπὸ τοῦ ἱδρῶτος ἐξέλθῃ. Vgl. z. B. auch Hippokr. Acut. 65; Vict. II 66,4 zur gemeinsamen Anwendung von Baden und Salben.

den kann, um ihre persönlichen Fähigkeiten zu optimieren. Baden, Salben und Massieren sind in diesem Kontext neben der Ernährung und der Bewegung wichtige Praktiken, deren Ausübung den körperlichen Zustand bestimme.[72] Da sie je nach Konstitution in unterschiedlicher Weise angewendet werden sollen, wird ihre jeweils spezifische Wirkung auf den Körper hervorgehoben. Außerdem werden sie nicht pauschal bewertet, sondern im Einzelfall hinsichtlich der konkreten Umstände gewichtet. Insofern stehen sie bei einer summarischen Betrachtung der Äußerungen in *De victu* gleichrangig als ebenso normale Teile des Lebens wie Essen und Trinken nebeneinander: Salben und Baden, Massagen und Dampfbäder wirken als verschiedene Formen der Körperpflege auf das Wohlbefinden der Menschen.

Sie sind jedoch im Rahmen der Humoralphysiologie nicht nur auf das individuelle Säfteverhältnis[73] und die Krankheitssymptome abzustimmen, sondern auch an die sich verändernden klimatischen Bedingungen anzupassen, die sich z. B. im Verlauf der Jahreszeiten ergeben. Der Autor von *De victu* beginnt seine Hinweise mit dem Winter und empfiehlt eine Lebensweise, die gegen den Einfluss der Jahreszeit trocken und warm mache. Dazu gehören Salben und je nach Kontext unterschiedlich temperierte Bäder: nach dem Training im *gymnásion* seien kalte vorzuziehen, während auf andere Anstrengungen ein warmes Bad folgen solle.[74] Ähnliche Anpassungen werden im Folgenden auch für die anderen Jahreszeiten empfohlen,[75] so dass die Praktiken der Körperpflege, die Haut (und Haar) unmittelbar betreffen, ein wichtiges Element in der Diätenlehre darstellen.[76]

Dies zeigt sich auch in jenen Kapiteln von *De victu*, die konkrete Symptome und Vorschläge enthalten, wie sie zu behandeln seien. Die Empfehlung von Baden, Massieren und Salben als Behandlungsmethoden erfolgt stets gemeinsam mit anderen Teilen der Lebensführung, wie Speisenaufnahme und -ausscheidung, Trinken oder Bewegung.[77] Die Verbindung von Lebensweise und Therapie wird besonders deutlich, wenn in *De diaeta acutorum* darauf hingewiesen wird, die Behandlung auch danach auszurichten, wie eine erkrankte Person sich normalerweise verhält:

> Eine große Bedeutung muß man (dem Bad) bei einem Patienten beilegen, wenn er in gesunden Tagen ein großer Freund des Badens und ans Baden gewöhnt war.

72 Hippokr. Vict. I 35.

73 Vgl. auch Hippokr. Salubr. 3.6 [= Hippokr. Nat. Hom. 18,2; 21]: unterschiedliches Verhalten hinsichtlich des Badens nach Körperstatur, Alter und Geschlecht.

74 Hippokr. Vict. III 68,4. Vgl. auch Alfageme 1975, 244f; Ginouvès 1962, 135; Yegül 1992, 21 zur Bereitstellung kalten Wassers im *gymnásion*.

75 Hippokr. Vict. III 68,10f.14. Vgl. Hippokr. Salubr. 3 [= Hippokr. Nat. Hom. 18,2].

76 Vgl. auch Aristot. probl. I 39 zu Baden und Salben als alternative Behandlungsmethoden im Rahmen der Klimalehre: bei Müdigkeit solle im Sommer ein Bad (λουτρόν) und im Winter eine Salbung (ἀλείμμα) erfolgen. Vgl. auch Aristot. probl. V 38.

77 Vgl. Hippokr. Vict. II zum Verhältnis von Ernährung und Sport zu den Qualitäten.

> Solche Leute verlangen ja auch danach, und es wird ihnen durch Baden geholfen, während sie bei Unterlassung des Badens geschädigt werden.[78]

Die Anweisung, einem Badefreund (φιλόλουτρος) solle das Baden nicht verboten werden, entspricht der Problematisierung jeglicher Veränderungen der Diät, die in dieser Schrift im Zentrum steht.[79] Außerdem reflektiert sie Baden als Praxis, deren Ausführung individuell verschieden ist: manche Menschen baden mehr, andere weniger. Solche Gewohnheiten sind bei der Behandlung zu beachten. Entsprechend orientiert sich auch die Häufigkeit, mit der Wasseranwendungen durchgeführt werden sollen, am Zustand der Erkrankten und ihrem sonst üblichen Verhalten.[80] Verträgt jemand Bäder nicht gut, wird in *De affectionibus* dies empfohlen:

> Diejenigen, denen Bäder nicht zuträglich sind, reibe man mit Wein und warmem Öl ein und massiere sie jeden dritten Tag.[81]

Indem Alternativen zum Baden angegeben werden, wird zugleich die Frage nach dem Verhältnis von Bad, Öl und Massage näher beleuchtet: die verschiedenen Praktiken der Lebensführung sind in einem gewissen Rahmen austauschbar und können einander insofern ersetzen. Dem Baden wird eine ähnliche Wirkung zugeschrieben wie dem Einreiben mit Wein und Olivenöl und anschließenden Massagen. In anderen Fällen ist das Baden hingegen nicht zuträglich und durch Einreibungen zu ersetzen:

> Des Bades enthalte er sich, bis die Tage vorüber sind, man reibe ihn aber mit Wein und Olivenöl ein zur Erwärmung fürs Bett und frottiere ihn.[82]

Salben und Baden wirken also einerseits gegensätzlich[83] und werden andererseits als austauschbar dargestellt.[84] Außerdem kann empfohlen werden, beide miteinander oder mit Abreibungen zu kombinieren.[85] Dieses Vorgehen zeigt sich auch in einer Therapieempfehlung in *De muliebribus I*, die dazu beitragen soll, dass die behandelte Frau schwanger wird. Neben anderen Aspekten der Lebensführung, wie Essen und Abführen, werden

78 Hippokr. Acut. 66,1 (Ü R. Kapferer): μέγα μὲν δὴ μέρος χρὴ νέμειν τῷ κάμνοντι, ἢν ὑγιαίνων ᾖ φιλόλουτρος ἄγαν καὶ εἰθισμένος λούεσθαι· καὶ γὰρ ποθέουσι μᾶλλον οἱ τοιοίδε καὶ ὠφελέονται λουσάμενοι καὶ βλάπτονται μὴ λουσάμενοι. Vgl. auch Hippokr. Acut. 68,1f.

79 Z. B. Hippokr. Acut. 28–31.

80 Hippokr. Acut. 68,1f.

81 Hippokr. Aff. 42 (Ü R. Kapferer): Ὅσοις λούεσθαι μὴ συμφέρει, ἀλείφειν οἴνῳ καὶ ἐλαίῳ θερμῷ, καὶ ἐκμάσσειν διὰ τρίτης.

82 Hippokr. Int. 40 (Ü R. Kapferer): λουτροῦ δὲ ἀπεχέσθω μέχρι ἂν αἱ ἡμέραι παρέλθωσιν· οἴνῳ δὲ καὶ ἐλαίῳ χλιήνς ἀλείφειν ἐς κοίτην, καὶ ἐκμάσσειν.

83 Vgl. z. B. Hippokr. Morb. II 66,2; Vict. III 75,3; 79,3.

84 Vgl. z. B. Hippokr. Vict. II 66,4.6; Vict. III 76,3.

85 Vgl. z. B. Hippokr. Acut. 65,2f; Morb. II 22,4; Vict. III 73,2; 80,2; 83,2f. Vgl. auch Hippokr. Acut. 65,2 zur gemeinsamen Anwendung von Baden und Abreiben.

dabei verschiedene Praktiken genannt, die die Haut betreffen: Baden (λούω), Dampfbäder (πυρίη), Einreiben (σμήχω), Einsalben (χρίω).[86] Wie diese Aufzählungen illustrieren, sind Massagen eng mit der alltäglichen Praxis des Salbens verbunden.

In den Hinweisen, wie bestimmte Erkrankungen zu behandeln seien, sind die einzelnen Heilmittel und Methoden, die die Haut betreffen, spezifisch auf die konkreten Symptome bezogen und lassen sich innerhalb dieser Gruppen kaum systematisieren. Denn die Körperpflegepraktiken treten in diesen Empfehlungen in spezifischen Kombinationen auf und bilden so gemeinsam mit anderen Elementen der Lebensführung ein komplexes Geflecht. Versuche, es zu durchdringen und das dahinterliegende System zu entschlüsseln, sind genuin medizinhistorisch.[87] Für die Beantwortung der Frage nach der gesellschaftlichen Bedeutung des Badens ist ein solches Vorgehen jedoch nicht zielführend. Als Ergebnis dieses Überblicks ist deshalb zusammenfassend hervorzuheben: Baden und Salben sind als alternative Praktiken der Lebensführung im Krankheitsfall je nach eigener Konstitution und persönlichen Vorlieben sowie den äußeren Umständen und den konkreten Beschwerden eingesetzt worden, weil ihnen unterschiedliche Wirkungen auf das Säfteverhältnis im Körper zugeschrieben worden sind. Indem die Kontextgebundenheit der Anwendung und die daraus resultierende Austauschbarkeit der Methoden betont werden, zeigt sich außerdem, dass eine spezifische Bewertung oder Hierarchisierung dieser Praktiken ausbleibt und sie vielmehr als alltägliche, an sich nicht weiter problemträchtige Verrichtungen in die Behandlung von Krankheiten eingebracht werden.

Baden

Das Baden wird jedoch nicht nur von den hippokratischen Ärzten mit dem Ziel eingesetzt zu heilen, sondern ist auch ein wichtiges Element im Heilkult. Einer verbreiteten Forschungsmeinung zufolge sind ein Bad und ein Opfer erforderlich, um sich auf die Behandlung im Asklepios-Heiligtum vorzubereiten:[88]

> Karion: [...]
> Als erstes führten wir ihn ans Meer und badeten ihn.[89]

Dies ist die einzige Stelle, die als Beleg für diese als Gewissheit postulierte Annahme erbracht werden kann.[90] Da die Heiligtümer durch einen privilegierten Zugang zu Brunnen und Badegelegenheiten gekennzeichnet sind,[91] erscheint die Vermutung jedoch durchaus plausibel. Die rituelle Reinigung vor der Anrufung des Gottes ist mit dem therapeutischen Einsatz von Wasseranwendungen verschränkt, wie sich anhand von Kurberichten

86 Hippokr. Mul. I 75 [Littré VIII 162].
87 Vgl. z. B. Radeke 1990, 145–148; Villard 1994.
88 Vgl. z. B. Argoud 1987, 534; Krug 1993, 131; Sommerstein 2001b.181.
89 Aristoph. Plut. 656f (Ü L. Seeger): πρῶτον μὲν αὐτὸν ἐπὶ θάλατταν ἤγομεν, / ἔπειτ᾽ ἐλοῦμεν.
90 Edelstein / Edelstein 1988 [1945], 148f.
91 Krug 1993, 134.

aus dem 2. Jh. n. Chr. zeigt.[92] Sie veranschaulichen den hohen Stellenwert, der den Bädern auch in den Asklepios-Heiligtümern zukommt. Trotz der großen zeitlichen Distanz dieser Belege zum *Corpus Hippocraticum* verweist ein solcher Befund auf die starke Verbreitung des Badens als Behandlungsmethode in der antiken Medizin.

Die Bäder stehen jedoch nicht isoliert, sondern werden stets gemeinsam mit anderen Heilmitteln und -methoden eingesetzt. So bilden Speisen in den Schriften zur Lebensweise einen deutlichen Schwerpunkt,[93] dem Bäder und andere Praktiken, wie körperliche Betätigung, Schlaf oder absichtlich herbeigeführtes Erbrechen, zumindest quantitativ untergeordnet sind.[94] In *De diaeta acutorum* sind dem Baden beispielsweise die letzten vier Kapitel gewidmet, die auf vierundsechzig Kapitel über die rechte Ernährung folgen. In Anbetracht der Vorrangstellung von Speisen und Getränken sind diese Ausführungen ein Anzeichen für die herausragende Stellung des Badens als Teil der allgemeinen Lebensführung aber auch der Behandlung von Krankheiten, denn die anderen Praktiken bleiben im Gegensatz dazu unbenannt. Der Autor gibt systematische und konkrete Anweisungen hinsichtlich der räumlichen Voraussetzungen sowie der Durchführung der Bäder (λουτρά) und problematisiert, dass die notwendigen Voraussetzungen in den wenigsten Haushalten gegeben seien.[95] Bevor er sich zum Baden als Behandlungsmaßnahme in konkreten Situationen äußert, erläutert der Autor von *De victu* die verschiedenen Wirkungen, die ein Bad je nach Temperatur, Salzgehalt und Zeitpunkt der Anwendung auf das Verhältnis der Qualitäten im menschlichen Körper ausübe.[96]

Wie das Baden die Haut beeinflusst, wird in den medizinischen Schriften nur an einigen wenigen Stellen explizit benannt. So richtet sich die empfohlene Anwendung des Wassers in *De liquidorum usu* direkt auf die Haut (χρώς), die jeweils befeuchtet, gekühlt oder erwärmt werden soll.[97] Entsprechend thematisiert die Schrift neben Baden im engeren Sinne auch Güsse oder getränkte Binden oder bloßes Auftragen von Flüssigkeiten, z. B. mit einem Schwamm.[98] Den Ausführungen in *De diaeta acutorum* zufolge hat das Baden bei Lungenentzündung folgende positive Wirkungen: es lindere die Schmerzen, befördere den Auswurf und die Urinausscheidung, bewirke eine gute Atmung und eine feuchte Nase, vertreibe die Schwere im Kopf und beseitige außerdem die Mattigkeit des Körpers, da Gelenke und die Hautoberfläche (τὸ ἐπιπολαίον δέρμα) beim Baden weich würden.[99] Es wirkt also zum einen äußerlich, indem es die Haut weich macht, und hat

92 Steger 2005, 39–41. Vgl. auch Argoud 1987 zur Bedeutung des Wassers im Asklepios-Kult.

93 Vgl. Hippokr. Acut. 10–18.20.24–49; Vict. II 39–56.

94 Vgl. Hippokr. Acut. 65–68; Vict. II 57–66. Vgl. außerdem Hippokr. Acut. 19.21–23 (andere Behandlungsmethoden); Hippokr. Acut. 50–64 (Anwendung von Getränken).

95 Hippokr. Acut. 65,1. Vgl. auch Flemming 2013, 25–27 zu weiteren Stellen im *Corpus Hippocraticum*, an denen das Bad im *oîkos* verortet wird.

96 Hippokr. Vict. II 57,1f. Vgl. auch Ginouvès 1962, 370f, der in diesem Kontext betont, dass die Bäder im *Corpus Hippocraticum* nicht nur als Heilmittel eingesetzt werden, sondern auch der Vorbeugung von Krankheiten dienen.

97 Hippokr. Liqu. 1,2.

98 Hippokr. Liqu. 1,1–3; 2,2; 4,2; 5,1f; 6,2f.5.

99 Hippokr. Acut. 66,2. Vgl. auch Hippokr. Liqu. 1,1 zur Lockerung der Haut durch Dampfbäder.

zum anderen mannigfaltige Wirkungen auf das Innere des Körpers, die in verschiedenen Schriften unterschiedlich dargestellt werden.[100]

Als Steigerungsform warmer Bäder kann das Dampfbad (πυρίη)[101] angesehen werden, das mitunter gemeinsam mit dem Baden empfohlen wird oder eine Behandlungssequenz mit ihm bildet.[102] Die Anwendung von Dampfbädern ist dabei als Mittel zu verstehen, die Temperatur zu erhöhen, denn ihnen wird in vielen Fällen eine mit dem warmen Bad vergleichbare, aber ungleich stärkere Wirkung zugeschrieben.[103] Eine Sonderform des Badens sind Sitzbäder, denen häufig Wirkstoffe hinzugefügt werden.[104] Neben dem Baden können Wasseranwendungen auch in Form von Güssen erfolgen, z. B. wenn die Haut verschwärt ist, beim Verbandswechsel,[105] bei proktologischen Beschwerden[106] oder bei Prolaps der Gebärmutter.[107]

Wie beim Verhältnis der verschiedenen Behandlungsmethoden zueinander erscheint es aus medizinhistorischer Perspektive wünschenswert, die systematischen und eher theoretischen Überlegungen hinsichtlich der Wirkungen des Badens mit jenen Anwendungen zu vergleichen, die in den genannten Beispielen und an vielen anderen Stellen empfohlen werden. Da die Autoren die Indikationen jedoch nicht näher erklären, kommen bisherige Versuche, dieses Verhältnis zu fassen, zu stark divergierenden Ergebnissen. So erweckt Laurence Villards Beitrag den Eindruck, diese Anweisungen seien im *Corpus Hippocraticum* kohärent befolgt worden,[108] während Rebecca Flemming unterstreicht, dass – wie in anderen Fragen auch – kaum Einigkeit über die Wirkungsweise des Badens auf den

100 Vgl. z. B. Hippokr. Aff. 21; Loc. Hom. 28,1f; Vict. III 82,1–3; Vict. IV 89,3.6 zur Funktion des Badens, dem Körper Feuchtigkeit zuzuführen. Es macht ihn *De affectionibus* zufolge aber auch weich (Hippokr. Aff. 27f.32.53); im Übermaß gebraucht werden trockene Teile des Körpers feucht, feuchte wiederum trocken (Hippokr. Aff. 53). Außerdem erwärme das Baden (Hippokr. Aff. 2; Morb. III 16,18) und lindere Schmerzen (Hippokr. Aff. 2f.15f.23).

101 Vgl. folgende Beispiele, in denen Dampfbäder bei den unterschiedlichsten Beschwerden empfohlen werden: Hippokr. Aff. 2 (Ohrenschmerzen); Hippokr. Int. 26 (Wassersucht); Hippokr. Loc. Hom. 11,1; 23,1; 25,1 (fester Schleim in angeschwollener Nase; Schwindsucht; Wunden, aus denen das Wasser bei an Wassersucht erkrankten Kindern abgelassen werden soll); Hippokr. Morb. II 27,3; 47a5; 51,3 (Angina; Lungenentzündung; Rückenmarksschwindsucht); Hippokr. Mul. I 11.66 [Littré VIII 44.46; 136] (schleimhaltige Menstruation; Geschwüre in der Gebärmutter).

102 Hippokr. Liqu. 3,1f; Morb. II 13,2; 19,3; 25,2; 43,3.

103 Z. B. Hippokr. Vict. II 66,4.6: Untrainierte sollten bei Ermüdung Dampfbäder nehmen, Geübte könnten es bei warmen Bädern belassen. Vgl. auch Hippokr. Morb. II 12,6; Vict. II 60,2.

104 Z. B. Hippokr. Mul. II 22.26.58.97 [= 131.135.167.206 Littré VIII p. 278; 306; 346; 400]; Mul. III 5.22 [= 217.234 Littré VIII p. 418–422; 448]. Vgl. auch Goltz 1974, 219.

105 Hippokr. Fract. 7.10 (καταχέω). Vgl. auch Hippokr. Fract. 11.

106 Hippokr. Fist. 9,4; Haem. 3,1; 4,2; 9,1; Liqu. 1,1.

107 Hippokr. Nat. Mul. 4,3f; 5,3.7. Vgl. auch Hippokr. Mul. III 18 [= 230 Littré VIII p. 442] für andere Übergießungen.

108 Villard 1994. Zwar betont sie an einer Stelle die Uneinigkeit hinsichtlich der konkreten Therapieempfehlungen zwischen verschiedenen Schriften (vgl. Villard 1994, 51f zum Brennfieber), aber der Rest des Aufsatzes stellt das *Corpus Hippocraticum* recht einheitlich dar.

Körper bestanden habe.[109] Diese Diskussion fokussiert den Einfluss der Praxis auf das Körperinnere und bezieht sich insofern kaum auf Haut und Haar als außen liegende Teile des Körpers oder die Bewertung des Badens im historischen Kontext, die hier untersucht werden.

Besonders auffällig ist die Häufigkeit, mit der die gynäkologischen Schriften zu Bädern, Dampfbädern, Sitzbädern und Waschungen raten: λούω (baden) findet sich in diesem Teil des *Corpus Hippocraticum* weitaus häufiger als in den anderen erhaltenen Schriften, so dass etwa die Hälfte der Belegstellen dem gynäkologischen Schriftgut zuzurechnen ist und die andere Hälfte allen anderen Abhandlungen.[110] Heinrich von Staden deutet diesen Befund geschlechtsdifferenzierend und betont, Baden und Waschen seien vor allem Frauen empfohlen worden.[111] Auch wenn diese Beobachtung zutrifft, reduziert der quantitative Vergleich die gynäkologischen Schriften auf ihre Ausrichtung auf Frauenleiden. Die starke Verbreitung des Badens fällt zwar auf, ist aber auch und gerade auf die Vielzahl von konkreten Behandlungsempfehlungen in diesen Schriften zurückzuführen. Diese Therapievorschläge werden kaum ausformuliert, sondern listen die zentralen Elemente der verschiedenen Varianten stichpunktartig auf. Insofern werden neben dem Baden auch andere verbreitete Methoden, wie Einlagen oder Schwangerwerden,[112] sehr häufig aufgezählt, ohne jedoch eingehend erläutert zu werden, wie dies in anderen Schriften der Fall ist, die kaum konkrete Rezepte und Behandlungsvarianten enthalten.

Denn das Baden dient auch in vielen anderen Schriften als Teil der Therapie bei vielerlei Beschwerden[113] und erscheint mitunter als prototypische Behandlungsweise schlechthin,[114] so dass es nicht verwundert, wenn das Bad (βαλανεῖον) in Aristophanes' *Ranae* zur Abwehr der Folgen von Verletzungen empfohlen wird.[115] Doch das Baden ist

109 Flemming 2013, 24.

110 Vgl. Ind. Hipp. s.v. Die gynäkologischen Schriften umfassen in der Littré-Ausgabe etwa einen von neun Bänden. In den ähnlich kompilatorischen *Aphorismen* hingegen werden (Dampf-)Bäder und Güsse beispielsweise äußerst selten genannt (vgl. Hippokr. Aph. VI 31; Aph. VII 46 [Bäder]; Hippokr. Aph. V 21; Aph. VII 42 [Güsse]), obwohl gynäkologische Inhalte durchaus Eingang gefunden haben (vgl. z. B. Hippokr. Aph. V 28).

111 Staden 2007, 50f. Vgl. zu geschlechtsspezifischen Behandlungsempfehlungen auch Hippokr. Haem. 9,1: Hämorrhoiden werden bei Männern mit Schneiden oder Brennen behandelt, während bei Frauen warme Güsse oder Salben angewendet werden.

112 Vgl. z. B. Hippokr. Mul. I 78 [Littré VIII 178]; Nat. Mul. 3,4. Vgl. einführend auch Dean-Jones 1994, 126f; Stein 1994, 81–85 zu Geschlechtsverkehr und Schwangerschaft als Therapieempfehlungen im *Corpus Hippocraticum*.

113 Vgl. z. B. Hippokr. Aff. 2f.10.15f.21.23.27f.32; Epid. II 6,26; Epid. VI 5,15; Loc. Hom. 17,1; 32,1; 42,3; VM 21,2f.

114 Vgl. z. B. Hippokr. Morb. Sacr. 1,12.21 über die Empfehlungen anderer Ärzte hinsichtlich des Badens bei Epilepsie und die mit diesen Äußerungen verbundene Implikation, Baden sei eine bei anderen Krankheiten häufig empfohlene Behandlungsmethode. Vgl. auch Goltz 1974, 217f, die die stereotype Form der Verordnung des Badens unabhängig von der Indikation hervorhebt und als Hinweis auf einen rituellen Ursprung deutet, da den Bädern keine konkreten therapeutischen Wirkungen zugeschrieben worden seien.

115 Aristoph. Ran. 1278–1280.

keinesfalls als Allheilmittel zu deuten, denn immer wieder werden differenzierende Anweisungen gegeben, die raten, Bäder in bestimmten Umständen auszusetzen. So lobt der Autor von *De diaeta acutorum* zwar zunächst die Wohltaten, die das Baden bei akuten Krankheiten bringe, warnt aber im direkten Anschluss vor dem Baden, da es schaden könne, wenn es nicht gut vorbereitet oder angesichts einer Erkrankung nicht angezeigt sei.[116] Entsprechend raten auch andere Schriften bei konkreten Behandlungsanweisungen von Bädern ab oder empfehlen spezifische Formen der Durchführung. Neben die formelhafte Anweisung, viel und heiß zu baden (λούω πολλῷ καὶ θερμῷ),[117] treten also das Verbot (ἀλουτέω,[118] μὴ λούεσθαι)[119] und Differenzierungen, wie möglichst wenig,[120] mit wenig Wasser,[121] nicht warm,[122] lauwarm[123] oder kalt[124] zu baden. Dampfbäder (πυρίη) können bei Fiebern gar zum Tode führen.[125] Außerdem kann es zu verschiedenen Zeitpunkten der Behandlung einer Krankheit angebracht sein, warm zu baden oder Bäder zu meiden.[126] Flemming betont in diesem Kontext, dass die expliziten Vorschriften, auf das Baden zu verzichten, auf die Ubiquität der Praxis verweisen.[127] Denn diese Verbote setzen voraus, dass normalerweise gebadet wird. Baden und Gesundheit werden an diesen Stellen eng verbunden, indem der Verzicht darauf mit dem Ziel, eine heilende Wirkung zu erzeugen, deutlich als Abweichung von den üblichen Praktiken markiert wird.

Die Normalisierung des Badens findet sich auch in *De victu*: der Autor benennt die Gefahren, wenn Bäder ohne ärztliche Rücksprache von den Kranken selbst angewendet werden und aufgrund ihrer Unkenntnis gesundheitsschädliche Wirkungen haben.[128] Diese Äußerung illustriert nicht nur die Problematisierung des Verhaltens von Patienten, sondern unterstreicht auch die Alltäglichkeit des Bades. Denn aus medizinischer Perspektive dient es nicht nur der Körperpflege, sondern wirkt auch auf das Säfteverhältnis im Körper und damit auf den gesundheitlichen Zustand und die Ausprägung von Krankheiten bei den Badenden. Außerdem beeinflusst das Baden die Fertilität. Im Rahmen der ausführlichen Hinweise, wie eine Schwangerschaft herbeizuführen sei, betont der Autor von *De muliebribus I*, dass es sehr wichtig sei, nicht mehr zu baden (ἀλουτέω), sobald der Samen aufgenommen worden sei. Zur Unterstützung der Empfängnis wird geraten, sich

116 Hippokr. Acut. 67,1f.
117 Z. B. Hippokr. Morb. II 12,4; 14,5; 22,2.4; 25,2; 38,2; 42,2; 43,2; 47b2; 54b3; 58,3; 59,2; 69,2.
118 Z. B. Hippokr. Morb. II 15,3; 26,7; 71,3.
119 Z. B. Hippokr. Morb. II 20,3; 29,3; 31,2; 45,2; 48,4; 56,3; 65,2; Morb. III 6,2; 11,2; 16,11; 16,18; Mul. I 58.66 [Littré VIII 116; 166]; Nat. Mul. 15,3; 17,3.
120 Z. B. Hippokr. Morb. II 63,3.
121 Z. B. Hippokr. Morb. II 46,4; 67,3; Vict. II 66,7.
122 Z. B. Hippokr. Morb. II 68,2; 70,2; 71,2; 72,2; 73,2; 74,2; Vict. II 66,7.
123 Z. B. Hippokr. Morb. II 51,5; 55,4.
124 Z. B. Hippokr. Morb. II 55,4; 66,2; Nat. Mul. 10,4.
125 Hippokr. Epid. VI 3,18.
126 Z. B. Hippokr. Morb. II 13,2; 19,2f.
127 Flemming 2013, 30.
128 Hippokr. Vict. III 72,1. Vgl. auch Hippokr. Acut. 68,3; Villard 1994, 49 zur erforderlichen ärztlichen Expertise.

höchstens vereinzelt ein wenig zu waschen (λουθῆναι ὀλίγῳ) und keinesfalls den Kopf zu übergießen (βρέχω).[129] Diese Hinweise veranschaulichen die austreibende Wirkung, die Bädern auch an anderer Stelle zugeschrieben wird.[130] *De muliebribus III* nennt nicht nur Vorkehrungen, die Frauen zur Förderung der Empfängnis treffen sollen, sondern gibt auch Empfehlungen für Männer:

> Wenn man bei einer Frau erkannt hat, daß es gut mit ihr steht, so heiße man sie zu ihrem Mann gehen; die Frau sei nüchtern. Der Mann sei nicht berauscht, sei kalt gebadet und habe (nur) wenige ihm zuträgliche Speisen genossen.[131]

Die Anweisung, der Mann solle kalt baden und weder zu viel Alkohol getrunken noch zu viel gegessen haben, ist wohl als eine Art Maßhalten zu verstehen, mit der er sich auf die bevorstehende Befruchtung vorbereiten kann. Während die bisherigen Ausführungen auf warme Anwendungen fokussiert gewesen sind,[132] erinnert die Aufforderung, kalt zu baden, an den ersten Agon der *Nubes*, in dem solche kalten Bäder als Ausweis männlicher Tugend gelobt werden, so dass sich die Frage stellt, wie die verschiedenen Temperaturen in den hippokratischen Schriften bewertet werden.

Wie bereits im Kapitel über das *Berühren* dargelegt worden ist, sind Warm und Kalt als entgegengesetzte Qualitäten angesehen worden. Diese Zuschreibung zeigt sich auch bei der therapeutischen Anwendung des Badens: Wärmen und Kühlen stellen im *Corpus Hippocraticum* spezifische Behandlungsformen dar, die deutlich voneinander abgegrenzt werden.[133] Denn beiden Qualitäten werden unterschiedliche Wirkungen zugeschrieben,[134] so dass sie zum Teil parallel eingesetzt werden, um den unterschiedlichen Beschwerden an verschiedenen Körperstellen, die mit einer Krankheit verbunden sind, gerecht zu werden.[135] In *De liquidorum usu* werden die Wirkungsweisen der Qualitäten auf die Haut und insbesondere auf Wunden dargestellt. Die Kälte erscheint dabei wenig erstrebenswert, da Schmerzen, Hautfarbenveränderungen und Fieber nur einige der möglichen negativen Folgen sind. Sie könne jedoch auch zur Verhärtung der Wundumgebung und

129 Hippokr. Mul. I 11 [Littré VIII 46.48].

130 Z. B. Hippokr. Nat. Mul. 9,4; 32,12.23.39; 35,6; 81,2; 91,1. Vgl. auch Hippokr. Morb. II 38,2; 39,2 für die Zuschreibung einer reinigenden Wirkung ähnlich der von Abführmitteln im nicht-gynäkologischen Schriftgut.

131 Hippokr. Mul. III 8 [= 220 Littré VIII p. 424] (Ü R. Kapferer): ὅταν δὲ γνῷς καλῶς ἔχειν, παρὰ τὸν ἄνδρα κέλευε ἰέναι, καὶ ἡ μὲν γυνὴ ἄσιτος ἔστω, ὁ δ' ἀνὴρ ἀθώρηκτος, ψυχρῷ δὲ λελουμένος καὶ εὐωχημένος σιτία ὀλίγα ξύμφορα. Vgl. auch Hippokr. Superf. 30 mit fast gleichem Wortlaut.

132 Vgl. Radeke 1990, 147f; Villard 1994, 53: λούω (*loúō*) beziehe sich im *Corpus Hippocraticum* stets auf warme Bäder, solange das Gegenteil nicht explizit benannt werde.

133 Hippokr. Morb. III 14,2. Vgl. z. B. Hippokr. Morb. II 13,2f; 27,6; 39,2; 41,3 (λούω θερμῷ); Hippokr. Morb. II 13,4 (θερμολουτέω); Hippokr. Morb. II 12,4; 14,5; 22,2.4; 25,2; 38,2; 42,2; 43,2; 47b2; 54b3; 58,3; 59,2; 69,2 (λούω πολλῷ καὶ θερμῷ) zum Warmbaden bei verschiedenen Indikationen.

134 Hippokr. Vict. II 57,1f bietet eine systematisierende Darstellung der Wirkung der verschiedenen Bäder auf das Verhältnis der Qualitäten im menschlichen Körper.

135 Hippokr. Morb. III 1,3; 6,2; 7,2; 11,2; 14,2; 16,11.18.

dem Ausbleiben von Eiter beitragen.[136] Sind diese Folgen intendiert, sind die zuvor aufgeführten Nebenwirkungen wohl zu ertragen. Hitze kann hingegen Eiter hervorbringen, macht die Haut weich und trocken, wirkt schmerzstillend und lindert andere Beschwerden. Sie hilft z. B. bei offenen Brüchen, Kälteschäden, den verschiedensten eiternden oder anderen Wunden sowie Geschwüren und auch dann, wenn Stellen an den Ohren, dem Gesäß oder der Gebärmutter schwarz werden.[137] Auch andere Stellen stützen den Eindruck, dass Wärme zumindest in der Wundbehandlung förderlicher ist als Kälte:

> Die Wunden empfinden unbestritten das Warme angenehm, weil sie gewohnt sind (gegen Kälte) geschützt zu sein, mithin empfinden sie das andere (das Kalte) begreiflicherweise lästig.[138]

Diese Bewertung von Warm und Kalt im Rahmen der Wundbehandlung entspricht hingegen kaum der Aussageabsicht der gesamten Schrift, die deutlich macht, dass jedes zu seiner Zeit angewendet werden solle.[139] Denn die Ärzte nutzen die entgegengesetzte Wirkung heißer und kalter äußerer Anwendungen, ohne sie geschlechtsspezifisch oder hierarchisch zu ordnen. Ihre antagonistische Wirkung veranschaulicht ein letztes Beispiel aus *De vetere medicina*:

> (3) Zum Beispiel wenn ein gesunder Mensch im Winter seinen Körper durch ein kaltes Bad oder auf eine andere Weise abkühlen will, dann wird er, je weiter er es getrieben hat, um so stärker erwärmt, sobald er Kleider angelegt hat und hinein geht, vorausgesetzt, daß sein Körper nicht ganz erstarrt ist. (4) Wenn er sich andererseits mit einem heißen Bad oder an einem kräftigen Feuer stark erwärmen will und danach sich in derselben Kleidung an derselben Stelle aufhält wie im abgekühlten Zustand, dann wird man sehen, daß er viel kälter und frostiger ist.[140]

Heißes und kaltes Baden werden in diesem Zitat weder als Therapieformen im engeren Sinne noch als Methoden der Körperpflege aufgegriffen, sondern vielmehr als gängige

---

136 Hippokr. Liqu. 6,5.

137 Hippokr. Liqu. 6,6.

138 Hippokr. Liqu. 2,5 (Ü R. Kapferer): τὰ δ'ἕλκεα θερμῷ ἥδεται ὁμολογεομένως, ὅτι ἐν σκέπῃ εἴθισται· εἰκότως ἄρα τῷ ἑτέρῳ ἄχθεται· [...]. Vgl. auch Hippokr. Loc. Hom. 25,1, zur Wärmebehandlung von Wunden, die durch die Anwendung von Schneiden bzw. Brennen als Therapieform entstanden sind.

139 Vgl. z. B. Hippokr. Liqu. 6 für eine die Auflistung der Indikationen von Wärme- bzw. Kälteanwendungen.

140 Hippokr. VM 16,3f: (Ü H. Diller, modifiziert): [3] τοῦτο μέν εἴ τις θέλει ὑγιαίνων χειμῶνος διαψῦξαι τὸ σῶμα ἢ λουσάμενος ψυχρῷ ἢ ἄλλῳ τῳ τρόπῳ, ὅσῳ ἂν ἐπὶ πλέον αὐτὸ ποιήσῃ, καὶ ἤν γε μὴ παντάπασιν παγῇ τὸ σῶμα, ὅταν εἵματα λάβῃ καὶ ἔλθῃ ἐς τὴν σκέπην, ἔτι μᾶλλον καὶ ἐπὶ πλέον θερμαίνεται τὸ σῶμα. [4] τοῦτο δέ εἰ ἐθέλοι ἐκθερμανθῆναι ἰσχυρῶς ἢ λουτρῷ θερμῷ ἢ πυρὶ πολλῷ, ἐκ δὲ τούτου τωὐτὸ εἷμα ἔχων ἐν τῷ αὐτῷ χωρίῳ τὴν διατριβὴν ποιεῖσθαι ὥσπερ διεψυγμένος, πολὺ φαίνεται καὶ ψυχρότερος καὶ ἄλλως φρικαλεώτερος.

Praktiken einer angenehmen Lebensführung gezeigt. Die Opposition von Kälte und Hitze wird veranschaulicht, indem sie konkret als Alternativen benannt werden. Das Baden erscheint in diesem Kontext als übliche, aber nicht privilegierte oder einzige Form der Erwärmung bzw. Abkühlung. Diese exemplarische Argumentation unterstreicht abschließend die Normalisierung der genannten Praktiken, zu denen neben dem Baden auch gehört, ein Feuer zu machen, Kleidung zu tragen und unter ein Dach gehen zu können.

Salben und Massieren

Das Salben wird, ebenso wie das Baden, als äußerliche Anwendung verstanden, die das Körperinnere beeinflusst. Indem der Autor von *De victu* es explizit auf das Körperäußere (ἔξω τοῦ σώματος) bezieht,[141] folgt er jedoch der Tendenz der hippokratischen Schriften, nicht die Haut ins Zentrum der Aufmerksamkeit zu stellen, obwohl das Salben in erster Linie auf sie wirkt, sondern den gesamten Körper. Dies spiegelt sich auch in den weitreichenden Annahmen über den Effekt des Salbens auf das Säfteverhältnis im Körper: „Salböl macht warm, feucht und geschmeidig."[142] Diese Einordnung erklärt auch seine Austauschbarkeit mit dem warmen Baden, das den Körper ebenfalls warm und feucht mache.[143] Trotz der Zuordnung zu einer feuchten Lebensweise wird Salben aufgrund seiner wärmenden Wirkung auch im Rahmen der warmen und trockenen Diät empfohlen, die im Winter angestrebt werden solle.[144] Das Einreiben (τρῖψις) hingegen wärmt zwar auch, wird aber als trocknend charakterisiert.[145] Entsprechend stellt *De victu* in den humoralphysiologisch basierten Empfehlungen für eine Anpassung der Körperpflegepraktiken im Frühling und Winter das Salben ins Zentrum, während für den Herbst Massagen empfohlen werden.[146]

Auch wenn diese Anweisungen eine deutliche begriffliche Trennung von Salben und Massieren nahelegen, ist der Übergang vom Einölen zum Einreiben bzw. Massieren mitunter fließend. So wird in den Empfehlungen für Trainierte zunächst das Salben (ἀλείφω) beschrieben, später aber mit τρῖψις (Reiben, Frottieren, Massieren) auf diese Stelle zurückverwiesen.[147] Massagen und die Verwendung von Öl oder Salben treten zwar häufig gemeinsam auf,[148] werden jedoch nicht miteinander verbunden, so dass offen bleibt, ob die Abreibungen mit dem Gebrauch von Salben einhergehen oder auch auf sie verzichtet werden kann. Denn beide können auch erwähnt werden, ohne dass vom anderen die

---

141 Hippokr. Vict. II 64,2.

142 Hippokr. Vict. II 58,1 (Ü R. Kapferer): λίπος δὲ θερμαίνει καὶ ὑγραίνει καὶ μαλάσσει.

143 Vgl. Hippokr. Vict. II 57,1. Vgl. Athen. I 24d; Lukian. Anach. 24 zur Erläuterung der intendierten Wirkung des Einölens.

144 Hippokr. Vict. II 65,1; Vict. III 68,4. Vgl. aber Hippokr. Epid. VI 2,15: nichtjuckende Ausschläge im Winter sollten nicht eingeölt werden.

145 Hippokr. Vict. II 64,2; Vict. IV 89,8. Vgl. auch Liatsi 2005a einführend zur Massage.

146 Hippokr. Vict. III 68,4.10.14.

147 Hippokr. Vict. II 66,4.6. Vgl. zur Bedeutung von τρῖψις (*trīpsis*) auch Stellen, an denen es in Bezug auf andere Realia gebraucht wird: z. B. Hippokr. Fist. 9,3f; Vid. Ac. 6,1 (Zerreiben der Bestandteile bei der Zubereitung von Arzneien); Hippokr. Vid. Ac. 6,1 (Applikation von Heilmitteln).

148 Vgl. z. B. Hippokr. Vict. III 76,2; 83,2.

Rede ist.[149] Auch wenn in den theoretischen Ausführungen mitunter deutlich zwischen bestimmten Praktiken unterschieden wird, sind sie in den Anwendungsvorschlägen nicht so stark differenziert. So wird dem Trainieren, nachdem Sand auf den Körper aufgetragen worden ist, in *De victu* eine kühlende Wirkung zugeschrieben, während Übungen mit geöltem Körper erwärmten.[150] Bei der Behandlung von Krankheiten wird hingegen keine entsprechende Unterscheidung getroffen.[151]

Um die für das Auftragen von Öl geläufigen Begriffe χρίω (*chríō*) und ἀλείφω (*aleíphō*)[152] zu übertragen, wird hier ‚salben' als Verb verwendet, das als ‚einölen' zu verstehen ist. In der Forschung werden hingegen häufig ‚die Salben' thematisiert, also parfümierte und teilweise auch verdickte Öle, deren Sortenvielfalt und Herstellung dargestellt werden, um das Ausmaß und die Bewertung ihrer Verwendung sowie ihre wirtschaftliche Bedeutung zu untersuchen.[153] Denn Öle sind nicht nur gebraucht worden, um den Körper zu salben, sondern auch als Nahrungsmittel, innerliche Arznei, Schmiermittel, zur Beleuchtung und bei verschiedenen Kulthandlungen eingesetzt worden.[154] Im *Corpus Hippocraticum* wird μύρον (*mýron*), das in anderen Quellen parfümierte Öle bezeichnet,[155] nur in gynäkologischen Kontexten zur Bezeichnung verschiedener Salben und Düfte zur inneren Anwendung gebraucht, die an diesen Stellen aber nicht auf die Haut aufgebracht, sondern über die Scheide direkt in den Körper eingeführt werden.[156]

Sowohl im gynäkologischen Schriftgut als auch in anderen Abhandlungen werden Öl oder Fett auf die Haut aufgetragen, denen medizinisch wirksame oder zusätzliche, duftende Stoffe beigegeben sind. Außerdem wird sie mit reinem Olivenöl (ἔλαιον) bzw. mit anderen flüssigen oder halbfesten Substanzen gesalbt.[157] Der Autor von *De victu*

149 Vgl. z. B. Hippokr. Vict. III 80,2; 81,3.

150 Hippokr. Vict. II 65,1f.

151 Vgl. z. B. Hippokr. Vict. III 79,3.

152 Vgl. auch Goltz 1974, 212.

153 Vgl. z. B. Hug 1920; Paszthory 1992, 43–51; Pease 1937; Sigismund 1974 [1884], 57–87. Vgl. auch Bodiou et al. 2008; Squillace 2015 zu Salben und Parfümen; Mazzini 2000 zur medizinischen Nutzung des Olivenöls und zur Zusammensetzung von Heilmitteln.

154 Pease 1937, 2460f, 2465–2469.

155 Z. B. Hdt. III 20,1; 22,3. Vgl. auch Hug 1920, 1851: μύρον (*mýron*) sei die allgemeinste Bezeichnung für die verschiedensten Salben. Vgl. aber z. B. Marg 1973; Feix 2000 zu Hdt. III 20,1; 22,3, die an diesen Stellen stattdessen ‚Myrrhe' als Übertragung wählen, obwohl diese im Griechischen μύρρα (*mýrra*) bzw. σμύρνα (*smýrna*) genannt wird.

156 Vgl. z. B. Hippokr. Epid. IV 30 [= 213 Langholf 1977]; Loc. Hom. 47,6; Nat. Mul. 34a5.20; 53,1; 60,1; 87,1; 103,6; Superf. 39. Für weitere Stellen vgl. auch Ind. Hipp. s.v. Vgl. Totelin 2009 zur Bedeutung der Rezepte.

157 Z. B. Hippokr. Mul. I 35.45.58.88 [Littré VIII 82; 104; 116; 212]; Mul. II 14.18.25.41.92 [= 123.127.134.150.201 Littré VIII p. 266; 274; 304; 326; 384]; Nat. Mul. 3,5; 6,4; 25,1; 48,2 und jenseits der gynäkologischen Schriften Hippokr. Epid. II 5,6; 6,9; Fist. 7,3f; 9,3f; Haem. 9,1; Loc. Hom. 29,2; Vid. Ac. 9,2. Vgl. auch Aristoph. Plut. 716–723 zur äußerlichen Anwendung von Salben bei Augenleiden, die im *Corpus Hippocraticum* jedoch nur zurückhaltend empfohlen wird (vgl. Hippokr. Carn. 17,4; Morb. I 8 [Wittern 1974, p. 22 l. 16–19]). Vgl. auch Goltz 1974, 210–213; Pease 1937, 2461f.

empfiehlt bei einer Überfüllung durch Speisen beispielsweise schweißtreibende Salben (χρῖσμα ἱδρωτικά).[158] In vielen Fällen bleiben die Autoren jedoch sehr allgemein und charakterisieren die zu verwendenden Salben nicht näher.[159] Mitunter weisen sie darauf hin, dass das Aufbringen wirkstoffhaltiger Öle unerwünschte Folgen haben kann.[160] Auch das Einreiben wird zur Behandlung von Beschwerden eingesetzt: Massagen empfehlen sich z. B. zur Behandlung eines gespannten Bauches und um den Uterus zurückzudrängen, der sich in Richtung der Flanken verlagert hat, nicht aber bei Fieber.[161] Sie gehören außerdem zu den Behandlungsmethoden in der Chirurgie, z. B. nach der Einrenkung des Schultergelenks, oder nachdem Einschnitte am Kopf vorgenommen worden sind.[162]

Neben diesen Gelegenheiten, bei denen die verwendeten Öle hinsichtlich ihrer Inhaltsstoffe und der intendierten Wirkung fokussiert oder Massagen als Heilmittel eingesetzt werden, stehen andere Stellen, an denen Salben und Abreiben als Praktiken der Lebensweise bei der Behandlung von Erkrankungen einbezogen und den Erfordernissen der Heilung angepasst werden. Denn neben der äußerlichen medizinischen Anwendung ist das Einölen vor allem eine alltägliche Körperpraxis, die schon in den homerischen Epen erscheint und insbesondere mit dem Training im *gymnásion* verbunden ist.[163] In diesem Aspekt ähnelt die Darstellungsweise einerseits der Art, wie das Baden in den medizinischen Schriften aufgegriffen wird, mit dem das Salben – wie oben gezeigt – stets eng verbunden wird.[164] Andererseits wird das Baden über das gesamte *Corpus Hippocraticum* gesehen deutlich häufiger thematisiert als das Salben und das Massieren,[165] so dass ihre Bedeutung zumindest bei einer quantitativen Auswertung des Materials in den Hintergrund tritt.

Zum Abschaben des Öls ist üblicherweise eine *strigilis* (στλεγγίς) gebraucht worden, dieses Schabeisen wird jedoch in den untersuchten Schriftquellen kaum in diesem Zusammenhang erwähnt.[166] In späterer Zeit kann στλεγγίς (*stleggís*) außerdem einen Kopfschmuck bezeichnen, dessen Gestalt jedoch ebenso wenig mit Sicherheit bestimmt werden kann wie der Zeitpunkt, ab dem er getragen worden ist.[167] Diesem uneindeutigen und sehr fragmentierten Befund stehen seit dem 6. Jh. v. Chr. reichhaltige archäologische

158 Hippokr. Vict. III 72,3.

159 Vgl. z. B. Hippokr. Morb. II 13,3.5; Vict. III 68,4; 73,2; 75,3; 76,3; 79,3; 80,2; 83,2.

160 Vgl. z. B. Hippokr. Morb. I 8 [Wittern 1974, p. 22 l. 16–19].

161 Hippokr. Epid. II 6,26; Nat. Mul. 38,4; Epid. VI 3,18.

162 Hippokr. Off. 17 (allgemein); Hippokr. Art. 9 (Schulter); Hippokr. Morb. II 13,5 (Einschnitte).

163 Vgl. zusammenfassend z. B. Pease 1937, 2462–2465.

164 Z. B. Hippokr. Acut. 65; Int. 40.

165 Vgl. Ind. Hipp. s.v. λούω, λουτρόν sowie ἀλείφω, τρίβω, χρίω (und Komposita).

166 Vgl. z. B. Aristoph. fr. 145.214 PCG. Vgl. auch Aristoph. Thesm. 556 für einen nicht sachgemäßen Gebrauch der *strigilis*; Hippokr. Nat. Mul. 42 zur ξύστρα (*xýstra*) als medizinischem Instrument; Hippokr. Epid. IV 32, wo sie als Ursache eines Blutergusses genannt wird, der jedoch nicht durch das Schaben entsteht. Vgl. Kotera-Feyer 1993, 18–74 für eine kommentierte Zusammenstellung der Schriftquellen inklusive der epigraphischen Zeugnisse.

167 Kotera-Feyer 1993, 8, 40–42. Vgl. aber Hauser 1906, 102–104, der die στλεγγίς (*stleggís*) mit der Tettix identifiziert und als goldenen Schmuck des Stirnhaares deutet, der in Aristoph. Thesm. 556 (στλεγγίς als Trinkutensil) gemeint sei.

Funde gegenüber: die *strigilis* ist nicht nur eine verbreitete Grabbeigabe, sondern ihre Verwendung wird auch häufig auf Vasenbildern und in der Plastik dargestellt.[168] Sie bezeugen, dass das Schabeisen fester Bestandteil der Körperpflegeutensilien gewesen ist, zu denen außerdem Ölfläschchen und Schwamm gehören.[169]

Das Ölfläschchen (λήκυθος) wird in Aristophanes' *Thesmophoriazusae* genutzt, um den Tragödiendichter Agathon geschlechtlich ambivalent darzustellen. Ihm werden sowohl Männern zugeordnete Attribute als auch weibliche Accessoires beigegeben, so dass der Gebrauch des Öls dem eines (Busen-)Bandes gegenübergestellt wird wie das Schwert dem Spiegel.[170] Die Verwendung der *strigilis* verweist auf das Einölen vor einem athletischen Wettkampf, das jedoch in den untersuchten Quellen nur an einer einzigen Stelle erwähnt wird, an der der Bezug jedoch in übertragener Bedeutung erfolgt.[171] Wie Christoph Ulf herausgearbeitet hat, ist dieser Anwendungsbereich funktionell von den anderen Formen des Salbens zu unterscheiden.[172] Einerseits wird es in den hippokratischen Schriften als fester Bestandteil körperlicher Ertüchtigung vorausgesetzt, aber andererseits steht seine Wirkung auf den Körper im Fokus, nicht jedoch seine Funktion für den Sport. Während die Sachquellen also auf eine starke Verbreitung der *strigilis* und des Olivenöls hinweisen, werden sie in den Schriftzeugnissen kaum erwähnt und dabei in den seltensten Fällen explizit mit der Körperreinigung in der *palaístra* verbunden. Dieser Befund stellt jedoch keinen Widerspruch dar, sondern ist ein Beispiel für die Tendenz der Schriftquellen, die alltäglichen und verbreiteten Güter, Praktiken und Zuschreibungen nicht zu erwähnen, so dass gerade das Schweigen der verschriftlichten Quellen auf die Normalisierung und große Verbreitung dieser Praxis schließen lässt, ohne dass sie aus diesen Texten weiter erhellt werden kann.

Mit Wirkstoffen versehene Salben werden auch in der Dichtung als Heilmittel eingesetzt. So berichtet Pindar, Medea habe Iason mithilfe von Salben vor Schmerzen geschützt, und in Aristophanes' *Equites* versorgt der Wurstverkäufer so die vereiterten Stellen an den Schienbeinen des Demos.[173] Außerdem nennt Aischylos Salben neben Tränken oder anderen Arzneien als Errungenschaft der Heilkunst, die Prometheus den

168 Kotera-Feyer 1993, 10. Vgl. einführend Pohl 2004, 20–23 zur Rolle des Salbens und Schabens beim Training; die Abbildungen in Bartels et al. 2004, 27–62 (Kat. 1–12); vgl. auch Kotera-Feyer 1998; Kratzmüller et al. 2003 zur Deutung des archäologischen Befundes.

169 Kreilinger 2007, 160f. Vgl. aber Kotera-Feyer 1993, 3, die die Bilder einschränkend auf die *palaístra* bezieht, deren Deutung aber von Kreilinger (ebd.) zurückgewiesen wird. Vgl. auch Hurschmann 2001 einführend zur Verwendung des Schwammes.

170 Aristoph. Thesm. 139f. Vgl. Sommerstein 2001a, 167 zur Deutung der Ölflasche als männliches Attribut; Austin / Olson 2004, 102 zu ihrer Gegenüberstellung mit dem Busenband. Vgl. auch Lissarague 1993, 227–230 zur Assoziation von Spiegeln mit Weiblichkeit.

171 Aristoph. Equ. 490f: dem Wursthändler wird empfohlen sich einzuölen (ἀλείφω), bevor er sich mit dem Paphlagonier misst. Vgl. auch Kilmer 1993, 81 zur Verbindung von Öl und *palaístra*.

172 Ulf 1979, 224–226.

173 Pind. P. 4,221f; Aristoph. Equ. 907.

Menschen gebracht habe.[174] Das Eingreifen von Ärzten durch die Körperöffnungen und durch bzw. über die Haut als Kontaktfläche wird also auch außerhalb der hippokratischen Schriften als konstitutiv für die Medizin erachtet. Dass Aischylos an dieser Stelle ein Vokabular verwendet, wie es auch im *Corpus Hippocraticum* üblich ist, kann als Beleg für seine medizinische Expertise gewertet werden, die auch für sein Publikum anzunehmen wäre.[175] Sie kann jedoch ebenso darauf zurückgeführt werden, dass die Autoren der hippokratischen Schriften sich der allgemein üblichen Ausdrucksweisen bedienen, um verstanden zu werden. Diese Deutung wird durch Mark Griffiths Kommentar gestützt, es handle sich um einen Gemeinplatz.[176] Da diese Einschätzung sich allerdings nur auf ganze zwei Stellen aus der Tragödie stützt, in denen die Formel im klassischen Schriftgut belegt ist, und auch Jean Dumortier die Ausdrücke als Fachvokabular einordnet,[177] ist eine solche Bewertung des Befundes wenig überzeugend. Es ist wohl davon auszugehen, dass die Tragödiendichter medizinisches Allgemeinwissen aufgreifen, da sie weder Experten sind, noch leere Floskeln reproduzieren. Außerdem weisen die Stellen darauf hin, dass die hippokratischen Autoren die entsprechenden Begriffe zwar als Fachtermini einsetzen, diese jedoch auch alltagssprachlich verbreitet gewesen sind, so dass ihre Schriften prinzipiell auch einem Laienpublikum verständlich gewesen sein dürften.

Das Salben wird in den Tragödien außerdem im Kontext von Vergiftungen thematisiert. Medea salbt (χρίω) ihre Geschenke für die neue Braut ihres (ehemaligen) Gatten Iason mit einem *phármakon*, um Glauke und alle, die ihr zu nahe kommen, zugrunde zu richten, sobald der Schmuck ihre Haut (χρώς) berührt habe. Die Wirkung dieses Gifts auf Haut und Haar beschreibt Euripides später sehr anschaulich, hebt dabei aber die Wirkung des Gifts jenseits der Körperoberfläche hervor.[178] Wie in Euripides' *Medea* bringt auch in Sophokles' *Trachiniae* die zurückgewiesene Gattin das Gift auf ein Gewand auf. Der Chor versteht diesen Prozess, als habe nicht Deianeira Herakles damit gesalbt (χρίω), sondern der Kentaur Nessos: er hat der Braut des Helden das Gift einst als Liebeszauber untergeschoben, um sich an ihm zu rächen.[179] Patricia Easterling weist in diesem Kontext darauf hin, dass χρίω (*chríō*) nicht nur ‚salben', sondern auch ‚stechen' oder ‚ritzen' bedeute.[180] Der Grundbedeutung im LSJ folgend, bezeichnet das Verb eine leichte Berührung der Körperoberfläche, so dass es sowohl das Einölen als auch oberflächliche Verletzungen benennen kann. In diesem spezifischen Kontext eröffnet die Doppeldeutigkeit eine komplexe Perspektive auf das Geschehene: das Mittel, das wie gesalbt auf der Haut des Herakles haftet, ohne dass es direkt aufgetragen worden wäre, sticht ihn und quält ihn mit furchtbaren

174 Aischyl. Prom. 479f: οὐκ ἦν ἀλέξημ' οὐδέν, οὔτε βρώσιμον, / οὐ χριστόν, οὐδὲ πιστόν[...]. Vgl. zur gemeinsamen Nennung mit innerlich anzuwendenden Heilmitteln auch Eur. Hipp. 516.

175 Vgl. auch Aischyl. Ag. 93–95.

176 Griffith 1983, 173.

177 Dumortier 1975, 58.

178 Eur. Med. 787–789.1159–1219. Vgl. auch die Deutung dieser Stelle zu Beginn des Kapitels über *Die Verbindung von Haut und Haar* (S. 35).

179 Soph. Trach. 831–833.569–587. Vgl. Frontisi 2011 zur Bedeutung der vergifteten Gewänder: Sie betont die Duplizität und Ambivalenz der von Frauen gefertigten Kleidungsstücke.

180 Easterling 1982, 177. Vgl. auch LSJ s.v.

Schmerzen.[181] Während das Salben sonst als heilende und wohltuende Tätigkeit angesehen wird, ergibt sich hier genau das Gegenteil einer solchen Wirkung, die aber dennoch mit χρίω (*chríō*) bezeichnet werden kann. Sophokles benennt nicht die Haut, sondern bezieht sich mit ἔσχατος *(éschatos)*[182] auf die Körperoberfläche, auf der das Gift von außen an Herakles klebe und sich von dort in das Fleisch und die Organe hineinfresse.[183] Das Salben ist also einerseits eine alltägliche Praxis und ein Heilmittel, das wohltut und zur Genesung beiträgt, wirkt aber andererseits beim Einsatz giftiger Präparate tödlich.

Im *Corpus Hippocraticum* werden Baden, Salben und Massieren als verbreitete Praktiken der Lebensweise begriffen, die aufgrund ihrer Wirkung auf das Körperäußere und -innere zur Behandlung von Erkrankungen eingesetzt werden. Ihre Anwendung im Krankheitsfall wird in den medizinischen Schriften ebenso selbstverständlich vorausgesetzt wie ihre alltägliche Ausübung.[184]

Das Baden nimmt in diesem Kontext eine Sonderstellung ein, denn es überwiegt quantitativ, weil es auffällig häufig in den konkreten Behandlungsanweisungen des gynäkologischen Schriftguts empfohlen wird, aber auch in vielen anderen Abhandlungen enthalten ist. Dieser Befund zeigt, dass die Praxis des Badens kaum geschlechtsspezifisch differenziert und zur Behandlung von Männern wie Frauen gleichermaßen eingesetzt wird. Auch wenn angesichts der vielen möglichen Indikationen für seine Anwendung der Eindruck entstehen kann, es sei ein Allheilmittel, verweisen die Warnungen vor dem Baden bei bestimmten Erkrankungen auf die möglichen Nachteile und unterstreichen die Bedeutung der ärztlichen Fähigkeiten bei der Anwendung dieser Behandlungsmethode. Wie im ersten Agon der *Nubes* wird deutlich zwischen warmen und kalten Bädern unterschieden, denen unterschiedliche Wirkungsweisen beigemessen werden. Sozial relevante Bedeutungszuschreibungen oder moralische Bewertungen unterbleiben jedoch, da die Schriften auf die Behandlung und Heilung von Erkrankungen ausgerichtet sind. In diesem Kontext erlangen die eigenen Vorstellungen von den Vorgängen im Körper hohe Relevanz, während gesellschaftliche Erwartungen deutlich zurücktreten.

Bei der Anwendung von Baden und Salben sind jedoch nicht nur die akuten Symptome, sondern auch die individuellen Voraussetzungen der Erkrankten und klimatische Einflüsse zu beachten, die es empfehlenswert bzw. möglich machen, das Baden durch andere Praktiken der Körperpflege zu ersetzen oder zu ergänzen. Diese Ausführungen ver-

181 Soph. Trach. 831–840.

182 Soph. Trach. 991.

183 Soph. Trach. 1053–1057. Vgl. zu dieser Lesart W. Williges Übersetzung (Willige 2007), während LSJ und Easterling 1982, 206 diese Stelle als Ausnahme fassen, an der ἔσχατος (*éschatos*) ‚Innerstes' bedeute. Wohl in der Vorstellung, hier werde beschrieben, wie der Körper des Herakles durch die Wirkung des Giftes von innen heraus aufgefressen werde, verkehren diese Interpretationen die Bedeutung des griechischen Wortes ohne Not in ihr Gegenteil. Denn das Gift wirkt von außen auf den Körper ein und nicht von innen. Vgl. Jung 2007a für eine anachronistische, dermatologische Diagnose der im Mythos beschriebenen Symptome bei beiden Vergiftungen.

184 Vgl. aber z. B. Gal. De simpl. med. temp. ac fac. II 5f zu später überlieferten Kontroversen über die Anwendung von Salben und Massieren.

weisen darauf, dass solche Praktiken von verschiedenen Menschen in ganz unterschiedlichem Ausmaß ausgeübt worden sind. Sie stehen dabei gleichberechtigt nebeneinander und können als Alternativen verstanden werden, deren Einsatz im gesunden Zustand ganz dem eigenen Geschmack überlassen ist. Im Krankheitsfall ist jedoch ärztliche Expertise erforderlich, um sie nutzbringend anzuwenden.

Salben im ethnographischen Vergleich

Im klassischen Griechenland wird das Salben außerdem in rituelle Kontexte eingeordnet und als Luxuskennzeichen aufgerufen. In Euripides' *Cyclops* wird beispielsweise ein Komast mit ölgesalbten, glänzenden Locken (μυρόχριστος λιπαρὸν βόστρυχον) besungen[185] und Empedokles berichtet, in früherer Zeit sei Kypris die oberste Gottheit gewesen, der die Menschen unter anderem duftende Salben (δαιδαλέοδμον μύρον) opferten.[186] Der Vorsokratiker bestätigt an dieser Stelle nicht nur die Funktion solcher Substanzen als Opfergaben, sondern auch die Vorstellung, diese seien schon seit frühester Zeit üblich gewesen. Zwar sind die bisher zitierten Bezüge auf das Salben positiv konnotiert, aber in anderen Kontexten wird die Verwendung parfümierter Öle als verschwenderische Praxis barbarischen Ursprungs dargestellt. Als Pylades und Orest in Euripides' *Orestes* beratschlagen, wie sie Helena töten können, erscheinen deren phrygische Sklaven nicht als ernsthafte Hürde: sie seien ja nur für die Spiegel und Salben (μύρον) zuständig,[187] pflegten also weiblich konnotiertes Verhalten.[188] Indem sie auf diese Weise effeminiert erscheinen, werden sie innerhalb der griechischen Geschlechterhierarchie abgewertet. Die Freunde gehen deshalb davon aus, dass die phrygischen Sklaven ihnen im Kampf unterlegen wären, und behalten damit Recht, wie Euripides einen der Phryger berichten lässt.[189] Die negative Konnotation des Salbens mit parfümierten Ölen zeigt sich auch in einem bei Athenaios (2./3. Jh. n. Chr.) überlieferten Fragment. Er erzählt von den Kolophoniern, die durch den Kontakt mit den Lydern von ihrer früheren strengen Lebensweise abgelassen hätten und

---

185 Eur. Cycl. 499–502. Vgl. Laser 1983, S164, der im Kontext der homerischen Epen darauf aufmerksam macht, dass λιπαρός (*liparós*), wenn es auf Haare bezogen wird, auch als Verweis auf die Anwendung von Ölen verstanden werden kann.

186 Emp. fr. 172A Gemelli [= 31 B128 DK = Porph. De abst. II 20,3].

187 Eur. Or. 1110–1115.

188 Vgl. Frass 2002, 468–472 zur Assoziation von Salben und Schminken mit Weiblichkeit. Vgl. auch Fehr 1979, 91f Anm. 77 zur Assoziation von Weiblichkeit und Salbenluxus; Herter 1959, 634 zu Salben als Kennzeichen der Effeminierung von Männern. Vgl. zur Assoziation von Spiegeln und Weiblichkeit attische Vasenbilder, die Frauen damit zeigen (z. B. Beazley 205106 [= Louvre (Paris) S3916]; Beazley 202767 [= Musées Royaux (Brüssel) A11]; Beazley 214616 [= Museo Civico Archeologico (Bologna) 261]). Vgl. auch Lissarague 1993, 227–230, der die genannten Vasen abbildet und betont, dass Spiegel in der attischen Vasenmalerei stets Frauen beigegeben seien. Auf die enge Verbindung von Frauen und parfümierten Salben ist bereits oben S. 179–181 hingewiesen worden.

189 Vgl. Eur. Or. 1484–1489.

sich nun dem Luxus bzw. der Verweichlichung (τρυφή) hingäben, wie schon Xenophanes (6./5. Jh. v. Chr.) berichtet habe:

> Sie, die die nutzlosen Feinheiten von den Lydern gelernt hatten,
> solange sie noch frei von der verhassten Tyrannis waren,
> schritten auf den Marktplatz in ganz purpurnen Gewändern,
> im ganzen nicht weniger als tausend,
> aufgeblasen, prunkend mit wohlgezierten Haaren,
> triefend vom Duft künstlich bereiteter Salben.[190]

In der Rezeption sind die Verweise auf die purpurne Kleidung sowie die wohlriechenden, gesalbten und geschmückten Haare als Kritik an einem solchen Lebensstil aufgefasst worden, da Athenaios die Stelle in diesem Kontext zitiert. Insbesondere aufgrund der Klassifizierung des Luxus als nutzlos ist sie in der Forschung als Hinweis auf ein sich entwickelndes Stereotyp dekadenter Orientalen gedeutet worden. Joseph Skinner stellt jedoch infrage, ob es sich um ein orientalistisches Stereotyp (im Sinne Edward Saids) handle, und verweist unter anderem auf Sappho, die lydische Schuhe und Mitren besungen habe.[191] Denn ihre Äußerungen widersprechen seiner Auffassung nach wohl einer verfestigten Abwertung der Lyder als Orientalen. Pentheus' Kritik an den wohlriechenden Locken des aus Lydien stammenden Dionysos in Euripides' *Bacchae*[192] kann aus dieser Perspektive zwar als implizite Anspielung auf dieses Stereotyp gelesen werden, allerdings ist damit wohl mindestens ebenso stark der Vorwurf einer Effeminierung an Dionysos verbunden. Denn gerade parfümierte Haare sind dem Zeugnis der Alten Komödie zufolge im klassischen Griechenland weiblich assoziiert und sexualisiert gewesen.[193] Wie bei den Phrygern ist an dieser Stelle wohl von einer Verknüpfung der Abwertung als fremd und effeminiert auszugehen.

Außerdem fällt auf, dass das verschwenderische Salben stets mit den Haaren verbunden ist. Während dieser Bezug auch in Aristophanes' *Nubes* hinsichtlich der Schamhaare Anlass zu Kritik ist, wird das Ölen der Haare in den medizinischen Schriften nicht als Behandlungsmethode eingebracht. Im Gegenteil wird vor einer Prüfung der Fertilität das Salben der Haare untersagt, um ihren Geruch und damit das Ergebnis der Probe nicht

---

190 Athen. XII 526a–b [= 21 B3 DK = Xenophan. fr. 5 Gemelli] (Ü M.L. Gemelli): ἁβροσύνας δὲ μαθόντες ἀνωφελέας παρὰ Λυδῶν / ὄφρα τυραννίης ἦσαν ἄνευ στυγερῆς, / ᾔεσαν εἰς ἀγορὴν παναλουργέα φάρε' ἔχοντες, / οὐ μείους ὥσπερ χίλιοι εἰς ἐπίπαν, / αὐχαλέοι, χαίτῃσιν ἀγάλμενοι εὐπρεπέεσσιν / ἀσκητοῖς' ὀδμὴν χρίμασι δευόμενοι.

191 Skinner 2012, 90–93. Vgl. Sapph. fr. 39 Voigt [= 17 Diehl = Sch. Aristoph. Pax 1174]; 98a10f Voigt [= P.Hauniens. 301; 98b3 = P. Mediol. 32]. Vgl. auch Krummen 2013 zur engen Verbindung des archaischen Sparta mit Kleinasien und anderen östlich von Griechenland gelegenen Kulturen.

192 Eur. Bacch. 234f. Vgl. das Zitat dieser Stelle oben S. 3.

193 Aristoph. Eccl. 524–526; Lys. 938–947: Frauen bereiten sich auf den Sexualakt vor, indem sie sich die Haare salben. Vgl. auch die Diskussion dieser Stellen unten S. 202. Vgl. auch Grand-Clément 2011, 285–290 zu Make-Up und parfümierten Salben als weiblich konnotierten Mitteln der Schönheitspflege in der Archaik.

zu verfälschen. Sie beruht auf der Vorstellung, Frauen seien dann fruchtbar, wenn eine ungehinderte Passage zwischen Unterleib und Kopf bestehe, durch die auch Gerüche übermittelt werden können. Denn über Nacht werden Substanzen in die Vagina eingelegt, deren Aroma am nächsten Tag auf dem Kopf zu riechen ist, wenn die Frau fruchtbar ist.[194] Indem das Verbot, die Haare zu salben, an Frauen gerichtet wird, impliziert diese Passage den Gebrauch parfümierter Öle insbesondere durch Frauen und unterstreicht die Konnotation dieser Praxis als weibliche Vorliebe.

Das Salben mit parfümierten Ölen wird in den untersuchten Quellen also als luxuriöses und effeminiertes Verhalten dargestellt, das im Festkontext zwar angemessen ist, dessen übermäßiger Gebrauch aber der Kritik unterliegt. Da solche Vorstellungen sowohl bei Zeitgenossen der Perserkriege wie Xenophanes und Aischylos als auch beim jüngeren Euripides greifbar sind, stellt sich die Frage, wie Herodot zum luxuriösen Salben steht, der viele Bräuche anderer Völker überliefert. Anders als die genannten Autoren schreibt er diese Praxis der Lebensweise nicht den Lydern zu, deren Sitten sich kaum von denen der Griechen unterschieden, sondern den Babyloniern und Persern.[195] Außerdem berichtet Herodot vom jährlichen Fest des Königsmahls, bei dem sich der persische König das einzige Mal im Jahr den Kopf salbe (σμάω).[196] Salben spielen auch bei der ethnographischen Beschreibung anderer Völker eine Rolle: die Araber verarbeiten beispielsweise eine wohlriechende Substanz, die sie aus den Bärten ihrer Ziegenböcke wie Harz vom Baum gewinnen, zu Salben.[197] Wie wohlbekannt ist und sich an dieser Stelle exemplarisch zeigt, sind die eth-

194 Hippokr. Mul. III 7 [= 219 Littré VIII p. 422.424]. Auch bei der Behandlung von Verlagerungen des Uterus werden wohl- oder übelriechende Stoffe eingesetzt, um ihn anzuziehen bzw. abzustoßen (vgl. z. B. Hippokr. Mul. II 14.18.28.92 [= 123.127.137.201 Littré VIII p. 266; 274; 310; 384]; Mul. III 35f [= 247f Littré VIII p. 460; 462]; Nat. Mul. 48,2). Vgl. auch King 1989, 22–24 zur Vorstellung einer direkten Verbindung vom Kopf zum Muttermund. Diese Denkweise zeigt sich auch anhand einer weiteren Methode zur Prüfung der Fertilität: Hippokr. Mul. III 2 [= 214 Littré VIII p. 414] zufolge führen Einlagen in die Vagina bei fruchtbaren Frauen zu einem entsprechenden Mundgeruch. Vgl. z. B. auch Byl 1989; Gourevitch 1999; Totelin 2015 zur Bedeutung des Geruchs für die Behandlungsempfehlungen im gynäkologischen Schriftgut.

195 Hdt. I 94,1 (Lyder, einzige Ausnahme sei die Sitte, dass die jungen Frauen ihre Mitgift durch Prostitution verdienten); Hdt. I 195,1 (Babylonier); Hdt. III 22,3 (Perser). Vgl. auch Ktes. fr. 6b Lenfant [= FGrH 90 F4] und dazu Truschnegg 2011, 429f (zeitgenössisches Stereotyp effeminierter Babylonier). Vgl. auch Hdt. I 155 (Aitiologie des aus griechischer Perspektive effeminierten Gebarens der Lyder: die den Frauen angenäherte Lebensweise soll sie davon abhalten, gegen Kyros aufzubegehren); Bichler 2000, 216f (luxuriöses Leben der Lyder), jeweils ohne Bezug zu parfümierten Salben.

196 Hdt. IX 110,2. Vgl. Sancisi-Weerdenburg 1989, 132f zur Deutung dieser Stelle als jährliche Krönung des Königs. How / Wells 1928b, 334 vermuten hingegen, dass der König an diesem Tag nicht seine Tiara trägt, sondern wie die anderen Teilnehmer des Festes den Kopf nicht bedeckt hat und ihn deshalb ausnahmsweise wie diese salbt. Diese Interpretation impliziert eine gewisse Gleichrangigkeit aller, die am Festmahl teilnehmen, Sancisi-Weerdenburgs Variante unterstreicht hingegen ihre Unterordnung unter die königliche Macht. Während die Gleichrangigkeit aus griechischer Perspektive plausibel erscheint, entspricht sie wohl kaum der persischen Sicht.

197 Hdt. III 112,1.

nographischen Exkurse ein zentrales Element der *Historien*, in denen der Autor die Sitten fremder Völker aus griechischer Perspektive beschreibt, aber nicht pauschal abwertet.

Im Gegensatz zu dieser Vorgehensweise, die weitgehend auf Werturteile verzichtet, wird den Aithiopen in dem ausführlichen Bericht über ihre Körperpflegepraktiken und ihre Reaktion auf die persische Sitte des Salbens mit parfümierten Ölen eine deutliche Positionierung zugeschrieben. Denn sie bewerten das persische Verhalten als Täuschung.[198] Ihre eigene Langlebigkeit (bis zu 120 Jahren) führen sie auf das leichte Wasser zurück, das sie für alles verwenden:[199]

> Und als sich die Kundschafter erstaunt zeigten über die Jahre, führte man sie zu einer Quelle; wenn sie sich in der badeten, glänzte ihre Haut richtig, wie von Öl [ἔλαιον], und ein Duft ging von der Quelle aus wie von Veilchen.[200]

Wasser zu verwenden, das von sich aus einen bestimmten Duft hat, und sich damit nicht nur zu reinigen, sondern auch direkt zu pflegen, wird als Privileg der Aithiopen dargestellt, von denen sich die Perser auch in dieser Hinsicht deutlich unterscheiden: sie verwenden mit Essenzen angereichertes Öl, um ähnliche Ziele zu erreichen, aber den Aithiopen erscheint dieses Verhalten als Betrug. Durch die Darstellung solcher Unterhaltungen ermöglicht Herodot es seinem Publikum, unterschiedliche Perspektiven einzunehmen und zu verstehen. Hinsichtlich der Bewertung der verschiedenen Praktiken unterscheiden Griechen und Aithiopen sich wohl nicht stark voneinander: während sie parfümierte Öle – wie oben gezeigt – als Zeichen einer aristokratisch anmutenden oder weiblichen Lebensart deuten, wird der Geruch von reinem Olivenöl (ἔλαιον) als natürlich und männlich angesehen.[201] Allerdings wird diese Zuschreibung in den untersuchten Quellen nicht expliziert, obwohl das Olivenöl von Männern am häufigsten zum Salben verwendet worden ist. Es bildet nicht nur an dieser Stelle den Vergleichsmaßstab, an dem andere Substanzen, die ähnlich wirken, gemessen werden.[202] Dieser Fokus auf das (unparfümierte) Olivenöl, das sonst nicht besonders hervorgehoben wird, verdeutlicht den Androzentrismus der Quelle: da Herodot diese Geschichten von seinen Gewährsmännern erfährt und sie einem männlich gedachten Publikum erzählt, bieten seine *Historien* vor allem eine männliche Perspektive auf die Sitten verschiedener Völker, in der die Darstellung des Verhaltens von Männern dominiert.

Baden und Salben werden außerdem in einem prophetischen Traum als Körperpflegepraktiken aufgenommen. Vor Polykrates' Abreise nach Sardeis, wo der Tyrann von Sa-

198 Hdt. III 22,3. Vgl. auch Hdt. III 22,1 zur analogen Bewertung des Einfärbens von Kleidern mit Purpur.

199 Hdt. III 23,1.3.

200 Hdt. III 23,2 (Ü W. Marg): θῶυμα δὲ ποιευμένων τῶν κατασκόπων περὶ τῶν ἐτέων, ἐπὶ κρήνην σφισιν ἡγήσασθαι, ἀπ' ἧς λουόμενοι λιπαρώτεροι ἐγίνοντο, κατά περ εἰ ἐλαίου εἴη· ὄζειν δὲ ἀπ' αὐτῆς ὡς εἰ ἴων. Asheri 2007, 422f weist der Stelle einen mythischen Ursprung zu, den Herodot rationalisiere.

201 Vgl. z. B. Xen. symp. 1,7; 2,3f. Vgl. auch Frass 2002, 468–475.

202 Vgl. auch Hdt. II 94,2 zum ägyptischen Kiki-Öl, das dem Olivenöl weit unterlegen sei.

mos vom sardischen Statthalter Oroites in eine Falle gelockt und getötet wird, hat seine Tochter dies geträumt:

> Ihr schien, der Vater schwebe hoch in der Luft und werde gebadet von Zeus und gesalbt von der Sonne.[203]
> Und als Oroites ihn eines Todes hatte sterben lassen, den ich nicht erzählen mag, pfählte er ihn. [...] (4) Polykrates aber, da er am Pfahl hing, erfüllte alles, was seine Tochter gesehen; denn er wurde gebadet von Zeus, wenn es regnete, gesalbt von der Sonne, indem aus seinem eignen Leib der Saft austrat.[204]

Das alltägliche Baden und Salben wird Polykrates nun von göttlicher Seite in einer grausigen Karikatur zuteil, ohne jedoch alltäglich oder erhaben zu sein. Herodot scheut sich, das schmähliche Ende des Tyrannen auszuschmücken, und greift stattdessen die Folgen auf, die sich an seinem Körperäußeren zeigen, um sie vor Augen zu führen, ohne sie jedoch in allen Einzelheiten zu schildern. Diese Darstellung bezeugt zugleich die Sichtbarkeit des nackten Leichnams, also die verwehrte Bedeckung und Bestattung – eine im historischen Kontext besonders schwere Strafe für den Toten und seine Hinterbliebenen.[205] Mit λούω (*loúō*) und χρίω (*chríō*) werden die auch in anderen Gattungen verbreiteten Bezeichnungen für die beiden Körperpflegepraktiken aufgegriffen. Da üblicherweise für das Übergießen und Anfeuchten der Haut mit Wasser andere Lemmata gebraucht werden[206] und das Salben natürlich nicht mit den eigenen Verwesungsprodukten geschieht, zielt die Traumdeutung nicht auf den inhaltlichen Kern der beiden Begriffe. Ihre Verwendung in übertragener Bedeutung beruht auf der Verbreitung von Baden und Salben im klassischen Griechenland, auf die ohne weitere Erklärungen verwiesen werden kann, und unterstreicht auf diese Weise auch beider enge Verbindung.

Wie schon anhand des Salbens gezeigt worden ist, sind diese Körperpflegepraktiken auch den Persern nicht fremd. Entsprechend fordert Kyros seine Kämpfer auf, gebadet zum Festmahl zu erscheinen.[207] Die Praxis des Badens wird auf diese Weise als gängiges Handeln auch der Perser dargestellt, das mit dem Einnehmen von Mahlzeiten verbunden wird. Das Baden wird aber auch in Troja praktiziert. Als die Stadt in Euripides' *Troades* brennt, beklagt der Chor nicht nur den Untergang der Stadt, sondern einer ganzen Kultur, zu der auch Bäder (λουτρά) und Wettrennen (γυμνασίων δρόμοι) gehörten.[208] Die

---

203 Hdt. III 124,1 (Ü W. Marg): ἐδόκεε οἱ τὸν πατέρα ἐν τῷ ἠέρι μετέωρον ἐόντα λοῦσθαι μὲν ὑπὸ τοῦ Διός, χρίεσθαι δὲ ὑπὸ τοῦ Ἡλίου.

204 Hdt. III 125,3f (Ü W. Marg, modifiziert): ἀποκτείνας δέ μιν οὐκ ἀξίως ἀπηγήσιος Ὀροίτης ἀνεσταύρωσε. [...] [4] Πολυκράτης δὲ ἀνακρεμάμενος ἐπετέλεε πᾶσαν τὴν ὄψιν τῆς θυγατρός· ἐλοῦτο μὲν γὰρ ὑπὸ τοῦ Διός, ὅκως ὕοι, ἐχρίετο δὲ ὑπὸ τοῦ ἡλίου ἀνιεὶς αὐτὸς ἐκ τοῦ σώματος ἰκμάδα.

205 Vgl. z. B. Eur. Hec. 679.734; Tro. 1218–1220 zur Bedeckung von Leichnamen vor der Bestattung und dazu oben S. 121 mit Anm. 64.

206 Vgl. z. B. Hippokr. Liqu. 1,1 (αἰονάω); Hdt. III 104,2; Hippokr. Mul. I 11 [Littré VIII 48] (βρέχω); Hippokr. Fract. 7.10; Liqu. 6,2; Off. 13 (καταχέω); Hippokr. VC 13 (τέγγω).

207 Hdt. I 126,2.

208 Eur. Tro. 833.

Klage unterstreicht die Ähnlichkeit von Trojanern und Griechen, denn diese Kulturgüter sind beiden wohlvertraut.[209] Über Indien berichtet Herodot, es sei normal, sich während der Mittagszeit mit Wasser zu übergießen (βρέχω), um die Hitze auszuhalten.[210] Diese Stelle veranschaulicht dem griechischen Publikum die klimatischen Bedingungen in Indien, die härter als im Mutterland und in Kleinasien sind, und zeigt, dass die Vorstellung der Ärzte, das Baden wirke über die Haut auf den Körper ein, auch in anderen Gattungen aufgenommen wird: die Inder nutzen dieser Äußerung zufolge die kühlende Qualität des Wassers, die den gesamten Körper beeinflusse, um die Hitze auszuhalten.[211]

Baden und Salben werden in den *Historien* also einerseits in verschiedenen erzählenden Episoden als übliche Praktiken aufgegriffen, die der Veranschaulichung des Geschehens dienen. Andererseits werden sie in den ethnographischen Exkursen eingesetzt, um die spezifischen Sitten bestimmter Völker von dem im klassischen Griechenland verbreiteten Verhalten zu unterscheiden oder Gemeinsamkeiten darzustellen. Im zweiten Teil dieses Abschnittes werden nun einige Rituale in Totenkult und Trauer, die Herodot schildert, exemplarisch diskutiert. Dabei zeigt sich seine Aufmerksamkeit für Abweichungen von dem, was er als normal erachtet. Deshalb veranschaulichen die Beispiele verschiedene mögliche Umgangsweisen mit Haut und Haar, die im klassischen Griechenland kaum oder gar nicht praktiziert worden, aber in dieser Zeit in benachbarten oder entfernteren Kulturen verbreitet gewesen sind.

Die Einbalsamierung von Leichnamen ordnet der Historiker in seinen ethnographischen Berichten verschiedenen Völkern zu. Ein wichtiger Teil dieser Prozedur ist das Einreiben der Leichen mit verschiedenen Substanzen. So legen die Babylonier ihre Toten in Honig ein[212] und die Perser überziehen Leichen mit Wachs, um sie zu schützen, bevor sie beerdigt werden.[213] Ähnliches geschieht nach Herodot auch mit verstorbenen skythischen Königen: ihre Eingeweide werden ausgeräumt, der Bauch wird mit verschiedenen Gewürzen gefüllt und zuletzt wird der Körper mit Wachs überzogen. Die aufwändige Prozedur konserviert den königlichen Leichnam für die Rundreise zu allen skythischen Stämmen, nach der er bestattet wird.[214] Diese Praxis gilt durch Funde in den Eiskurganen im Hochaltai

209 Höcker 2003, 888 erläutert die Verwendung von δρόμος (*drómos*) zur Bezeichnung einer Laufbahn. Vgl. auch Decker 2003; Jüthner 1905; Reinmuth 1967 einführend zum Wettrennen bei den Griechen. Vgl. z. B. Eur. Hec. 611f zum Baden auf trojanischer Seite.

210 Hdt. III 104,2.

211 Vgl. z. B. Hippokr. Acut. 65,2; Aph. V 21; Aph. VII 42; Epid. II 5,4.17.21f; 6,3.6.31; Fist. 9,4; Liqu. 6,3; Off. 13 zur medizinischen Anwendung von Güssen. Vgl. auch Purves 2013, 31f, der Herodots Beschreibung der Wirkung von Umweltbedingungen auf den Körper als durch die Haut vermittelt begreift: vgl. auch Hdt. I 71,2; 155,4; IX 122.

212 Hdt. I 198,1. Vgl. Leibovici 1968a; Leibovici 1968b zur assyrischen und babylonischen Parallelüberlieferung, die die Anwendung des Honigs in vielen Bereichen belegt. Vgl. auch Hartog 1980, 167; Sallinger 1994, 437f zu ähnlichen Bestattungspraktiken im griechisch-römischen Kontext; Engels 2008, 25 zu Ägypten; Riha 2005 zur Bedeutung des Honigs im *Corpus Hippocraticum*.

213 Hdt. I 140,2. Vgl. Moeller 1903, 33 für den Versuch einer kultischen Deutung dieser Praxis.

214 Hdt. IV 71,1. Vgl. Corcella 2007, 632f.

als archäologisch belegt.[215] Denn auch wenn diese Ausgrabungen wohl nicht Herodots Skythen betreffen, handelt es sich Rolle zufolge um eng verwandte Kulturen, so dass die von dem Historiker beschriebene Rundreise als Zweck der Einbalsamierung anzusehen sei. Denn der Wachsüberzug schütze vor Insektenlarven und sichere möglicherweise die äußere Erscheinung des Toten, die zusätzlich durch Kosmetik hergerichtet worden sei.[216]

Herodot stellt diese Praktiken nur relativ kurz vor, das Einbalsamieren der Leichen in Ägypten schildert er aber sehr ausführlich.[217] Es gibt drei Arten, die sich in Umfang und Kosten unterscheiden. Bei der ersten wird das Gehirn mit einem Eisenhaken durch die Nasenlöcher entfernt und die Eingeweide werden nach einem Schnitt im seitlichen Bauchraum, der mit einem scharfen aithiopischen Stein ausgeführt wird, ausgeräumt.[218] Anschließend wird das Körperinnere gereinigt und zuletzt der Schnitt wieder vernäht,[219] bevor die Leiche für 70 Tage in Natron eingelegt (ταριχεύω λιτρῷ), gewaschen (λούω) und mit Papyrusstreifen umwickelt wird, die mit Gummi bestrichen sind.[220] Während das Waschen und das Umwickeln des Körpers auf die Haut gerichtet sind und ihre Wirkung sich auch nur auf dieser entfaltet, wirkt das Natron von außen durch die Haut hindurch auf das Körperinnere: dieser Prozess wird bei der Beschreibung der zweiten Methode dargestellt, die weniger aufwändig ist, weil sie auf das Aufschneiden (ἀνατέμνω) und Entfernen der Eingeweide verzichtet, und deshalb auch weniger kostet:[221]

> Das Fleisch aber wird vom Natron vertilgt, und übrig bleiben von der Leiche nur Haut und Knochen.[222]

Die Lösung, in die die Leichen bei allen Methoden eingelegt werden, entfaltet eine starke Wirkung, die durch die Haut hindurch das Körperinnere verändert. Während die Haut (δέρμα) erhalten bleibt, zersetzt sich das Fleisch. Die erste und teuerste Form der Einbalsamierung macht den Körper sehr widerstandsfähig gegen äußere Einflüsse: die Schändung der Leiche des Amasis ermüdet die Handlanger des Kambyses aufgrund der Einbalsamierung so sehr, dass er befiehlt den Leichnam zu verbrennen.[223] Im Anschluss an diese Episode begründet Herodot die ägyptische Praxis der Einbalsamierung:

> Und deswegen machen sie eine Mumie aus ihr, damit sie nicht in der Erde liegt und von Maden zerfressen wird.[224]

---

215 Polos'mak 2001, 238–255. Vgl. auch Rolle 1979, 82, 87; Rudenko 1949, 133.
216 Rolle 1979, 82, 87.
217 Hdt. II 86–89.
218 Hdt. II 86,2–4.
219 Vgl. auch Hdt. IV 71,1 (Vernähen beim Einbalsamieren des skythischen Königs).
220 Hdt. II 86,5f.
221 Hdt. II 87,1f.
222 Hdt. II 87,3 (Ü W. Marg): τὰς δὲ σάρκας τὸ λίτρον κατατήκει, καὶ δὴ λείπεται τοῦ νεκροῦ τὸ δέρμα μοῦνον καὶ τὰ ὀστέα.
223 Hdt. III 16,2.
224 Hdt. III 16,4 (Ü W. Marg): καὶ διὰ ταῦτα ταριχεύουσι, ἵνα μὴ κείμενος ὑπὸ εὐλέων καταβρωθῇ.

Herodots Rationalisierung des ägyptischen Totenkultes ist nachvollziehbar, aber es überrascht, dass er diese Begründung nicht bei der ausführlichen Darstellung der Einbalsamierung im zweiten Buch anbringt, sondern erst hier – an einer Stelle, an der sie die Unversehrtheit der Leiche gerade nicht sicherstellt, weil das Grab von einem Gegner geschändet wird. Doch nicht nur Menschen werden einbalsamiert, sondern auch die heiligen Krokodile in Theben und am Moiris-See, wie auch die Katzen in Bubastis.[225] Dieses Vorgehen und der wiederholte Hinweis auf die Mumie des Amasis[226] erzeugen den Eindruck, dass die Einbalsamierung in Ägypten eine selbstverständliche und weit verbreitete Praxis gewesen ist. Herodot zufolge ist sie zwar auf unterschiedlichem Niveau und damit zu abgestuften Kosten erfolgt, hat aber eine zentrale Rolle im ägyptischen Totenkult eingenommen.

Der für die Einbalsamierung verwendete Begriff ταρίχευσις (*taricheusis*) ist jedoch nicht auf diesen konkreten Kontext begrenzt, sondern bezeichnet auch das Pökeln: um Meerfische und Geflügel zu konservieren, salzen die Ägypter sie ein; an der Mündung des Borysthenes verfährt man wegen des Salzes, das sich dort absetzt, so mit den Flussfischen. Auch der Kopf des Histiaios wird nach der Hinrichtung auf Samos so haltbar gemacht, bevor er dem Großkönig geschickt wird, der sich gerade im entfernten Susa aufhält.[227] In Anlehnung an die Konservierung von Lebensmitteln, die nicht auf den ägyptischen Raum begrenzt ist, meint Lionel Scott, der Kopf sei in trockenem Salz verpackt worden und nicht kunstfertig nach ägyptischer Sitte einbalsamiert worden, auch wenn die Perser diese Technik übernommen haben könnten.[228] Für diese Deutung spricht auch, dass hier nicht der gesamte Körper bearbeitet wird, wie es in Ägypten üblich ist, sondern nur ein Teil. Auch Dareios' Reaktion auf den eingesalzenen Kopf verweist darauf, dass es sich eher nicht um eine persische Sitte handelt: als der Kopf zu ihm gebracht wird, lehnt der persische Großkönig diesen schändlichen Umgang mit Histiaios' Leichnam ab und befiehlt, ihn für eine ehrenvolle Bestattung waschen und herrichten zu lassen.[229]

Während Einbalsamierungen und ähnliche Praktiken bisher nur außerhalb Griechenlands verortet worden sind, hat Hartog darauf aufmerksam gemacht, dass sie auch dort anzutreffen sind. Er verweist auf den Bezug, den Herodot zwischen spartanischen und barbarischen Bestattungssitten herstellt, ohne die konkret ausgeübten Praktiken zu benennen.[230] Spätere Autoren werden expliziter und schreiben den Spartanern eine Einbalsamierung ihrer Könige zu, die an die Sitten der Perser und Skythen erinnere, auch wenn es sich um das einzige griechische Beispiel für Einbalsamierung handle.[231] Angesichts der

225 Hdt. II 69,2; 67,1.

226 Hdt. III 10,2; 16,2.4.

227 Hdt. II 77,4f; IV 53,3 (Lebensmittel); Hdt. VI 30,1 (Histiaios).

228 Scott 2005, 152.

229 Hdt. VI 30,2.

230 Hdt. VI 58–60. Vgl. auch Hdt. II 85,1; IV 71,2; VI 58,3 zu den Selbstverletzungen, die in Ägypten, Skythien und Sparta im Totenkult üblich sind und die Diskussion dieser Stellen unten im Abschnitt *Kult und Ritual* (S. 309).

231 Diod. XV 93,6; Plut. Agesilaos 40,4. Vgl. auch Hartog 1980, 167 zu Sparta; Andronikos 1968, W4–7, W41 zur Einbalsamierung bei den Griechen, die weder im homerischen Epos noch archäologisch belegt sei.

Gegensätzlichkeit der Totenkulte von Skythen und Athenern ordnet Hartog die Spartaner in einer mittleren Position ein.[232] Indem sie auch in vielen anderen Kontexten als Außenseiter innerhalb der griechischen Kultur erscheinen, lösen ihr Verhalten und ihre Stellung die vereinfachende Dichotomie von Griechen und Barbaren auf, da sie weder dem einen noch dem anderen Pol zuzuordnen sind.

Hartogs Argumentation hinsichtlich der Opposition griechischer und skythischer Reinigungsrituale bezieht sich nicht nur auf die Einbalsamierung, sondern auch auf Herodots Schilderung der skythischen Trauergesten. Denn er berichtet von einem Reinigungsritual, das in Skythien auf eine Bestattung folge. Zunächst werde der Kopf gereinigt, indem er eingerieben (σμάω) und abgewaschen (ἐκπλύνω) werde.[233] Anschließend werde ein Dampfbad mit Hanf bereitet:

> (1) Von diesem Hanf also nehmen die Skythen den Samen, schlüpfen unter den Filz und werfen dann den Samen auf die glühend heißen Steine. Dieser qualmt auf den Steinen und verbreitet einen solchen Dampf, daß wohl kein hellenisches Schwitzbad dieses Dampfbad übertrifft. (2) Den Skythen aber wird's richtig wohlig in dem Dampfbad, und sie heulen. Das steht bei ihnen für das Bad; denn mit Wasser waschen sie ihren Körper überhaupt nicht. (3) Ihre Frauen aber gießen Wasser zu dem, was sie von Zypressen-, Zedern- und Weihrauchholz auf einem rauhen Stein zerreiben, und dann streichen sie dieses Geriebene, eine dicke Masse, fest auf ihren ganzen Leib und ihr Gesicht. Und erreichen zweierlei: Davon haftet ihnen ein Duft an, und wenn sie's am folgenden Tag abnehmen, ist ihre Haut rein und glänzend.[234]

Das Dampfbad schätzt Herodot in seiner Wirkung deutlich stärker ein als die griechischen πυρίαι (*pyríai*). Diese Bemerkung und der folgende Verweis auf den Verzicht auf Wasser bestätigen den Befund der hippokratischen Schriften: das Baden (λουτρόν) und auch das Dampfbad (πυρίη) sind im klassischen Griechenland verbreitete Praktiken, auf die der Autor hier zurückgreifen kann, um die davon abweichenden Reinigungsrituale der Skythen zu erläutern. Im Gegensatz zu den Männern verwendeten aber zumindest die Skythinnen Wasser, um eine Paste herzustellen, die auf die Haut aufgetragen werde, um sie rein und strahlend zu machen, sobald die Masse abgenommen werde. Herodot vergleicht skythische und griechische Praktiken an dieser Stelle und grenzt sie voneinander ab, da unterschiedliche Mittel verwendet werden, um ähnliche Zwecke zu verfolgen: wie

232 Hartog 1980, 166–170.

233 Hdt. IV 73,2.

234 Hdt. IV 75,1–3 (Ü W. Marg, modifiziert mit J. Feix): [1] ταύτης ὦν οἱ Σκύθαι τῆς καννάβιος τὸ σπέρμα ἐπεὰν λάβωσι, ὑποδύνουσι ὑπὸ τοὺς πίλους, καὶ ἔπειτα ἐπιβάλλουσι τὸ σπέρμα ἐπὶ τοὺς διαφανέας λίθους· τῷ πυρί τωδε θυμιᾶται ἐπιβαλλόμενον καὶ ἀτμίδα παρέχεται τοσαύτην, ὥστε Ἑλληνικὴ οὐδεμία ἄν μιν πυρίη ἀποκρατήσειε. [2] οἱ δὲ Σκύθαι ἀγάμενοι τῇ πυρίῃ ὠρύονται· τοῦτό σφι ἀντὶ λουτροῦ ἐστι, οὐ γὰρ δὴ λούονται ὕδατι τὸ παράπαν τὸ σῶμα. [3] αἱ δὲ γυναῖκες αὐτῶν ὕδωρ παραχέουσαι κατασώχουσι περὶ λίθον τρηχὺν τῆς κυπαρίσσου καὶ κέδρου καὶ λιβάνου ξύλου καὶ ἔπειτα, τὸ κατασωχόμενον τοῦτο παχὺ ἐὸν, καταπλάσσονται πᾶν τὸ σῶμα καὶ τὸ πρόσωπον· καὶ ἅμα μὲν εὐωδίη σφέας ἀπὸ τούτου ἴσχει, ἅμα δὲ ἀπαιρέουσαι τῇ δευτέρῃ ἡμέρῃ τὴν καταπλαστὺν γίνονται καθαραὶ καὶ λαμπραί.

die skythischen Bestattungsrituale und Trauergesten weichen die Praktiken der Körperpflege zwar deutlich von den griechischen Sitten ab, aber sie sind grundsätzlich vorhanden und nehmen nur andere Formen an.

Auch wenn Herodot die Reinigungsrituale nach der Bestattung als Bad deutet, sind diese wohl eher als ekstatische Erlebnisse einzuordnen, die durch die Inhalation des Hanfdampfes erzeugt werden. Diese Praxis ist archäologisch belegt: die von Gisela Wolf und Frank Andraschko vorgestellten Funde umfassen sowohl Hanfsamen als auch Materialien, die den beschriebenen Utensilien ähneln. Die Zelte, die auf diese Weise aufgestellt werden können, seien mit einem Durchmesser von ca. 50–60 cm jedoch zu klein, um als Sauna genutzt zu werden, so dass eher von berauschenden Hanfräucherungen auszugehen sei, die aufgrund der Vielzahl der Funde ebenso wie der Hanf in Alltag und Religion verbreitet genutzt worden seien.[235] Die Bedeutung dieses Hanfdampfbades und der Schönheitsmaske der Frauen im skythischen Kontext ist in der Forschung vielfach diskutiert worden. Während die Räucherungen als schamanische Praxis oder auf breiterer Ebene ausgeübte kultische Handlungen gelten, wird die von Herodot als Schönheitsmaske gedeutete Anwendung als Trauerbemalung bzw. -beschmierung, oder als kosmetische Praxis interpretiert.[236]

Diese Deutungen beziehen sich vor allem auf den archäologischen Befund und die Historizität der Praktiken, doch Hartog ordnet das Hanfdampfbad der Skythen als kultische Reinigung nach dem Begräbnis des Königs ein und deutet auch die anschließend beschriebene Schönheitsmaske der Skythinnen in diesem Sinne, so dass sich eine doppelte Gegenüberstellung ergebe: Skythen und Skythinnen unterschieden sich in ihrem Reinigungsverhalten, das jedoch in beiden Fällen der griechischen Praxis, sich mit Wasser zu reinigen, entgegengesetzt sei.[237] Während die Konstrastierung der Geschlechter und der Bezug der ihnen zugeordneten Praktiken zum Totenkult als bedenkenswerte Interpretationen der Stelle erscheinen, überzeugt die Dichotomie von Reinigung mit bzw. ohne Wasser nicht. Es ist zwar richtig, dass die Verwendung von Wasser in Griechenland bei Trauerriten verbreitet ist,[238] aber im Rahmen der Körperpflege ist neben dem Baden das Salben verbreitet, das ohne Wasser auskommt. Im diätetischen Kontext gelten beide als austauschbar und werden je nach Indikation und üblicher Lebensführung der Erkrankten eingesetzt. Auch in Griechenland ist also eine Reinigung ohne Wasser bekannt, so dass die von Hartog angenommene Polarisierung sich auf der Basis des vorliegenden Quellenbefundes nicht bestätigt.

---

235 Wolf / Andraschko 1991. Vgl. auch Corcella 2007, 634f.

236 Vgl. zum ‚Hanfdampfbad' z. B. Meuli 1935, der die berauschende Wirkung der Dämpfe betont und die Räucherungen als schamanische Praktiken deutet (so auch Wolf / Andraschko 1991); Margreth 1993, 42f, der dieser Interpretation widerspricht und andere in der Forschung vorgebrachte Deutungen referiert. Vgl. Meuli 1935, 127 zu der Paste der Frauen als Trauerbemalung: er nennt Hdt. II 85 als Parallelstelle, während Margreth 1993, 44f; Rolle / Wolf 1991; Schlette 1987, 240f sie als kosmetische Praxis interpretieren.

237 Hartog 1980, 164f.

238 Vgl. z. B. Eur. Alc. 100–104 und die Darstellung griechischer Trauerriten unten S. 204, 207f, 210f.

Diese Beispiele illustrieren Herodots Vorgehen: er berichtet von den unterschiedlichen Sitten fremder Völker und stellt sie implizit den griechischen Gebräuchen gegenüber, die als Hintergrundwissen vorausgesetzt werden, ohne jedoch eine Bewertung oder Hierarchisierung aus dieser Perspektive vorzunehmen. Vielmehr erzählt er, was er erfahren hat, um sein Wissen zu teilen, nicht aber um Griechen und Andere – seien es Skythen, Inder oder Aithiopen – hierarchisch zu ordnen. Seine Herangehensweise zeigt sich auch an anderen Stellen, an denen das Einreiben der Haut mit verschiedenen Substanzen, wie es die Skythinnen vornehmen, auch weiteren Völkern zugeschrieben wird.

So bestreichen (καταπλάσσω) sich Ägypterinnen und Ägypter, die zur Familie einer oder eines Verstorbenen gehören, Kopf und Gesicht mit Lehm.[239] Während das Auftragen des Lehms an dieser Stelle im Kontext von Trauerriten steht, bleibt der Grund, aus dem die Maxyer und Gyzanten ihre Körper mit rotem Ocker einreiben (χρίω μίλτῳ), bei Herodot unklar.[240] Er verwendet das Verb χρίω (*chríō*) außerdem, um das Färben mit Färberröte bzw. das Einstreichen mit Pech zu bezeichnen.[241] Außerdem werden solche Bemalungen im militärischen Kontext erwähnt, z. B. bei folgender Kriegslist der Phoker: sie haben sich mit Gips bestrichen, greifen nachts die Thessaler an und machen alles nieder, was nicht weiß strahlt.[242] Im Rahmen der Heeresschau vor dem Zug der persischen Armee gegen Griechenland schildert Herodot nicht nur die typische Ausrüstung, Herkunft und Benennung der Völker sowie ihrer Anführer, sondern mitunter auch besondere Bräuche, z. B. der südlich von Ägypten lebenden Aithiopen:

> Den Körper malten sie, wenn sie in den Kampf gingen, zur Hälfte mit Kreide an, zur anderen mit Rötel.[243]

Wie die Spartaner schmücken sie sich vor dem Kampf auf besondere Weise und dies wird ebenso erwähnt, wie ihre Leoparden- und Löwenfelle oder die Pferdeskalpe der asiatischen Aithiopen. Herodot benennt wieder nicht die Haut, auf die Kreide (γύψος) und Rötel (μίλτος) aufgetragen werden, sondern betont die Rolle des Körpers (σῶμα), auf den sie direkt – nämlich auf die Haut – aufgebracht (ἐξαλείφω) werden. Das Rot der Erde wird in verschiedenen von Herodot beschriebenen Kulturen auf unterschiedliche Weise eingesetzt. Während in diesen ethnographischen Berichten Männern wie Frauen Einreibungen der Haut zugeschrieben werden, ist aber stets auch der griechische Kontext zu bedenken, in dem μίλτος (*míltos*) mitunter Mittel bezeichnet, die von Männern eingesetzt

---

239 Hdt. II 85,1f.

240 Hdt. IV 191,1 (χρίω μίλτῳ); Hdt. IV 194,1 (μιλτόω). Vgl. How / Wells 1928a, 365 zu ethnographischen Parallelen bei den Tuareg; Corcella 2007, 712f zu archäologischen Belegen dieser Praxis.

241 Hdt. IV 189,2; 195,2.

242 Hdt. VIII 27,3f.

243 Hdt. VII 69,1 (Ü W. Marg): τοῦ δὲ σώματος τὸ μὲν ἥμισυ ἐξηλείφοντο γύψῳ ἰόντες ἐς μάχην, τὸ δὲ [ἄλλο] ἥμισυ μίλτῳ.

werden, um sich zu schminken.[244] Diesen Verwendungsweisen ist der nächste Abschnitt gewidmet.

Kosmetik und (un-)schöne Haut

Üblicherweise wird das Auftragen von färbenden Substanzen auf die Gesichtshaut oder der Gebrauch anderer Mittel, die die Attraktivität steigern sollen, als weibliches Verhalten dargestellt, das ähnliche Ziele verfolgt wie das Salben und sprachlich auf das Einreiben der Substanzen verweist. Aristophanes beispielsweise verwendet ἔντριβω (einreiben) zur Bezeichnung des Schminkens,[245] das insofern nicht nur mit den Salben als Material, die dafür eingesetzt werden können, verbunden ist, sondern auch mit dem Salben als Tätigkeit, das – wie oben gezeigt worden ist – eng mit dem Einreiben und Massieren verknüpft ist.[246] Nun ist der Frage nachzugehen, wie die Nutzung dekorativer Kosmetik im klassischen Griechenland bewertet worden ist.[247] Lysias' und Aristophanes' Werke enthalten einige wohlbekannte Stellen, die auf die Abwertung sowohl des Schminkens als auch der Alterungszeichen hinweisen, die auf diese Weise überdeckt werden sollen. Dieser Befund wird im Folgenden mit ihrer Thematisierung in der Tragödie und dem *Corpus Hippocraticum* verglichen, um zu einer differenzierten Einordnung des Stellenwerts des Schminkens im klassischen Griechenland zu gelangen.

In Lysias' Rede für den Mörder des Eratosthenes, der argumentiert, er habe den fremden Mann im eigenen Schlafzimmer *in flagranti* mit seiner Frau ertappt und rechtmäßig getötet, schildert der Sprecher einige Begebenheiten, bei denen er inzwischen sicher ist, dass sie mit dem Ehebruch verbunden gewesen sind. Auch wenn es ihn zunächst nicht habe misstrauisch werden lassen, erwähnt der Redner auch das Aussehen seiner Frau an einem Morgen nach einem (von ihm rekonstruierten) nächtlichen Treffen mit ihrem Liebhaber:

> Es schien mir aber, ihr Herren, als habe sie sich geschminkt, und das, obwohl seit dem Tod ihres Bruders noch nicht einmal dreißig Tage vergangen waren.[248]

---

244 Vgl. Xen. oik. 10,5f, der solche Anwendungen jedoch kritisiert. Vgl. auch Pomeroy 1994, 306. Vgl. aber Hannah 2004; Saiko 2005, 79, die Herodots Ausführungen als Parallelstellen zu Xenophon nennen und meinen, die Farbe sei großflächig auf den gesamten Körper aufgetragen worden, während Grillet 1975, 41–43 die Funktion der verschieden gefärbten Ocker als Grundstoffe beim Schminken betont.

245 Aristoph. Lys. 149; Eccl. 732.904. Vgl. auch Grillet 1975, 27f, 59 Anm. 5.

246 Vgl. auch Kreilinger 2007, 158f, die die Kosmetik ebenfalls dem Salben zuordnet.

247 Vgl. Saiko 2005, 39–127 zu konkreten Methoden und Hilfsmitteln, die im antiken Griechenland angewendet worden sind, und zu ihrer Bewertung. Vgl. auch Frass 2002; Grillet 1975 zur Bedeutung von Kosmetik in der Antike; Forbes 1965, 24–44 zur Kosmetik-Herstellung und Verwendung von Homer bis Rom.

248 Lys. 1,14 (Ü I. Huber): ἔδοξε δέ μοι, ὦ ἄνδρες, τὸ πρόσωπον ἐψιμυθιῶσθαι, τοῦ ἀδελφοῦ τεθνεῶτος οὔπω τριάκονθ' ἡμέρας· [...]. Vgl. auch Lys. 1,17, wo nochmals an diesen Vorfall erinnert wird.

Diese Stelle fasst das Schminken als weibliche Praxis und stellt es dem üblichen Verhalten einer Athenerin bei einem Todesfall im engen Familienkreis gegenüber, denn es unterbleibe normalerweise (mindestens) während der Trauerzeit von dreißig Tagen. Indem der Redner das Schminken in dieser Zeit als unüblich markiert, unterstreicht er das unangemessene Verhalten seiner Ehefrau nicht nur im Rahmen des Totenkultes. Denn er deutet es außerdem als Hinweis auf einen Ehebruch und impliziert, es handle sich um einen Versuch, sexuell attraktiv(er) zu erscheinen. Indem schmückende Kosmetika mit dem Ehebruch assoziiert werden, wird ihre Anwendung mit einer negativen Konnotation versehen, da Geschlechtsverkehr mit der Ehefrau eines anderen Bürgers sowie mit unverheirateten, ehrbaren Frauen, die zu einem *oĩkos* gehört haben, im klassischen Griechenland strafbar gewesen und häufig problematisiert worden ist.[249] So hält der ideale Ehemann in Xenophons *Oeconomicus* seine junge Frau davon ab, sich zu schminken oder körperliche Attraktivität auf andere Weise vorzutäuschen.[250] Beide Beispiele verknüpfen Kosmetik und Betrug. Doch während er bei Lysias auf die sexuelle Treue der Ehefrau bezogen ist, bewertet Xenophon auch die Bemühungen der jungen Ehefrau, ihrem Gatten zu gefallen, als Täuschung.

Solche Vorwürfe werden auch in der Dichtung vorgebracht, beispielsweise wird das Herausputzen in Euripides' *Electra* mit dem Ehebruch assoziiert. Klytaimnestra hat ihren Ehemann Agamemnon nicht nur betrogen, während er in Troja gekämpft hat, sondern ihn nach seiner Rückkehr auch getötet, weil er die gemeinsame Tochter Iphigenie geopfert hat, um guten Fahrtwind für die Reise nach Troja zu erlangen.[251] Als prototypische Ehebrecherin hat Klytaimnestra sich jedoch nicht erst von Agamemnon abgewendet, nachdem und weil er so gehandelt hat, sondern ihre Haare bereits vorher trotz seiner Abwesenheit aufwändig frisiert.[252] Indem ihre Tochter Elektra diesen Vorwurf äußert, impliziert sie, die Mutter sei auch damals schon zur Untreue bereit gewesen. In Aristophanes' *Ecclesiazusae* wird außerdem das Salben des Kopfes mit wohlriechenden Ölen als Vorbereitung (außerehelicher) sexueller Vergnügungen genannt.[253] Außerdem wird das Einreiben (ἐντρίβω) und Verschönern (καλλωπίζω) der Haut in *Lysistrata* mehrfach angesprochen, während die Griechinnen den Plan diskutieren, die Männer durch einen Sexstreik zum Frieden zu bewegen. Durch die wiederholte Benennung des Schminkens

249 Vgl. z. B. Aristoph. Eccl. 522–526; Nub. 1076–1082; Plut. 168; Thesm. 498–501 zur Problematisierung des Ehebruchs; Thür 2000 einführend zur Rechtslage. Vgl. auch Scheer 2011, 89f für einen Überblick über die Forschungsdiskussion.

250 Xen. oik. 10,2–9. Vgl. zur Deutung dieser Passage auch Frass 2002, 469, 475 (Gegenüberstellung von natürlicher und künstlicher Schönheit); Glazebrook 2009 (Einordnung der Frau in den *oĩkos*). Vgl. Simonides' Weiberjambus (Sim. fr. 7,57–70 West) zur Ablehnung übermäßiger Schönheitspflege bereits in der Archaik.

251 Vgl. Kerényi 1966, 258–261; Ranke-Graves 2008 [1955], 377–383 zum Plot der Atridensage.

252 Eur. El. 1070f. Vgl. auch Eur. Tro. 1022–1026: Helena, der anderen prototypischen Ehebrecherin und Schwester der Klytaimnestra wird ein ähnlicher Vorwurf gemacht – nur, dass sie sich in diesem Fall herausputzt, um Menelaos zu gefallen und der Bestrafung zu entgehen.

253 Aristoph. Eccl. 522–526. Vgl. auch unten S. 202 zur Deutung dieser Stelle.

wird es als wichtiges Element sexueller Attraktivität bei Frauen hergestellt, das auch im abschließenden Schwur nicht fehlt.[254]

Diese Assoziation von Schminken und Salben mit weiblicher Erotik begünstigt eine Einordnung von Schönheitshandeln als weibliche Beschäftigung, die sich nicht nur im archäologischen Befund insbesondere der Vasenbilder zeigt,[255] sondern auch in den untersuchten Schriftquellen. Denn diese Zuschreibung greift das verbreitete Stereotyp auf, bei Frauen sei das Bedürfnis, sich herauszuputzen, besonders ausgeprägt. So scheint es in Euripides' *Medea*, als müsse Iasons Braut auch deshalb sterben, weil sie nicht widerstehen kann, den schönen, aber vergifteten Kopfschmuck und das Kleid anzulegen.[256] Klytaimnestras aufwändige Frisur[257] kann ebenso gedeutet werden und verweist insofern zwar in erster Linie auf die Gefahr des Ehebruchs, aber die negative Assoziation, die mit diesen Verschönerungsmaßnahmen einhergeht, kann auch als Kritik an künstlicher Verschönerung an sich gedeutet werden, wie sie für das Schminken beispielsweise bei Xenophon[258] greifbar ist. Diese Unterstellung, Frauen seien vor allem darauf bedacht, ihr Äußeres zu verschönern, wird in der älteren wie jüngeren Forschung ‚Putzsucht'[259] genannt, so dass die negative Sicht auf ein solches Verhalten nicht nur die Quellen, sondern auch ihre Interpretation prägt.

Aber das Schminken ist nicht nur als Täuschung kritisiert, sondern auch mit sexueller Attraktivität assoziiert worden. Aufgrund dieser ambivalenten Bewertung ist Kosmetik in der Alten Komödie ein wichtiges Element der Invektiven gegen alte Frauen, denen einerseits vorgeworfen wird, ihre wahre Gestalt auf diese Weise verbergen zu wollen, und die andererseits verspottet werden, weil es ihnen nicht gelingt.[260] In den *Ecclesiazusae* und im *Plutus* treten ältere Frauen auf, die junge Liebhaber für sich fordern, aber aufgrund ihres unattraktiven Äußeren von diesen abgelehnt werden, obwohl sie Make-Up anwenden, um dem jugendlichen Ideal schöner und heller Haut zu entsprechen:[261]

> Die Alte: [...]
> Ich stehe untätig da, vollgeschmiert mit Bleiweiß, [...].[262]

Indem die Alte hervorhebt, wie sie sich herausgeputzt hat, wird impliziert, Frauen seien nur so zurechtgemacht sexuell attraktiv. Das junge Mädchen hingegen, mit dem sie

---

254 Aristoph. Lys. 47f.149.219f.
255 Kreilinger 2007, 148.
256 Eur. Med. 1159–1161.
257 Eur. El. 1070f.
258 Vgl. z. B. Xen. Kyr. VIII 1,41; oik. 10.
259 Z. B. Saiko 2005, 387 (Indexeintrag); Zoepffel 2006, 321, 390 (Zwischenüberschrift). Vgl. auch den für die RAC angekündigten Artikel *Putzsucht* (s.v. Kosmetik, in: RAC 21 (2006), 613 findet sich kein Eintrag, sondern eine Reihe von Querverweisen, unter anderem zu *Putzsucht*); vgl. nun aber RAC 28 (2018), 496, wo dieser Eintrag fehlt.
260 Vgl. auch Saiko 2005, 67–75.
261 Aristoph. Eccl. 878f.904f.930.1070–1073.1100f; Plut. 1050f.
262 Aristoph. Eccl. 878f (Ü D. Bremer / N. Holzberg): ἐγὼ δὲ καταπεπλασμένη ψιμυθίῳ / ἕστηκα.

um das Recht streitet, mit dem Jüngling zu schlafen, besingt im Anschluss ihre eigenen natürlichen körperlichen Vorzüge, die allein Wollust erregten, und beschimpft ihre Konkurrentin, weil sie geschminkt sei und sich die Augenbrauen gezupft habe.[263] Die Gegenwehr des Mädchens ist jedoch erschöpft, als zwei weitere Alte auftauchen und sich um den Jüngling streiten.[264] Während in den *Ecclesiazusae* zwei der alten Frauen erfolgreich sind und letztlich mit dem Jüngling heimziehen, wird im *Plutus* hervorgehoben, dass Falten nicht einmal durch den massiven Einsatz kosmetischer Hilfsmittel überdeckt werden können: ein Jüngling fordert seine frühere Gönnerin zuletzt auf, sie solle sich waschen (ἐκπλύνω),[265] und impliziert auf diese Weise, sie sei schmutzig, so dass sie weiter abgewertet wird. Chremylos, ein älterer Athener, steht ihr nur scheinbar bei, wenn er gegen die Reinigung ihres alten Körpers argumentiert:

> Chremylos:
> Nicht doch! So ist sie präsentabel noch!
> Doch wäscht man ihr das Bleiweiß ab,
> Dann sieht man erst die Riss' und Runzeln recht![266]

Noch sei ihr Äußeres ansprechend, wenn sie sich jedoch das Bleiweiß abwasche, würden alle Falten sichtbar. Indem Aristophanes die Textur der Gesichtshaut nicht wie zuvor mit ῥύτις (Falten) bezeichnet, sondern ῥάκος (Lumpen) in übertragener Bedeutung einsetzt, stellt er neben der mangelnden Attraktivität einen impliziten Bezug zu Armut und Verderben her.[267] Denn das Gesicht der Alten falle ohne Make-Up wie Lumpen in sich zusammen. Da sie selbst noch in der Exodos Ziel des Spotts ist,[268] werden alte Frauen in diesem Stück unabhängig davon, ob sie geschminkt sind oder nicht, offen als hässlich diffamiert. In den *Ecclesiazusae* werden die alten Frauen ebenso scharf verunglimpft: eine sei von Blasen übersät; außerdem werden sie mit der Spukgestalt Empusa, Tieren und Leichen verglichen.[269] Aristophanes setzt die Anwendung dekorativer Kosmetik in diesen Beispielen

263 Aristoph. Eccl. 901–905. Vgl. Sommerstein 2007a, 215 zum Augenbrauenzupfen an dieser Stelle.

264 Aristoph. Eccl. 1089–1101.

265 Aristoph. Plut. 1062.

266 Aristoph. Plut. 1063–1065 (Ü L. Seeger, modifiziert): οὐ δῆτ', ἐπεὶ νῦν μὲν καπηλικῶς ἔχει, / εἰ δ' ἐκπλυνεῖται τοῦτο τὸ ψιμύθιον, / ὄψει κατάδηλα τοῦ προσώπου τὰ ῥάκη.

267 Aristoph. Ach. 434.439; Plut. 540.

268 Aristoph. Plut. 1205–1207. Das Wortspiel, mit dem sie beleidigt wird, ist schwer zu übertragen, kann aber auf Haut oder Haar bezogen werden. Denn γραῦς (alte Frau) hat die Nebenbedeutung ‚Haut bzw. Schaum auf der Milch', die oder der sich aber nicht auf einem mit Vorräten gefüllten Krug zeige, sondern darunter, als die Alte den Krug auf dem Kopf trägt. Ob diese Stelle ihre grauen Haare oder ihre faltige Haut oder beides adressiert, bleibt offen, die Beleidigung bezieht sich aber eindeutig auf ihren alten Körper, dessen faltige Haut bereits zuvor hervorgehoben worden ist.

269 Aristoph. Eccl. 1056f.1071–1073. Blasen (φλύκταιναι) werden im *Corpus Hippocraticum* auch als Symptome verschiedener Leiden benannt, sind aber nicht selbst Gegenstand der Behandlung (vgl. z. B. Hippokr. Epid. II 1,1; Nat. Mul. 12,1; Prog. 17,1).

dazu ein, Frauen zu verspotten, die den gängigen Schönheitsvorstellungen nicht (mehr) entsprächen und deshalb auch ihre sexuelle Attraktivität eingebüßt hätten.[270]

Zum Schminken sind im klassischen Griechenland verschiedene Mittel angewendet worden. Am häufigsten wird Bleiweiß (ψιμύθιον) genannt, das eingesetzt worden ist, um Falten zu verdecken, und in der Forschung auch als Mittel gedeutet wird, die Haut aufzuhellen.[271] Seine Verwendung lässt sich nicht nur aus den Schriftquellen rekonstruieren, sondern ist auch archäologisch belegt. Leslie Shear verweist auf die klare Zuordnung von *pyxídes* zu Frauengräbern und beschreibt einige Funde von Bleioxid in solchen Holzschachteln. Rotes Färberkraut (ἔγχουσα – *Alkanna tinctoria*) hat hingegen als Rouge gedient.[272] Beide Stoffe treten bei Aristophanes gemeinsam auf, aber nur die rote Farbe nennen junge Frauen als Mittel der Verschönerung, das sie selbst anwenden.[273] Make-Up wird also keineswegs nur von älteren Frauen benutzt, vielmehr weisen die wiederholten Beschränkungen und Kritiken an der Anwendung von Kosmetika und Salben darauf hin, dass sie im historischen Kontext gerade auch unter jungen Frauen offensichtlich üblich gewesen sind, wie auch Ulla Kreilinger hervorhebt: die auf den attischen Vasenbildern dargestellten weibliche Figuren seien in der großen Mehrzahl mit der Schönheitspflege beschäftigt.[274]

Die Verbreitung der Praktiken wird durch einige Rezepte für die Gesichtspflege gestützt, die in der hippokratischen Schrift *De muliebribus II* überliefert sind.[275] Ziel der Behandlung ist eine strahlende Haut ohne Leberflecken, Falten und Sommersprossen. Solche Körperzeichen werden durch die Rezeptsammlung und die Positionierung im Umfeld von anderen Schönheitsmitteln und äußerlich sichtbaren Beschwerden[276] als Problem des Körperäußeren charakterisiert, das es zu behandeln gilt, und auf diese Weise problematisiert. Exemplarisch sei ein Rezept gegen Falten zitiert:

> Folgendes Mittel glättet Falten. Man verreibe Blei in einem steinernen Mörser, gieße Wasser darüber, das einen Monat gestanden hat, und forme Kügelchen daraus.

---

270 Vgl. auch Birchler Emery 2008a, 65f; Birchler Emery 2010, 270, 383f zur Assoziation von Falten und mangelnder sexueller Attraktivität.

271 Aristoph. Plut. 1063–1065; Brulé 2015, 403; Pomeroy 1994, 305f; Sommerstein 2007a, 214. Vgl. auch Aristoph. Eccl. 878f; Lys. 1,14; Xen. oik. 10,2; Grillet 1975, 33–36 zum Gebrauch von ψιμύθιον (*psimýthion*).

272 Shear 1936 (*pýxides*); Pomeroy 1994, 305f (ἔγχουσα; vgl. dazu auch Grillet 1975, 40f).

273 Aristoph. Eccl. 929 (ψιμύθιον, ἔγχουσα); Aristoph. Lys. 48 (ἔγχουσα, Schönheit).

274 Kreilinger 2007, 148, 159. Vgl. auch Lee 2015, 67. Vgl. aber z. B. Smith 2007, 100 zur vereinfachenden Deutung dieses Befundes als Hinweis auf eine geringe Bedeutung von Kosmetika im klassischen Griechenland; Grillet 1975, 116, der Vasenbilder aufgrund der rotfigurigen Technik bei der Rekonstruktion der Schminkpraktiken im klassischen Athen für wenig hilfreich hält. Diese Einschränkung trifft jedoch nur hinsichtlich der konkreten Farbgebung zu, die darauf nicht erkannt werden kann und für die er sich offenbar interessiert.

275 Hippokr. Mul. II 79.81 [= 188.190 Littré VIII p. 368; 370]. Vgl. auch Gal. De comp. med. sec. loc. I 2 [Kühn XII 434]; Grillet 1975, 17 zur Deutung der Stelle.

276 Vgl. Hippokr. Mul. II 77.80.82 [= 186.189.191 Littré VIII p. 366–370] (Mastitis, Haarausfall, Flechten).

> Sobald diese trocken geworden sind, lasse man sie in Olivenöl zergehen und bestreiche damit das Falten tragende Gesicht.[277]

Es zielt auf einen langfristigen, wohl straffenden Effekt, der durch das Auftragen von Blei auf die Gesichtshaut erreicht werden soll. Einerseits erinnert dieses Mittel an die Verwendung von Bleiweiß als Make-Up, das in Parallelquellen belegt ist und ebenso wie dieses Mittel auf die Haut aufgetragen wird. Andererseits unterscheiden beide sich deutlich, denn dem Bleiweiß wird in der Alten Komödie keine dauerhafte, sondern nur eine temporäre Wirkung zugeschrieben.[278] Weil die Problemzonen nur überdeckt werden, bietet seine Verwendung Anlass zum Spott und wird als Täuschung abgelehnt, wie oben gezeigt worden ist. Die Rezepte in *De muliebribus II* sind hingegen nicht in erster Linie darauf ausgerichtet, Makel zu kaschieren, sondern versprechen, diese zu beseitigen. Die Mittel sollen demzufolge nicht nur optisch und auf die Oberfläche der Haut begrenzt wirken, sondern auch ihre tieferen Schichten beeinflussen, so dass Falten geglättet werden. Das Rezept ist also darauf ausgerichtet, den durch die Falten vergrößerten Zwischen_Raum, den Haut und Haar bilden, zu reduzieren, während die Anwendung von Salben und Kosmetika der Haut in erster Linie etwas hinzufügt. Neben diesen konzeptuellen Abweichungen hinsichtlich der Wirksamkeit der Schönheitsmittel teilen aber alle Quellengattungen das Ideal glatter und heller Haut.

Dass die zitierte Stelle zwischen Rezepten zur Hautpflege und Mitteln gegen Haarausfall sowie Flechten steht, davor und danach aber gynäkologische Probleme im engeren Sinne behandelt werden,[279] verdeutlicht den geringen Bezug dieser Passage zum Titel der Schrift. Auch wenn Schönheitspflege, die vor allem auf die Farbe und Beschaffenheit der Haut abzielt, sowohl aus moderner Perspektive als auch dem Quellenbefund zufolge ein weiblich dominiertes Feld zu sein scheint, ist auf die hohe Bedeutung der körperlichen Attraktivität auch der Männer in der griechischen Gesellschaft hinzuweisen. Da schöne Haut insofern für Frauen und Männer gleichermaßen erstrebenswert gewesen ist und beide Geschlechter von Leberflecken, Sommersprossen, Falten und Haarausfall betroffen sein können, sind die Rezepte wohl an Männer wie Frauen gerichtet, obgleich die Einordnung der Passage in eine Schrift über Frauenkrankheiten eine besondere Affinität des weiblichen Geschlechts zu solchen Rezepten impliziert. Die meisten anderen medizinischen Schriften schweigen hinsichtlich der Empfehlung von Schönheitsmitteln, aber in *De ulceribus* werden zur Unterstützung der bei der Heilung von Wunden auftretenden

277 Hippokr. Mul. II 79 [= 188 Littré VIII p. 368], (Ü R. Kapferer, modifiziert mit E. Littré): καὶ ῥυτίδας ἐκτείνει, ἐν θυίῃ λιθίνῃ μολίβδαιναν τρίβειν, καὶ μηνιαῖον ὕδωρ παραχέοντα πλάσαι κυκλίσκους· κἀπειδὰν ξηρανθῶσιν, ἐλαίῳ διεὶς, χρῖε τὸ τὰς ῥυτίδας φέρον πρόσωπον.

278 Vgl. Reitz 2007, 83; Saiko 2005, 43f zu modernen Erkenntnissen über die gesundheitsschädliche Wirkung des Bleioxids.

279 Vgl. Hippokr. Mul. II 79–82 [= 188–192 Littré VIII p. 368–372].

Narbenbildung erweichende Mittel empfohlen, die schöne Narben erzeugten. In einem dieser Rezepte werden beispielsweise Bleiweiß und Olivenöl verwendet.[280]

Während in der Alten Komödie Verunglimpfungen wegen eines unattraktiven Äußeren überwiegen, die auch und gerade mit der Anwendung von dekorativer Kosmetik verbunden werden, wird sie in den überlieferten Tragödien nicht benannt.[281] Sie loben nicht nur die schöne Haut von Frauen, sondern problematisieren auch Situationen, in denen diese nicht gewährleistet ist, ohne die so charakterisierten Frauen jedoch deshalb zu beschimpfen. Als Alkestis im Wissen, dass ihr Tod sehr nah ist, an den Altären im Haus betet, ist ihre Schönheit ungebrochen. Die Haut (χρώς) ist an dieser Stelle die Trägerin einer wohlgestalteten, also schönen Natur der jungen Frau, die durch das Leid und die Angst, die ihr zugeschrieben werden, nicht verloren geht.[282] Sie ist entscheidend für die äußerliche Erscheinung der Alkestis, die an dieser Stelle als sehr gefasst geschildert wird.

Aigeus bemerkt Medeas Notlage hingegen an ihrem Äußeren, denn er fragt, wieso ihre Augen und ihre Haut so abgezehrt seien.[283] Die (zeitweise brüchige) Schönheit dieser Frau wird anhand ihrer Augen und ihrer Haut veranschaulicht, die auf diese Weise als Schönheitsmerkmale hervorgehoben werden. Der Verweis auf die hell strahlende Haut der Medea im Prolog[284] kann insofern auch als Hinweis auf ihre Schönheit gedeutet werden. Diese Bemerkungen in zwei frühen Stücken des Euripides sprechen der Haut eine gewisse Schönheit zu bzw. ab, um Frauen und ihren emotionalen Zustand zu beschreiben. Zwar befinden sich beide in großer Gefahr, die jedoch nur einer von beiden anzusehen ist, während die andere ihre blühende Schönheit bewahrt, obwohl sie tatsächlich bald sterben wird und ein körperlicher Verfall erwartet werden könnte.

Doch auch die Lebenssituation männlicher Helden wird durch die Beschaffenheit der Haut charakterisiert: die Bestrafung des Prometheus setzt ihn ganztägig ungeschützt der Sonne aus, so dass er bei Aischylos „der Haut Blüte […] einbüßt."[285] Seine Hautfarbe (χροιά) verändert sich unter der starken Sonneneinstrahlung in einer negativ bewerteten Weise. Auch Philoktets missliche Lage wird von Pindar anhand seiner Haut illustriert, die kraftlos oder schwach (ἀσθενής χρώς) sei, Dieter Bremer übersetzt: „mit siecher Haut".[286] In den Tragödien weist der Zustand der Haut bei Frauen wie Männern auf die körper-

280 Hippokr. Ulc. 7,1; 21,1; 23,1. Vgl. auch Hippokr. Loc. Hom. 21,1; Vid. Ac. 3,2.4 zur Narbenbildung nach dem Brennen. Vgl. Boardman 1978 zur Deutung narbenförmiger Punkte in der attisch-schwarzfigurigen Vasenmalerei, die sich zumeist an der rechten (ungeschützten) Körperhälfte von Kämpfern finden, als Darstellung von Narben.

281 Grillet 1975, 90f, der dieses Schweigen auf das Fehlen entsprechender Praktiken in den homerischen Epen zurückführt.

282 Eur. Alc. 174f. Vgl. Eur. Med. 1075 zur Assoziation von schöner Haut und Jugend: die weiche Haut (μαλθακὸς χρὼς) von Medeas Kindern erschwert dieser den Abschied.

283 Eur. Med. 689.

284 Eur. Med. 30.

285 Aischyl. Prom. 23 (Ü O. Werner): χροιᾶς ἀμείψεις ἄνθος.

286 Pind. P. 1,55; Bremer 2003.

liche und seelische Verfassung hin und wird vor allem eingesetzt, um eine ungünstige Situation zu veranschaulichen.[287]

Falten hingegen werden in der Tragödie nur Frauen zugeschrieben. So beklagt Hekabe in Euripides' *Troades*, wie wenig ihr alter Körper den neuen Anforderungen des Sklavendaseins gewachsen sei, sie werde mit ihrem faltigen Rücken auf der bloßen Erde schlafen müssen und ihre lumpige Haut mit ebenso lumpiger Kleidung bedecken.[288] Sie bezeichnet ihre Haut als faltig und vergleicht deren Beschaffenheit mit der zerschlissener Kleidung, wie dies auch in Aristophanes' *Plutus* geschieht.[289] Falten tragen als Alterszeichen keinerlei positive Konnotation (wie etwa die grauen Haare)[290] und sind deshalb geeignet, das tiefe Elend der Hekabe vor Augen zu führen. Ähnlich wird das faltige Fleisch der nach dem Tod ihrer Söhne kinderlosen Mütter in Euripides' *Supplices* eingesetzt.[291] Dies sind die einzigen Stellen, an denen die überlieferten Tragödien Falten thematisieren; Sophokles und Aischylos verzichten ganz darauf. Euripides überschreitet diese gattungsbedingte Zurückhaltung jedoch, um das tiefe Elend seiner Protagonistinnen hervorzuheben.

Falten sind also auch in den Tragödien negativ konnotiert und werden mit der Last des Alters assoziiert, dienen aber anders als bei Aristophanes nicht der Bloßstellung der Frauen. Zwar sind in den oben dargestellten Beispielen aus der Alten Komödie stets alte Frauen verunglimpft worden, weil sie Falten haben und versuchen, sie zu überdecken.[292] Aber da sie auch männlichen Gestalten zugeschrieben werden,[293] sind Falten nicht als geschlechtsspezifisches Kennzeichen einzuordnen. Vielmehr verweisen sie auf das Alter der verspotteten Frauen, während die Verwendung von Make-Up ihre Weiblichkeit markiert.[294] Durch diese Kombination von Körperzeichen und -praktiken, die sich auf der Haut zeigen, verstärken sich die – unabhängig voneinander bestehenden – negativen Konnotationen von Falten und Geschminkt-Sein gegenseitig.

Außerdem diffamiert Aristophanes die alten Frauen regelmäßig, indem er die missglückten Versuche, die Alterszeichen mithilfe von Schminke zu überdecken, hervorhebt. Insofern tritt in der Alten Komödie das Problem in den Vordergrund, dass Kosmetik zwar mit dem Ziel eingesetzt wird, schöner zu erscheinen, dieses Ziel jedoch nur in den seltensten Fällen erreicht wird. Eine Ausnahme sind junge Frauen, deren natürliche Schönheit die Anwendung von Kosmetika zwar weniger notwendig erscheinen lässt. Aber dem Quellenbefund zufolge gelingt es in erster Linie ihnen, ihre Attraktivität auf diese Weise zu verstärken. Bei älteren Frauen wird jedoch häufig der so erzielte, auffällige und un-

287 Vgl. z. B. auch Eur. El. 1107f.
288 Eur. Tro. 494–497.
289 Vgl. Aristoph. Plut. 1063–1065.
290 Vgl. unten den Abschnitt *Graue Haare* (S. 436–439).
291 Eur. Suppl. 49f.
292 Aristoph. Plut. 1050f.1064f.
293 Aristoph. Plut. 266. Vgl. auch Anakr. fr. 358 PMG [= Athen. XIII 599c].
294 Vgl. auch Aristoph. Eccl. 731, wo ein Mehlsieb metonymisch als ‚geschminkt', weil weiß bepudert, bezeichnet wird. Mehrere Haushaltsgeräte werden personifiziert, das Mehlsieb wird, seinem grammatikalischen Geschlecht entsprechend, mit weiblichem Verhalten assoziiert und so das Schminken als weiblich präsupponiert und reproduziert.

schöne Effekt kritisiert. Außerdem unterstreicht die Aufforderung, die Schminke abzuwaschen, die Künstlichkeit des so erreichten Eindrucks. Aristophanes reflektiert also in seinen Invektiven nicht nur die zeitgenössischen Praktiken und negativen Einstellungen gegenüber älteren Frauen, sondern auch die Vergänglichkeit der durch Hautpflegepraktiken erreichten Effekte. An diesen Stellen zeigt sich der zeitliche Zwischen_Raum, den die inhärente *dýnamis* der Haut und die Praktiken, die auf sie wirken, eröffnen: die Anwendung dekorativer Kosmetika birgt einerseits das Potential, das eigene Aussehen zu verbessern. Andererseits besteht jedoch die Gefahr, bloßgestellt zu werden, weil die so erzielten Veränderungen keineswegs dauerhaft sind.

Das Schminken wird in den untersuchten Quellen ambivalent bewertet. *Zum einen* wird es problematisiert, indem es mit illegitimen sexuellen Handlungen verbunden und als Täuschung bewertet wird. Da es als weibliches Verhalten markiert und vor allem älteren, unattraktiven Frauen zugeschrieben wird, ist es im Rahmen der griechischen Geschlechterhierarchie wenig angesehen. *Zum anderen* belegen die verschriftlichten und archäologischen Zeugnisse, dass die Verwendung von Make-Up im klassischen Griechenland auch unter jüngeren Frauen verbreitet gewesen ist. Insgesamt spiegelt der Befund eine moralisierende – und durch die eigenen erotischen Präferenzen gelenkte – männliche Perspektive auf eine vornehmlich von Frauen ausgeübte Praxis,[295] deren Alltäglichkeit durch die wiederholte Abwehr ihr gegenüber unterstrichen wird. Dieses Fazit fokussiert die Geschlechterdifferenz und das Alter, weil die untersuchten Quellen aus dem 5. und frühen 4. Jh. v. Chr. diese Differenzkategorien explizit mit dem Schminken verbinden. Denn während das Salben durchaus als fremde Sitte markiert und eine Ablehnung auf diese Zuschreibung zurückgeführt werden kann,[296] fehlen entsprechende Hinweise für schmückende Kosmetika.

Im Gegensatz zu dieser Schlussfolgerung heben einige Forschungsbeiträge die Assoziation des Schminkens mit orientalischen Sitten hervor und führen seine negative Konnotation darauf zurück.[297] Diese Positionen basieren auf einer breiteren Quellenbasis, die einen längeren Zeitraum abdeckt. Indem Zeugnisse, die im Verlauf mehrerer Jahrhunderte entstanden sind, nebeneinandergestellt werden, geht jedoch die Differenzierung verloren, die die vorliegende, enger begrenzte Studie leisten kann. Die untersuchten Quellen sind unabhängig von einer Verknüpfung des Schminkens mit fremden Sitten durch eine ambivalente, aber eher negative Perspektive auf diese Praxis geprägt, so dass die Bedeutung eines solchen Zusammenhanges in den Hintergrund tritt. Besonders auffällig ist Herodots Zurückhaltung. Da er nicht vom Schminken im engeren Sinne berichtet,[298] bewertet er es auch nicht, während Xenophon, der nur wenig später reist und schreibt,

295 Vgl. auch Lee 2015, 67, 259 Anm. 118.

296 Vgl. Eur. Bacch. 235.240; Or. 1112.1184–1189.

297 Vgl. z. B. Grillet 1975, 97–100; Lee 2015, 68. Vgl. aber Saiko 2005, 337, die die geschlechtsspezifische Bewertung des Schminkens betont.

298 Vgl. aber Hdt. IV 191,1; 194,1; VII 69,1; VIII 27,3f zum Einreiben des Körpers mit farbigen Substanzen, das aus griechischer Perspektive jedoch deutlich von dekorativer Kosmetik zu unterscheiden ist, wie sie die Griechinnen nutzen.

diesen Aspekt bei der Darstellung der medischen Schönheitspflege explizit thematisiert. Er berichtet, wie beeindruckt der junge Kyros von der geschminkten Erscheinung seines medischen Großvaters gewesen sei.[299] Da er an dieser Stelle auf eine explizite Bewertung verzichtet, kann sie seiner Kritik an der Verwendung dekorativer Kosmetika als Täuschung im *Oeconomicus* gegenübergestellt werden. Denn erst eine Lesart der Stellen, wie Lee sie vorschlägt, verbindet die Abwertung des Schminkens mit den Fremden: sie zieht dieses Beispiel ebenso wie Herodots Berichte über die Körperbemalungen der Maxyer, Gyzanten und Aithiopen[300] als Beleg für die Assoziation von Schminken und barbarischen Sitten heran und führt die negative Konnotation der Praxis neben der geschlechtsspezifischen Zuordnung auch auf diese Verbindung zurück.[301] Während Xenophon und Herodot jedoch vor allem berichten, was bei anderen üblich ist, trägt Lees Lesart die Abwertung von außen an diese heran.

Die um 400 v. Chr. verfassten *Dissoi Logoi* betonen hingegen die spezifische Bewertung des Schminkens in unterschiedlichen Kontexten: bei Frauen und Persern sei es anerkannt, für griechische Männer sei es hingegen unangemessen.[302] Indem diese Gegenüberstellung die Kategorien Geschlecht und Herkunft verschränkt, bezieht sie die negative Bewertung dekorativer Kosmetik nur auf die griechischen Männer und wertet ihre Anwendung als fremde Sitte nicht explizit ab. Diese zeitgenössische, differenzierende Sichtweise unterstreicht den Helleno- und Androzentrismus der Quellen und Forschungsbeiträge, die eine pauschale Geringschätzung des Schminkens postulieren, obwohl diese auf freie, griechische Männer begrenzt ist.

Baden und Salben in intimen und familiären Beziehungen

Wie der Abschnitt zur Kosmetik gezeigt hat, ist die Beschaffenheit der Haut ein wichtiges Schönheitsmerkmal von Frauen, das ihre äußerliche Erscheinung prägt. Die starke Verbreitung des Badens im klassischen Griechenland ist in diesem Kapitel bereits mehrfach betont worden und zeigt sich auch in Berichten über das Bad der Göttinnen vor dem Paris-Urteil, mit dem Aphrodite, Athene und Hera sich für den Wettstreit, wer die Schönste sei, hergerichtet haben.[303] Außerdem ist das Bad von Braut und Bräutigam eine unverzichtbare Vorbereitung auf die Hochzeit.[304] Es wird nicht nur auf Vasenbildern dargestellt,[305] sondern auch in der Tragödie eingesetzt, um an vergangene, glücklichere Zeiten zu erinnern. So sprechen die Okeaniden zum gefesselten Prometheus darüber, wie

299 Xen. Kyr. I 3,2. Vgl. auch Llewellyn-Jones 2015, 227 zum Schminken im Achämenidenreich.
300 Vgl. Hdt. IV 191,1; 194,1; VII 69.
301 Lee 2015, 68.
302 Dialex. 2.6.15.24.
303 Eur. Andr. 285f; Hel. 676–678. Vgl. Wickert-Micknat 1982, R58 zur erotischen Ausstrahlung, die solche Bäder dem Mythos zufolge erzeugen.
304 Z. B. Aischyl. Prom. 555–557; Aristoph. Pax 843; Eur. Hec. 611f; Herc. 482; Iph. T. 818.
305 Hartmann 2002, 86; Kreilinger 2007, 134–144.

sie bei seinem Brautbad und bei seiner Hochzeit gesungen haben.[306] Neben diesen positiven Erinnerungen wird mehrfach beklagt, dass junge, unverheiratete Menschen, die dem Tode geweiht oder bereits verstorben sind, kein Brautbad erhalten werden oder haben. Auf diese Weise wird unterstrichen, dass ihnen ein erfülltes Leben versagt geblieben ist. Das Brautbad wird dabei auf männliche wie weibliche Figuren bezogen. Die Unmöglichkeit ihren Kindern ein Brautbad zu bereiten, beweinen z. B. Hekabe und Megara.[307] Diese Klagen unterstreichen sowohl die Bedeutung des Bades im Kontext der Eheschließung,[308] als auch deren Bedeutung für die Eltern der Heiratenden.[309] Denn es ist nicht nur der Tod der Kinder selbst, der hier beweint wird, sondern auch seine mittelbare Folge, dass sie nicht dazu beitragen werden, den Fortbestand der Familie auch in der nächsten und übernächsten Generation sicherzustellen. Indem das Brautbad als *pars pro toto* für die Hochzeit steht, wird eine implizite Verbindung zum Hauptzweck der Ehe im klassischen Griechenland hergestellt: zur Hervorbringung legitimen Nachwuchses. In der Forschung werden diese mit der Hochzeit verbundenen Riten entsprechend als fruchtbarkeitsfördernd gedeutet.[310]

Eine solche Interpretation wird in den Quellen jedoch nicht expliziert und beruht insofern auf religionswissenschaftlichen Spekulationen über den sogenannten ursprünglichen Sinn der Riten. Statt sich differenziert mit den Einzelfällen auseinanderzusetzen, suchen diese Ansätze nach universellen Mustern in rituellen Handlungen und religiösen Vorstellungen, die unabhängig von den konkreten Umständen gelten und den Personen, die die Kulte praktiziert haben, nicht unbedingt bewusst gewesen sein müssen. Diese von vornherein stark deutende Betrachtungsweise steht dem Vorgehen in der vorliegenden Studie gegenüber, das den politischen, sozialen und rituellen Bedeutungen nachgeht, die den Praktiken im untersuchten Quellenmaterial tatsächlich zugeschrieben worden sind. Deshalb ist bei der Rekonstruktion ihrer historischen Bedeutungen auf eine solche Engführung der Interpretation zu verzichten: nur weil das Bad für die eng mit Fortpflanzungserwartungen verknüpfte Hochzeit steht, ist es im zeitgenössischen Verständnis noch lange nicht selbst als fruchtbarkeitsfördernd einzuordnen.[311] Eindeutig ist hingegen die enge Verknüpfung von Baden und Sexualität,[312] die auch in anderen Gattungen aufgegriffen wird.

306 Aischyl. Prom. 555–557.

307 Eur. Hec. 611f; Herc. 480–482.

308 Vgl. auch Eur. Iph. T. 24–27.818. Vgl. auch Heckenbach 1913, 2129; Vérilhac / Vial 1999, 293–295 zur hohen Bedeutung des Brautbades im Kontext der Hochzeit; Hartmann 2002, 86, deutet den archäologischen Befund von Loutrophoren als Grabbeigaben für Unverheiratete analog.

309 Vgl. auch Eur. Med. 1026; Phoen. 347f.

310 Vgl. z. B. Ginouvès 1962, 421f; Onians 1988, 229f; Vérilhac / Vial 1998, 294.

311 Vgl. auch Grundmann 2014 zu einer umfassenden Kritik an der Forschungstendenz, allen möglichen Riten Fruchtbarkeit als Zweck zuzuschreiben, sobald Frauen daran beteiligt sind, und zur daran anschließenden Problematisierung der Suche nach sogenannten ursprünglichen Bedeutungen von Kulthandlungen.

312 Vgl. auch Wöhrle, der diesen Aspekt allerdings mit einem „kultisch-rituellen Charakter" (Wöhrle 1996, 152) des Brautbades verschränkt sieht. Vgl. auch Erdmann 1979 [1934], 253; Heckenbach 1913, 2130; Kreilinger 2007, 126–143, die es als rituelle Reinigung deuten.

So scheint es Herodot zufolge bei Makedonen und Persern für Frauen üblich gewesen zu sein, sich vor dem Geschlechtsverkehr zu reinigen. Diese Sitte nutzt der makedonische Königssohn Alexandros, um den Forderungen der persischen Gesandten nach intimem Kontakt zu den Frauen der Makedonen mit einer List zu begegnen: er verspricht ihnen die Frauen zwar, zuvor gehen diese aber hinaus, um sich zu waschen (λούω), und werden durch bartlose, also junge[313] Männer ersetzt, die ihre Kleider sowie einen Dolch tragen und die Perser töten, sobald diese versuchen, sie zu berühren.[314] Das Baden und Zurechtmachen für den Sexualverkehr erscheint in dieser Episode als geteilte und normalisierte Praxis von Makedonen und Persern, so dass die List unter diesem Vorwand gelingen kann. Außerdem handelt es sich um ein Beispiel für eine Verbindung von Haut und Haar, die jedoch weder physiologisch oder materiell noch inhaltlich zu begründen ist: das Baden der Frauen und die Bartlosigkeit der Männer werden scheinbar zufällig gemeinsam thematisiert, so dass diese Stelle für die vorliegende Studie in mehrfacher Hinsicht relevant ist.

Von den Babyloniern und Arabern berichtet Herodot hingegen, sie reinigten sich üblicherweise am Morgen nach dem Geschlechtsverkehr mit einer Räucherung und einem Bad.[315] Bei der Darstellung der ägyptischen Reinheitsgebote expliziert Herodot das Verhältnis von Kult und Sexualität:

> Und daß man auf heiligem Boden keinen Umgang mit Frauen hat und auch nicht ungewaschen, wenn man bei einem Weib gelegen, das Heiligtum betritt, darauf haben sie zuerst streng gehalten.[316]

Er betont an dieser Stelle nicht nur die Vorreiterrolle der Ägypter, sondern offenbart auch eine androzentrische und heteronormative Perspektive: die kultische Unreinheit der Ägypter entsteht nach dieser Darstellung, wenn sie mit Frauen Geschlechtsverkehr haben. Andere Praktiken und die kultische Reinheit der Ägypter*innen* sind nicht gemeint, falls der Stelle keine homoerotische Lesart übergestülpt werden soll. Unabhängig davon, ob die Reinigung vor oder nach dem Geschlechtsverkehr erfolgt, werden Baden und Sex in all diesen Fällen eng verbunden.[317] Vor diesem Hintergrund und mit Blick auf die Bedeutung der Praktiken im konkreten historischen Kontext kann das Brautbad also auch als Vorbereitung auf den ersten ehelichen Geschlechtsverkehr gedeutet werden.

Außerdem wird auch das Salben mit der Hochzeit verbunden, so berichtet Strepsiades in den *Nubes* vom Krokusöl, nach dem seine Braut in der Hochzeitsnacht gerochen

313 Vgl. zu Bartwuchs und Alter oben S. 47–50, 53–57 und unten S. 446–448.

314 Hdt. V 20. Vgl. auch Kreilinger 2007, 125, die die Stelle ebenfalls als Hinweis auf entsprechende Praktiken in Makedonien deutet.

315 Hdt. I 198,1. Gruen 2011, 83 schließt aus dieser Formulierung, dass diese Praktiken von den Griechen übernommen worden seien. So auch Eitrem 1915, 80. Vgl. auch Fehrle 1910, 26–29 für Parallelstellen aus späterer Zeit.

316 Hdt. II 64,1 (Ü W. Marg): καὶ τὸ μὴ μίσγεσθαι γυναιξὶ ἐν ἱροῖσι μηδὲ ἀλούτους ἀπὸ γυναικῶν ἐς ἱρὰ ἐσιέναι οὗτοι εἰσὶ οἱ πρῶτοι θρησκεύσαντες.

317 Vgl. auch Kilmer 1993, 89–97 zur Verknüpfung von Baden und Sex in der attisch-rotfigurigen Vasenmalerei.

habe, während im *Plutus* die Klage geäußert wird, aufgrund der Armut fehle selbst das parfümierte Öl für die Braut.[318] Doch das Salben dient nicht nur in dieser einen Nacht der Vorbereitung des Geschlechtsverkehrs, sondern wird dem Zeugnis der Alten Komödie zufolge von Frauen als unabdingbare Voraussetzung des Aktes angesehen. So hält Myrrhine ihren unter dem Sexstreik leidenden Mann in Aristophanes' *Lysistrata* über etliche Verse hinweg hin, indem sie verschiedene Utensilien herbeiholt, die notwendig seien, bevor sie auf das Begehren ihres Mannes eingehen könne. Als letztes bringt sie das richtige und wohlriechende Öl, mit dem der Kopf zu parfümieren sei.[319] Mit einem ähnlichen Argument erweist Praxagora ihre Treue: trotz ihrer nächtlichen Abwesenheit sei es ausgeschlossen, dass sie ihren Mann betrogen habe, schließlich sei ihr Kopf nicht gesalbt und ohne diese Vorbereitung sei sie nicht zum Sex bereit.[320] Diese Stellen unterstreichen, dass nicht nur die Haut, sondern auch und gerade die Haare gesalbt worden sind.[321] Außerdem veranschaulichen sie die Tendenz der Alten Komödie das sexualisierte Salben in erster Linie auf Frauen zu beziehen: *Lysistrata* zufolge tun sie es, um den Männern zu gefallen, denn der gesalbte, gut riechende Körper steht in den Komödien für Jugend und sexuelle Attraktivität.[322] In diesem Kontext sind Baden und Salben explizit auf eheliche wie außereheliche Kontakte bezogen.

Das Baden wird außerdem im Rahmen familiärer Beziehungen thematisiert, in denen die Sexualisierung der Praxis zugunsten ihrer Funktion für die innerfamiliäre Sorge und bei Bestattungsriten zurücktritt. Denn das Baden gehört in Griechenland zu den Annehmlichkeiten, die dem *oĩkos* zugeordnet sind. In den *Dissoi Logoi* wird zwar auf die nach Geschlechtern getrennte Durchführung dieser alltäglichen Praxis im klassischen Griechenland hingewiesen: Frauen badeten daheim, Männer hingegen in der *palaístra* oder dem *gymnásion*.[323] Die Parallelzeugnisse, in denen auch Männer zuhause gebadet werden, erwecken jedoch eher den Eindruck, ihnen seien verschiedene Möglichkeiten nebeneinander zugänglich gewesen, während Frauen auf den *oĩkos* beschränkt worden seien. Dort werden Kinder, Geschwister und Eltern gebadet bzw. es wird problematisiert, wenn eine solche Versorgung der Lieben unterbleibt. So zieht der verstoßene Sohn des korinthischen Tyrannen Periandros wie ein Bettler in der Stadt herum, ist vor Hunger erschöpft und ungewaschen (ἀλουσία).[324] Neben der Versorgung mit Nahrung scheint also die Möglichkeit zur Körperpflege eines der Grundbedürfnisse zu sein, die im *oĩkos* befriedigt werden.

318 Aristoph. Nub. 51; Plut. 529f.

319 Aristoph. Lys. 938–947.

320 Aristoph. Eccl. 524–526. Vgl. zur Assoziation von Salben und Sexualität auch Aristoph. Ach. 1059–1066; Eccl. 841f; Lys. 47–50; Pax 859–862; Plut. 1020. Vgl. auch Kilmer 1993, 81–89, der auf die mögliche Funktion von Öl als Gleitmittel aufmerksam macht. Er deutet die Ölfläschchen auf Vasenbildern mit sexualisierter Stimmung jedoch vereindeutigend als Hinweise auf Analverkehr, als seien Gleitmittel nicht auch bei anderen Praktiken einsetzbar.

321 Vgl. auch Mehl 2011, 156–160.

322 Vgl. auch Lee 2015, 66; Lilja 1972, 64–69, 82.

323 Dialex. 2,3.

324 Hdt. III 52,3.

Denn Periandros hat seinen Sohn nicht nur aus dem Elternhaus verwiesen, sondern auch verboten, dass jemand anders ihn beherberge oder mit ihm spreche, und ihm auf diese Weise den Zugang zu Unterkunft, Nahrung und Körperpflege verwehrt.[325]

Diese Assoziation des Hauses mit der Sorge für das leibliche Wohl zeigt sich auch in den Tragödien. In Euripides' *Orestes* schickt der Protagonist seine Schwester mit der Aufforderung ins Haus, sie möge dort schlafen, essen und baden. So wie er um Elektras Wohlergehen besorgt ist, hat sie zuvor sein vernachlässigtes Äußeres beklagt, weil er in der einen Woche, die seit der Ermordung der gemeinsamen Mutter vergangen ist, nicht gebadet habe. Sie hat ihm auch das Gesicht abgewischt, nachdem er darum gebeten hat.[326] Während in diesem Fall die nunmehr elternlosen Geschwister wechselseitig füreinander sorgen, ist dies an vielen anderen Stellen eine Aufgabe der Eltern und insbesondere der Mutter. Selbst Klytaimnestra, die bekanntlich von ihren Kindern so sehr gehasst wird, dass ihr Sohn sie tötet, beklagt in Euripides' *Electra* das ungepflegte Äußere ihrer Tochter.[327]

Bei Herodot kommt dem Baden auch im Rahmen der Aitiologie des spartanischen Doppelkönigtums eine bedeutende Rolle zu. Nachdem Argeia, die Frau des spartanischen Königs Aristodemos, Zwillinge geboren hat, ergeht ein Spruch der Pythia, beide Söhne sollten Könige werden, der ältere aber solle mehr geehrt werden. Die Witwe des Königs weiß, welcher der Jungen der Ältere ist, verbirgt es aber vor den Spartiaten. Auf den Rat eines Messeniers hin beobachten diese nun genau, ob die Mutter einen der Söhne beim Füttern und Baden bevorzuge. Dies tut sie tatsächlich und entsprechend gilt dieser als der Ältere, dem in der Folge mehr Ehre erwiesen wird.[328] Eine chiastische Satzstruktur[329] unterstreicht dabei, dass Baden und Füttern hier als gleichrangige Zeichen der Mutterliebe angesehen werden. Indem die Witwe des Königs als treu sorgende Mutter dargestellt wird, die sich selbst um ihre Kinder kümmert und keine Amme hat, werden Geschlechtervorstellungen über die archaische Zeit vermittelt. Die zwei entscheidenden Tätigkeiten bei der Sorge um kleine Kinder, die hervorgehoben werden, sind Ernährung und Körperpflege. Das Baden erscheint auf diese Weise als eines der Grundbedürfnisse der Menschen. Auch in klassischer Zeit werden Baden und Stillen als zentrale mütterliche Tätigkeiten dargestellt, z. B. in der ersten Rede des Lysias:

> Nachdem unser Kind geboren war, wurde es von seiner Mutter gestillt. Damit diese aber nicht jedes Mal, wenn sie es waschen musste, beim Herabsteigen auf der Treppe in Gefahr geriet, zog ich nach oben, die Frauen wohnten unten.[330]

325 Hdt. III 50,3; 52,1.

326 Eur. Or. 301–303.41f.226.220.

327 Eur. El. 1107f.

328 Hdt. VI 52,1–7.

329 Hdt. VI 57,6f: ὁκότερον τῶν παιδίων πρότερον λούει καὶ σιτίζει, [...] τὸν πρότερον καὶ σίτουσι καὶ λουτροῖσι [...].

330 Lys. 1,9 (Ü I. Huber): ἐπειδὴ δὲ τὸ παιδίον ἐγένετο ἡμῖν, ἡ μήτηρ αὐτὸ ἐθήλαζεν· ἵνα δὲ μή, ὁπότε λοῦσθαι δέοι, κινδυνεύῃ κατὰ τῆς κλίμακος καταβαίνουσα, ἐγὼ μὲν ἄνω διῃτώμην, αἱ δὲ γυναῖκες κάτω.

In der Forschung findet diese Stelle vor allem aufgrund der Implikationen für die Aufteilung der Räume in einem attischen *oĩkos* und der Diskussion über die sogenannte orientalische Abgeschlossenheit der Frau im klassischen Athen Beachtung,[331] aber das Baden des Kindes als solches wird kaum beachtet. Die zitierte Äußerung stellt die Reinigung von Säuglingen und Kleinkindern durch Baden als übliche Praxis dar, die als Legitimation für eine vor Gericht erklärungsbedürftige Aufteilung der Räume dient.

Die mütterliche Sorge für das körperliche Wohl wird auch in der Alten Komödie reflektiert. In Aristophanes' *Lysistrata* versucht ein Ehemann seine Frau während des Sexstreiks der Griechinnen zurück nach Hause zu locken, indem er ihr kleines Kind als Druckmittel einsetzt: sein Vorwurf, das Kind sei schon seit sechs Tagen nicht mehr gestillt und gebadet worden, weist diese Aufgaben einseitig seiner Gattin zu, die so als schlechte Mutter erscheint, weil sie ihr Kind vernachlässige.[332] Das Baden wird in diesem Kontext direkt nach der unverzichtbaren Ernährung genannt,[333] so dass seine Bedeutung für die Kinderpflege hervorgehoben wird. Indem es als Verpflichtung der Mutter angesehen wird, das Kind zu waschen, wird nicht nur das enge Verhältnis der beiden zueinander unterstrichen, sondern das Baden auch als Tätigkeit markiert, die üblicherweise von Frauen ausgeführt worden ist.

Dieser Eindruck wird durch weitere Aspekte bestärkt: *erstens* sind es schon in den homerischen Epen und auch auf attischen Vasenbildern Frauen, die das Wasser holen.[334] Angesichts der starken Verbreitung des Bades und anderer Anwendungsmöglichkeiten des Wassers gilt das Wasserholen auch in der Forschung zum klassischen Griechenland als bedeutender Teil der täglichen Arbeit von Frauen unterschiedlichen Status'.[335] In den überlieferten Tragödien wird diese Tätigkeit jedoch mit Unfreien assoziiert. Außerdem heben sowohl Euripides als auch Herodot den Statusverlust von Königstöchtern hervor, indem sie sie beim Wasserholen zeigen.[336] *Zweitens* ist es in den Tragödien sowohl auf griechischer wie auf trojanischer Seite Aufgabe der Frauen der Familie, einen Toten zu baden und für die Bestattung herzurichten.[337] Nur im Krieg übernehmen Männer ausnahmsweise diese Verpflichtung und zwar nur in Situationen, in denen sie besonders großmütig agieren.[338]

331 Vgl. z. B. Carey 1989, 68; Huber 2004, 243; Morgan 1982; Schnurr-Redford 1996, 93; Wopert 2001. Vgl. auch Wagner-Hasel 1989 für eine kritische Evaluation dieser Forschungsdebatte.

332 Aristoph. Lys. 880f.

333 Vgl. auch Aristoph. Lys. 19; Eur. Ion 1492f für eine ähnliche Aufgabenbeschreibung.

334 Wickert-Micknat 1982, R56 (Homer); Kreilinger 2007, 119–121; Pfisterer-Haas 2002 (Vasen).

335 Kreilinger 2007, 119f; Reuthner 2013, 116–123; Schnurr-Redford 1996, 134, 304 Anm. 322f.

336 Eur. El. 55f.140; Hec. 609f.780; Hdt. III 14,2.

337 Vgl. z. B. Eur. Hec. 611f; Phoen. 1319; Soph. Ant. 898–901; Oid. K. 1599.1602f zu Frauen, die Tote baden. Vgl. Griffith 1999, 276 zur Erläuterung dieser geschlechtsspezifischen Aufgabenzuteilung.

338 Vgl. z. B. Eur. Suppl. 765f: Theseus hat das Waschen der Feldherren übernommen und überreicht den Frauen nur ihre Gebeine; Eur. Tro. 1151f: der griechische Herold hat Hektors Sohn gewaschen; Soph. Ai. 1405: Teukros, der seinen Bruder Ajax bestattet, hat ihn zuvor gebadet.

Drittens sind es ebenfalls schon bei Homer und auf den Vasenbildern Frauen, die auch Lebenden das Bad richten und es ausführen,[339] wie sich auch in den untersuchten Quellen zeigt: so erwähnt Herodot beispielsweise dieses Orakel über das Schicksal Milets: „Deine Gattinnen waschen die Füße langlockigen Männern[...].“[340] Diese Formulierung deutet er mit Bezug auf die Folgen des Ionischen Aufstandes. Nachdem die Stadt von den Persern erobert worden ist, ist der Großteil der Männer gefallen, die Frauen und Kinder aber sind versklavt worden. Herodot zufolge hat sich das Orakel damit erfüllt, denn die Perser seien jene langhaarigen Männer.[341] Das Waschen der Füße gilt ihm wohl als Tätigkeit von Sklavinnen, auch wenn er diese Zuordnung weder erläutert noch kommentiert. Indem das Wasserholen und das Baden in den zitierten Beispielen nicht nur als weibliche Tätigkeiten gefasst, sondern auch mit dem Status von Unfreien verbunden werden, dienen diese Praktiken der Markierung von Hierarchien.

Eine Stelle aus Aristophanes' *Vespae* kann von diesem Befund ausgehend ambivalent gelesen werden. Philokleons Tochter wäscht ihn und salbt ihm die Füße, als er nach Hause kommt. Einerseits repräsentieren diese Handlungen ihr hierarchisches Verhältnis. Andererseits hat er zuvor zu Gericht gesessen und bringt seinen Sold mit, den sie ihm bei dieser Gelegenheit entwendet.[342] Die durch das Bad ausgedrückte Wertschätzung richtet sich also weniger auf den Vater als auf das Geld, so dass auch eine etwaige Unterordnung wenig plausibel ist bzw. nur zum Schein erfolgt. Diese Begrüßung, bei der der Vater gereinigt und gepflegt wird, kann außerdem als Parodie des Bades als Begrüßungsritual gedeutet werden, wie es im Mythos überliefert ist.

Das Bad ist als Form, Gastfreunde zu begrüßen, im homerischen Epos und archäologisch bezeugt,[343] aber in den Tragödien nur wenig präsent.[344] Beispielsweise begrüßen die Schwestern Helena und Klytaimnestra ihre Ehemänner beim Wiedersehen nach dem Trojanischen Krieg mit einem Bad. Beide Szenen sind jedoch nicht als typische Rückkehr des geliebten Gatten ins Heim angelegt. Denn in Euripides' *Helena* begrüßt die Protagonistin Menelaos in der Fremde, um mit ihm zu fliehen. Beide wollen also nicht an dem Ort bleiben, an dem sie einander wiedergefunden haben. Zuvor aber lädt Helena Menelaos zu einem Bad in das Haus ein, bei dem sie ihm behilflich sein wird und bestätigt im Anschluss, dass seiner Haut ein lang erwartetes Bad in reinem Flusswasser gegeben worden sei.[345] Diese Stelle zeigt das Bad nicht nur als Begrüßungsritual und bestätigt den expliziten Bezug dieser Körperpraxis zur Haut, sondern kann auch als Hinweis auf die

339 Wickert-Micknat 1982, R57f (Homer); Kreilinger 2007, 119–121 (Vasen). Vgl. auch Ginouvès 1962, 159–173.

340 Hdt. VI 19,2 (Ü J. Feix): σαὶ δ' ἄλοχοι πολλοῖσι πόδας νίψουσι κομήταις [...].

341 Hdt. VI 19,1–3. How / Wells 1928b, 71 verweisen zum Beleg der langen persischen Haartracht auf die Statuen in Persepolis; Scott 2005, 116 nennt die Grabinschrift des Aischylos (Athen. XIV 627a), in der die Meder als dichtgelockt (βαθυχαιτήεις Μῆδος) charakterisiert werden.

342 Aristoph. Vesp. 607–609.

343 Wagner-Hasel 2000a, 112–117. Vgl. auch Laser 1983, S138–148; Wöhrle 1996, 26.

344 Vgl. z. B. Eur. Alc. 546–548.747–758 zur Bewirtung des Herakles im trauernden Haus des Admetos, bei der das Bad jedoch nicht als Begrüßungsritual genannt wird.

345 Eur. Hel. 1296f.1383f. Vgl. auch Eur. Ion 1174 zu νίπτρον (Wasser zum Waschen).

bevorstehende Erneuerung der Ehe von Helena und Menelaos gedeutet werden. Denn wie Kaimio ausführt, wird über den Bezug auf Haut und Bad die Intimität adressiert, die mit dem Brautbad einhergehe.[346] Denn es bietet nicht nur die Gelegenheit, dem Badenden nahe zu kommen, sondern auch ihn zu berühren. Das Bad, das Helena Menelaos zur Begrüßung bereitet, markiert zwar noch nicht seine endgültige Heimkehr, da sie sich in Ägypten befinden, führt aber das Paar zusammen und weist insofern über die Bedeutung als reines Begrüßungsritual hinaus.

Agamemnon hat sich bei seiner Ankunft in Mykene wohl eine ähnliche Aufnahme erhofft und folgt Klytaimnestra voller Vertrauen ins Haus. Doch sie begrüßt ihren Ehemann zwar daheim, wird ihn aber im Bad töten, so dass das Begrüßungsritual auch in diesem Fall keine glückliche Heimkehr abschließt.[347] Als Begrüßungsritual wird das Baden in den überlieferten Tragödien nur in herausgehobenen Ausnahmefällen thematisiert, während in der Komödie auch alltägliche Praktiken in einen vergleichbaren Kontext gestellt und solche Begrüßungsrituale auf diese Weise parodiert werden. Das Bad (λουτρόν) als der Ort, an dem Klytaimnestra ihren Ehemann tötet, wird jedoch nicht nur bei der konkreten Schilderung der Bluttat benannt, die als Vision der Kassandra auf die Bühne gebracht wird, sondern dient auch in anderen Tragödien als Chiffre, die die Umstände von Agamemnons Tod aufruft. So erinnert Orest in den *Choephoroi* an das letzte Bad seines Vaters, das ihm den Tod gebracht habe.[348]

Im Rahmen der Atridensage ist das Bad jedoch auch in anderen Kontexten von Bedeutung, wie sich *erstens* anhand des Brautbades zeigt, mit dem Iphigenie nach Aulis gelockt worden ist.[349] *Zweitens* wird im Kontext ihrer Opferung mehrfach auf die χέρνιψ (*chérnips*) – das Wasser mit dem die Opfernden sich zeremoniell reinigen – verwiesen.[350] Mit diesem Wasser wird außerdem das Opfer besprengt: so trifft es in Euripides' *Iphigenia Taurica* die Haare (χαίτη) derjenigen, die geopfert werden sollen.[351] Orest, der *incognito* in seine Heimat zurückgekehrt ist, um seinen Vater zu rächen, wird *drittens* in verschiedenen Versionen des Mythos von unterschiedlichen Figuren ein Bad angeboten. Das warme Bad (θερμὰ λουτρὰ), das Klytaimnestra ihm in den *Choephoroi* bereitet,[352] erscheint an dieser Stelle als angemessene Begrüßung für einen ankommenden Fremden und steht insofern in einem Spannungsverhältnis zum Bad für Agamemnon, auch wenn dieses hier unbenannt bleibt. Die starke Aufladung des Bades im Rahmen der *Orestie* spiegelt sich auch in seiner ansonsten sehr zurückhaltenden Verwendung bei Aischylos. Denn außerhalb

---

346 Kaimio 2002, 112. Vgl. auch die Ausführungen zum Brautbad oben S. 199f.

347 Aischyl. Ag. 956f.1108–1111.1126–1128.1227–1231.

348 Aischyl. Choeph. 491. Vgl. auch Aischyl. Choeph. 1071; Eum. 460f.633–635; Eur. El. 157.1148; Or. 367.

349 Eur. Iph. T. 24–27.818.

350 Eur. Iph. A. 675.1111.1479.1513; Iph. T. 861. Vgl. z. B. Aristoph. Pax 961.970–972 zum Händewaschen vor dem Opfer. Vgl. Burkert 2011, 93f, 117 zur Bedeutung des Badens bzw. Händewaschens vor dem Opfer und zur Verwendung der χέρνιψ (*chérnips*) im Opferritual. Vgl. auch Burkert 2011, 124f zum Händewaschen vor dem Gebet.

351 Eur. Iph. T. 438–447.622.

352 Aischyl. Choeph. 670f.

der Trilogie erwähnt er je einmal das Brautbad und das Baden als Entsühnung,[353] so dass der älteste der erhaltenen Tragödiendichter das Bad sehr prononciert zur Markierung der besonderen Blutschuld der Klytaimnestra einsetzt.

In Euripides' *Electra* ist es hingegen Aigisth, der Orest, den er nicht erkannt hat und der ihn alsbald erschlagen wird, ein Bad anbietet, damit er rein am Opfer teilnehmen könne. Doch Orest lehnt dankend ab, er habe sich gerade im fließenden Wasser des Flusses gereinigt.[354] Auch an dieser Stelle kann ein Spannungsverhältnis zwischen dem Badeverhalten von Vater und Sohn beobachtet werden. Denn während Agamemnon das Bad bei seiner Ankunft genommen hat und kurz darauf getötet worden ist, verzichtet Orest darauf und ist es im Gegenzug selbst, der bald töten wird. Diese Stelle illustriert neben der Funktion von Bädern als selbstverständliches Angebot an ankommende Gäste und Fremde auch die Unverzichtbarkeit einer rituellen Reinigung vor Opfern.

Darüber hinaus steht Agamemnons Bad nicht nur als Chiffre für seinen Tod,[355] sondern kann auch als Verweis auf das letzte Bad der Toten[356] verstanden werden, das er unwissentlich vorweggenommen habe.[357] Diese Deutung steht in einem interessanten Spannungsverhältnis zu der von Sophokles' Elektra vorgebrachten Klage, Klytaimnestra habe den Toten nicht mit dem üblichen Bad gereinigt, sondern ihn mit seinem eigenen Blut besprengt, indem sie es von dem über seinen Kopf gehaltenen Schwert abgewischt habe.[358] Denn das Bad, das Agamemnons Tod in unnachahmlicher Weise aufruft, verweist zwar auf die Reinigung der Toten, kann sie aber nicht ersetzen, weil die Art seines Todes ihn in besonderer Weise befleckt hat. Samson Eitrem macht auf eine weitere Bedeutung von λουτρά *(loutrá)* in diesem Stück aufmerksam: so werden sowohl die Grabspenden bezeichnet, die Orest dem Vater darbringen will, als auch jene, die Elektra verhindert, weil sie von Klytaimnestra kommen.[359] Christine Mauduit hinterfragt diese Deutung und argumentiert überzeugend, dass sich auch Soph. El. 434 auf das letzte Bad des Agamemnon beziehe.[360] Die Mehrdeutigkeit des Begriffs trägt auch zu seiner häufigen Verwendung bei, denn er bezeichnet auch die erforderlichen Rituale vor und während der Bestattung, ohne sie in allen Details darzustellen. Die Bezeichnung der Trankspenden als

---

353 Aischyl. Prom. 555–557; Sept. 739.

354 Eur. El. 791–794.

355 Vgl. auch Seaford 1984.

356 Vgl. Mau 1897b, 334f, 344f für einen Überblick über die mit Wasser verbundenen Totenriten; Andronikos 1968, W2–4, W39f zum Baden und Salben der Toten bei Homer und im archäologischen Befund der mykenischen, geometrischen und früharchaischen Zeit.

357 Denniston 1939, 68. Vgl. auch Eur. Alc. 158–160 für Alkestis' letztes Bad, das ähnlich gedeutet werden kann. Die zu beiden Stellen von mehreren Kommentatoren (z. B. Denniston 1939, 68; Seeck 2008, 79) angemerkte Parallele in Plat. Phaid. 115a über Sokrates, der vor seinem Freitod ein letztes Bad nimmt, ist zwar bildungshistorisch interessant, aber für die Interpretation der vorliegenden Stellen aus Tragödien, die vor dieser Episode entstanden sind, wenig relevant. Vgl. auch die folgenden Ausführungen zur Reinigung der Toten vor der Bestattung.

358 Soph. El. 445f.

359 Soph. El. 84.434. Vgl. Eitrem 1915, 117.

360 Mauduit 1994, 141–145.

λουτρόν (*loutrón*) ist jedoch eine spezielle Verwendungsweise, die sich nur in diesem Stück findet,[361] und kann insofern als besondere Hervorhebung des Bades gedeutet werden, das Agamemnon fehlt.

Das Unterbleiben der Totenwaschung wird auch in anderen Kontexten problematisiert. Nachdem Elektra erfahren hat, dass Orest angeblich in Olympia beim Wagenrennen umgekommen sei, klagt sie, auch er habe auf die reinigenden Bäder verzichten müssen.[362] Dieses Beispiel veranschaulicht die Bedeutung des Bades der Verstorbenen im Totenkult, das üblicherweise die Frauen der Familie ausführen.[363] Es werden auch andere Handlungen benannt, aber es scheint, als dürfe das Bad auf keinen Fall fehlen.[364] Trotz dieser Verpflichtung untersagt Kreon in Aischylos' *Septem adversus Thebas*, Sophokles' *Antigone* und Euripides' *Supplices* die Bestattung der Toten, die er als Feinde der *pólis* eingestuft hat. Während seine Befehle sich in diesen Fällen pauschal auf die Trauerriten insgesamt beziehen, verbietet Kreon in Euripides' *Phoenissae* Antigone explizit, Polyneikes ein Bad zukommen zu lassen oder seine Wunden zu versorgen.[365]

Die Totenwaschung, die Kreon an diesen Stellen unterbindet, wird gattungsübergreifend als ebenso unverzichtbar angesehen wie die alltäglichen Bäder, die üblicherweise von freien oder unfreien Frauen hergerichtet und im *oĩkos* durchgeführt worden sind. Familiäre Beziehungen werden in den untersuchten Quellen häufig dargestellt, indem Figuren einander bei der Reinigung und Körperpflege behilflich sind. Das Verhältnis von Eheleuten oder Geschwistern wird auf diese Weise ebenso charakterisiert wie die Beziehungen zwischen Kindern und Eltern. Dabei nimmt die mütterliche Sorge um ihre kleinen oder bereits erwachsenen Kinder eine zentrale Stellung ein. Indem das Baden innerhalb des Hauses verortet und als weibliche Beschäftigung eingeordnet wird, ergibt sich eine komplexe Verflechtung von *oĩkos*, Baden und Weiblichkeit, in die auch das Salben einzubeziehen ist, da insbesondere die Verwendung parfümierter Öle weiblich konnotiert ist. Diese verschiedenen Stränge sind zwar fest miteinander verschlungen, aber durch weitere Elemente zu ergänzen. Denn dass Baden und Salben im griechischen Alltag stark verbreitet gewesen sind, zeigt sich auch und gerade, indem sie ebenso selbstverständlich von Männern angewendet worden sind. Die Assoziation von Baden und Salben mit Weiblichkeit bedingt also keine Exklusivität der Praktiken, sondern ergibt sich einerseits durch die geschlechtsspezifische Arbeitsteilung und andererseits durch den (un-)mittelbaren Bezug der Praktiken zu Erotik und Sexualität. Da diese in den untersuchten Quellen in der Mehrzahl gegengeschlechtlich orientiert sind, stehen dabei aus einer männlichen Perspektive die Rolle und das Verhalten von Frauen im Zentrum.

---

361 Kells 1973, 87: sonst werden sie χοή (*choḗ*) genannt.

362 Soph. El. 1138f.

363 Z. B. Soph. Ant. 898–901. Vgl. auch oben S. 203–206 zur Assoziation von Baden und Weiblichkeit.

364 Vgl. z. B. Soph. El. 52.451f.458.894–896.900f (Haaropfer und Grabspenden); z. B. Soph. Ant. 1201 (Bad, das Polyneikes letztlich gewährt wird). Vgl. auch Finglass 2007, 449 zu weiteren Parallelstellen, die die Bedeutung der Waschung der Toten unterstreichen.

365 Eur. Phoen. 1667–1670.

Kultische Reinheit

Ein weiteres Element des Lebens im klassischen Griechenland, das eng mit dem Baden verbunden ist, sind die Reinheitsanforderungen im kultischen Kontext.[366] So schildert der Autor von *De morbo sacro* die konkreten Praktiken im Kontakt mit dem Göttlichen, für den eine Reinigung unverzichtbar ist.[367] Dieser kultischen Reinheit steht die rituelle Befleckung gegenüber, die durch Geschlechtsverkehr, Geburt, Tod, Krankheit oder Mord hervorgerufen wird.[368] Fortunat Hoessly betont zunächst den materiellen Bezug dieser Befleckung, von dem sie jedoch letztlich unabhängig ist:

> Sie tritt automatisch ein, selbst dann, wenn einmal keine Unreinheit sichtbar sein sollte, und kann nicht einfach wie normaler Schmutz abgewaschen werden, sondern erfordert ein besonderes Reinigungsprozedere, das oft erst nach einer gewissen Zeit wirksam wird.[369]

Diese Rekonstruktion der antiken Vorstellungen verdeutlicht, dass die rituelle Reinigung nur mittelbar auf Haut und Haar bezogen ist, denn die Befleckung bleibt auch nach der Entfernung der physischen Verunreinigung bestehen, die nicht ursächlich mit dem Äußeren des Körpers verbunden ist, sondern vor allem mit Flüssigkeiten, die ihn verlassen. Auch im *Corpus Hippocraticum* steht dieser Aspekt bei den *kátharsis* genannten Prozessen im Vordergrund: sie dienen der Entfernung unerwünschter Stoffe aus dem Körper, beziehen sich aber nur selten auf die Reinigung seiner Oberfläche.[370] Allerdings widersprechen medizinische und religiöse Vorstellungen einander: während Frauen der Geschlechtsverkehr und das Gebären im gynäkologischen Schriftgut als reinigungsförderlich empfohlen wird, gelten diese Vorgänge und die damit verbundenen körperlichen Zustände im kultischen Kontext als unrein.[371] Solche Folgen des sozialen Zusammenlebens tragen also aus medizinischer Perspektive zur Reinigung bei, sind aber aus ritueller Sicht problematisch.

Da sowohl die medizinische als auch die rituelle *kátharsis* die Bewegung vom Körperinneren zum Körperäußeren ins Zentrum der Aufmerksamkeit stellt, hat sie mit Haut und Haar nur sehr wenig zu tun. Zwar behauptet Fritz Graf, „Reinigung besteht immer in Waschung",[372] aber Burkert unterstreicht die Vielfalt der Methoden, von denen einige nicht einmal am Körperäußeren ansetzen, wie z. B. das *pharmakós*-Opfer.[373] Grafs

366 Graf 2007, 112f. Vgl. Wächter 1910 zu den Reinheitsvorschriften im griechischen Kult; Burkert 2011, 122–134; Parker 1983 zur Bedeutung der kultischen Reinigung.

367 Hippokr. Morb. Sacr. 1,46.

368 Hoessly 2001, 45.

369 Hoessly 2001, 46.

370 Staden 2007, 32–34. Vgl. auch Parker 1983, 213–220 zu ritueller und medizinischer *kátharsis*.

371 Föllinger 2007, 16. Vgl. Graf 2007, 113, der mit Bezug auf diese Körperfunktionen die Gegenüberstellung von sozialem Leben und Kontakt mit den Göttern betont.

372 Graf 2007, 106.

373 Burkert 2011, 122–134.

Äußerung kann einerseits als Argument dienen, dass Haut und Haar mit der kultischen Reinigung verbunden sind. Andererseits bewegen sich die religionswissenschaftlichen Deutungen der Praktiken stets von diesem grundlegenden Akt der körperlichen Reinigung weg, um ihren sogenannten ursprünglichen Sinn zu rekonstruieren. Dieses Kapitel fragt jedoch nach den historischen Bedeutungen des Badens im sozialen Miteinander und skizziert im Folgenden exemplarisch die Formen der kultischen Reinheit, die explizit mit dem Baden oder Waschen verbunden werden. Dabei bleiben jene Aspekte außen vor, die in den untersuchten Quellen unbenannt bleiben, wie beispielsweise die Kallynteria und Plynteria, an denen im Rahmen des attischen Festkalenders der Athene-Tempel gereinigt bzw. die Kultstatue gebadet worden ist.[374] Auch auf eine ausführliche Behandlung religiöser Vorstellungen über Befleckung und der Praktiken der Reinigung wird verzichtet, weil die Frage bereits ausführlich in der Forschung untersucht worden ist.[375]

Mangelnde kultische Reinheit wird in den untersuchten Quellen immer wieder problematisiert. Die Tragödien widmen sich mehrfach und häufig an zentraler Stelle den verschiedensten (rituellen) Befleckungen, die μίασμα (*míasma*) genannt werden.[376] Durch den Vatermord und den Inzest sind Oidipus und seine Familie beispielsweise besonders unrein.[377] Außerdem ist Orests Befleckung durch die Ermordung seiner Mutter Klytaimnestra eines der zentralen Themen in Aischylos' *Eumenides*:[378] Obwohl Orest schon mehrfach entsühnt worden ist, sind die Erinyen nicht gebannt, weil seine Hände noch immer nicht rein (καθαρός), sondern mordbefleckt (φόνιος) sind.[379] Es ist zwar die Haut, die bei der konkreten Tat mit Blut besudelt wird und die bei der Entsühnung erneut mit fließendem Blut oder Wasser in Berührung kommt, sie wird aber in diesen Kontexten nicht angesprochen. Denn es steht weniger die körperliche Verunreinigung im Vordergrund, sondern die Vorstellung einer Befleckung im übertragenen Sinne, die allein durch die Entfernung des Blutes nicht überwunden werden kann.[380]

Doch nicht nur solche Taten beflecken, sondern auch der Tod selbst: Apollon fürchtet die Verunreinigung (μίασμα) durch den Tod der Alkestis und verlässt den Ort des

374 Burkert 2011, 347f; Deubner 1969 [1932], 17–22; Goff 2004, 37f.

375 Vgl. z. B. grundlegend Douglas 1985 [1966]; Ginouvès 1962, 233–404; Parker 1983. Vgl. auch Burkert 2011, 122–134; Hoessly 2001; Meinel 2015; Vöhler 2009; Vöhler / Seidensticker 2007. Vgl. Fornaro 2007 für einen Überblick über die Entwicklung der Forschungsdiskussion.

376 Vgl. Meinel 2015 für eine umfassende Studie zum Thema.

377 Soph. Oid. T. 1227f. Vgl. auch Soph. Oid. T. 1012, wo Oidipus sich vor einer Befleckung (μίασμα) durch einen möglichen Kontakt mit seinen vermeintlichen Eltern Polybos und Merope fürchtet.

378 Vgl. z. B. Aischyl. Eum. 281.600. Vgl. Hoessly 2001, 99–149 für eine umfassende Deutung der Befleckung des Orest.

379 Aischyl. Eum. 451f.313–317. Vgl. auch Aischyl. Choeph. 74.968.1059. Vgl. z. B. Soph. El. 603 zu Orests Befleckung bei den anderen Tragikern; Finglass 2007, 278 zur Mehrdeutigkeit von μιάστωρ (*miástōr*) an diese Stelle. Vgl. auch Aischyl. Sept. 738f; Soph. El. 275; Oid. T. 241 zu anderen befleckten Mördern. Vgl. z. B. Eitrem 1915, 93f zur Verbindung von unreinen Händen und der Befleckung durch einen Mord, die durch ein Bad gereinigt werden können.

380 Vgl. auch Burkert 2007, der die in diesem Kontext praktizierten Reinigungsrituale rekonstruiert.

Geschehens, bevor sie stirbt.[381] Eine rituelle Verunreinigung ist also für Gottheiten in besonderer Weise problematisch, trifft aber alle, die mit Toten in Kontakt kommen.[382] Wie Menschen mit dieser Unreinheit umgehen, die von Verstorbenen ausgeht, wird exemplarisch in Euripides' *Alcestis* dargestellt. Der Chor vermutet, Alkestis lebe noch, weil kein Wasserbecken (χέρνιψ) vor dem Haus stehe, mit denen Besucher sich von der Befleckung reinigen könnten.[383] L.P.E. Parker erläutert ihre Funktion: wer ein trauerndes Haus betrete, werde unweigerlich rituell befleckt und könne sich hinterher in dem Wasserbecken die Hände waschen, um sich zu reinigen.[384] Außerdem dient die *chérnips* der Reinigung der Hände vor einem Opfer.[385]

Die enge Verbindung der kultischen Reinigung mit Wasseranwendungen zeigt sich auch in Sophokles' *Aias*, als sich der Protagonist unter dem Vorwand von seinem Zelt entfernt, er wolle zum Strand gehen, damit das Meer ihm als Bad diene, in dem er sich reinwaschen könne.[386] Diese Absicht bezieht sich auf verschiedene Arten von Reinigungen. *Erstens* ermöglicht ein solches Bad, sich das Blut des Viehs, das er im Wahn erschlagen hat, vom Körper zu waschen. *Zweitens* kann dieser Akt auch als rituelle Reinigung von der Schuld gegenüber den Tieren gedeutet werden. Er verweist *drittens* aber auch auf die ungleich schwerere Tat, die Ajax zu verüben meinte: das Hinmetzeln der griechischen Truppen und ihrer Anführer.[387] Der Wahn, der ihn dazu getrieben und seine Sinne vernebelt hat, so dass er die Tiere und nicht die Soldaten getötet hat, ist *viertens* ebenso eine (seelische) Verunreinigung, die möglicherweise durch ein Bad entfernt werden kann.[388] *Fünftens* kann auch dieses Bad als letztes Bad, als vorweggenommene Waschung des Leichnams gedeutet werden, da der große Held sich wegen des Ehrverlusts, den seine Tat herbeigeführt hat, am Strand selbst tötet.

Fragen der rituellen Reinheit werden jedoch nicht nur im Mythos problematisiert, sondern auch in den attischen Gerichtsreden. Beispielsweise ist bei der Überprüfung vor Amtsantritt gegen Euandros vorgebracht worden, er sei nicht in der Lage, als Archon die üblichen Opfer in der geforderten Weise auszuführen, weil er ein Mann sei, „der, wie ihr

---

381 Eur. Alc. 22. Vgl. auch Eur. Hipp. 1437–1439: Athene verlässt Hippolytos, kurz bevor er stirbt, um nicht mit einem Toten in Kontakt zu treten.

382 Vgl. z. B. Soph. Ant. 1042.1044: Kreon behauptet, die Befleckung durch Polyneikes' nicht bestatteten Leichnam nicht zu fürchten.

383 Eur. Alc. 98–100.

384 Parker 2007a, 76. Vgl. auch Mau 1897b, 335.

385 Aristoph. Pax 961.970–972. Vgl. oben S. 206 Anm. 350 zur *chérnips*.

386 Soph. Ai. 654f. Vgl. auch Eur. Iph. T. 1033–1047.1163–1201 als weiteres Beispiel für ein Bad im Meer, das mit dem Erfordernis der (rituellen) Reinheit begründet wird und als Vorwand für eine Täuschung dient.

387 Vgl. Parker 1983, 226f, 229f zur rituell reinigenden Wirkung des Meerwassers.

388 Vgl. Ginouvès 1962, 372; Parker 1983, 208, 215f, 288 zum Wahn, der Reinigung erfordert, und ihrer heilenden Wirkung bei solchen Zuständen. Vgl. z. B. Aristoph. Ran. 1339f zur Vorstellung, schlechte Träume mit Flusswasser abzuwaschen; Aristoph. Vesp. 117 zu Versuchen, mentale Krankheiten durch Reinigungsriten zu heilen. Vgl. auch Hippokr. Morb. Sacr. 1,39f für Kritik an Behauptungen, sie seien bei Epilepsie hilfreich.

wohl wisst, keine sauberen Hände hat".[389] Diese Beschuldigung wird nicht weiter ausgeführt, weil der Redner auf etwas anspielt, das die Anwesenden selbst sehr gut bezeugen können. In Anlehnung an die Befleckungen in der Tragödie ist hier wohl eine (un-)mittelbar von ihm verübte Bluttat gemeint, die jedoch nicht näher benannt wird. In einer anderen von Lysias verfassten Rede wird Andokides vorgeworfen, er habe seine Hände mit dem geweihten Wasser im Heiligtum von Eleusis gewaschen (ἐχερνίψατο ἐκ τῆς ἱερᾶς χέρνιβος).[390] Es ist das letzte Element in einer abschließenden Aufzählung seiner Untaten und fasst die Anmaßung zusammen, die seine Teilnahme an den eleusinischen Mysterien bedeutet, da ein früheres Urteil ihn davon ausgeschlossen hat. An dieser Stelle wird also nicht die mangelnde rituelle Reinheit problematisiert, sondern dieses Element der Mysterien aufgegriffen, um den Frevel des Andokides hervorzuheben, der trotz des Verbotes daran teilgenommen hat.

Während die bisher thematisierten Befleckungen und Reinigungsriten sich auf den griechischen Kontext beziehen, schreiben die untersuchten Quellen auch anderen Völkern ähnliche Praktiken zu. Der Taurer Thoas fragt in Euripides' *Iphigenia Taurica* beispielsweise, ob das Wasser für die weihende Besprengung bereit stehe. Und auch die Perser schreiten mit reinen Händen zum Altar, wie z. B. Atossa in einem Alptraum.[391] Herodot erwähnt bei der Schilderung der Sitten der Perser auch die Verehrung, die sie den Flüssen zuteilwerden lassen. Sie gehe soweit, dass sie sich nicht einmal die Hände darin wüschen (ἐναπονίζω).[392] Der Historiker verweist hier mehr auf ein rituelles Tabu als auf bestimmte Körperpflegepraktiken. Das Verb bezieht er noch ein zweites Mal auf die Reinigung von Extremitäten: der ägyptische König Amasis hat eine goldene Wanne, in der er und seine Gäste sich die Füße waschen.[393] Herodot zufolge reinigen die Lyder außerdem durch Mordtaten Befleckte auf die gleiche Weise wie Griechen.[394]

Diese vereinzelten Äußerungen übertragen die Idee der rituellen Reinheit auf andere Völker und betonen auf diese Weise ihre Ähnlichkeit mit den Griechen. Im Gegensatz zu dieser Tendenz unterstreicht Herodot die besonders stark ausgeprägte Reinlichkeit der Ägypter. Sie zeige sich, indem sie ihr Trinkgeschirr täglich säuberten, stets frisch gewaschene Kleider trügen und die männliche Vorhaut beschnitten. Außerdem forderten die ägyptischen Kulte die Priester mit ihrem gesamten Körper: dass sie mehrmals täglich mit kaltem Wasser badeten, bewertet der Historiker als sehr umfängliches Ausmaß an Körperpflege.[395] In der Forschung wird nicht nur diskutiert, ob diese Äußerungen die

389 Lys. 26,8 (Ü I. Huber): ὃν οὐδὲ καθαρὸν εἶναι τὰς χεῖρας οἱ εἰδότες μεμαρτυρήκασι[…].

390 Lys. 6,52. Vgl. Burkert 2011, 126; Deubner 1969 [1932], 70–76 zur rituellen Reinheit in den Mysterien.

391 Eur. Iph. T. 1190; Aischyl. Pers. 201f.

392 Hdt. I 138,2. Vgl. auch Strab. XV 3,16 zur Rezeption dieser Vorstellung über die persische Verehrung der Flüsse.

393 Hdt. II 172,3f.

394 Hdt. I 35,2. Vgl. dazu Burkert 2007, 42.

395 Hdt. II 37,1–3.

in Ägypten üblichen Praktiken akkurat wiedergeben,[396] sondern auch, welche Motive ihnen zugrunde liegen.[397] Hinsichtlich der Leitfrage, welche historischen Bedeutungen den Praktiken im klassischen Griechenland zugeschrieben worden sind, sind diese Debatten jedoch wenig zielführend. Denn indem Herodot hier hervorhebt, wie wichtig körperliche Sauberkeit in Ägypten ist, grenzt er diese Praktiken in erster Linie von griechischen Handlungsweisen ab – und zwar unabhängig davon, ob sie tatsächlich ausgeübt worden sind und auf welchen Überzeugungen sie möglicherweise beruht haben.

Die Idee der kultischen Reinheit, die nach bestimmten Handlungen gestört und vor Ritualen in besonderer Weise herzustellen ist, wird in den untersuchten Quellen also nicht als genuin griechisch dargestellt, sondern auch einer Reihe anderer Kulturen zugeschrieben, bei denen sie zum Teil auf andere Weise bzw. stärker oder schwächer ausgeprägt ist. Herodot betont dabei die seines Erachtens außergewöhnlichen Praktiken in Ägypten in besonderer Weise, während das Verhalten der Lyder dem der Griechen entspreche. In den Tragödien dominieren zwar griechische Praktiken, aber sowohl auf trojanischer als auch auf persischer Seite finden sich vergleichbare Verhaltensweisen.

Conclusio

Ausgehend von der Darstellung und Problematisierung von Baden und Salben in Aristophanes' *Nubes* ist dieses Kapitel der Frage nachgegangen, welche Bedeutungen in den verschiedenen Gattungen mit beiden Praktiken verbunden worden sind. Wichtigstes Ergebnis dieser Untersuchung ist ihre umfassende Normalisierung: einerseits werden Baden und Salben nicht nur im *Corpus Hippocraticum* als selbstverständliche und alltägliche Teile der Lebensführung aufgegriffen und zur Behandlung von Krankheiten eingesetzt, sondern auch in den anderen untersuchten Quellengattungen häufig thematisiert. Dabei treten bestimmte Aspekte durch den Überlieferungszufall in den Vordergrund, wie beispielsweise Agamemnons letztes Bad, das als Chiffre für seinen Tod steht, oder die Assoziation gesalbter Haare und geschminkter Haut mit dem Ehebruch. Andererseits werden ebenso verbreitete Praktiken, wie das Baden in verschiedenen Kulten oder die Verwendung der *strigilis* nach dem Salben, kaum thematisiert.

Dieser Befund beruht auch auf der Tendenz insbesondere der Tragödiendichter, Gerichtsredner und Historiker, jene Aspekte hervorzuheben, die unerwartet, weniger bekannt oder problematisch sind. Die Parallelzeugnisse im medizinischen Schriftgut und in der Alten Komödie sowie der archäologische Befund belegen aber die starke Verbreitung von Baden und Salben, so dass die Problematisierung bestimmter Aspekte zwar den

396 Vgl. Lloyd 1976, 165–167; Lloyd 2007, 264f zur Bewertung dieser Äußerungen angesichts des ägyptischen Parallelbefundes und der ägyptologischen Forschungsliteratur.

397 Während Wöhrle 1996, 35 beispielsweise meint, bei Herodot fehlten hygienische Motive, deutet Meyer 2016, 177 die Beschneidung als hygienische Maßnahme. Vgl. Meyer 2016, 177f für einen Überblick über weitere Forschungspositionen zu dieser Frage. Vgl. auch Stolberg 1998 für einen Überblick über die historische Entwicklung des Verhältnisses von Sauberkeit und Gesundheit.

spezifischen Blick einzelner Quellen auf sie lenkt, aber kein grundsätzliches Argument liefert, daran zu zweifeln, dass sie üblich gewesen sind. Eher noch unterstreicht das Fehlen beständiger Hinweise auf diese Alltagspraktiken ihre Ubiquität, weil das Normale und Selbstverständliche in solchen Schriftquellen nur äußerst selten expliziert wird. Deshalb tritt die Anwendung von Baden und Salben unter besonderen Umständen in den Vordergrund. Sie sind nicht nur Methoden, Krankheiten zu behandeln, und Hilfsmittel bei der Tötung von Menschen, sondern bei verschiedenen Völkern auch spezifisch ausgeprägt. Im klassischen Griechenland stehen sie vornehmlich für ein gutes Leben und werden eng mit Erotik und Sexualität assoziiert. Vor allem das Baden wird außerdem mit der kultischen Reinheit und Bestattungsriten verbunden.

Auf diese Weise erlangen so normale Verrichtungen wie Baden und Salben in den untersuchten Quellen politische, soziale und rituelle Bedeutungen, die das spezifische Miteinander in den griechischen *póleis* geprägt haben: Männer baden und salben sich gemeinsam nach dem Training im *gymnásion*, so dass beide Praktiken *erstens* auf das Verhältnis gleichrangiger Bürger untereinander bezogen sind. Dieses Verhalten steht im Kontrast dazu, dass Frauen üblicherweise im *oĩkos* gebadet haben, so dass Baden und Salben *zweitens* auch hierarchische Beziehungen zu anderen Teilen der *pólis*-Bevölkerung spiegeln. Neben der Geschlechterdifferenz ist in diesem Kontext vor allem die Sexualisierung der Körperpflegepraktiken bedeutsam, die der Vor- bzw. Nachbereitung des Geschlechtsverkehrs dienen. Zeitgenössisch sind sexuelle Kontakte als Unterordnungsverhältnis konzipiert, in dem nur einer der Beteiligten – idealerweise der freie Grieche – als aktiv gilt und der anderen beteiligten Person Passivität zugeschrieben wird.[398] Von dieser Vorstellung ausgehend sind Baden und Salben durch die enge Verbindung mit Sexualität auch mit der Hierarchie zwischen Ehefrauen und -männern, Prostituierten aller Geschlechter und Freiern, Unfreien und ihren Eigentümern assoziiert. Diese Rangordnung betrifft auch das päderastische Verhältnis, wie sich im ersten Agon der *Nubes* anhand der Äußerungen des Stärkeren Logos über die körperliche Attraktivität junger Männer zeigt, die sein Begehren als *erastḗs* reflektieren.[399] Insofern dienen Baden und Salben *drittens* auch der Markierung von Statusunterschieden innerhalb der privilegierten Gruppe der Bürger und Bürgerinnen, beispielsweise durch die Verspottung aufgrund des Alters, der ausgeübten Tätigkeit und des ökonomischen Status in der Alten Komödie. *Viertens* sind die Gemeinsamkeiten und Unterschiede, die zwischen der griechischen Ausübung der Praktiken und den Sitten anderer Völker bestehen, geeignet, das Verhältnis der Griechen zu diesen sogenannten Barbaren zu veranschaulichen. Während die trojanische Aristokratie sich kaum anders verhält als die griechische und auch im persischen Reich recht ähnliche Sitten bestehen, werden die Bräuche von Völkern, die weiter entfernt im Norden oder Süden leben, explizit durch ihre Körperpflegepraktiken von der griechischen Lebensweise unterschieden. Aithiopen, Ägypter und Skythen seien als herausragende Beispiele genannt, deren Abgrenzung jedoch nicht zu einer pauschalen Abwertung führt. Dieser Aspekt tritt zwar

398 Vgl. z. B. Halperin 1990b, 29–33.
399 Vgl. auch Holzberg 2010, 116.

in der alltäglichen Interaktion hinter die oben genannten Anwendungsweisen zurück, ist aber ebenso aussagekräftig für das griechische Selbstverständnis.

Entgegen einer vereinfachenden Lesart der Auseinandersetzung um Baden und Salben in Aristophanes' *Nubes*[400] wird vor diesem Hintergrund deutlich, dass sie in der Alten Komödie zwar eingesetzt werden, um soziale Unterschiede zu markieren, die Verspottung der so Diffamierten aber gerade darauf beruht, dass es sich um alltägliche und verbreitete Verrichtungen handelt, auf die verzichtet wird oder die in übertriebenem Maße praktiziert werden. Dies trifft auch auf die Bewertung der warmen Bäder zu, deren Problematisierung sich bereits in der eingangs vorgeschlagenen Interpretation des Agons als rhetorischer Trick gezeigt hat. Die Normalisierung gerade auch der warmen Bäder verstärkt diesen Eindruck, so dass der komische Effekt der Szene darin besteht, dass nicht nur die Worte des Stärkeren Logos verdreht werden, sondern er dadurch auch gezwungen ist, gegen eine alltägliche Praxis zu argumentieren, und sich so lächerlich macht. Dieser Befund widerlegt auch die verbreitete Forschungsmeinung, das Baden als solches sei Luxus gewesen.[401] So deutet Victor Ehrenberg das Baden und Salben neben langen Haaren als Distinktionsmerkmal der Oberschicht und impliziert, die Alte Komödie stelle eine Verbindung von Baden und Luxus her.[402] Bei aller Kritik bewertet aber weder der Stärkere Logos die warmen Bäder auf diese Weise, noch werden entsprechende Bezüge in anderen Stücken als ernstgemeinte Vorwürfe laut. Vielmehr setzt Aristophanes eine solche Zuschreibung im *Plutus* ironisch ein, um die besonders schlechte Lebenssituation der Armen zu veranschaulichen. Insofern kann das übermäßige Baden und Salben mit Ehrenberg als Teil einer gehobenen Lebensart eingeordnet werden. Allerdings steht dem nicht nur die Alltäglichkeit beider Praktiken in der *pólis* gegenüber, sondern auch die in unterschiedlichen Kontexten gleichbleibende Bezeichnung des Badens mit dem Verb λούω (*loúō*). Ausgiebige Bäder werden so terminologisch kaum von Güssen oder reinigendem Waschen unterschieden. Angesichts dieses Befundes ist die pauschale Deutung des Badens als Luxus zurückzuweisen und zu betonen, dass die im klassischen Griechenland abgefassten Zeugnisse die Differenzierungen, die in der historischen Wirklichkeit bestanden haben mögen, kaum hervorheben.

Ergänzend zu diesen Überlegungen ist abschließend die geschlechtsspezifisch differenzierte Bewertung von Baden und Salben hervorzuheben. In der Alten Komödie wirkt das Baden ambivalent und dient der Verspottung männlicher Zeitgenossen, in anderen Gattungen erscheint es aber alltäglich und in der Anwendung wenig vergeschlechtlicht. Allerdings sind Vorbereitung und Durchführung von Bädern ebenso feminisiert wie das Salben und Schminken, die gattungsübergreifend vornehmlich mit Weiblichkeit verbunden werden. Zwar wird auch das Salben mit Mut und Männlichkeit assoziiert, wenn es mit Olivenöl und bei Wettkämpfen oder im *gymnásion* erfolgt. Dagegen steht aber eine

400 Vgl. oben S. 152f die Diskussion üblicher Lesarten dieser Stellen.

401 Vgl. z. B. Alfageme 1975; Dover 1968, 201f; Grillet 1975, 8. Vgl. auch Wöhrle 1996, 155–157, 162–164 für eine analoge Einordnung des Befundes zur archaischen Zeit.

402 Ehrenberg 1951, 104f.

deutliche Zurückhaltung gegenüber parfümierten Salben, die auf ihrer Assoziation mit Frauen und Fremden beruht.

Beide Praktiken prägen und repräsentieren als alltägliche Verrichtungen das soziale Miteinander in den *póleis*, das zwar einerseits durch die politische Gleichheit der Bürger geprägt ist, aber andererseits auch durch eine Vielzahl von Differenzen beeinflusst wird. Durch die komplexe Verflechtung mit den Systemen und Ordnungsmechanismen des sozialen Alltags erlangen Baden und Salben historische Bedeutung.

Schneiden und Frisieren der Haare

Dieses Kapitel widmet sich der Gestaltung der Kopfhaare und unterscheidet sich insofern in zweierlei Hinsicht von den vorangegangenen wie den folgenden Kapiteln: hier geht es erstens nur um die Haare, die zweitens auf einem bestimmten Körperteil wachsen, während sonst stets der gesamte Körper betrachtet wird. Die Kopfhaare sind äußerst präsent und bieten mannigfaltige Gestaltungsmöglichkeiten, so dass sie die meisten Forschungsbeiträge über die Haare dominieren. Der in der vorliegenden Studie gewählte Ansatz stellt das Schneiden und Frisieren der Haare hingegen neben andere Praktiken, die nicht auf den Kopf begrenzt sind. Dabei geht es allerdings nicht um Frisuren im engeren Sinne – also die nach Moden variierenden sichtbaren Ergebnisse der Haarpflegepraktiken, deren Klassifizierung im archäologischen Befund eine eigene Forschungsdebatte gewidmet ist.[1] Während verschiedene Frisurenstile wichtige Anhaltspunkte für die Datierung von Kunstwerken in der römischen Republik und Kaiserzeit sind,[2] unterliegen sie im Untersuchungszeitraum kaum modischen Veränderungen. Sie verweisen jedoch beispielsweise auf die Herkunft oder den rechtlichen Status der abgebildeten Figuren oder Personen.[3] Zu solchen Interpretationen der Kunstwerke leisten die Schriftquellen aber kaum einen Beitrag, da es sich als äußerst schwierig erwiesen hat, den abgebildeten Haartrachten mit Sicherheit eine bestimmte griechische Bezeichnung zuzuweisen.[4]

Deshalb widmet sich dieses Kapitel jenseits solcher Typologien dem im untersuchten Quellencorpus häufig thematisierten Umgang mit dem Kopfhaar, der wie die anderen Handlungsweisen, die in diesem Teil der Studie untersucht werden, als Körperpraxis zu verstehen ist.[5] Im ersten Abschnitt wird am Beispiel der langen Haare dargelegt, mit welchen Bedeutungen die Haarpflege und -gestaltung versehen worden sind. Dabei zeigt sich eine ambivalente Bewertung dieser Frisur, die neben der politischen Positionierung

1 Z. B. Corson 2001, 54–69; Gkikaki 2009; Gkikaki 2014; Fink 1939; Krause 1858, 72–135; Strenz 2001 (Griechenland). Vgl. auch Krause 1858, 140–180; Mannsperger 1998; Steininger 1909; Ziegler 2000 (Rom).

2 Ziegler 2000, 21. Vgl. auch Steininger 1912; Stephan 1935 für einen Überblick.

3 Bremer 1912, 2112–2135. Vgl. auch Gkikaki 2014, 38, 44, 51–54, 102, 149–152, 231f zum Potential der Frisurengestaltung, bestimmte Positionen im gesellschaftlichen Gefüge zu markieren. Vgl. aber Kreilinger 2007, 157, die Frauenfrisuren auf Vasenbildern als Modeerscheinung einordnet; Rodrigo / Fortea 2014, die spekulierend annehmen, dass auch andere Frauen als diejenigen, die auf den Kunstwerken abgebildet sind, solche Frisuren hätten tragen können.

4 Bremer 1912, 2120. Vgl. z. B. die Diskussion über die Gestalt des κρωβύλος (*krōbýlos*): Bremer 1911, 51–77; Bremer 1912, 2120–2124; Fink 1939, 44–54; Schreiber 1883; Studniczka 1896. Vgl. aber Hauser 1906, der ihn nicht für eine Frisur, sondern für einen Teil der Haare hält: den Stirnschopf. Vgl. auch Gkikaki 2014, 118–121 zur Bedeutungsentwicklung des Begriffs.

5 Vgl. auch Janecke 2004, 6f, 25–30.

auch den sozialen Status markiert, der außerdem mit weiteren Haartrachten verbunden wird. Der zweite Abschnitt untersucht die Funktion des Haareschneidens als Zeichen sozialer Differenz und als Form der Bestrafung sowie seine Bedeutung in Kult und Ritual. Die Conclusio kontrastiert abschließend die Ergebnisse dieser Quelleninterpretationen mit der religionswissenschaftlichen Thesenbildung über die Bedeutung der Haare.

Haarpflege und -schmuck

Lange Haare sind in den untersuchten Quellen einerseits mit Weiblichkeit assoziiert, werden aber andererseits widerspruchsfrei auch mit Männlichkeit und Mut verbunden. Dies zeigt sich in besonderer Weise an den Thermopylen: ihre warmen Quellen haben Herakles – den stärksten und mutigsten aller Helden – erfreut[6] und der Pass selbst ist zum Schauplatz des literarisch immer wieder inszenierten Heldenmutes der Spartaner geworden. Herodot schildert die Schlacht bei den Thermopylen (480 v. Chr.), in der das riesige persische Heer gegen ein kleines griechisches Aufgebot gestanden hat, dem es gelungen ist, den Pass für einige Zeit zu halten. Vor Beginn der Kampfhandlungen habe ein Kundschafter des Xerxes die Spartaner dabei beobachtet, wie sie sich ihre langen Haare kämmten. Dieser Bericht habe den persischen König zu der irrigen Annahme verleitet, sie seien keine ernstzunehmenden Gegner, obwohl sein spartanischer Berater Demaratos erläutert habe, die Spartiaten rüsteten sich so für den Kampf auf Leben und Tod.[7]

Im Gegensatz zur griechischen Tendenz, die Gegner aus dem Osten als verweichlicht und wenig kampfstark zu imaginieren,[8] wird Xerxes an dieser Stelle ein ähnliches Vorurteil über die Griechen zugeschrieben, die er (noch) nicht kennt. Herodot projiziert dadurch griechische Stereotype auf den Gegner; seine Äußerung impliziert aber auch die Ubiquität des Geschlechterverhältnisses als Mittel der Hierarchisierung.[9] Unabhängig vom Wahrheitsgehalt der Episode reproduziert sie außerdem die im klassischen Griechen-

6 Hdt. VII 176,3; Ranke-Graves 2008 [1955], 523 (149c). Vgl. dazu oben S. 151f.

7 Hdt. VII 208f. Vgl. auch Loraux 1977 zur repräsentativen Funktion der langen Haartracht; David 1992 zu dieser und weiteren Bedeutung der langen Haare der Spartaner. Vgl. auch Xen. Lak. pol. 12,5 zur Rolle des Trainierens im Feld, das an dieser Stelle ebenso angesprochen wird.

8 Z. B. Eur. Or. 1112.1484–1489. Vgl. die Deutung dieser Stellen oben im Abschnitt *Kosmetik und (un-)schöne Haut* (S. 179). Vgl. Archil. fr. 114 West [= Dion Chrys. 33,17 = fr. 60 Diehl] zur Assoziation der langen Haare mit Feigheit in der archaischen Lyrik.

9 Vgl. Scott 1986, 1069f, die die Funktion der Geschlechterdifferenz, Machtverhältnisse auszudrücken, unterstreicht. Vgl. z. B. auch Hdt. VIII 68α1: die Schiffskommandantin Artemisia von Halikarnassos rät Xerxes, nicht gegen die Griechen zur See zu kämpfen, da sie den Persern in diesem Bereich ebenso überlegen seien wie Männer Frauen; Hdt. VIII 88,3: der Großkönig lobt ihre strategischen Fähigkeiten, indem er sagt, Frauen seien zu Männern geworden. Vgl. Grundmann 2019 zu Artemisias strategischem Geschick; Groult 1994, 152f zur Kritik an solchen Preisungen, die auf der Annahme beruhen, es sei das höchste Kompliment für Frauen, wenn sie Männern glichen: im Februar 1980 hat Groult entsprechende Äußerungen über Indira Ghandi, die damalige indische Ministerin für Information und Rundfunk, kritisiert.

land verbreitete Zuordnung elaborierter Haarpflegepraktiken als weibliche Betätigung, während sie die Gültigkeit dieses Geschlechterstereotyps für die Spartaner infrage stellt. Denn sie gelten als die besten und mutigsten Kämpfer auf griechischer Seite und beweisen dies im Verlauf der Schlacht: selbst als feststeht, dass der Pass fallen wird, halten sie die Stellung und kämpfen bis zum letzten Mann, um das persische Heer solange wie möglich aufzuhalten.[10] In dieser Episode hebt der Historiker die Haarpflegesitten der Spartiaten einerseits heraus und grenzt sie andererseits von ähnlichen Praktiken ab, die auch aus griechischer Perspektive als effeminierend eingeordnet worden sind, so dass sie als Ausnahme erscheinen, die die Regel bestätigt.

Die explizite Beschreibung des Kämmens stellt außerdem eine Ausnahme dar, da es sonst kaum benannt wird, obwohl es eine verbreitete und bedeutsame Haarpflegepraktik gewesen ist.[11] Denn neben der berühmten Herodot-Stelle finden sich nur drei weitere: zum einen werden in Euripides' *Hippolytus* die Pferdehaare mit einem Striegel gepflegt und der Autor von *De victu* schreibt den Gerbern das Bürsten der Pelze zu. Zum anderen bezeichnet Elektra das Kämmen der Haare als eine typisch weibliche Tätigkeit, durch die Frauenhaare sich deutlich von Männerhaaren unterschieden.[12] Außerdem gilt die Frisur des Arztes – oder je nach Interpretation der Kranken selbst – als eine der Annehmlichkeiten, die den Kranken bereitet werden sollen,[13] und Hekabe verweist in ihrer Totenklage für ihren Enkel auf die Haarpflege als eine der fürsorgenden Tätigkeiten, die seine Mutter für ihn ausgeführt habe.[14] Angesichts der Alltäglichkeit der Haarpflege stehen diese wenigen Stellen in deutlichem Kontrast zu den häufigen Nennungen des Badens und Salbens, die ebenso verbreitet gewesen sind. Ausgehend von der heroischen Männlichkeit der Spartaner, die Herodot positiv mit ihren langen Haaren verbindet, werden im Folgenden ihre ambivalente Bewertung und ihre politische Bedeutung im klassischen Griechenland herausgearbeitet.

Die ambivalente Bewertung langhaariger Männer

Die langen, hochgebundenen Haare von freien Frauen zeigen sich nicht nur im archäologischen Befund als Konstante, die weit über die klassische Zeit hinaus besteht.[15] Schöne Frauenhaare werden beispielsweise auch in den Tragödien und in Pindars Epinikien besungen und wirken so als weibliches Schönheitskennzeichen.[16] Da die Frisuren von Frauen in den untersuchten Quellen so gut wie gar nicht thematisiert werden, tritt die Geschlechterdifferenz in diesem Kontext hinter soziale Unterscheidungen zwischen

10 Hdt. VII 219,2–228,2. Vgl. Xen. Lak. pol. 9,1.4–6 zur Tapferkeit im Kampf als höchster Tugend der Spartaner.

11 Hurschmann 1999a. Vgl. auch Kühtreiber / Vavra 2015, 197.

12 Eur. Hipp. 110.1174 (Pferde); Hippokr. Vict. I 19,1 (Pelze); Eur. El. 527–529 (Frauen).

13 Hippokr. Epid. VI 4,7. Gal. In Hipp. Epid. VI comment. IV 10 bezieht die Stelle auf die Ärzte, während Sticker 1934b; Smith 1994 die Erkrankten adressiert sehen.

14 Eur. Tro. 1175.

15 Bremer 1912, 2125–2128. Vgl. auch Schredelseker 1913, 13.

16 Eur. Iph. T. 1143–1151; Phoen. 222–225; Pind. N. 10,10; P. 5,45; O. 3,2. Vgl. auch Pind. O. 2,26; P. 1,68; Kreilinger 2007, 155.

Männern zurück. Denn im Gegensatz zur einheitlichen, positiven Bewertung langhaariger Frauen sind die Bedeutungen, die im klassischen Griechenland mit langem Männerhaar verbunden worden sind, differenziert und vielschichtig, wie bereits Ehrhardt gezeigt hat.[17] Sein Aufsatz beschränkt sich allerdings auf jene Stellen, die das Verb κομάω (*komáō*) verwenden, das ‚(lange) Haare tragen' bedeutet, oder das Nomen κόμη (*kómē*) gebrauchen, das das Kopfhaar als solches bezeichnet. Obwohl κόμη *(kómē*) nicht auf eine bestimmte Frisur zu beziehen ist, legt Ehrhardt seine Bedeutung durch dieses Vorgehen bei der Quellenauswahl vereindeutigend auf ‚lange, gepflegte Haare' fest. Außerdem zieht er neben den Quellen der klassischen Zeit auch Homer und Plutarch heran, so dass seine Ergebnisse zwar einen Ausgangspunkt bilden, aber deutlich zu differenzieren sind. Denn auch wenn eine pauschale Ablehnung langer Männerhaare mit Ehrhardt zurückzuweisen ist, sind sie auch nicht durchgehend positiv gesehen worden.

In der attischen Kunst hat sich zwischen der Mitte des 6. und dem ersten Viertel des 5. Jh. v. Chr. bei den Bürgern eine kürzere Haartracht durchgesetzt, während Männer in archaischer Zeit ebenso wie Frauen und Götter üblicherweise mit langen und aufwändig frisierten Haaren dargestellt worden sind.[18] Diese Haartracht ist im archaischen und klassischen Griechenland als Zeichen einer aristokratischen Herkunft gedeutet worden,[19] so dass die kurzen, nur bis auf die Schultern herabfallenden Haare der Athener in der Forschung mitunter eng mit der Entwicklung der Demokratie im 5. Jh. v. Chr. assoziiert werden. Walther Bremer stellt sie zwar als „demokratische Sitte"[20] vor, unterstreicht aber, dass der Wechsel von der langen zur kurzen Haartracht weniger mit der zeitlich parallel verlaufenden Stärkung der demokratischen Institutionen der *pólis* verbunden gewesen sei als mit dem Training in der *palaístra*.[21] Dieser normalisierte, kürzere und maßhaltende Haarschnitt (μέση κουρά) wird allerdings in den untersuchten Quellen nicht angesprochen[22] und ist deutlich von sehr kurzem Haar zu unterscheiden. Denn die Haare bis auf die Haut abzuschneiden (ἐν χρῷ κείρεσθαι) ist Bremer zufolge als Zeichen von Armut und

17 Ehrhardt 1971. Der Aufsatz widerlegt auf diese Weise die Behauptung, die Ablehnung langhaariger Männer gehe bis in die griechische Antike zurück, die in der Mitte des 20. Jh. n. Chr. gegen die Mode der Jugendkulturen gerichtet worden ist. Vgl. zur Auseinandersetzung mit Haar- und Barttracht aufgrund der entsprechenden Praktiken der sogenannten Hippies aus altertumswissenschaftlicher Perspektive auch Bagnani 1968 und Baldwin 1969, der an diesen anknüpft.

18 Bremer 1911, 9–12; Fink 1939, 91–100; Schredelseker 1913, 5–16; Strenz 2001, 65, 73–88. Vgl. auch Bremer 1912, 2112–2119; Ehrenberg 1951, 97. Hauser 1906, 104, 82 argumentiert auf Basis eines Scholions zu Aristoph. Equ. 580, diese Entwicklung sei in den 440er Jahren v. Chr. durch ein Gesetz herbeigeführt worden. Vgl. auch Walde 2008, 1118–1121 zu Haartracht und Haarschmuck der archaischen Kouroi.

19 Ehrenberg 1951, 104f; Strenz 2001, 81. Vgl. aber auch Strenz 2001, 84: Schmuckhaftigkeit kurzer Haare in der Archaik, die ebenso als „Chiffre für Reichtum und Oberschicht" stünden.

20 Bremer 1912, 2112.

21 Bremer 1912, 2118. Vgl. auch Fink 1939, 100; Strenz 2001, 82f, 87.

22 Vgl. auch Platter 1995/1996, 208, der behauptet, sie sei unmarkiert gewesen, und schlussfolgert, dass die Erwähnung der männlichen Haartracht bereits als Tadel zu verstehen sei.

Geiz bewertet worden.[23] Im Gegensatz zu diesem Wandel der Sitten in Athen pflegen die Spartiaten ihre lange Haartracht auch in klassischer Zeit und darüber hinaus.[24]

In der attischen Alten Komödie sind lange Haare hingegen Anlass zu Spott und Beschimpfungen. So wird die lange Haartracht der Spartaner in Aristophanes' *Aves* mit fehlender Körperpflege und den Gelehrten um Sokrates verknüpft und behauptet, dieser Lebensstil sei nun auch in Athen Mode.[25] Indem die langen Haare der Spartaner als ungepflegt markiert und solchermaßen negativ konnotiert sind, unterscheidet sich ihre Darstellung in der Alten Komödie deutlich von der bei Herodot, der das Kämmen ihrer langen Haare hervorhebt und mit Mut und Männlichkeit verknüpft, so dass sie als positives Attribut erscheinen.[26] Die Verspottung der geradezu wilden Haare der Spartaner prägt auch ihren Auftritt am Ende von *Lysistrata*. Neben den aufgrund des Sexstreiks der Frauen erigierten *phalloí* tragen sie zerzauste Bärte, die in erster Linie ihre Herkunft aus Sparta markieren.[27] Die implizierte Dauererektion, die wohl durch den Sexentzug hervorgerufen wird und sich durch einen breitbeinigen Gang bemerkbar macht, kennzeichnet die Spartaner als Leidensgenossen der Athener. Die struppigen Bärte dienen hingegen in erster Linie ihrer Abgrenzung und erst in zweiter Linie als Zeichen der Männlichkeit der Ankommenden. Diese negative Konnotation ungepflegter Haare wird auch von Sophokles herangezogen, um schwierige Lebenssituationen zu illustrieren. Im *Oedipus Coloneus* veranschaulicht er den erbärmlichen Zustand des Protagonisten am Ende seines Lebens durch ungekämmte Haare (κόμη ἀκτένιστος), die ihm um das Haupt flattern.[28] Da das Äußere der Figuren nicht nur verbal beschrieben, sondern durch Kostüm und Maske wohl auch auf die Bühne gebracht worden ist, kommt den Haaren eine entscheidende Funktion für die Markierung dieser prekären Lage zu.

Doch nicht alle Stellen, an denen Frisuren problematisiert werden, sind auf ihre Ungepflegtheit bezogen. So werden die als Gottheiten verehrten Wolken in den *Nubes* gelobt, weil sie nicht nur die Sophisten und andere Gebildete, wie Propheten, Mediziner und Astrologen, ernährten, sondern auch alle, die sie besingen, wie beispielsweise ein σφραγιδονυχαργοκομήτης (*sphragidonychargokomētēs*).[29] In diesem äußerst langen Kompositum sind Siegelringe (σφραγῖδες), Nägel (ὄνυχες) und das Tragen langer Haare (κομήτης) miteinander verschmolzen und um αργο (*argo*) ergänzt, das sowohl ‚Müßig-

23 Bremer 1912, 2118f.

24 Vgl. z. B. Aristot. rhet. 1367a27–31; Plut. Lykurg 22,1; Lysander 1,2f; Xen. Lak. pol. 11,3. Vgl. auch David 1992, 13–16. Vgl. aber Fink 1939, 97–99, der die kurze Haartracht Athenern und Spartanern gleichermaßen zuschreibt.

25 Aristoph. Av. 1280–1282.

26 Vgl. Hdt. VII 208,3; 209,3 und die Diskussion dieser Stelle oben S. 218f.

27 Aristoph. Lys. 1072f. Vgl. auch Aristoph. Lys. 279; Vesp. 474–476 zur Assoziation von Sparta und ungeschorenen Bärten. Vgl. Descharmes 2015, 265 zur Bedeutung der wilden Bärte als Zeichen der Unzivilisiertheit.

28 Soph. Oid. K. 1260f. Vgl. auch Soph. El. 448–451 zu Elektras ungepflegten und kurzen Haaren; Soph. Ai. 1207–1210 zum durchnässten Haar der griechischen Seeleute, die draußen vor Troja lagern (vgl. Finglass 2011, 475).

29 Aristoph. Nub. 331–334.

gang' als auch ‚(weißen) Glanz' bezeichnet. Auch wenn dem Publikum sicher mehr als deutlich gewesen sein dürfte, auf wen Aristophanes mit seiner Wortschöpfung anspielt, sind in der Moderne unterschiedliche Übersetzungen vorgeschlagen worden. Im Gemoll wird das Wort beispielsweise so übersetzt: „Leute, die bis ans Weiße der Nägel mit Siegelringen geschmückt sind".[30] Während diese Übertragung das Element der Langhaarigkeit (κομήτης) zugunsten der edelsteingeschmückten Ringe in den Hintergrund treten lässt, betonen andere Versionen neben den Haaren – statt oder gemeinsam mit den Nägeln könnten ja auch sie glänzen – die Möglichkeit, dass ungepflegte Fingernägel gemeint seien.[31] Kenneth Dover ordnet die langen Haare als Merkmal verwöhnter, reicher junger Männer oder Weltfremder ein, die nicht auf ihre Erscheinung achteten.[32]

Diese Doppeldeutigkeit korrespondiert mit den verschiedenen möglichen Bedeutungen von ὄνυξ (*ónyx*), denn es bezeichnet auch die Krallen von Tieren, wie sich insbesondere in den *Aves* zeigt.[33] Das Wort σφραγιδονυχαργοκομήτης (*sphragidonychargokométēs*) kann also sowohl auf Reiche mit schicken Ringen, schönen langen Nägeln und Haaren bezogen werden, als auch auf Ungepflegte, wie die Sokratiker, deren einziges Siegel die Zeichen sind, die sie mit ihren langen Fingernägeln ins Wachs zeichnen können.[34] Eine solche ambivalente Auslegung der Wortschöpfung verweist einerseits auf langhaarige Gecken und andererseits auf ungepflegte Gelehrte, die außerdem Tieren angenähert erscheinen, und ruft insofern die im Verlauf des Stücks immer wieder thematisierte mangelnde Sauberkeit der Gefährten des Sokrates auf.[35] Die beiden Interpretationen widersprechen einander zwar, diese Ambivalenz trägt aber zur Komik der Szene bei. Außerdem können sie – je nach Perspektive – beide Gültigkeit beanspruchen, da sowohl die ungepflegten Gelehrten als auch lange, gepflegte Haare in der Alten Komödie wiederholt verhöhnt werden.[36]

Denn lange, geschmückte Haare gelten als Merkmale der alten Zeit und werden deshalb beispielsweise im ersten Agon der *Nubes* vom Schwächeren Logos verspottet. Sein Kontrahent, der Stärkere Logos, verteidigt sie als Haartracht der Männer, die bei Marathon gekämpft haben und sich seiner Meinung nach deutlich von der verweichlichten zeitgenössischen Jugend unterscheiden.[37] Der explizite, damals schon seit Jahrzehnten etablierte Fokus auf die Männlichkeit der Marathonkämpfer impliziert durch die Gegenüberstellung mit der Jugend deren Effeminiertheit. Die Haartracht steht für eine Le-

---

30 Gemoll s.v.

31 Dover 1968, 145.

32 Dover 1968, 94.

33 Aristoph. Av. 1180.1305–1307. Vgl. auch Aischyl. Prom. 488; Aristoph. Ran. 1331–1337; Hdt. II 68,4; III 108,4 (Krallen von Tieren). Vgl. z. B. Eur. Hel. 372–374; Hdt. IV 64,3; Hippokr. Nat. Puer. 19; Soph. Ai. 310 (Nägel an menschlichen Körpern).

34 Dover 1968, 145. Vgl. auch Aristoph. Vesp. 107f zur Assoziation von langen Fingernägeln und Wachs.

35 Z. B. Aristoph. Nub. 834–837.

36 Z. B. Aristoph. Av. 1554f (Gelehrte); Aristoph. Av. 1280–1282; Nub. 1100 (lange Haare). Vgl. auch Plat. symp. 174a zu den Gelehrten (Sokrates habe selten gebadet) und die Diskussion dieser Zuschreibung oben im Abschnitt *Baden und Salben bei Aristophanes* (S. 150f, 154).

37 Aristoph. Nub. 985–987.

bensweise, die hier sowohl gelobt als auch verspottet wird, denn die Vielstimmigkeit der Komödien ermöglicht es, unterschiedliche Sichtweisen zu artikulieren. Der Spott über lange Haare erstreckt sich, wie nicht nur dieses Beispiel zeigt,[38] auch auf die Frisuren, die längere Haare ordnen, da beide gleichermaßen im Untersuchungszeitraum in Athen unüblich geworden zu sein scheinen.

Gegen die Lesart, langes Haar sei eine überkommene Sitte, stehen allerdings andere Stellen, an denen insbesondere junge Männer für ihre lange Haartracht gerügt werden. Sie sind in der Forschung als Hinweis auf eine verbreitete Haarmode unter reichen jungen Männern gewertet worden. So ist Strepsiades zu Beginn der *Nubes* mit dem Lebenswandel seines Sohnes Pheidippides höchst unzufrieden, weil dieser sein Geld verprasse, und beschwert sich dabei auch über die Frisur (κόμη) seines Sohnes.[39] Wie in den Diskussionen von Vater und Sohn deutlich wird, pflegt Pheidippides, der Herkunft seiner Mutter entsprechend, Kontakte zu den Rittern, jenen Athenern, die vermögend genug sind, sich im Krieg selbst mit einem Pferd auszurüsten.[40] Dem Bauern Strepsiades missfällt dieser Lebenswandel, der auch mit dem Tragen einer langen Haartracht verbunden ist, wie die Beschreibung eines Ritters in *Lysistrata* zeigt.[41] Er kritisiert den Lebensstil seines Sohnes, indem er auf die hohen Kosten verweist, denen seiner Meinung nach kein Nutzen gegenüberstehe. Es ist weniger die Haartracht selbst, die ein Problem darstellt, als die soziale Positionierung, für die sie steht. Jedoch geht es nicht nur um Reichtum und Armut, sondern auch um das Alter des Sohnes. So wird in der Parabase der *Vespae* der Kontrast zwischen den Generationen ebenso anhand der Haartracht illustriert:

> Chor (*Parabase*):
> Und mein graues Alter, wahrlich,
> Dünkt mich besser, als so manches
> Bübchens Lockenkopf und eitler
> Putz und offenherz'ger Arsch.[42]

Altersbedingte körperliche Unterschiede werden anhand der Haare sicht- und benennbar, sie dienen der Hierarchisierung von Jungen und Alten. An den Verweis auf die Haarpracht der jungen Männer schließt sich eine obszöne Beleidigung an, die impliziert, sie böten sich für die passive Rolle beim gleichgeschlechtlichen Analverkehr an und zeigten damit ‚weibliches' Verhalten. Diese Verknüpfung von Haartracht und Sexualpraktiken, die die Männlichkeitsvorstellungen in Frage stellen, basiert Ehrhardt zufolge auf der Annahme, exzessive Aufwendungen für Haare verwiesen auf einen ebensolchen sexuellen

38 Vgl. z. B. Aristoph. Vesp. 1267.
39 Aristoph. Nub. 14.
40 Gehrke 1998. Vgl. Aristoph. Equ. 579; Lys. 561 zur Assoziation langer Haare mit dem Status der Ritter.
41 Aristoph. Lys. 561. Vgl. auch Aristoph. Equ. 1331.
42 Aristoph. Vesp. 1068–1070 (Ü L. Seeger): ὡς ἐγὼ τοὐμὸν νομίζω / γῆρας εἶναι κρεῖττον ἢ πολλῶν κικίννους / νεανιῶν καὶ σχῆμα κεὐρυπρωκτίαν.

Appetit.[43] Allerdings wird auch an Stellen, die die Ungepflegtheit langer Haare explizieren, durch obszöne Anspielungen eine enge Verknüpfung von Haartracht und sexueller Begierde hergestellt:[44] Indem die Autoren Attribute wie λάσιος (struppig) oder δασύς (dichtbehaart), die häufig Tiere charakterisieren,[45] auf Menschen beziehen, werden deren Haartrachten einerseits als wild markiert und durch die Annäherung an Tiere mit einer negativen Konnotation versehen.[46] Andererseits werden diese Äußerungen auch als Anspielungen auf fehlende sexuelle Selbstbeherrschung interpretiert.[47]

Die enge Assoziation von langen Haaren und Reichtum zeigt sich außerdem an anderen Stellen, an denen Männer, die zwar lange, gepflegte Haare tragen, aber keinen gehoben Lebensstil pflegen, bloßgestellt werden, weil sie diese an sie gerichtete Erwartung nicht erfüllen. Amynias wird in den *Vespae* verspottet, weil er seine langen Haare zusammenbindet, wie es schon seit Jahrzehnten nicht mehr modern ist.[48] Diese Haartracht wird mit der Anmerkung kontrastiert, er sei ein Schmarotzer und Hungerleider,[49] so dass die Inkongruenz von Haartracht und Lebensstandard als weiteres Spottelement dient. Außerdem wird an dieser Stelle vorausgesetzt, dass die Haartracht auf den Sozialstatus verweise. Sie unterstreicht aber auch, dass die tatsächliche Frisurengestaltung dieser Erwartungshaltung nicht stets entsprochen hat. Denn die Haartracht ist relativ leicht veränderbar und nicht kausal an die finanziellen Mittel gebunden, so dass sie kein sicheres Zeichen von Reichtum oder Armut ist. Vielmehr reflektiert diese Episode implizit die Unberechenbarkeit der Haare selbst, die einer vereindeutigenden Aneignung entgegensteht: ihre inhärente *dýnamis* eröffnet einen Zwischen_Raum, in dem abweichende Bedeutungen erzeugt werden.

Diese Vielschichtigkeit zeigt sich auch in Aristophanes' *Aves*, wo die langen Haare eines Bettelpoeten Anlass für ein Wortspiel geben: der Dichter bezeichnet sich selbst als ‚Diener der Musen' (Μουσάων θεράπων) und wird daraufhin erstaunt gefragt, wieso er als Sklave (δοῦλος) lange Haare habe.[50] Während die von dem Dichter selbst gewählte Bezeichnung θεράπων (*therápōn*) sowohl freie als auch versklavte Diener bezeichnen kann,

43 Ehrhardt 1971, 16. Vgl. auch Aristoph. Nub. 1099 zur Assoziation langer Haare und sexueller Maßlosigkeit.

44 Z. B. Aristoph. Nub. 349. Vgl. auch Ehrhardt 1971, 16f; Platter 1995/1996, 208.

45 Z. B. Hdt. V 9,2; Soph. Phil. 184 (λάσιος); Hdt. III 108,3; Hippokr. Vict. II 49,2 (δασύς).

46 Z. B. Aristoph. Ach. 390; Nub. 349; Hippokr. Epid. II 5,1; Epid. VI 8,32; Lys. fr. 453 Carey [= 111 Thalheim = 255 Baiter-Sauppe = 358 Floristan-Imizcoz = Sch. Plat. Gorg. 469d]. Vgl. aber Hippokr. Morb. II 18,2 (Bezeichnung des Haaransatzes); Hippokr. Salubr. 7 [= Hippokr. Nat. Hom. 22,5] (behaarteren Menschen wird ein stärkeres Wohlbefinden zugeschrieben). Vgl. auch Aristoph. Nub. 336 (Assoziation von tierischen Ungeheuern und Haaren); Aristoph. Ran. 822–825 (haarige Charakterisierung des Aischylos). Vgl. Lavergne 2006, 229–240 zur Assoziation der Haare mit der tierischen Natur des Menschen, die auch Junkerjürgen 2009, 18 unterstreicht.

47 Ehrhardt 1971, 16; Platter 1995/1996, 207f; Sommerstein 2007b, 179.

48 Aristoph. Vesp. 1267. Vgl. Thuk. I 6 zur κρωβύλος (*krōbýlos*) genannten Frisur; vgl. oben S. 217 Anm. 4 zur Forschungsdiskussion.

49 Aristoph. Vesp. 1268–1270. Vgl. auch Aristoph. Av. 911–914; Vesp. 1316–1318 für weitere Fälle, in denen lange Haartracht nicht mit Reichtum einhergeht.

50 Aristoph. Av. 911: ἔπειτα δῆτα δοῦλος ὢν κόμην ἔχεις; [...].

bezieht sich δοῦλος (*doũlos*) eindeutig auf Unfreie.[51] Die Frage spiegelt entsprechend die Erwartungshaltung, dass Sklaven kurze Haare tragen, und impliziert, dass lange Haare ein Zeichen hohen sozialen Prestiges sind, das es vor Usurpation durch andere Gruppen zu schützen gilt. Diese Deutung wird durch die Verunglimpfung der Mutter des Demagogen Hyperbolos in den *Thesmophoriazusae* gestützt: ihr Auftreten in weißer Kleidung und mit offenen Haaren wird vom Chor der Athenerinnen, die das Thesmophorienfest feiern, als unangemessen bewertet, weil ihr damals eine barbarische oder unfreie Herkunft nachgesagt worden ist.[52] Da offene Haare und helle Kleidung bei den Kultfeiern üblich gewesen sind, auf die an dieser Stelle verwiesen wird,[53] erscheinen lange Haare wie beim Bettelpoeten auch hier als schützenswertes Privileg einer bestimmten Gruppe. Auch wenn sie zwar Dichtern, Gelehrten und jugendlichen Schönlingen zugeschrieben werden können, um jene zu verspotten, wären sie für einen Sklaven dennoch unangemessen. In den *Thesmophoriazusae* geht es wohl um die Distinktion der ehrbaren und angesehenen Frauen von gebürtigen Fremden und anderen Randgruppen. Die ambivalente Bewertung langer Haare hat sich damit bestätigt.

Außerdem ist die Darstellung des Bettelpoeten ein Hinweis darauf, dass auch Dichter ihre Haare mitunter lang tragen und so von der zeitgenössisch in Athen üblichen kurzen Haartracht bei Männern abweichen. Diese Assoziation bestätigt sich bei der Charakterisierung des Aischylos in Aristophanes' *Ranae*: seine Wut über die Anmaßung seines Konkurrenten Euripides, er sei der bessere Dichter, wird in Aischylos' Stil vorgeführt, indem Wildheit, Kraft und Wut durch eine Häufung von Haarbezeichnungen dargestellt werden, die allesamt Unbeherrschtheit und eine Ähnlichkeit zu Tieren implizieren:

> Chor: [...]
> Sträubend die zottige Mähne des ‚nackenumwallenden Haupthaars',
> Runzelnd die borstigen Brauen, wird klobengenietete Worte
> Brüllend er schleudern, wie Bretter heruntergerissen,
> Schnaubend mit Titanenwut![54]

Die ‚Haarigkeit' dieser Passage erinnert beispielsweise an die Szene in Aischylos' *Choephoroi*, in der Elektra und Orest einander wiedererkennen. Dort nutzt der Dichter eine breite Vielfalt von Haartermini, so dass es kaum Wiederholungen gibt.[55]

---

51 Vgl. LSJ s.v.

52 Sommerstein 2001a, 210.

53 Aristoph. Thesm. 840f. Vgl. Aristoph. Thesm. 834, wo Skira und Stenia benannt werden. Vgl. auch Austin / Olson 2004, 276; Sommerstein 2001a, 210.

54 Aristoph. Ran. 822–825 (Ü L. Seeger): φρίξας δ' αὐτοκόμου λοφιᾶς λασιαύχενα χαίταν, / δεινὸν ἐπισκύνιον ξυνάγων βρυχώμενος ἥσει / ῥήματα γομφοπαγῆ, πινακηδὸν ἀποσπῶν / γηγενεῖ φυσήματι· [...]. Vgl. auch Aristoph. Ran. 818.

55 Aischyl. Choeph. 170–200. Vgl. z. B. die wechselnden Termini für das Schneiden der Haare (Aischyl. Choeph. 172.189: κείρω; Aischyl. Choeph. 180: κούριμος; Aischyl. Choeph. 198: τέμνω), die Haarsträhne (Aischyl. Choeph. 168.178: βόστρυχος; Aischyl. Choeph. 180: χαίτη; Aischyl. Choeph. 187: πλόκαμος; Aischyl. Choeph. 197: πλόκος), das noch am Kopf befindliche Haar (Aischyl. Cho-

Der Haarfülle des Aischylos steht der Haarmangel des Aristophanes gegenüber. Denn Aristophanes lobt sich in der Parabase der *Nubes* selbst: obwohl er ein Poet sei, trage er keine langen Haare.[56] Er spielt mit der Polysemie von κομάω (*komáō*), das wörtlich ‚lange Haare haben' und im übertragenen Sinne ‚sich anmaßend verhalten' bedeutet.[57] Wird das Verb im übertragenen Sinne verstanden, betont der Dichter hier seine Zurückhaltung. Die wörtliche Bedeutung bezieht sich hingegen nicht etwa auf einen Kurzhaarschnitt, sondern spielt auf die – keineswegs frei gewählte – Glatze des Dichters an: Aristophanes ist schon in jungen Jahren kahl gewesen.[58] Beide Bedeutungsebenen sind an dieser Stelle verschränkt, um einen doppelt komischen Effekt zu erzielen. Der Autor parodiert sich zwar selbst, wenn er neben dem Hochmut auch die langen Haare zurückweist, negativ konnotiert sind aber gleichwohl beide – und finden sich bei Aischylos, wie es heißt, in großem Maße, so dass letztlich beide Dichter verspottet werden. Die Ambivalenz der unterschiedlichen Haarlängen lässt sich als Hinweis auf eine mittlere und mäßigende Idealvorstellung deuten, die jedoch unbenannt bleibt, während die explizit geäußerten Bewertungen der Kahlheit und der langen Haare durch den satirischen Gesamtzug unterminiert und vielleicht in Frage gestellt werden.

Chuck Platter nimmt aufgrund dieses vieldeutigen Befundes an, die bloße Erwähnung von Männerhaar sei als Tadel zu begreifen.[59] Sowohl inner- wie außerhalb der Alten Komödie finden sich jedoch Gegenbeispiele, in denen die Kopfbehaarung von männlichen Figuren ohne Kritik erwähnt wird. Insofern trifft Platters Beobachtung zwar für Aristophanes beinahe zu, ist aber keinesfalls als gattungsübergreifend wirksame Regel zu verstehen – wie sich auch anhand der oben dargestellten Episode über die Spartiaten vor der Schlacht bei den Thermopylen gezeigt hat. Herodot erwähnt außerdem die langen Haare der (griechischen) Priester[60] und bei Pindar ist der junge Apollon ‚ungeschorenhaarig' (ἀκειρεκόμης).[61] Die negative Bewertung langer Haare, die in einigen Fällen festgestellt werden kann, ist

eph. 173: θρίξ; Aischyl. Choeph. 175: ἔθειρα). Diese Verwendung von θρίξ (*thríx*) findet sich auch bei Orest, der es jeweils anderen Termini zur Bezeichnung der abgeschnittenen Strähne direkt gegenüberstellt (Aischyl. Choeph. 226: βόστρυχος; Aischyl. Choeph. 230: κουρά). Vgl. aber z. B. auch Eur. Phoen. 308f, wo Euripides in ähnlicher Manier die Bandbreite der griechischen Haartermini einsetzt: nur κόμη (*kómē*) fehlt. Diese Anreicherung der Verse mit gelockten Haaren kann in der deutschen Übersetzung nur unzureichend wiedergegeben werden, vgl. Mastronarde 1994, 238 für eine englische Variante: ‚dark-coloured curly locks of your hair'. Vgl. zur Bedeutung dieser abgeschnittenen Haarsträhnen als Weihen für verstorbene Verwandte unten S. 242–246.

56 Aristoph. Nub. 545: κἀγὼ μὲν τοιοῦτος ἀνὴρ ὢν ποιητὴς οὐ κομῶ, [...].

57 Dover 1968, 94. Vgl. auch Aristoph. Plut. 572; Vesp. 1317 zur Verwendung von κομάω (*komáō*) in dieser übertragenen Bedeutung.

58 Vgl. Aristoph. Equ. 550; Nub. 545; Pax 767–773. Vgl. auch Sommerstein 2007b, 189 und die Diskussion dieser Stellen oben S. 61f.

59 Platter 1995/1996, 208.

60 Hdt. II 36,1. Vgl. Eitrem 1915, 397; Stengel 1898, 44 mit Anm. 5.

61 Pind. I. 1,7; P. 3,14. Vgl. auch Pind. P. 4,82; 9,5 zu Apollons Haarpracht.

also keine Konstante, sondern wird jeweils im konkreten Kontext hergestellt. Eine positive Sicht auf Männerhaare entsteht beispielsweise auch, wenn ihre Schönheit besungen wird:

> MÄDCHEN: [...]
> Mich verzehrt das Verlangen nach dir,
> Nach dir, du schöner Lockenkopf.[62]

In diesem Liebeslied aus Aristophanes' *Ecclesiazusae* sehnt sich ein Mädchen nach den Locken ihres jungen Liebhabers. Die Verse implizieren die Verknüpfung von langen Haaren, Schönheit und Jugend, indem die Locken als wichtiges Element der Attraktivität des Jünglings benannt werden. Ihr Blick auf den männlichen Körper ist in die neue Sexualordnung der Frauenherrschaft einzuordnen: indem das junge Mädchen ihren Liebhaber anschaut, seine sexuelle Anziehungskraft bewertet und sogar lobpreist, nimmt sie eine Perspektive ein, die an anderen Stellen einem männlichen Blick vorbehalten ist,[63] und rückt in die aktiv werbende Position. Diese Umkehrung der Geschlechterhierarchie bedeutet aber nicht, dass die Haare des Jünglings für seine sexuelle Attraktivität sonst bedeutungslos wären. Normalerweise würde sie aber von anderen Männern bewertet werden, wie z. B. die Charakterisierung des Parthenopaios zeigt, der mit Polyneikes gegen Theben zieht und sich durch wallende Locken (καταβόστρυχος) auszeichnet.[64] Craik zufolge ist dieses Attribut ist als Anspielung auf die ihm in anderen Tragödien zugeschriebene sexuelle Attraktivität zu verstehen.[65] Auch im ersten Agon der *Nubes* des Aristophanes richtet sich ein solcher männlicher Blick auf die Körper der jungen trainierenden Männer und insbesondere auf ihre Scham(-Haare).[66]

Männer, die lange Haare tragen, sind im klassischen Griechenland ambivalent bewertet worden, weil lange Haare weiblich konnotiert sind, aber auch für kämpferische, besonders mythisch-heroische Männlichkeit oder aber jugendliche Schönheit stehen. Sind sie ungepflegt, werden sie abgelehnt. Gepflegte lange Haare werden jedoch mit Reichtum und einer aristokratischen Lebensweise verbunden, die auch mit einer entsprechenden politischen Gesinnung assoziiert worden ist. Diesem Aspekt ist der folgende Abschnitt gewidmet.

Lange Haare und Politik

Lange Haare markieren im klassischen Griechenland nicht nur soziale und ökonomische Positionen, sondern sind auch als Zeichen einer antidemokratischen Haltung gedeutet worden, die beispielsweise in der Alten Komödie eingesetzt wird, um die Figuren zu charakterisieren. So beschimpft der Chor der *Vespae* den jungen Antikleon, der die alten

62 Aristoph. Eccl. 954f (Ü L. Seeger): πάνυ γάρ ⟨δεινός⟩ τις ἔρως με δονεῖ / τῶνδε τῶν σῶν βοστρύχων.
63 Z. B. Aristoph. Lys. 149–154; Hdt. I 8,3; 10,1; 11,2f; Lys. 1,24.
64 Eur. Phoen. 146.
65 Craik 1988, 178. Vgl. auch Griffith 2006, 313f zur Sexualisierung der langen Haare der Heroen und Hengste im Epos; Shapiro 2015 zum übermäßigen Begehren des (langhaarigen) Alkibiades.
66 Aristoph. Nub. 977f.988f.

Männer vom Gericht fernhalten will, er verhalte sich mit seinem prächtigen Haar, als wolle er allein herrschen. Anschließend wird dieser Tyrannis-Vorwurf mit seinem ungeschorenen (ἄκουρος) Bart und dem Tragen von typisch spartanischer Kleidung verbunden. Zuletzt äußert der Chor den Verdacht, es bestehe ein Bündnis mit dem spartanischen Feldherrn Brasidas.[67] Diese Anspielungen werden als Mittel eingesetzt, Antikleon zu verunglimpfen, indem ihm unterstellt wird, er handle gegen die Interessen des *dēmos* und strebe die Alleinherrschaft an. Haar- und Barttracht werden so als äußere Zeichen seiner politischen, antidemokratischen Position gedeutet.[68]

Im Gegensatz zu Antikleon, der die Vorwürfe unkommentiert lässt, bittet der Chor der Ritter in Aristophanes' *Equites* darum, in Friedenszeiten nicht wegen seines Äußeren geschmäht zu werden.[69] Da an dieser Stelle κομάω (*komáō*) und eine verbale Ableitung von στλεγγίς (Schabeisen) gebraucht werden, ist auf der Basis der bisherigen Erkenntnisse in dieser Studie[70] anzunehmen, dass die Pflege der Haut und der Haare auch hier gemeinsam thematisiert wird. Doch einige Übersetzungen und Kommentare beziehen beide Verben auf die Haare,[71] weil sie στλεγγίς (*stleggís*) als Bezeichnung eines üppigen Haarschmucks verstehen.[72] Auch diese Deutung hat etwas für sich, da ein solcher Putz tatsächlich eher als Ausdruck des Dünkels gedeutet werden kann als ein so banales Gerät wie die von allen benutzte *strigilis*. Ellen Kotera-Feyer wendet aber zu dieser Stelle ein, dass die begriffliche Differenzierung der στλεγγίς (*stleggís*) als Schabeisen und als Kopfschmuck erst ab dem 3. Jh. v. Chr. sicher zu greifen ist. Außerdem sei ἀνεστλεγγισμένοις (*anestleggisménois*) ihrer Meinung nach nicht auf die zuvor erwähnten langen Haare zu beziehen.[73] Auch wenn die Handlung aber auf die Haut gerichtet ist, impliziert die Äußerung ein Übermaß an Körperpflege, da das Präfix ἀνα (*ana*) die Wiederholung der Handlung andeutet.[74] Unabhängig davon, ob die Ritter einen unüblichen Kopfschmuck tragen oder sich stets sehr sorgfältig das Öl vom Körper schaben, unterscheidet sich ihr Umgang mit ihrem Körperäußeren von dem anderer Bürger.

Während die Bitte der Ritter, dieses Verhalten beibehalten zu dürfen, als Verweis auf eine aristokratische und spartafreundliche Gesinnung gedeutet wird,[75] verknüpft das Lob des Reichtums in Aristophanes' *Plutus* Langhaarigkeit und Alleinherrschaft, indem

67 Aristoph. Vesp. 464–470.474–477. Vgl. auch Leitao 2003, 124–126 zur Deutung des Lakonisierens als Aufbegehren der jüngeren Generation.

68 Vgl. z. B. auch Hohenwallner 2001, 66–70; Woods 2005, 210–213 zur politischen Bedeutung der Haartracht in Rom. Vgl. zu Woods aber Wardle 2006, der eine politische Relevanz der Haartracht für den Tod des Ptolemaios von Mauretanien ausschließt.

69 Aristoph. Equ. 578–580: καὶ πρὸς οὐκ αἰτοῦμεν οὐδὲν πλὴν τοσουτονὶ μόνον· / ἤν ποτ' εἰρήνη γένηται καὶ πόνων παυσώμεθα, / μὴ φθονεῖθ' ἡμῖν κομῶσι μηδ' ἀνεστλεγγισμένοις.

70 Vgl. oben S. 175f zum Gebrauch der *strigilis* nach dem Salben.

71 Vgl. z. B. Seeger et al. 1980 [1845-1848]; Sommerstein 1997. Vgl. aber Rogers 1930, der Haartracht und Pflege der Haut adressiert.

72 Hauser 1906, 104; Sommerstein 1997, 176.

73 Kotera-Feyer 1993, 23. Vgl. auch Kotera-Feyer 1993, 8, 40–42 zu dieser Nebenbedeutung.

74 Ich danke Jörg Fündling für diesen wertvollen Hinweis.

75 Ehrhardt 1971, 16; Seeger et al. 1980 [1845–1848], 637 Anm. 78.

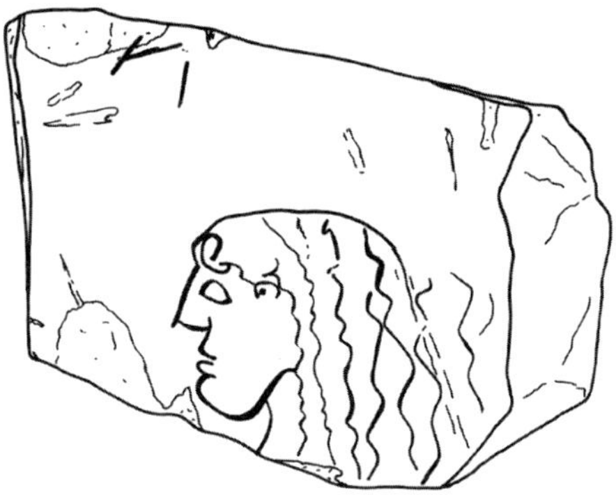

Abb. 1: Ritzzeichnung eines langhaarigen Mannes, Ostrakon, nach 480 v. Chr.

κομάω (*komáō*) metaphorisch gebraucht wird, um die Herrschaft des persischen Großkönigs zu bezeichnen.[76] Neben der übertragenen Bedeutung impliziert die wörtliche Ebene Haare als statusanzeigendes Merkmal, das als eine der Erscheinungsweisen politischer Macht sichtbar wird. Außerdem ist die hohe Bedeutung der Bärte der Perser bei Hofe[77] in Athen bekannt und auch schon in früheren Quellen präsent. So wird in Aischylos' *Persae* explizit auf die Bärte des Chores verwiesen.[78] Während lange (Bart-)Haare im persischen Reich eine unerlässliche Voraussetzung der Machtausübung sind, werden lange Haare im griechischen Kontext – nicht nur in der Dichtung – mit illegitimer Alleinherrschaft verknüpft.

Denn die kritische Sicht der Alten Komödie auf lange Haare spiegelt sich auch auf einigen Tonscherben, die bei Ostrakismen verwendet worden sind. Stefan Brenne stellt ein Ostrakon aus dem frühen 5. Jh. v. Chr. vor, das einen unbenannten bartlosen Mann mit wallender Haarpracht zeigt (Abb. 1), und bezieht es auf die Verbannung des Megakles. Da andere erhaltene Tonscherben auf sein ‚neues' oder ‚jugendliches' Haar (νέα κόμε̄) verweisen,[79] wird die Relevanz der Haare in politischen Kontexten unterstrichen. Brenne wägt verschiedene Interpretationen ab, ohne zu einem eindeutigen Ergebnis zu gelangen, und so veranschaulicht dieses Beispiel, wie schwierig es ist, Bildzeugnisse hinsichtlich ihrer sozialen und politischen Konnotation zu befragen. Auch wenn anzunehmen ist, dass derjenige, der mithilfe der Ostraka verbannt werden soll, negativ bewertet worden ist, bleibt unklar, was die langen Haare hier konkret bedeuten sollen.

Die ambivalente Bewertung langer Haare in den bisher betrachteten Quellen beruht zum Teil auf ihrer Assoziation mit politischer Macht, die auch in Herodots *Historien* an einigen Stellen deutlich wird. Sie kann *zum einen* metaphorisch aufgerufen werden, wie bei der Entmachtung des Psammetichos, der seiner Macht entblößt wird (ψιλόω δυνάμιος).[80] Kylons Streben nach Alleinherrschaft über Athen drückt der Historiker mit Hilfe des

76 Aristoph. Plut. 170.

77 Briant 1996, 285; Niditch 2008, 50; Pirngruber 2001, 288. Vgl. auch Llewellyn-Jones 2015, 212, 215, 220, 224 zu den persischen Bildzeugnissen, auf denen der königliche Bart als Zeichen von Stärke, Weisheit, Lebensmut und Potenz fungiere.

78 Aischyl. Pers. 316.1056. Vgl. auch Chiasson 1984, der Aristoph. Ach. 117–121 entsprechend deutet: die bärtigen Botschafter des Perserkönigs widersprächen der zeitgenössischen Erwartungshaltung an die Bartlosigkeit von Eunuchen.

79 Brenne 1992, 166–173. Vgl. Lys. 14,39.

80 Hdt. II 151,3. Vgl. auch Aischyl. Pers. 1035.

Verbes κομάω (lange Haare tragen) aus.[81] Diese explizite Verknüpfung von τυραννίς (*tyrannís*) und κομάω (*komáō*) belegt die Verbreitung der übertragenen Bedeutung des Verbs als ‚sich anmaßen' in der 2. Hälfte des 5. Jh. v. Chr. Dennoch diskutiert Simon Hornblower die Möglichkeit einer wörtlichen Lesart der Stelle und mutmaßt, das Langwachsenlassen der Haare hätte der Geheimhaltung der Putschpläne entgegengestanden.[82] Dabei lässt er jedoch außer Acht, dass in der von Herodot erzählten Zeit (um 630 v. Chr.) lange Haare auch in Athen die übliche Haartracht bei Männern der Oberschicht gewesen sind, zu denen Kylon zweifelsfrei zu zählen ist.[83] Die Stelle kann insofern zwar als Beschreibung seines Äußeren gedeutet werden, aber seine Haare dürften Kylon wohl nicht von seinen Mitbürgern unterschieden haben. Hornblowers Überlegungen stehen gegen eine Tendenz der Forschung, die die übertragene Bedeutung von κομάω (*komáō*) bevorzugt und auf diese Weise zu einer vereindeutigenden und verfälschenden Lesart einiger Stellen verleitet, die die wörtliche Bedeutung von κομάω (*komáō*) verdeckt.[84] Obwohl κομάω (*komáō*) also oft ohne Diskussion als ‚sich anmaßen' gelesen wird, stellt Hornblower diese Lesart in einem Fall infrage, in dem sie wohl tatsächlich zutrifft. Außerdem ist es ebenso vorstellbar, dass Herodot oder ein Teil seines Publikums die Formulierung als Hinweis auf eine unübliche, lange Haartracht Kylons verstanden und so die in der eigenen Zeit gängigen Frisuren auf den archaischen Kontext projiziert hat. Wird κομάω (*komáō*) verwendet, ist also stets sowohl die metaphorische Bedeutung als auch ein Bezug auf eine lange Haartracht in Betracht zu ziehen, der durch die wörtliche Bedeutung des Verbs selbst bei nichteigentlichem Gebrauch aufgerufen wird.

Zum anderen sind Frisur und politische Macht bei Herodot nicht nur im übertragenen Sinne, sondern auch konkret aufeinander bezogen. Nach dem Krieg um Thyrea (ca. 546 v. Chr.), in dem die Spartaner gegen die Argeier gesiegt haben, ändern beide ihre Haartrachten:

> (7) [...] Von der Zeit an schoren sich die Argeier die Köpfe, während sie vorher verpflichtet waren, langes Haar zu tragen, und machten ein Gesetz und legten einen Fluch darauf, daß kein Argeier sein Haar solle wachsen lassen, auch keine Frau goldenen Schmuck tragen, ehe sie nicht Thyrea wiedergewonnen hätten.

---

81 Hdt. V 71,1: οὗτος ἐπὶ τυραννίδι ἐκόμησε.

82 Hornblower 2013, 211.

83 Vgl. Groß 1969, 396; Stein-Hölkeskamp 1999 zu Kylon. Vgl. auch Nenci 1994, 262f zur Datierung.

84 Ehrenberg 1951, 97 Anm. 2 (zu Aristoph. Nub. 545; Plut. 170.572; Vesp. 1317); Ehrhardt 1971, 16. Vgl. zu dieser Forschungstendenz auch Hamakers Konjektur des handschriftlich überlieferten τολμᾷ (*tolmą̃*) zugunsten von κομᾷ (*komą̃*) in Lys. 16,18, die er vorgeschlagen hat, weil es nichts bedeute (Hamaker 1843, 62f), und die von den maßgeblichen Editionen unkommentiert in den Text übernommen (zuletzt Carey 2007, 170) und auch in der Forschungsliteratur kaum hinterfragt wird (vgl. z. B. Blass 1887, 520f Anm. 6; Giordano 1980–1982; Weißenberger 1987, 72–75; vgl. aber Naber 1905, 87f für eine andere Lesart). Craik 1999, 626f bringt hingegen überzeugende Argumente gegen die Konjektur vor, so dass sie nicht zwingend erscheint.

> (8) Die Lakedaimonier aber machten gerade das Gegenteil zum Gesetz, wo sie nämlich vorher keine langen Haare getragen, sie von nun an lang zu tragen.[85]

Auch an dieser Stelle greift Herodot die langen Haare als typisches Merkmal der Spartiaten auf. Durch die Verknüpfung von langem Haar und Sieg sowie kurzem Haar und Niederlage wird eine Bewertung der verschiedenen Haartrachten angedeutet, die Herodot am Beispiel der Argeier expliziert: sie schwören, ihre Haare erst wieder wachsen zu lassen, wenn sie Thyrea zurückerobert haben, und ihre Frauen werden solange keinen goldenen Schmuck tragen. Männer und Frauen verzichten in Trauer[86] über die Niederlage und als Zeichen für den Willen, Thyrea doch noch zu gewinnen, auf ihren Schmuck. Während die Frauen ein Zeichen von Wohlstand ablegen, das sie jederzeit wieder anlegen könnten, ist dieses Zeichen bei den Männern ein Teil des Körpers, der für die Verwirklichung dieses Ziels auch kämpfen wird: ihr äußeres Erscheinungsbild wird im Vergleich mit den früheren Praktiken stark beeinflusst, und sind lange Haare einmal abgeschnitten, dauert es lange, bis sie wieder nachgewachsen sind. Jede Haarschur,[87] die ja regelmäßig wiederholt werden muss, um das Zeichen aufrecht zu erhalten,[88] ist geeignet, zugleich an das Versprechen, Thyrea zurückzuerobern, zu erinnern.

Bei den Spartiaten übernimmt das Kämmen der Haare, das Xerxes' Späher beobachtet hat, eine ähnliche Funktion. Denn nur weil die langen Haare nicht abgeschnitten werden und alle sie stets pflegen, dienen sie als positives Identifikationsmerkmal, das zum Markenzeichen der Spartaner wird.[89] Nachdem Xerxes am ersten Kampftag sieglos geblieben ist, wandelt sich das Unverständnis des Großkönigs für die ausgiebige Haarpflege der Spartiaten in die Anerkennung ihres Mutes. Denn sie seien tatsächlich Männer (ἄνδρες), während er mit den Medern nur eine Menge Menschen (πολλοί μὲν ἄνθρωποι) geschickt habe.[90] Diese Bewertung verknüpft die männliche Kampfkraft und Tapferkeit der Spartiaten implizit mit ihren gepflegten, langen Haaren, so dass diese als Zeichen ihrer Mitgliedschaft in einer Kriegerkaste erscheinen. Sie werden später auch von Aristoteles entsprechend eingeordnet: die lange Haartracht markiere den höheren sozialen Status der

85 Hdt. I 82,7f (Ü W. Marg, modifiziert mit J. Feix): Ἀργεῖοι μέν νυν ἀπὸ τούτου τοῦ χρόνου κατακειράμενοι τὰς κεφαλάς, πρότερον ἐπάναγκες κομῶντες, ἐποιήσαντο νόμον τε καὶ κατάρην μὴ πρότερον θρέψειν κόμην Ἀργείων μηδένα μηδὲ τὰς γυναῖκάς σφι χρυσοφορήσειν, πρὶν Θυρέας ἀνασώσωνται. [8] Λακεδαιμόνιοι δὲ τὰ ἐναντία τούτων ἔθεντο νόμον: οὐ γὰρ κομῶντες πρὸ τούτου ἀπὸ τούτου κομᾶν· [...].

86 Vgl. auch Brulé 2015, 247–251 zur Deutung dieser Stelle als politische Trauer; Brulé 2015, 244–257 für weitere Beispiele.

87 Dieser eher unübliche und möglicherweise stilistisch unschöne Begriff wird verwendet, da er im Gegensatz zu ‚Haarschnitt' alle Möglichkeiten zwischen Komplettrasur und dem verschönernden Abschneiden der Haarspitzen abdeckt und außerdem nicht als ‚Frisur' missverstanden werden kann.

88 Vgl. auch Lee 2015, 82, 87f.

89 Hdt. VII 208f. Vgl. auch Aristoph. Av. 1281f; Xen. Lak. pol. 11,3; David 1992, 14; Lavergne 2006, 273f.

90 Hdt. VII 210,2. Vgl. auch Brulé 2008, 146 zur Verknüpfung von spartanischer *andreía* mit dem Wachstum von Körper- und Kopfhaaren.

Spartiaten, denn es sei unmöglich, damit Tätigkeiten wie ein Tagelöhner auszuführen. Insofern kennzeichne sie den Freien, der es nicht nötig habe, ein gewöhnliches Handwerk zu betreiben.[91] Die negative Konnotation von Handwerkstätigkeiten ist bei Aristoteles impliziert und kann für den spartanischen Kontext angesichts der Begrenzung der vollen Bürgerrechte auf die Spartiaten[92] vorausgesetzt werden.

Die langen Haare dienen aber nicht nur der Abgrenzung von all jenen Bewohnern der Peloponnes, die nicht ausschließlich dem Kriegshandwerk nachgehen, sondern unterscheiden auch Erwachsene von Jugendlichen, die die militärische Ausbildung durchlaufen[93] und sind insofern mit Männlichkeit und Mut assoziiert. David betont die polare Gegenüberstellung der Spartiaten, die ihre langen Haare offen trügen, und Heloten, die ihren Kopf mit Kappen bedeckten. Zwischen beiden stünden kurz geschorene Epheben und Perioken mit etwas längerem, aber kurzem Kopfhaar und gestutzten Bärten. Während letztere permanent in dieser mittleren Position verharrten, habe sie für die Heranwachsenden einen Übergangszeitraum markiert.[94] Die lange Haartracht der Spartiaten wertet David als Erweiterung des aristokratischen Privilegs auf den *dē̃mos* und spricht von seiner partiellen Aristokratisierung.[95] Diese Formulierung fasst zwar die Gleichheit der Spartiaten untereinander, reproduziert aber so die (im Verhältnis zu Athen) enge Begrenzung des Zugangs zu dieser Elite des lakedaimonischen Staates. Denn die konsequente Bestenauslese ermöglicht zwar einigen Wenigen, deren Finanzen und Kriegstüchtigkeit den hohen Ansprüchen genügen, eine aristokratische Lebensweise, schließt aber alle anderen von der politischen Partizipation aus. Wie das Beispiel Sparta zeigt, bezieht sich die politische Machtausübung, die durch die Haartracht sichtbar wird, nicht nur auf Alleinherrscher und zwischenstaatliche Konflikte, sondern betrifft auch die Machtverhältnisse innerhalb einzelner *póleis*.

Dieser Aspekt wird durch die geschlechtsdifferenzierende Wirkung unterstrichen, die der Haartracht in Sparta in der Forschung zugeschrieben wird: während Jungen kurze Haare hätten, trügen Mädchen sie lang, während Männer die Haare lang wachsen ließen, hielten Frauen sie kurz.[96] Eine solche überkreuzende Gegenüberstellung scheint aus strukturalistischer Perspektive zwar überzeugend, ist aber für die weibliche Seite nur äußerst

91 Aristot. rhet. 1367a29–31. Vgl. auch Brulé 2008, 147f. Vgl. Kötting 1986, 189 als Beispiel für die Übernahme dieser Quellenperspektive als Erklärungsansatz. Vgl. auch Brulé 2015, 133–152, 160–170 zur Haartracht als Statusmerkmal in Sparta.

92 Xen. Lak. pol. 7,2. Vgl. Rebenich 1998, 113–115 Anm. 80f einführend zu den ökonomischen Anforderungen an spartanische Vollbürger.

93 David 1992, 12; Lipka 2002, 193.

94 David 1992, 12–20. Vgl. auch Brulé 2008, 147f, der die Geschlechterdifferenz und (Un-)Freiheit fokussiert.

95 David 1992, 15.

96 Lipka 2002, 193f; Scanlon 1988, 184. Vgl. auch David 1992, 17, der die kurzen Haare der Braut als Inversion der Haartracht der erwachsenen Männer deutet und davon ausgeht, dass diese Frisur von den verheirateten Frauen beibehalten worden ist. Rodemeyer 2003, 63; Schmitz 2002, 572 deuten die Hochzeitsrituale als Imitation eines päderastischen Verhältnisses.

dünn belegt, auch wenn Paul Cartledge von ihr überzeugt ist.[97] Zweifel an dieser Deutung weckt zum einen, dass diese Opposition von den klassischen Quellen nicht eingesetzt wird, um das Geschlechterverhältnis in Sparta zu veranschaulichen, das – wohl auch aufgrund der Abweichung von den athenischen Vorstellungen – verschiedene Autoren behandeln.[98] Zum anderen dienen die Cartledge zufolge kurzen Haare der Spartanerinnen ebenso wenig ihrer Differenzierung von anderen Griechinnen. Vielmehr wird ihre Schönheit beispielsweise in Aristophanes' *Lysistrata* gelobt, ohne sich explizit auf die Haare zu beziehen, so dass eher der Eindruck entsteht, diese ähnelten denen der anderen Griechinnen, während der trainierte Körper der Spartanerin eigens hervorgehoben wird.[99]

Die Frage nach der Haartracht der Spartanerinnen in der klassischen Zeit kann auf der Basis des untersuchten Quellenbefundes nicht abschließend entschieden werden. Auch wenn das Schweigen der Quellen zu Fragen, für die keine anderen Zeugnisse vorliegen, nicht zu hoch bewertet werden sollte, scheint ihre Frisur im Gegensatz zu den langen Haaren der Spartiaten kein typisches Markenzeichen gewesen zu sein. Insofern ist es zwar möglich, aber wenig wahrscheinlich, dass die Haarlänge in Sparta als spezifisches Kennzeichen der Geschlechterdifferenz gewirkt hat. Denn die langen Haare der Spartiaten markieren ihre besondere Position innerhalb des Staates der Lakedaimonier: sie stehen für ihren rechtlichen und ökonomischen Status sowie ihre darauf beruhenden politischen Rechte und ihr Alter. Nur wenn all diese Aspekte zusammenkommen, gehört eine Person als Berufssoldat zur Elite. Diese Tätigkeit wird ausschließlich von Männern ausgeführt und erfordert Mut (ἀνδρεία), der begrifflich als männliche Tugend schlechthin gefasst ist. Insofern sind der Status als Spartiat und die damit verbundenen langen Haare eng mit Männlichkeit verflochten, ohne dass jedoch die Opposition zur Weiblichkeit in den Vordergrund tritt. Denn die bloße Assoziation der Haartracht der Spartiaten mit Mut und Männlichkeit ist kein hinreichender Beleg für die Annahme, dass Weiblichkeit mit einer Frisur verbunden worden sei, die dem Äußeren dieser speziellen Männerelite entgegengesetzt gewesen sei. Auch wenn das Geschlechterverhältnis in den überlieferten Quellen häufig dichotom dargestellt wird, ist es zu vermeiden, solche Gegenüberstellungen auf den Befund zu projizieren, wenn sie dort fehlen.

Haarschur

In den vorangegangenen Abschnitten sind die ambivalente Bewertung langer Haare im klassischen Griechenland und ihre Wirkung als Zeichen politischer Gesinnung und Macht herausgearbeitet worden. Die Frisurengestaltung unterscheidet sich außerdem aufgrund des sozialen Status, wie am Beispiel der langen Haare der Spartiaten dargelegt

97 Cartledge 1981, 101. Vgl. aber z. B. Schredelseker 1913, 13 für die frühere pauschale Überzeugung, Frauen seien langhaarig gewesen.

98 Vgl. Aristot. pol. 1269b12–34; Xen. Lak. pol. 1.

99 Aristoph. Lys. 78–80. Vgl. z. B. Xen. Lak. pol. 1,4; Pomeroy 2002, 12–27; Thommen 1999, 137f zur körperlichen Betätigung von Spartanerinnen im Unterschied zu anderen Griechinnen.

worden ist: sie heben sie einerseits seit der klassischen Zeit von anderen Griechen ab und markieren so ihre Herkunft. Andererseits werden auch verschiedene Positionierungen innerhalb des lakedaimonischen Staates durch verschiedene Haartrachten gekennzeichnet, die nicht nur darauf basieren, die Haare wachsen zu lassen, sondern auch darauf, sie zu kürzen oder in Form zu schneiden. Diese nach außen und nach innen gerichtete Funktion der Frisurengestaltung zeigt sich auch anhand anderer Beispiele in der Geschichtsschreibung und der Dichtung, die zu Beginn dieses Abschnittes vorgestellt werden. Anschließend steht das Schneiden der Haare, das als Strafe eingesetzt wird, im Zentrum und zuletzt seine Funktion in rituellen Kontexten.

Frisuren als Zeichen sozialer Differenz

Die Funktion der Haartracht als Merkmal der regionalen Herkunft zeigt sich insbesondere in den ethnographischen Exkursen der *Historien*. So berichtet Herodot nicht nur von den langen Haaren der Babylonier und Perser,[100] sondern auch von der besonderen Frisur der Araber, von der diese behaupten, sie hätten sie von einem Gott übernommen, den der Historiker mit Dionysos gleichsetzt.[101] Auch bei der Schilderung der verschiedenen Völker, die in Libyen leben, spielt die Haartracht eine Rolle. Die Maken tragen beispielsweise einen Kamm (λόφος), der entsteht, indem sie die Haare (τρίχες) an den Seiten bis auf die Haut abscheren (κείροντες ἐν χροΐ), in der Mitte aber stehen lassen.[102] Durch die Verwendung von λόφος (*lóphos*), das sonst die Mähne von Säugetieren oder den Kamm von Vögeln, aber auch den Helmbusch griechischer Krieger bezeichnet,[103] nähert diese Charakterisierung die Maken Tieren an und betont ihre kämpferische Kraft. Bei zwei anderen, benachbarten Völkern bemerkt Herodot, dass sie sich hinsichtlich der Haartracht unterscheiden:

> Und die Machlyer lassen ihr Haar hinten am Haupt wachsen, die Auseer aber vorne.[104]

An diese Bemerkung schließt sich die ausführliche Darstellung der Kulte und Lebensweise der Auseer an. Westlich von ihnen leben die Maxyer:

> [...] sie lassen auf der rechten Seite des Kopfes das Haar wachsen, die linke scheren sie kurz[...].[105]

---

100 Hdt. I 191,1; VI 19,1–3.
101 Hdt. III 8,3.
102 Hdt. IV 175,1.
103 Vgl. LSJ s.v. Vgl. auch Griffith 2006, 315 zur Deutung des *lóphos* als zähmende Aneignung dieser animalischen Kraft.
104 Hdt. IV 180,1 (Ü W. Marg, modifiziert): καὶ οἱ μὲν Μάχλυες τὰ ὀπίσω κομῶσι τῆς κεφαλῆς, οἱ δὲ Αὐσῆες τὰ ἔμπροσθε.
105 Hdt. IV 191,1 (Ü Marg 1973): οἳ τὰ ἐπὶ δεξιὰ τῶν κεφαλέων κομῶσι, τὰ δ' ἐπ' ἀριστερὰ κείρουσι, τὸ δὲ σῶμα μίλτῳ χρίονται· [...].

Diese Beschreibungen erzeugen den Eindruck, die Libyer rund um den Triton-Fluss nutzten die Haartracht, um die verschiedenen Gruppen zu unterscheiden. Aldo Corcella verweist auf archäologische Befunde, die verschiedene Haartrachten in Libyen bezeugen.[106] Unabhängig von der Historizität dieser Praktiken setzt Herodot die durch sie hervorgebrachten Haartrachten als Differenzierungsmerkmale ein.

Außerdem markieren Frisuren auch jenseits von Sparta verschiedene soziale Positionen innerhalb der griechischen Gesellschaft. So werden kurze Haare bei Frauen aufgrund der langen Haartracht der Freien als zuverlässiges Merkmal des Sklavenstatus angesehen.[107] Beispielsweise hält Orest seine Schwester in Euripides' *Electra* wegen ihres geschorenen Hauptes (κεκαρμένον κάρα) zunächst für eine Sklavin (δούλη).[108] Ihr wie bei Unfreien kurz geschnittenes Haar widerspricht zwar dem rechtlichen Status der Königstochter, ist aber auf die andauernde Trauer um ihren Vater zurückzuführen. Sie bringt wohl regelmäßig an seinem Grab Haaropfer dar, so dass ihre Frisur den kurzen Haaren von Sklavinnen ähnelt.[109] Entsprechend fühlt sie sich durch ihre Haartracht entstellt und beklagt ihr geschorenes Haupt.[110] Die Verwechslung der Königstochter Elektra mit einer Sklavin basiert jedoch nicht nur auf ihrer Frisur, sondern ist angesichts ihres Verhaltens und ihres Aussehens durchaus nachvollziehbar, da Elektra in erbärmlichen Umständen lebt, wie ihr Auftritt zeigt: noch vor Sonnenaufgang macht sie sich in zerrissener Kleidung und mit schmutzigem Haar auf den Weg, Wasser aus einer Quelle zu holen.[111] Entgegen dem Eindruck, den diese Darstellung erzeugen kann, dass die Beschaffenheit der Kleidung auf den rechtlichen Status verweise, ist zu betonen, dass sie im klassischen Athen nicht normativ und durchgängig zu einer solchen Differenzierung eingesetzt worden ist. Zwar verweisen die Art der Bekleidung und die Qualität der getragenen Stoffe auf die ökonomische Lage des *oĩkos*, in dem eine Person lebt, nicht aber auf ihre Freiheit oder Unfreiheit.[112] Während kurze Haare bei Frauen als eindeutiges Merkmal des Sklavenstatus erscheinen, auch wenn dies in Elektras Fall nicht zutrifft, sind sowohl freie Männer als auch

106 Corcella 2007, 700, 712.

107 Z. B. Groß 1967, 897; Klees 1998, 71.

108 Eur. El. 107f.

109 In Eur. El. 147–149 benennt Elektra den Trauerkontext explizit. Vgl. z. B. auch Cropp 1988, 106; Denniston 1939, 64, die die Stelle ähnlich deuten. Mit Verweis auf Calame nimmt Cropp außerdem eine Gegenüberstellung Elektras mit den sonst schönen Führerinnen junger Chöre an (Cropp 1988, 113; vgl. auch Calame 1997, 42f). Vgl. auch Soph. El. 448–451 zu ihren aufgrund der Haaropfer für Agamemnon kurzgehaltenen Haaren.

110 Eur. El. 335.

111 Eur. El. 54–56.184–187. Vgl. auch Soph. El. 164–167.559f.1196 zur schlechten Lebenssituation Elektras in Sophokles' Version der Geschichte.

112 Geddes 1987; Klees 1998, 64–74. Vgl. auch Xen. Ath. pol. 1,10. Vgl. aber Hartmann 2010, die den Mantel (ἱμάτιον) als Kennzeichen des Bürgerstatus versteht, weil dieses nur schwer zu beherrschende Kleidungsstück vor allem im Kontext politscher Aktivitäten getragen worden sei. Sie grenzt sich von Geddes' Argumentation ab, die vor allem die verwendeten Stoffe und die Farbgebung betrachtet. Denn entscheidend sei nicht nur, aus welchen Materialien die Kleidung hergestellt worden sei, sondern auch, wie sie in der Öffentlichkeit zur Bedeckung des Körpers eingesetzt worden sei. Vgl. auch Gherchanoc / Huet 2007, 10–13 für einen Forschungsüberblick zu dieser Frage.

Sklaven dem bisher dargestellten Befund zufolge im klassischen Athen kurzhaarig. Dient die Frisur also ebenso wenig wie die Kleidung als Kennzeichen des rechtlichen Status?[113]

Gegen diese Vermutung spricht eine weitere Stelle aus Aristophanes' *Aves*, an der die Protagonisten sich gegenseitig wegen der Gestaltung ihrer neuen Federtracht verspotten.[114] Sie wird mit dem σκάφιον (*skáphion*) verglichen – einer Kurzhaarfrisur, die den Aristophanes-Scholien und späteren Lexikographen zufolge mit einer skythischen Herkunft und dem Sklavenstatus assoziiert worden ist.[115] Diese mit Fremdheit und Unfreiheit verbundene Haartracht wird in den *Aves* zur Verspottung des Protagonisten eingesetzt, um seine unvollendete Verwandlung in einen Vogel zu unterstreichen. Er steht zwischen den gefiederten Tieren, mit denen er ein ruhiges Leben führen will, und den Athenern, von denen er sich abgewendet hat. Die unansehnliche Frisur markiert also sowohl den politischen Veränderungswillen des Protagonisten als auch die Unabgeschlossenheit dieses Prozesses, so dass sie einen zeitlichen Zwischen_Raum eröffnet, in dem im zweiten Teil der Komödie die Verhandlungen mit jenen Athenern stattfinden, die versuchen, in das Wolkenkuckucksheim zu gelangen.[116]

In der Alten Komödie wird das *skáphion* auch an anderen Stellen in abwertender Absicht eingesetzt. So meint der Chor der Frauen in den *Thesmophoriazusae*, es sei angemessen, der Mutter des Demagogen Hyperbolos, der ca. fünf Jahre zuvor durch den letzten Ostrakismos verbannt worden ist, bei Kultfeiern nicht nur einen Platz in den hintersten Reihen anzuweisen, sondern ihr auch ein *skáphion* zu schneiden.[117] Indem die Frau, die Hyperbolos geboren hat, für seine politischen Unzulänglichkeiten geschmäht wird, soll zwar in erster Linie er getroffen werden, in zweiter Linie aber reduziert die Stelle zugleich die Bedeutung der Athenerinnen für die *pólis* auf ihren Anteil an der Reproduktion vollwertiger männlicher Bürger. Außerdem grenzen sich die angesehenen Bürgerinnen, die am Thesmophorienfest teilnehmen, hier von Frauen mit geringem Sozialprestige ab. Denn Hyperbolos wird in anderen Komödien als vulgär und ungebildet beschimpft und beschuldigt, barbarische oder unfreie Vorfahren zu haben.[118] Diese Herkunft wird auf seine Mutter zurückgeführt, die nach seiner Verbannung weiterhin in Athen gelebt hat und auch an anderen Stellen durch Beschimpfungen als Hure und Säuferin angegriffen

113 Vgl. z. B. Groß 1967, 897; Thomas 2017, 1119.

114 Aristoph. Av. 806. Vgl. auch Emp. fr. 98 Gemelli [= 31 B82 DK = Aristot. meteor. 387b1] zur Analogie von Haaren und Federn.

115 Sommerstein 1991, 250; Paduano 1983, 161. Vgl. auch Klees 1998, 71 zur Einordnung des *skáphion* als Haartracht der Sklaven.

116 Vgl. Aristoph. Av. 905–1057.

117 Aristoph. Thesm. 836–841. Vgl. Kiechle 1967 zur Biographie des Hyperbolos; Grimanis / Heftner 2002 zum Ostrakismos. Aristophanes selbst setzt ihn als Demagogen mit dem inzwischen verstorbenen Kleon gleich, den er in den *Equites* verspottet hat, indem er den Komödiendichtern Eupolis und Hermippos vorwirft, ihn nachgeahmt zu haben, indem Hyperbolos an Kleons Stelle getreten sei (Aristoph. Nub. 551–558).

118 Vgl. Aristoph. Ach. 846f; Equ. 738–740.1304.1362f; Nub. 623–626.876.1065f; Pax 681.921.1318f; Ran. 570f; Vesp. 1007 zur Verspottung des Hyperbolos. Vgl. Grimanis / Heftner 2002, 232–235 zu Hyperbolos als nichtstandesgemäßem Politiker.

worden ist.[119] Die Frauen des Chores fordern also, sie wieder an ihren Platz jenseits der Vollbürgerfamilien zu verweisen und die Haartracht zur Markierung dieses Standesunterschiedes zu nutzen.

Während das *skáphion* in diesem Beispiel der Ausgrenzung der Mutter des Hyperbolos dient, markiert es in den *Aves* die Abkehr der Protagonisten von Athen. Die männliche Figur agiert also selbst und auf die Frau wird eingewirkt. Diese Zuschreibungen entsprechen der zeitgenössischen Assoziation von Männlichkeit und Aktivität sowie Weiblichkeit und Passivität.[120] Neben dieser möglichen Gegenüberstellung markiert die Frisur aber in beiden Fällen die Distanz der Gestalten zu den Athenern bzw. Athenerinnen. Wie die beiden Stellen illustrieren, ist das *skáphion* zwar eine wenig angesehene Frisur. Eine explizite Verbindung mit dem Sklavenstatus ergibt sich aber keineswegs, auch wenn sie mehrfach Anlass für Spott bietet. Darüber hinaus veranschaulichen diese Stellen, dass kurze Haare unterschiedlich gefasst sein können, so dass trotz der schmalen Quellenbasis wohl davon auszugehen ist, dass die Haartrachten von Freien und Unfreien unterscheidbar gewesen sind, auch wenn die konkrete Form in den Schriftquellen nicht tradiert ist.

Auf Basis des archäologischen Befundes argumentiert Bremer in dieser Frage sehr präzise: kurze Haare bei Freien fallen auf die Schultern, die den Unfreien und Armen zugeschriebenen Frisuren sind demgegenüber deutlich kürzer bzw. durch einen bestimmten Schnitt geprägt, den er als *skáphion* identifiziert.[121] Bremers Deutung folgend können vor allem Sklavinnen auf den Vasenbildern aufgrund ihrer kurzen Haare deutlich von den freien Frauen unterschieden werden. Außerdem argumentiert Lavergne, diese kurze Haartracht sei eine Kinderfrisur, die zur Infantilisierung der Unfreien beigetragen habe.[122] Diese Deutung entspricht der Assoziation von Sklavenstatus und jungem Alter, die auch durch die Anrede παῖ (Vokativ zu *paı̃s* – Junge, Mädchen) hergestellt wird, die für Kinder und Unfreie gleichermaßen verwendet worden ist.[123] Die hier beobachtete Annäherung von Unfreien und Heranwachsenden unterstreicht Agnes Thomas ebenso, indem sie hervorhebt, dass Diener nur in Ausnahmefällen Bärte trügen.[124] Mairi Gkikaki zeigt darüber hinaus eine ähnliche Verbindung zwischen einer spezifischen Haartracht und dem Status von jungen Mädchen und Sklavinnen auf: die Lampadion genannte Schopffrisur ist seit dem 5. Jh. v. Chr. auf Grabreliefs die Haartracht von weiblichen Kindern und Mädchen im heiratsfähigen Alter. Außerdem wird sie nicht nur von jugendlichen

119 Sommerstein 2001a, 209f.

120 Zeitlin 1978, 171. Vgl. z. B. Hippokr. Vict. I 34,1: Frauen seien aufgrund ihrer bequemen Lebensweise feucht und kalt, Männer hingegen aufgrund der Anstrengungen trocken und heiß; Hippokr. Vict. II 60,2: Bewegung mache trocken, während Herumsitzen feucht mache. Die den Männern zugeschriebene Aktivität und die den Frauen zugeschriebene Passivität bedingen dieser Vorstellung zufolge ihre jeweilige körperliche Verfassung.

121 Bremer 1912, 2112, 2118f.

122 Lavergne 2006, 289f.

123 Z. B. Aischyl. Choeph. 653; Aristoph. Ach. 395; Ran. 37; Vesp. 1297f. Vgl. Finley 1998, 164. Vgl. zu dieser Assoziation auch unten S. 331f (Schläge) und S. 450 (blonde Haare).

124 Thomas 2017, 1122.

Göttinnen wie Artemis, Nike und Aphrodite getragen, sondern kann auf Grabreliefs und Vasenbildern auch bei Dienerinnen und Hetären beobachtet werden.[125]

Kreilinger betont hingegen, dass kurzes Frauenhaar nicht auf Sklavinnen beschränkt sei, sondern auch Ausnahmesituationen markiere, wie z. B. die Trauer oder den Übergang vom Mädchen zur Braut. In Anknüpfung an die Schmähung von Hyperbolos' Mutter argumentiert sie, die Haartracht sei kein eindeutiger Hinweis auf die soziale Stellung der auf der bemalten Luxuskeramik dargestellten Frauen.[126] Da die Haarschur bei der Hochzeit jedoch nur außerhalb des klassischen Athen belegt ist,[127] überwiegt für Athenerinnen wohl die negative Konnotation kurzer Haare. Sie kennzeichnen Sklavinnen, Trauernde und Fremde, die vom weiblichen Schönheitsideal abweichen, und dienen insofern bei der Markierung sozialer Differenz zwar nicht als eindeutiges Merkmal einer bestimmten Position, kennzeichnen aber die Abweichung von den normalisierten langen und gepflegten Haaren.

Diese sozial differenzierende Funktion der kurzen Haare spiegelt sich auch in ihrer Assoziation mit einer skythischen Herkunft. So deutet Lavergne das *skáphion* als skythische Haartracht, die mit dem Sklavenstatus assoziiert worden sei, weil der Großteil der Unfreien in Athen skythischer Herkunft gewesen sei und deshalb diese Frisur getragen habe.[128] Seine Argumentation beruht auf einigen problematischen Vorannahmen, droht in einen Zirkelschluss zu geraten und ist bestrebt, den Ursprung der Praxis zu ergründen, statt ihre historische Bedeutung zu betrachten. Denn *erstens* ist die Herkunft der Unfreien in Athen nicht so gewiss, wie seine Äußerungen vermuten lassen.[129] Aber *zweitens* und schwerwiegender geht er davon aus, dass es den Versklavten trotz der umfassenden Verfügungsgewalt der Eigentümer über ihre Körper[130] möglich gewesen sei, ihre landestypische Haartracht beizubehalten. Nun eignen sich gerade die Haare aufgrund ihrer materiellen Beschaffenheit hervorragend, Rangordnungen in den Körper einzuschreiben, ohne ihn zu verletzen oder dauerhaft zu modifizieren, wie auch Lavergne betont.[131] Insofern ist es recht unwahrscheinlich, dass in diesen Fällen eine Beibehaltung der früheren Haartracht erfolgt ist, ohne dass der kurze Haarschnitt im attischen Kontext bereits mit dem Status

125 Gkikaki 2014, 100f, 232.

126 Vgl. Kreilinger 2007, 156f.

127 Vgl. Furley 2015, 17. Sommer 1912b, 34–41 stellt die schriftlichen und epigraphischen Belege für Haarweihen der Bräute in Griechenland zusammen, aus denen er für Delos, Megara, Troizen und Sparta auf einen solchen Brauch schließt. Kreilinger 2007, 156 vermutet, dass er auch in Athen üblich gewesen sei. Vgl. zur starken Verbreitung entsprechender Riten im klassischen Griechenland unten den Abschnitt *Haarriten und Mannbarkeit* (S. 248–251), in dem anhand der fehlenden Belege für das klassische Athen aber deutlich wird, dass eine sichere Rekonstruktion der dort üblichen Praktiken aufgrund der mangelnden Quellenbasis nicht möglich ist. Vgl. aber Brulé 2011, 126, der sich dennoch sicher ist, dass der Bräutigam die Haare geschnitten habe.

128 Lavergne 2006, 289.

129 Finley 1998, 186; Heinen 2017, 2850. Fischer 2017, 2619 nennt neben Thrakien das Schwarzmeergebiet und Kleinasien als wichtige Herkunftsgebiete.

130 Klees 1998, 176, 388; Rollinger 2010, 619.

131 Lavergne 2006, 370.

von Unfreien assoziiert worden wäre. *Drittens* erlaubt es der vorliegende Quellenbefund nicht, die typische skythische Haartracht zu rekonstruieren. Denn weder äußert Herodot sich darüber, noch gibt der archäologische Befund valide Hinweise, da den permafrost-konservierten Mumien, die in Eiskurganen entdeckt worden sind, für die Einbalsamierung die Köpfe rasiert worden sind.[132]

Einzig eine recht spezielle Wortwahl für das Schneiden der Haare, die an zwei Stellen bei Euripides überliefert ist, stellt eine explizite Verbindung zwischen kurzen Haaren und skythischen Sitten her: er verwendet das Verb (ἀπο)σκυθίζω, das wörtlich ‚(ab)skythisieren' bedeutet, um eine besonders stark ausgeprägte Haarschur in Trauer zu beschreiben.[133] Dieses Verb bezeichnet aber auch das Abziehen des Skalps,[134] wie es die Skythen Herodot zufolge mit ihren getöteten Feinden tun.[135] Der Vergleich der Haarschur mit der skythischen Sitte des Skalpierens markiert die Trauergeste als grausam und gefährlich. Vielleicht verweist die Assoziation von Skythen und kurzen Haaren also weniger auf ihre traditionelle Haartracht als auf diese Praxis.

Kurze Haare treten in den untersuchten Quellen ebenso wie lange Haare in unterschiedlicher Form auf und werden in Abhängigkeit davon mit divergierenden Bedeutungen versehen. Die kurzen Haare der freien Männer unterscheiden sich wohl deutlich von den Frisuren, die Unfreien zugedacht gewesen sind. Dabei ist es relativ unerheblich, ob das *skáphion* tatsächlich aus Skythien stammt oder ob der Begriff die auf den attischen Vasen abgebildete Frisur jener Frauen bezeichnet, die aufgrund dieser Haartracht als Sklavinnen gedeutet werden. Denn unabhängig vom Ursprung der Praxis und der konkreten Frisurengestaltung dient die Assoziation der kurzen Haare von Unfreien mit einer fremden Herkunft und jungem Alter im klassischen Athen ihrer Abgrenzung von der freien *pólis*-Bevölkerung.

Haareschneiden als Bestrafung

Das Scheren der Haare wird an einigen Stellen außerdem als Teil von Bestrafungen angeführt. So berichtet Herodot, Dareios' Vertrauter Zopyros habe sich selbst verstümmelt, indem er sich die Ohren, die Nase und die Haare abgeschnitten habe, um den Feinden des Großkönigs vorzutäuschen, dieser habe ihn so bestraft und entehrt.[136] In diesem Zusammenhang ist die Haarschur selbst jedoch weniger als Strafe zu verstehen, sondern hebt die anderen, deutlich massiveren Eingriffe in seinen Körper nur hervor, indem sie nicht von den Haaren verdeckt werden. Da das Haareschneiden nur eine Begleiterscheinung solcher Verstümmelungen und außerdem im persischen Kontext angesiedelt ist, belegt diese Stelle jedoch nicht seine Straffunktion im klassischen Griechenland. Anders verhält sich dies bei Kratinos, der in Aristophanes' *Acharnenses* verspottet wird, er trage eine

132 Rolle 1991, 117. Vgl. unten den Beginn des Abschnitts *Skythische Hautbilder* (S. 284f mit Anm. 41) zur Legitimierung des anthropologischen Vergleichs.
133 Eur. El. 241 (καὶ κρᾶτα πλόκαμόν τ' ἐσκυθισμένον ξυρῷ); Eur. Tro. 1026 (κρᾶτ' ἀπεσκυθισμένην).
134 Riedlberger 1996, 55f.
135 Hdt. IV 64. Vgl. zur Bedeutung dieser Praxis unten S. 344–347.
136 Hdt. III 154,2–155,4.

Haartracht wie ein Ehebrecher.[137] Die Forschung deutet diese Beschreibung als Beleg dafür, dass es Teil der Bestrafung von Ehebrechern gewesen sei, ihnen die Haare in ehrenrühriger Weise zu schneiden.[138] Eine ähnliche Behandlung hält Hekabe auch in Helenas Fall für erforderlich: sie beschimpft die Ehebrecherin und fordert, sie müsse in Lumpen und geschorenen Haares gehen.[139] Während Haarschnitt und Ehebruch an beiden Stellen miteinander assoziiert sind, werden nur in Helenas Fall kurze Haare explizit in strafender oder herabsetzender Absicht eingebracht und eng mit sexuellem Fehlverhalten verknüpft.

Diese Assoziation zeigt sich auch in der nur fragmentarisch überlieferten Misshandlung der Tyro durch ihre Stiefmutter Sidero. Nachdem ihre Affäre mit Poseidon entdeckt worden ist, wird sie nicht nur geschlagen, sondern trauert auch um ihre geschorenen Haare.[140] In einem Sophokles-Fragment vergleicht sie ihre Lage mit der eines Fohlens, dem die Mähne abgeschnitten worden sei und das danach seinen nunmehr durch die Schur zerrupften Schopf im Fluss als Spiegelbild sehe. Tyro erregt so Mitleid mit dem Tier, um ihr eigenes Leid zu veranschaulichen.[141] Dieses Fragment ruft das Stereotyp von Frauen als eitlen Stuten auf, die ohne ihre Mähne weniger stolz und entsprechend fügsamer seien. Schon im Weiberjambos des Simonides von Amorgos sind Frauen als eitle Stuten geschmäht worden, während die Vorstellung, die Tiere durch das Abschneiden der Mähne im Zaum zu halten, bei Aristoteles belegt ist.[142] Aelian zitiert sowohl die Sophokles-Stelle als auch Demokrit, dem er die Anschauung zuschreibt, zur Erschaffung von Mauleseln eigneten sich große libysche Esel und Stuten, die die Haare nicht lang trügen, sondern geschoren seien, denn „eine Stute, die im Besitz ihres Haarschmucks sei, lasse sich einen solchen Beschäler nicht gefallen."[143] Die Autoren sind also überzeugt gewesen, dass eine Stute, die stolz auf ihre Mähne sei, einen unterlegenen Partner nicht akzeptiere. Werden beide Stellen aufeinander bezogen, wie Tyros Vergleich ihrer Situation mit der eines jungen Pferdes nahelegt, soll die Haarschur sowohl der Bestrafung ihres illegitimen Sexualverhaltens dienen als auch ihren Stolz als Königstochter brechen.[144] In Anbetracht der kurzgeschnittenen Haare von Sklavinnen ist das Ziel der Bestrafung jedoch, Tyros

137 Aristoph. Ach. 849.

138 Vgl. z. B. Bremer 1912, 2118; Brenne 1992, 173; May 2005, 277. Vgl. auch Dion Chrys. 64,3, der explizit von einem solchen Gesetz auf Zypern berichtet.

139 Eur. Tro. 1025f. Vgl. auch May 2005, 280f.

140 Kerényi 1966, 64. Vgl. auch Clark 2003 zu Tyros Geschichte und ihrer Darstellung in attischen Tragödien. Vgl. zu den kurzen Haaren der Tyro auch eine in Rosarno (Kalabrien) gefundene Tonreliefmatrize, die sie nach der Ermordung der Sidero gemeinsam mit ihrem Sohn Pelias kurzhaarig auf dem Altar der Hera zeigt (Robert 1916, 273f).

141 Soph. fr. 659 TrGF [= 598 Nauck = Ail. nat. XI 18].

142 Sim. fr. 7,57–70 West; Aristot. hist. an. 572b. Vgl. z. B. Colum. VI 35 zur Tradierung dieser Vorstellung in der tiermedizinischen Fachliteratur. Vgl. auch Griffith 2006, 315–317 zur Assoziation des Status von Frauen und Pferden mit ihrer (fehlenden) Haarpracht, das sich neben den genannten Stellen auch in Eur. El. 107–110 zeige.

143 Demokr. fr. 96 Gemelli [= 68 A151 DK = Ael. nat. an. 12,16] (Ü M.L. Gemelli): ἔχουσα γὰρ τὴν ἑαυτῆς ἀγλαῖαν τὴν διὰ τῆς κόμης οὐκ ἂν ὑπομείνειε τὸν τοιόνδε γαμέτην[...].

144 Vgl. auch Klearch. fr. 46 Wehrli [= Athen. XII 524d–e] zum Haareschneiden als Demütigung.

Fügsamkeit zu erreichen und sie der Position Unfreier anzunähern, denen im klassischen Griechenland auch Schläge drohen.[145]

Angesichts dieser sehr negativen Bewertung der Haarschur, die als Strafe mit sexuellem Fehlverhalten verknüpft ist, gewinnt die Drohung der alten Frauen in Aristophanes' *Lysistrata*, die alten Männer wie Schafe zu scheren (πέκω),[146] an Schärfe. Sie spiegelt die Hierarchisierung, die den Konflikt zwischen den Chören prägt und der Anmaßung männlicher Privilegien durch die Frauen entspricht.[147] Außerdem kann sie als Inversion gedeutet werden: die Frauen wollen so mit den Männern umgehen, wie es ihnen sonst bei sexuellem Fehlverhalten ergeht. Da der Sexstreik neben der Besetzung der Akropolis das zweite Druckmittel ist, mit dem sie die Griechen zum Friedensschluss zwingen wollen, sind Haarschur und Sexualität auch an dieser Stelle eng verbunden. Das unfreiwillige Abschneiden der Haare wird in den untersuchten Quellen in erster Linie Frauen gegenüber als Strafe eingesetzt und dient, wie auch bei den Unfreien, der Markierung oder Herstellung einer untergeordneten und abgewerteten Position. Angesichts dieses Befundes überzeugt die Frisur des Kratinos in den *Acharnenses* kaum noch als Beleg für die Bestrafung von Ehebrechern durch eine Haarschur.

Diesen eindeutig negativ konnotierten Beispielen über das unfreiwillige Abschneiden der Haare stehen Anweisungen der hippokratischen Ärzte gegenüber, denen zufolge die Kopfhaare von Erkrankten vor der Behandlung abrasiert werden sollen, um einen besseren Zugang zum Kopf zu erlangen, ihn zu kühlen oder zu wärmen. Außerdem dient eine solche Rasur der Vorbereitung des Schröpfens oder Schneidens am Kopf oder wird als Teil der Behandlung empfohlen, wenn eine verlagerte Gebärmutter zu Erstickungsgefühlen führe.[148] Das geringe Ansehen geschorener Haare wirkt sich also nicht darauf aus, welche Behandlungsmethoden angewendet werden. Da die betreffenden Krankheiten jedoch allesamt als schwerwiegend einzuordnen sind, also eine nicht geringe Gefahr bestanden hat, an ihnen zu versterben, sind die geschorenen Haare bei einer Genesung wohl als erträgliches Übel angesehen worden. Ohnehin sind dies nicht die einzigen Gelegenheiten, bei denen die Haarschur angesehen und üblich gewesen ist: den verschiedenen kultischen und rituellen Kontexten, in denen sie sogar verbreitet gewesen ist, geht der nächste Abschnitt nach.

---

145 Vgl. dazu unten den Abschnitt *Die Peitsche als Symbol des Sklavenstatus* (S. 324–328).

146 Aristoph. Lys. 685.

147 Vgl. Aristoph. Lys. 254f.306–311.335–340.370–386.430–611: sie besiegen die Männer nicht nur im Kampf mit Feuer und Wasser, sondern Lysistrate erlangt auch das Rederecht und weist den Ratsherrn mit einem Rollentausch zurecht, der als Kostümwechsel auf die Bühne gebracht wird. Vgl. auch die ausführliche Diskussion dieser Stellen oben S. 159f und 115.

148 Hippokr. Morb. III 1,3 (kühlen); Hippokr. Morb. II 12,3 (wärmen); Hippokr. Morb. II 13,5; 18,2 (schneiden); Hippokr. Aff. 4; Morb. II 26,2 (schröpfen); Hippokr. Mul. II 92 [= 201 Littré VIII p. 384] (verlagerter Uterus).

Haare in Kult und Ritual

Der Grieche sieht im Haar den Sitz seiner Kraft.[149]

Diese in der Forschung verbreitete These betont den religiösen Gehalt von Haarritualen und ist in die Bemühungen um eine Rekonstruktion der sogenannten ursprünglichen Bedeutung der Riten einzuordnen. Ludwig Sommer hat in seiner 1912 erschienenen Dissertation die symbolische Bedeutung der Haare als Sitz der Lebenskraft herausgearbeitet, die er in mythischen Erzählungen und den Haaropferritualen repräsentiert sieht.[150] Auch wenn er in diesem Kontext einige Stellen heranzieht, die den Quellen entnommen sind, auf denen die vorliegende Studie fußt, reiht sie sich nicht in die Forschungstradition ein, die an Ludwig Sommer und James Frazer anschließt und bestrebt ist, den scheinbar universell gültigen Sinn zu rekonstruieren, der als die eigentliche und sogenannte ursprüngliche Bedeutung der Haare anzusehen sei. Stattdessen geht dieser Abschnitt wie die anderen Kapitel in diesem Teil der Arbeit von den Praktiken aus und betrachtet die verschiedenen historischen Bedeutungen, die ihnen konkret zugeschrieben worden sind. Denn ob eine ursprüngliche religiöse Bedeutung der Haare als Symbol der Lebenskraft existiert oder nicht, ist für ihre historische Wirkung zweitrangig. Auch wenn tiefere Bedeutungen mit den verschiedenen Haarritualen verknüpft sein mögen, die in der Forschung auf unterschiedliche Weise rekonstruiert worden sind,[151] werden diese in den untersuchten Quellen nicht aktualisiert, so dass die folgende Argumentation auf ihren historischen Gehalt fokussiert ist und nach den spezifischen Bedeutungen der Haarschur im klassischen Griechenland fragt.

Die Haarschur als Trauergeste

Die Haarschur wird in den Tragödien häufig als Trauerritual[152] thematisiert und im konkreten Kontext mit weiteren Bedeutungen versehen, z. B. um die Verbindung einzelner Figuren zu den Verstorbenen darzustellen. In Aischylos' *Choephoroi* weiht Orest eine Locke an Agamemnons Grab, die Elektra entdeckt, nachdem sie dort Weihspenden dargebracht hat.[153] Sie rätselt, wer sie wohl dort niedergelegt haben könnte, und wagt nicht zu hoffen, dass es tatsächlich ihr Bruder Orest gewesen sei. Denn er ist der einzige, dem ein solches Opfer erlaubt ist, weil er neben ihr und ihrer Mutter Klytaimnestra der nächste Verwandte ihres toten Vaters ist. Da Klytaimnestra ihren Gatten aber getötet hat, traut

149 Sommer 1912a, 2105.

150 Sommer 1912b. Vgl. auch Sommer 1912a (RE-Artikel, in dem er seine Ergebnisse zusammenfasst); z. B. Gkikaki 2014, 151; Hurschmann 1998, 39; Kötting 1986, 178; Kudlien 1967, 125; Lavergne 2006, 240 (Übernahme dieser Deutung). Vgl. auch Andronikos 1968, W18–20, der die älteren Deutungen des Haaropfers bei Homer referiert.

151 Vgl. z. B. Hauser 1906, 124–127; Bremer 1911 (Haare als Sitz der Lebenskraft); Brulé 2015, 259–267; Schwenn 1966 [1915], 84–93 (Haar als *pars pro toto* für den Menschen).

152 Vgl. auch Lavergne 2006, 350–374; Sommer 1912b, 64–79 zur Haarschur als Trauerritual.

153 Aischyl. Choeph. 168. Vgl. auch Eur. El. 91; Soph. El. 901 (Orests Haaropfer für Agamemnon).

Elektra ihr diese Gabe nicht zu.[154] Aischylos bietet in dieser Passage die ganze Vielfalt der ihm zur Verfügung stehenden Haartermini auf, so dass die Begriffe sich kaum wiederholen: das mehrfach erwähnte Schneiden der Haare wird mit wechselnden Termini adressiert. Die Haarsträhne wird zweimal βόστρυχος (*bóstrychos*) genannt und außerdem χαίτη (*chaítē*), πλόκαμος (*plókamos*) oder πλόκος (*plókos*), während θρίξ (*thríx*) und ἔθειρα (*étheira*) das noch am Kopf befindliche Haar bezeichnen.

Die Haare dienen in dieser Schlüsselszene des Stücks, in der die Geschwister einander wiederfinden, als Erkennungszeichen: Elektra bemerkt sofort, dass die Strähne ihren eigenen Haaren ähnelt, und meint – vom Chor auf diese Möglichkeit hingewiesen – sie sehe Orests Haar am ähnlichsten. Diese Vermutung rührt sie zu Tränen, so wie die Strähne ihrer Mutter, der sie wegen des Vatermordes feindlich gesinnt ist, ihren Abscheu wecken würde. Als Orest jedoch hervortritt und sich zu erkennen gibt, glaubt sie ihm zunächst nicht. Doch auch er verweist auf die geopferte Strähne als Erkennungszeichen, denn sie habe eine gemeinsame Schnittkante mit seinem Haar. Außerdem erinnert er Elektra daran, dass sie seine Fußspuren erkannt habe, und zeigt ihr ein Stück Stoff, das sie selbst gewebt habe und am Muster wiedererkennen könne.[155] Auch wenn also die Haarsträhne diese Passage dominiert, überzeugt sie nicht allein. Aischylos nutzt die Spuren von Orests Körper am Grab geschickt, um das Erkennen vorzubereiten, das aber erst durch die Spuren einer körperlichen Tätigkeit der Elektra endgültig besiegelt wird.

In der Forschung werden drei Erklärungen des Haaropfers als Trauerritus, wie er von Orest vollzogen wird, diskutiert. Es sei entweder

- eine symbolische Selbstopferung, denn das Haar stehe für die Person selbst, oder
- diene der Entfernung dessen, was durch den Tod befleckt worden sei, oder
- werde eingesetzt, um eine genealogische Verbindung zu seinem Vater herzustellen und darauf aufbauend die Herrschaft fordern zu können.[156]

Auch diese – bis in die neuere Forschung präsenten – Deutungen zielen auf die sogenannte ursprüngliche Bedeutung des Rituals und vereindeutigen sie, da alle drei Varianten jeweils als alleinige Erklärungen konzeptualisiert sind, so als könne nur jeweils eine von ihnen zutreffen. Religionswissenschaftlich betrachtet können zwar für alle drei Interpretationen nachvollziehbare Argumente vorgebracht werden, aber die dritte erscheint aus historischer Perspektive besonders plausibel, da sie soziale und politische Bedeutungen fokussiert, die über die konkrete Situation hinausweisen. Während die anderen beiden Varianten spekulativ und nicht in den vorliegenden Texten angelegt sind, verbindet Orest den Anspruch auf

154 Aischyl. Choeph. 170–200.

155 Aischyl. Choeph. 174–194.219–232. Vgl. Aischyl. Choeph. 205–210.

156 Garvie 1986, 51. Vgl. auch Leitao 1993, 153f zur Einordnung der ersten Sichtweise: ihre wichtigsten Vertreter seien James G. Frazer, Walter Burkert und Charles Berg. Vgl. dazu auch Sommer 1912b, der ebenfalls dieser Perspektive zugeordnet werden kann. Vgl. Lavergne 2006, 364–366 für eine Argumentation gegen die zweite und die dritte Position.

sein Erbe zwar nicht explizit mit dem Haaropfer, aber das Rätseln über die Herkunft der Haarsträhne betont Orests Position als Agamemnons nächster männlicher Verwandter.

Diese enge familiäre Verbindung der Trauernden mit den Verstorbenen wird auch bei vielen anderen Todesfällen in den Tragödien durch das Haaropfer veranschaulicht.[157] In Sophokles' *Aias* ist es außerdem explizit mit der Verpflichtung verbunden, auch die anderen Bestattungsriten ordnungsgemäß durchzuführen. Nach Ajax' Tod beginnt sein Bruder Teukros entgegen der Weisung des Heerführers Menelaos mit den Trauerritualen und schwört, sie unter allen Umständen zu Ende zu führen. Bruder, Frau und Sohn des Toten opfern an seinem Grab ihr Haar und Teukros schwört beim Abschneiden der Strähne, für die Einhaltung der Bestattungsriten so zu kämpfen, wie er diesen Schnitt tue.[158] Aus einer religionswissenschaftlichen Perspektive werden die Haare hier eng mit dem Leben verbunden. Sie werden dem Toten als Gabe der Lebenden mitgegeben und dienen zugleich als Pfand für einen Eid, der weitere Leben kosten kann. Dieser relativ klar artikulierte Bezug der abgeschnittenen Haare zu Leben und Tod[159] unterstreicht ihre Funktion, Wendepunkte im Leben wie im Tod zu markieren. Insofern kann diese Deutung den drei oben genannten Interpretationen des Haaropfers als Trauerritual hinzugefügt werden. Jede dieser Varianten hebt eine andere Facette der möglichen Bedeutungen hervor, die dem Haaropfer im klassischen Griechenland zugeschrieben worden sind und die je nach Perspektive und Kontext aufgerufen werden können. Gerade diese Vieldeutigkeit ermöglicht es den Dichtern, das Haaropfer auf verschiedenste Weisen einzusetzen, so dass es in vielen Tragödien thematisiert wird.

So nutzt Euripides das Abschneiden der Haare in *Alcestis* als Trauerzeichen *par excellence*. Zwar werden auch andere Trauergesten genannt, aber keine wird so häufig wiederholt wie das Abschneiden der Haare. Als Herakles Admetos erblickt, fragt er ihn direkt nach dem Grund für seinen Trauerhaarschnitt.[160] Auf diese eindeutige Verknüpfung der Haarschur mit der Trauer weist außerdem die zu Beginn des Stücks vom Chor der Greise geäußerte Vermutung hin, solange noch keine abgeschnittenen Haarsträhnen vor der Tür lägen, müsse Alkestis noch leben.[161] Die Haaropfer sind offenbar zunächst vor der Tür des Hauses abgelegt worden, in dem jemand verstorben ist – wohl auch, um es zu markieren.[162] Doch nicht nur die engsten Familienmitglieder sind von dieser Trauergeste betroffen. So ordnet Admetos nach Alkestis' Tod in tiefer Trauer an, auch seinen Pferden solle die Mähne geschoren werden.[163] Diese Sitte ist auch bei den Persern üblich, denn wie Herodot berichtet, scheren sie sich beim Tod des Masistios, der die persische Reiterei bei

157 Z. B. Eur. El. 91; Hel. 368f; Iph. T. 703; Or. 458; Phoen. 322f; Soph. El. 51–53.448–451.
158 Soph. Ai. 1173–1179.
159 Vgl. auch Aischyl. Choeph. 614–622 zum unsterblichen Haar (ἀθάνατη θρίξ) des Ninos, dessen Verlust ihn das Leben kostet.
160 Eur. Alc. 512: τί χρῆμα κουρᾷ τῇδε πενθίμῳ πρέπεις; [...]. Vgl. auch Eur. Alc. 827.
161 Eur. Alc. 101f. Vgl. auch Eur. Alc. 215.
162 So auch Seeck 2008, 73. Vgl. Brulé 2015, 239f, der vermutet, es habe sich um die Haare der Unfreien des *oîkos* gehandelt.
163 Eur. Alc. 428f.

einem Scharmützel vor der Schlacht von Plataiai angeführt hat, nicht nur selbst, sondern auch ihren Pferden und Zugtieren die Haare.[164]

Solche umfangreichen Haaropfer bei als besonders groß empfundenen Verlusten sind auch für den griechischen Kontext belegt, obwohl sie normalerweise – wie in den bisher angeführten Beispielen deutlich geworden ist – auf nahe Verwandte begrenzt sind. So meint Lysias, es sei angemessen, dass sich die Bevölkerung in ganz Hellas zum Zeichen der Trauer die Haare an den Gräbern der attischen Gefallenen geschoren habe. Denn nach der Niederlage der Athener gegen die Spartaner und Perser sei ihrer aller Freiheit dahin. Wie Herodot berichtet, haben sich alle Milesier tatsächlich in einer vergleichbaren Geste ihre Haare geschnitten, als die befreundete Stadt Sybaris gefallen ist.[165] Auch die in Euripides' *Hercules* gegenüber den Thebanern geäußerte Bitte des Helden, aus Trauer um seine Kinder an ihrer Bestattung teilzuhaben und insbesondere, sich die Haare zu scheren,[166] kann in diesen Kontext eingeordnet werden. Allerdings ist sie außerdem darauf zurückzuführen, dass Herakles selbst von der Bestattung seiner Kinder ausgeschlossen ist, weil er sie erschlagen hat und deshalb rituell befleckt ist.[167] Die Thebaner sollen ihn in dieser Ausnahmesituation ersetzen, damit seine Kinder standesgemäß begraben werden.

Die verschiedenen Trauerriten sind auch in Euripides' *Helena* von zentraler Bedeutung für die Handlung. Zunächst beweint Helena die Helden, die vor Troja gefallen sind und ihre Hinterbliebenen. Denn ihre Schwestern und Frauen haben ihr Haar geopfert.[168] Helenas List, mit der sie aus Ägypten fliehen und Menelaos' Leben retten will, basiert auf der fingierten Nachricht, er sei tot, und ihrer (gespielten) tiefen Trauer, die darauf folgt und sich neben anderen Trauerzeichen insbesondere anhand der Haarschur (κουρά) zeigt.[169] Regine May merkt dazu an, dass ein Bezug zur spartanischen Sitte, Bräuten vor der Hochzeit die Haare kurz zu schneiden, hergestellt werden könne: Helenas neue Haartracht eigne sich sowohl für die vermeintlich bevorstehende Hochzeit mit Theoklymenos als auch für die tatsächlich bevorstehende Erneuerung ihrer Ehe mit Menelaos.[170] Während sie in diesem Stück bereitwillig ihre Haare opfert, um ihren Mann zu retten, scheint sie in Euripides' *Orestes* nicht dazu bereit zu sein: Sie will nach ihrer Rückkehr nach Argos ihrer Schwester Totenspenden darbringen, traut sich aber aus Angst vor den Argeiern nicht selbst aus dem Haus und schickt deshalb ihre Tochter Hermione mit Trankspenden und einem Haaropfer dorthin.[171] Helena nennt die Haare κόμη (*kómē*)[172] und erzeugt so

164 Hdt. IX 24,1. Vgl. Parker 2007b, 142, der auf der Basis weiterer Parallelstellen vermutet, es könne sich um eine Praxis handeln, die im nördlichen Griechenland und in Persien verbreitet gewesen sei.
165 Lys. 2,60; Hdt. VI 21,1.
166 Eur. Herc. 1390.
167 Eur. Herc. 1359–1361.
168 Eur. Hel. 368f.
169 Eur. Hel. 1050–1054.1087–1089.1188.1224.
170 May 2005, 281f. Vgl. auch Allan 2008, 284, der es aber für fraglich hält, ob das attische Publikum einen entsprechenden Bezug hergestellt habe.
171 Eur. Or. 128f.96. Vgl. Eur. Or. 94–120 zum Kontext.
172 Vgl. auch Eur. Or. 113.

den Eindruck, sie habe relativ viel von ihrem Kopfhaar abgeschnitten. Elektra beklagt später aber diese kümmerliche Gabe:

> Elektra [...]:
> Schaut, wie ihr Haar sie an den Spitzen nur beschnitt,
> bedacht auf ihre Schönheit![173]

Ähnlich schmäht Hekabe Helenas schöne Haare in den *Troades*, weil sie ihren Kopf nicht in Trauer um die gefallenen Griechen und Trojaner geschoren habe. Schließlich sei Helena am Tod vieler guter Kämpfer auf beiden Seiten des Konfliktes schuld – unter ihnen auch ihr troischer Mann Paris.[174] Da sowohl die Stadt, in der sie zuletzt gelebt hat, als auch viele frühere Freunde gefallen sind, wäre es aus Hekabes Sicht mehr als angemessen, die in Griechenland wie Troja üblichen Trauerriten auszuführen, wie sie selbst es auch wegen des Todes ihrer Kinder getan hat.[175] Anders als die Troerinnen trägt Helena nach der Niederlage und im Angesicht unzähliger Gefallener nicht nur prunkvolle Kleidung, sondern hat auch ihre eigenen (langen) Haare prächtig herausgeputzt und sticht auf der Bühne wohl optisch klar heraus. Helenas Umgang mit der Haarschur als Trauergeste ist also ein bedeutsames Zeichen für die unterschiedliche Charakterisierung der Heldin in den verschiedenen Stücken und wird von Euripides gezielt eingesetzt, um seine sogenannte neue Helena[176] von älteren Versionen abzugrenzen. Außerdem zeigt die zuletzt genannte Stelle, dass die Haarschur als Trauergestus Euripides zufolge nicht nur in Griechenland, sondern auch in Troja üblich gewesen ist. Auch wenn dieses Haaropfer in den Tragödien in der Mehrzahl von Griechinnen und Griechen vollzogen wird, hat Hekabe, die ehemalige Königin von Troja, einen aus Trauer um ihre Kinder geschorenen Kopf und klagt nach der Hinrichtung ihres Enkels, nicht er schere sich nun die Haare in Trauer um sie, wie er es versprochen habe, sondern sie müsse ihn begraben.[177]

Neben der Haarschur wird auch das Haareraufen als Trauergeste dargestellt. So bittet der persische Großkönig Xerxes in Aischylos' *Persae* den Chor, sich die schon weißen Barthaare zu verwüsten und die Kopfhaare auszureißen.[178] Dieses Verhalten ist geeignet, die gepflegten Bärte und die imposanten Frisuren zu entstellen, die für die Repräsentation der Königswürde und herausgehobener Positionen am persischen Hof unabdingbar

---

173 Eur. Or. 128f (Ü D. Ebener): ἴδετε γαρ ἄκρας ὡς ἀπέθρισεν τρίχας, / σῴζουσα κάλλος· [...].

174 Eur. Tro. 1022–1026. Vgl. aber Brulé 2015, 230, der gegen diese Schmähung einwendet, eine solche Haarschur sei einer Verstümmelung gleichgekommen und deshalb unangemessen gewesen. Er übersieht jedoch die vielen anderen in den Tragödien überlieferten Fälle, in denen ähnliches geschieht. Vgl. z. B. Eur. Hel. 368f.1124, wo Helena die Gefallenen und ihre Hinterbliebenen beweint und explizite Bezüge zur Haarschur als Trauergeste herstellt.

175 Vgl. Eur. Tro. 480.

176 Aristoph. Thesm. 850. Vgl. auch Sommerstein 2001a, 211.

177 Eur. Tro. 279.480.1182–1185.

178 Aischyl. Pers. 1056.1062.

gewesen sind,[179] so dass das Raufen der Bart- und Kopfhaare in diesem Kontext als stark sichtbarer Teil des Trauergestus wirkt. Ähnliche Praktiken werden auch im griechischen Kontext geschildert, sind allerdings auch bei Männern nur auf die Kopfhaare (κόμη, χαίτη) nicht aber auf den Bart bezogen. Insofern erscheint das Raufen der Barthaare in den Tragödien als spezifischer, persischer Trauerritus, während das Raufen der Kopfhaare als kulturübergreifende Trauerpraxis eingesetzt wird.[180] In den Tragödien erfolgt es allerdings nicht nur in Trauer,[181] sondern auch aus Verzweiflung. So sind Iokaste, Hermione und Ajax über ihre eigenen Taten (Inzest, Drohung zu töten, Mord) und deren Folgen erschüttert und raufen sich deshalb die Haare. Die damit einhergehende Selbstverletzung wird in den letzten beiden Fällen hervorgehoben, indem das Zerkratzen der (Kopf-)Haut mit den Nägeln benannt wird.[182] Die Deutung des Haareraufens und -ausreißens als schmerzhafte Verzweiflungsgeste wird außerdem dadurch gestützt, dass es als Begleiterscheinung einer Krankheit genannt wird, in deren Verlauf eine Patientin bis zu ihrem Tod sehr leidet.[183]

Das Schneiden und Raufen der Haare als griechische Trauergeste ist vornehmlich durch Zeugnisse in den Tragödien belegt, wird aber auch im archäologischen Befund dargestellt.[184] Nur selten wird es hingegen in anderen Schriftquellen aufgegriffen.[185] So berichtet Herodot in seinen ethnographischen Exkursen auch von den auf die Haare bezogenen Trauerriten verschiedener Völker: Griechen und Perser scheren sich die Haare,[186] wie auch die Skythen, denen außerdem aber einige besondere Trauerriten zugeschrieben werden.[187] Über Ägypten berichtet Herodot hingegen Folgendes:

> Die Priester tragen anderswo das Haar lang, in Ägypten schneiden sie es kurz. Andere Menschen haben den Brauch, daß bei Trauer die Nächsten ihr Haupt sche-

179 Briant 1996, 285; Llewellyn-Jones 2015, 212, 215, 220, 224; Niditch 2008, 50.

180 Vgl. z. B. Finglass 2011, 230 zu Soph. Ai. 310, der mit Neumann 1965 eine Verbindung zu Trauergesten herstellt. Vgl. auch Garvie 2009, 367; Hall 1996, 176, die darauf hinweisen, dass das Ausreißen der Barthaare nicht Teil des griechischen Trauerrituals sei und dies darauf zurückführen, dass dort vor allem Frauen für die Totenklage zuständig seien. Auch Hutzfeldt 1999, 45 meint, die Totenklage der Perser in Aischylos' *Persae* müsse exotisch auf die Athener gewirkt haben.

181 Vgl. z. B. Eur. Andr. 1209; Phoen. 1524f; Soph. Ai. 634. Vgl. auch Eur. El. 147–149; vgl. dazu aber Denniston 1939, 67, der die Geste als Schlagen des Kopfes deutet.

182 Soph. Oid. T. 1241–1243 (Iokaste); Eur. Andr. 826f (Hermione); Soph. Ai. 310 (Ajax). Vgl. auch Sommer 1912b, 77–79.

183 Hippokr. Epid. III 17,15. Vgl. auch Hippokr. Epid. I 23,2, wo τιλμός (*tilmós*) in einer allgemeinen Auflistung von Symptomen genannt wird.

184 Vgl. z. B. Beazley 201675 [= Louvre (Paris) CA453]: die um 480 v. Chr. datierte attisch-rotfigurige Hydria zeigt mehrere Frauen, die sich bei einer Prothesis in die kurzen Haare greifen. Vgl. auch Abb. 2 unten S. 267: mehrere Personen raufen sich die Haare, als die siegreichen Griechen die trojanische Königsfamilie überfallen.

185 Z. B. Lys. 2,60. Vgl. aber Nilsson 1967, 180, der behauptet, die Haarschur im Trauerfall sei nur in mythischen Kontexten belegt.

186 Hdt. VI 21,1 (Griechen); Hdt. IX 24,1 (Perser).

187 Hdt. IV 71,2. Vgl. zu den ausführlich geschilderten Riten bei der Bestattung skythischer Könige oben S. 184–188 und unten S. 308f.

> ren, die Ägypter lassen bei Sterbefällen ihre Haare wachsen, auf dem Kopf und am Kinn, zu anderen Zeiten aber rasieren sie sich.[188]

Der Prämisse folgend, dass das Verhalten der Ägypter und Ägypterinnen sehr häufig im Gegensatz zu den Sitten aller anderen Völker stehe,[189] scheren sich nicht nur die Priester die Haare kurz, sondern alle lassen die Kopf- und Barthaare als Zeichen der Trauer wachsen, statt sie wie sonst abzurasieren.[190] Zwar handelt es sich aus Herodots Perspektive um eine verkehrte Welt, aber der Bezugsrahmen, in dem er diese Sitten schildert, reproduziert die ihm vertrauten Regeln. Ein Trauerfall wirkt sich selbst bei den stark von griechischen Vorstellungen abweichenden Ägyptern auf die Haartracht so aus, dass die üblichen Regeln nicht mehr gelten, sondern ihr Gegenteil: wer sonst die Haare wachsen lässt, schneidet sie nun ab – wer die Haare sonst rasiert, lässt sie nun wachsen. Auf diese Weise bewegen sich die Kulturen, denen ein solches Verhalten zugeschrieben wird, in einem gemeinsamen Rahmen, der ein gegenseitiges Verstehen möglich macht. Eine Gesellschaft, in der nach einem Todesfall keine mit den Haaren verbunden Trauerriten ausgeführt werden, ist aus dieser Perspektive nur schwer vorstellbar. Hartog bezeichnet diese Form der Darstellung von anderen als Inversion, die er insbesondere am Beispiel der Amazonen darstellt.[191] Diese Sichtweise zieht sich aber auch durch das gesamte zweite Buch der *Historien*: die Ägypter werden als angesehene Hochkultur dargestellt, die zwar ein wenig merkwürdig ist, aber verstanden werden kann. Denn wie in Griechenland, in Skythien und im persischen Reich wird die Trauer um Verwandte auch in Ägypten anhand einer Veränderung der Haartracht sichtbar. Im klassischen Griechenland ist die Haarschur dem vorliegenden Quellenbefund zufolge als Trauergeste stark verbreitet und üblich gewesen. Sie markiert die Trauernden sowie die Trauerzeit und unterstreicht die enge Bindung der Toten an die Hinterbliebenen.

Haarriten und Mannbarkeit

Im Gegensatz zu diesem Trauergesten werden andere Haarrituale in den untersuchten Quellen kaum thematisiert. In der religionsgeschichtlichen Forschung herrscht jedoch Einigkeit darüber, dass das Erreichen der Mannbarkeit im klassischen Griechenland bei Mädchen wie Jungen durch das Schneiden der Haare markiert worden ist. Während die Mädchen bzw. jungen Frauen direkt vor ihrer Hochzeit Haarweihen dargebracht haben, sind sie bei Jungen bzw. jungen Männern zu unterschiedlichen Zeitpunkten im Verlauf

188 Hdt. II 36,1 (Ü W. Marg): οἱ ἱρέες τῶν θεῶν τῇ μὲν ἄλλῃ κομέουσι, ἐν Αἰγύπτῳ δὲ ξυροῦνται. τοῖσι ἄλλοισι ἀνθρώποισι νόμος ἅμα κήδεϊ κεκάρθαι τὰς κεφαλὰς, τοὺς μάλιστα ἱκνέεται, Αἰγύπτιοι δὲ ὑπὸ τοὺς θανάτους ἀνιεῖσι τὰς τρίχας αὔξεσθαι τάς τε ἐν τῇ κεφαλῇ καὶ τῷ γενείῳ, τέως ἐξυρημένοι.

189 Hdt. II 35,2.

190 Vgl. Lloyd 1976, 152–154; Lloyd 2007, 263, der Herodots Aussagen mit ägyptologischer Forschungsliteratur bestätigt. Vgl. aber Hdt. II 66,4 zu Haarschur und Rasur beim Tod heiliger Tiere; Hdt. II 65,4 zu Haaropfern für Tiere in Ägypten. Vgl. auch Lloyd 1976, 297–300; Lloyd 2007, 283 zur Historizität dieser Bräuche.

191 Vgl. Hartog 1980, 226–237.

der Pubertät üblich gewesen.[192] Leitao unterstreicht die Vielfalt der rituellen und gesellschaftlichen Bedeutungen, die in diesem Kontext mit der Gestaltung der Haare verbunden worden sind, und die damit einhergehende Unmöglichkeit, einen einheitlichen und eindeutigen Sinn der Haarrituale zu rekonstruieren.[193] Außerdem ist von einer starken lokalen Prägung der Riten auszugehen, wie Brulé betont.[194] Im Folgenden werden die wenigen Stellen diskutiert, an denen sich die untersuchten Quellen auf solche Haarrituale beziehen.

Am Ende von Euripides' *Hippolytus* verleiht Artemis dem Titelhelden zum Ausgleich für sein tödliches Leid eine besondere Ehre: vor ihrer Hochzeit werden die troizenischen Mädchen künftig ihr Haar an seinem Grab opfern.[195] Euripides' Aitiologie dieses auch in historischer Zeit belegten Kultes[196] wird in der Forschung als Vermischung der auch andernorts üblichen Haaropfer vor der Heirat mit dem Haaropfer als Trauerritual gedeutet.[197] Einen ähnlichen Brauch schildert Herodot: die Mädchen, die als erste von den Hyperboreern nach Delos geschickt worden sind, um dort ein Opfer darzubringen, sind nicht in ihre Heimat zurückgekehrt. Deshalb wird das folgende Ritual für sie ausgeführt:

> Jenen Jungfrauen aber aus dem Hyperboreerland, die auf Delos gestorben sind, weihen die Mädchen und Knaben der Delier etwas von ihrem Haar. Die Mädchen schneiden sich vor ihrer Hochzeit eine Locke ab, wickeln sie um eine Spindel und legen sie auf ihr Grabmal [...], die Knaben der Delier aber winden alle etwas von ihrem Haupthaar um einen Schößling und legen es auch auf dem Grab nieder.[198]

192 Z. B. Burkert 1972, 74f mit Anm. 20; Burkert 2011, 112f mit Anm. 30; Calame 1997, 106; Deubner 1969 [1932], 232–234; Lavergne 2006, 320–350; Nilsson 1967, 136f; Schade 1857, 271f; Sommer 1912b, 21–44; Vérilhac / Vial 1998, 287–289. Diese Praktiken werden in der Forschung unterschiedlich gedeutet: vgl. z. B. Bremmer 1978; Burkert 2011, 393f; Dowden 1989, 2f; Kötting 1986, 183; Kreilinger 2007, 156; Schwenn 1966 [1915], 87 (Initiationsritus); Onians 1988, 229–233; Schade 1857, 271f (Fruchtbarkeit); Carson 1990, 152 (symbolische Zähmung der Wildheit junger Mädchen); Schredelseker 1913, 61–63 (Symbol der Jungfräulichkeit, die nach der Hochzeit verloren gehe); Sommer 1912b, 42–44 (Abwehr von Übeln); Avagianou 1991, 4 (Dankopfer oder Entschädigung der Artemis); Vérilhac / Vial 1998, 288f (Haarsträhne als Repräsentation der Spendenden und als Symbol der anhaltenden Würdigung des jungfräulichen Status der geehrten Gottheiten oder Heldengestalten trotz der Aufnahme sexueller Beziehungen, die auf diese Weise markiert werde). Vgl. auch Brulé 2011, 126, der die Epigramme der *Anthologia Palatina* heranzieht, in denen diese Praxis auch gespiegelt wird, aber vollkommen unbegründet behauptet, der Ehemann schneide die Haare ab.

193 Leitao 1993, 152–169; Leitao 2003, 119–126. Vgl. auch Brulé 2015, 360, der ohne Bezug auf Leitao zu diesem Schluss kommt.

194 Brulé 2015, 369.

195 Eur. Hipp. 1425–1427.

196 Vgl. Paus. II 32,1.

197 Barrett 1964, 4; Halleran 2004, 266; Nilsson 1967, 137.

198 Hdt. IV 34,1f (Ü W. Marg): τῇσι δὲ παρθένοισι ταύτῃσι τῇσι ἐξ Ὑπερβορέων τελευτησάσῃσι ἐν Δήλῳ κείρονται καὶ αἱ κόραι καὶ οἱ παῖδες οἱ Δηλίων· αἱ μὲν πρὸ γάμου πλόκαμον ἀποταμνόμεναι καὶ περὶ ἄτρακτον εἱλίξασαι ἐπὶ τὸ σῆμα τιθεῖσι [2] [...] ὅσοι δὲ παῖδες τῶν Δηλίων, περὶ χλόην τινὰ εἱλίξαντες τῶν τριχῶν προτιθεῖσι καὶ οὗτοι ἐπὶ τὸ σῆμα.

Das Haaropfer der Bräute und der jungen Knaben wird in Delos also am Grab der Hyperboreerinnen dargebracht. Beide Autoren beschreiben die Rituale, ohne ihre Bedeutung zu erläutern, so dass davon auszugehen ist, dass es sich um verbreitete und bekannte Riten gehandelt hat, die in unterschiedlicher Ausprägung in verschiedenen griechischen *póleis* üblich gewesen sind.[199] Diesen Schluss stützt auch Orests Haaropfer, das er bei Aischylos vor Beginn der *Choephoroi* an seinem Heimatfluss Inachos dargebracht hat. Er berichtet davon, während er eine zweite Locke am Grab seines Vaters Agamemnon weiht.[200] Das Abschneiden der ersten Strähne (πλόκαμος) wird als Nachholen des Haaropfers junger Männer beim Erreichen des Erwachsenenalters gedeutet und die zweite Locke gilt als ein Zeichen der Trauer um den Vater.[201]

Einerseits belegen diese wenigen Stellen die Praxis des Haaropfers beim Erreichen der Mannbarkeit für junge Frauen wie Männer, andererseits stellen sie aber einen Bezug zum ebenso verbreiteten Scheren der Haare im Trauerfall her. Zwar kann diese Verknüpfung auf einem Überlieferungszufall beruhen, ist aber dennoch signifikant, da sie sowohl in der Dichtung als auch in der Geschichtsschreibung auftritt. Das Haaropfer wird so auf ähnliche Weise mit dem Tod verbunden wie das Brautbad, das in erster Linie mit dem freudigen Anlass der Hochzeit assoziiert worden, aber deshalb auch ein wichtiges Element in den Trauerklagen um jung verstorbene, unverheiratete Menschen gewesen ist.[202] Darüber hinaus beziehen sich all diese Rituale auf Momente im Leben, in denen es sich grundlegend verändert: das Baden und die Haarschur sind Teil bedeutender *rites de passage* und stehen insofern zwischen den verschiedenen Lebensabschnitten bzw. Leben und Tod. In diesem zeitlich begrenzten Zwischen_Raum erlangen Haut und Haar als Teile des Körpers, auf die die rituellen Praktiken wirken, besondere Bedeutung.

Eitrem setzt wohl aufgrund der engen Verbindung des Haareschneidens bei Erlangen der Mannbarkeit mit Trauerfällen, die die überlieferten Quellen herstellen, den Trauerritus als primäre und scheinbar ursprüngliche Praxis voraus, so dass die Haarschurrituale der Heranwachsenden als sekundär abgeleitet erscheinen.[203] Leitao grenzt sich von solchen Vorschlägen ab, beide Praktiken eng aufeinander zu beziehen und auf diese Weise zu hierarchisieren. Denn bei den Haarritualen während der Adoleszenz handelt es sich um verbreitete Praktiken, die in einigen *póleis* zeitlich ausgedehnte Phasen ausfüllen, die durch verschiedene Haartrachten und ihre wiederholte Veränderung geprägt sind. Dabei ist Leitao zufolge das Wachsenlassen der Haare nicht weniger bedeutsam als das Schnei-

199 Vgl. z. B. Leitao 1993, 166f, der hier einen Bezug zur geschlechtsspezifischen Arbeitsteilung unter Erwachsenen herstellt: während das Opfer der Mädchen auf die Textilverarbeitung hindeute, beziehe es sich bei den Jungen auf die Tätigkeit auf dem Feld. Leitao 2003, 113 deutet sie als Mittel, eine gute Beziehung zwischen Toten und Lebenden zu bewahren, um das Heranwachsen des Kindes nicht zu gefährden.

200 Aischyl. Choeph. 6f.

201 Hogan 1984, 106. Vgl. auch Garvie 1986, 50f, der Parallelstellen in anderen Tragödien nennt.

202 Z. B. Eur. Hec. 611f; Herc. 480–482. Vgl. Heckenbach 1913, 2129; Vérilhac / Vial 1998, 293–295. Vgl. auch oben S. 200.

203 Eitrem 1915, 344, 363–365. Vgl. aber Brulé 2015, 317, der das Haaropfer in Delos als Ausnahme ansieht, bei der ein Bezug zu Riten für Tote hergestellt werde.

den, denn das Tragen bestimmter Frisuren markiere verschiedene Altersgruppen. Die Haaropfer im Kontext des Erwachsenwerdens ähnelten den Haaropfern im Trauerfall nur insofern, als bei beiden eine Haarschur erforderlich sei. Während dies im Trauerfall allerdings relativ spontan erfolge und die nachwachsenden Haare die Rückkehr zur Normalität symbolisierten, handle es sich bei den Haaropfern während der Adoleszenz um kollektiv durchgeführte und planbare Rituale.[204]

Diese deutliche Unterscheidung der Haarweihen im Trauerfall von denen beim Erreichen der Mannbarkeit steht der oben beobachteten engen Verbindung zwischen Letzteren und dem Tod gegenüber, die in allen drei Quellen hergestellt wird. Wenn also keine inhärente Beziehung zwischen beiden besteht, kann die Assoziation als Deutungsangebot an das Publikum im klassischen Griechenland verstanden werden. Da bei Tod und Mannbarkeit ein Haaropfer erfolgt, werden beide – unabhängig von ihrer Herkunft und einem scheinbar ursprünglichen Sinn – einander angenähert, so dass die Haarschur als Trauergeste, die in den Quellen umfangreicher thematisiert wird, als die primäre Form erscheint und in der Forschung mitunter entsprechend gedeutet worden ist.[205]

Auf Basis archäologischer Befunde und später Schriftquellen legt Leitao die starke Verbreitung von Haarritualen während der Adoleszenz plausibel dar.[206] Offenbar sind diese Veränderungen an der Gestalt der Haare so alltäglich und selbstverständlich, dass nicht nur sie selbst unbenannt bleiben können, sondern auch der mit ihnen verbundene Aufwand. Dies entspricht auch der sonstigen Zurückhaltung der Quellen hinsichtlich der Beschreibung konkreter Frisuren. Denn erst spezifische Praktiken stellen eine bestimmte Frisur her und müssen immer wieder wiederholt oder verändert werden, um zu einer stets ähnlichen oder aber wechselnden Gestaltung der Haare zu gelangen. Dazu schweigen die Quellen aber, obwohl nicht nur davon auszugehen ist, dass das Frisieren ein wichtiger Teil der Körperpflege gewesen ist, sondern die Frisuren mit Leitao auch als ein bedeutsames Zeichen im Rahmen der Entwicklung vom Kind zum Mann bzw. zur Frau rekonstruiert werden können.

Das Verhältnis von Haarschur und Opferung

Während die bisher diskutierten Rituale das menschliche Haar betreffen, sind Opfertieren vor der eigentlichen Tötung ein paar Stirnhaare abgeschnitten und im Feuer auf dem Altar verbrannt worden.[207] Euripides überliefert dieses Detail im Rahmen der recht ausführlichen Darstellung des Opfers, an dessen Ende Aigisth von Orest erschlagen wird. In der Forschung wird dieser Teil des Opfers auch Voropfer genannt, dessen Bedeutung in älteren Beiträgen diskutiert worden ist. So meint Eitrem, dieser Vorgang stelle eine eigene Opfergabe dar.[208] Burkert widerspricht seiner Auffassung, denn das Abschneiden der Stirnhaare markiere das Opfer vor seiner Tötung und stehe so im direkten Zusammen-

204 Leitao 1993, 155–162, 168.
205 Z. B. Eitrem 1915, 344.
206 Leitao 1993, 152–169.
207 Eur. El. 811f (θρίξ τέμνω).
208 Eitrem 1915, 406–415.

hang mit der Darbringung.[209] Diese Deutung wird durch die Art gestützt, wie Thanatos Euripides zufolge Alkestis' Tötung vollzieht:

> Thanatos: […]
> Ich gehe jetzt zu ihr, um das Opfer mit dem Messer einzuleiten;
> denn der ist den unterirdischen Göttern verfallen,
> dessen Haupthaar diese Schneide weiht.[210]

Er geht in Analogie zu blutigen Tieropfern vor und will Alkestis mit seinem Schwert etwas von ihrem Kopfhaar abschneiden, um sie so als Todgeweihte zu kennzeichnen. Während die Verflechtung von Haaropfer, Tod und Opfer an dieser Stelle deutlich hervortritt, ist es an vielen anderen Stellen äußerst schwierig zu entscheiden, ob das Scheren der Haare als Opfer oder Weihung aufzufassen ist, ein Gelübde bekräftigt oder Zeichen der Trauer ist.[211] Der Mehrdeutigkeit der Haarschur in rituellen Kontexten stehen die zu Beginn dieses Abschnittes bereits thematisierten religionswissenschaftlichen Versuche gegenüber, ihnen eine unzweifelhafte Bedeutung zuzuweisen, die all diese vielfältigen Einsatzbereiche gleichermaßen zu erklären vermag. Dabei ist die Deutung der Haare als Symbol der Lebenskraft besonders wirkmächtig. Weitaus plausibler ist aus körperhistorischer Perspektive jedoch eine Argumentation, in der die materielle Beschaffenheit der Haare sowie ihr Verhältnis zur Haut und zum Rest des Körpers fokussiert wird, wie sie im ersten Teil der vorliegenden Studie vorgeschlagen worden ist. Weil die Haare nachwachsen und schmerzlos geschnitten werden können, werden sie in ritueller Absicht vom Körper getrennt, ohne das Leben der betroffenen Personen zu gefährden.[212] Dieser Einsatz erlaubt dann – sekundär – ihre Assoziation mit dem Leben, die durch die Analogisierung ihres Wachstums mit dem Pflanzenwachstum bestärkt wird.[213] Ihre konzeptuelle Nähe spiegelt sich auch in medizinischen Vorstellungen über die Entwicklung der Haare[214] und beruht ebenso auf der materiellen Beschaffenheit und Veränderbarkeit der Haare, die die Ausübung der Handlungsweisen erst ermöglicht und auf der auch die rituellen, sozialen und politischen Bedeutungen basieren, die den Praktiken zugeschrieben worden sind.

---

209 Burkert 1972, 12 Anm. 18.

210 Eur. Alc. 74–76 (Ü G.A. Seeck): στείχω δ' ἐπ' αὐτὴν, ὡς κατάρξωμαι ξίφει· / ἱερὸς γὰρ οὗτος τῶν κατὰ χθονὸς θεῶν / ὅτου τόδ' ἔγχος κρατὸς ἁγνίσηι τρίχα.

211 Vgl. auch Kötting 1986, 181.

212 So auch Lavergne 2006, 370.

213 Vgl. auch Hauser 1906, 88, 124–127, der sowohl die Vegetationsanalogie, als auch die Deutung der Haare als Zeichen der Lebenskraft aufnimmt; Nilsson 1957 [1906], 208, der hervorhebt, dass Haaropfer oft Vegetationsgottheiten dargebracht werden; Lavergne 2006, 196–199 zu Dionysos' Repräsentation als Fruchtbarkeitsgott: sein opulenter Bart markiere die Verbindung zu und die Macht über Bäume und das Wachstum von Pflanzen.

214 Hippokr. Nat. Puer. 20,1. Vgl. Brulé 2008, 135f; Brulé 2015, 26–48; Lavergne 2006, 176–179, die diesen Aspekt bei der Deutung der Physiologie der Haare besonders hervorheben.

Conclusio

Keine Haarlänge oder Frisur trägt eine kontextunabhängig gleichbleibende Bedeutung. Lange Haare stehen für Mut und Männlichkeit, aber ebenso für Weiblichkeit; sie verweisen auf das Streben nach Alleinherrschaft und die mit ihr verbundene Macht, markieren aber auch Priester, Dichter und Gelehrte; sie sind in Athen ein Kennzeichen der Marathonkämpfer, aber Jahrzehnte später auch unter jungen Aristokraten verbreitet, obwohl die allgemeine Männermode sich zu einer kürzeren Haartracht entwickelt hat. Kurze Haare sind in dieser Zeit entsprechend mit Männlichkeit assoziiert, werden aber auch von Unfreien getragen; sie sind Folge ritueller Praktiken, aber genauso von Bestrafungen. Gepflegtes Haar verweist auf Luxus und Weiblichkeit, ungepflegtes Haar hingegen auf einen Mangel an Zivilisation oder tiefe Trauer.

Solche Gegenüberstellungen verschiedener Deutungsangebote können tabellenartig aufgelistet werden, so dass sie als Gegensatzpaare erscheinen. Die verschiedenen Zuschreibungen und Bezüge überschneiden sich aber auf mehreren Ebenen, so dass eine schematische Darstellung den Verhältnissen nicht gerecht wird, weil die Komplexität dabei zu stark reduziert wird. Lee argumentiert beispielsweise, die Haartracht markiere Geschlecht und sozialen Status, so dass es zu einer überkreuzten Umkehrung der Haartrachten komme:

reiche Männer	=	kurz und unbedeckt	↔	Frauen	=	lang und bedeckt
arbeitende Männer	=	bedeckt	↔	Sklavinnen	=	kurz[215]

Diese strukturalistische Gegenüberstellung scheint zwar auf den ersten Blick einzuleuchten, aber die gegenübergestellten Elemente sind nicht wirklich kongruent, so dass eine Schieflage entsteht. Denn indem Lees Vorschlag Sklavinnen und (freie) Arbeiter gleichsetzt, verdeckt er die besondere Rechtlosigkeit von Unfreien. Auf diese Weise wird eine dichotome Struktur suggeriert, die jedoch keinesfalls besteht und den Befund insofern unzulässig vereinfacht. Ähnlich sind auch die von Anthony Synnott vorgeschlagenen Gegensatzpaare einzuordnen, die sich auf die moderne ethnologische Forschung beziehen. Ausgehend von den Veränderungen der Haarpraktiken im angelsächsischen Raum während der zweiten Hälfte des 20. Jh. n. Chr. rekonstruiert er eine dichotome Symbolkraft der Haare und postuliert folgende Gegensätze:

- Opposite sexes have opposite hair.
- Head hair and body hair are opposite.
- Opposite ideologies have opposite hair.[216]

Synnotts Oppositionspaare fokussieren die Relevanz der Geschlechterdifferenz und politischer Positionen sowie das Haarvorkommen an verschiedenen Körperteilen. Diese

215 Lee 2015, 72f.

216 Synnott 1987, 382. Vgl. auch Leach 1958 (ethnologische Forschung); Bremmer 1978; Leitao 1993, 153–156 (altertumswissenschaftliche Rezeption dieser Perspektive).

Perspektive hebt wichtige Aspekte hervor, die in diesem und im nächsten Kapitel bearbeitet werden. Sie ist aber methodisch problematisch, weil ein solches strukturalistisches Vorgehen dazu verleitet, den Befund einer binären Struktur zu unterwerfen, die ihn eher verdeckt als enthüllt, wie Lees Beispiel veranschaulicht. Außerdem ist diese Theorie in einem bestimmten historischen Kontext verortet, aus dem sie nicht ohne weiteres auf andere Situationen übertragen werden kann. Zwar stehen kurze und lange Haare einander auch im klassischen Griechenland gegenüber, ihre jeweilige Gestaltung hat sich aber je nach Kontext unterschieden und ebenso die Bedeutungen, die mit ihnen verbunden worden sind,[217] so dass die Ambivalenz ihrer Bewertung eine wichtige Gemeinsamkeit der verschiedenen Haartrachten ist.

Bei Bürgern verweisen lang getragene und gepflegte Haare in übertragener Bedeutung auf antidemokratische Bestrebungen, aber Frisuren und ihre Gestalt werden auch in einem sehr konkreten Sinne mit politischen Interessen verbunden, die sowohl die Beziehungen zwischen verschiedenen Staaten wie die Verhältnisse innerhalb einer *pólis* betreffen können. Diese Funktion der Haartracht als Unterscheidungsmerkmal ist am Beispiel ethnographischer Berichte und der beiden im 5. Jh. v. Chr. führenden griechischen *póleis*, Athen und Sparta, dargestellt worden. Sie ist zur Markierung der sozialen und ökonomischen Position sowie des rechtlichen Status eingesetzt, aber auch auf die ausgeübte Tätigkeit und das Geschlecht bezogen worden. Außerdem hat das Abschneiden der Haare als Strafe gedient, die im griechischen Kontext häufig mit sexuellen Verfehlungen verbunden worden ist. Einerseits verweisen auch Haarrituale, die sich auf die Mannbarkeit von Mädchen und Jünglingen beziehen, auf sexuelle Kontakte, die mit dem Erwachsenwerden ein Teil des Lebens junger Männer und Bräute werden. Andererseits sind die Haarschur als Trauerritual und das Abschneiden einiger Haare vor der Opferung eng mit dem Tod assoziiert.

Geschlecht ist dabei ein wichtiger Faktor, aber nie allein für die Bewertung der Praktiken verantwortlich. Auch wenn die geschlechtsdifferenzierende Wirkung der Haartracht und der mit ihr verbundenen Handlungen in der Forschung mitunter als zentrales Element angesehen wird,[218] veranschaulichen die in diesem Kapitel vorgestellten Beispiele, dass und wie *gender* als interdependente Kategorie zu verstehen ist, die stets mit anderen Faktoren der Differenz verflochten ist, z. B. mit dem Alter, der Herkunft, dem ökonomischen und rechtlichen Status sowie der politischen Positionierung. Nur wenn sie gemeinsam analysiert werden und keiner dieser Aspekte isoliert oder privilegiert wird, zeigen sich die jeweils spezifischen Bedeutungen verschiedener Frisuren. Sie sind so breit gefächert, dass es außerdem weder möglich noch erstrebenswert ist, eine einzige, scheinbar ursprüngliche Bedeutung der Haare zu ergründen, auf die die Praktiken zurückgeführt werden könnten. Vielmehr wird die Polyvalenz dieser Körperzeichen auch in den Quellen selbst reflektiert. So wird eine trauernde Königstochter wegen ihres kurzen Haares für eine Sklavin gehalten oder die kriegerischen Fähigkeiten der langhaarigen Spartaner werden aufgrund stereotyper Vorstellungen über effeminierte, wenig kampfstarke Män-

217 Vgl. auch Gkikaki 2014, 38, 44, 51–54, 102, 149–152, 231f zur Polyvalenz der Frisuren, deren konkrete Bedeutung im Einzelfall vom spezifischen Kontext abhängt, der differenziert zu betrachten ist.

218 Z. B. Lavergne 2006, 206f, 353.

ner unterschätzt.[219] Da in diesen Beispielen jedoch jeweils nur bestimmte Alternativen in Erwägung gezogen werden und nicht die ganze Vielfalt der Optionen, betonen sie außerdem die Kontextgebundenheit dieser Zuschreibungen, die stets im konkreten Einzelfall herauszuarbeiten und keinesfalls pauschal festzulegen sind.

---

219 Eur. El. 107f; Hdt. VII 208f.

Enthaaren

Das Entfernen der Haare legt die Haut frei und löst so den Zwischen_Raum auf, den die Haare einnehmen. Es handelt sich also um eine der Praktiken, bei deren Ausübung Haut und Haar auf das Engste verknüpft sind. Denn indem sie voneinander getrennt werden, wird ihre Verbindung zugleich hervorgehoben. Durch die so erzeugte Haarlosigkeit der entsprechenden Hautpartien bzw. ihre glatte Beschaffenheit unterscheidet sich das Rasieren, Zupfen oder Abbrennen der Haare von der Frisurengestaltung, die im vorangegangenen Kapitel behandelt worden ist. In den folgenden Abschnitten werden die im klassischen Griechenland üblichen Enthaarungspraktiken und ihre Darstellung in den überlieferten verschriftlichten Quellen untersucht. Den Ausgangspunkt bildet eine Geschlechtertauschszene aus der Alten Komödie, die die Hauptaspekte des Themas exemplarisch aufzeigt.

In Aristophanes' *Thesmophoriazusae* dienen die verschiedenen Praktiken der Haarentfernung der Maskerade eines Mannes, der als Frau verkleidet wird. Euripides bittet einen Verwandten, so hergerichtet am Thesmophorienfest teilzunehmen, zu dem nur Frauen zugelassen sind. Für den Geschlechtertausch werden ihm auf der Bühne der Bart und die Schambehaarung entfernt. Während des Rasierens versucht er zu fliehen, als bereits eine Wange kahl (ψιλός) ist, obwohl Euripides diese Barttracht verspottet. Nach erfolgreicher Rasur klagt der Verwandte jedoch, er müsse nun entblößt (ψιλός) in den Kampf ziehen.[1] Die Mehrdeutigkeit von ψιλός (*psilós*) wird an dieser Stelle eingesetzt, um die äußerliche Veränderung des Verwandten zu beschreiben und ihre Bedeutung im historischen Kontext aufzurufen: ohne seinen Bart wähnt er sich seiner Waffen entblößt. Doch damit nicht genug, denn auch die Schamhaare müssen weichen:

> EURIPIDES:
> Steh auf, damit ich dich absengen kann; beug dich vornüber und bewege dich nicht.
> VERWANDTER:
> O ich Unglückseliger! Ich werde zum Spanferkel werden!
> EURIPIDES: […]
> Man bringe von innen eine Fackel oder eine Lampe! […] Beug dich vornüber! Nun pass auf die Spitze deines Schwanzes auf!

1 Aristoph. Thesm. 215–232. Vgl. auch Aristoph. Thesm. 903 zur Scham des Verwandten ob seiner nackten Wangen. Vgl. Hdt. II 151,3; III 32,4 zur Verwendung in übertragener Bedeutung. Vgl. auch Baldwin 1969, 27 zur Schmerzhaftigkeit antiker Rasiermethoden.

VERWANDTER:
Beim Zeus, lass das meine Sorge sein ... außer dass ich brenne. Weh mir Armem! Wasser, Wasser, ihr Nachbarn, bevor ein anderer Arsch Feuer fängt.[2]
VERWANDTER:
O weh! Ach, der Ruß! Schwarz geworden bin ich am ganzen Hintern.
EURIPIDES:
Mach dir keine Sorgen! Denn jemand anders wird das mit einem Schwamm abwischen.
VERWANDTER:
Wenn einer meinen Arsch waschen will, wird er das bereuen![3]

Diese Äußerungen und die Darstellung der Depilationspraktiken auf der Bühne unterstreichen ihre Bedeutung für eine erfolgreiche Täuschung der Frauen. Die Stelle enthält eine Reihe sexueller Anspielungen: das Vornüberbeugen spielt auf die gebückte Haltung der Frauen bei der Penetration von hinten an, die häufig auf Vasenbildern dargestellt wird.[4] Δελφάκιον (*delphákion*) bedeutet nicht nur ‚Schweineferkel', sondern ist auch als Bezeichnung der weiblichen Genitalien belegt. Entsprechend adressiert κέρκος (*kérkos*) hier sowohl den Schwanz des Schweinchens als auch den Penis des Verwandten – also den *phallós*, den er auf der Bühne trägt.[5] Indem der Verwandte außerdem sein Unbehagen darüber zum Ausdruck bringt, einem anderen Mann Zugang zu seinem Hinterteil zu gewähren, wird diese sexuelle Konnotation verstärkt und der obszöne Charakter der Szene unterstrichen.

Colin Austin und Douglas Olson meinen, schon die Bartrasur hätte ausgereicht, um als Frau wahrgenommen zu werden, und betonen den performativen Aspekt der Depilation: durch das Ausführen dieser Praxis werde der Verwandte auch körperlich zur Frau.[6] Doch davon kann nicht die Rede sein, denn seine Maskerade wird allzu leicht aufgedeckt. Die Bartrasur stellt nicht einmal in Verbindung mit der Depilation der Schamhaare sicher, dass eine Person als weiblich angesehen wird, wenn sie nicht über die den Frauen

2 Aristoph. Thesm. 236–242 (Ü N. Holzberg): E.: ἀνίστασ', ἵν' ἀφεύσω σε, κἀγκύψας ἔχε. / Μν.: οἴμοι κακοδαίμων, δελφάκιον γενήσομαι. / E.: ἐνεγκάτω τις ἔνδοθεν δᾷδ' ἢ λύχνον. / ἐπίκυπτε· τὴν κέρκον φυλάττου νυν ἄκραν. / Μν.: ἐμοὶ μελήσει νὴ Δία – πλήν γ' ὅτι κάομαι. / οἴμοι τάλας. ὕδωρ ὕδωρ ὦ γείτονες, / πρὶν ἀντιλαβέσθαι πρωκτὸν ἕτερον τῆς φλογός.

3 Aristoph. Thesm. 245–248 (Ü N. Holzberg): Μν.: φεῦ, ἰοὺ τῆς ἀσβόλου. / αἰθὸς γεγένημαι πάντα τὰ περὶ τὴν τράμιν. / E.: μὴ φροντίσῃς· ἕτερος γὰρ αὐτὰ σφογγιεῖ. / Μν.: οἰμώξετ' ἄρ' εἴ τις τὸν ἐμὸν πρωκτὸν πλυνεῖ.

4 Kilmer 1993, 33–40; Reinsberg 1989, 138. Vgl. auch Dover 1989 [1978], 100f, der im Vergleich mit den Darstellungen des Schenkelverkehrs in päderastischen Verhältnissen die Unterordnung der Frauen durch diese Haltung unterstreicht. Die Stellung wird auch in literarischen Quellen benannt (vgl. z. B. Aristoph. Thesm. 488f).

5 Austin / Olson 2004, 132f.

6 Austin / Olson 2004, 125f.

vorbehaltenen Riten Bescheid weiß, wie der weitere Verlauf der Komödie zeigt.[7] Trotz dieser Bedenken gegenüber Austins und Olsons Deutung heben sie einen wichtigen Aspekt hervor: der Geschlechtertausch beruht auf Praktiken, die den Körper und insbesondere Haut und Haar des Verwandten betreffen. Eine oberflächliche Verkleidung allein reicht nicht aus, vielmehr reflektiert Aristophanes an dieser Stelle, dass und wie Geschlecht durch Praktiken in den Körper eingeschrieben wird, die es sich anzueignen gilt, wenn ein Wechsel der öffentlich wahrgenommenen Geschlechterrolle angestrebt ist. Während die Bartschur im Folgenden entgegen der Erwartungshaltung von Austin und Olson[8] kaum thematisiert wird, wird die Depilation der Schamhaare mehrfach als Hauptaspekt der Verkleidung des Verwandten aufgegriffen.[9] Dieser Befund veranschaulicht, dass ihre Annahme, das Abnehmen des Bartes reiche für den Geschlechtertausch aus, zumindest in der Komödie nicht zutrifft.

Nachdem der Verwandte sich erfolgreich in das Thesmophorienfest eingeschlichen hat, kommt ein weiterer Mann aus der Stadt herbeigelaufen, deckt den Plan des Euripides auf und beschreibt die Verkleidung des Spions:

> Kleisthenes:
> Abgesengt und enthaart hat ihn Euripides und ihn in allem übrigen wie eine Frau ausstaffiert.
> Verwandter:
> Glaubt ihr dem das? – Welcher Mann wäre so töricht, dass er eine Enthaarung über sich ergehen ließe?[10]

Indem das Sengen (ἀφεύω) und das Zupfen (ἀπο-τίλλω) erwähnt werden, wird ein expliziter Bezug zu den Depilationsmethoden der Frauen hergestellt, während das Rasieren unbenannt bleibt. Die erneute Nennung der Enthaarung als Praxis des Geschlechtertauschs bekräftigt ihre Verknüpfung mit dem weiblichen Geschlecht. Der Verwandte betont, dass es eines Mannes unwürdig sei, sich depilieren zu lassen, und behauptet, es sei deshalb undenkbar, dass ein Mann dies zuließe. Durch diesen Kommentar stellt er seine eigene Männlichkeit in Frage, denn das Publikum weiß, dass seine Schamhaare zwar nicht gezupft, aber abgesengt worden sind.

7 Vgl. Aristoph. Thesm. 628–650: nachdem der Verwandte durch seine Rede für Euripides den Verdacht der Frauen erregt hat, erfolgt seine Enttarnung, indem sie seine primären und sekundären Geschlechtsmerkmale prüfen, die auf diese Weise als eindeutige körperliche Zeichen der Geschlechtszugehörigkeit hergestellt werden.

8 Vgl. Austin / Olson 2004, 223.

9 Vgl. z. B. auch Aristoph. Thesm. 1043f neben den im Folgenden ausgewählten Stellen. Vgl. auch die von Macdonald 2006, 66f genannten Beispiele in Hollywoodfilmen des 20. Jh. n. Chr. zur Unverzichtbarkeit der Depilation der Körperhaare für den Geschlechtertausch auf der Bühne (bzw. auf der Leinwand).

10 Aristoph. Thesm. 590–593 (Ü N. Holzberg): Κλ.: ἄφευσεν αὐτὸν κἀπέτιλ' Εὐριπίδης / καὶ τἄλλ' ἅπανθ' ὥσπερ γυναῖκ' ἐσκεύασεν. Μν.: πείθεσθε τούτῳ ταῦτα; τίς δ' οὕτως ἀνὴρ / ἠλίθιος ὅστις τιλλόμενος ἠνείχετο; [...].

Die Enthaarung wird nicht nur im Rahmen der Verkleidung thematisiert, sondern von den Frauen bei der Diskussion über Euripides' Vergehen auch als interne Strafmaßnahme angedroht. Nach der Rede des Verwandten, in der er die vermeintlichen Laster der Frauen aufgezählt und Euripides verteidigt hat, droht eine der Frauen diese Indiskretionen und Beschimpfungen zu sühnen: der Rednerin, für die sie den Verwandten noch hält, solle die Scham mit heißen Kohlen kahl gemacht werden. Gegen diese Drohung protestiert der Verwandte in Erinnerung an den zuvor durchlittenen Schmerz.[11] Indem Aristophanes das schmerzhafte – und in der Variante mit den Kohlen geradezu furchteinflößende – Absengen der Schamhaare als Züchtigungsmittel unter Frauen darstellt, erzeugt er nicht nur einen obszönen Effekt, sondern unterstreicht auch die Einordnung der Depilation als weibliche Praxis. Diese Assoziation ist aber auf der Bühne unterlaufen worden, als der Verwandte des Euripides sich unter Männern freiwillig bereit erklärt hat, sich für den Geschlechtertausch enthaaren zu lassen. Dabei ist er zwar auf der Bühne gequält, aber nicht bestraft worden, wie es ihm die Frauen nun androhen. Doch sein Einverständnis impliziert zugleich Weiblichkeit, insofern die Verbreitung des Enthaarens unter den Frauen darauf beruht, dass sie es regelmäßig tun, obwohl es wehtut. Die Bereitschaft zur Depilation, ihre Ausführung und die haarlosen Körperpartien, die so für eine gewisse Zeit entstehen, dienen als Zeichen der Geschlechterdifferenz, das die Frauen einigt und durch das sie sich augenfällig von den Männern unterscheiden.

Die Maskerade des Verwandten in Aristophanes' *Thesmophoriazusae* spricht verschiedene Aspekte der Haarentfernung an, die im Folgenden anhand weiterer Quellenzeugnisse ausführlich dargestellt werden:

- Der Bart steht als Männlichkeitszeichen *par excellence* einer Wahrnehmung als Frau entgegen. Wollen umgekehrt Frauen als Männer erscheinen, benötigen sie falsche Bärte.
- Da Frauen eine geringere Behaarung zugeschrieben worden ist als Männern und sie sich die Körper- und Schamhaare entfernt haben, ist auch dieses Merkmal bei einem Geschlechtertausch anzupassen.
- Die Haarentfernung kann außerdem zur Bestrafung eingesetzt werden.

Bärte und Geschlechtertausch

Bartlosigkeit erscheint nicht nur in den Komödien als Voraussetzung einer weiblichen Erscheinung, sondern wird auch in einer Anekdote bei Herodot entsprechend eingesetzt. Die mit den Persern verbündeten Makedonen werden bei einem Gelage mit persischen Gesandten von diesen aufgefordert, die makedonischen Frauen sollten nicht nur entgegen ihrer Sitten mit jenen speisen, sondern ihnen auch sexuell zur Verfügung stehen. Der Königssohn Alexandros nutzt jedoch die Bartlosigkeit einiger Makedonen, um die Perser

11 Aristoph. Thesm. 536–543. Vgl. auch Aristoph. Thesm. 567f (Wiederholung der Drohung).

zu überwältigen und die Frauen zu schützen. Denn die glattwangigen (λειογένειος) Männer tauschen unbemerkt die Plätze mit den Frauen, nachdem sie entsprechende Kleider angelegt und sich mit Dolchen bewaffnet haben. Sie töten die Perser, sobald diese versuchen, sie zu berühren.[12] Die glatten Gesichter der Männer, die den Platz der Frauen einnehmen, implizieren einen Verweis auf ihr jugendliches Alter, es wird aber nicht betont: die Verteidiger der Makedoninnen werden explizit als ‚Männer' (ἀνήρ) charakterisiert, so dass ihre Befähigung zum Kampf mit den Persern außer Frage steht. In diesem Fall sind nur Männer, denen der Bart als Zeichen der Männlichkeit (noch) nicht wächst, geeignet, mutig und damit männlich zu agieren, um die Makedoninnen zu schützen. Allerdings ist diese List nicht *per se* mutig, denn sie suchen gerade nicht den offenen Kampf, in dem sie wohl unterlegen wären, sondern erstechen die betrunkenen Gesandten (und ihr gesamtes Gefolge).[13] Zugleich werden die Bartlosigkeit und eine spezifische Kleidung als Zeichen von Weiblichkeit (re-)produziert, indem sie eingesetzt werden, um die Perser zu täuschen.

In Euripides' *Bacchae* werden hingegen nur die Kleidung und eine Kopfbedeckung als Utensilien genannt, die dem Geschlechtertausch zuzuordnen sind. Dionysos hat Pentheus überzeugt, sich als Mänade zu verkleiden, um das Treiben der Bakchen auszukundschaften. Dabei trägt er zwar außerdem die langen Haare offen und einen Thyrsos-Stab sowie das Hirschkalbfell,[14] diese Elemente sind jedoch dem Dionysos-Kult zuzurechnen und nicht darauf ausgerichtet, eine weibliche Erscheinung zu erzeugen. Im Gegensatz zu den Passagen aus der Alten Komödie und der Geschichtsschreibung scheinen die Gesichts- und Körperbehaarung in diesem Kontext also auf den ersten Blick keine Rolle zu spielen. Ein Blick auf die attische Keramik zeigt jedoch, dass Pentheus sowohl bärtig als auch bartlos dargestellt worden ist.[15] Es ist also vorstellbar, dass er in Euripides' Drama als Zeichen seiner Jugend noch bartlos ist. Da er auf Vasenbildern zumeist nackt oder mit einem Himation bekleidet ist, das den Körper entblößt, gehört die Maskerade mit Frauenkleidern nicht zum üblichen Repertoire in der bildlichen Darstellung des Mythos und ist womöglich Euripides' Innovation. Angesichts des Parallelbefundes in der Geschichtsschreibung, in der es ebenfalls als realistisch dargestellt wird, dass junge, noch bartlose Männer sich als Frauen verkleiden, liegt die Vermutung nahe, dass auch der Pentheus, den der Tragiker auf die Bühne bringt, bartlos ist. Dies ist auch insofern plausibel, als dass Euripides in Aristophanes' *Thesmophoriazusae* als fiktive Gestalt zunächst den explizit als bartlos charakterisierten Agathon um Hilfe bittet.[16] Nur weil dieser ablehnt,

---

12 Hdt. V 18–20. Vgl. Plut. Solon 8,4–6; Xen. hell. V 4, die ähnliche Anekdoten über andere Konflikte tradieren. Hornblower 2013, 114 nennt weitere Belegstellen für dieses Wandermotiv.

13 Hdt. V 21,1.

14 Eur. Bacch. 830–838.

15 Vgl. z. B. Beazley-Nr. 200077 [= Museum of Fine Arts (Boston) 10.221] zur Bärtigkeit des Pentheus in der Vasenmalerei (Muth 2008, 589 Abb. 417: ca. 520–510 v. Chr.); z. B. Beazley-Nr. 45070 [= Louvre (Paris) G445] zu seiner Bartlosigkeit (Muth 2008, 608 Abb. 437: ca. 440–430 v. Chr.).

16 Aristoph. Thesm. 191. Vgl. z. B. Aristoph. Equ. 1373–1376; Lys. 1092; Thesm. 235.571–575.582f zu weiteren effeminierten Männern in der Alten Komödie. Vgl. auch die nur fragmentarisch überlieferte Parsondes-Episode, die auf Ktesias zurückgeht (Ktes. fr. 6b Lenfant [= FGrH 90 F4]).

kommt der Verwandte in Frage und kann auf besonders komische Weise durch Rasur und Schamhaardepilation einem weiblichen Äußeren angenähert werden. Die Bartlosigkeit des Pentheus wird also nicht explizit erwähnt, ist aber wohl auf der Bühne sichtbar gewesen und die zwar unbenannte, aber unverzichtbare Voraussetzung für seine Verkleidung als Mänade.

So wie die Bartlosigkeit die Grundlage einer Maskerade als Frau ist, bedürfen die Athenerinnen in Aristophanes' *Ecclesiazusae* falscher Bärte, um als Männer verkleidet in die Volksversammlung zu gelangen und dort die Übergabe der politischen Macht an die Frauen zu beschließen:

> PRAXAGORA:
> Habt ihr die Bärte, die ihr, wie euch gesagt war, haben solltet, wenn wir uns versammeln?[17]
> PRAXAGORA:
> Also los, du bind ihn an, und werde jetzt ganz schnell zum Mann! Ich lege die Kränze hin und will auch selbst mit euch den Bart umbinden, für den Fall, dass es mir gut scheint zu sprechen.[18]

Die falschen Bärte, die die Frauen anlegen, werden πώγων (*pṓgon*) genannt und auf diese Weise begrifflich von den Bärten unterschieden, die Männern normalerweise wachsen und in der Mehrzahl als γένειον (Kinn), γενειάς (Bart) oder ὑπήνη (Oberlippenbart) bezeichnet werden.[19] Leitao erläutert, πώγων (*pṓgon*) sei ein übliches Wort für ‚Bart' in klassischer Zeit und leitet es etymologisch von der Wurzel **pow-m-* ab, auf die auch das lateinische *pubis* zurückgehe.[20] Diese Etymologisierung bietet einen Anhaltspunkt für eine obszöne Konnotation des Wortes, die im Kontext der Alten Komödie durchaus passend erscheint. Aber auch wenn πώγων (*pṓgon*) in der Forschung als typisch attisches Wort für den vollen Bart erwachsener Männer angesehen wird,[21] ist es in den überlieferten Quellen keinesfalls die übliche Bezeichnung des Bartes. Aischylos verwendet es in *Agamemnon* in übertragener Bedeutung, um die Lichtzeichen, die die Botschaft über die Eroberung Trojas verbreiten, als Flammen mit mächtigem Bart zu charakterisieren. In Sophokles' *Ichneutae* bezeichnet es den langen Bart des Silenos und in Aristophanes' *Acharnenses* die starken Bärte der vermeintlichen persischen Gesandten.[22] Herodot berichtet über die Bärte der Ziegen, aus

17 Aristoph. Eccl. 68f (Ü D. Bremer / N. Holzberg): ἔχετε δὲ τοὺς πώγωνας, οὓς εἴρητ' ἔχειν / πάσαισιν ἡμῖν, ὁπότε συλλεγοίμεθα; [...].

18 Aristoph. Eccl. 121–123 (Ü D. Bremer / N. Holzberg): ἴθι δὴ σύ, περιδοῦ καὶ ταχέως ἀνὴρ γενοῦ. / ἐγὼ δὲ θεῖσα τοὺς στεφάνους περιδήσομαι / καὐτὴ μεθ' ὑμῶν, ἤν τί μοι δόξῃ λέγειν.

19 Z. B. Aischyl. Pers. 1056; Hdt. VI 117,3; Pind. O. 1,68 (γένειον); Aischyl. Pers. 316; Eur. Herc. 934; Soph. Trach. 13 (γενειάς); Aristoph. Equ. 1286; Lys. 1072f (ὑπήνη).

20 Leitao 1993, 144. Vgl. auch Adams 1986 zur Etymologie von ὑπήνη (*hypḗnē*) und πώγων (*pṓgōn*).

21 Adams 1986, 18. Vgl. auch Descharmes 2015, 254 Anm. 6; Lavergne 2006, 59f mit Anm. 274.

22 Aischyl. Ag. 306; Soph. Ichn. 367; Aristoph. Ach. 120f. Vgl. auch Plat. Prot. 309a, wo πώγων (*pṓgōn*) auf den schon lange sprießenden Bart des Alkibiades bezogen wird und so der Markierung eines besonderen Bartes dient.

denen die Araber einen harzigen Duftstoff gewännen, und zweimal von dem Bart, der der Athenepriesterin von Pedasa wachse, wenn der Stadt Unglück drohe. Ein hippokratischer Autor benennt so die Bärte, die Nanno und Phaetousa in Abwesenheit ihrer Männer wüchsen.[23] Wie diese Beispiele veranschaulichen, ist πώγων (*pṓgon*) weit davon entfernt, den normalen Bart erwachsener Männer zu bezeichnen, sondern wird stets zur Markierung einer besonderen Qualität oder zur Hervorhebung des Bartes eingesetzt. In den meisten Fällen handelt es sich nicht einmal um den natürlicherweise in einem Männergesicht wachsenden Bart. Dieser Befund wird durch die breite Verwendung von γενειάς (*geneiás*) und γένειον (*géneion*) gestützt, die in der Tragödie vor allem im Kontext von Bittgesuchen benannt werden.[24] Ebenso wird aber auch der furchterregend dichte Bart des Acheloos, aus dem Quellen entsprungen sind, als γενειάς (*geneiás*) bezeichnet.[25]

Auch in Aristophanes' *Ecclesiazusae* wird dieser Begriff neben πώγων (*pṓgon*) zur Bezeichnung der falschen Bärte der Frauen gebraucht.[26] Ihre Verwendung wird mit dem Verweis auf einen Redner legitimiert, der mit einem künstlichen Bart (πώγων) in der Politik erfolgreich gewesen sei.[27] Dieses Beispiel dient der Ermutigung der Frauen, indem es impliziert, der rhetorische und politische Einfluss einer Person stehe in einem direkten Zusammenhang mit der Ausprägung des Bartes, den sie trage – und zwar unabhängig davon, ob es sich um eine Täuschung handelt oder nicht. Entsprechend setzen die Frauen bei der Probe für die Rede vor der Volksversammlung nicht nur einen Kranz auf, sondern binden sich auch die falschen Bärte um,[28] so dass das Recht, öffentlich zu reden, und die Bärtigkeit erneut miteinander verbunden werden. Praxagora behauptet an dieser Stelle sogar, durch das Anlegen des Bartes werde eine Frau zum Mann (ἀνὴρ γενοῦ) und unterstreicht auf diese Weise die Bedeutung des Bartes als Männlichkeitszeichen. Doch diese Äußerung ist keinesfalls wörtlich zu verstehen, denn die Verkleidung der von Athenern dargestellten Frauen als Männer ist auf der Bühne stets präsent und hat einen großen Anteil an der Komik der Szenen.

Indem die Wirkmächtigkeit dieses Männlichkeitszeichens in der *pólis* expliziert wird, erscheint der Bart als Voraussetzung des politischen Erfolgs, so dass die falschen Bärte fast selbstverständlich das wichtigste Element dieses Geschlechtertauschs sind. Sie stehen am Beginn des Stücks und nach der erfolgreichen Abstimmung im Zentrum der Bemühungen, die männliche Verkleidung an- bzw. abzulegen.[29] Dass sie immer wieder benannt werden, und das stets an erster Stelle, unterstreicht ihre Funktion als Hauptmerkmal einer männlichen Erscheinung. Die Kleidung, die die Frauen ihren Männern entwendet

23 Hdt. III 112,1 (Ziegen); Hdt. I 175,1; VIII 104,1 (Pedasa); Hippokr. Epid. VI 8,32 (Frauen).

24 Vgl. z. B. Eur. Herc. 987; Iph. T. 361–363; Med. 65; Soph. El. 1208 (γένειον); Eur. Andr. 574; Med. 709f (γενειάς).

25 Soph. Trach. 13.

26 Z. B. Aristoph. Eccl. 145 (γενειάς); Aristoph. Eccl. 25.68.99 (πώγων).

27 Aristoph. Eccl. 102–104.

28 Aristoph. Eccl. 121–123.

29 Aristoph. Eccl. 24–27.68–71.99–101.121–127.273–276.493–499 (πώγων). Vgl. auch Aristoph. Eccl. 118.122.502, zur Bezeichnung des Umbindens bzw. Abnehmens der Bärte mit anderen Lemmata.

haben, erscheint in diesem Kontext durch die Nachordnung und deutlich seltenere Erwähnung als sekundär, aber ebenso unverzichtbar: gemeinsam machen Bart und Kleidung den Mann. Praxagora warnt allerdings davor, die Kleidung könne bei Bewegung verrutschen und ihre weiblichen Genitalien entblößen, während die umgebundenen Bärte als sicheres Zeichen ihrer Männlichkeit dienten:

> PRAXAGORA: [...]
> Da würden wir ja etwas Schönes erleben, wenn das Volk vollzählig wäre, und dann schlägt eine ihr Bein über, zieht das Kleid bis zum Knie herauf und zeigt dabei den – ⟨Vollbart des⟩ Phormisios[...]! Nein, wenn wir als Erste Platz nehmen, schlagen wir die Mäntel eng um uns und bleiben getarnt. Wenn wir den Bart, [100] den wir umgebunden haben, dort herunterwallen lassen, wer sollte uns nicht für Männer halten, wenn er uns sieht?[30]

Die Protagonistin hebt also den falschen Bart explizit gegenüber der Kleidung als verlässliches Männlichkeitszeichen hervor, das die Frauen sich angeeignet haben. Bei ihren Ausführungen nutzt Praxagora Phormisios, den Namen eines Kollegen des Epikrates, dessen Bart wohl speziell ist,[31] als Euphemismus für die weibliche Vulva. Die Verkleidung der Frauen gibt den Anlass, die sonst kaum thematisierte, aber stets vorausgesetzte Bärtigkeit der Männer zu behandeln und dabei einzelne von ihnen namentlich zu benennen. So wird Agyrrhios wegen seines spärlichen Bartwuchses ebenso verspottet wie Pronomos, Phormisios und Epikrates aufgrund ihrer wohl auffällig dichten Bärte.[32] Während diese Stellen veranschaulichen, wie die spezifische Barttracht einzelner Bürger ihrer Identifizierung innerhalb der *pólis* gedient hat, erzeugt die Erwähnung des Phormisios außerdem eine obszöne Assoziation von Bärten mit der Schambehaarung der Frauen: indem sie die falschen Bärte umbinden, soll jeder Zweifel hinsichtlich ihrer Geschlechtszugehörigkeit vermieden werden, so dass ihre Scham geschützt bleibt und nicht durch eine zwangsweise Entblößung zur Aufdeckung des Betrugs beiträgt. Dass der Bart tatsächlich ein solch sicheres Zeichen der Männlichkeit gewesen ist, zeigt sich anhand der hellen Hautfarbe der Frauen, mit der sie trotz ihrer Versuche, sich zu bräunen, in der Menge der Volksversammlung auffallen.[33] Doch aufgrund der Männerkleidung und der Bärte, die sie tragen, überzeugt ihre Maskerade.

30 Aristoph. Eccl. 95–101 (Ü D. Bremer / N. Holzberg): οὐκοῦν καλά γ' ἂν πάθοιμεν, εἰ πλήρης τύχοι / ὁ δῆμος ὢν κἄπειθ' ὑπερβαίνουσά τις / ἀναβαλλομένη δείξειε τὸν Φορμίσιον; / ἢν δ' ἐγκαθεζώμεσθα πρότεραι, λήσομεν / ξυστειλάμεναι θαἰμάτια· τὸν πώγωνά τε / ὅταν καθῶμεν ὃν περιδησόμεσθ' ἐκεῖ, [100] / τίς οὐκ ἂν ἡμᾶς ἄνδρας ἡγήσαιθ' ὁρῶν; [...].

31 Vgl. Sommerstein 2007a, 147, der die Stelle als Hinweis auf einen dichten Bart deutet. Andere Varianten, die stärker an die enthaarte Scham der Athenerinnen erinnern, sind aber denkbar.

32 Aristoph. Eccl. 102–104.70f. Vgl. Sommerstein 2007a, 147f, 144 zur prosopographischen Einordnung der Genannten. Vgl. auch Brulé 2008, 142f zur Deutung des Bartes des Epikrates als Beispiel für die Verspottung übermäßig Behaarter.

33 Aristoph. Eccl. 385–387. Vgl. zur geschlechtsdifferenzierenden Wirkung der Hautfarbe und einer ausführlichen Deutung dieses Aspekts unten S. 406–424.

Diese Schutzfunktion befördert jedoch keinesfalls eine positive Sicht auf die Bärte. Eine der Frauen beschwert sich, ihr Exemplar sehe aus, als sei es aus gebratenen Tintenfischen zusammengefügt.[34] Der Vergleich lässt die Verkleidung lächerlich erscheinen. Auf der Bühne kann das schon länger evident gewesen sein, sprachlich wird es erst jetzt expliziert. Die Beschreibung des Bartes und seines Zusammenwirkens mit der hellen Haut der Frauen dient ihrer Verspottung, die verdeutlicht, dass die Veränderung der geschlechtsspezifischen Körpermerkmale, zu denen in der athenischen Vorstellung auch die Hautfarbe zählt, mehr erfordert, als einen falschen Bart anzulegen.

Beim Ablegen der Verkleidung werden die Frauen aufgefordert, das raue Haargewebe (σάκος) zu entfernen, das ihre Wangen verunstalte.[35] Diese abwertende Bezeichnung der falschen Bärte impliziert, dass sie für die Frauen unattraktiv und unangenehm sind und ein Aussehen erzeugen, das nicht zu ihnen passt. Auf diese Weise wird auch der temporäre Charakter dieses Geschlechtertauschs unterstrichen. Er dient – wie in den anderen Fällen – der Täuschung des anderen Geschlechts, dessen Aussehen und Verhalten strategisch eingesetzt werden, um Ziele zu verfolgen, die die eigene (geschlechtlich eindeutig verortete) Position stärken. Euripides will sich selbst vor der Verurteilung durch die Thesmophoriazusen schützen, Pentheus will sein Aufsichtsrecht über die thebanischen Frauen trotz ihrer grenzüberschreitenden Kulthandlungen ausüben und die Ekklesiazusen eignen sich das männliche Äußere an, um den Bürgerinnen offiziell die politische Macht zu übertragen. Einzig die Verkleidung der (jungen) Makedonen ist nicht gegen das andere Geschlecht gerichtet, sondern gegen die persischen Gesandten. Auch dieses Beispiel reproduziert jedoch das hierarchische Geschlechterverhältnis im antiken Griechenland, da die Männer über den Zugang zu den makedonischen Frauen verfügen und verhandeln. Außerdem scheinen diese darauf angewiesen zu sein, von Männern geschützt zu werden, und verteidigen sich nicht selbst.

Das Vorhandensein bzw. Fehlen des Bartes wird in den überlieferten Quellen als auf den ersten Blick untrügliches, aber dennoch trügerisches Geschlechtsmerkmal dargestellt. Der Erfolg der Täuschungen, denen der Geschlechtertausch dient, beruht einerseits auf der Annahme, dass Männer einen Bart tragen und Frauen nicht. Andererseits ist es den zitierten Stellen zufolge relativ leicht möglich, dieses Körperzeichen an- oder abzulegen. Auch wenn dieses Potential in unterschiedlichen Gattungen hervorgehoben und auf diese Weise problematisiert wird, bleibt die eindeutige Verknüpfung von Bartwuchs und Männlichkeit ebenso erhalten wie die Verbindung von Haarlosigkeit mit Weiblichkeit. Letztere wird durch die bei Frauen im klassischen Griechenland verbreitete Praxis der Körper- und Schamhaardepilation verstärkt, der der nächste Abschnitt gewidmet ist.

34 Aristoph. Eccl. 126f: ὥσπερ εἴ τις σηπίαις / πώγωνα περιδήσειεν ἐσταθευμέναις. Vgl. aber Sommerstein 2007a, 149; Ussher 1973, 93: ihre Haut werde mit der weichen und weißen Haut von Tintenfischen verglichen, die halbgebraten nicht dunkel genug seien. Diese Kombination von unvollendeter Bräunung und Bart imitiere die Gesichter von Männern nur unzureichend.

35 Aristoph. Eccl. 501–503.

Die Entfernung der Körper- und Schamhaare

Während die Kleidung und falsche Bärte den Körpern der Frauen in Aristophanes' *Ecclesiazusae* von außen hinzugefügt werden, berichten sie im Prolog von ihren Bemühungen, außerdem eigene körperliche Merkmale zu verändern:

> Erste Frau:
> Erstens habe ich die Achselhöhlen dichter als einen Busch, wie es vereinbart war.[36]
> Zweite Frau:
> Ich ebenso! Als Erstes habe ich das Rasiermesser aus dem Haus geworfen, um total behaart zu werden und überhaupt nicht mehr nach Frau auszusehen![37]

Die Achseln der einen Frau sind mit einem haarigen Dickicht (λόχμη)[38] bewachsen, während die andere ohne Schermesser (ξυρόν) haarig geworden ist. Die Frauen explizieren, wie sie von ihrem üblichen Verhalten abweichen, das auf diese Weise normalisiert wird und im Umkehrschluss rekonstruiert werden kann: eine gute Bürgerin entfernt sich die Körperhaare.[39] Den Ausführungen der zweiten Frau zufolge ist es für eine Athenerin kein einfaches Unterfangen, sich nicht zu rasieren. Denn ihre Körperhaare wachsen zu lassen, bedeutet für sie, ihre Weiblichkeit abzulegen. Diese Äußerung zeigt, wie wichtig kulturell geprägte Praktiken für die Konstruktion von Weiblichkeit und für die Hervorbringung weiblich kodierter Körper im klassischen Athen sind. Indem Aristophanes eine Frau sagen lässt, ihr behaarter Körper habe jede Ähnlichkeit mit den zeitgenössischen (Ideal-)Vorstellungen über die Gestaltung weiblicher Körper verloren, erscheint das Unterlassen des Enthaarens als probates Mittel für den Geschlechtertausch. Das Aussehen der Athenerinnen wird an dieser Stelle als Produkt der gesellschaftlichen Umstände markiert und Männerkörpern gegenübergestellt, denen frei sprießende Körperbehaarung zugeschrieben wird.

Entsprechend wird die Depilation der Körperhaare an einer Reihe weiterer Stellen explizit als weibliche Praxis dargestellt. Praxagora besingt im Prolog der *Ecclesiazusae* die Lampe, die bei allen geheimen Aktivitäten der Frauen leuchte und auch die Schamhaare wegbrenne.[40] Das Enthaaren wird an dieser Stelle als Mittel der Schönheitspflege genannt und eng mit Sexualität verknüpft. Indem es als weibliches Verhalten dargestellt wird, dient die glatte Haut der Frauen als Zeichen der Geschlechterdifferenz. Dem gro-

36 Aristoph. Eccl. 60f (Ü D. Bremer / N. Holzberg): πρῶτον μέν γ' ἔχω τὰς μασχάλας / λόχμης δασυτέρας, καθάπερ ἦν ξυγκείμενον· [...].

37 Aristoph. Eccl. 65–67 (Ü D. Bremer / N. Holzberg): κἄγωγε· τὸ ξυρὸν δέ γ' ἐκ τῆς οἰκίας / ἔρριψα πρῶτον, ἵνα δασυνθείην ὅλη / καὶ μηδὲν εἴην ἔτι γυναικὶ προσφερής.

38 Vgl. Aristoph. Av. 207 (‚Busch' der Prokne); Aristoph. Lys. 800 (Männer) zur obszönen Konnotation von λόχμη (*lóchmē*). Vgl. auch Cootjans 2000, 55.

39 Vgl. auch Brulé 2015, 413–439, der die verschiedenen angewendeten Methoden vorstellt und ihre Schmerzhaftigkeit betont. Die Enthaarung erfolge, um die Haut aufzuhellen und so dem zeitgenössischen weiblichen Schönheitsideal zu entsprechen (Brulé 2015, 413).

40 Aristoph. Eccl. 1–15. Vgl. Parisinou 2000 zur Bedeutung der Lampe in verschiedenen weiblichen Lebensbereichen, von denen die Depilation nur ein Randaspekt ist.

tesken und obszönen Charakter des Genres entsprechend dominiert in den Komödien die Enthaarung der Schamgegend, die die sexuelle Attraktivität der Frauen steigern soll. In *Lysistrata* versammeln sich Frauen aus den verschiedensten Regionen Griechenlands, um die Männer zum Friedensschluss zu bewegen. Bei der Begrüßung begutachten die Athenerinnen Myrrhine und Kleonike die Körper der ankommenden Frauen:

> MYRRHINE:
> Ei, Böoterin,
> Schön ist dein Unterland!
> KLEONIKE:
> O freilich, ja,
> Und säuberlich das Unkraut ausgezupft![41]

Das Aussehen der Vulva der Böotierin wird gelobt, weil sie – wie die anderen Griechinnen – einem weiblichen Schönheitsideal entspricht, das als panhellenisch konstruiert wird, indem sich die Frauen ihrer körperlichen Ähnlichkeit versichern und sich gegenseitig als schön und damit gleichwertig anerkennen.[42] Bei dieser Musterung, die die Grundlage der Verschwesterung der Griechinnen bildet, ist die Entfernung der Schambehaarung ein wichtiger Teil der Konstruktion einer gemeinsamen Identität. Mark Golden hat allerdings eine andere Bemerkung in *Lysistrata* als Hinweis gedeutet, dass die Spartanerinnen sich die Schamhaare nicht entfernt hätten.[43] Er geht von der übermäßigen Behaarung der Spartiaten aus und überträgt sie auf die weiblichen Mitglieder ihrer Familien. Zwar verwehrt sich die Spartanerin Lampito gegen den Übergriff auf ihren Körper, als eine der Athenerinnen ihre Brüste betastet,[44] so dass ihre Schamhaare wie die der Korintherin nicht benannt werden. Aber daraus kann nicht geschlossen werden, es sei allgemein davon ausgegangen worden, sie hätten sich nicht enthaart. Unabhängig von der Darstellung der Depilation in der Alten Komödie und ungeachtet der tatsächlich ausgeübten Praktiken eröffnet Goldens Erklärungsansatz jedoch eine weitere Perspektive, derzufolge die Vorstellung der Athener vom Körper der Spartanerinnen möglicherweise durch eine Übertragung der Beschaffenheit der Bärte ihrer Männer auf ihre Schambehaarung geprägt gewesen ist. Dann spielte diese Stelle mit der Unsicherheit des Publikums über die körperliche Verfasstheit der Spartanerinnen, die auch im Prolog nicht eindeutig geklärt wird. Ihre Differenz zu den Athenerinnen wird in Analogie zur Differenz der Barttrachten der Männer konstruiert, so dass eine Distanzierung von den Spartanern und Spartanerinnen erfolgt, indem ihnen ein von athenischen Vorstellungen abweichender Umgang mit ihrer Gesichts- bzw. Schambehaarung zugeschrieben wird. Das gemeinsame Agieren

41 Aristoph. Lys. 87–89 (Ü L. Seeger): M.: νὴ Δί ὡς Βοιωτία, / καλόν γ' ἔχουσα τὸ πεδίον. K.: καὶ νὴ Δία / κομψότατα τὴν βληχώ γε παρατετιλμένη.

42 Vgl. Aristoph. Lys. 78–92. Vgl. aber Aristoph. Eccl. 901–905 für ein gegenteiliges Vorgehen: ein junges Mädchen verspottet eine aufgetakelte Alte, weil sie sich die Gesichtshaare zupfe.

43 Golden 1982, 467f.

44 Aristoph. Lys. 84.

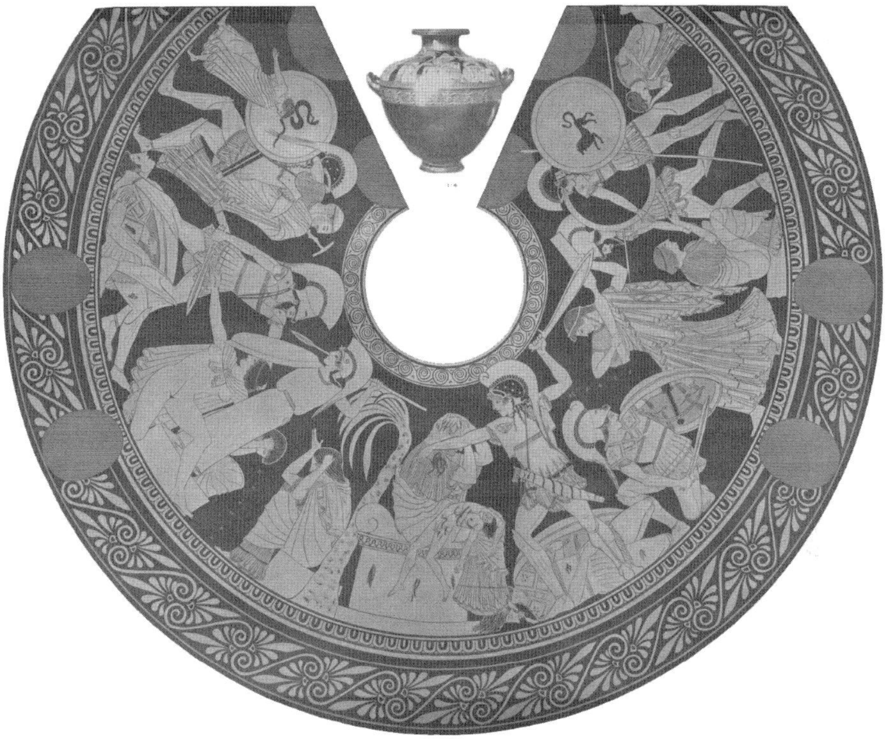

Abb. 2: Die siegreichen Griechen überwältigen die trojanische Königsfamilie, attisch-rotfigurige Hydria, um 480 v. Chr.

von Männern und Frauen betont hingegen die Ähnlichkeit der Griechen und Griechinnen untereinander, so dass die Körperbehaarung als Zeichen der Abgrenzung bei der ambivalenten Positionierung Athens gegenüber anderen griechischen *póleis* dient.

Die depilierte Scham wird auch im archäologischen Befund gezeigt: in Abb. 2 ergreift Ajax beispielsweise Kassandra, deren getrimmte Scham entblößt ist.[45] Da sämtliche Darstellungen weiblicher Schambereiche in der Vasenmalerei Kreilinger zufolge ohne Behaarung oder teilweise depiliert sind, schlussfolgert sie, das Entfernen der Schamhaare sei

45 Vgl. z. B. auch Beazley 203411 [= University Museums (Mississippi) 1977.3.112]; Beazley 44027 [= Harvard Art Museums, Arthur M. Sackler Museum (Cambridge) L9.1988]; Beazley 352439 [= Museo Nazionale (Tarquinia) RC87778]. Vgl. z. B. Brulé 2015, 420–423 (Abb. 26f, 29); Lavergne 2011a; Lee 2015, 79–82 (Abb. 3.13f) zur Abbildung und Deutung dieser Vasenbilder.

allgemein üblich gewesen.[46] Martin Kilmer betont aber, dass die Haare nicht komplett entfernt, sondern mithilfe des Absengens oder Auszupfens in Form gebracht worden seien.[47] Diese Beobachtung, dass nicht alle Körperhaare entfernt worden sind, wird durch ein Fragment aus einem Brief des Lysias an die Hetäre Metaneira unterstützt, in dem er ihre behaarten Achseln anscheinend lobend erwähnt.[48]

Später erläutert Lysistrate den Plan, wie die Männer zum Frieden bewegt werden sollen:

> Lysistrate: [...]
> Wenn wir nämlich geschminkt zu Hause säßen und in unseren durchsichtigen Hemdchen an ihnen vorbeiliefen, halbnackt und unten in Dreiecksform gezupft, die Männer dann einen Steifen hätten und geil aufs Vögeln wären, wir aber nicht zu ihnen gingen, sondern uns enthielten, dann würden sie schnell Frieden schließen – das weiß ich genau.[49]

Neben anderen Körperpraktiken und entsprechender Kleiderwahl soll auch das gezupfte Delta der Frauen zur Erregung der Männer beitragen. Das Entfernen bzw. Trimmen der Schamhaare ist also nicht nur aufgrund der betroffenen Körperregion sexualisiert, sondern wird an dieser Stelle auch explizit mit sexueller Attraktivität verknüpft. Bei der Darstellung der weiblichen Verführungskünste wirkt die Depilation neben anderen Praktiken als Zeichen der Einheit der Griechinnen. Sie kann jedoch ebenso soziale Differenz markieren. Denn einerseits dient sie der Unterscheidung der Geschlechter, andererseits wird sie in der neuen Staatsordnung der *Ecclesiazusae* als Kennzeichen des rechtlichen Status eingesetzt. Nach der Machtübernahme der Frauen verkündet Praxagora neue Regeln für den Geschlechtsverkehr:

> Praxagora:
> Und die Sklavinnen dürfen sich nicht herausputzen, um den Freien heimlich die Liebe zu stehlen, sie dürfen nur bei den Sklaven schlafen und sich die Pussi nur so rupfen, dass sie aussieht wie ein Sklavenschurz.[50]

---

46 Kreilinger 2007, 149f. Vgl. auch Mayor 2014, 125–127 zu einer Gemme mit sichtbarer Schambehaarung bei Penthesilea im Kampf mit Achilleus; Walde 2008, 1122f zu den Schamhaarfrisuren der archaischen Kouroi.

47 Kilmer 1982, 107–112, Tafeln I–II. Vgl. auch Kilmer 1993, 141–159 für eine um einige Beispiele erweiterte Diskussion des Befundes.

48 Lys. fr. 453 Carey [= 111 Thalheim = 255 Baiter-Sauppe = 358 Floristan-Imizcoz = Sch. Plat. Gorg. 469d]: καὶ τὴν μὲν κόμην ψιλὴν ἔχεις, τὰς δὲ μασχάλας δασείας.

49 Aristoph. Lys. 149–154 (Ü N. Holzberg): εἰ γὰρ καθήμεθ’ ἔνδον ἐντετριμμέναι, / κἀν τοῖς χιτωνίοισι τοῖς Ἀμοργίνοις / γυμναὶ παρίοιμεν δέλτα παρατετιλμέναι, / στύοιντο δ’ ἄνδρες κἀπιθυμοῖεν σπλεκοῦν, / ἡμεῖς δὲ μὴ προσιείμεθ’ ἀλλ’ ἀπεχοίμεθα, / σπονδὰς ποιήσαιντ’ ἂν ταχέως, εὖ οἶδ’ ὅτι.

50 Aristoph. Eccl. 721–724 (Ü D. Bremer / N. Holzberg): καὶ τάς γε δούλας οὐχὶ δεῖ κοσμουμένας / τὴν τῶν ἐλευθέρων ὑφαρπάζειν Κύπριν, / ἀλλὰ παρὰ τοῖς δούλοισι κοιμᾶσθαι μόνον, / κατωνάκην τὸν χοῖρον ἀποτετιλμένας.

Die an die Sklavinnen adressierte Anweisung, sich die Schamhaare auf eine Weise zu entfernen, dass sie einer κατωνάκη (*katōnákē*) gleichen, kommt einem Verbot der Depilation gleich, denn es handelt sich um eine raue Kutte mit Schaffellbesatz, die als typische Sklavenkleidung gilt.[51] Diese Reglementierung der Schönheitspflege und der Depilation in der Utopie impliziert, dass Sklavinnen sie im klassischen Athen praktiziert haben, um als Prostituierte für ihre Kunden und / oder ihren Eigentümer sexuell attraktiv zu sein. Entsprechend werden in den *Ranae* beispielsweise Tänzerinnen beim Gelage als enthaart angepriesen.[52] Durch den vorgeschriebenen Umgang mit der Schambehaarung schließt Praxagora die Sklavinnen, die sie nicht praktizieren dürfen, und die Sklaven, denen solchermaßen gepflegte und somit als sexuell attraktiv angesehene Partnerinnen vorenthalten werden, explizit aus der neuen Gleichheit in der *pólis* aus. Diese Deutung bezieht sich auf die heteronormative Logik des Stücks, in der sexuelle Kontakte unter Frauen bzw. Männern kaum eine Rolle spielen.[53] Die Gegenüberstellung von Frauen und Männern anhand ihrer Behaarung wird im Agon der Chöre in *Lysistrata* explizit auf die Bühne gebracht:

> Ein Alter:
> Küssen Alte will ich dich[...] und dich treten mit dem Fuß!
> Eine Alte:
> Welches Buschwerk du da hast!
> Ein Alter:
> Ja, denn auch Myronides
> war dort buschig, und dem Feind
> zeigte er sich arschbehaart,
> Phormion war auch so.[54]

Während die Alte das Gestrüpp zwischen den Beinen des Alten kritisiert, nennt er sich μελάμπυγος (mit schwarzem Hinterteil) und schmückt sich so mit einem Attribut des Herakles, das als Zeichen von Männlichkeit angesehen worden ist.[55] Jeffrey Henderson verweist außerdem darauf, dass die beiden namentlich genannten Bürger erfolgreiche Feldherren gewesen seien, deren Mut an dieser Stelle mit starker Behaarung verknüpft werde.[56] Der Beleidigung begegnet der Alte also mit einem Selbstlob, das impliziert, er ähnele einem Halbgott und zwei kampferprobten Athenern. Ein schwarzes (weil behaartes) Hinterteil wird als Zeichen wahrer Männlichkeit aufgerufen und starke Behaarung

51 Bain 1982, 7f; Kilmer 1982, 106. Vgl. Aristoph. Lys. 1151 zur negativen Konnotation der *katōnákē*.

52 Aristoph. Ran. 515.

53 Vgl. aber Aristoph. Lys. 1091f, wo ein Athener erwägt, den effeminierten Kleisthenes zu penetrieren.

54 Aristoph. Lys. 797–804 (Ü N. Holzberg): Γέ.: βούλομαί σε, γραῦ κύσαι— / […] / κἀνατείνας λακτίσαι. / Γυ.: τὴν λόχμην πολλὴν φορεῖς. [800] Γέ.: καὶ Μυρωνίδης γὰρ ἦν / τραχὺς ἐντεῦθεν μελάμπυ- / γός τε τοῖς ἐχθροῖς ἅπασιν· ὥς δὲ καὶ Φορμίων.

55 Sommerstein 1990, 198. Vgl. Irwin 1974, 140f.

56 Henderson 1987, 171f.

als männliche Eigenschaft impliziert. Die Alte beschimpft ihn deshalb, aber er wertet sich durch die Verbindung zu Herakles als besonders männlich und kampffähig auf. Doch der Streit geht weiter:

> Eine Alte:
> Oder soll ich mit dem Fuß?
> Ein Alter:
> Dann entblößt du ja dein Ding!
> Eine Alte:
> Wenn auch! Haare siehst du nicht:
> Glatt, so alt ich bin, ist alles,
> Hab das Buschwerk mit der Lampe
> Sauber mir abgesengt.[57]

Dass sie ihre Vulva entblößen könnte, schreckt die Alte nicht, weil sie enthaart ist. Die Frau betont ihr fortgeschrittenes Alter und impliziert so, es könnte ein Grund für das Unterlassen der Schamhaarentfernung sein. Da sie sie aber immer noch praktiziert, betont sie ihre Nähe zu den jungen Frauen, die zu Beginn des Stücks gemustert worden sind, denn auch die Alten entsprechen diesen Idealen für die Gestaltung der weiblichen Körperoberfläche. Indem sie jedoch expliziert, wie sie sich depiliert, wird eine Differenz sichtbar, denn zu Beginn der *Lysistrata* ist stets vom Zupfen (παρατίλλω) die Rede,[58] während die älteren Frauen eine Lampe benutzen, also die Haare wohl mit der Flamme absengen, wie es auch dem Verwandten des Euripides auf der Bühne geschieht. Ob an diesen Stellen nur um der Abwechslung willen verschiedene Methoden genannt werden oder die Körperhaare des Verwandten und der älteren Frauen als besonders hartnäckig angesehen worden sind, so dass ihnen nur mit Feuer beizukommen ist, bleibt offen, da auch die junge Praxagora eine Lampe zur Enthaarung benutzt.[59] In *Lysistrata* appellieren die Männer an das Schamgefühl der Frauen, um sie von der Gewaltanwendung abzuhalten. Sie erreichen ihr Ziel nicht, weil die Frauen Scham durch Depilation ersetzen und so zwar die geltenden Schönheitsvorstellungen bedienen, aber andere Anforderungen an vorbildliche Weiblichkeit, wie Zurückhaltung und Unterordnung, nicht erfüllen.

Die Bedeutung der Enthaarungspraktiken für die Herstellung der Geschlechterdifferenz wird an dieser Stelle besonders deutlich. Denn die Männer zeigen sich in einem unbearbeiteten, scheinbar natürlichen Zustand, um ihre Männlichkeit zu unterstreichen. Die Haut der Frauen muss hingegen bearbeitet werden, um sie zeigen zu können. Durch die parallele Konstruktion der Stellen wird die Abgrenzung der beiden Gruppen betont. Im Vergleich mit diesen Stellen, die die Verbreitung der Depilation als weibliche Körper-

57 Aristoph. Lys. 823–828 (Ü L. Seeger): Γυ.: ἀλλὰ κρούσω τῷ σκέλει; / Γέ.: τὸν σάκανδρον ἐκφανεῖς. / Γυ.: ἀλλ᾽ ὅμως ἂν οὐκ ἴδοις [825] / καίπερ οὔσης γραὸς ὄντ᾽ αὐ- / τὸν κομήτην, ἀλλ᾽ ἀπεψι- / λωμένον τῷ λύχνῳ.

58 Aristoph. Lys. 89.151.

59 Aristoph. Eccl. 13.

praxis im klassischen Athen belegen, tritt die Depilation des Verwandten des Euripides in den *Thesmophoriazusae* als Grenzüberschreitung besonders hervor. Die geschlechtsdifferenzierende Wirkung der Körperhaarentfernung wird dort nicht nur vorausgesetzt, sondern auch reproduziert. Außerdem wendet Euripides die übliche Praxis des Absengens an und fordert dafür eine Lampe an, wie sie auch Praxagora am Anfang der *Ecclesiazusae* bei sich hat.[60] Es handelt sich also um übliche Praktiken, mit deren Anwendung Aristophanes zufolge auch Männer mindestens theoretisch vertraut sind.

Dieser Befund wird auch durch einige im gynäkologischen Schriftgut des *Corpus Hippocraticum* überlieferte Rezepte unterstützt. Das Ende von *De muliebribus I* bildet eine allgemeine, nicht mehr auf die Gynäkologie bezogene Rezeptsammlung. Es handelt sich wohl um einen später hinzugefügten Anhang, der mit der Schrift überliefert worden ist, ohne inhaltlich mit ihr verbunden zu sein. In einer Reihe mit anderen Mitteln, die mit dem Hauptteil und dem Titel der Abhandlung wenig in Verbindung stehen, sind auch diese Hinweise enthalten:

> Wenn man Haare vom Körper vertreiben will, reibe man mit Rebstockharz mit Olivenöl ein. Will man auch das Auge (von Haaren befreien), so reiße man sie aus und reibe ein. Man verbrenne Eisvogelkraut, reibe es hierauf fein, lasse es in Wein zergehen und streiche das auf, und (die Haare) werden mit einer dünnen Haut weggehen und (die betreffende Stelle) wird rot aussehen und eine gute Farbe haben.[61]

Auch wenn diese Rezepte für Depilationsmittel sich zwar in einer Schrift über Frauenleiden finden, ist ihre Anwendung aufgrund des konkreten, nicht mehr gynäkologischen Kontextes der umgebenden Kapitel nicht auf Frauen begrenzt zu denken. Zwar legt der Befund der Parallelquellen zur Enthaarung dies nahe, enthält aber auch Hinweise auf entsprechende Praktiken bei Männern, die verspottet werden, weil sie sich rasierten.[62] Außerdem sind es männliche Autoren, die diese Rezepte überliefern, so dass die eindeutige und vereinfachende Einordnung der Depilation als weibliche Praxis in der Alten Komödie zumindest infrage zu stellen ist. Neben der an sich bemerkenswerten Tatsache, dass solche Anweisungen in einer medizinischen Rezeptsammlung zu finden sind, ist für die vorliegende Fragestellung die Folge bedeutsam, die dieser Behandlung zugeschrieben wird. Die Körperhaare lösen sich nicht nur mit einer Haut ab, sondern die freigelegte Haut wird auf diese Weise auch gerötet (ἐρυθρός) und erhält eine gute Farbe (εὔχρους). Diese Stelle unterstreicht die enge Verbindung von Haut und Haar und ihre Funktion als Zwischen_Raum, der durch die Depilation aufgelöst wird. Da die Praktiken außerdem

60 Aristoph. Eccl. 1.27.

61 Hippokr. Mul. I 106 [Littré VIII 230] (Ü R. Kapferer): εί βούλει ἐκ τοῦ σώματος τρίχας ἀπελάσαι· δακρύῳ ἀμπέλου ἀλείφειν ἐλαίῳ· ἢν δὲ καὶ τὸν ὀφθαλμὸν βούλῃ, ἀποδρέψας ἀλείφειν. ἀλκυόνιον κατακαύσας, ἔπειτα τρίψας λεῖον, οἴνῳ διεὶς, ἐπαλείφειν· καὶ ἄπεισι σὺν λεπτῷ δέρματι, καὶ ἔσται ἐρυθρὸν καὶ εὔχροον.

62 Z. B. Aristoph. Ach. 119; Thesm. 191.217–219. Vgl. auch Sommerstein 2007a, 143f.

die Ausprägung der Hautfarbe beeinflussen, sind die Hauptaspekte dieser Studie an einer Stelle miteinander verflochten.

Doch dieses Beispiel unterscheidet sich vom zuvor dargelegten Befund, insofern die Haarentfernung hier nicht der Markierung sozialer Differenz innerhalb der griechischen Gesellschaft dient. Ein weiteres und abschließendes Beispiel bestätigt jedoch diese Funktion, die auch in Ägypten wirksam wird. Denn Herodot berichtet Folgendes über die Körperpflege ägyptischer Priester:

> (2) [...] Die Priester rasieren sich am ganzen Körper, jeden dritten Tag, daß keine Laus noch sonst ein Ungeziefer sich bei ihnen findet, wenn sie den Göttern dienen. (3) [...] Sie waschen sich zweimal an jedem Tag mit kaltem Wasser, und zweimal des Nachts.[63]

Die ägyptischen Priester unterscheiden sich als besondere Gruppe durch verschiedene Praktiken der Körperpflege und bestimmte Privilegien[64] von anderen Ägyptern. Während diese nur ihre Kopfhaare rasieren,[65] entfernen sich die stets männlichen[66] Priester regelmäßig alle Körperhaare und baden mehrmals täglich. Auf diese Weise fungieren Baden und Rasieren *erstens* als Marker sozialer Differenz innerhalb der ägyptischen Gesellschaft, denn sie sind Voraussetzung und sichtbares Zeichen des Priesteramtes. *Zweitens* unterstreicht diese Passage die Abweichung der ägyptischen von den griechischen Sitten.[67] Im klassischen Griechenland gilt das regelmäßige Depilieren als weibliche Praxis und Bäder werden üblicherweise mit warmem Wasser durchgeführt, wie im Kapitel über das *Baden und Salben* gezeigt worden ist. Im Gegensatz dazu entfernen sich die ägyptischen Priester oft die Körperhaare und baden äußerst häufig kalt, um rein für den Dienst bei den Göttern zu sein. Dadurch weichen sie einerseits von griechischen Erwartungshaltungen an männliches Verhalten und übliche Formen der Reinigung ab. Andererseits wird das kalte Baden *drittens* auch im griechischen Kontext mit männlicher Tugendhaftigkeit verbunden, wie sich im ersten Agon der *Nubes* des Aristophanes zeigt.[68]

Die von Herodot benannten Praktiken sind im griechischen Kontext mit Weiblichkeit (Depilation) bzw. Männlichkeit (kalte Bäder) assoziiert worden, so dass seine Darstellung der haarlosen, aber abgehärteten ägyptischen Priester der binären Geschlechterordnung, die sonst in den untersuchten Quellen vorherrscht, entgegensteht. Auch wenn diese Lektüre gegen den Strich nicht nur traditionellen Deutungen der Stelle, sondern wahrscheinlich vor allem auch der Intention des Autors widerspricht, ist sie innerhalb

63 Hdt. II 37,2f (Ü W. Marg): οἱ δὲ ἱρέες ξυρεῦνται πᾶν τὸ σῶμα διὰ τρίτης ἡμέρης, ἵνα μήτε φθεὶρ μήτε ἄλλο μυσαρὸν μηδὲν ἐγγίνηταί σφι θεραπεύουσι τοὺς θεούς. [3] [...] λοῦνται δὲ δὶς τῆς ἡμέρης ἑκάστης ψυχρῷ καὶ δὶς ἑκάστης νυκτός.

64 Vgl. Hdt. II 37,4f.

65 Hdt. II 36,1.

66 Hdt. II 35,4.

67 Vgl. Hdt. II 35,2.

68 Aristoph. Nub. 1045–1052. Vgl. auch die Deutung dieser Passage oben S. 151–153.

einer griechischen Logik im Text angelegt. Bewusst oder unbewusst berichtet Herodot von diesen Verhaltensweisen, die von den in seinem Umfeld gängigen Praktiken abweichen, und eröffnet auf diese Weise eine Sicht auf die ägyptischen Bräuche, die gängige Geschlechtervorstellungen unterläuft. Dennoch ist abschließend hervorzuheben, dass die binäre Gegenüberstellung haarloser Frauen und behaarter Männer die untersuchten Quellen dominiert.

Depilation als Strafe

Wie das Beispiel der *Thesmophoriazusae* zeigt, dient die Haarentfernung der Alten Komödie zufolge nicht nur der Erzeugung eines weiblich gedeuteten Äußeren, sondern auch der Bestrafung. Dem Verwandten des Euripides drohen die Frauen aufgrund seiner Äußerungen über weibliches Fehlverhalten mit dem Absengen der Schamhaare, während der Chor der alten Frauen in *Lysistrata* den Chor der alten Männer wie Schafe scheren will.[69] Das Ausreißen der Haare wird auch in anderen Komödien als gewaltsame Praxis benannt und kann außerdem aus Langeweile oder Trauer erfolgen.[70] Außerdem wird das Enthaaren mit Teer (πισσόω) als Strafe genannt, die bei Männern wie Frauen eingesetzt werden kann. So diskutieren die Männer in Aristophanes' *Ecclesiazusae* die Wankelmütigkeit des attischen *dēmos* und eine besondere Form der Strafverhängung: die Durchführbarkeit einer nicht näher beschriebenen Gesetzesvorlage sei erst nach ihrer Annahme per Volksbeschluss geprüft worden. Dabei habe sich erwiesen, dass sie nicht zu verwirklichen sei und deshalb sei der Bürger, der sie eingebracht habe, zur Strafe von Kopf bis Fuß geteert (καταπισσόω) worden. In einer anderen Episode fordert ein Jüngling, dass die Alte, die ihn zum Geschlechtsverkehr verpflichten will, lebendig verpicht (καταπισσόω) werden solle.[71] Diese schmerzhafte Prozedur, mit der neben Verbrennungen durch Teer oder Pech wohl auch die Depilation einhergeht, weil die Haare beim Entfernen der Substanz mit ausgerissen werden, wird ebenso mit der Bestrafung politischer Unfähigkeit assoziiert wie mit der Züchtigung der Maßlosigkeit der Alten.

Auch in der Geschichtsschreibung wird vom Enthaaren als Bestrafung berichtet. So umfasst die Schändung der Mumie des gefallenen Pharaos Amasis, die der persische Großkönig Kambyses veranlasst, neben dem Exhumieren, Peitschen und Verbrennen des Leichnams auch das Ausreißen der Haare (τὰς τρίχας ἀποτίλλειν).[72] Entgegen Michael Heltzers Darstellung ist das Auspeitschen und Ausreißen der Bart- und Kopfhaare kei-

69 Aristoph. Thesm. 536–539.567f; Lys. 685.

70 Aristoph. Av. 285.352.365; Equ. 373 (Gewalt); Aristoph. Ach. 31 (Langeweile); Aristoph. Pax 545; Ran. 426–428 (Trauer).

71 Aristoph. Eccl. 829.1109. Vgl. Ussher 1973, 190, 227 zur Bedeutung von κατα (*kata*) in diesem Kompositum. Vgl. auch Aristoph. Plut. 1093 zum Gebrauch von ὑποπισσόω (*hypopissóō*) als Anspielung auf den Geschlechtsakt.

72 Hdt. III 16,3.

ne verbreitete Strafpraxis im achämenidischen Babylonien, wie Matthew Stolper zeigt.[73] Kambyses' Verhalten ist also, wie seine weitere Entwicklung bestätigt,[74] maßlos und unangemessen. Während das Ausreißen der Haare an dieser Stelle als Teil einer grenzüberschreitenden Gewaltausübung gedeutet werden kann, erscheint die zwangsmäßig ausgeübte Haarentfernung an anderer Stelle als Strafe für zügelloses Verhalten.

In einer Anekdote in Herodots Ägyptenlogos überlistet ein junger Dieb die Wächter, die die Leiche seines Bruders und Komplizen bewachen sollten, indem er sie betrunken macht. So kann er sowohl den Leichnam bergen als auch den Wächtern anschließend zum Spott die rechte Wange rasieren.[75] Die von Herodot als Mittel der Verspottung gedeutete halbe Rasur der Bärte kann nur schwerlich mit seiner Darstellung vereinbart werden, die Ägypter rasierten sich normalerweise und verzichteten nur im Trauerfall darauf.[76] Alan Lloyd schlussfolgert entsprechend, die Wächter seien keine Ägypter gewesen, sondern wohl fremde Söldner, die in der Spätzeit in großer Zahl rekrutiert worden seien.[77] Unabhängig davon, ob sich diese Geschichte so zugetragen hat, wie Herodot sie schildert, und welcher Herkunft die Wächter gewesen sein mögen, ist diese Form der Bloßstellung geeignet, das griechische Publikum zu überzeugen, dem der Bart als Männlichkeitszeichen wohlvertraut ist und das sein Fehlen mit Weiblichkeit und Jugend assoziiert.

Die Stelle reproduziert zum einen die Assoziation von Bartwuchs mit männlicher Tapferkeit und Kraft, zum anderen unterstreicht das Abnehmen des halben Bartes auch die fehlende Selbstkontrolle der Wächter. Denn von besonderer Bedeutung ist an dieser Stelle nicht die Rasur allein, sondern das Stehenlassen der zweiten Barthälfte. Es hebt das Fehlen der Haare auf der anderen Seite des Gesichts besonders hervor, so dass die Bloßstellung der Wächter nicht allein durch die Rasur erzeugt wird, die im ägyptischen Kontext zudem zu einem wenig auffälligen Aussehen geführt hätte. Dass ein halbrasierter Bart besonderen Anlass zum Spott gibt, zeigt sich auch in Aristophanes' *Thesmophoriazusae*, wenn Euripides seinen Verwandten davor warnt, als dieser nach der Hälfte der (für ihn wohl sehr schmerzhaften) Rasur zu fliehen versucht.[78] Während der Verwandte sich aber zunächst freiwillig unter das Messer gelegt hat, dient die neue Barttracht der Wächter bei Herodot außerdem der Markierung ihrer mangelnden Selbstbeherrschung. Dem Dieb gelingt es, dass sie sich betrinken und einschlafen, so dass er die Gelegenheit erhält,

---

73 Stolper 1997. Vgl. Heltzer 1995/1996.

74 Vgl. Hdt. III 27–37: Kambyses' Frevel gegen den Apisstier und die ägyptischen Priester führt Herodots Darstellung zufolge zu einer Raserei, die erst mit Kambyses' Tod endet.

75 Hdt. II 121δ.

76 Hdt. II 36,1.

77 Lloyd 2007, 327. Vgl. auch Lloyd 1988, 55; Wiedemann 1890, 452.

78 Aristoph. Thesm. 226f. Vgl. auch Plut. Agesilaos 30,3 zur Bestrafung von Feiglingen in Sparta: Teil ihrer gesellschaftlichen Ächtung sei es gewesen, einen solchen halben Bart zu tragen; vgl. dazu auch David 1992, 20. Vgl. auch 2 Sam 10: die Ammoniter rasieren den israelitischen Boten den halben Bart; Niditch 2008, 96 deutet Rasur hier als Effeminierung. Vgl. auch Archil. fr. 114 West [= Dion Chrys. 33,17 = fr. 60 Diehl] zur Assoziation von Feigheit mit rasierten Bärten bereits in der Archaik. Vgl. außerdem Plut. Demosthenes 7,3: der Redner habe sich den halben Kopf rasiert, um vor Scham nicht vor die Tür gehen zu können und stattdessen weiter üben zu müssen.

die Leiche seines Bruders zu bergen und die Wächter bloßzustellen, indem er eine ihrer Wangen bloßlegt und auf diese Weise ihre mangelnde männliche Tugendhaftigkeit äußerlich offenbart. Anders als der rasierte Kleisthenes, der sich in den *Thesmophoriazusae* auch durch die entsprechende Kleidung den Frauen annähern will und aus der Ferne für eine von ihnen gehalten wird,[79] behalten die Wächter in Herodots Anekdote ihre anderen männlichen Attribute wie auch eine Hälfte ihres Bartes, um zu unterstreichen, dass sie den männlichen Maßstäben nicht genügen. Indem die Rasur der Hälfte des Bartes der Verspottung und Bloßstellung dient, kann sie zugleich als Strafe verstanden werden, die den Wächtern auferlegt wird, weil sie aufgrund mangelnder Selbstkontrolle ihre Aufgaben nicht erfüllt haben.

Diese Zuschreibung der Maßlosigkeit trifft auch den Ehebrecher, dessen heterosexuelles Begehren ihn dazu verleitet, die Ehe eines anderen Bürgers zu verletzen. Denn solche Männer haben sich der zeitgenössischen Vorstellung zufolge nicht unter Kontrolle. Insofern passen die allerdings nur spärlichen Belege für das Scheren der Kopfhaare oder das Entfernen der Schambehaarung als Bestrafungsmethoden bei Ehebruch[80] zum vorliegenden Befund. Während diese Strafen Winfried Schmitz zufolge tatsächlich ausgeführt worden sind,[81] argumentieren David Cohen und James Roy, es handle sich um literarische Fiktionen. Roy zeigt im Anschluss an Cohen, dass alle überlieferten Verweise auf diese konkrete Ausprägung der Strafe im Komödienkontext stehen, und warnt, aus ihnen allein sei die Depilation nicht als reale Strafpraxis abzuleiten.[82] Auch wenn eine gewisse Skepsis hinsichtlich der tatsächlichen Anwendung solcher Strafen angebracht scheint, erlauben die überlieferten Quellen keine definitive Entscheidung. Wie Cohen unterstreicht, ist es ebenso gut möglich, dass es sich um verbreitete Praktiken gehandelt hat, wie es vorstellbar ist, dass es nur gattungsspezifische Witze sind.[83] Roy schreibt ihnen jedoch eine tiefere Bedeutung zu: mit Dover könne argumentiert werden, dass die Depilation für die beabsichtigte Effeminierung und Unterordnung des Ehebrechers unter die Gewalt des betrogenen Ehemannes stehe.[84] Auch wenn Schmitz, der nur Cohen, nicht aber Roy aufgreift und kritisiert, hinsichtlich der Historizität der Praktiken eine gegensätzliche Position vertritt, deutet auch er die entsprechenden Passagen in der Alten Komödie als Effeminierung.[85] Alle genannten Autoren setzen den Verlust der Insignien der Männlichkeit, als die Bart- und Körperhaare aus griechischer Perspektive zu sehen sind, mit dem Annehmen einer weiblichen Position gleich. Diese Denkbewegung beruht auf einer dichotomen Konzeption des Geschlechterverhältnisses, in der alles, das nicht männlich ist, als weiblich gilt und

79 Aristoph. Thesm. 571–575.

80 Aristoph. Ach. 849f; Nub. 1083; Plut. 168. Vgl. Schmitz 2004, 338–345 für eine Zusammenstellung der Quellen, ihre Erläuterung mithilfe von Scholien und eine Diskussion, wie üblich entsprechende Strafen gewesen seien. Vgl. zur Haarschur als Strafe für Ehebruch oben S. 239–241.

81 Schmitz 2004, 339 mit Anm. 34. Vgl. auch Bain 1982, 9f; Gerner 1949.

82 Roy 1991, 74–76. Vgl. auch Cohen 1985.

83 Cohen 1985, 387.

84 Roy 1991, 74 Anm. 2. Vgl. Dover 1989 [1978], 106.

85 Schmitz 2004, 342, 404. Vgl. auch Herter 1959, 633f, der die Entfernung der Bart- und Körperhaare als Merkmale des *effeminatus* nennt.

ein Mangel an Weiblichkeit als Vermännlichung interpretiert wird. Zwar sind auch die aus der klassischen Zeit überlieferten Quellen prinzipiell von einer solchen binären Sichtweise geprägt, aber an jenen Stellen, an denen die Depilation als Strafe eingesetzt wird, steht weniger die Verweiblichung durch die Bestrafung im Zentrum als vielmehr die mangelnde Selbstbeherrschung, die die Männer in ihre missliche Lage gebracht hat. Der Verwandte verunglimpft die Frauen, statt maßvoll für Euripides zu sprechen; die Wächter trinken, statt zu wachen; die Ehebrecher folgen nur ihrer Lust, statt maßzuhalten.

Diese Charakterisierung nähert die Männer einer weiblichen Position an, da Zügellosigkeit Frauen stereotyp zugeschrieben worden ist.[86] Aufgrund ihres – auf diese Weise weiblich kodierten – Verhaltens werden die Wächter und Ehebrecher durch die Haarentfernung auf eine Art behandelt, die zeitgenössisch ebenso mit Weiblichkeit aufgeladen ist. Allerdings wird sie in den genannten Fällen in einer Weise angewendet, die den Mangel an Männlichkeit hervorhebt. Denn das Äußere der Bestraften wird durch die Depilation nicht unbedingt dem von Frauen angenähert. Weder die kurzen Haare der Ehebrecher noch ihre depilierten Genitalien oder die halbgeschorenen Bärte der Wächter erinnern an das Aussehen von Frauen, die in den medizinischen Schriften als von Natur aus glatt dargestellt werden[87] und vor allem in der Alten Komödie als Expertinnen der Haarentfernung erscheinen. Während das maßlose Verhalten der Männer und ihre Bestrafung durch die Depilation in einer binären Logik als Verweiblichung gedeutet wird, stellt ihre fehlende Selbstbeherrschung vor allem einen Mangel an männlicher Tugend dar, der durch die Art der Enthaarung unterstrichen wird, ohne das Äußere der Bestraften tatsächlich dem von Frauen anzunähern.

Darüber hinaus bleibt die Gewaltausübung bei der Anwendung der Depilation als Strafe in den zitierten Deutungen unbeachtet. Kilmer betont hingegen die besondere Schmerzhaftigkeit der Prozedur, bei der abweichend von der weiblichen Praxis (heiße) Asche auf die Scham aufgebracht worden sei, so dass die Depilation zwar ein weiterer Effekt, nicht aber das Hauptelement der Bestrafung gewesen sei.[88] Während die Frauen und auch der Verwandte die mitunter schmerzhaften Praktiken freiwillig auf sich nehmen, ist die Behandlung der Ehebrecher, wie sie hier rekonstruiert wird, vor allem durch die Gewaltanwendung und das beabsichtigte Zufügen von Schmerzen gekennzeichnet. Unter diesem Aspekt impliziert ihre Deutung als „transformation into a woman“[89] irreführend, die Erduldung von Schmerzen durch Körperstrafen sei im historischen Kontext eng mit Weiblichkeit verknüpft gewesen, während körperliche Züchtigungen tatsächlich den Status von Unfreien geprägt haben.[90] Indem Ehebrecher entsprechenden Körperstrafen ausgesetzt werden, erfolgt also ihre Züchtigung und Unterordnung auf eine Weise, die

86 Vgl. Scheer 2011, 68f zur Forschungsdiskussion über das Stereotyp weiblicher Maßlosigkeit.

87 Vgl. Hippokr. Nat. Puer. 20,4 und die Diskussion dieser Passage oben S. 49–52.

88 Kilmer 1982, 106.

89 Dover 1989 [1978], 106.

90 Klees 1998, 178–184. Vgl. dazu auch unten den Abschnitt *Die Peitsche als Symbol des Sklavenstatus* (S. 324–328).

freien Männern nicht angemessen ist: Geschlecht und rechtlicher Status wirken in dieser Konzeption der Strafe zusammen, um den Ehebrecher zu demütigen.

Conclusio

Die Entfernung der Körperbehaarung ist nicht nur in modernen Gesellschaften ein wichtiges Mittel, die Geschlechterdifferenz zu markieren,[91] sondern bereits im klassischen Athen in dieser Weise eingesetzt worden. In erste Linie ist die Depilation eine Frauen zugeschriebene Praxis, die in zweiter Linie auch geschlechtsunabhängig als Strafmaßnahme aufgefasst worden ist. Dieser sekundäre Anwendungsbereich beruht wohl auf ihrer Schmerzhaftigkeit und dem äußerlich sichtbaren Effekt, den sie erzeugt. Die Entfernung von Körper- und Gesichtshaaren ist diesem Befund zufolge sowohl weiblich als auch negativ konnotiert gewesen. Einige wenige Stellen weisen jedoch darauf hin, dass unter Frauen nicht von einer Ubiquität der Praktiken ausgegangen werden kann und auch Männer sich freiwillig die Körper- oder Barthaare entfernt haben. Neben den ägyptischen Laien und Priestern sind in diesem Kontext auch die kunstvoll gestalteten Schambereiche der Kouroi in der archaischen Plastik sowie jene Athener zu nennen, die Aristophanes an verschiedenen Stellen wegen der Nutzung eines Rasiermessers als effeminiert verspottet.[92] Selbst wenn ein solches Vorgehen nicht den verbreiteten Vorstellungen über männliche Schönheit und den Verhaltensanforderungen in klassischer Zeit entsprochen haben mag, ist es nicht nur vorstellbar, sondern auch in den schriftlichen Quellen explizit benannt worden. Indem solche als deviant markierten Positionen thematisiert und problematisiert werden, zeigt sich einerseits die Möglichkeit und das Bedürfnis, diese gegenläufigen Tendenzen zu artikulieren, und andererseits die Notwendigkeit, sie nicht anzuerkennen, sondern als Abweichungen zu kennzeichnen. Ob das die Geschlechterdichotomie überwindende Potential solcher Passagen und der in ihnen beschriebenen Praktiken zeitgenössisch wahrgenommen worden ist, muss offen bleiben, auch wenn zu betonen bleibt, dass entsprechende Lesarten in den Texten angelegt sind.

91 Vgl. z. B. Lesnik-Oberstein 2006; Posch 2009, 121–125; Toerien / Wilkinson 2003, 333. Vgl. auch Synnott 1987, 391–397 für die Situation in den 1980ern und eine mögliche soziologische Deutung.

92 Aristoph. Eccl. 721–724; Lys. fr. 453 Carey [= 111 Thalheim = 255 Baiter-Sauppe = 358 Floristan-Imizcoz = Sch. Plat. Gorg. 469d] (Frauen); Hdt. II 37,2f; z. B. attischer Kouros Aristodikos (Archäologisches Nationalmuseum [Athen] NM 3938); Aristoph. Equ. 1373–1376; Lys. 1092; Thesm. 191.235.571–575.582f (Männer). Vgl. auch Walde 2008, 1122f, 1127 Abb. 5 zu den Schamhaarfrisuren der archaischen Kouroi.

Tätowieren

Tätowiert sein gilt als vornehm, Fehlen der Tätowierung als unvornehm.[1]

Mit dieser Äußerung über die Bewertung von Tattoos in Thrakien hebt Herodot hervor, dass sie dort nicht nur üblich, sondern auch hoch angesehen gewesen sind. Die Sitte wird durch attische Vasenbilder veranschaulicht, auf denen die Thrakerinnen deutlich anhand ihrer mit Mustern oder figürlichen Darstellungen geschmückten Gliedmaßen zu erkennen sind, wie in Abb. 3. In den meisten Beispielen verfolgen und töten sie gerade den thrakischen Sänger Orpheus. Neben anderen mythischen Kontexten erscheinen sie auch als Ammen oder in der Totenklage.[2] Diese Abbildungen werden in der Forschung als Belege für die Praxis des Tätowierens gewertet.[3] Auch wenn die mythischen Darstellungen überwiegen, legt eine Brunnenszene, die wohl thrakische Sklavinnen beim Wasserholen zeigt,[4] die Präsenz tätowierter Thrakerinnen im Alltag des klassischen Athen nahe. Allerdings sind auf den Vasenbilder ausschließlich Frauen mit Tattoos versehen, während Thraker deutlich schlechter als solche zu identifizieren sind, weil ihre Tracht im zeitgenössischen Athen insbesondere unter den Rittern beliebt gewesen ist. Konrad Zimmermann betont diese geschlechtsspezifische ikonographische Differenz: die Männer seien durch ihre Kleidung, nicht durch Körperornamente als Fremde markiert worden, die Frauen in ihrer zumeist griechischen Kleidung dagegen mithilfe der Tätowierungen.[5]

Diese Befunde zeigen, dass Tattoos im klassischen Griechenland *erstens* bekannt gewesen sind, und schreiben solche Körpermodifikationen *zweitens* Fremden und Unfreien zu.[6] Martine Gärtner behauptet hingegen, Tätowierungen hätten nicht zur *pólis* gehört, und unterstreicht diese Aussage durch den Antagonismus dieser Praxis zum Bürgerstatus.[7] Eine so begrenzte Sichtweise auf die griechische Gesellschaft ist zwar geeignet, die auf die freie, männliche Bevölkerung fokussierte Perspektive der überlieferten Quellen zu rekonstruieren, verdeckt aber große Teile des Sozialgefüges und die Präsenz abweichender Positionen. Denn indem Herodot das hohe Ansehen von Tätowierten in Thrakien

1 Hdt. V 6,2 (Ü W. Marg, modifiziert): τὸ μὲν ἐστίχθαι εὐγενὲς κέκριται, τὸ δὲ ἄστικτον ἀγεννές· [...].

2 Zimmermann 1980 stellt den Befund zusammen, beschreibt und zeigt etliche Vasenbilder.

3 Zimmermann 1980, 165f. Vgl. für die ältere Forschung z. B. Harrison 1888, 146; Wolters 1903, 273. Vgl. für die neuere Forschung z. B. Jones 1987, 145; Lee 2009, 173. Vgl. aber Blakolmer 2004/2005, 62–68, der ähnliche Zeichnungen in der altägäischen Kunst als temporäre Körperbemalung deutet; vgl. auch Fellmann 1978, der einen ähnlichen Fund präsentiert und die Frage, ob es Tätowierungen seien, für nebensächlich hält.

4 Beazley 205691 [= Louvre (Paris) CA2587].

5 Zimmermann 1980, 164–166, 187. Vgl. auch Zimmermann 1982, 277, 261f.

6 Vgl. auch Klees 1998, 196.

7 Gärtner 1990, 101, 110–113.

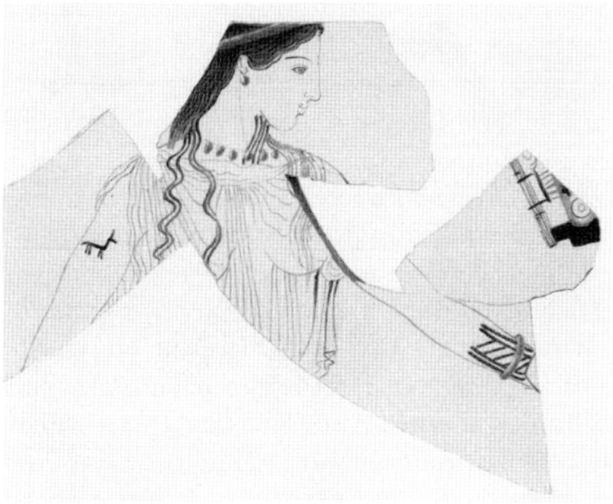

Abb. 3: Thrakerin mit figürlichem und ornamentalem Körperschmuck auf Ober- und Unterarm, Innenseite einer attisch-weißgrundigen Kylix, ca. 460 v. Chr.

betont, stellt er implizit und wohl gewollt eine Differenz zur griechischen Sichtweise her. In den anonym überlieferten und um 400 v. Chr. zu datierenden *Dissoi Logoi* findet sich eine vergleichbare Gegenüberstellung: während das Tätowieren bei jungen Thrakerinnen als schön angesehen werde, gelte es bei anderen Völkern als Strafe.[8] Da diese Äußerung ebenso wie die Vasenbilder die Körpermale der thrakischen Frauen hervorhebt, werden sie als Merkmal nicht nur mit der Herkunft, sondern auch mit dem Geschlecht verbunden. Außerdem sind im klassischen Athen vornehmlich unfreie Thrakerinnen präsent gewesen, so dass eine Assoziation ihrer Tattoos mit dem Sklavenstatus naheliegt. In diesem Kontext stellt sich eine Reihe von Fragen, die auf den nächsten Seiten beantwortet werden: tätowieren auch die Griechen bzw. sind sie auch selbst tätowiert? Welchen anderen Völkern schreiben sie die Praxis zu? Welche Bedeutungen verbinden sie mit ihrer Anwendung? Zunächst folgt ein Überblick über die Verbreitung und Anwendung von Tattoos, wie sie im klassischen Schriftgut gefasst werden kann. Anschließend werden drei besondere Fälle herausgegriffen, die zur vertieften Reflexion über die Ausführung, Wirkung und Bedeutung des Tätowierens anregen.

Tattoos im klassischen Griechenland

Die folgenden Deutungen basieren auf dem grundlegenden Aufsatz von C.P. Jones, in dem er die Grundbedeutung von στίζω (*stízō*) darlegt: es bezeichnet zunächst und gerade in klassischer Zeit das Tätowieren und nicht – wie viele Forschungsbeiträge und Übersetzungen den Begriff wiedergeben[9] – das Brandmarken. Denn die Grundbedeutung

8 Dialex. 2,13.

9 Z. B. Garvie 2009, 295; Halm-Tisserant 2013, 120f; Hartog 1980, 339; Kauchtschischwili 1981, 195; Lloyd 1988, 48; Rollinger 2004, 124; Rollinger 2010, 591, 602; Rollinger 2013, 106; Wiedemann 1890, 436. Vgl. auch Hug 1929; Schönfeld 1963, die zwar auf die ursprüngliche Bedeutung ‚tätowieren' verweisen, στίζω (*stízō*) aber dennoch mitunter als ‚brandmarken' verstehen; Brulé 2015, 154f; Kamen 2010, 99–103; Schäfer 2017 für ein ähnliches Vorgehen in der neuesten Forschung. Finley 1998, 167 behauptet, Sklaven seien gebrandmarkt worden, ohne Belege anzuführen. Diese Beispiele

dieses Verbes ist ‚stechen' und es wird in der antiken Überlieferung erst spät eindeutig auf das Brandmarken bezogen, während vor allem frühe Fundstellen und etliche erklärende Kommentare die primäre Bedeutung ‚tätowieren' erweisen.[10] Jones zeigt außerdem auf, dass und wie Tätowierungen zur Bestrafung und permanenten Markierung von Unfreien und Kriegsgefangenen eingesetzt worden sind. Dabei spielen Muster und figurale Abbildungen eine untergeordnete Rolle, da Schriftzeichen auf die Haut aufgebracht worden sind, um eindeutige Botschaften zu übermitteln:[11] So ist die Stirn entflohener Sklaven einem Scholion zu Aischines zufolge mit den Worten κάτεχέ με, φεύγω (halte mich, ich fliehe) gezeichnet.[12] DuBois erläutert die Wirkung von Tattoos auf der Stirn: sie dienten einerseits der Markierung als Eigentum und enthielten andererseits zum Teil Handlungsaufforderungen an die Gezeichneten und alle, die sie ansähen.[13]

In der attischen Alten Komödie finden sich mehrfach Anspielungen, die die negative Konnotation von Tätowierungen voraussetzen, indem sie als Drohung oder Mittel der Gewaltanwendung benannt werden und mit dem Status von Unfreien verbunden oder in einer utopischen Umkehrung der zeitgenössischen Zustände in Athen gelobt werden.[14] In einem Fragment aus Aristophanes' *Babylonii*, dessen Bedeutung umstritten ist, wird der *dēmos* der Samier als πολυγράμματος (*polygrámmatos*) bezeichnet: sie seien ‚in vielen Wissenschaften bewandert' oder, je nach Interpretation, ‚mit vielen Buchstaben beschriftet'.[15] Wie Jones vorschlägt, könnte diese Stelle damit in gewollter Doppeldeutigkeit sowohl auf ihre Gelehrsamkeit verweisen als auch auf Tätowierungen anspielen.[16] Plutarch zitiert das Fragment in seinem Bericht über die Tätowierung der kriegsgefange-

veranschaulichen die Verbreitung dieser Vorstellung in der älteren und neueren Forschung, für die Jones eine Erklärung liefert. Er rekonstruiert die Bedeutungsentwicklung hin zu ‚brandmarken', die aber erst in römischer Zeit eingesetzt und sich in der Spätantike verstärkt habe, bis *stigma* und verwandte Begriffe im Mittelalter ausschließlich so verstanden worden seien. Jones führt dies auf den seit dem Hellenismus für den griechisch-römischen Bereich belegten Einsatz von Brandmarkungen als Strafe zurück, der auch im Mittelalter erfolgt sei. Dieser Sprachgebrauch habe auch zu den älteren Deutungen von *stízō* als ‚brandmarken' geführt (Jones 1987, 150–155).

10 Jones 1987, 140–150. Vgl. auch Fantasia 1976, 1169–1174. Vgl. aber Klees 1998, 194, der mit Bezug auf einen Aufsatz von Paul Perdrizet und ohne die neuere Forschungsliteratur zu konsultieren, behauptet, *stízō* bedeute sowohl ‚tätowieren' als auch ‚brandmarken', so dass beide im klassischen Griechenland etwa gleich verbreitet gewesen seien. Vgl. aber Perdrizet 1911, 61, wo diese Doppeldeutigkeit mehr behauptet als belegt wird.

11 Jones 1987, 146–150. Vgl. auch Aischin. leg. 79; Gustafson 1997, 93–97 zu Straftattoos.

12 Sch. Aischin. leg. 79. Vgl. Jones 1987, 148.

13 DuBois 1991, 71–74. Vgl. IG IV^2 I 121 l. 48–68 [= SIG^3 1168 l. 48–68] für entsprechende Bemühungen, Tätowierungen zu entfernen. Die epidaurische Inschrift über die Heilwunder des Asklepios wird in die 2. Hälfte 4. Jh. v. Chr. datiert, einer Rekonstruktion der Chronologie der Wunder zufolge könnten die berichteten Ereignisse zu diesem Zeitpunkt jedoch bereits einige Jahrzehnte zurückgelegen haben (LiDonnici 1995, 17, 76–82). Vgl. zu Gestalt und Inhalt der Wunder auch Solin 2013, der jedoch der Tätowierung keine besondere Aufmerksamkeit schenkt. Vgl. auch Mudry 2018 zur Entfernung von Tattoos in späterer Zeit.

14 Aristoph. Ran. 1510f; Vesp. 1296; Lys. 330; Av. 760f.

15 Aristoph. fr. 71 PCG. Vgl. zur Deutung Hesych. σ 150; Suda σ 77.

16 Jones 1987, 148.

nen Athener durch die gegnerische Seite im Samischen Krieg 440 v. Chr. Diese Äußerung bezieht sich nicht nur auf ein Ereignis innerhalb des Untersuchungszeitraumes und belegt die Tradierung einer Assoziation von Tattoo und Strafe bis in die Kaiserzeit, sondern bietet auch eine Deutung des Aristophanesfragments: es spiele auf die samischen Opfer einer vorhergehenden Strafaktion von athenischer Seite an.[17] Eine ähnliche Nachricht über die Versklavung der unterlegenen Athener in Syrakus 413 v. Chr.[18] bestätigt, dass von solchen Praktiken zwar nur in Ausnahmefällen berichtet wird, diese aber mehrfach vorgekommen und beiläufig – weil offenbar selbstverständlich – erwähnt worden sind. Jones deutet die Episode außerdem als Hinweis, dass die Praxis auf Samos zeitgenössisch üblich gewesen sei, da στίζω (*stízō*) erstmals beim samischen Autor Asios belegt sei, den Athenaios zitiert.[19] Auf dieser Basis schlussfolgert er, die ursprünglich persische Sitte sei im 5. Jh. v. Chr. auch im griechischen Kontext verbreitet und akzeptiert gewesen.[20] Er hat allerdings nicht die historische Entwicklung selbst rekonstruiert, sondern nur ihre griechisch-athenische Aitiologie nachvollzogen, der Athenaios und Plutarch wohl folgen.

Ebenso ist es jedoch möglich, dass die Autoren spätere Vorstellungen auf die klassische Zeit zurückprojiziert haben. Dies betrifft sowohl die Zeichnung der Samier als frühzeitige Anwender und die Annahme, das Tätowieren sei schon damals in ganz Griechenland verbreitet und akzeptiert gewesen, als auch die Zuschreibung eines persischen Ursprungs. Schließlich sind es die Griechen, allen voran Herodot, die die Praxis als persisch markieren. Zwar finden sich Parallelbelege im altorientalischen Quellenbefund für den Einsatz von Tätowierungen als Strafmaßnahme,[21] eine Übernahme könnte aber z. B. auch aus Ägypten erfolgt sein.[22] In Aischylos' *Supplices* droht der Herold der Aigyptiden den Danaiden etwa, ihnen die Haare auszureißen und sie zu stechen, wenn sie ihm nicht folgen.[23] H. Friis Johansen und Edward W. Whittle deuten diese Äußerung als Warnung vor einer möglichen Bestrafung, wie sie Unfreie treffen könne, für die der Bote die jungen Frauen halte.[24] Auch Herodot kennt ein ägyptisches Beispiel für die Tätowierung von Unfreien. Er berichtet von einem Tempel an der Küste Ägyptens, in den sie flüchten könnten, um sich der Gottheit zu weihen, indem ein entsprechendes Tattoo gestochen werde. Die auf diese Weise erzeugte Bindung an die Gottheit habe den Sklaven zugleich dem Zugriff der Menschen

17 Plut. Perikles 26,4.

18 Plut. Nikias 29,1.

19 Jones 1987, 150, 147: vgl. Athen. III 125d.

20 Jones 1987, 150.

21 San Nicolò / Ungnad 1974 [1935], 100f. Vgl. auch Rollinger 2010, 591, 602, der *stízō* allerdings als ‚brandmarken' versteht und entsprechend auf die altorientalischen Belege für das Brandmarken als Strafmaßnahme verweist.

22 Vgl. Bianchi 1988; Keimer 1948, 1–53; Lohwasser 2012, 535–537 (tätowierte weibliche Mumien); Friedman 2017, 12–17; Friedman et al. 2018 (Tattoos bei einer weiblichen und einer männlichen Mumie). Vgl. z. B. San Nicolò 1930 zur schriftlichen Überlieferung entsprechender Praktiken in hellenistischer Zeit.

23 Aischyl. Suppl. 839: τιλμοὶ τιλμοὶ καὶ στιγμοί.

24 Johansen / Whittle 1980, 184.

entzogen.[25] Den Unfreien ist es durch diese Selbstüberführung in den Besitz der sakralen Sphäre zwar möglich, der Verfügungsgewalt ihrer menschlichen Eigentümer zu entgehen, die aber durch einen göttlichen Herrn ersetzt wird. Ihre Unterordnung bleibt bestehen, so dass die Assoziation von Tätowierung und Unfreiheit verstärkt wird.

In Herodots Erzählung wird das Tattoo jedoch nicht als Strafe eingesetzt, wie er es mehrfach von den Persern berichtet: nachdem der erste Versuch, eine Brücke über den Hellespont zu bauen, gescheitert ist, lässt der persische Großkönig Xerxes die Meerenge mit dreihundert Peitschenhieben bestrafen und ein paar Fesseln ins Meer werfen. Diesen Teil der Bestrafung schildert Herodot als historisches Ereignis,[26] die folgende Ergänzung markiert er jedoch als Hörensagen: ihm sei berichtet worden, dass Xerxes einen Tätowierer (στιγεύς) habe holen lassen, der den Hellespont habe tätowieren (στίζω) sollen.[27] Während auf Peitschen und Fesseln in der Folge zurückverwiesen wird, um Xerxes' Machtanspruch über die Naturgewalten zu veranschaulichen,[28] wird der Teil über das Tätowieren nicht noch einmal wiederholt. Dass es aber ebenso wie das Peitschen[29] als typisch persische Form der Bestrafung angesehen worden ist, zeigt sich, als die Thebaner am Ende der Schlacht bei den Thermopylen zu den Persern überlaufen. Einige werden erschlagen, die anderen retten zwar ihr Leben, werden aber mit den Zeichen des Königs tätowiert (ἔστιζον στίγματα βασιλήια), so dass das Tätowieren als eine Strafe und Markierung erscheint, die die Perser gegenüber besiegten Gegnern anwenden.[30]

Herodots Darstellung impliziert an diesen Stellen zwar eine enge Verbindung der Perser mit dem Tätowieren, er vermeidet es allerdings, eine Aitiologie der Praktiken zu geben, und berichtet auch nicht von Straftätowierungen auf griechischer Seite. Aufgrund dieses Befundes könnte – wie Jones vorschlägt – eine historische Entwicklung postuliert werden: die zunächst persische Praxis ist zu der Zeit, über die Herodot berichtet, noch nicht bei den Griechen üblich gewesen. Die Perserkriege fungieren aber als Katalysator, indem sie neben den *póleis* an der kleinasiatischen Küste auch die anderen griechischen Staaten (allen voran Theben) mit dieser Form der dauerhaften Kennzeichnung bekannt machen, die in der Folge bereits wenige Jahrzehnte später auch von diesen eingesetzt wird, um Unfreie und Kriegsgefangene zu markieren und zu bestrafen. Da diese Rekonstruktion jedoch ausschließlich auf Andeutungen im griechischen Befund beruht und ohne

25 Hdt. II 113,2.

26 Vgl. aber die Diskussion der Historizität dieser Episode unten S. 337–341.

27 Hdt. VII 35,1–3. Vgl. Jones 1987, 146 zur Übertragung von *stízō* als ‚tätowieren'.

28 Vgl. Hdt. VII 54,3; VIII 109,3.

29 Vgl. dazu unten die Abschnitte *Peitschen als Ausdruck königlicher Macht* (S. 321–324) und *Die peitschenden persischen Großkönige als narratives Konstrukt* (S. 337–341).

30 Hdt. VII 233,1f. Vgl. auch Corcella 1995 zu SEG 40.404 (1990) [= SEG 41.413 (1991)]: die Inschrift sei möglicherweise ein epigraphischer Beleg für diesen Vorgang. Vgl. z. B. Briant 1996, 473; Jones 1987, 147; Renaut 2011, 192, die die Herodot-Stelle als Nachweis für diese Praxis bei den Persern deuten. Vgl. auch Briant 1996, 471–473; Rollinger 2010, 602 für altorientalische Belege. Da Rollinger *stízō* allerdings als griechische Bezeichnung für das Brandmarken annimmt und keine anderen Zeugnisse für das Tätowieren nennt, scheint es fraglich, wie verbreitet es im persischen Reich wohl gewesen ist.

explizite Darstellungen sowie persische Selbstzeugnisse nicht verifiziert werden kann, ist sie als Vermutung einzuordnen, die die Griechen wohl für plausibel gehalten haben. Unabhängig von der tatsächlichen Herkunft des Tätowierens ist seine Bedeutung in klassischer Zeit folglich eng mit dieser Assoziation von fremden und insbesondere persischen Sitten mit dem Sklavenstatus verknüpft. Im Kontrast zu dieser Perspektive markieren die Tattoos kriegsgefangene, vormals freie Bürger anderer *póleis* zwar als Unfreie, diese Zeichen werden ihnen jedoch von anderen Griechen eingestochen. Die Verknüpfung des Tätowierens mit dem Sklavenstatus wird auch in diesem Kontext hergestellt und kann insofern als Konstante der bisher betrachteten Stellen angesehen werden, während Tattoos fremden Völkern zwar deutlich, aber keinesfalls ausnahmslos zugeordnet werden.

Vor diesem Hintergrund hat Jones eine Bemerkung in Lysias' *Rede gegen den Denunzianten Agoratos* gedeutet: Theokritos ist ein Freund des Angeklagten, der den Anstoß zu den Denunziationen gegeben habe, die zum Umsturz der Dreißig geführt hätten,[31] und sei Sohn des Elaphostiktos genannt worden.[32] So wie Agoratos als Sohn von Sklaven bezeichnet wird,[33] wird der Vater seines Freundes mit sprechendem Namen als ‚der mit dem Hirsch-Mal' vorgestellt. Jones argumentiert, dass die Verwendung von στίζω (*stízō*) an dieser Stelle nicht auf ein Geburtsmal verweise, sondern ein Tattoo gemeint sei, das impliziere, der Vater des Theokritos sei als Thraker ein Fremder und möglicherweise auch Unfreier gewesen. Es handle sich wahrscheinlich aber nicht um den Namen des Vaters, sondern um einen Spitznamen, den Lysias einsetze, um – wahrheitsgemäß oder nicht – die Herkunft des Theokritos zu diskreditieren.[34] Neben dieser Lesart ist jedoch auf das gescheckte Fell von Rehen, Pferden oder wilden Tieren zu verweisen, das in der Tragödie ebenfalls στικτός (*stiktós*) genannt wird.[35] Der Spitzname könnte also auch auf einer Pigmentstörung oder den unregelmäßig gefärbten Haaren des Vaters beruhen. Allerdings würden solche Attribute im Rahmen der Rede kaum zu einer Diffamierung des Charakters führen, die wohl erreicht werden soll. Denn solche körperlichen Auffälligkeiten zögen nur Spott auf sich, keine soziale Verachtung.

Unabhängig vom Entstehungskontext des Spitznamens und ungeachtet der von Jones vorgebrachten weiteren Möglichkeit, das Zeichen als Muttermal zu lesen, ist seine Deutung als Tattoo hinsichtlich der beabsichtigten Wirkung vor Gericht stimmig. Der Spitzname wird an dieser Stelle eingesetzt, um eine fremde oder unfreie Herkunft des Theokritos zu implizieren. Da jedoch weitere Bedeutungsvarianten bestehen, sollte nicht voreilig geschlossen werden, er und seine Vorfahren seien tatsächlich entsprechend sozial positioniert gewesen. Die Anspielung impliziert allerdings, der Beklagte habe bereits vor seinem als Fehlverhalten gewerteten Agieren illegitimerweise an den Institutionen der *pólis* partizipiert. Eine solche rhetorische Instrumentalisierung ist möglich, weil das Tätowie-

31 Vgl. Lys. 13,21.

32 Lys. 13,19: Θεόκριτον τὸν τοῦ Ἐλαφοστίκτου καλούμενον· [...].

33 Vgl. Lys. 13,64.

34 Jones 1987, 145. Vgl. auch Volonaki 1998, 75f, die diese Argumentation aufnimmt; Brulé 2015, 156f, der ähnliche Schlüsse zieht, ohne Jones jedoch zu zitieren.

35 Eur. Bacch. 111.697; Iph. A. 222; Soph. Phil. 184.

ren in Griechenland als Unfreien zugedachte Zwangsmaßnahme gilt, die sich nicht in der schmerzhaften Prozedur erschöpft, sondern außerdem durch die anhaltende Sichtbarkeit der häufig auf der Stirn angebrachten Zeichen perpetuiert wird und stetig präsent bleibt.[36] Entsprechend werden ähnliche Vorwürfe auch gegen andere Politiker vorgebracht.[37]

Das Tätowieren zeigt sich in den aus der klassischen Zeit überlieferten, verschriftlichten Quellen vor allem im griechischen und persischen Kontext als Zwangsmaßnahme, die eng mit dem Status von Unfreien verbunden wird. Dass diese Sichtweise später auch auf die thrakischen Sitten übertragen wird,[38] deutet Jones als weiteren Hinweis auf die enge Verknüpfung von Tattoo und Strafe in der griechischen Vorstellung. Sie begünstige die Erfindung entsprechender Aitiologien, so dass die dekorative und / oder religiöse Funktion der Praxis in Thrakien verdeckt werde, indem sie als Strafmaßnahme umgedeutet werde.[39] Diese Interpretation überzeugt, da die griechischen Quellen einerseits deutlich greifbar auf diesen Aspekt fokussiert sind und andererseits archäologische Befunde vorliegen, die die Verbreitung des Tätowierens als Körperkunst im Gebiet nördlich des Schwarzen Meeres belegen.

Skythische Hautbilder und die therapeutische Wirkung von Tattoos

Die antike Bevölkerung der eurasischen Steppe, die sich von der heutigen Ukraine über das südliche Russland bis nach Kasachstan, China und in die Mongolei hinein zieht, wird in der Forschung zwar mit den Skythen und nicht mit den Thrakern identifiziert. Aber die Haut von Mumien, die in Eiskurganen im Hochaltai permafrostkonserviert gewesen sind und bis ins 5. Jh. v. Chr. datiert werden, ist tätowiert (Abb. 4 und 5).[40] Dieser Befund kann weder direkt mit der skythischen noch mit der thrakischen Bevölkerung verbunden werden, die die verschriftlichten griechischen Quellen dieser Zeit kennen. Sie bele-

36 Gustafson 1997, 89–92. Auch wenn Gustafsons Projektion von Foucaults moderner Disziplinarmacht und Anzieus psychoanalytischem Haut-Ich nicht überzeugt, ist der Betonung der Rolle der Sichtbarkeit des Gesichtes – gerade für die von ihm mit Gleason als *face-to-face society* (Gustafson 1997, 92 Anm. 76) charakterisierten antiken Kulturen – beizupflichten. Vgl. zur identifizierenden Wirkung von Tätowierungen Hippokr. Epid. IV 2 [= 71 Langholf 1977], wo ein Erkrankter entsprechend charakterisiert wird (στιγματίας). In der Forschung gilt er als Sklave: vgl. die Übersetzungen von Langholf 1977; Smith 1994; Sticker 1934b.

37 Vgl. z. B. Plut. Nikias 11,1–6 zu Hyperbolos, der 416 v. Chr. ostrakisiert worden ist und den Plato Comicus mit Tätowierten assoziiert habe (Plat. Com. fr. 203 PCG). Grimanis / Heftner 2002, 235f deuten diese Äußerung als Versuch, eine unfreie Herkunft zu implizieren, die jedoch durch Hyperbolos' politische Aktivitäten ausgeschlossen werden könne.

38 Klearch. fr. 46 Wehrli [= Athen. XII 524d–e], der die Praxis auf eine Zwangsmaßnahme zurückführt, die die Skythinnen den Thrakerinnen auferlegt hätten; Phanocles fr. 1,25–29.

39 Jones 1987, 145.

40 Vgl. Barkova / Pankova 2005; Polos'mak 2001, 228–237; Rudenko 1949 zu diesem und weiteren Funden. Vgl. Molodin / Polos'mak 2004/2005 (deutschsprachige Zusammenfassung des damaligen Forschungsstandes); Iwe 2013 (aktuellere englischsprachige Darstellung). Vgl. auch Pankova 2013 mit weiteren Funden für das 3./4. Jh. n. Chr.

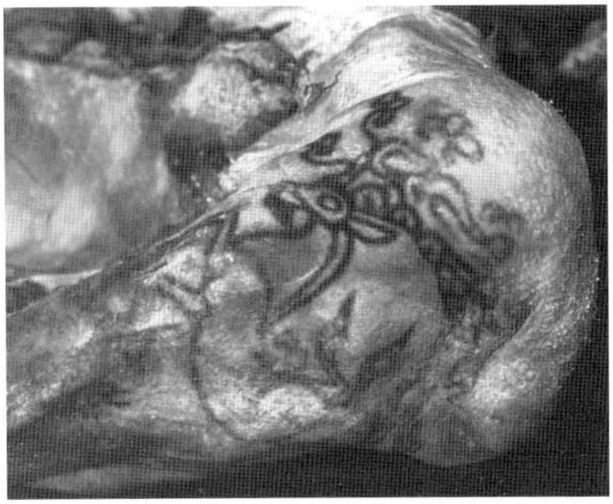

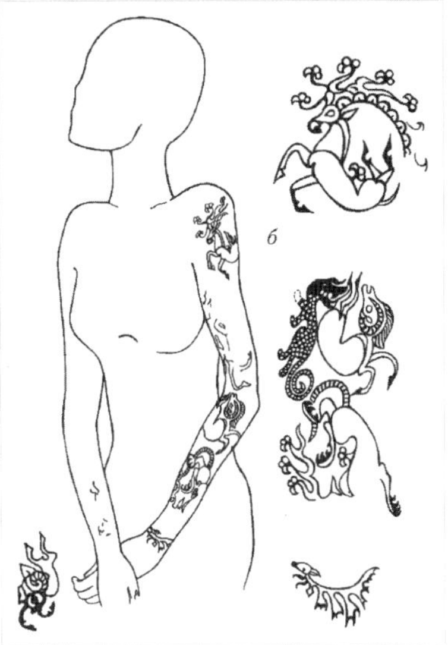

△ Abb. 4: Tätowierte Schulter einer weiblichen Mumie der Pazyryk-Kultur, Ach-Alacha-3, Kurgan 1.

▷ Abb. 5: Nachzeichnung ihrer Tattoos.

gen aber die Verbreitung entsprechender Praktiken in dem Gebiet, das Herodot und das *Corpus Hippocraticum* den Skythen zuordnen, und veranschaulichen die technischen und künstlerischen Fähigkeiten, die in dieser Zeit in einer Kultur bestanden haben, von der sonst nur Grablegen und reiche, mit gleichartigen Motiven gestaltete Goldtafeln überliefert sind.[41] Im Folgenden werden diese und andere anthropologische Befunde vorgestellt, um einen Einblick in die konkreten Vorgehensweisen beim Tätowieren zu geben und ihren Effekt auf Haut und Körper zu demonstrieren.

Sergey Yatsenko stellt die bekannten und inzwischen mehrfach präsentierten Befunde[42] von Tätowierungen in der Pazyryk-Kultur vor und führt weitere Belege für die Verbreitung der Praxis im gesamten Raum der eurasischen Steppe an. Er beendet seinen Beitrag mit einer Reihe von Tattoo-Werkzeugsätzen, die in Frauengräbern gefunden worden seien und schlussfolgert, Tätowieren sei ein Frauenhandwerk gewesen.[43] Natal'ja Polos'mak hält wiederum diejenigen, die die Tätowierungen ausführen, für hochangesehene Spezialisten,[44] so dass sich in diesem Kontext ein spannendes Feld für die Rekon-

41 Vgl. auch Riedlberger 1996, 59 zur Heranziehung solcher anthropologischer Befunde, die ethnographische Parallelen bieten, aber nicht die Verbreitung der Praktiken bei den Skythen belegen, die in den antiken Quellen beschrieben werden.

42 Vgl. z. B. auch Iwe 2013; Kory 2007, 61–63; Rolle 1980, 91f; Rudenko 1953, 136–145. Vgl. Molodin / Polos'mak 2004/2005; Yatsenko 2013 für weitere Titel in der russischsprachigen Forschung.

43 Yatsenko 2013. Vgl. Yatsenko 2013, 133 für die Beschreibung eines solchen Tattoo-Werkzeugsatzes, der in einem Grab gefunden worden ist, das in die zweite Hälfte des 5. Jh. v. Chr. datiert wird; vgl. auch Deter-Wolf 2013 zur Identifizierung von Tattoo-Werkzeugsätzen bereits im steinzeitlichen archäologischen Befund.

44 Polos'mak 2001, 234.

struktion des Geschlechterverhältnisses in der Pazyryk-Kultur ergibt, das auf Basis der untersuchten griechischen Quellenzeugnisse jedoch nicht erörtert werden kann.[45]

Ljudmila Barkova und Sventlana Pankova haben bereits vor Jahrzehnten ausgegrabene Mumien erneut untersucht und dabei festgestellt, dass auch sie tätowiert sind, so dass sich die Anzahl der in früheren Arbeiten beschriebenen tätowierten Mumien verdoppelt hat. Die neu entdeckten Motive zeigen, dass die Tattoos der Pazyryk-Kultur deutlich vielfältiger sind, als bis dahin angenommen worden ist, und sozial unterschiedlich positionierte Männer wie Frauen zu den Tätowierten zählen.[46] Pankova betont die Schwierigkeiten, die die Materialität der erhaltenen Funde für die Entdeckung von Tattoos bereitet: da die Körper bekleidet sind, bleiben die Tätowierungen unentdeckt, wenn die Mumien im Forschungsprozess nicht entkleidet werden. Zum Teil ist die Haut im Konservierungsprozess so dunkel geworden, dass Tattoos mit bloßem Auge kaum oder gar nicht mehr sichtbar sind, sondern erst mit Hilfe der Infrarotfotographie (besser) zugänglich werden.[47]

Erstmals ist der Fund einer tätowierten und balsamierten Mumie der Pazyryk-Kultur in einem Kurgan im Hochaltai 1949 publiziert worden. Sie wird ins 5./4. Jh. v. Chr. datiert und hat sich weniger aufgrund der Einbalsamierung, sondern dank der Konservierung im Permafrostboden erhalten. Sergej Rudenko stellt die Tattoos, die Brust, Rücken, beide Arme und einen Unterschenkel mit Fabelwesen bedecken, mit Hilfe von Zeichnungen ausführlich dar und vergleicht sie mit Abbildungen auf Goldtafeln, die sich in der Kunstsammlung Peters des Großen befinden. Die ikonographischen Ähnlichkeiten sind so groß, dass der Autor daraus auf die Zugehörigkeit der Goldtafeln – deren Fundort und Datierung unsicher sind – zur Kultur der tätowierten Mumie schließt.[48]

Rudenko diskutiert zwei verschiedenen Methoden, wie der Farbstoff (wahrscheinlich Ruß) in die Haut eingebracht worden sei.[49] Er bezieht sich auf Artturi Kannisto, der die Stich- und die Nahttechnik anhand ethnographischer Befunde ausführlich dargestellt und voneinander abgegrenzt hat: bei den Ob-ugrischen Ostjaken und Wogulen werde in die Haut eingestochen, bis Blut fließe und anschließend Ruß in diese Wunde gerieben (Stechen).[50] Diese Technik unterscheide sich deutlich von der Vorgehensweise, die beispielsweise bei den tungusischen Völkern und den Golden anzutreffen sei, die einen mit

45 Vgl. z. B. Mayor 2014, 95–117, die diese Funde für ihre Darstellung der Amazonen heranzieht.

46 Barkova / Pankova 2005. Vgl. auch Parzinger et al. [2008], 40 zur Verbreitung der Tätowierung unabhängig von der sozialen Position. Auf der Basis der dargestellten Literatur und neuer Funde auf dem Gebiet der heutigen Mongolei, die ins 3. Jh. v. Chr. datiert werden, schließt er auf eine starke Verbreitung von Tätowierungen in der Pazyryk-Kultur, die zwar erst ab einem gewissen Alter auftrete, aber weder durch das Geschlecht noch andere soziale Faktoren begrenzt sei. Mednikova 2007, 37 verweist auf das per Parlamentsbeschluss erwirkte Verbot weiterer Ausgrabungen auf dem Gebiet der Republik Altai aus dem Jahr 1996, das wohl zum Ausweichen auf Grabungen in der Mongolei und zu den Infrarotuntersuchungen der älteren Mumien geführt hat.

47 Pankova 2013.

48 Rudenko 1949.

49 Rudenko 1949, 134, der schlussfolgert, die Tattoos seien ‚gestochen' und nicht ‚genäht' worden.

50 Kannisto 1933, 159, vgl. auch 163f.

Ruß geschwärzten Faden unter der Oberhaut hindurchzögen (Nähen).[51] Aufgrund der Entfernung zu anderen Völkern, die die Tätowierung praktizieren, und der unterschiedlichen Varianten schlussfolgert Kannisto, die Tätowierung bei den Ostjaken und Wogulen sei eine genuine Entwicklung, die sich sekundär aus der Praxis der Wundversorgung mit Ruß ergeben habe. Die Einstiche bzw. Einschnitte, die zur Deutung der Tätowierung als Heilmittel beigetragen haben, fasst er als ‚Schröpfen' und betont auf diese Weise den Blutfluss, der mit ihnen einhergeht. Der in die Wunden geriebene Ruß diene der Blutstillung und die dauerhafte Verfärbung der Haut sei nur ein Nebeneffekt der medizinischen Behandlung, der jedoch in der Folge zu einer ästhetischen Aneignung und künstlerischen Ausgestaltung geführt habe.[52]

Diese Deutung als Wundversorgung wird durch archäologische und ethnographische Befunde aus der ganzen Welt gestützt, die Tattoos an traditionellen Akupunkturpunkten belegen.[53] Lars Krutak erläutert außerdem die therapeutische Wirkung von Kohlenstoffverbindungen wie Ruß oder verbrannter Holzkohle. Da sie aufgrund der Hitze steril sind, Toxine durch elektrische Anziehung sowie Bakterien und Harnsäure absorbieren und entzündungshemmend wirken, reinigen sie offene Wunden und unterstützen die Heilung von Verstauchungen.[54] Diese Erkenntnisse stützen die Vermutung, dass die sogenannten medizinischen Tattoos in erster Linie durch die Einstiche wirken und der Farbeffekt nicht primär intendiert ist, sondern sich aus der Anwendung von Ruß zur Wundheilung ergibt. Indem diese Entwicklungstheorie die Verwendung des Rußes aus der Praxis selbst ableitet und auf seine therapeutische Funktion verweist, setzt sie einen Kontrapunkt gegen die Betonung der Gefahren, die mit Tätowierungen in Vergangenheit und Gegenwart verbunden sind.[55] Solche Gefahren bestehen zwar, werden aber bei den hier beschriebenen Techniken durch den Ruß gemindert, der die Haut dauerhaft färbt.

Viele Beiträge zu Tattoos stellen diesen Farbeffekt ins Zentrum ihrer Deutung, indem sie die Textualität, sakrale Bedeutung und dekorative Funktion betonen,[56] ohne die mate-

51 Kannisto 1933, 174. Vgl. auch Kory 2007, 57f einführend zu diesen Techniken und mit weiteren Literaturangaben.

52 Kannisto 1933, 175–178.

53 Krutak 2013. Vgl. auch Kory 2007, 60 mit weiteren Literaturangaben; Spindler 1993, 196–198 zur 1991 am Hauslabjoch in den Ötztaler Alpen gefundenen, neolithischen Mumie (Ötzi genannt) mit Tätowierungen an Stellen starker Gelenkabnutzung wohl zur Minderung der Schmerzen.

54 Krutak 2013, 32. Vgl. auch Lohwasser 2012, 533–535 zu Methode und Werkzeugen im antiken Ägypten.

55 Vgl. z. B. Mednikova 2007, 204f; Rahimi et al. 2018. Vgl. auch Jones 1987, 141f, der nicht nur auf mögliche Entzündungen aufmerksam macht, sondern auch die in der griechisch-römischen Antike angewendete Methode rekonstruiert und dabei die Kohle zwar als Mittel nennt, mit dem die Tattoos vorgezeichnet worden seien, ihre färbende und therapeutische Wirkung allerdings außer Acht lässt. Die Betonung der Rolle der Tinte in den antiken Quellen kann auch als Hinweis darauf verstanden werden, dass sie zur Verstärkung des Farbeffekts eingesetzt worden sein könnte.

56 Vgl. z. B. Mednikova 2007; Molodin / Polos'mak 2004/2005; Polos'mak 2001, 228–237; Rudenko 1949; Zimmermann 1980, 187f. Vgl. auch Landfester 2012, 9f, 53–64 zur Textualität der Tattoos bei Herodot. Da sie das Verhältnis von Tätowierung und Schrift fokussiert, arbeitet sie jedoch andere

riellen Auswirkungen des Einbringens des Farbstoffes auf die Haut zu beleuchten.[57] Das Ablassen von Blut aus dem Körper ist aber eine in der traditionellen Medizin verbreitete Behandlungsmethode, die im *Corpus Hippocraticum* beispielsweise in Form des Schröpfens erfolgt.[58] In diesem Rahmen sind entsprechend verschiedene Wege gefunden worden, die dadurch entstehenden Wunden so zu behandeln, dass sie keine oder doch eine möglichst geringe gesundheitliche Beeinträchtigung nach sich ziehen. Diese Deutung wirft ein neues Licht auf medizinische Tätowierungen im ethnographischen Vergleich, die vielleicht weniger als Körperschmuck und eher als Stiche bzw. Schnitte in die Haut gedeutet werden sollten, deren Heilung sichtbare Folgen hinterlassen hat, die auch archäologisch nachgewiesen sind. So führt Rudenko einige nichtfigurative Tattoos der Mumien aus den Eiskurganen im Hochaltai auf eine Schmerzstillung an diesen Punkten zurück.[59] Die zentrale Bedeutung von Stechen bzw. Schneiden in diesem Kontext wird durch die Lokalisierung der Male an traditionellen Akupunkturpunkten hervorgehoben. Für die Fragestellung dieser Arbeit ist es im Übrigen unerheblich, ob die Farbe oder die Stiche das Entscheidende sind: beide werden in die Haut gesetzt und veranschaulichen die räumliche Dimension des Zwischen_Raumes, den Haut und Haar bilden.

Vor dem Hintergrund dieser Erkenntnisse sind auch die Versuche, die sogenannte ursprüngliche Bedeutung von Tätowierungen im religiösen Bereich zu verorten,[60] infrage zu stellen. Vielmehr können Tattoos vielfach als sekundäre Aneignung einer wohl zunächst medizinischen Anwendung gedeutet werden. Allerdings ließen sich wohl auch die Stiche in die Akupunkturpunkte eher als magische denn als therapeutische Praktiken auffassen. Aufgrund der genannten Wirkungen sind diese Punktierungen aber im Gegenzug von der Verwendung von Ruß oder Holzkohle abzugrenzen, die erst den häufig fokussierten Farbeffekt erzeugen.

Diese Problematisierung der materiellen Überlieferungssituation unterstreicht, wie wichtig die physische Beschaffenheit und die Herstellung der Tätowierungen für die Deutung dieser Praxis sind. Insofern ist zu fragen, ob und wie neben der ästhetischen

---

Aspekte und insbesondere die konkrete Bedeutung und Bewertung der Zeichen im historischen Kontext nur unzureichend heraus.

57 Vgl. aber Jones 1987, 141–150, der neben der religiösen und dekorativen Funktion der Tätowierung ihren Einsatz als Strafmittel betont und in diesem Kontext auch die Gefahren und die materielle Herstellung der Zeichen in seine Argumentation einbezieht; Hardy 1995, 23; Wittmann 2017, 51–54 zu den Schwierigkeiten, die ein lebendiger und schmerzempfindlicher Bildträger mit sich bringt. Außerdem zeigt Wittmann 2017, 54–62, wie die Farbpartikel im Laufe der Zeit diffundieren, so dass die Zeichen an Schärfe verlieren. Auf diese Weise unterstreicht er die inhärente *dýnamis* der Haut und die Prozesshaftigkeit des Tätowierens, die über die Prozedur des Stechens hinausreicht. Vgl. Baranska et al. 2018, 1123–1127 zu den physiologischen Aspekten, die zur dauerhaften Erhaltung und nachlassenden Schärfe der Tattoos führen.

58 Z. B. Hippokr. Morb. II 26,2 (Schröpfen). Vgl. auch Golder 2007, 179f und unten S. 305f zum Schröpfen als Therapieform.

59 Rudenko 1949, 141.

60 Vgl. z. B. Eitrem 1915, 182f; Lombroso 1887, 266; Zimmermann 1980, 187f. Vgl. aber Dölger 1930b, 107–116 für eine profane und nicht-religiöse Deutung der Tätowierung bei den Thrakerinnen.

Funktion auch die invasive Wirkung von Tätowierungen in den aus dem klassischen Griechenland überlieferten Quellen reflektiert wird und in welchem Verhältnis beide stehen. Die untersuchten Quellen behandeln Tätowierungen einerseits als statische Zeichen, die der Identifikation dienen, während der Prozess ihrer Entstehung in den Hintergrund tritt: die von Herodot geschilderten thrakischen Sitten sind in diesem Kontext ebenso zu nennen wie die Identifizierung eines Erkrankten im vierten Buch der *Epidemien* und der diffamierende Einsatz eines Spitznamens bei Lysias.[61] Andererseits wird insbesondere in einigen Episoden der herodoteischen *Historien* vom Setzen der Tätowierungen selbst berichtet. Die Weihung von Sklaven in einem ägyptischen Heiligtum ist zwar nicht als Züchtigung zu verstehen, aber die Tätowierung des Hellesponts und der übergelaufenen Thebaner dient diesem Zweck und markiert zumindest letztere als Sklaven.[62] Der Prozess des Unter-die-Haut-Gehens der Körperzeichen und seine damit verbundene Schmerzhaftigkeit[63] werden auch in diesem Beispiel zwar nicht explizit thematisiert, sind aber zumindest implizit angesprochen. Die Invasivität der Tätowierung wird also in den untersuchten Quellen kaum reflektiert,[64] so dass entweder davon auszugehen ist, dass die griechischen Autoren, die allesamt Freie gewesen sind, diese Dimension der Strafe ignoriert haben, da sie nicht persönlich betroffen gewesen sind, oder dass sie sie für so selbstverständlich gehalten haben, dass ihnen eine Explikation unsinnig erschienen ist.

Die im anthropologischen Befund greifbare medizinische Anwendung von Tätowierungen spiegelt sich möglicherweise auch im griechischen Quellenbefund. Im Gegensatz zu den oben angeführten Beispielen, bei denen Übersetzungen und Kommentare στίζω (*stízō*) als ‚brandmarken' verstehen, wird an einer Stelle in der hippokratischen Schrift *Über die Umwelt* umgekehrt vorgegangen: bei der Beschreibung der körperlichen Verfassung der Skythen behauptet der Autor, sie seien aufgrund des kalten und feuchten Klimas von besonders feuchter Konstitution. Als Beleg führt er die bei den Skythen üblichen Kauterisierungen an, die gegen diesen Zustand gerichtet seien.[65] In einigen vornehmlich deutschsprachigen Übersetzungen und Forschungsbeiträgen wird vorgeschlagen, καίω (*kaíō*) hier als ‚tätowieren' wiederzugeben.[66] Diese Lesart beruht wohl auf den vorgestellten archäologischen Belegen für die Praxis des Tätowierens im Bereich der eurasischen Steppe, deren Bevölkerung in der Forschung als ‚Skythen' bezeichnet und mit jenen Skythen identifiziert wird, von denen die griechischen Autoren berichten.

61 Hdt. IV 6,2; Hippokr. Epid. IV 2 [= 71 Langholf 1977]; Lys. 13,21.

62 Vgl. Hdt. II 113,2; VII 35,1; 233,2.

63 Vgl. auch Gustafson 1997, 89; Hardy 1995, 25; Podoroga 1994, 91 (vgl. auch die deutsche Übersetzung: Podoroga 1995, 33); Wittmann 2017, 143 zur Schmerzhaftigkeit des Tätowierens.

64 Vgl. aber Hippokr. Aer. 20,1, wo die Wirkung der Kauterisierung auf das Körperinnere vorausgesetzt wird. Da die Stelle jedoch, wenn überhaupt, nur mittelbar auf Tattoos bezogen werden kann, scheidet diese Stelle hier aus der Betrachtung aus; vgl. dazu die folgende Argumentation.

65 Hippokr. Aer. 20,1.

66 Vgl. z. B. die Übersetzungen der Stelle bei Diller 1994; Schubert / Leschhorn 2006. Vgl. auch Margreth 1993, 55, 95; Rudenko 1949, 133; Schubert 1990, 92 Anm. 15. Vgl. aber Capelle 1984; Liewert 2015, 22, 160 zur Übertragung als ‚Brandmale' bzw. ‚Brandzeichen'.

Der hippokratische Autor bezeichnet die Praxis jedoch nicht mit dem zeitgenössisch zur Verfügung stehenden Terminus στίζω (*stízō*), sondern verwendet καίω (*kaíō*) – den Fachbegriff für das Brennen, der innerhalb des *Corpus Hippocraticum* ansonsten stets eindeutig zur Bezeichnung dieser Behandlungsmethode oder entsprechender Körperempfindungen verwendet wird.[67] Da die Grundbedeutung des Verbs sich eindeutig auf Feuer bezieht, bedürfte eine Sonderbedeutung ‚tätowieren' an dieser Stelle einer näheren Untermauerung. Doch auch Herodot, die andere aussagekräftige Schriftquelle zu den Skythen, die im Untersuchungszeitraum verfasst worden ist, berichtet in seinem Exkurs nicht davon, dass sie tätowiert seien, hebt aber die Bedeutung von Tattoos bei den Thrakern hervor, die ebenfalls im Nordschwarzmeergebiet verortet worden sind.[68] Auch wenn die vorliegenden Befunde eine Verbindung der Skythen in der Abhandlung *Über die Umwelt* mit den Mumienfunden nahelegen, meint der hippokratische Autor aufgrund der terminologischen Fixierung von καίω (*kaíō*) wahrscheinlich nicht das Tätowieren, und es stellt sich die Frage, was an dieser Stelle beschrieben wird. Einerseits ist es möglich, dass dort eine sonst nicht belegte Praxis unter Einsatz brennender oder glühender Objekte beschrieben wird. Andererseits ist es jedoch nicht weniger plausibel zu vermuten, dass hier eine Behandlungsmethode auf den skythischen Kontext übertragen wird, die jedoch vor allem innerhalb jener Humoralphysiologie sinnvoll erscheint, die die griechische Medizin prägt. Die auf die Qualitäten und ihre Beeinflussung ausgerichtete Argumentation entspricht eher griechischen Vorstellungen, nicht unbedingt den verschollenen medizinischen Konzepten der Skythen, für die keinerlei Schriftbelege vorliegen.[69] Eine *interpretatio Graeca* mit allen Irrtumsmöglichkeiten ist daher nicht ausgeschlossen. Möglicherweise berichtet der hippokratische Autor aber sogar tatsächlich von den Tätowierungen, die er jedoch mangels Autopsie[70] und wohl aufgrund der Sprachbarrieren sowie der Projektion eigener Konzepte als Brandmale missdeutet.

Eine ähnliche Argumentation hat schon Rudenko mit Bezug auf die Trauerriten der Skythen vorgeschlagen,[71] die Herodot schildert: sie brächten sich Schnittverletzungen an den Armen bei,[72] die Rudenko als Hinweis auf die von dem Historiker nicht erwähn-

67 Vgl. z. B. Hippokr. Aff. 29.31; Aph. VI 60; Art. 11.50; Epid. VI 6,3; 7,4; Morb. II 54,4; 55,7; 62,3 (Behandlungsmethode); Hippokr. Epid. II 1,1; Epid. VI 1,14; VM 16,6 (Hautempfindungen). Vgl. auch Hippokr. Aer. 17,3, wo ἐπικαίω (*epikaíō*) die Kauterisierung der rechten Brust von Sauromatinnen im Säuglingsalter bezeichnet. Entsprechend übersetzen Jones 1923a, 123; Jouanna 1996b, 236 die Stelle über die Skythen als Kauterisierung. Vgl. auch Jouanna 1996b, 333 Anm. 2; Lieber 1996, 455; West 1999, 19f und insbesondere West 1999, 20 Anm. 20 für eine explizite Zurückweisung der von Diller vorgeschlagenen Assoziation der Stelle mit dem Tätowieren.

68 Hdt. V 6,2. Vgl. Hdt. V 1,1; 2,2 zu ihrer geographischen Verortung.

69 Vgl. auch Hdt. IV 187,2 für die Projektion griechischer medizinischer Vorstellungen auf libysche Sitten und die Diskussion der Stelle in unten S. 303–305, wo auch auf Hippokr. Aer. 20,1 zurückzukommen ist.

70 Vgl. die bläulich gefärbten und feingezeichneten, mythologischen figürlichen Darstellungen im archäologischen Befund, deren Form eine Brandmarkung ausschließt.

71 Rudenko 1949, 133.

72 Hdt. IV 71,2.

ten Tätowierungen deutet. Diese Assoziation scheint zunächst zwar zu weit hergeholt zu sein, entbehrt aber nicht einer gewissen Plausibilität. Denn die Versorgung dieser im Totenritus beigefügten Wunden könnte tatsächlich mit Ruß erfolgt sein, der nicht nur eine wundheilende Wirkung hat, sondern bei den Tätowierten der Pazyryk-Kultur auch als Farbstoff eingesetzt worden ist.[73] Insofern sind Herodots Äußerungen möglicherweise im Sinne einer Fokussierung der Stiche bzw. Schnitte in die Haut zu verstehen, welche so gegenüber den sonst stets hervorgehobenen sichtbaren Zeichen, die durch den Ruß entstehen,[74] in den Vordergrund treten. Wie bei der Überlegung, ob die in der hippokratischen Schrift *Über die Umwelt* beschriebenen Brandmale missverstandene Tätowierungen sein könnten, besteht auch an dieser Stelle die Möglichkeit, dass der auf Hörensagen angewiesene Historiker verkannt hat, dass Tattoos gemeint sind, die ihm durchaus bekannt gewesen sind. In diesem Fall hätte er – wie der Autor von *Über die Umwelt* – die für die Skythen archäologisch bezeugte Praxis überliefert, aber die dauerhaft sichtbaren figurativen und ornamentalen Zeichen, die dabei entstehen, in seiner Darstellung wegfallen lassen und stattdessen den eigentlichen Zweck des Tätowierens hervorgehoben: das Beibringen von (rituellen) Wunden und ihre Heilung. Allerdings bleiben diese Deutungsvorschläge Spekulation, die zwar plausibel erscheinen mag, aber von einer ganzen Reihe von Vorannahmen und Zufällen abhängt, die ihre Glaubwürdigkeit unterminieren.[75]

Die Ausführungen in diesem Abschnitt haben dank anthropologischer Befunde zwar den Blick auf die konkreten Praktiken und Folgen des Tätowierens lenken können, stehen jedoch zwangsläufig nur in einem mittelbaren Verhältnis zu den im klassischen Griechenland mit ihm verbundenen Bedeutungen. Anders verhält es sich mit zwei weiteren Beispielen, in denen Tattoos im griechischen Kontext vorkommen und die in den folgenden Abschnitten untersucht werden.

Die Schrift auf Epimenides' Haut

Über den kretischen Wunderheiler und Dichter Epimenides, der um 500 v. Chr. zur Zeit des Kylonischen Frevels in Athen gewesen sei und die Stadt von dieser Befleckung gereinigt habe, berichtet die Suda, lange nach seinem Tod sei seine mit Buchstaben tätowierte Haut entdeckt worden. Die Redewendung ‚die Haut des Epimenides' (τὸ Ἐπιμενίδειον δέρμα) bezeichne etwas Geheimes.[76] Diogenes Laertios berichtet, die Spartaner hätten

73 Vgl. Krutak 2013, 32; Rudenko 1949, 134.

74 Kannisto 1933, 177f.

75 Vgl. zu einem ähnlichen Vorgehen z. B. Hartog 1980, 157–161, der auf der gleichen Quellenbasis andere Vermutungen anstellt, die in der Folge die Basis seiner Argumentation bilden. Auch diese Vorschläge wirken zunächst plausibel, sind jedoch auch nicht besser gesichert als die hier vorgebrachten Ideen.

76 Suda ε 2471, s.v. Ἐπιμενίδης: τελευτήσαντος δὲ αὐτοῦ πόρρω χρόνων τὸ δέρμα εὑρῆσθαι γράμμασι κατάστικτον·[…] καὶ παροιμία ‘τὸ Ἐπιμενίδειον δέρμα', ἐπὶ τῶν ἀποθέτων. Vgl. Kerferd 1941 zur Trennung einer historischen und einer legendenhaften Figur des Epimenides.

Epimenides' Leichnam aufgrund eines Orakels verwahrt.[77] Diese Äußerung wird in Verbindung mit einem Euripidesfragment – in dem die Rede von beschriebenen Häuten ist, die mit vielen Aussprüchen Apollons angefüllt seien[78] – als Hinweis auf eine Orakelsammlung des Dichters gedeutet, die sich im Besitz der Lakedaimonier befunden habe.[79]

Für die Deutung dieser Stellen liegen in der Forschung höchst unterschiedliche, einander widersprechende Interpretationen vor. So besteht Uneinigkeit darüber, ob es sich um die (tätowierte) Haut des Dichters gehandelt habe oder um eine beschriebene Tierhaut.[80] Ohne weitere Belege und ohne seine Annahmen zu hinterfragen, hat Hermann Diels in der Fußnote eines Aufsatzes die zweite Variante postuliert, die Otto Kern in seinem RE-Artikel zu Epimenides übernimmt.[81] Da δέρμα (*dérma*) sowohl die menschliche wie die tierische Haut nach dem Tod bezeichnen kann,[82] ist eine solche Lesart zwar möglich, aber dann bezieht sich τὸ Ἐπιμενίδειον δέρμα (*tò Epimenídeion dérma*) auf eine Haut, von der lediglich behauptet wird, sie habe einmal dem Epimenides gehört, ohne dass eine weitere Verbindung zwischen beiden besteht. Indem Diels nicht einmal diskutiert, ob hier die Haut des Menschen gemeint sein könnte, präsentiert er seine Lesart als einzig mögliche Deutung und feststehendes Wissen. Der Autor verstärkt diesen Eindruck, indem er diese unbehagliche, mit dem tradierten Bild vom klassischen Hellas schwer vereinbare These in einer Fußnote abhandelt.

Jesper Svenbro hingegen geht bei seiner Deutung der Haut des Epimenides von der wörtlichen Bedeutung der Suda-Stelle aus: er versteht sie als Erzählung über einen Weisen mit Bezug zur frühen Gesetzgebung, dessen Haut mit Schriftzeichen geheimen Inhalts (wahrscheinlich in Hexametern) tätowiert und nach seinem Tod von den Spartanern nicht nur als Teil des präparierten Leichnams (*cadavre*) aufbewahrt, sondern auch ausgewählten Lesern zum Studium zur Verfügung gestellt worden sei.[83] Svenbro behauptet allerdings nicht, dass es den tätowierten Epimenides tatsächlich gegeben habe, sondern deutet die Anekdote hinsichtlich der kulturellen Vorstellungen und Entwicklungen des Lesens:

> Lorsque Épiménide est finalement mort, sa peau (*dérma*) a été retrouvée tatouée de lettres, *grámmasi katástikton*.[84]

Diese relativ freie Übersetzung der Suda-Stelle stellt Svenbro der Verknüpfung von Tätowierungen mit dem Status als Sklave oder Barbar gegenüber. Doch auf Epimenides treffe beides nicht zu, so dass sich die Frage stelle, warum er tätowiert gewesen sei. Da die

77 Diog. Laert. I 115.

78 Eur. fr. 627 TrGF [= Anec. Oxon. Cramer 3,373,18]: εἰσὶ⟨ν⟩ γὰρ εἰσὶ διφθέραι μελεγγραφεῖς / πολλῶν γέμουσαι Λοξίου γηρυμάτων.

79 Diels 1891, 399 Anm. 3; Kern 1907, 176.

80 Vgl. Lupi 2001, 179f.

81 Diels 1891, 399 Anm. 3; Kern 1907, 176. Vgl. auch Bremmer 1993, der die Stelle ebenso mit Bezug auf Schriftrollen deutet.

82 Vgl. die Diskussion der Bedeutung der Hauttermini oben S. 19–21.

83 Svenbro 1988, 151–159.

84 Svenbro 1988, 152.

Redewendung ‚die epimenideische Haut' ein Ausdruck für geheime Dinge gewesen sei, handle es sich hier wohl um Orakel, die dem Körper eingeschrieben worden seien, um sie untrennbar mit ihm zu verbinden.[85] Seine Interpretation der kurzen Passage setzt jedoch eine Reihe kaum belegbarer Prämissen voraus, so dass diese Lesart zwar vorgebracht und produktiv eingesetzt werden kann, aber den anderen Deutungsmöglichkeiten gegenüberzustellen ist.

Svenbros Interpretation wird von duBois aufgegriffen. Sie überträgt seine spekulative und eher metaphorische Vorgehensweise jedoch direkt auf die historische Bedeutung des Tätowierens im antiken Griechenland.[86] So geht sie davon aus, die Haut markiere zeitgenössisch die Grenze zwischen innen und außen. Außerdem seien die Buchstaben, die von außen auf die Haut aufgebracht worden seien, als aus dem Körper an die Oberfläche gestiegen imaginiert worden.[87] Wie jedoch im ersten Teil dieser Studie gezeigt worden ist, ist die Deutung der Haut als Grenze, die den Körper von der Umwelt trennt, im klassischen Griechenland zwar eine mögliche, aber keinesfalls die einzige Sichtweise.[88] Die Vorstellung eines Aufsteigens der Buchstaben aus der Tiefe des Körpers beruht in Anbetracht des vorgestellten Befundes, der solche Vorstellungen nicht deckt, auf der Projektion (post-) moderner Vorstellungen.[89]

Das Vorgehen bei duBois offenbart eine Leerstelle in allen bisher dargestellten Beiträgen zu Epimenides: sie gehen entweder davon aus, dass es sich nur um eine beschriebene Tierhaut (Diels und alle, die ihm folgen) handeln könne, oder aber die Überlieferung wird wörtlich genommen und dabei nicht zwischen einer wirkmächtigen Legende und den mit ihr verbundenen Möglichkeiten einerseits und einer historischen Wirklichkeit des Epimenides andererseits unterschieden (Svenbro, duBois). Einzig Marcello Lupi betrachtet beide Forschungsstränge, die sonst keine Notiz voneinander nehmen. Seine Lesart beider Deutungsangebote und der überlieferten Zeugnisse führt zu dem Ergebnis, dass die ‚Haut des Epimenides' eine beschriebene Tierhaut gewesen und erst im Verlauf der Tradierung zur Haut des Epimenides selbst geworden sei.[90] In späterer Zeit ist offensichtlich nicht mehr

85 Svenbro 1988, 151–158. Vgl. auch Hollmann 2011, 229 Anm. 45, der diese Lesart aufnimmt.

86 DuBois 2010, 67–70.

87 DuBois 2010, 68.

88 Vgl. Hippokr. Carn. 9,5f; Fract. 9; Liqu. 2,3; Oss. 11,1 und die Deutung dieser Stellen oben S. 42 zur Haut als Grenze und die Argumentation zur Haut als Übergangsbereich zwischen Körper und Umwelt oben S. 66–82.

89 Vgl. zu duBois' Tendenz, unhaltbare Interpretationen vorzuschlagen, auch DuBois 1991, 69 für die explizite Verbindung von Tattoos mit der Folter durch ihren Vergleich mit den durch die Folter erzeugten Narben. Da jedoch die bei der Folter angewendeten Praktiken nur selten konkret genannt werden (vgl. unten S. 326), ist schwer abzuschätzen, inwiefern überhaupt von Narbenbildung ausgegangen werden kann. Vgl. auch DuBois 1988, 158f für einen Vergleich des Abrasierens der Haare eines Sklaven mit den depilierten Genitalien von Frauen. Zwar handelt es sich in beiden Fällen um die Entfernung von Haaren, aber das ist auch die einzige Gemeinsamkeit der Stellen.

90 Lupi 2001. Vgl. zu seiner Positionierung vor allem Lupi 2001, 180f, wo ein bewusst schwammig formulierter Satz wohl dazu dienen soll, keine Entscheidung für oder gegen eine der Lesarten zu treffen. Es sei zwar eindeutig, dass es sich um eine Tierhaut habe handeln müssen, doch sei es möglich, dass zufällig – „puramente casuale" (Lupi 2001, 180) – auch eine Tätowierung erfolgt sei.

klar gewesen, was die Haut des Epimenides eigentlich gewesen ist. Ob die Erklärung der Suda in diesem Kontext tatsächlich erhellend ist, kann insofern zumindest infrage gestellt werden. Einige post-moderne Lesarten halten eine wörtliche Auslegung durchaus für plausibel, während ältere Traditionen (ähnlich wie schon Herodot) versuchen, der Legendenbildung entgegenzuwirken und eine rationalisierende Deutung der Stelle vorschlagen.

An diesem Beispiel zeigen sich die Probleme im Umgang mit antiken Rationalisierungen und Mythisierungen. Denn es bestehen verschiedene Möglichkeiten: *zum einen* könnte die Haut des Epimenides tatsächlich tätowiert gewesen, aber schon in der Antike zu einer beschriebenen Tierhaut umgedeutet worden sein. Seit Diels würde dann auch die moderne Forschung eine solche Rationalisierung der Anekdote fortschreiben. *Zum anderen* könnte es sich ebenso um eine beschriebene Tierhaut gehandelt haben, die in der antiken Überlieferung zunächst als Haut des Epimenides mythisiert worden wäre und in der Folge einer antiken und modernen Rationalisierung als Tierhaut unterläge, auf die wiederum eine (post-)moderne Re-Mythisierung als Haut des Epimenides gefolgt wäre. Weitere Kombinationen sind denkbar. Diese Deutungsvielfalt unterstreicht die stets nur fragmentarische Überlieferung und die Unsicherheiten, die deshalb in jede Interpretation der Quellen Einzug hält. Sie veranschaulicht aber auch die Auswirkungen des historischen Kontextes der Forschenden auf ihre Perspektive auf die Quellen. Diels bringt seine Rationalisierung ebenso ohne jeden Zweifel vor wie Svenbro seine Mythisierung, Lupi hingegen hinterfragt beide Positionen. Da Tätowierungen an der Wende vom 19. zum 20. Jh. n. Chr. mit Kriminellen und außereuropäischen, zeitgenössisch primitiv genannten Kulturen assoziiert worden sind,[91] kommt in der älteren Forschung höchstwahrscheinlich die entrüstete Ablehnung des Verdachts zum Ausdruck, die idealisierten Griechen hätten sie angewendet. Am Ende des 20. Jh. n. Chr. begünstigt hingegen die wachsende Beliebtheit von Tattoos in westlichen Gesellschaften[92] offenbar neue Lesarten. In der Überlieferung und der Forschung fungiert die Haut des Epimenides als wirkmächtige Legende, deren Bedeutung unklar bleibt, und wirkt unbewusst zugleich als Projektionsfläche aktueller Körper- und Kulturbilder.

Nachrichtenübermittlung mit Haut und Haar

Das abschließende Beispiel weitet die Perspektive von der Haut, die durch die Tätowierung unmittelbar gezeichnet wird, auf das Verhältnis von Haut und Haar. Am Beginn des Ionischen Aufstands sind die griechischen *póleis* an der kleinasiatischen Küste von den Persern abgefallen. Histiaios, der ehemalige Tyrann von Milet, ist von Großkönig Dareios als Berater an den persischen Hof gebunden worden, während sein Schwiegersohn

91 Rohr 2010, 231. Vgl. z. B. Lombroso 1887, 254–272 (Kriminelle); Caplan 2000; Eberhard 2017; Landfester 2012, 303–312 (Einordnung und Wirkung seiner Studie).

92 Z. B. Benson 2000; Lobstädt 2011, 19–21; Rohr 2010, 232f.

Aristagoras die Herrschaft über Milet behauptet, aber mit dem Versuch gescheitert ist, Naxos zu erobern, und deshalb erwägt, Dareios die Gefolgschaft zu versagen:[93]

> Nun kam noch dazu, daß der Mann mit der Tätowierung auf dem Kopf von Histiaios aus Susa eintraf, der Aristagoras das Zeichen gab, er solle vom König abfallen. Histiaios nämlich hatte, als er dem Aristagoras das Zeichen zum Abfall zu geben wünschte, keinerlei andere sichere Möglichkeit, ein Zeichen zu geben, da alle Wege bewacht waren, und so rasierte er dem verläßlichsten seiner Sklaven den Kopf, machte seine Tätowierung und wartete das Nachwachsen der Haare ab, und sobald sie wieder gewachsen waren, sandte er ihn aus nach Milet und gab ihm nur eins mit auf den Weg: wenn er in Milet eingetroffen sei, Aristagoras aufzufordern, ihm die Haare abzuschneiden und auf den Kopf zu sehen. Die eingestochenen Zeichen gaben aber, wie ich schon sagte, das Signal für den Aufstand.[94]

Diese Anekdote unterstreicht *erstens* nochmals die Verbindung von Haut und Haar auf der materiellen Ebene: die Haare müssen zunächst entfernt werden, bevor die Tätowierung der Haut erfolgen kann. Das Scheren und das Nachwachsen der Haare unterstreichen die zeitliche und räumliche Dimension des Zwischen_Raums, den sie gemeinsam mit der Haut bilden. Denn er wird zunächst auf ein Minimum verkleinert und vergrößert sich anschließend wieder, um die Nachricht, die in die Kopfhaut eingestochen worden ist, zu verdecken und auf diese Weise zu schützen. In diesem Zusammenhang spielt auch die Zeit eine entscheidende Rolle: erst nachdem die Haare rasiert worden sind, ist das Tätowieren möglich; erst nachdem die Haare wieder nachgewachsen sind, kann die Botschaft im Geheimen übermittelt werden. Die Geschichte überbrückt in wenigen Worten einen temporalen Zwischen_Raum, in dem Haut und Haar Transformationen durchlaufen, um eine Nachricht aufzunehmen und zu verbergen.

Zweitens bestätigt sie die von Jones herausgearbeitete Grundbedeutung von στίζω (*stízō*): er argumentiert, es könne hier kaum ‚brandmarken' heißen, weil eine recht komplexe Botschaft übermittelt werde, für die sich die feinere Zeichnung der Tätowierung besser eigne.[95] Außerdem würden die Haare dem zeitgenössischen medizinischen Wissen zufolge an den verbrannten Stellen nicht nachwachsen[96] und könnten die Botschaft so nur schlecht verdecken. Das materielle Verhältnis von Haut und Haar ist insofern für die Rekonstruktion der Wortbedeutung ebenso wichtig wie philologische Argumente.

---

93 Hdt. V 23,1–25,1; 30,1–35,2.

94 Hdt. V 35,2f (Ü W. Marg): συνέπιπτε γὰρ καὶ τὸν ἐστιγμένον τὴν κεφαλὴν ἀπῖχθαι ἐκ Σούσων παρὰ Ἱστιαίου σημαίνοντα ἀπίστασθαι Ἀρισταγόρην ἀπὸ βασιλέος· [3] ὁ γὰρ Ἱστιαῖος βουλόμενος τῷ Ἀρισταγόρῃ σημῆναι ἀποστῆναι ἄλλως μὲν οὐδαμῶς εἶχε ἀσφαλέως σημῆναι ὥστε φυλασσομενέων τῶν ὁδῶν, ὁ δὲ τῶν δούλων τὸν πιστότατον ἀποξυρήσας τὴν κεφαλὴν ἔστιξε καὶ ἀνέμεινε ἀναφῦναι τὰς τρίχας, ὡς δὲ ἀνέφυσαν τάχιστα, ἀπέπεμπε ἐς Μίλητον ἐντειλάμενος αὐτῷ ἄλλο μὲν οὐδέν, ἐπεὰν δὲ ἀπίκηται ἐς Μίλητον, κελεύειν Ἀρισταγόρην ξυρήσαντά μιν τὰς τρίχας κατιδέσθαι ἐς τὴν κεφαλήν· τὰ δὲ στίγματα ἐσήμαινε, ὡς καὶ πρότερόν μοι εἴρηται, ἀπόστασιν.

95 Jones 1987, 146.

96 Vgl. Hippokr. Nat. Puer. 20,4 und die Diskussion dieser Stelle oben S. 44.

Drittens wird der Zeichencharakter der Tätowierung und damit der Beschaffenheit der Haut verdeutlicht: Histiaios beabsichtigt, Aristagoras zu ermutigen, einen Aufstand zu wagen, und es sind die eingestochenen Zeichen, die diese Botschaft übermitteln: τὰ δὲ στίγματα ἐσήμαινε [...] ἀπόστασιν.[97] Es handelt sich außerdem um eine von mehreren Episoden, in denen solche Nachrichten im Geheimen übermittelt werden.[98] In diesem Fall wird der Aufruf zum Aufstand durch die Haare, die ihn verdecken, und die Kopfhaut als unwahrscheinlicher Ort der Anbringung, den der Bote nicht einsehen kann, vor Entdeckung geschützt.[99] Im Gegensatz zu den anderen Anekdoten wird hier allerdings auf einen lebendigen Körper geschrieben, der für die Übermittlung der Botschaft einer schmerzhaften Prozedur unterworfen wird. Diese Perspektive wird angesichts des Zeichencharakters der Tätowierung in der Forschung mitunter ausgeblendet, so dass sie gar als Schutz vor der ebenfalls schmerzhaften Folter interpretiert werden kann.[100] Aber das Tattoo schützt den Sklaven keineswegs vor der drohenden Marter, die er jedoch eventuell vermeiden könnte, wenn er sich den Persern freiwillig zu erkennen gibt. Vielmehr fügt das Tätowieren ihm Schmerzen zu, um *seinen Herrn* vor der unerwünschten Folge der Folter zu schützen, dass die Wahrheit ans Licht kommt. Sollte der Sklave allerdings trotz aller Bemühungen, die Botschaft zu verbergen, um jeden Anlass für eine peinliche Befragung zu vermeiden, gefoltert werden, wäre selbst dieser Schutz nicht sicher. Denn unter Schmerzen könnte er durchaus verraten, dass ihm der Kopf zu rasieren sei.[101] Die tätowierten Schriftzüge sind also stets mehr als einfache Zeichen, weil sie durch die Art der Aufbringung auf die Haut die Betroffenen nicht nur dauerhaft markieren, sondern ihnen dabei auch Schmerzen zufügen.

Viertens wird die sozial differenzierende Wirkung von Haut und Haar expliziert bzw. implizit aufgerufen: den griechischen Vorstellungen entsprechend ist die Tätowierung so eng mit dem Status von Unfreien verknüpft, dass auch hier wohl nur ein Sklave als Bote und Botschaft zugleich ausgewählt worden sein kann, obwohl die Tätowierung in diesem Fall – im Gegensatz zu den bei den Griechen verbreiteten Straftätowierungen[102] – gerade nicht sichtbar ist. Der Bote ist als Sklave das Eigentum des Histiaios und seine Kopfhaut kann insofern als ‚Beschreibstoff' genutzt werden, wie es beliebt. Die Unterwerfung des

97 Hdt. V 35,3.

98 Vgl. Hdt. I 123,3f (in einem Hasen versteckte Botschaft); VII 239,3f (Nachricht auf einer scheinbar unbeschriebenen Wachstafel). Vgl. auch Hornblower 2013, 137f.

99 Vgl. auch DuBois 1988, 158.

100 So DuBois 1991, 70. Vgl. auch Hartog 1980, 287; Landfester 2012, 59, die diese Stelle zwar als Beispiel für die Verwendung von Schrift als Mittel des Verbergens nennen, jedoch die besondere und permanente Weise, in der hier auf den Körper geschrieben wird, aus ihrer Argumentation aussparen. Vgl. aber DuBois 1988, 159, die stärker differenziert und auch die Gefahr sieht, der Sklave könnte unter Folter verraten, wie die Botschaft zu finden sei. Sie betont aber, dass sie durch das relativ abwegige Versteck besser geschützt sei als bei anderen Übermittlungswegen.

101 So auch DuBois 1988, 159, die ebenso wie DuBois 1991, 70 den besonderen Schutz aber vor allem durch das Verstecken der Botschaft unter den Haaren gesichert sieht.

102 DuBois 1991, 71–74; Jones 1987, 147f. Vgl. z. B. Aischin. leg. 79; Aristoph. Av. 760f; Ran. 1508–1514; Vesp. 1296.

Sklaven unter die Macht seines Eigentümers[103] wird durch die Verfügung über seinen Körper veranschaulicht. Soziale Differenz bezieht sich hier aber nicht nur auf die Opposition frei – unfrei, sondern auch auf die Herkunft: Histiaios ist Grieche und wendet in den *Historien* als erster von ihnen die Tätowierung an, die dort ansonsten ausschließlich von Barbaren praktiziert wird. Allerdings befindet er sich am persischen Hof, so dass die Tätowierung wohl dennoch nicht als genuin griechische Praxis angesehen worden ist.

Jones deutet auch diese Stelle als Hinweis, dass die Tätowierung von Unfreien eine von den Persern übernommene Praxis sei, denn Histiaios habe seinen Sklaven in Susa – einer persischen Residenzstadt – tätowieren lassen.[104] Bei Herodot ist aber an keiner Stelle die Rede davon, dass diese Maßnahme von den dort Ansässigen oder von persischen Mitgliedern des Hofes ausgeführt wird. Vielmehr wäre dies für das Gelingen des Plans äußerst gefährlich. Wenn die Botschaft geheim bleiben soll, sollte auch das Aufbringen auf die Haut im Verborgenen geschehen, so dass es möglich erscheint, dass Histiaios die Tätowierkunst oder zumindest diejenigen, die sie ausüben, selbst mitgebracht hat. Dann könnte von einer auch schon zu dieser Zeit stärkeren Verbreitung der Praxis im griechischen Raum ausgegangen werden, die für die kleinasiatische Küste durch die Asios von Samos zugeschriebene Äußerung über einen Tätowierten[105] bestätigt werden könnte. Auch wenn diese Stelle eine solche Lesart ermöglicht, ist Jones auf einer narrativen Ebene zuzustimmen: Herodot verortet die Herkunft der Tätowierung auf diese Weise im persischen Reich und am Hof des Großkönigs – wie auch schon bei der Bestrafung des Hellesponts durch Xerxes und der Markierung der übergelaufenen Thebaner nach der Schlacht bei den Thermopylen.[106]

Conclusio

In der anthropologischen Forschung werden vier Funktionen von Tätowierungen herausgearbeitet: neben ihrer sakralen Bedeutung dienten sie der Heilung und als Schmuck sowie der Markierung sozialer Position, also z. B. des Status oder der Zugehörigkeit zu einer Gemeinschaft.[107] Diese Funktionen finden sich auch im vorliegenden Quellenmaterial. Für die Sklaven, die sich der Gottheit eines ägyptischen Heiligtums weihen, überwiegt wohl die sakrale Bedeutung, während die Tattoos der Thrakerinnen als Körperschmuck gedeutet werden. Indem die Tätowierung in diesen und anderen Beispielen mit dem Status von Unfreien und / oder Fremden assoziiert wird, wirken sie außerdem sozial differenzierend. Ihre medizinische Wirksamkeit wird zwar innerhalb des *Corpus Hippo-*

103 Klees 1998, 178–184.
104 Jones 1987, 146.
105 Athen. III 125d.
106 Vgl. Hdt. VII 35,1; 233,1f. Vgl. zum Konstruktionscharakter dieser Zuschreibung auch unten S. 337–341 die Diskussion des Peitschens als persischer Praxis.
107 Vgl. z. B. Jung 2007c, 172; Kory 2007, 64; Polos'mak 2001, 237; Rudenko 1949, 141f. Vgl. auch Yatsenko 2013 zur sozial differenzierenden Wirkung der Tätowierungen in der Pazyryk-Kultur.

craticum nicht als griechisches Wissen hergestellt,[108] aber durch die Zuschreibung, es sei eine skythische Praxis, sich zu kauterisieren, wohl aufgrund einer Missdeutung implizit angesprochen. Tattoos sind also auch aus griechischer Perspektive sichtbare Körpermodifikationen, die ästhetische, rituelle und soziale Funktionen erfüllen, während ihre therapeutische Wirkung gegenüber diesen Aspekten deutlich in den Hintergrund tritt. Der Schmerz, den das Stechen der Tattoos verursacht, wird in den Quellen jedoch nicht expliziert, auch wenn er wohl ihren Einsatz als Strafmaßnahme begünstigt.

Während Geschlecht sich im vorliegenden Quellenmaterial nicht als besonders relevante Kategorie erwiesen hat, da Männer wie Frauen tätowiert worden sind, wird seine Bedeutung in der Forschung in Anknüpfung an die Vasenbilder diskutiert, die tätowierte Thrakerinnen zeigen. Sie werden der eingangs zitierten Herodot-Stelle gegenübergestellt, indem diese einseitig auf Männer bezogen wird: die Äußerung, Tätowiert-Sein sei in Thrakien mit Ansehen verbunden gewesen (τὸ μὲν ἐστίχθαι εὐγενὲς κέκριται),[109] deuten Marija Mednikova und Despoina Tsiafakis beispielsweise als Beleg, hochgestellte Männer seien tätowiert gewesen.[110] Sie erzeugen auf diese Weise ein Scheingefecht zwischen Sach- und Schriftquellen, indem sie eine Geschlechterhierarchie auf Herodots Äußerung projizieren, die dort nicht angelegt ist. Vielmehr ist im unmittelbar vorangehenden Satz explizit vom Verhalten gegenüber den Frauen die Rede.[111] Diese Nähe kann als Hinweis gedeutet werden, dass vor allem die Frauen gemeint sind, so dass kein Widerspruch zu den Vasenbildern bestünde, sondern Schrift- und Bildquellen in die gleiche Richtung wiesen. Denn während Herodots Äußerung geschlechtsneutral formuliert ist, berichten andere Schriftzeugnisse nur von den Tattoos thrakischer Frauen.[112]

Auf dieser Quellenbasis vereindeutigt Luc Renaut die Mehrdeutigkeit der Herodot-Stelle in die andere Richtung und behauptet, nur die Thrakerinnen seien tätowiert gewesen.[113] Sie dient ihm als Beleg für die These, Tattoos seien rund um das Mittelmeer nur bei Frauen üblich gewesen. Er zieht auch entsprechende Beispiele aus dem anthropologischen Befund heran, um diese Zuschreibung als historische Konstante darzustellen.[114] Dieser Argumentation steht jedoch zum einen eine jüngst publizierte Entdeckung entgegen: mithilfe der Infrarotfotografie ist es gelungen zu belegen, dass auch Männer

108 Vgl. Hippokr. Anat. 1,2: στίγμα (*stígma*) dient der Bezeichnung kleinster Löcher in der Struktur der Lunge; Hippokr. Epid. IV 2 [= 71 Langholf 1977]: στιγματίας (*stigmatías*) charakterisiert einen Erkrankten; Hippokr. Epid. VII 83,6: *stízō* (oder σμήχω [*smḗchō*]?) wird bei der Beschreibung der Beschaffenheit einer sehr ungesunden Hautfarbe verwendet. Dies sind die einzigen Fundstellen für *stígma* bzw. *stízō* im *Corpus Hippocraticum* (vgl. Ind. Hipp. s.v.). Es handelt sich um relativ späte Schriften, die belegen, dass die Lemmata in ihrer primären Bedeutung (stechen) ebenso verwendet werden wie mit Bezug auf Tätowierungen. Da sie aber stets im Kontext der Beschreibung von Teilen des Körpers verwendet werden, kann eine therapeutische Funktion nicht abgeleitet werden.

109 Hdt. V 6,2.

110 Mednikova 2007, 57–59; Tsiafakis 2015, 96, 108, 112. Vgl. auch Bremmer 2015, 139.

111 Hdt. V 6,1.

112 Dialex. 2,13; Klearch. fr. 46 Wehrli [= Athen. XII 524c–f]. Vgl. auch Dion Chrys. 14,19.

113 Renaut 2008, 98, 110 Anm. 13–15.

114 Renaut 2008.

im alten Ägypten tätowiert gewesen sind. Eine männliche und eine weibliche Mumie, die bereits zu Beginn des 20. Jh. n. Chr. in Gebelein (Oberägypten) ausgegraben worden sind und ins frühe vierte Jahrtausend v. Chr. datiert werden, tragen diesen neuesten Erkenntnissen zufolge figürliche Tattoos.[115] Zum anderen weist schon Zimmermann in dem Aufsatz, der den Befund der Vasenbilder mit tätowierten Thrakerinnen erstmals umfassend präsentiert, die Deutung zurück, die vorliegenden Zeugnisse wiesen auf eine Begrenzung der Praxis auf das weibliche Geschlecht hin, da eindeutige schriftliche Belege dafür fehlten.[116] Dennoch betont ein Teil der Forschung, ähnlich wie Renaut, Tattoos seien ein vor allem bei Frauen verbreiteter Körperschmuck, und verknüpft diesen in der Deutung mit Schönheit, Fortpflanzung und Fruchtbarkeit.[117] Andere Beiträge beziehen das Tätowieren hauptsächlich auf Männer und scheinen etwas überrascht, dass auch Frauen Tattoos tragen.[118] Beide Forschungsrichtungen kommen zwar zu gegensätzlichen Ergebnissen, reproduzieren aber gleichermaßen traditionelle Geschlechtervorstellungen: Tattoos werden entweder Frauen zugeordnet und dann mit jenen Bereichen verbunden, die traditionell mit Weiblichkeit assoziiert (worden) sind. Oder sie betreffen die gesamte Gruppe und in der Vorstellung der Forschenden in erster Linie Männer, deren Tattoos jedoch nicht in spezifischer Weise an ihre Männlichkeit gebunden werden.

Der Androzentrismus der Quellen und der Forschung sowie ihre Orientierung an traditionellen Geschlechterstereotypen behindern eine differenzierte Auseinandersetzung mit dem Befund. Da einige Quellenzeugnisse die Tattoos relativ deutlich vor allem mit den Thrakerinnen verbinden, ist von einer allzu leichtfertigen Übertragung auf ihre Männer abzusehen. Eine solche geschlechtsspezifische Ausübung dieser Praxis würde sie aber deutlich von den weiter nördlich des Schwarzen Meeres lebenden Nomaden unterscheiden, die mitunter mit den antiken Skythen identifiziert werden und für die Tätowierungen bei Männern wie Frauen über verschiedene Gesellschaftsschichten hinweg archäologisch belegt sind. Ob die Griechen eine solche Differenzierung tatsächlich wahrgenommen und entsprechend überliefert haben, ist aufgrund des begrenzten Quellenmaterials jedoch nicht endgültig zu entscheiden. Hervorzuheben bleibt, dass Tattoos in den untersuchten Quellen geschlechtsunabhängig mit dem Status von Fremden und Unfreien assoziiert worden sind.

115 Friedman 2017, 12–17; Friedman et al. 2018.

116 Zimmermann 1980, 165f, 187.

117 Blakolmer 2004/2005, 65. Vgl. z. B. Dölger 1930a, 112, der die Tätowierungen der Thrakerinnen als Schmuck deutet. Vgl. auch Fletcher 2005, 12 zum ägyptischen Befund.

118 Vgl. z. B. Mednikova 2007, 58; Tsiafakis 2015, 96f.

Verletzen

Dikaiopolis:
Ich will ihn selbst prüfen.
Du sieh mir ins Gesicht, und lüge nicht!
Sonst färb ich dir das Leder sardisch rot.[1]

In Aristophanes' *Acharnenses* bedroht der Protagonist auf diese Weise die Gesandten des persischen Großkönigs, die nach Athen gekommen sind, und wenig später äußert sich der Chor ihm gegenüber in ähnlicher Weise: er solle geschlagen werden, bis er ein rotes Kleid (φοινικίς) trage.[2] Es ist sicher kein Zufall, dass beide Metaphern auf einen Ort (Sardeis) bzw. eine Region (Phönizien) außerhalb Griechenlands verweisen. Sie implizieren, die Strafe solle so hart sein, dass die Geschlagenen Fremden ähnlich sehen, die außerdem mit kostbaren Luxusgütern wie gefärbten Stoffen assoziiert werden. Da Herodot beispielsweise solche Züchtigungen eng mit den Persern und anderen Barbaren verbindet, zielen die zitierten Metaphern wohl in erster Linie auf die fremden Praktiken – sei es Textilverarbeitung oder die Bestrafung von Untergebenen – und nicht auf ein spezifisches Aussehen. Die Haut wird als Objekt, das seine Farbe verändert, in diesen Äußerungen zwar nicht benannt, Aristophanes verweist aber an anderen Stellen, an denen Verletzungen thematisiert werden, explizit auf sie. So verwerfen die Sklaven des Demos zu Beginn der *Equites* ihre Fluchtpläne, weil sie um ihre Haut (δέρμα) fürchten. Im Verlauf der Auseinandersetzung um das Recht, die Eltern zu prügeln, meint der Chor der *Nubes*, die Haut (δέρμα) der Alten werde bald keinen Wert mehr haben, wenn Pheidippides den Wettstreit gewinne.[3] Diese Beispiele aus der Dichtung rufen die Haut zeichenhaft als Ziel der Bestrafung auf, an dem auch die Folgen der Züchtigung sichtbar werden, und heben auf diese Weise die enge Verbindung des Körperäußeren mit Strafen hervor.

Außerdem wird das primäre Einwirken von Verletzungen auf die Haut in der Tragödie in einer metaphorischen Formulierung reflektiert. In Sophokles' *Aias* warnt der Chorführer Tekmessa vor der schlimmen Weissagung des Sehers Kalchas, weil sie tief in die Haut schneide (ξυρεῖ γὰρ ἐν χρῷ).[4] Diese Äußerung überträgt den Schmerz, den Verletzungen beim Rasieren hervorrufen, auf menschliche Gefühle, um die tiefe emotionale Erschütterung auszudrücken, die der Tod ihres Sohnes Ajax bei ihr auslösen werde.

1 Aristoph. Ach. 110–112 (Ü L. Seeger, modifiziert): ἐγὼ δὲ βασανιῶ τοῦτον μόνος. / ἄγε δὴ σύ, φράσον ἐμοὶ σαφῶς πρὸς τουτονί, / ἵνα μή σε βάψω βάμμα Σαρδιανικόν· [...].

2 Aristoph. Ach. 318–320.

3 Aristoph. Equ. 27f; Nub. 1393–1396. Vgl. auch Aristoph. Pax 746; Vesp. 428f.1292–1296.

4 Soph. Ai. 786.

Sophokles variiert hier die schon bei Homer bezeugte Metapher, dass etwas ‚auf Messers Schneide' stehe.[5]

Solche Verletzungen der Haut werden in diesem Kapitel ebenso untersucht wie andere Formen der Gewaltanwendung, die auf Haut und Haar wirken. Die Versorgung von Wunden mit Verbänden und anderen Methoden, die äußerlich ansetzen, ist bereits im Abschnitt *Äußerliche Anwendungen im* Corpus Hippocraticum[6] bearbeitet worden. Nun stehen aber die verschiedenen Umstände im Zentrum, unter denen Menschen sich verletzen oder verletzt werden. Dabei wird ein breites Spektrum abgedeckt: zunächst selbst oder zumindest weitgehend selbstbestimmt ausgeübte Praktiken – wie zur medizinischen Behandlung oder in Ritualen; anschließend Situationen, in denen Verwundungen kaum zu vermeiden sind – wie im Krieg; sodann jene Fälle, in denen (Androhungen von) Verletzungen als Zwangsmittel eingesetzt werden. In diesem Kontext ist abschließend die Bedeutung des Peitschens zu diskutieren, das im klassischen Griechenland zum einen den Umgang mit Unfreien bestimmt und zum anderen als *die* persische Strafmethode schlechthin dargestellt worden ist.

Invasive Praktiken bei der Behandlung von Krankheiten

Verletzungen sind dem Autor von *De morbis I* zufolge eine äußere Krankheitsursache.[7] Sie werden auch durch pathologische Körperausscheidungen hervorgerufen, die so scharf sind, dass sie die Haut, die von ihnen berührt wird, zerfressen oder anderweitig verwunden.[8] Außerdem empfehlen die hippokratischen Autoren verschiedene Therapieformen, die sich nicht darauf beschränken, unmittelbar auf die Haut zu wirken, sondern sie auch verletzen:

> Was Arzneien nicht heilen, heilt das Eisen [Messer]; was das Eisen nicht heilt, heilt das Feuer, was das Feuer nicht heilt, das muß für unheilbar gelten.[9]

Dieser bekannte Aphorismus unterstreicht die Zusammengehörigkeit verschiedener Methoden, Krankheiten zu behandeln, über deren Einsatz je nach Indikation entschieden wird. Im Gegensatz zu den *phármaka*, die über die Einnahme von Wirkstoffen hauptsächlich innerlich angewendet werden, setzen Schneiden (τέμνω) und Brennen (καίω) zunächst äußerlich an. Dabei wird aber mitunter tief in den Körper eingedrungen, so dass auf diese Weise über den Zugriffspunkt auf der Haut weit hinausreichende Wirkungen

5 Hom. Il. X 173. Vgl. z. B. auch Aischyl. Choeph. 883; Eur. Herc. 630; Hdt. VI 11,2; Soph. Ant. 996. Vgl. auch Finglass 2011, 368. Wilamowitz 1959 [1895], 141f erläutert die Entstehung der Redensart.

6 S. oben S. 136–141.

7 Hippokr. Morb. I 2 [Wittern 1974, p. 6 l. 5–7].

8 Hippokr. Mul. II 12.67 [= 121.176 Littré VIII p. 262; 358]; VM 19,1.

9 Hippokr. Aph. VII 87 (Ü G. Sticker): ὁκόσα φάρμακα οὐκ ἰῆται, σίδηρος ἰῆται· ὅσα σίδηρος οὐκ ἰῆται, πῦρ ἰῆται· ὅσα δὲ πῦρ οὐκ ἰῆται, ταῦτα χρὴ νομίζειν ἀνίατα.

im Körperinneren erzielt werden. Die Vorbereitungen für die Behandlung innerer Vereiterungen in *De morbis III* und die wichtige Rolle, die die Haut dabei spielt, sind bereits im ersten Teil bei der Konzeptualisierung des Zwischen_Raumes ausführlich besprochen worden und veranschaulichen den invasiven Charakter der Methoden.[10] Dem zitierten Aphorismus zufolge kommen Schneiden und Brennen zum Einsatz, wenn die Wirkung der *phármaka* erschöpft ist: zunächst wird das Schneiden empfohlen und erst zuletzt das Brennen. Diese Methode wird durch die Nennung am Ende der Klimax, die nur noch durch den Tod oder lebenslanges Siechtum übertroffen wird, als stärkste der genannten Therapieformen markiert.[11] Sie trifft jedoch nicht nur die Krankheit, sondern schwächt auch die Erkrankten in höherem Maße, so dass die konkrete Beobachtung der Symptome und weiterer Umstände erforderlich ist, um eine fachkundige Entscheidung zu treffen.

Dass Brennen keineswegs als Allheilmittel, sondern eher als letztes Mittel zu verstehen ist, zeigt sich nicht nur in dem Aphorismus, sondern auch in Durchführungshinweisen, wann und wie Schneiden und Brennen angewendet werden sollten. In diesen über verschiedene Schriften verteilten Erläuterungen erscheinen sie als sehr gängige Methoden, die neben dem Fachwissen vor allem der handwerklichen Geschicklichkeit und Übung bedürfen.[12] In diesen konkreten Fällen werden Schneiden[13] und Brennen[14] zwar differenziert empfohlen, oft werden sie aber auch gemeinsam als Alternativen genannt,[15] so dass es der ärztlichen Expertise obliegt, im Einzelfall zu entscheiden, welches von beiden angewendet werden soll. Die genauen technischen Beschreibungen in den chirurgischen Schriften erwecken den Eindruck, als sei das Brennen eine zwar starke aber beherrschbare Behandlungsmethode. In *De affectionibus interioribus* hingegen wird immer wieder deutlich, dass der Autor das Brennen als Glückssache ansieht: wer mit *týchē* – hier ‚Glück', nicht ‚blinder Zufall' oder ‚rätselhaftes Schicksal' – brenne, der heile, aber wem sie fehle,

10 Hippokr. Morb. III 16,20–22. Vgl. dazu oben S. 78–80. Vgl. auch Hippokr. Morb. II 47,4 (Schneiden als invasive Methode); Hippokr. Loc. Hom. 40; Vid. Ac. 3,1f (Brennen von Adern, die zwar direkt unter der Haut liegen, aber dennoch als Teile des Körperinneren anzusehen sind); Hippokr. Haem. 2; 3,1; 6 (Schneiden und Brennen des Mastdarms bei Hämorrhoiden, für das über den After als natürliche Körperöffnung in den Körper eingedrungen wird); Hippokr. Aff. 2.31; Morb. II 12,6; 55,5; Vid. Ac. 1,1f (konkrete Indikationen für das Ausbrennen von Adern).

11 Vgl. z. B. auch Hippokr. Art. 40, wo wie in dem Aphorismus empfohlen wird, erst zu schneiden und bei einer Verschlimmerung zu brennen. Vgl. auch Samama 2014 zum Schneiden und Brennen im Mythos: um die Hydra zu töten, reicht es nicht aus, dass Herakles ihre Köpfe abschneidet, sondern sie müssen ausgebrannt werden. Auch hier zeigt sich das Brennen also als stärkere der Maßnahmen.

12 Hippokr. Art. 11.50; Loc. Hom. 13,5; Medic. 5f; Morb. I 6 [Wittern 1974, p. 16 l. 11f.17f]; 10 [Wittern 1974, p. 26 l. 2–5]; Morb. II 13,5; 47b2; Morb. III 16,20–22. Vgl. auch Radeke 1990, 144, der sich entsprechend über die Bedeutung des Brennens in Hippokr. Int. äußert.

13 Z. B. Hippokr. Epid. VI 7,4; Loc. Hom. 25,1; Morb. II 13,5; 18,2; 61,3; Ulc. 8,2; 10,4; 24,2. Vgl. z. B. auch Hippokr. VC 13f zum Schneiden bei der Diagnose: bei Kopfwunden wird explorativ in die Kopfhaut geschnitten, um den verletzten Knochen untersuchen zu können.

14 Hippokr. Aff. 29; Aph. VI 60; Art. 11.50; Epid. VI 7,4; Morb. II 54,4; 55,7; 62,3.

15 Z. B. Hippokr. Aph. VI 27; Art. 12.40.62; Epid. VI 6,3; 7,4; Int. 3.9; Morb. II 31,2. Vgl. auch Dumortier 1975, 47f zur Verbreitung dieser Formel. Jouanna 1999, 19f Anm. 25 nennt alle Belegstellen, an denen Schneiden und Brennen gemeinsam benannt werden.

dessen Patienten stürben, wenn nicht etwas anderes helfe.[16] Diese Äußerungen veranschaulichen das Selbstverständnis der Medizin als *téchnē*, die sowohl auf theoretischem Wissen als auch auf der praktischen Fähigkeit beruht, die verschiedenen Behandlungsweisen korrekt auszuführen. Schneiden und Brennen werden auf diese Weise als chirurgische Behandlungsweisen (χειρουργία)[17] dargestellt, die ein Arzt zu beherrschen habe. Allerdings werden sie, anders als der Aphorismus und diese Ausführungen vermuten lassen, in anderen hippokratischen Schriften überhaupt nicht erwähnt.[18] Außerdem ist ihr Einsatz nicht in allen Fällen ratsam[19] und sollte aufgrund der Gefahren nur nach reiflicher Abwägung der Risiken und eines möglichen Nutzens erfolgen.[20]

Die beiden Behandlungsmethoden treten auch außerhalb des *Corpus Hippocraticum* gemeinsam auf.[21] So wird in den pseudoaristotelischen *Problemata* empfohlen, je nach Indikation zu entscheiden, ob zu schneiden oder zu brennen sei,[22] und in Aischylos' *Agamemnon* verkündet der Protagonist bei seiner Ankunft in Argos, er werde für den Einsatz von Arzneien und Heilmitteln eintreten, und betont, dass dies auch das Schneiden oder Brennen (καίω ἤ τέμνω) umfasse.[23] Diese Therapieformen, die in den medizinischen Schriften häufig gemeinsam betrachtet werden und breiten Raum einnehmen, werden also auch in der Dichtung als Paar gefasst und dadurch besonders hervorgehoben. Aischylos erwähnt sie als typische Behandlungsweisen, natürlich ohne konkrete Fälle zu besprechen, in denen ein Arzt zu entscheiden hätte, welche Methode die passende ist. Ähnlich wie die allgemeinen Behandlungshinweise benennt er deshalb beide Möglichkeiten, während konkrete Einzelerkrankungen letztlich nur mit einer von beiden Methoden zur gleichen Zeit behandelt werden können und die hippokratischen Schriften entsprechend auch solche Fälle beinhalten. Schneiden und Brennen werden aber auch außerhalb des medizinischen Schriftgutes nicht in jedem Fall gemeinsam benannt. Pindar und Sophokles assoziieren beispielsweise die Heilkunst und das Schneiden, ohne das Brennen einzubeziehen.[24] Herodot hingegen berichtet, bei den Nomaden unter den Libyern sei es üblich, die Adern am Kopf zu brennen, um einen übermäßigen Fluss des Schleims vom Kopf in den Rest des Körpers zu vermeiden.[25]

In der hippokratischen Schrift *Über die Umwelt* wird den ebenfalls nomadisch lebenden Skythen eine ähnliche Praxis zugeschrieben: um Geschwüre an der Hüfte zu heilen,

16 Z. B. Hippokr. Int. 28.32.
17 Vgl. Hippokr. Medic. 5.
18 Vgl. Ind. Hipp. s.v. καίω (*kaíō*), τάμνω (*támnō*) und τομή (*tomḗ*).
19 Z. B. Hippokr. Art. 12.62.
20 Hippokr. Loc. Hom. 24,2. Vgl. z. B. auch Hippokr. Ulc. 24,4; 25,1 zu Entzündungen und Geschwüren als mögliche Folge des Schneidens.
21 Vgl. auch Jouanna 1999, 14–16 zum Schneiden und Brennen als literarischem Topos bei der Darstellung medizinischer Behandlungen.
22 Aristot. probl. I 30. Vgl. auch Aristot. probl. I 34f zum Schneiden und Brennen.
23 Aischyl. Ag. 848–850.
24 Pind. P. 3,53; Soph. Ai. 581f.
25 Hdt. IV 187,2.

schnitten (τέμνω) sie die Adern hinter den Ohren auf.[26] Außerdem berichtet der Autor, ihre Schultern, Arme, Handwurzeln, Brüste und Hüften seien gebrannt (καίω) worden, um der auf ihrer Lebensweise und den klimatischen Bedingungen beruhenden übermäßigen Feuchtigkeit und Schlaffheit ihrer Körper entgegenzuwirken und ihre Kampfkraft zu stärken.[27] Implizit eingeschrieben ist dieser Argumentation die Assoziation feuchter und schlaffer Konstitutionen mit Weiblichkeit, die in der griechischen Vorstellung mit einem Mangel an – männlich konnotierter – kämpferischer Kraft einhergeht.[28] Da Männern im Rahmen der Qualitätenlehre eine trockenere Konstitution zugeschrieben wird als Frauen, deutet der Autor die von ihm als Brandzeichen gelesenen Male an den Körpern der nomadischen Skythen im Rahmen der eigenen medizinischen Vorstellungen als Mittel, ihre Körper trockener und auf diese Weise männlicher und kampffähiger zu machen. Ähnlich ist der Bericht über das Schneiden der Adern bzw. den Aderlass hinter den Ohren einzuordnen: auch diese Praxis wird im Rahmen der griechischen medizinischen Vorstellungen gedeutet und diese Interpretation insofern auf den skythischen Kontext projiziert. Vor diesem Hintergrund kann Herodots Äußerung über die Libyer zwar als weiterer Beleg für die Verbreitung des Wissens über ärztliches Handeln außerhalb der medizinischen Schriften gelesen werden, ist aber wohl ebenfalls weniger als Bericht über die libyschen Vorstellungen zu verstehen, sondern ein weiteres Zeugnis für die Übertragung griechischer Konzepte[29] auf die Sitten fremder Völker, über die Herodot berichtet.

Auffällig ist jedoch einerseits, dass verschiedenen nomadisch lebenden Gruppen gattungsübergreifend das Brennen als kulturelle Praxis zugeschrieben wird und dass andererseits sowohl für das nördliche Afrika als für das Gebiet nördlich des Schwarzen Meeres anthropologische Parallelbefunde vorliegen, die die beschriebenen oder ähnliche Praktiken belegen. Denn Corcella zufolge sind Kauterisierungen auch noch für die Moderne in ganz Nordafrika bezeugt, allerdings eher mit magischem als therapeutischem Wert.[30] Wie im Kapitel über das *Tätowieren* vorgeschlagen,[31] können die vom hippokratischen Autor als Brandmale verstandenen Zeichen auf den Körpern der Skythen als Hinweis auf

26 Hippokr. Aer. 22,5. Vgl. auch Grundmann 2016b zur effeminierenden Wirkung dieser Behandlung.

27 Hippokr. Aer. 20,1. Vgl. auch Lieber 1996, 455; Liewert 2015, 22, 160; West 1999, 19f zur Deutung dieser Stelle als Kauterisierung.

28 Hippokr. Vict. I 33f. Vgl. auch die den Sauromatinnen zugeschriebene Praxis des Ausbrennens der rechten Brust junger Mädchen zur Stärkung des rechten Arms und der rechten Schulter für den Kampf (Hippokr. Aer. 17,2f; vgl. Mayor 2014, 92–94 zur Einordnung der Stelle in den Amazonenmythos).

29 Vgl. z. B. Hippokr. Aer. 3,4; 10,6; Morb. Sacr. 5f zum vom Kopf ausgehenden Fluss des Phlegmas. Vgl. zur Rolle des Phlegmas in verschiedenen hippokratischen Versionen der Säftelehre auch Lonie 1981, 277–279, die außerdem auch auf Hdt. IV 187,2 und den dort feststellbaren Wissenstransfer hinweist.

30 Corcella 2007, 710.

31 Vgl. oben S. 289–291; vgl. aber. z. B. die Übersetzungen von Hippokr. Aer. 20,1 bei Diller 1994; Schubert / Leschhorn 2006. Im Gegensatz zu dieser Lesart gehe ich jedoch davon aus, dass der Autor – der medizinischen Terminologie entsprechend – mit καίω (*kaíō*) tatsächlich Kauterisierungen bezeichnen möchte, aber aufgrund von Sprachbarrieren und / oder der Projektion eigener Konzepte möglicherweise vorhandene Tätowierungen als Brandmarkungen missdeutet.

die anthropologisch belegte Praxis des Tätowierens gedeutet werden, so dass die griechischen Quellenzeugnisse zwar möglicherweise tatsächlich ausgeübte Praktiken reflektieren, jedoch offensichtlich wird, dass sie sie so stark mit den eigenen Erklärungsmustern und Vorstellungswelten verflechten, dass ohne verlässliche Parallelbefunde die Dichtung kaum von der Wahrheit zu trennen ist.

Eine Sonderform des Schneidens ist der Aderlass (φλεβοτομία), der der Humoralphysiologie entsprechend mit dem Ziel eingesetzt wird, durch gelenkten Blutverlust das Säftegleichgewicht im Körper wiederherzustellen. Dabei wird die Haut verletzt und ein Blutgefäß geöffnet, damit Blut austritt.[32] Der Aderlass wird im *Corpus Hippocraticum* nur bei schweren Krankheiten, quasi als eines der letzten Mittel, angewendet[33] und ist insofern zwar nicht bestimmend für die Behandlung von Krankheiten, aber dennoch selbstverständlicher Teil der humoralpathologischen Therapie.[34] Dies zeigt sich beispielsweise anhand von Hinweisen, wann er unterbleiben solle oder keine Heilung bringe.[35]

Auch das Schröpfen wirkt auf die Haut ein, um das Körperinnere zu beeinflussen. Dafür wird der Schröpfkopf auf die Körperoberfläche gesetzt, bei der Beschreibung dieses Vorganges wird die Rolle der Haut jedoch nicht explizit reflektiert.[36] Vielmehr solle die Kraft des Schröpfkopfes sogar durch das Fleisch dringen, um die schlechten Säfte aus tiefer liegenden Körperschichten so nah und so konzentriert wie möglich an die (Haut-) Oberfläche zu ziehen. Schröpfen wird bei verschiedensten Leiden empfohlen,[37] bei Wir-

32 Hippokr. Nat. Hom. 11; Oss. 9,1f.6 beschreiben den Verlauf der wichtigsten Adern im Körper und geben Hinweise, wo der Aderlass in verschiedenen Fällen durchzuführen sei. Vgl. auch Hippokr. Acut. 22,1f für eine konkrete Anleitung zum Aderlass; Hippokr. Loc. Hom. 3,6 zum Verlauf der Ader, die bei Milzleiden zu schneiden ist; Diog. Apoll. fr. 22B40–42 Gemelli [= 64 B6 DK = Arist. Hist. anim. 511b30], der auf kleinere Adern hinweist, die bei Schmerzen unter der Haut zu öffnen seien.

33 Vgl. auch Golder 2007, 179f, der das Schröpfen, den Aderlass und das Brennen von Adern gemeinsam betrachtet und betont, dass invasive Methoden in der hippokratischen Medizin nur als *ultima ratio* eingesetzt worden seien.

34 Vgl. seinen Einsatz bei verschiedensten Beschwerden: Hippokr. Aph. V 68; Aph. VI 22.31; Aph. VII 46; Epid. VI 1,5; 2,13 (Schmerzbehandlung); Hippokr. Art. 50 (Verletzungen); Hippokr. Epid. II 5,4 (Stillen des Blutflusses); Hippokr. Epid. II 5,5.10 (innere Erkrankungen); Hippokr. Epid. II 5,4.7; 6,12; Epid. IV 61 [= 310 Langholf 1977]; Epid. VI 2,1; 5,15 (Leiden am Kopf); Hippokr. Epid. II 1,7 (Krampfadern); Hippokr. Mul. I 38.77 [Littré VIII 94; 172]; Mul. III 29 [= 241 Littré VIII p. 456] (Förderung des Lochialflusses, der Geburt, der Fruchtbarkeit; vgl. auch Hippokr. Aph. V 31, wo auf die Gefahr eines Abortes hingewiesen wird).

35 Z. B. Hippokr. Epid. II 2,22; Epid. VI 7,1; Mul. III 20 [= 232 Littré VIII p. 446].

36 Vgl. z. B. Hippokr. Medic. 7.

37 Z. B. Hippokr. Morb. II 26,2 (Gehirnentzündung infolge von Knochenfraß); Hippokr. Epid. II 6,16; Vid. Ac. 9,1; (epidemisch auftretende Augenentzündungen); Hippokr. Epid. II 6,24 (starke Ohrenschmerzen); Hippokr. Aff. 4 (vergrößertes Zäpfchen am Hinterkopf); Hippokr. Morb. II 27,2 (Angina); Hippokr. Morb. II 55,5 (Erysipel in der Lunge); Hippokr. Int. 41.51 (verschiedene Arten von Typhus); Hippokr. Epid. IV 20 [= 146 Langholf 1977] (Galleabsonderung); Hippokr. Epid. IV 20 [= 147 Langholf 1977] (Stürze); Hippokr. Aph. V 50 (Hemmung der Menstruation); Hippokr. Mul. II 35 [= 144 Littré VIII p. 318]; Mul. III 36 [= 248 Littré VIII p. 462]; Nat. Mul. 5,6 (bei einem Prolaps des Uterus Schröpfen an der Hüfte); Hippokr. Mul. II 1 [= 110 Littré VIII

belverletzungen wird hingegen davon abgeraten.[38] Außerdem ist abgesehen von wenigen Ausnahmen darauf zu achten, nicht an Stellen zu schneiden, an denen der Schröpfkopf angesetzt worden ist.[39]

Die invasiven Behandlungsmethoden Schröpfen, Aderlass, Schneiden und Brennen nehmen in der Praxis der hippokratischen Ärzte einen wichtigen Platz ein und stehen gleichberechtigt neben anderen Therapieformen. Welches Vorgehen empfohlen wird, hängt sowohl von den konkreten Leiden ab als auch von der jeweiligen inhaltlichen Ausrichtung der unterschiedlichen Schriften. Die hier betrachteten Methoden verwunden die Haut, um einen Beitrag zur Genesung von einer Erkrankung zu leisten. Eine andere Motivation, Verletzungen auf sich zu nehmen, bieten Kult und Ritual, die im nächsten Abschnitt betrachtet werden.

Kult und Ritual

Neben der Haarschur, die bereits im Kapitel *Schneiden und Frisieren der Haare* als Trauergeste behandelt worden ist,[40] werden in den überlieferten Tragödien im Trauerfall weitere auf Haut und Haar gerichtete Praktiken dargestellt, die mit Schmerzen verbunden sind. Zwar wird dieser Aspekt nicht explizit reflektiert, ist jedoch in der Ausübung dieser Trauerriten implizit enthalten: Griechinnen und Griechen, Perser, Phönikerinnen und Troerinnen schlagen sich selbst;[41] Griechen und Perser sowie Griechinnen raufen sich die Haare;[42] aber ausschließlich Frauen, seien sie griechischer oder trojanischer Herkunft, zerkratzen sich die Wangen.[43] Diese Praktiken werden von Frauen auch aus Furcht um das eigene Schicksal bzw. in Erwartung großer Verluste ausgeführt.[44] Die Selbstverletzung im Trauerritual ist also den Tragödien zufolge unabhängig von der Herkunft und insbesondere auch unter den griechischen Helden und Heldinnen verbreitet.

Die Kommentare diskutieren jedoch insbesondere das in den Tragödien ausschließlich Frauen zugeschriebene Zerkratzen der Wangen und betonen, dass diese Trauergeste

---

p. 236] (weißer Fluss); Hippokr. Mul. III 21 [= 233 Littré VIII p. 448] (Molenschwangerschaft). Die Praxis wird auch in anderen Gattungen benannt, allerdings mit anderem Vokabular (vgl. z. B. Aristoph. Lys. 443f; Pax 541f: κύαθος).

38 Hippokr. Art. 48.

39 Z. B. Hippokr. Loc. Hom. 12,1; 22,2. Vgl. auch Hippokr. Medic. 7.

40 Vgl. oben S. 242–248.

41 Eur. Hel. 372; Suppl. 87; Soph. Ai. 631f; Oid. K. 1609 (Griechinnen); Eur. Andr. 1210f (Griechen); Aischyl. Pers. 1053f (Perser); Eur. Phoen. 1351 (Phönikerinnen); Eur. Tro. 279f.794 (Troerinnen).

42 Eur. Andr. 1209 (Griechen); Aischyl. Pers. 1056f (Perser); Eur. Phoen. 1524f; Soph. Ai. 634 (Griechinnen). Vgl. auch oben S. 246f zum Haareraufen.

43 Aischyl. Choeph. 24f; Eur. El. 147; Hel. 373f.1089; Suppl. 49–51.76f. Vgl. auch Alexion 2002 [1975], 5–10 einführend zu den Trauerriten.

44 Aischyl. Suppl. 69–72; Eur. Andr. 826f; Or. 961–963.

durch ein Solon zugeschriebenes Gesetz verboten gewesen sei, das Plutarch überliefert.[45] Dieses Gesetz wird in der Forschung als explizite Einschränkung der weiblichen Präsenz in der *pólis* gewertet oder anderen politischen Zwecken zugeordnet.[46] Da Aischylos beispielsweise betont, wie zart die Wangen der Danaiden seien, die diese sich zerkratzten, und die Perser ihre Bärte, die die Wangen bedecken, zerraufen lässt, ist eine solche geschlechtsspezifische Konnotation der Praktiken naheliegend.[47] Im Gegensatz zum Zerkratzen der Wangen sind das Haareraufen und das Schlagen gegen den Kopf oder die Brust den Tragödien zufolge nicht nur kultur-, sondern auch geschlechtsübergreifend praktiziert worden und außerdem nicht von der solonischen Reglementierung des Traueraufwandes betroffen. Die Kommentare heben jedoch dieses Verbot hervor und setzen voraus, dass es auch zur Aufführungszeit der Tragödien gegolten habe. Auf diese Weise implizieren sie, auf der Bühne seien Praktiken dargestellt oder zumindest angesprochen worden, die zwar in der klassischen Zeit obsolet, aber typisch für die Heroenzeit gewesen seien und deshalb Eingang in die Darstellungen der Mythen gefunden hätten. Da das Zerkratzen der Wangen aber bei Homer keineswegs eine der zentralen Trauergesten darstellt,[48] ist eine Deutung als Tradierung älterer, nicht mehr ausgeübter Praktiken wenig überzeugend.

Angesichts vieler gesetzlicher Verbote, die regelmäßig übertreten und in den Tragödien dargestellt worden sind, kann jedoch nicht ohne Weiteres davon ausgegangen werden, dass trauernde Athenerinnen sich in der klassischen Zeit *nicht* die Wangen zerkratzt haben. Insofern ist es auffällig, dass gerade dieses Verbot immer wieder normativ in moderne Interpretationen eingebracht wird, während die Strafbarkeit anderer Vergehen weder die Dichtung davon abhält, sie zu thematisieren, noch angesichts der überlieferten Gerichtsreden, die solche Fälle behandeln, beispielsweise argumentiert werden könnte, Morde seien unterblieben, weil sie verboten gewesen seien. Wie Schmitz herausarbeitet, ist die Trauergesetzgebung eher als Kodifizierung sozialer Normen zu verstehen, deren Übertretung nicht notwendigerweise bestraft worden ist.[49] Auf das Zerkratzen der Wangen übertragen, bedeutet die gängige Interpretation des Befundes allerdings, dass es in klassischer Zeit längst als übertriebene Trauergeste angesehen worden wäre, aber die tragische Dichtung es dennoch als in alter Zeit üblichen Brauch aufgegriffen hätte. Dies ist zwar vorstellbar, aber aufgrund der fehlenden Sanktionierung ist es ebenso möglich, dass die Reglementierung des weiblichen Trauerverhaltens zwar als Ziel verfolgt, aber nicht

45 Plut. Solon 21,6. Vgl. z. B. Allan 2008, 263; Cropp 1988, 109; Denniston 1939, 67; Garvie 1986, 56. Vgl. auch Cic. leg. II 59.64. Engels betont, das Zerkratzen der Wangen habe neben anderen „übersteigerte[n] Trauerformen dem durch die *pólis* geforderten zurückhaltenden Verhalten der bürgerlichen Frauen in der Öffentlichkeit erheblich" (Engels 1998, 86) widersprochen.

46 Z. B. Engels 1998, 45–47, 109f; Loraux 1992; Wagner-Hasel 2000b (Beschränkung der weiblichen Trauer). Vgl. auch Schmitz 2004, 169–173 zur politischen Deutung der Gesetze in der Forschung.

47 Aischyl. Suppl. 71f; Pers. 1056. Vgl. auch Hippokr. Epid. III 17,15; Epid. VII 53,1 zur Assoziation des Kratzens mit Frauen (die Patientinnen verletzen sich auf diese Weise selbst); Engels 1998, 86 zu Bildzeugnissen, die als Belege für das Zerkratzen der Wangen gedeutet werden können.

48 Denniston 1939, 67. Vgl. aber Mau, der von einer Kontinuität der Bestattungsbräuche seit der „Zeit der homerischen Gedichte" (Mau 1897b, 334) ausgeht.

49 Schmitz 2004, 166–189.

im vollen Umfang durchgesetzt worden ist.[50] So weist Christine Schnurr-Redford darauf hin, dass die Athenerinnen die Begrenzung der Totenklage durch die von Plutarch überlieferten Gesetze bis ins 4. Jh. v. Chr. unterlaufen hätten und wohl deshalb das Amt der *gynaikonómoi* geschaffen worden sei, um die Frauen einer stärkeren Kontrolle zu unterwerfen.[51] Davon auszugehen, das Verbot, die Wangen zu zerkratzen, sei umstandslos befolgt worden, geht hingegen von sehr fügsamen Bürgerinnen aus, die widerstandslos und abweichend von etablierten familiären Verhaltensnormen auf die Totenklage verzichtet hätten, obwohl diese Situation idealtypisch zu den wenigen Betätigungsfeldern gehört hat, bei denen sie öffentlich aufgetreten sind.[52] Insofern haben die alten Trauerriten möglicherweise qualitativ gleichbleibend, aber in verringerter Quantität weiterbestanden, ohne dass dies im Quellenbefund hervorgetreten ist. In diesem Fall hätten die Tragödien verbreitete, aber nicht mehr exzessiv betriebene Praktiken auf die Bühne gebracht. Die Zweifel an einer vollständigen Zurückdrängung dieser Trauergeste sind auch deshalb berechtigt, weil Plutarch seine Solonvita erst im 2. Jh. n. Chr. verfasst hat, so dass zumindest fraglich ist, ob das von ihm als ‚solonisch' überlieferte Gesetz im 5. Jh. v. Chr. oder gar darüber hinaus tatsächlich noch Bestand gehabt hat.[53] Einmal mehr steht die schwierige Quellenlage der eindeutigen Entscheidung einer Frage entgegen: ob das Zerkratzen der Wangen auch im klassischen Athen noch üblich gewesen ist oder nicht, muss offen bleiben. Die Äußerungen in den untersuchten Quellen und ihre hier vorgeschlagene Deutung lassen es aber zumindest zweifelhaft erscheinen, ob das solonische Verbot bestanden hat und durchgesetzt worden ist.

Denn die in den Tragödien beschriebenen Trauergesten sind im zeitgenössischen Griechenland durchaus verbreitet gewesen, wie sich exemplarisch in Herodots Schilderung des lakedaimonischen Totenritus für einen verstorbenen König zeigt: Männer und Frauen versammeln sich, schlagen sich selbst und schreien klagend. Außerdem wird das Zerkratzen der Wangen in einem nicht aufgelösten Orakel für Argos aufgerufen, in dem es heißt, viele Argeierinnen zerkratzten sich dereinst die Wangen, wenn das Weibliche das Männliche besiegt haben werde.[54] Doch diese Trauergesten sind – wie schon die Tragödien andeuten – nicht auf Griechenland begrenzt. So schlagen sich die Ägypter und Ägypterinnen, während es in Skythien unter anderem üblich ist, sich das Gesicht zu zerkratzen oder sich Schnittverletzungen beizubringen.[55] Selbstverletzungen im Trauerritus sind also sowohl in der Dichtung als auch in der Geschichtsschreibung belegt und den

50 Vgl. auch Schmitz 2004, 157, der betont, dass ein gewisser Spielraum bei der Einhaltung dieser Regeln bestanden habe und Gerichtsreden zu solchen Vergehen fehlten.

51 Schnurr-Redford 1996, 196.

52 Vgl. z. B. Lys. 1,8.20; Goff 2004, 31–34, 261–264 einführend zur Darstellung der weiblichen Beteiligung an den Trauerriten und der Totenklage in den Quellen und Bildzeugnissen.

53 Vgl. aber Engels 1998, 79, der die breite Überlieferung einer solonischen Tradition in späteren Quellen stärker gewichtet als das Schweigen der aristotelischen Schrift *Athenaíon politeía*.

54 Hdt. VI 58,3; 77,2.

55 Hdt. II 85,1; IV 71,2.

untersuchten Quellenzeugnissen zufolge in Griechenland, Persien, Ägypten und Skythien verbreitet gewesen.

Außerdem berichtet Herodot von gewalttätigen Auseinandersetzungen in nordafrikanischen Kulten.[56] So schildert er etwas befremdet die Feierlichkeiten zu Ehren der Isis in Busiris: nach dem Opfer schlagen sich alle gegenseitig – Männer wie Frauen.[57] Die Karer jedoch, die in Ägypten leben, gehen noch weiter:

> [...] denn sie zerschneiden sich das Gesicht mit Messern, und daran erkennt man, daß sie Fremde sind und keine Ägypter.[58]

Während die Ägypter und Ägypterinnen einander am ganzen Körper schlagen, bringen die Karer sich selbst mit Messern langfristig sichtbare Wunden bei. Schnitte im Gesicht bilden nicht nur Narben, sie sind auch stets zu sehen und werden nicht von der Kleidung verdeckt. Die Haut wird hier zwar ebenfalls nicht benannt, wohl aber die Praktiken, die auf sie einwirken. Ähnlich wie im Verhältnis von Fremden und Griechen unterscheiden sich die Karer, die den Ägyptern ebenfalls fremd sind, durch ein übermäßiges, von ägyptischen Normalvorstellungen abweichendes Verhalten. Auch wenn Herodot sich distanziert zu den ägyptischen Kultpraktiken äußert, ist seine Ablehnung des Verhaltens der Karer an dieser Stelle noch deutlicher ausgeprägt. Er misst es allerdings nicht anhand griechischer Normen, sondern wählt die ägyptischen Vorstellungen als Maßstab. Dabei tritt neben den Schnittwunden im Gesicht wohl ebenso ihre bleibende Sichtbarkeit durch die Narbenbildung in den Vordergrund. Obwohl solche gewalttätigen Auseinandersetzungen in Griechenland unüblich sind, werden in einem Fall rituelle Ritzungen thematisiert. Athene fordert Orest bei seiner Rettung in Euripides' *Iphigenia Taurica* auf, das Kultbild der Artemis nach Attika zu bringen, damit sie dort verehrt werde. Beim Kultfest solle statt Orests Opferung einem Mann ein Schwert an den Hals gesetzt werden, bis Blut fließe.[59] Auch an dieser Stelle tritt die Hautverletzung in den Hintergrund, indem das Vergießen des Blutes fokussiert wird.

Das Fließen geringer Blutmengen ist auch für verschiedene nicht-griechische Varianten, Eide zu schwören, unverzichtbar. So ist der Friedensschluss zwischen Lydien und Medien nach dem Krieg zwischen Kroisos und Kyaxares Herodot zufolge durch Verschwägerung befestigt und auf folgende Weise beeidet worden:

56 Vgl. z. B. Hdt. II 63,3 (Schlägerei mit Holzknüppeln zwischen Priestern und anderen Männern in Papremis); Hdt. IV 180,2 (Kampf zwischen zwei Gruppen von Jungfrauen bei den Machlyern).

57 Hdt. II 61,1.

58 Hdt. II 61,2 (Ü W. Marg): ὅσῳ καὶ τὰ μέτωπα κόπτονται μαχαίρῃσι, καὶ τούτῳ εἰσὶ δῆλοι, ὅτι εἰσὶ ξεῖνοι καὶ οὐκ Αἰγύπτιοι.

59 Eur. Iph. T. 1448–1461.

> Den Schwur leisten diese Völker ebenso wie die Griechen. Außerdem lecken sie gegenseitig ihr Blut, indem sie sich die Arme an der Hautoberfläche ritzen.[60]

Beim Schwören verzichten die Griechen also gewöhnlich auf solch körperlichen Einsatz,[61] den der Historiker hier den Lydern und Medern zuschreibt, so dass ihr Verhalten explizit als abweichend markiert wird. ‚Ritzen' steht an dieser Stelle für ἐπιτέμνω (*epitémnō*), das auch im *Corpus Hippocraticum* zur Bezeichnung eines oberflächlichen Schneidens verwendet wird.[62] Durch die explizite Benennung der Hautoberfläche (ὁμοχροίη) wird unterstrichen, dass keine Adern angeritzt werden sollen, sondern tatsächlich nur eine oberflächliche Wunde entsteht, aus der wenig Blut austritt, das abgeleckt werden und so in den Körper des Bündnispartners übergehen kann. Ähnliche Praktiken überliefert Herodot auch von den Arabern und Skythen, die ihre Haut ritzen und Steine mit dem austretenden Blut bestreichen bzw. es in Wein mischen und trinken.[63]

Der Historiker verweist an keiner der genannten Stellen auf die Narben, die bei der Heilung dieser freiwillig und mitunter selbst beigebrachten Wunden entstehen, aber schon Hartog hat diese Verbindung am Beispiel der Skythen hergestellt: sie opferten ihr eigenes Blut und fügten sich dabei Wunden zu, die vernarbten und auf diese Weise als sichtbare Zeichen des geschworenen Eides in ihre Körper eingelassen seien.[64] Wie im Falle des karischen Verhaltens im Isis-Kult wird durch die Hautritzungen beim Schwören von Eiden die Fremdheit derjenigen unterstrichen, die diese Sitten pflegen. Im Gegensatz zum griechischen Eid, der nicht nur von Herodot ohne Körpereinsatz geschildert wird, sondern z. B. auch in Euripides' *Medea* als rein verbaler Akt erscheint,[65] reichen in anderen Kulturen Worte allein nicht aus, sondern sind durch den Einsatz von Blut und die daraus resultierenden, äußerlich am Körper sichtbaren Zeichen zu bekräftigen.

---

60 Hdt. I 74,5 (Ü J. Feix): ὅρκια δὲ ποιέεται ταῦτα τὰ ἔθνεα, τὰ πέρ τε Ἕλληνες, καὶ πρὸς τούτοισι, ἐπεὰν τοὺς βραχίονας ἐπιτάμωνται ἐς τὴν ὁμοχροίην, τὸ αἷμα ἀναλείχουσι ἀλλήλων.

61 Vgl. Ziebarth 1905, 2076–2079 zu den Eidesformeln; Sommerstein / Torrance 2014 zur aktuellen Forschungsdiskussion über das Schwören von Eiden im antiken Griechenland.

62 Z. B. Hippokr. Aer. 22,6.

63 Hdt. III 8,1; IV 70,1.

64 Hartog 1980, 132.

65 Eur. Med. 731–755.

Selbstverletzungen

CHOR (*Parabase*):
Standen Mann an Mann und bissen uns vor Wut die Lippen wund [...].[66]

Den rituell oder medizinisch notwendigen Verletzungen stehen selbstbeigefügte Wunden gegenüber, wie sie in diesem Zitat beschrieben werden. Dass die Marathonkämpfer ihre Lippen essen (τὴν χελύνην ἐσθίων), deutet Douglas MacDowell als Zeichen der Wut, das auf ihre Heldenhaftigkeit verweise und insofern ihr mannhaftes Gemüt repräsentiere.[67] Dieses Verhalten wird in der Alten Komödie jedoch häufig mit unbeherrschten Emotionen verbunden: so wird Philokleon in den *Vespae* mehrfach aufgefordert, sich nicht selbst zu beißen bzw. zu essen.[68] In einigen Kommentaren wird diese Geste als Versuch interpretiert, aufkommenden Ärger zu unterdrücken,[69] so dass sie als Mittel der Emotionskontrolle erscheint, die dem männlichen Ideal der – in diesem Fall ‚verbissenen' – Selbstbeherrschung[70] entspricht.

Allerdings pressen auch die Griechinnen in *Lysistrata* die Lippen in ähnlicher Weise aufeinander, als sie vom Plan der Protagonistin erfahren. Weitere Körperreaktionen wie Weinen, Gesichtsverfärbungen und Kopfbewegungen unterstreichen die Zurückweisung des Sexstreiks.[71] Indem die Einstellung der Frauen unmittelbar sichtbar wird, weil sie direkt und körperlich auf den Vorschlag reagieren, wird Weiblichkeit mit fehlender Körperbeherrschung assoziiert. Dieser Frauen im historischen Kontext als Geschlechterstereotyp zugeschriebene Mangel[72] eint die anwesenden Griechinnen jedoch und betont ihre Ähnlichkeit und Zusammengehörigkeit, auf denen das folgende gemeinsame Agieren beruht. Da das Aufeinanderpressen der Lippen an dieser Stelle nicht nur den bekanntermaßen unbeherrschten Frauen zugeschrieben, sondern auch mit anderen eher unwillkürlichen Reaktionen verbunden wird, liegt eine Assoziation dieser Körperreaktion mit einem kaum unterdrückten Gefühlsausdruck näher als mit der Kontrolle von Emotionen.

Ebenso kann Herakles' Selbstverletzung in den *Ranae* gedeutet werden: er versucht beim Anblick des verkleideten Dionysos erfolglos, das Lachen zurückzuhalten (‚sich zu verbeißen'), indem er sich selbst (auf die Lippen) beißt. Ein weiteres Beispiel findet sich in der Tragödie: als Pentheus in Euripides' *Bacchae* meint, Dionysos zu fesseln, beißt auch er sich vor Zorn in die Lippen.[73] Pentheus' Rage wird hier durch die unwillkürliche und keineswegs zur Emotionskontrolle eingesetzte Geste veranschaulicht. Die Lippen zu beißen,

66 Aristoph. Vesp. 1083 (Ü L. Seeger): στὰς ἀνὴρ παρ' ἄνδρ', ὑπ' ὀργῆς τὴν χελύνην ἐσθίων· [...].
67 MacDowell 1988, 172.
68 Aristoph. Vesp. 286f.778.
69 Z. B. Sommerstein 2004, 205. Vgl. auch Dover 1993, 100.
70 Vgl. Scheer 2011, 10f einführend; Scheer 2011, 68f zur Forschungsdiskussion.
71 Aristoph. Lys. 125–127.
72 Vgl. Just 1989, 153–165 zum Stereotyp der Zügellosigkeit von Frauen im klassischen Athen. Vgl. auch Wees 1998 zum Weinen als unkontrollierter Äußerung, die seit dem 7. Jh. v. Chr. weiblich kodiert gewesen sei.
73 Aristoph. Ran. 43; Eur. Bacch. 616.621.

ist also weniger ein Zeichen der männlich konnotierten Selbstbeherrschung als vielmehr Ausdruck besonders starker Affekte, die mit allen Mitteln unterdrückt werden. Philokleons und Pentheus' Wut sowie Herakles' Lachanfall lassen sie in den geschilderten Situationen vielmehr unbeherrscht und insofern effeminiert erscheinen. Einzig die Marathonkämpfer können – scheinbar – Ruhm aus ihrem gegen die persischen Feinde gerichteten Zorn ziehen. Angesichts der an den anderen Stellen mit dieser Geste verbundenen Assoziationen ist diese Darstellung aber wohl stark übertrieben und insofern ironisch gebrochen zu lesen.[74] Denn vor dem inneren Auge erscheint unweigerlich ein wutschnaubendes Heer, dessen männliche Kampfbereitschaft so ins Lächerliche gezogen wird.

Diese Assoziation von Unbeherrschtheit und Selbstverletzung zeigt sich auch in Herodots Beschreibung, wie der spartanische König Kleomenes sich selbst tötet. Im Wahn bringt er sich zunächst oberflächliche Wunden bei, die es ihm ermöglichen, sich zu verstümmeln und so seinen Tod herbeizuführen.[75] Der Wahn ist außerdem ein tragisches Sujet, das in den attischen Tragödien stets mit der Tötung und Verletzung anderer verbunden ist: von göttlicher Raserei getroffen erschlagen bzw. zerreißen Herakles sowie die Mutter des Pentheus ihre Kinder und Ajax metzelt im Glauben, es handle sich um das griechische Heer, eine Viehherde hin.[76] Die enge Verknüpfung von Selbstverletzungen mit mangelnder Selbstbeherrschung, die bis zu unkontrollierten Handlungen im Wahn reichen kann, lässt sie als Ausnahmen erscheinen.

Diese Einordnung begünstigt Intrigen, bei denen der eigene Körper in Täuschungsabsicht vorsätzlich verwundet wird. So beschreibt Herodot, wie es dem Athener Peisistratos gelungen ist, die Macht in Athen zu übernehmen: er habe sich selbst und seine Maultiere verletzt und behauptet, er sei überfallen worden, um die Athener um bewaffneten Schutz auch innerhalb der Stadt bitten zu können, der ihm gewährt worden sei. Gemeinsam mit diesen Keulenträgern sei es ihm schließlich gelungen, die Akropolis zu besetzen und die Macht zu übernehmen.[77] Exemplarisch veranschaulicht diese Episode, wie Gewalt in den *Historien* eingesetzt wird: nicht nur Perser und andere Barbaren üben sie aus, sondern auch Griechen. Herausstechendes Merkmal besonders grausamer oder hinterlistiger Akte (zu denen Selbstverletzungen zu rechnen sind) ist ihre Verortung in einem höfischen Kontext, also bei griechischen Tyrannen und barbarischen Königen und Königinnen.[78] Dieses Beispiel aus dem ersten Buch der *Historien* zeigt, dass gerade auch ein Athener zu solchen Taten fähig ist und sie einsetzt, um sich an die Spitze der *pólis* zu setzen. Dass er als gesetzestreuer und guter Tyrann charakterisiert wird, unterstreicht die Ambivalenz

74 Vgl. auch Aristoph. Nub. 984 (scheinbares Lob der altertümlichen Frisuren der Marathonkämpfer).

75 Hdt. VI 75,3.

76 Eur. Herc. 861–1009; Bacch. 1075–1147; Soph. Ai. 21–67.

77 Hdt. I 59,3–6.

78 Vgl. Rollinger 2004; Rollinger 2010. Vgl. auch Hartog 1980, 336–339 zum Verhältnis von Gewalt und Despotie, das unten in den Abschnitten *Peitschen als Ausdruck königlicher Macht* (S. 321-324) und *Die peitschenden persischen Großkönige als narratives Konstrukt* (S. 337–342) ausführlich diskutiert wird.

dieser Position, wie sie auch bei Periandros' Entwicklung von einem guten zu einem grausamen Tyrannen beobachtet werden kann.[79]

Peisistratos' Selbstverletzung ist in den *Historien* nicht die einzige, die zur Eroberung einer großen Stadt führt. Der persische Adlige Zopyros richtet sich selbst auf eine Weise zu, die sonst durch Bestrafungen des Großkönigs erreicht wird: er schneidet sich die Nase und die Ohren sowie die Haare ab und peitscht sich aus. So entstellt gelingt es ihm, zu den belagerten Babyloniern überzulaufen. Mit der Zeit gewinnt er ihr Vertrauen und kann Dareios' Truppen zuletzt die Tore der Stadt von innen öffnen, so dass die Perser Babylon wieder einnehmen.[80] Im Vergleich mit der List des Peisistratos erscheint diese Episode zunächst ungleich grausamer und als ein Dokument besonderer Geringschätzung der eigenen Person, zumal die Folgen der Verstümmelung im Gesicht dauerhaft und stets sichtbar bleiben. Aber auf einer strukturellen Ebene gleichen sich beide Geschichten.[81] Vom Willen geleitet, die Macht über eine Stadt auszuüben, verletzen sich die Männer selbst, gewinnen auf diese Weise das Vertrauen der Stadtbewohner und können von innen heraus eine gewaltsame Einnahme herbeiführen. Die Art der Selbstverletzung ist dem jeweiligen kulturellen und historischen Kontext angepasst, um glaubwürdig zu erscheinen und so erfolgreich zu täuschen. Außerdem weist die Verwendung von τραυματίζω (*traumatízō*) nicht unbedingt auf oberflächliche Schrammen hin, sondern eher auf tiefere Wunden,[82] so dass auch Peisistratos' körperlicher Einsatz nicht zu gering einzuschätzen ist: um die Athener dazu zu bewegen, ihm Ausnahmeprivilegien zu gewähren, hat er den Anschein erweckt, er befinde sich in Lebensgefahr.

Von unwillkürlichen oder gezielten Selbstverletzungen ist also in unterschiedlichen Kontexten die Rede. Das Auf-die-Lippen-Beißen ist ein Zeichen mangelnder Selbstbeherrschung und wird zumeist mit Wut verbunden; Trauernde zerkratzen sich die Wangen, schlagen sich oder raufen sich die Haare; auch andere Rituale gehen mit Selbstverletzungen einher. Sie dienen aber auch der Täuschung und werden mit dem Ziel eingesetzt, politische Macht zu erlangen. Zwar sind diese in den letzten Abschnitten dargestellten Praktiken häufig mit Weiblichkeit oder einer fremden Herkunft verbunden, stets finden sich aber auch Beispiele für freie Griechen, die sich auf ähnliche Weise eigenhändig Wunden zufügen.

---

79 Hdt. I 20.23 (Peisistratos); Hdt. III 48–53; V 92η (Periandros).

80 Hdt. III 153–158. Vgl. auch Hdt. II 162,5; III 118,2; 154,2; IX 112,1 zur Verstümmelung von Nasen und Ohren. Es handelt sich um eine verbreitete Bestrafungsart in orientalischen Monarchien, wie sich auch in der Bihistun-Inschrift des Dareios I. (DB II 32f) und anderen altorientalischen Quellen zeigt (Flower / Marincola 2002, 299; Rollinger 2010, 601f). Vgl. auch Hall 1989, 26–28, 158f; Rollinger 2004 zu Verstümmelungen.

81 Vgl. auch Hollmann 2011, 223f für eine semiotische Deutung beider Stellen.

82 Vgl. z. B. Hdt. III 64,3; 78,3; VI 45,1; IX 61,3; 72,1; Lys. 4,9. Vgl. auch Hansen 1981, 14f, der τραῦμα (*traũma*) Tötungsdelikten zuordnet.

Krieg und Kampf

Außerdem sind Verletzungen mitunter die Folge eines Missgeschicks oder werden durch Tiere herbeigeführt.[83] Weitaus häufiger sind aber die Fälle, in denen Menschen einander absichtlich verletzen oder bedrohen. Einige der Prozessreden des Lysias thematisieren explizite körperliche Gewalt unter Athenern, die mit einer Reihe verschiedener Verben bezeichnet wird.[84] Diese Gewalttaten verursachen mitunter schwere Verletzungen, die als erstes die Haut betreffen, aber nicht an dieser Halt machen. Wie auch die Behandlungsmethoden des Schneidens und Brennens durchdringen sie die Haut, um auf das Körperinnere einzuwirken. Auch die Komödien enthalten eine Reihe ähnlicher körperlicher Auseinandersetzungen.[85] Sie erscheinen insofern als verbreitete Umgangsweise der Athener untereinander, während die Verspottung und die gerichtliche Verfolgung unterstreichen, dass es sich keinesfalls um legitimes Verhalten handelt.

Körperliche Arbeit, die der Kriegsführung dient, ist ein weiterer Grund für Verletzungen. So verwunden sich (τιτρώσκω, θραύω) die Knidier Herodot zufolge beim Versuch, die Landbrücke, die ihre Halbinsel mit dem Festland verbindet, mit einem Kanal zu durchstechen. Die Pythia rät ihnen auf Nachfrage davon ab, den Graben weiter zu bauen, und so ergeben sie sich den Persern.[86] Außerdem tun die Ruderer einerseits dem Meer Gewalt an, indem sie es, wie Euripides schreibt, schlagen (παίω).[87] Andererseits benennt Aristophanes die körperlichen Folgen des Ruderns für die Schiffsmannschaften: sie tragen Schwielen davon,[88] die als äußerlich sichtbares Zeichen der im Kampf bewiesenen Männlichkeit erhalten bleiben. Der Krieg erscheint als körperliche Arbeit, die Kraft erfordert und die Haut verändert. Dass dieser Prozess mit Schmerzen einhergeht wird jedoch nicht am Beispiel der Ruderer dargestellt, sondern dient in Aristophanes' *Ranae* der Aischrologie des Gottes Dionysos. Beim Rudern über den Styx beklagt er sich bitterlich über die Folgen der körperlichen Arbeit:

83 Eur. Hipp. 1236–1239: bei Hippolytos' Unfall mit dem Pferdegespann, das ihn zu Tode schleift, wirken beide Aspekte zusammen. Vgl. z. B. auch Aristoph. Plut. 535 (Brandblasen); Hdt. II 95,1–3 (Insektenstiche); Soph. El. 749–756 (Orests angeblicher Unfall bei den Olympischen Spielen). Vgl. Hdt. III 108,4 (Löwenjunges in der Gebärmutter); Hdt. III 113,1 (Schwänze bestimmter Schafe in Arabien, die so lang sind, dass sie auf dem Boden schleifen und dabei verletzt werden) zu Verletzungen die Tiere anderen Tieren oder sich selbst beibringen.

84 Z. B. Lys. 1,27; 4,6.15 (πλήσσω); Lys. 3,8.17f.37.45; 13,91 (τύπτω); Lys. 3,16.39 (συγκόπτω); Lys. 3,8.18 (συντρίβω); Lys. 3,18 (κατάγνυμι).

85 Z. B. Aristoph. Ach. 564–572.826f.926–928; Av. 1012–1019.1029–1031.1043–1055.1462–1466; Nub. 494–496.1297–1303.

86 Hdt. I 174,4–6.

87 Eur. Iph. T. 1391.

88 Aristoph. Vesp. 1117–1119.

DIONYSOS:
Ich habe Blasen an der Hand,
und feucht ist mir das Arschloch längst[...].[89]

Dem obszönen Charakter der Komödie entsprechend sind es jedoch nicht nur seine Hände, die leiden, sondern auch das Hinterteil. Das Jammern gibt den Gott einerseits der Lächerlichkeit preis, nähert ihn aber andererseits auch dem Publikum an, da diese Schmerzen wohl vielen Athenern vom Kampf zur See vertraut gewesen sind. Dionysos befindet sich hingegen in einer Ausnahmesituation: gerade weil er körperliche Anstrengungen nicht gewohnt ist, bereiten sie ihm Schmerzen. Diese Konstellation gibt den athenischen Ruderern und allen anderen im Publikum, die hart arbeiten, die Gelegenheit, sich mit Dionysos zu vergleichen, und ist eventuell geeignet, ihnen ein Überlegenheitsgefühl zu vermitteln, weil sie – besser als der Gott – in der Lage sind, diese Anstrengungen auszuhalten.[90] Falls lautes, drastisches Schimpfen dagegen zum ‚Corpsgeist' der Besatzungen gehört haben sollte wie beim modernen Militär, wäre auch das ein Element der Identifikation. Diese beim Rudern entstehenden Verletzungen und Veränderungen der Haut im Einsatz auf Kriegsschiffen stehen nur in einem mittelbaren Bezug zum konkreten Schlachtgeschehen, von dem Boten in den Tragödien berichten.[91] Die Mehrzahl der in den *Persae* des Aischylos beschriebenen Kampfhandlungen zeugt beispielsweise von großer Brutalität und zielt direkt auf den gesamten Körper, nicht aber auf äußerliche Verletzungen.[92] Die tödliche Verwundung des Persers Matallos ist jedoch in besonderer Weise mit Haut und Haar verbunden: nicht nur sein buschiger Bart wird (mit Blut) benetzt, sondern auch die Haut ist blutrot:

Und seines blonden, vollen, schattigen Bartes Vließ
Netzt' er und färbte rot die Haut im Purpurbad.[93]

Diese Stelle spiegelt die materielle Verbindung von Haut und Haaren, indem sich die Verletzung der einen auf die Gestalt von beiden auswirkt. Sie stellt den Bart ins Zentrum und erzeugt ein eindrückliches Bild der Schwere der Verletzung, ohne diese detailliert zu schildern. Denn es ist wohl eine große Menge Blut erforderlich, um einen Bart, dessen Fülle in diesem Kontext besonders hervorgehoben wird, so stark in Blut zu tränken, bis dieses

89 Aristoph. Ran. 236f (Ü N. Holzberg): ἐγὼ δὲ φλυκταίνας γ' ἔχω, / χὠ πρωκτὸς ἰδίει πάλαι[...].
90 Vgl. auch Aristoph. Ran. 616–669 (Prügelduell zwischen Dionysos und seinem Sklaven Xanthias).
91 Vgl. z. B. Muth 2005; Stähli 2005, 33–43 zu ihrer Darstellung in der bildenden Kunst.
92 Vgl. z. B. Aischyl. Pers. 426 (παίω, ῥαχίζω); Aischyl. Pers. 463 (παίω, κρεοκοπέω). Vgl. auch Aischyl. Pers. 576: κνάπτω (‚walken') wird in übertragener Bedeutung verwendet und zielt nicht auf die Haut, sondern tiefer. Vgl. auch Garvie 2009, 244, der folgende Parallelstellen nennt: Aischyl. Choeph. 760; Aristoph. Ach. 320; Soph. Ai. 1031.728.
93 Aischyl. Pers. 316f (Ü O. Werner): πυρσὴν ζαπληθῆ δάσκιον γενειάδα / ἔτεγγ', ἀμείβων χρῶτα πορφυρᾷ βαφῇ· [...].

sogar die Haut erreicht, auf der die Barthaare wachsen. Mit dem Blick auf Haut und Haar wird auf diese Weise ein Blutbad beschrieben, ohne es explizit als solches zu bezeichnen.

Außerdem benennen die Dichter immer wieder die Wunden, die die Helden einander im Kampf beibringen.[94] Unversehrt geblieben zu sein, wird hingegen als Vorwurf gebraucht, den Peleus beispielsweise gegen Menelaos richtet.[95] Da auch Homer nur an einer Stelle von einer Verletzung des Menelaos erhebt,[96] hat es den Anschein, als habe er sich wenig mutig in den Kampf um seine Frau Helena eingebracht, der so viele Tote gefordert hat. In Euripides' *Iphigenia Taurica* bekommen die Taurer die Protagonistin auf der Flucht am Strand zu fassen, so dass Orestes und Pylades mit Händen und Füßen um sie kämpfen. Da keine Schwerter zur Hand sind, schlagen sie sich die Bärte (γενειάς) ein. Die Freunde siegen und die unterlegenen Taurer haben nicht nur „die Spuren ihrer Hiebe gleich Siegeln eingedrückt",[97] sondern auch blutende Wunden an Kopf und Augen.[98] Die von Euripides gewählte Beschreibung zeichnet ein klares Bild vom Aussehen der Taurer, die wohl arg zugerichtet sind. Denn die Spuren des Kampfes zeichnen sich selbst bei denen, die nicht blutüberströmt sind, deutlich auf der Haut ab. Außerdem werden Verletzungen auch in den verschiedensten Kontexten angedroht. So kündigt Hermione an, sie werde Andromaches Haut (χρώς) mit schrecklichen Wunden quälen.[99]

In Herodots *Historien* werden in den Kampfszenen weniger die Einzelschicksale als die strategischen und taktischen Wendungen dargestellt, so dass individuelle Verletzungen deutlich seltener beschrieben werden als beispielsweise in den Tragödien. Eine Ausnahme bildet die folgende Episode: bei einem Scharmützel, das sich die Vorhut der persischen Flotte und der griechische Vorposten bei Skiathos kurz vor den Schlachten bei den Thermopylen und bei Kap Artemision liefern, zeigt einer der griechischen Kämpfer besondere Tapferkeit:

> Der kämpfte, als das Schiff schon genommen war, solange weiter, bis er ganz mit Wunden bedeckt war. [2] Und als er fiel und nicht gleich starb, sondern noch Atem hatte, setzten die Perser, die die Kampftruppe waren auf den Schiffen, alles daran, ihn am Leben zu erhalten, weil er sich so tapfer geschlagen; sie versorgten seine Wunden mit Balsam und verbanden ihn mit Streifen von feinstem Byssosgewebe.

94 Z. B. Aischyl. Ag. 610; Sept. 398; Pind. N. 8,28f; P. 1,52; 2,271; 3,48 (ἕλκος und Ableitungen); Aischyl. Ag. 866; Eur. Andr. 1142.1155; Iph. T. 312f; Or. 1487; Tro. 1152.1233f; Pind. P. 2,271; 3,48 (τραῦμα und Ableitungen); Aischyl. Choeph. 843 (übertragene Bedeutung). Vgl. auch Loraux 1995, 91–100 zu den Wunden, die den Helden im Epos in die Haut (χρώς) geschlagen werden.

95 Eur. Andr. 616–618.

96 Hom. Il. IV 139f. Vgl. auch Lloyd 2005, 144; Stevens 1971, 170.

97 Eur. Iph. T. 1372 (Ü D. Ebener): δεινοῖς δὲ σημάντροισιν ἐσφραγισμένοι [...].

98 Eur. Iph. T. 1373f.

99 Eur. Andr. 259. Vgl. auch Eur. Phoen. 594; Soph. Oid. K. 905f (Drohungen, Wunden zuzufügen); Eur. Iph. A. 311; Or. 1193f (extreme Gewaltandrohungen, die explizit auf Körperteile wie Hals oder Kopf gerichtet sind); Aischyl. Ag. 1430 (übertragener Gebrauch von Schlägen).

> [3] […] Die anderen aber, die sie auf diesem Schiff gefangen hatten, behandelten sie wie Sklaven.[100]

Während die Verwundung einzelner Krieger im Kampf von Herodot ansonsten kaum angesprochen wird, hebt er in dieser Episode nicht nur den Heldenmut des Griechen, sondern auch die Menschlichkeit der Perser hervor, die sich bemühen, ihn gesund zu pflegen. Herodot bedient sich an dieser Stelle der – sonst kaum verwendeten – medizinischen Terminologie. Die Wunde nennt er ἕλκος (*hélkos*)[101] und ihre Versorgung wird mit κατειλίσσω (*kateilíssō*) bezeichnet. Dieses Verb wird im *Corpus Hippocraticum* zwar nur an einer Stelle in dieser Bedeutung verwendet, bezeichnet aber in einer Reihe von Rezepten das Wickeln bzw. Zusammenbinden von Heilmitteln, die in den Körper eingeführt werden.[102] Insofern ist Herodots Schilderung, wie die Perser mit dem tapferen Griechen umgehen, nicht nur inhaltlich, sondern auch terminologisch als Ausnahme markiert – wie der Autor selbst andeutet, indem er nicht nur das unübliche Verhalten der Perser, sondern auch ihren Umgang mit den anderen geschlagenen Gegnern darstellt und die Behandlung des mutigen Griechen auf diese Weise als Besonderheit hervorhebt.

Doch nicht nur die kämpfenden Männer, sondern auch ihre Frauen, Schwestern, Töchter und Mütter schweben bei jedem Kampf in Gefahr, verletzt zu werden. Denn bei einer Niederlage müssen sie fürchten, von den siegreichen Feinden an den Haaren hinweggerissen zu werden. In Aischylos' *Septem adversus Thebas* äußern die Thebanerinnen vor der Schlacht um die Stadt ihre Angst vor einer Niederlage:

> Chor: […]
> Wenn hier die Fraun fort man führte zwangsweis
> Weh, weh, junge so wie alte,
> Rossen gleich an dem Haar gepackt,
> Völlig zerfetzten Kleides.[103]

In ihren schlimmsten Befürchtungen werden sie an ihren Locken aus der Stadt gezerrt. Ähnlich sorgt sich in Euripides' *Iphigenia Aulidensis* auch der Chor der jungen Frauen

100 Hdt. VII 181,1–3 (Ü W. Marg): ὃς ἐπειδὴ ἡ ναῦς ἡλίσκετο, ἐς τοῦτο ἀντεῖχε μαχόμενος, ἐς ὃ κατεκρεουργήθη ἅπας. [2] ὡς δὲ πεσὼν οὐκ ἀπέθανε, ἀλλ' ἦν ἔμπνοος, οἱ Πέρσαι, οἵ περ ἐπεβάτευον ἐπὶ τῶν νεῶν, δι' ἀρετὴν τὴν ἐκείνου περιποιῆσαί μιν περὶ πλείστου ἐποιήσαντο σμύρνῃ τε ἰώμενοι τὰ ἕλκεα καὶ σινδόνος βυσσίνης τελαμῶσι κατειλίσσοντες, [3] […] τοὺς δὲ ἄλλους, τοὺς ἔλαβον ἐν τῇ νηὶ ταύτῃ, περιεῖπον ὡς ἀνδράποδα.

101 Hdt. III 113,1 beschreibt die Wunden an den langen, auf dem Boden schleifenden Schwänzen von Schafen in Arabien und ist die einzige andere Fundstelle für dieses Lemma bei Herodot.

102 Hippokr. Morb. II 18,2 (Wundversorgung); z. B. Hippokr. Art. 5; Morb. II 26,4; 33,2; 35,2; Nat. Mul. 32,94; 97,4; 109,19.26 (Zubereitung von Heilmitteln). Vgl. Ind. Hipp. s.v. für weitere Stellen in den gynäkologischen Schriften.

103 Aischyl. Sept. 326–329 (Ü O. Werner): τὰς δὲ κεχειρωμένας ἄγεσθαι, / ἒ ἔ, νέας τε καὶ παλαιὰς / ἱππηδὸν πλοκάμων, περιρ- / ρηγνυμένων φαρέων · […].

aus Chalkis um die Lyderinnen und Phrygerinnen.[104] Wie diese Äußerungen veranschaulichen, handelt es sich einerseits um eine konkrete Form der Ergreifung. Andererseits dienen die Haare in diesem Kontext als *pars pro toto* für die ganze Person. Denn auf diese Weise wird mit wenigen Worten eine sehr brutale Gewaltanwendung dargestellt. Nicht nur die sittsam frisierten Locken der Frauen würden so aufgelöst, sondern sie würden zugleich aus ihrer sozialen Position als Bürgerinnen Thebens herausgelöst. Denn das Wegführen in Gefangenschaft impliziert, dass sie fortan Sklavinnen wären.[105]

Diese prototypische Art, Frauen fortzuschaffen, über die die Verfügungsgewalt erlangt worden ist, wird in der Tragödie nicht nur ängstlich von den Frauen selbst antizipiert, bevor eine Entscheidung gefallen ist, sondern auch von der Gegenseite vorgebracht. Der Herold, der die Danaiden zum Schiff der Aigyptos-Söhne bringen soll, droht den Frauen, er werde sie an ihren Locken (πλόκαμος) bzw. Haaren (κόμη) fortschleppen, wenn sie ihm nicht folgten.[106] Peleus kündigt an, sein Enkel Neoptolemos werde seine Gattin Hermione an den Haaren schleifend aus seinem Haus verbannen.[107] Ein ähnliches Bild wird auch in Euripides' *Troades* gezeichnet, als Menelaos befiehlt, Helena herbeizuschaffen, um sie auf das Schiff zu bringen, auf dem sie nach Griechenland reisen soll, um dort getötet zu werden:

> Menelaos: [...]
> Doch auf, begebt euch in das Zelt, ihr Diener, bringt
> an ihren Haaren, ihren mordbefleckten, sie
> herangeschleppt![108]

Diese Formulierung greift der Tragiker auch in *Helena* wieder auf, wo Teukros berichtet, Menelaos habe Helena an den Haaren weggeschleift.[109] Doch nicht nur er ergreift seine Frau auf diese Weise, sondern im *Orestes* packt sie auch der Protagonist an den Haaren, um sie mit dem Schwert zu erschlagen.[110] Außerdem erinnert Andromache sich daran, wie sie an den Haaren auf ein Schiff der Argeier gezerrt worden sei.[111] Wie diese Drohungen und das Wegführen von Helena und Andromache unterstreichen, werden solche Ergreifungen in der Tragödie in die Tat umgesetzt, wenn auch nicht in allen Fällen. Denn weder Hermione noch die Thebanerinnen, Danaiden oder Lyderinnen und Phrygerinnen werden in den überlieferten Stücken auf die befürchtete Weise ergriffen. Ein weiteres Beispiel veranschaulicht, dass es nicht dazu kommen muss, auch wenn das Schicksal des

104 Eur. Iph. A. 791f.
105 Kötting 1986, 179; Riess 2012, 84.
106 Aischyl. Suppl. 884.909. Vgl. auch Aischyl. Suppl. 839.
107 Eur. Andr. 709f: ἣν ὅ γ' ἐξ ἡμῶν γεγὼς / ἐλᾷ δι' οἴκων τῶνδ' ἐπισπάσας κόμης· [...].
108 Eur. Tro. 880–882 (Ü D. Ebener): ἀλλ' εἶα χωρεῖτ' ἐς δόμους, ὀπάονες, / κομίζετ' αὐτὴν τῆς μιαιφονωτάτης κόμης ἐπισπάσαντες [...].
109 Eur. Hel. 116.
110 Eur. Or. 1469f. Vgl. auch Eur. El. 1209, wo Orest im Bericht über Klytaimnestras Tötung wohl ein ähnliches Verhalten ihr gegenüber andeutet.
111 Eur. Andr. 402. Vgl. auch Aischin. leg. 157 zur Ergreifung kriegsgefangener Frauen an den Haaren.

Opfers besiegelt ist: während Klytaimnestra und Achilleus sich in Euripides' *Iphigenia Aulidensis* ausmalen, wie die Protagonistin an den Haaren zum Opfer geschleift werde, entscheidet diese sich, freiwillig zum Altar zu gehen, um zumindest nicht gewaltsam dorthin geschafft zu werden.[112]

An einer Stelle wird außerdem ein Mann an den Haaren festgehalten: die Troerinnen überwältigen auf diese Weise den thrakischen Fürsten Polymestor, so dass es ihnen gelingt, ihm mit ihren Gewandspangen die Augen auszustechen und seine Söhne zu töten.[113] Moderne Kommentare deuten diese Ergreifung an den – offenbar langen – Haaren als Effeminierung und Demütigung des betroffenen Mannes.[114] Aufgrund der relativ eindeutigen Befundlage auch im vorliegenden Material ist die Assoziation mit jener Hilflosigkeit, die weiblichen Positionen zugeschrieben wird, offensichtlich. Hinsichtlich des herabsetzenden Effektes ist jedoch anzumerken, dass er geschlechtsunabhängig wirkt. Denn auch auf die Frauen, die in den Tragödien an den Haaren ergriffen werden, dürfte diese Geste eine ähnliche Wirkung gehabt haben. Indem die Kommentatoren schon allein die Assoziation mit einer weiblichen Position in einem solchen Fall als besondere Demütigung deuten, lenken sie die Aufmerksamkeit einseitig auf die männliche Perspektive, obwohl Frauen der schriftlichen Überlieferung zufolge ungleich häufiger fürchten und erleben mussten, so behandelt zu werden.

Allerdings zeigen auch einige Vasenbilder, wie die im Kampf unterlegenen Gegner an den Haaren ergriffen werden: auf der A-Seite eines attisch-rotfigurigen Kelchkraters packt Aigisth Agamemnon nach dem tödlichen Schlag an den Haaren, auf der B-Seite geschieht dem Mörder dasselbe, als Orest ihn tötet.[115] Ähnlich ergreift auch Theseus Prokrustes auf einem Stamnos und einer Trinkschale im attisch-rotfigurigen Stil,[116] während Ajax Kassandra auf einer Hydria am Schopf fasst, um sie zu erschlagen (Abb. 6).[117] Die Haare von Frauen werden darüber hinaus auch in der Alten Komödie bedroht und ergriffen. In Aristophanes' *Lysistrata* will der Chor der alten Männer die Haare der alten Frauen mit Feuer ansengen, wird jedoch stattdessen selbst mit Wasser übergossen.[118] Außerdem hält Lysistrate eine ihrer liebestollen Mitstreiterinnen in der Akropolis fest, indem sie sie an den Haaren packt.[119] Dieses Vorgehen impliziert eine offene Haartracht der Fliehenden, die es ermöglicht, sie gerade noch so zu ergreifen. Ihre offen getragenen

112 Eur. Iph. A. 1365f.1458.

113 Eur. Hec. 1157–1171.

114 Matthiessen 2008, 259; Riess 2012, 85f. Vgl. Riess 2012, 85 Anm. 283 zu entsprechenden Abweichungen von der Regel, dass diese Geste auf Frauen bezogen ist, in der bildenden Kunst.

115 Beazley 275233 [= Museum of Fine Arts (Boston) 63,1246].

116 Beazley 201709 [= British Museum (London) E 441]; Beazley 203217 [= Louvre (Paris) G104; Museo Archeologico Etrusco (Florenz) PD 321].

117 Vgl. z. B. auch Beazley 13363 [= Getty Museum (Malibu) 83.AE.362, 83.AE.8, 83.AE.385; Museo Nazionale Etrusco di Villa Giulia (Rom) 121110] zur Darstellung dieses Motivs.

118 Aristoph. Lys. 381. Vgl. zur Bedeutung von Feuer und Wasser an dieser Stelle auch ihre Deutung oben S. 159f. Vgl. auch Aristoph. Lys. 1216f.1222 für eine ähnliche Drohung, die sich beim Festumzug an Leute richtet, die im Weg stehen.

119 Aristoph. Lys. 725.

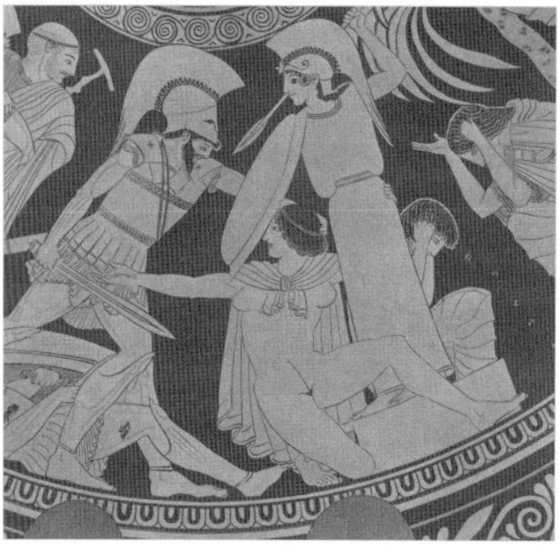

Abb. 6: Ajax ergreift Kassandra, Ausschnitt aus Abb. 2: attisch-rotfigurige Hydria, um 480 v. Chr.

Haare sind einerseits ein sichtbares Zeichen der an dieser Stelle dargestellten mangelnden Selbstbeherrschung der Frauen. Andererseits stehen sie aber auch für die Transgression traditionell weiblichen Verhaltens, da die Athenerinnen mit der Einnahme der Akropolis und dem Sexstreik den Rahmen der Tätigkeiten, die von sittsamen Frauen erwartet worden sind, deutlich überschritten haben.[120]

Diese abschließenden Beispiele unterstreichen die in den Schriftzeugnissen vorliegende Tendenz, Gewalttaten, die sich auf die Haare richten, auf Frauen zu beziehen, während Verletzungen der Haut im analysierten Quellencorpus vorwiegend Männer treffen. Die Darstellung von Haut und Haar ist im Kontext der Gewaltanwendung also mit der Geschlechterdifferenz verflochten, so dass die dichotome Gegenüberstellung der Geschlechter in den Schriftquellen zu einer Kontrastierung der Untersuchungsgegenstände führt. Doch dieser Eindruck wird durch jene Zeugnisse und Bildwerke aufgehoben, in denen die entgegengesetzte Zuordnung erfolgt.[121]

Bestrafung

In den vorangegangenen Abschnitten dieses Kapitels sind Verletzungen dargestellt worden, die den vorliegenden Quellen zufolge unwillkürlich bzw. mehr oder weniger selbstbestimmt entstehen – z. B. bei der Behandlung von Krankheiten, in Ritualen, bei der körperlichen Arbeit oder im Kampf. Die folgenden Ausführungen widmen sich hingegen Praktiken, die als Zwangsmittel eingesetzt werden. Durch die (Androhung einer) Verletzung wird in diesen Fällen in erster Linie Druck auf die Betroffenen ausgeübt, um sie zu

120 Vgl. zur Bedeutung der offenen Haare oben S. 130–133.

121 Vgl. neben den bereits genannten Beispielen auch Hdt. IX 112,1 (Verstümmelung der Frau des Masistes); Beazley 201987 [= Metropolitan Museum (New York) 10.210.19] (Penthesilea, die von Achilleus verwundet worden ist und blutet).

einem bestimmten Verhalten zu bewegen. Das Peitschen nimmt in diesem Zusammenhang eine herausragende Stellung in den überlieferten Zeugnissen ein und dominiert deshalb auch die folgenden Abschnitte. Den Ausgangspunkt bildet eine nicht auf menschliche Körper bezogene Strafaktion, die zentral für die Darstellung der despotischen Natur des persischen Großkönigs in Herodots *Historien* ist:

In der bereits im Kapitel über das *Tätowieren* erwähnten Episode stellt Herodot es als historisches Ereignis dar, dass Xerxes den Hellespont mit dreihundert Hieben auspeitschen und Fesseln darin habe versenken lassen, um die Meerenge dafür zu bestrafen, dass die Brücke, die er über sie hat bauen lassen, sofort nach ihrer Fertigstellung bei einem Sturm zerstört worden ist.[122] Bei einer oberflächlichen Lektüre der Stelle erscheint Xerxes weltfremd und anmaßend. Dieser Eindruck wird durch den wiederholten Bezug auf diese Bestrafung unterstrichen, die mithilfe des Peitschens (μαστιγόω) und der Peitsche (μάστιξ) als Chiffre benannt wird.[123] Bei einem begrenzten Fokus auf Herodots Werk bestätigen diese Stellen die in der Forschung verbreitete Interpretation des Peitschens als persische Strafpraxis *par excellence*.[124] Um seine Anwendung in einen breiteren Kontext einzuordnen, werden im Folgenden zunächst weitere Äußerungen zum Peitschen bei den Persern zusammengestellt und anschließend mit den Praktiken bei den Griechen und anderen Völkern kontrastiert, die in der Geschichtsschreibung und anderen Quellen beschrieben werden. Dann wird das Fesseln in ähnlicher Weise eingeordnet und zuletzt eine Neubewertung des Peitschens als despotische Praxis im klassischen Griechenland vorgeschlagen.

Peitschen als Ausdruck königlicher Macht

Xerxes belässt es am Hellespont nicht bei der Auspeitschung des Meeres, sondern schickt sein Heer ebenso unter Peitschenhieben (ὑπὸ μαστίγων) über die neu errichtete Brücke.[125] Das Peitschen trifft in Persien also nicht nur Sklaven, wie auch das Ausheben des Kanals am Athos-Gebirge zeigt, das ebenso unter Peitschenhieben erfolgt.[126] Außerdem wird vom Vorantreiben mit Peitschen im direkten Kampfgeschehen berichtet. In einer Episode versucht der frühere spartanische König Demaratos, dem persischen Großkönig Xerxes die besondere Kampfkraft der Spartaner und ihren Mut zu erklären, die sich aus ihrer Freiheit speisten. Doch Xerxes kann dieser Logik nicht folgen:

> Ja, wenn sie von einem beherrscht würden, wie es bei uns der Fall ist, dann könnte es geschehen, daß sie aus Furcht vor diesem sich selber übertreffen und, gezwun-

122 Hdt. VII 34f. Vgl. zum Tätowieren oben S. 282.

123 Hdt. VII 54,3; VIII 109,3. In Hdt. VIII 109,3 wird außerdem auf das Fesseln verwiesen. Vgl. auch How / Wells 1928b, 141, die in diesem Zusammenhang betonen, dass das Strafen an sich für Herodot ein tragendes Element in der Charakterisierung des Xerxes sei.

124 Vgl. z. B. Millender 2002, 46 Anm. 114 mit Belegen bei Herodot und in der Forschungsliteratur.

125 Hdt. VII 56,1.

126 Hdt. VII 22,1.

> gen von der Geißel, sogar antreten in der Minderzahl gegen einen stärkeren Feind. Doch ihrer freien Entscheidung überlassen, werden sie nichts dergleichen tun.[127]

Vielmehr erscheint es ihm unerklärlich, warum jemand bei zahlenmäßiger Unterlegenheit freiwillig in den Kampf ziehen sollte. Wenn überhaupt wäre ein solches Verhalten plausibel, wenn es aus Furcht vor einem Herrscher und durch die Peitsche erzwungen werde. Diese Äußerung unterstreicht den Zwang, der auf das riesige, von den Persern versammelte Heer[128] ausgeübt wird. Das Peitschen geht fast nebensächlich und selbstverständlich in die Argumentation ein, in der Herodot den Großkönig die sonst unbenannt vorausgesetzten Bedingungen seiner Kriegsführung explizieren lässt, wie sie von den Griechen wahrgenommen worden sind. Auf diese Weise erscheint das Peitschen als typische, ja geradezu reflexhafte Form der Machtausübung bei den Persern. Doch die Selbstverständlichkeit, mit der Herodot das Peitschen in seinen *Historien* darstellt, ist möglicherweise ein Anzeichen für seine Verbreitung im griechischen Kontext. Dass er es so häufig erwähnt, kann aber auch als Hinweis verstanden werden, dass das Peitschen aus griechischer Perspektive nicht als normal angesehen worden ist, während den Persern insbesondere hier eine dazu konträre Position zugeschrieben wird.

Bei der Schilderung der Schlacht bei den Thermopylen werden die Folgen dieser Praxis problematisiert, denn die von der Peitsche getriebenen Soldaten stürzen an der Engstelle in den Abgrund oder zertreten einander gegenseitig.[129] Der Einsatz der Geißel als Zwangsmittel erweist sich auf dem Engpass als stumpfe Waffe: die Anführer treiben ihre Leute über die Maßen an und damit in den Tod, bevor der Kampf überhaupt beginnen kann. Die Äußerung, in der Xerxes die Peitsche zuvor als Movens für den Kampfwillen gelobt hat, steht in Herodots Erzählung den wohl kaum erwünschten Folgen gegenüber, die ihr Einsatz hat. Im Bemühen, sowohl die persische Sicht als auch die besondere Leistung der Griechen darzustellen, dient die Peitsche als Zeichen der Unterwerfung, die den Griechen droht, und erscheint als unzulängliches Kampfmittel.

Das Peitschen nimmt bei der Charakterisierung anderer persischer Großkönige ebenfalls eine bedeutende Rolle ein. Kambyses zeigt sich schon zu Beginn seiner Regentschaft beim Feldzug gegen Ägypten als maßlos: er lässt den Leichnam des besiegten Pharaos Amasis exhumieren, schänden und verbrennen.[130] Die Schändung umfasst unter anderem das Auspeitschen der Mumie, das in einem folgenden Abschnitt genannt wird,[131] um den Missbrauch der Leiche metonymisch aufzugreifen, ohne ihn noch einmal in allen Details zu schildern. Die Zügellosigkeit und Grausamkeit des Kambyses steigert sich jedoch noch weiter. Das heilige Apis-Kalb, das den Ägyptern erschienen ist und

---

127 Hdt. VII 103,4 (Ü W. Marg): ὑπὸ μὲν γὰρ ἑνὸς ἀρχόμενοι κατὰ τρόπον τὸν ἡμέτερον γενοίατ' ἂν δειμαίνοντες τοῦτον καὶ παρὰ τὴν ἑωυτῶν φύσιν ἀμείνονες καὶ ἴοιεν ἀναγκαζόμενοι μάστιγι ἐς πλεῦνας ἐλάσσονες ἐόντες· ἀνειμένοι δὲ ἐς τὸ ἐλεύθερον οὐκ ἂν ποιέοιεν τούτων οὐδέτερα.

128 Vgl. Hdt. VII 59–100 zur Heereszählung und -schau zu Beginn des Feldzuges.

129 Hdt. VII 223,3.

130 Hdt. III 16,1–4.

131 Hdt. III 16,6.

von diesen verehrt wird, verwundet er tödlich und lässt die Priester heftig auspeitschen (ἀπομαστιγόω), allen anderen aber wird bei Todesstrafe verboten zu feiern.[132] Auch im Rahmen der Schilderung der Kindheit und Jugend des Kyros spielt das Peitschen eine wichtige Rolle: er sollte als Kleinkind getötet werden, um zu verhindern, dass er seinen Großvater vom Thron stürze, ist aber als Sohn eines Dieners aufgezogen worden. Seine hohe Abkunft wird entdeckt, nachdem er beim Spielen von anderen Kindern zum König gewählt worden ist und einen Jungen, der seine Anweisungen missachtet hat, mit der Peitsche bestraft hat.[133] Der Vater des verletzten Kindes beschwert sich daraufhin bei König Astyages über die Anmaßung eines Untergebenen und Kyros wird zur Rede gestellt. Er verteidigt sich so gut, dass der alte König in ihm seinen Enkel erkennt.[134] Diese Passage veranschaulicht neben der Omnipräsenz von Körperstrafen in der Antike im Allgemeinen die Ausübung solcher Praktiken gerade auch unter der Herrschaft eines Königs und insbesondere die Bereitschaft des späteren Perserkönigs Kyros, sich dieser Mittel schon in jungen Jahren zu bedienen.

Herodot schildert einmal aber auch, wie ein Grieche die Peitsche einsetzt: der spartanische König Kleomenes lässt einen Priester auspeitschen, der ihn als Fremden davon abhalten will, der Hera zu opfern.[135] Dieses Verhalten wird auch in Kleomenes' Raserei wiederaufgegriffen, in deren Verlauf er sich selbst töten wird. Zunächst jedoch versucht er, jedem Spartaner, dem er begegnet, mit seinem Stock ins Gesicht zu schlagen und ihn auf diese Weise zu verletzen.[136] Die Darstellung der persischen und spartanischen Könige mit der Peitsche in der Hand bestätigt ihre Funktion als Züchtigungsmittel despotischer Herrscher,[137] das Herodot überwiegend als Attribut der persischen Könige einsetzt.[138] Da auch sein Zeitgenosse Ktesias mehrfach davon berichtet,[139] erscheint das Peitschen im griechischen Befund als persische Strafpraxis schlechthin. Robert Rollinger vergleicht die Schilderung extremer Gewalt bei den beiden Historikern und unterstreicht Ktesias' Streben, ein mächtiges Bild der blutrünstigen Perser zu zeichnen. Herodots Vorgehen sei hingegen deutlich differenzierter und greife fast nur Praktiken auf, die in der altorienta-

132 Hdt. III 27–29. Vgl. auch Hdt. III 154,2 zum Peitschen als persische Strafmaßnahme.

133 Hdt. I 114,1–3.

134 Hdt. I 114,4–115,3. Vgl. Hdt. I 116,4f (Astyages droht einem Rinderhirten mit Folter, um ihn zu einer wahrheitsgemäßen Aussage zu bringen); Hdt. I 117–119 (seinem Berater Harpagos lässt der Gleiche wegen Ungehorsams die eigenen Söhne als Speise vorsetzen) zur extremen Gewaltausübung am medischen Hof. Ähnlich unbeherrschtes Verhalten wird von Kyros nur auf seinen Feldzügen berichtet: er lässt den Fluss Gyndes bestrafen, indem dieser in 360 Arme geteilt wird (Hdt. I 189,1–190,1), und auch sein Bestreben, die Massageten zu besiegen, wird als Übermaß dargestellt, das letztlich nicht gelingt und der Massageten-Königin Tomyris ermöglicht, maßlose Rache für den Tod ihres Sohnes zu nehmen, indem sie den Körper des toten Kyros schändet (Hdt. I 212–214). Die Barbaren übertreffen sich an dieser Stelle gegenseitig in ihrer Zügellosigkeit.

135 Hdt. VI 81,1.

136 Hdt. VI 75,3.1.

137 Vgl. dazu Hartog 1980, 338.

138 Millender 2002, 19.

139 Ktes. fr. 6b6 Lenfant [= FGrH 90 F4]; 8d4.13 Lenfant [= FGrH 90 F66,4.13]; 13,11.27 Lenfant [= Phot. Bibl. 72,11.27].

lischen Gesetzgebung verankert gewesen sind, in der Rechtspraxis aber wohl nur selten – als Abschreckungsbeispiele – zur Anwendung gekommen seien.[140] Stolper untersucht die altorientalischen Belege und arbeitet heraus, dass das Auspeitschen im achämenidischen Babylonien keine verbreitete Strafmethode gewesen sei.[141] Den vielen Stellen, an denen die persischen Großkönige bei Herodot die Peitsche nutzen, stehen also auf persischer Seite nicht unbedingt tatsächlich ausgeübte Praktiken gegenüber.

Die Peitsche als Symbol des Sklavenstatus

Neben der Funktion der Peitsche als Züchtigungsmittel despotischer Herrscher wird sie in den untersuchten Quellen außerdem gegen Sklaven eingesetzt. Die in diesem Verwendungskontext implizierte und vorausgesetzte hierarchisierende Wirkung des Peitschens wird in einer Episode in Herodots *Historien* expliziert. Er weist sie jedoch nicht den Griechen, sondern den Skythen zu: als sie in ihre Heimat zurückkehren, nachdem ihre 28-jährige Herrschaft über die Meder ein Ende gefunden hat, finden sie ihre Frauen mit den früheren Sklaven verheiratet und eine neue Generation vor, die sich gegen sie zur Wehr setzt.[142] Da die heimgekehrten Skythen im offenen Kampf nicht in der Lage sind, sie zu besiegen, folgen sie diesem Plan:

> Ich meine, wir sollten jetzt Speer und Bogen lassen, sondern jeder nehme seine Pferdepeitsche, und so gehen wir auf sie los. Denn solange sie uns in Waffen sahen, hielten sie sich und ihre Väter für unsersgleichen, wenn sie uns aber die Peitsche statt Waffen führen sehen, werden sie schon merken, daß sie unsere Knechte sind, und haben sie das eingesehen, werden sie nicht standhalten.[143]

Die Söhne der ehemaligen Sklaven reagieren, wie die Skythen es erwarten, und geben den Kampf auf, um zu fliehen.[144] Unabhängig von den skythischen Praktiken im Umgang mit Unfreien spiegelt diese Geschichte griechische Praktiken, da die Peitsche üblicherweise eingesetzt worden ist, um Sklavinnen und Sklaven zu bestrafen oder zu foltern.[145] Außerdem ist sie – wie Herodot hier expliziert – das Mittel der Wahl im Umgang mit Pferden (ἵππου μάστιξ). Indem die Skythen ihre Gegner nicht nur wie Unfreie, sondern letztlich wie Tiere behandeln, wird die alte Rangordnung wiederhergestellt. Die Assoziation des Sklavenstatus mit Tieren greift auch Aristophanes auf, wählt aber eine andere Spezies: in den *Vespae* steht δέρμα (*dérma*) zweimal für den Panzer der Schildkröte. Zu

140 Rollinger 2010, 559–618.

141 Stolper 1997. Vgl. aber Heltzer 1995/1996, gegen den Stolpers Argumentation gerichtet ist.

142 Hdt. I 106; IV 1,3; 3,1–3.

143 Hdt. IV 3,4 (Ü W. Marg): νῦν ὦν μοι δοκέει αἰχμὰς μὲν καὶ τόξα μετεῖναι, λαβόντας δὲ ἕκαστον τοῦ ἵππου τὴν μάστιγα ἰέναι ἆσσον αὐτῶν. μέχρι μὲν γὰρ ὥρων ἡμέας ὅπλα ἔχοντας, οἳ δὲ ἐνόμιζον ὅμοιοί τε καί ἐξ ὁμοίων ἡμῖν εἶναι· ἐπεὰν δὲ ἴδωνται μάστιγας ἀντὶ ὅπλων ἔχοντας, μαθόντες, ὡς εἰσὶ ἡμέτεροι δοῦλοι, καὶ συγγνόντες τοῦτο οὐκ ὑπομενέουσι.

144 Hdt. IV 4,1.

145 Hunter 1992, 285; Klees 1998, 176–178. Vgl. auch die folgende Analyse der Zeugnisse aus der Alten Komödie.

Beginn droht der Chor einem Sklaven, er werde die Schildkröten um ihn beneiden, wenn er Philokleon nicht sofort loslasse, und am Ende werden solche Klagen tatsächlich einem Sklaven in den Mund gelegt, der sich vor Prügel fürchtet.[146] Die Annäherung von Tieren und Unfreien ist nicht auf Geschichtsschreibung und Dichtung begrenzt, sondern zeigt sich auch terminologisch. Ein Sklave wird mitunter auch ἀνδράποδον (*andrápodon*) genannt – also ‚Menschenfüßler'.[147] Diese Wortform erinnert wiederum an τετράπους (*tetrápous*), das wörtlich ‚Vierfüßler' bedeutet und Vieh bezeichnet. Peter Hunt deutet diesen Zusammenhang als Hinweis auf eine Naturalisierung der Sklaverei,[148] so dass es wenig überrascht, wenn Virginia Hunter Herodots Bericht über das skythische Vorgehen als Beleg für diese Vorstellung interpretiert.[149] Sie spielt damit implizit auf Aristoteles' Theorie des Sklaven von Natur[150] an, ohne diese jedoch zu benennen.

Allerdings unterstreicht diese Episode vor allem, dass Unfreie und ihre Nachkommen nicht von Natur aus unterlegen sind, denn sie gewinnen die Frauen der Skythen für sich und bestehen gegen die Männer im Kampf. Erst als die heimgekehrten Skythen ihre Unterordnung mit erhobener Peitsche einfordern, beugen sie sich dieser brutalen Geste und lassen sich wieder in die Rolle ihrer Väter drängen. Herodots Narrativ setzt implizit voraus, dass ‚echte' Freie weiter widerstanden hätten. Aber angesichts massiver Gewaltandrohungen wären sicher viele bereit, sich wie Sklaven zu verhalten. Insofern kann das Vorgehen der Skythen gegen die Söhne ihrer früheren Sklaven als Spiegelung der griechischen Vorstellungen über den richtigen Umgang mit Unfreien gedeutet werden.[151] Denn Hartog zeigt in anderen Kontexten, wie Herodot griechische Ideen und Verhaltensweisen auf die Skythen projiziert, so dass sie als „quasi-société grecque"[152] dienen und seinem griechischen Publikum die Alterität der Perser und der Amazonen nahebringen.

Dieser Schluss kann durch Parallelzeugnisse gestützt werden, die die starke Verbreitung insbesondere des Auspeitschens als Strafmaßnahme und Foltermethode belegen, die Eigentümer und Eigentümerinnen ihren Unfreien gegenüber angewendet haben. Denn ihre Körper unterliegen aufgrund ihres Rechtsstatus der umfassenden Verfügungsgewalt derjenigen, denen sie gehören. Die extreme Unterordnung von Sklavinnen und Sklaven unter die Interessen anderer wird anhand ihrer sexuellen Verfügbarkeit deutlich und bedingt ihre Folterung im Rahmen von Gerichtsprozessen.[153] Im klassischen Athen ist die Folter eine juristisch geregelte Form, körperlichen Zwang zu Beweiszwecken einzusetzen, und deutlich von Strafmaßnahmen zu unterscheiden.[154] Einerseits wird sie immer wieder

146 Aristoph. Vesp. 428f.1292–1296.
147 Z. B. Antiph. 1,7–9.11f; Aristoph. Eccl. 593; Hdt. V 49,4; VI 19,3; 23,5f; VII 181,3.
148 Hunt 2016, 145.
149 Hunter 1992, 277. Wenige Zeilen später betont sie jedoch, die Stelle veranschauliche die kulturelle Konstruktion des Sklavenstatus.
150 Aristot. pol. 1254a–1255a.
151 Vgl. auch How / Wells 1928a, 303f, die die Geschichte als griechische Fiktion bewerten, die zeige, wie richtig mit Sklaven umzugehen sei.
152 Hartog 1980, 237; vgl. auch Hartog 1980, 232–237.
153 Klees 1998, 176–178, 161–166, 388f. Vgl. auch Rollinger 2010, 619.
154 Vgl. Thür 1977, 101 zur Begriffsbestimmung.

als zuverlässigste Form des Beweises gelobt, unterliegt aber andererseits der Annahme, das Gewaltverhältnis, in dem die gefolterten Unfreien lebten, könnte ihre Aussagen beeinflussen, so dass sie aus Rache oder Angst vor Gericht lügen könnten.[155] Dieses Vorurteil wird auch als Grund dafür vorgebracht, dass eine Folterung die Voraussetzung für das Einbringen der Zeugenaussage von Unfreien vor Gericht ist.[156] Allerdings wird in keiner der erhaltenen Gerichtsreden eine unter Folter gewonnene Aussage eines Sklaven oder einer Sklavin als Beweismittel genutzt.[157]

Als Foltermethoden sind verschiedene Praktiken angewendet worden,[158] aber in den überlieferten forensischen Zeugnissen ist häufig nur die Rede davon, die Unfreien zu befragen (βασανίζω).[159] Βασανίζω (*basanízō*) bedeutet wörtlich ‚an den Probierstein halten', also mit einem Prüfstein den Reinheitsgrad eines Edelmetalls zu prüfen.[160] Wenn die ‚Prüfung' eines Sklaven mit diesem Begriff bezeichnet wird, soll er (unter Folter) befragt werden, so dass *basanízō* ‚foltern' bedeutet,[161] ohne jedoch die anzuwendende Methode konkret zu benennen. Vielmehr ist das Verb als Überbegriff für verschiedene Praktiken zu verstehen, über deren Einsatz wohl im Einzelfall entschieden worden sein dürfte.[162] Da die überlieferten Gerichtsreden jedoch keine solchen Aussagen als Beweismittel einbringen und auf diese Weise dokumentieren, sind entsprechende konkrete Einlassungen selten. Gerhard Thür zufolge ist das Peitschen die am stärksten verbreitete Foltermethode,[163] wie sich auch im untersuchten Quellenmaterial zeigt: beispielsweise droht der betrogene Ehemann in Lysias' *Rede im Mordfall Eratosthenes* seiner Sklavin damit und Herodot zufolge hat der persische Großkönig Dareios den griechischen Arzt Demokedes auf diese Weise dazu bewegt, sein medizinisches Wissen zu offenbaren.[164]

155 Thür 1977, 290–301.

156 Klees 1998, 395.

157 Thür 1977, 233. Vgl. z. B. Lys. 3,33; 4,10.14; 7,34–37, wo mögliche, aber nicht durchgeführte Folterungen in die Argumentation eingebracht werden. Vgl. auch Hdt. I 116,4f; III 130,1–3, wo es jeweils ausreicht, dass der medische bzw. persische König Zwangsmittel androht, um eine wahrheitsgemäße Aussage eines Untertanen bzw. Gefangenen herbeizuführen, so dass auch hier auf die Anwendung von Foltermethoden verzichtet werden kann. Vgl. aber z. B. Guggenheim 1882; Klees 1998, 406–408; Schiemann 1998, die den Überlieferungszufall betonen.

158 Vgl. z. B. Aristoph. Ran. 618–621 für eine komisch übertriebene Aufzählung solcher Zwangsmittel.

159 Vgl. z. B. Lys. 1,16. Vgl. auch Hdt. I 116,2; VIII 110,2.

160 Thür 1977, 13–15. Vgl. DuBois 1991, 9–34 zur Begriffsentwicklung von den archaischen Poeten über Tragödie, Komödie und Herodot. Vgl. z. B. Hdt. II 151,3 (prüfen); Hdt. VII 146,1; Hippokr. Aer. 3,1 (verhören); Hippokr. Liqu. 1,2; Mul. I 11 [Littré VIII 42] (erkennen) zur übertragenen Verwendung.

161 Vgl. Carey 1989, 72.

162 Vgl. z. B. die Berichte über erfolgte Folterungen in Lys. 13,54.61 (στρεβλόω – strecken); Antiph. 5,40.42 (τροχός – Rad). Vgl. auch Aristoph. Plut. 875f zum Rad als Folterinstrument; Isokr. or. 17,15, wo eine Folterung mittels Peitschen und Strecken gefordert wird.

163 Thür 1977, 185–187. Vgl. auch Thür 1977, 199f.

164 Lys. 1,18; Hdt. III 130,2. Vgl. auch Aristoph. Ran. 619f (Peitschen als Foltermethode); Hdt. I 116,2–5; II 92,4 (Darstellung des Folterns als persische Praxis); Hdt. VIII 110,2 (Folter im griechischen Kontext).

Häufiger dient die Peitsche in der Alten Komödie als Strafinstrument. Zwar wird sie nur an wenigen Stellen explizit von Freien gegenüber Sklaven eingesetzt,[165] markiert dort jedoch das Züchtigungsrecht und die Verfügungsgewalt der Eigentümer über die Körper der Unfreien,[166] die in anderen Fällen beispielsweise mittels Schlägen (τύπτω, πληγή) aufgerufen wird.[167] Peitschen und Schlagen werden entsprechend mitunter synonym gebraucht.[168] Der Sklave Karion benennt in Aristophanes' *Plutus* Prügelstrafen als alltäglichen und verbreiteten Umgang mit Unfreien. Der als Sklave verkleidete Gott Dionysos benennt in den *Ranae* die Gefahr für seine körperliche Integrität, die von seinem als Herr auftretenden Sklaven Xanthias ausgehe, so dass es wenig verwundert, wenn ein Sklave in den *Vespae* beim Anblick des Chores mit seinen als Stacheln aufgerichteten *phalloí* Angst vor körperlicher Gewalt artikuliert.[169] All diese Stellen setzen die Legitimität von Gewaltanwendung gegenüber Unfreien voraus, so dass sie sie nicht nur implizieren, sondern auch normalisieren.

Dass solche Praktiken im klassischen Griechenland üblich gewesen sind, zeigt sich exemplarisch auch anhand der Beschreibung postmortaler Hautsymptome. So ist der Körper eines Knaben, der an einer Geschwulst im Bauchraum verstorben ist, „purpurfarben wie von Geißelhieben".[170] Wer einer Lungenentzündung erliegt, dessen Brustseite ist schwarzblau wie von einem Schlag.[171] Diese Vergleiche mit den Folgen von Peitschenhieben oder Schlägen spiegeln die Ubiquität körperlicher Gewalt und Strafen im historischen Kontext. Um eine möglichst bildliche Vorstellung von konkreten Ausprägungen der beschriebenen körperlichen Erscheinungen zu geben, knüpfen die hippokratischen Autoren auch an anderen Stellen an das Alltagswissen des Publikums an.[172] Ihr Vorgehen eröffnet einen Blick auf die Welt jenseits der medizinischen Konzepte: der Gebrauch der Peitsche ist so verbreitet gewesen, dass hier vorausgesetzt wird, dass die entsprechende

---

165 Aristoph. Pax 452; Ran. 615–626. Vgl. auch Aischin. leg. 157 für die Benennung dieser Praxis in späteren Gerichtsreden.

166 Vgl. auch Flaig 2006, 32f; Halm-Tisserant 2013, 122–130; Hunter 1992, 280, 284; Klees 1998, 178–184 zur herausgehobenen Rolle des Peitschens in diesem Zusammenhang.

167 Vgl. z. B. Aristoph. Plut. 271f.275f.279. Vgl. auch das Selbstlob des Aristophanes in der Parabase der Pax, in der der Chor behauptet, er verzichte auf die stereotype Darstellung geschlagener Sklaven auf der Bühne (Aristoph. Pax 742–745).

168 Vgl. z. B. Aristoph. Ran. 619.622.624.633.636.639.643.

169 Aristoph. Plut. 21–23.1144 (üblich); Aristoph. Ran. 546–548 (Gefahr); Aristoph. Vesp. 427 (Angst).

170 Hippokr. Epid. IV 31 [= 221 Langholf 1977] (Ü G. Sticker): καὶ τἄλλα διεφοινίχθη ὡς μάστιξι πᾶν τὸ σῶμα [...].

171 Hippokr. Acut. 17. Vgl. auch Aristoph. Ach. 551; Lys. 472; Pax 541f; Vesp. 1386; Lys. 4,9 zu Blutergüssen als Folge von Gewaltanwendung. Vgl. auch Hippokr. Morb. I 20 [Wittern 1974, p. 54 l. 4–7] für eine humoralphysiologische Erklärung der Entstehung von Hämatomen.

172 Vgl. z. B. Hippokr. Gland. 5,1f zum Vergleich des ausbleibenden Haarwachstums aufgrund übermäßiger Feuchtigkeit mit Pflanzensamen, die unter solchen Umständen auch nicht aufgehen; Hippokr. Haem. 4,1, wo die Verarbeitung der Haut (δέρμα) von Tieren als Analogie zur Alltagswelt eingebracht wird, indem das Öffnen einer außenliegenden Hämorrhoide mit dem Häuten (δείρω) von Schafen verglichen wird; Hippokr. Mul. I 1 [Littré VIII 12] zur Analogie von weiblichem Körper und Wolle, die beide in besonderer Weise dazu neigten, Feuchtigkeit aufzunehmen.

Hautfärbung allen, die die Schrift lesen, vertraut sei. Die Verbreitung der Peitsche als Strafinstrument zeigt sich auch an weiteren Stellen in der Dichtung. Ein unbekannter Komödiendichter äußert in einem Fragment, in dem wahrscheinlich metaphorisch auf den Ostrakismos des Hyperbolos angespielt wird, dieser habe ihn wie eine Peitsche aus Ton getroffen.[173] In Aischylos' *Agamemnon* wird der Krieg als doppelte Peitsche (διπλῆ μάστιξ) charakterisiert,[174] die an dieser Stelle – wie sonst häufiger der Stachel (κέντρον)[175] – in übertragener Bedeutung eingesetzt wird. In der Alten Komödie fällt einerseits das Wiederkehren von Gewaltanwendung bzw. -androhung gegenüber Sklaven auf, andererseits häufen sich solche Passagen in bestimmten Komödien. Insbesondere die *Equites*, die *Ranae* und der *Plutus* können herangezogen werden, um die Normalisierung von Peitschen und Prügel zu belegen. In all diesen Stücken spielen Sklaven eine tragende Rolle, die auf diese Weise den Beschränkungen und Problemen gegenübergestellt wird, die ihr rechtlicher Status mit sich bringt. Diese Beispiele veranschaulichen die ständige Präsenz der Androhung oder Ausübung von Gewalt gegenüber Unfreien im klassischen Griechenland.

Körperstrafen und Gewalt gegenüber freien Griechen

Während die bisher dargestellten Beispiele das Peitschen entweder als grenzüberschreitendes Verhalten despotischer Herrscher problematisiert oder als übliches Gebaren gegenüber Unfreien bewerten, sind Schläge in einigen Kontexten auch freien Griechen gegenüber angemessen gewesen: bei den Beratungen über die gemeinsame Strategie vor der Schlacht bei Salamis argumentiert Themistokles Herodot zufolge dafür, die Konfrontation mit der persischen Flotte bei Salamis zu suchen und nicht vor der Peloponnes zu kämpfen. Aber ein korinthischer Feldherr unterbricht ihn, weil die Versammlung noch nicht offiziell vom Befehlshaber der griechischen Flotte eröffnet worden ist:

> Themistokles, in den Wettspielen wird mit der Rute gezüchtigt, wer sich beim Start vordrängt.[176]

An dieser Stelle kommt allerdings nicht die Peitsche zum Einsatz, sondern ῥαπίζω (*rhapízō*) bezeichnet das Schlagen mit einem Stock oder ähnlichen Werkzeugen, so dass

173 Adesp. fr. 363 PCG [= Hesych. s.v. κεραμ[ε]ικὴ μάστιξ]. Vgl. Grimanis 2002.

174 Aischyl. Ag. 641f. Vgl. auch Aischyl. Choeph. 375; Suppl. 466 für ähnliche Äußerungen mit übertragener Bedeutung; Pind. P. 4,219: Medea sei mit der Peitsche der Verlockung in Iasons Arme getrieben worden (vgl. auch Faraone 1993 zur Deutung dieser Stelle im Kontext griechischer Magie und Folter).

175 Vgl. z. B. Aischyl. Eum. 156–160.427.465–468; Suppl. 110; Soph. Oid. T. 1318; Trach. 840. Vgl. zur Anwendung des κέντρον (*kéntron*) gegen Menschen z. B. Laïos' Aktionen gegen Oidipus: Eur. Phoen. 26 (Durchbohren der Knöchel des Neugeborenen); Soph. Oid. T. 808f (der König schlägt an der Wegkreuzung unwissentlich seinen Sohn). Vgl. zum Einsatz gegen Tiere, die seiner eigentlichen Zweckbestimmung entspricht, z. B. Eur. Herc. 880.949; Iph. A. 220; Phoen. 178; Soph. El. 716 (Antreiben von Pferdegespannen).

176 Hdt. VIII 59,1 (Ü W. Marg): 'ὦ Θεμιστόκλεες, ἐν τοῖσι ἀγῶσιν οἱ προεξανιστάμενοι ῥαπίζονται.'

diese Form der Strafe auch terminologisch deutlich vom Peitschen abgegrenzt wird, das in den *Historien* als Teil despotischer Herrschaftsausübung konstruiert wird. Außerdem verweist diese implizite Drohung darauf, dass es bei sportlichen Wettkämpfen durchaus üblich gewesen ist, die Athleten und selbst das Publikum zu schlagen, wenn sie gegen die Regeln verstoßen haben.[177]

Diese Ausnahme, bei der sich die Körperstrafen gegen gleichrangige Griechen richten, findet ihre Parallele in der Tragödie, in der die Peitsche nicht gegen Unfreie eingesetzt wird. Aber Sophokles' Ajax hängt beispielsweise den Widder, den er für Odysseus hält, in seinem Zelt auf und schlägt ihn mit dem Ziel, ihn zu töten. Er verwendet dazu einen Pferdezügel, der wie eine doppelte Peitsche (διπλῆ μάστιξ) wirke.[178] Später wird sein Bruder Teukros von Agamemnon mit der Peitsche bedroht, falls er nicht von seinem Plan absehe, Ajax ordnungsgemäß zu bestatten.[179] Um sich selbst zu schützen, behauptet der Silenos in Euripides' *Cyclops*, Odysseus und seine Gefährten hätten vorgehabt, den einäugigen Riesen zu fesseln, ihn auszuweiden und auszupeitschen.[180] In den letzten beiden Beispielen ist zwar von einer gewissen Hierarchie auszugehen, sie betrifft jedoch nicht die prinzipielle Unterscheidung von Freien und Unfreien, sondern mythische Rangordnungen. So beabsichtigt der Feldherr Agamemnon, einen ungehorsamen Kämpfer zu züchtigen, während dem für seine Listigkeit bekannten Odysseus unterstellt wird, Gewalt gegen einen körperlich weit überlegenen Gegner anwenden zu wollen. Zwar sind die Helden in ihrer Heimat Könige bzw. Königssöhne, aber sie verwenden die Peitschen nicht nur selbst, sondern werden auch von ihnen getroffen. Auf diese Weise erfolgt eine interne Hierarchisierung, die auf der Assoziation von Peitsche und Unterordnung beruht und die zeitgenössisch üblichen Praktiken und Verhältnisse auf diese Weise bestärkt, ohne sie jedoch explizit auf die Bühne zu bringen. Diese Passagen spiegeln also die von Herodot konstruierte Nähe von Alleinherrschaft und Peitschen und projizieren diese im griechischen Kontext auf eine ferne mythische Vergangenheit.

In der Alten Komödie wird die Peitsche auch unter Gleichrangigen eingesetzt, z. B. wenn der paphlagonische Sklave den anderen Unfreien in den *Equites* droht, sie auszupeitschen, und an frühere Gelegenheiten erinnert, bei denen er dies getan habe.[181] Bürger

177 Crowther / Frass 1998; Weiler 2013. Vgl. auch Beazley 303120 [= Gosudarstvennyj Ėrmitage (St. Petersburg) 17553, KU1913.4.389]; Beazley 303165 [= British Museum (London) B610, 1873.8–20.370] zu mit Ruten ausgestatteten Schiedsrichtern bei den panathenäischen Wettkämpfen. Vgl. auch Fündling 2014 zur Differenzierung der Strafpraxis bei antiken Sportwettkämpfen von anderen Formen der Bestrafung: in der römischen Kaiserzeit seien Strafschläge bei Wettkämpfen auf die Beine und nicht auf den Rücken erfolgt, damit keine Verwechslungsgefahr mit den sichtbaren Folgen der Bestrafung von Unfreien bestehe.

178 Soph. Ai. 110.237–242. Vgl. Fraenkel 1950a, 319f; Garvie 1986, 142f; Hogan 1984, 64 zur Bedeutung der doppelten Peitsche.

179 Soph. Ai. 1249.

180 Eur. Cycl. 234–237.

181 Aristoph. Equ. 63–68. Vgl. Klees 1998, 182 zur Möglichkeit, die Strafgewalt einem Unfreien zu übertragen. Vgl. Lind 1990, 30 Anm. 3 zur Identifikation des Paphlagoniers mit Artoxares, einem einflussreichen Eunuchen am Hof Dareios' II.

nutzen die Peitsche bei Konflikten untereinander hingegen als Abwehrwaffe: Peithetairos verjagt in den *Aves* einen Sykophanten auf diese Weise;[182] in den *Vespae* wird mit einem Schlagwerkzeug gedroht, dass σκῦτος (Haut, Leder) genannt wird[183] und so unterstrichen, dass die Haut als Mittel eingesetzt wird, um Haut zu verletzen. Dieser Fokussierung des Peitschens stehen beispielsweise die gegenseitigen Gewaltandrohungen in Aristophanes' *Lysistrata* gegenüber, die vielfältige Möglichkeiten benennen, einander zu verwunden.[184]

Wenn in den literarischen Fiktionen allerdings Bürger mit der Peitsche bedroht werden,[185] steht diese Verwendung gegen die in zeitgenössischen Gerichtsreden überlieferte Rechtspraxis, derzufolge Bürger keinerlei Körperstrafen oder Folter unterzogen werden. Im klassischen Athen sind Bürger im Rahmen strafrechtlicher Verfolgung von Körperstrafen ausgenommen.[186] John Winkler interpretiert diese Privilegierung des männlichen erwachsenen Bürgers als Grundvoraussetzung der attischen Demokratie.[187] Auch wenn Egon Flaig beispielsweise betont, dass die Gesetzgebung explizit darauf ausgerichtet gewesen sei, die Gewalt zwischen Bürgern einzugrenzen,[188] belegen die in den Prozessreden und Komödien überlieferten Konflikte,[189] dass die Körper der Freien keinesfalls vor Autoritäten oder Gewalttätern sicher gewesen sind. Zwar wird die besondere Position der erwachsenen Bürger durch die Gesetzgebung und die Prozesse, die deshalb abgehalten werden, hervorgehoben, aber dennoch können sie, sobald sie im *gymnásion* sind, in die gleiche Lage kommen wie ihre Sklaven. Auch in den Dramen bleibt die Unverletzlichkeit der Körper der männlichen Bürger nicht aufrechterhalten. Die Peitsche ist ein Mittel, das in anderen Quellen der Hierarchisierung von Herrschern und Beherrschten dient, wird aber nicht auf diese Weise auf die attische Bühne gebracht. Dennoch erzeugt ihr Einsatz auch dort wohl entsprechende Machtgefälle, die jedoch in einer komischen Übertreibung bzw. aufgrund der Zurückhaltung der Tragödien nicht auf die Rangordnung von Freien und Unfreien begrenzt sind, sondern jenseits der in der sozialen Wirklichkeit üblichen Praktiken als literarische Mittel eingesetzt werden, um auch andere Machtverhältnisse abzubilden.

182 Aristoph. Av. 1462–1468. Vgl. auch Aischin. Tim. 59 zur Anwendung der Peitsche in Konflikten unter Bürgern.

183 Aristoph. Vesp. 643. Vgl. auch die Diskussion der Lederverarbeitung unten S. 354–357.

184 Aristoph. Lys. 356f.360f.364.459f.472.516.519f.635.658.

185 Aristoph. Eccl. 863; Thesm. 933f.1125.

186 And. 1,43; Demosth. or. 22,55; Isokr. or. 20,21. Vgl. auch Demosth. or. 24,167. Vgl. z. B. Hunter 1992; Volonaki 1998, 85 zur Unverletzlichkeit des Bürgers. Vgl. aber Lys. 6,26 zur Verhängung von Körperstrafen gegen den Athener Andokides.

187 Winkler 1990, 35.

188 Flaig 2006, 33–38. Ähnlich argumentiert auch Schmitz 2005, 104 und schreibt der Kodifizierung des Rechts eine Pazifizierung der Verhältnisse in der *pólis zu.*

189 Z. B. Aristoph. Ach. 564–572.826f.926–928; Av. 1012–1019.1029–1031.1043–1055.1462–1466; Nub. 494–496.1297–1303; Lys. 1,27; 3,8.16–18.37.39.45; 4,6.15; 13,91.

Prügel in der Familie

In diesem Kontext kann auch die mehrfach aufgebrachte Frage nach dem Schlagen jüngerer bzw. älterer Verwandter im *oĩkos* eingeordnet werden. Schmitz widmet sich der Frage innerfamiliärer Gewalt und geht in diesem Kontext auch auf das Schlagen von Kindern ein. Während Platon und Aristoteles eine gewaltfreie Erziehung befürworteten, legten einige Vasenbilder und Äußerungen in der Alten Komödie nahe, dass Gewaltausübung gegenüber Kindern verbreitet gewesen sei, auch wenn eher selten davon berichtet werde.[190] Schmitz stellt diese Zeugnisse aber anderen Aussagen gegenüber, die eine liebevolle Beziehung zwischen Eltern und Kindern darstellen, und erzeugt auf diese Weise den Eindruck, Schläge und Liebe schlössen einander aus.[191] Tatsächlich behauptet Strepsiades in den *Nubes* allerdings, er habe seinen Sohn aus Liebe geschlagen, verbindet also beide Elemente explizit miteinander, so dass offenbar wird, dass Schmitz relativ rezente Moralvorstellungen über das Verhältnis von Kindern und Eltern auf die Antike projiziert.[192] Insgesamt bestätigt er die Normalisierung der Gewaltausübung von Eltern gegenüber ihren Kindern und macht außerdem darauf aufmerksam, dass Schläge auch im Kontext der Bildung eingesetzt worden sind.[193] So droht Sokrates Strepsiades in Aristophanes' *Nubes* mit Schlägen, als er dessen geringes intellektuelles Potential bemerkt.[194] Außerdem hat die Bestrafung mit der Peitsche in der Erziehung der zukünftigen Spartiaten eine wichtige Rolle gespielt. Xenophon versteht sie als Mittel, Gehorsam zu lehren, und ordnet sie in die Darstellung der Abhärtung der Jugendlichen ein.[195]

Der Alten Komödie zufolge werden Schläge also einerseits dazu eingesetzt, jemanden zu erziehen oder zu bilden. Andererseits treten dort auch zwei Söhne auf, die Gewalt gegen ihre Eltern anwenden und dieses Vorgehen als legitim einordnen. Pheidippides gelingt es im zweiten Agon der *Nubes* zu erweisen, dass es gerecht sei, seine alternden Eltern zu schlagen.[196] Antikleon befiehlt in den *Vespae* seinen Sklaven, seinen Vater notfalls zu prügeln, um ihn vom Gericht fernzuhalten.[197] Beide Passagen sind als komische Übertreibungen zu deuten, in denen bestehende Hierarchien innerhalb des *oĩkos* umgekehrt werden. Denn im Rahmen der Argumentation, die Pheidippides vorbringt, wird es als selbstverständlich dargestellt, dass Eltern ihre Kinder schlagen. Seine sophistische Beweisführung kehrt gängige Bewertungsmaßstäbe in komischer Absicht um, so dass die

190 Schmitz 2005, 110–119. Vgl. z. B. Aristoph. Equ. 411f; Pax 123; Vesp. 251–257.1292–1298 zur Normalisierung der Gewaltausübung von Eltern gegenüber ihren Kindern. Vgl. Schmitz 2005, 113 Anm. 44 zur Einschätzung des eher spärlichen Befundes in der Forschung.

191 Vgl. Schmitz 2005, 118.

192 Vgl. das in Deutschland erst im Jahr 2000 kodifizierte Verbot, die eigenen Kinder zu schlagen (Neuregelung des §1631 BGB im Gesetz zur Ächtung der Gewalt in der Erziehung und zur Änderung des Kindesunterhaltsrechts vom 2. November 2000).

193 Schmitz 2005, 114. Vgl. auch Klees 1998, 183.

194 Aristoph. Nub. 493–497.

195 Xen. Lak. pol. 2,2.9. Vgl. auch Scott 2005, 304.

196 Aristoph. Nub. 1409–1439. Vgl. O'Regan 1992, 114–118 zu seiner sophistischen Argumentation.

197 Aristoph. Vesp. 398f. Vgl. auch Aristoph. Vesp. 458: Antikleons Sklaven und der aus Bürgern zusammengesetzte Chor schlagen sich um Philokleon.

Überzeugung, es sei unrecht, die eigenen Eltern zu schlagen, reproduziert wird. Der Sohn äußert zwar die gegenteilige Position, aber durch die ironische Brechung des Gesagten in der Komödie wird die Norm als eigentlich Gemeintes wiederhergestellt. Antikleon treibt es zwar noch ein Stückchen weiter, denn nicht er selbst – als ebenso freier Bürger wie sein Vater – will diese Aufgabe übernehmen, sondern er delegiert sie an seine Sklaven, die in einer weiteren Inversion der rechtlichen Rangordnung nun ihren alten Herrn schlagen sollen. Dass es sich aber um eine komische Umkehrung der üblichen Machtverhältnisse handelt, wird spätestens dann offenbar, wenn gegen Ende des Stücks ein von dem betrunkenen Philokleon geschlagener Sklave auf die Bühne tritt, sein Leid klagt,[198] und vom Chor diese Antwort erhält:

> Chor:
> Was ist los, Junge? Denn es ist rechtens auch einen Greis ‚Junge' zu nennen, wenn er Schläge bekommt.[199]

Diese Äußerung setzt nicht nur die Verbreitung von Prügel als Umgang mit den eigenen Unfreien voraus, sondern expliziert auch die Doppeldeutigkeit von παῖς (*paīs*), das Kinder und Sklaven gleichermaßen bezeichnet. Wenige Verse später wird durch ein Wortspiel eine etymologische Verwandtschaft von παῖς (*paīs*) und παίω (*paíō* – schlagen) impliziert[200] und auf diese Weise die Verbindung der Anrede mit körperlicher Züchtigung zusätzlich bestärkt. Außerdem erscheint die Position von Kindern und Unfreien hinsichtlich ihrer Unmündigkeit dieser Darstellung zufolge als vergleichbar,[201] so dass die Diskussionen über das Schlagen von Kindern bzw. Eltern hier zumindest andeutungsweise noch einmal aufscheinen.

Die Verletzbarkeit von Unfreien und Bürgern im Vergleich

Im vorliegenden Quellenbefund wird das Peitschen eng mit dem Sklavenstatus verbunden, so dass die Peitsche als Symbol der Unterordnung Unfreier dient, das die Verfügungsgewalt der Eigentümer und Eigentümerinnen über ihre Körper repräsentiert. Diese Unterordnung wird metonymisch durch die Peitsche aufgegriffen, mit der Folterungen und Körperstrafen im Alltag häufig ausgeführt worden sind.[202] In der Forschung wird die

---

198 Aristoph. Vesp. 1292–1296. Vgl. auch Aristoph. Av. 757–759.1347–1364: zunächst wird zwar behauptet, im Vogelstaat sei es lobenswert, die Eltern zu schlagen, aber später wird die Norm wiederhergestellt, die Eltern im Alter zu versorgen und gut zu behandeln.

199 Aristoph. Vesp. 1297f (Ü S. Grundmann): τί δ' ἔστιν, ὦ παῖ; παῖδα γάρ, κἂν ᾖ γέρων, / καλεῖν δίκαιον ὅστις ἂν πληγὰς λάβῃ.

200 Vgl. auch Finley 1998, 164 zur Deutung als (Volks-)Etymologie.

201 Vgl. auch Golden 1985, 97. Vgl. zur Assoziation dieser beiden Positionen auch die Ausführungen zur infantilisierenden Wirkung der kurzgeschnittenen Haare von Unfreien oben S. 237f und die Verbindung blonder Haare mit Jugend und Sklavenstatus, die unten S. 450 diskutiert wird.

202 Vgl. auch Flaig 2006, 32f; Hunter 1992, 280–284; Klees 1998, 178–182; Rollinger 2010, 619; Weiler 2013, 619. Vgl. auch Hahn 1998, 1045 zur strukturellen Gewalt, die das Verhältnis von Bürgern und Sklaven geprägt habe.

Folter entsprechend als Markierung der Differenz von Freien und Unfreien gedeutet.[203] Indem sie die Voraussetzung für die Anerkennung einer Sklavenaussage vor Gericht bildet, wird diese Dichotomie durch die Forderung, Unfreie unter Folter zu befragen, selbst dann vor Gericht reproduziert, wenn die Marter unterbleibt.[204] Die Funktion der „Peitsche als Herrensymbol"[205] ist durch ihre alltägliche Präsenz und die stetige Gefahr, dass sie zum Einsatz kommt, nicht nur diskursiv wirksam, sondern wird sehr konkret und körperlich erfahren: sie verletzt die Haut von Unfreien und fügt ihnen auf diese Weise Schmerzen zu.[206] In den untersuchten Quellen wird dieser Aspekt jedoch nur selten explizit thematisiert.[207] In den *Ranae* stellen Dionysos und sein Sklave sich einem Prügelduell, in dem beide sich gleichermaßen geschickt im Verdecken ihrer Schmerzensschreie erweisen.[208] Die Komik dieser Szene basiert auf der Vorannahme, dass die Schläge mit der Peitsche dem Sklaven wehtun, aber den Gott ungerührt lassen sollten. Doch Dionysos erfüllt diese Erwartung nicht und leidet ebenso wie Xanthias.

Den äußerst selten artikulierten Schmerzensschreien von Sklaven[209] stehen in der Alten Komödie Passagen gegenüber, in denen das Leid verletzter Bürger hervorgehoben wird.[210] Dieses Vorgehen spiegelt sich auch in der Forschung:

> Für Freie sind Schläge etwas schwer Erträgliches. Sie stellen sie auf die Stufe von Sklaven, wenn die Absicht zu erniedrigen hinzukommt.[211]

Hans Klees artikuliert die Sichtweise der freien Bürger und legitimiert sie auf diese Weise. Zwar dominiert ihre Perspektive die Quellen, aber seine Äußerung impliziert, Schläge

203 DuBois 1991, 24–45, 62f; Klees 1998, 389–409. Vgl. auch Finley 1998, 163; Hunter 1992; Rollinger 2010, 619. Vgl. aber Thürs beschönigende Schlussfolgerung, die den Eindruck erweckt, es sei gar nicht so schlimm gewesen, als Sklave in Athen zu leben (Thür 1977, 315).

204 Vgl. auch Gagarin 1996, 17.

205 Weiler 2013, 619.

206 Vgl. auch Fischer-Homberger 2005, 57f zur engen Verbindung von Verletzungen mit Haut und Schmerz.

207 Vgl. aber z. B. Aischyl. Prom. 93–95.268–270.566; Aristoph. Lys. 961–966; Eur. Cycl. 683f; Hipp. 1347–1386; Soph. Phil. 732–750.785–796; Trach. 1081–1111 für Klagen über Schmerzen aus anderen Gründen. Vgl. auch Hippokr. Medic. 5 für eine (nachklassische) Anleitung zum Schneiden und Brennen, bei der der Schmerz ein wichtiger Faktor ist. Vgl. zum Schmerz im *Corpus Hippocraticum* auch Byl 1992; Horden 1999; King 1988; Scullin 2012; Villard 2006. Vgl. auch Rey 2000, 19–31, die neben dem *Corpus Hippocraticum* auch Sophokles betrachtet, aber wie die anderen Arbeiten Schmerz mit Krankheit assoziiert. Dieses Vorgehen reflektiert die Forschungslage, in der die medizinische Bedeutung häufig untersucht wird und außerdem Beiträge zu Sophokles vorliegen, Schmerzen in anderen Kontexten bisher jedoch vernachlässigt worden sind. Vgl. aber Ridgway 1965 zum Ausdruck von Schmerz in der archaischen, klassischen und hellenistischen Skulptur.

208 Aristoph. Ran. 633–669.

209 Z. B. Aristoph. Vesp. 1292.

210 Aristoph. Ach. 1190–1192.1214; Nub. 706; Ran. 221f.236–239; Thesm. 222f.1005.

211 Klees 1998, 184. Vgl. auch Crowther / Frass 1998, 51–53, 78f zur Bestrafung von Regelverstößen bei sportlichen Wettkämpfen als Erniedrigung der Athleten und Freien im Publikum.

seien für sie aufgrund der Assoziation mit dem Sklavenstatus besonders schlimm gewesen und nicht wegen der Schmerzen, die sie verursachen.[212] Indem er diesen Aspekt fokussiert, verdeckt er – wie die Quellen – zugleich, dass die Prügel Unfreie ungleich härter getroffen hat, weil sie ihr und damit den Schmerzen sowie der beabsichtigten Demütigung weder im Moment der Bestrafung noch zu einem späteren Zeitpunkt haben entgehen können, solange sie nicht freigelassen worden sind.

Denn die Züchtigung mit der Peitsche, die den Sklavenstatus markiert, kann der attischen Gesetzgebung gegenübergestellt werden, die die Bürger von Körperstrafen ausnimmt.[213] Aus rechtshistorischer Perspektive ergibt sich so eine Dichotomie von verletzbaren Unfreien und unverletzlichen Athenern. Da aber Metöken,[214] Sportler und Kinder, die ebenso frei gewesen sind wie die Bürger, unter bestimmten Umständen körperlich gezüchtigt worden sind, ist diese dichotome Struktur nicht geeignet, die Verhältnisse im klassischen Griechenland zu beschreiben. Hinsichtlich der Verletzlichkeit des Körpers haben Bürger und Unfreie zwar einander entgegengesetzte Positionen besetzt. Zwischen ihnen haben aber weitere Gruppen gestanden, die in den einzelnen *póleis* gelebt und weder vollständig der Gewalt eines anderen unterlegen haben noch absolut geschützt gewesen sind. Außerdem weist duBois darauf hin, dass der verletzliche Körper der Unfreien auch ihre Eigentümer und Eigentümerinnen verletzlich mache, weil Sklaven und Sklavinnen durch die Folter gezwungen werden könnten, sie zu belasten.[215] Hinzu kommt die körperliche Gewalt unter Bürgern, die zwar verboten gewesen und bestraft worden ist, jedoch dadurch keinesfalls unterblieben ist, wie etliche Gerichtsreden belegen.

Hinsichtlich der Legitimität von Körperstrafen besteht zwar juristisch ein deutlicher Unterschied zwischen Freien und Unfreien, der nicht stark genug betont werden kann. Aber die Fokussierung dieser normativen Perspektive erzeugt mitunter den Eindruck, als sei die Anwendung von Gewalt für Bürger keine Bedrohung gewesen. Die Differenz besteht jedoch weniger auf der Ebene der Ausübung solcher Praktiken, die Freie wie Unfreie treffen kann und insofern in der *pólis* alltäglich ist, sondern vor allem auf der Ebene der Zulässigkeit: während Bürger sich wehren dürfen und Gewalttäter verklagen können, sind Unfreie den Strafen ihrer Eigentümer schutzlos ausgeliefert. Es ist also nicht die Verletzung der Haut selbst, die Bürger und Unfreie unterscheidet, sondern die Unmöglichkeit ihr zu entgehen oder Wiedergutmachung zu erlangen. Die Peitsche symbolisiert diese Unterordnung und ist bei Unfreien ungleich häufiger eingesetzt worden als bei Freien. In diesen Fällen wird sie jedoch mehrfach gemeinsam mit Fesseln angewendet,[216] die auch bei Xerxes' Bestrafung des Hellesponts zum Einsatz kommen.

---

212 Vgl. Isokr. or. 20,21, der in einer Gerichtsrede tatsächlich so argumentiert.

213 Z. B. Hunter 1992; Rollinger 2010, 619.

214 Lys. 13,25.27.64 verweist auf die Möglichkeit, Metöken bei Landesverrat oder anderen Gefahren für die *pólis* zu foltern. Vgl. auch Thür 1977, 16–22.

215 DuBois 1991, 66.

216 Aristoph. Thesm. 1125; Lys. 1,25. Vgl. auch Eur. Cycl. 234–237; Soph. Ai. 62.65.237–242; Klees 1998, 187 zur engen Verbindung von Schlagen und Fesseln.

Fesseln als Zwangsmittel

Ein aus Lysias' *Rede gegen Teisis* erhaltenes Fragment beschreibt die Eskalation eines Streits von Beschimpfungen hin zu roher Gewalt. Der Beklagte habe den Gegner unter falschem Vorwand in sein Haus gelockt, ihn dort festgebunden (δέω) und mit einer Peitsche geschlagen (μαστιγόω).[217] Dionysios von Halikarnassos ordnet diese Gewalttat im Vorspann des Fragments als *hýbris* ein.[218] Lysias schildert sowohl das Schlagen sowie das Binden und Lösen der Fesseln als auch das Herbeirufen von Zeugen und die öffentliche Zurschaustellung der Verletzungen nach der Befreiung.[219] Dieses Verhalten soll im Kontext der Rede wohl die Ungeheuerlichkeit der Tat betonen, die beim bloßen Anblick des Opfers klar zutage trete.

In der Tragödie wird das Fesseln weitaus häufiger benannt als das Peitschen. In *Iphigenia Taurica* kommt ihm beispielsweise eine zentrale Rolle für den Fortgang des Geschehens zu. Die Protagonistin fordert zunächst, die Männer, die Artemis geopfert werden sollen, dürften als Opfergaben nicht gefesselt sein. Nachdem sie so ihren Bruder Orest und seinen Freund Pylades befreit hat, besteht sie aber darauf, dass sie gefesselt werden, bevor sie zum Strand aufbrechen, um sie und das Kultbild zu entsühnen.[220] Die Fesselung wird an diesen Stellen invers zum Gefährdungsgrad eingesetzt: als die Männer dem Tod geweiht sind, kann auf sie verzichtet werden, während sie zu ihrer Flucht Fesseln angelegt bekommen. Denn Iphigenie führt sie zwar in Fesseln fort, aber sie tragen sie nicht mehr, sobald sie allein mit ihr am Strand sind und versuchen, zum rettenden Schiff zu gelangen.[221] In diesem Stück werden die Fesseln immer dann eingesetzt, wenn sie ihre Funktion, jemanden gegen seinen Willen festzuhalten, nicht erfüllen können, wenn sie sie jedoch erfüllen könnten, wird auf sie verzichtet. In *Iphigenia Taurica* erweist sich das Fesseln also nicht als wirksames Mittel, jemanden festzusetzen. Dieser Befund kann als Hinweis darauf verstanden werden, dass es bereits im klassischen Athen problematisiert worden ist.

In anderen Tragödien ist das Fesseln hingegen durchaus eine effektive Maßnahme: bei Sophokles liegen viele tragische Helden in Fesseln, wie Lykurg und der trojanische Seher Helenos. Ixion ist ans Rad gebunden worden und Philoktet fürchtet, von Odysseus gefesselt von der Insel zum Schlachtfeld fortgebracht zu werden.[222] Auch Ajax hat das Vieh festgebunden, das er statt des griechischen Heeres in seine Gewalt gebracht hat.[223] In Aischylos' *Agamemnon* ist der Protagonist von seiner untreuen Gattin Klytaimnestra mittels eines feinen und endlosen Gewandes bewegungsunfähig gemacht worden, so dass

217 Lys. fr. 279,4 Carey [= 75 Thalheim = 232 Baiter-Sauppe = Dion. Hal. Demosth. 11].
218 Dion. Hal. Demosth. 11.
219 Lys. fr. 279,6 Carey [= 75 Thalheim = 232 Baiter-Sauppe = Dion. Hal. Demosth. 11].
220 Eur. Iph. T. 469.638.1203.1206.
221 Eur. Iph. T. 1333.1348f.
222 Soph. Ant. 958; Phil. 608.678.1016. Vgl. auch Soph. Ant. 1012 (Ismenes und Antigones Fesselung).
223 Soph. Ai. 62.65.237–242.

er ihrem tödlichen Schlag nicht hat entrinnen können.[224] Orest vergleicht diese List mit Fesseln (πέδη), die allerdings nicht aus Eisen gewesen seien.[225] Ebenso unfreiwillig, aber nicht einmal willentlich herbeigeführt, wird Euripides' Hippolytos gefesselt. Denn er hat sich in den Pferdezügeln verfangen, als er vom Wagen gestürzt ist, und ist von diesen wie von Fesseln (δεσμός) gebunden, kann sich nicht befreien und wird zu Tode geschleift.[226] Aber auch Göttern werden Fesseln angelegt. Während der thebanische König Pentheus erfolglos versucht, Dionysos zu binden,[227] fesselt Zeus seinen Vater[228] und lässt Prometheus an einen Felsen ketten.[229] Der Halbgott Herakles wird hingegen gefesselt, während er nach seinem Wahn bewusstlos ist, um ihn von weiteren Taten abzuhalten.[230]

Die dargelegten Beispiele betonen die Gewalt, die mit dem Fesseln einhergeht, und veranschaulichen die Grenzüberschreitung, die es darstellt: Philoktets Vorwurf an Odysseus unterstreicht, dass es sich um ein für den Kämpfer nicht angemessenes Verhalten handelt. Im Unterschied zu den meisten der Genannten befindet er sich zwar wie Hippolytos und Herakles nicht in Feindeshand, aber auch in diesen Fällen dient das Fesseln der Gewaltausübung und stellt eine Hierarchie her. Wer gefesselt ist, verliert jede Initiative und wird gezwungen, gegen seinen Willen zu erleiden, was für ihn vorgesehen ist. Diese Funktion zeigt sich auch in Lysias' *Rede gegen den Denunzianten Agoratos*, in der das Fesseln der Festsetzung von Beschuldigten dient.[231] Eine solche Position ist weder mit der Rolle als Kämpfer noch mit dem Selbstverständnis der Bürger vereinbar, für die die Stücke aufgeführt werden. Denn die Fesseln binden jene, die nicht aufgrund ihres rechtlichen Status der körperlichen Züchtigung unterliegen, um sie ebenso wehrlos zu machen wie Unfreie. Angesichts dieser Konnotationen überrascht es nicht, dass Menelaos sich davor scheut, sich freiwillig die Hände fesseln zu lassen und sich auf diese Weise in Gefangenschaft zu begeben.[232]

---

224 Aischyl. Ag. 1381–1383. Vgl. auch Aischyl. Ag. 1115.1492.1611; Choeph. 981–984.1011–1013; Eum. 460f.633–635: an diesen Stellen dient das Kleidungsstück, das ihn gefesselt hat, als Chiffre für die Ermordung. Vgl. auch Aischyl. Ag. 1621 für Aigisths Drohung, die Argeier zu fesseln.

225 Aischyl. Choeph. 493; vgl. auch Aischyl. Choeph. 981f.997–1000.

226 Eur. Hipp. 1236–1239; vgl. auch Eur. Hipp. 1244. Vgl. auch Eur. Hipp. 160 zum übertragenen Gebrauch von δέω (binden): Phaidra ist wegen der Schmach über ihre Liebe zu Hippolytos wie durch eine Krankheit ans Bett gefesselt.

227 Pentheus will Dionysos gefangen nehmen und wie die Bakchen fesseln, doch sowohl der Gott als auch seine Anhängerinnen können ihm entkommen. In diesem Kontext werden die Fesseln und das Binden mehrfach benannt: vgl. z. B. Eur. Bacch. 226f.259.444–448 (Bakchen); Eur. Bacch. 355.518.615f.634.643 (Dionysos).

228 Aischyl. Eum. 641.

229 Aischyl. Prom. 15.113.175.525.770. Vgl. Kaimio 1988, 77–79 zur besonderen Gewalttätigkeit dieser Fesselung.

230 Eur. Herc. 1009–1012. Vgl. auch Eur. Herc. 1124.1035.1055.1123 für wiederholte Verweise auf diese Fesselung.

231 Vgl. z. B. Lys. 13,34.55.67.

232 Eur. Hel. 812.

Die peitschenden persischen Großkönige als narratives Konstrukt

Während die genannten Stellen die Funktion der Fesseln als Zwangsmittel, die menschliche, tierische oder göttliche Körper binden, hervorheben, bleibt die Frage, wie Herodots Rede von der Fesselung und Auspeitschung des Hellesponts zu verstehen ist. In diesem Zusammenhang ist eine wirkmächtige Metapher heranzuziehen, die Aischylos in seinen 472 v. Chr.[233] aufgeführten *Persae* geprägt oder aufgenommen hat. Dort bezeichnet der Tragiker den Brückenschlag über den Hellespont als Joch (ζυγόν), das zwei Kontinente verbinde[234] und lässt Dareios die *hýbris* seines Sohnes Xerxes beklagen:

> Dareios: [...]
> Hemmen wollte er den Lauf des Hellespont, des heiligen,
> sklavengleich mit Fesseln, ihn, den Bosporos, den Gottesstrom,
> änderte den Weg, schlug ihn in Bande, festgehämmerte,
> und schuf damit eine Riesenstraße für sein Riesenheer.[235]

Herodot wird – wie oben einführend gezeigt – später berichten, Xerxes habe den Hellespont für die Zerstörung der ersten Brücke bestraft, indem er Fesseln in die Meerenge habe werfen lassen. Außerdem habe er befohlen, sie zu peitschen und zu tätowieren.[236] Die Fesselung des Hellesponts wird in dem Jahrzehnte nach den Perserkriegen verfassten Geschichtswerk immer wieder – in ähnlicher Weise wie hier in der Tragödie – als Vorwurf gegen Xerxes gebraucht. Ansonsten wird das Fesseln bei Herodot vor allem im höfischen Kontext und auch am persischen Hof eingesetzt, ohne jedoch eine explizit höfische oder persische Praxis zu sein.[237] So stiftet der frühere lydische König Kroisos die Fesseln, mit denen er gefangen genommen worden ist, mit Kyros' Erlaubnis Apollon, dessen Orakel in Delphi er zunächst die Schuld an seiner Niederlage gegeben hat.[238] Das Fesseln wird also ähnlich dargestellt wie das Peitschen und Herodot bringt beide als historisch verbürgte Ereignisse in die Episode über die Bestrafung des Hellesponts ein, um die despotische Herrschaftsausübung des persischen Großkönigs zu veranschaulichen.

Doch eine intertextuelle Perspektive lenkt die Aufmerksamkeit auf die übertragene Bedeutung der Fesselung der Meerenge. Einige Forschungsbeiträge diskutieren entsprechend die Möglichkeit, dass Herodot oder eine seiner Quellen diese metaphorische Äußerung wörtlich genommen und daraus die Geschichte über die Bestrafung des Hellesponts geformt habe.[239] Walter How und Joseph Wells erwägen zwar ebenfalls eine solche über-

---

233 Garvie 2009, ix.

234 Aischyl. Pers. 72.736. Vgl. auch Lys. 2,29 zum Brückenbau und der Durchstechung des Athos.

235 Aischyl. Pers. 745–748 (Ü D. Ebener): ὅστις Ἑλλήσποντον ἱρὸν δοῦλον ὣς δεσμώμασιν / ἤλπισε σχήσειν ῥέοντα, Βόσπορον ῥόον θεοῦ, / καὶ πόρον μετερρύθμιζε καὶ πέδαις σφυρηλάτοις / περιβαλὼν πολλὴν κέλευθον ἤνυσεν πολλῷ στρατῷ[...].

236 Hdt. VII 35.

237 Rollinger 2010, 592.

238 Hdt. I 86,2; 88,1; 90,2.4.

239 Bridges 2015, 56–58; Garvie 2009, 295; Perdrizet 1912, 359–363; Vannicelli et al. 2017, 412. Vgl. auch Parker 2007b zur Aischylos-Rezeption bei Herodot; Rollinger 2013, 103–111 für einen Ver-

tragene Bedeutung der Stelle, weisen sie jedoch zugunsten einer Interpretation als historisches Ereignis zurück, das Xerxes' despotischen Charakter unterstreiche. Denn solche Bestrafungen nicht vernunftbegabter und unbelebter Sachen seien nicht nur bei den Persern zeitgenössisch verbreitet gewesen.[240] Gegen diese Deutung der Stelle ist angesichts der Joch-Metapher des Aischylos anzunehmen, dass Herodots Publikum bewusst gewesen ist, dass es eine solche Züchtigung nie gegeben hat, aber die Brücken über den Hellespont im übertragenen Sinne als Fesselung im Sinn einer ‚Zähmung' angesehen worden sind. Diese Interpretation der Stelle verdeutlicht Herodots Vorgehen: er bezieht sich auf einen populären Mythos, schmückt ihn mithilfe des Auspeitschens und Tätowierens aus und nutzt – wie Aischylos – die metaphorische Verkürzung, um mit einem einprägsamen Bild das gesamte Vorhaben des Xerxes aufzurufen und zu diskreditieren.

Auch wenn die Bestrafung des Hellesponts dazu angetan ist, das Stereotyp von der grausamen und despotischen Herrschaft der Perserkönige zu bestätigen, ist indes zu unterstreichen, dass Herodot zwar deutlich mehr Beispiele von gewalttätigen Barbaren und Barbarinnen schildert,[241] aber ebensolche Griechen und Griechinnen beschreibt – insbesondere, wenn sie sich bereits tyrannische Macht angeeignet haben oder im Begriff stehen, es zu tun.[242] Er unterscheidet also deutlich zwischen griechischer und barbarischer Herkunft, ohne sie jedoch vereinfachend dichotom gegenüberzustellen. Obwohl die Per-

---

gleich des herodoteischen Berichts über die Bestrafung des Hellesponts mit altorientalischen Parallelquellen; er schlussfolgert, in Unkenntnis der tatsächlichen Bedeutung der Handlungen habe der Historiker die Darstellung dieser Ereignisse nach eigenen Vorstellungen ausgestaltet.

240 How / Wells 1928b, 141. Vgl. auch Hall 1996, 160; Stoneman 2015, 129f, die implizit von der Historizität der Bestrafung ausgehen; Vannicelli et al. 2017, 412f für weitere Forschungspositionen zum Wahrheitsgehalt der Episode.

241 Vgl. z. B. Hdt. I 214 (die Massageten-Königin Tomyris schändet Kyros' Leichnam); Hdt. II 121β2 (ein ägyptischer Dieb schneidet seinem Bruder den Kopf ab, um unerkannt zu bleiben); Hdt. V 114 (die Amathusier enthaupten Onesilos, der ihre Stadt belagert hat, nachdem er im Kampf gefallen ist, und hängen seinen Kopf über ihrem Stadttor auf); Hdt. VII 38,3–39,3 (Xerxes lässt den ältesten von fünf Söhnen des Pythios auf der Stelle töten, weil sein Vater um dessen Befreiung vom Kriegsdienst gebeten hat, damit ihm eine Altersversorgung bleibe); Hdt. VII 114,1f; 180,1 (Menschenopfer der Perser); Hdt. VII 238,1f (Xerxes lässt den Leichnam des Leonidas gegen persische Sitte schänden, indem der Kopf abgeschlagen und gepfählt wird); Hdt. VIII 116,1f (der König der Bisalten sticht seinen Söhnen die Augen aus, weil sie mit den Persern gegen die Griechen gezogen sind); Hdt. IX 104–114 (Xerxes' Frau Amestris lässt die Frau des Masistes verstümmeln).

242 Vgl. z. B. Hdt. IV 202,1 (brutaler Umgang der griechischen Königin von Kyrene Pheretime mit den Frauen der besiegten Feinde); Hdt. V 87,2 (die Athenerinnen stechen (κεντέω) den einzigen Überlebenden einer Schlacht mit ihren Kleiderspangen, bis er stirbt); Hdt. VII 197,1f (in Alos wird vom jeweils ältesten Sohn der Nachkommen des Athamas ein Menschenopfer gefordert, wenn er das Leïton (Prytaneion, Rathaus) betritt); Hdt. IX 5,2 (die Athener steinigen ihren Mitbürger Lykidas, weil sie seinem Rat nicht trauen); Hdt. IX 93,1–3 (die Apollonier blenden Euenios, weil während seiner Nachtwache 60 Tiere der heiligen Herde gerissen worden sind); Hdt. IX 120,4 (die Chersonesier und die Athener richten Artaÿktes' und seinen Sohn aus Rache für den Tod des Protesilaos hin). Vgl. Hazewindus 2004, 83–128, 217–236, die Pheretime und Amestris vergleicht und schlussfolgert, Pheretime sei die Grausamere von beiden.

ser nach seinen Worten luxuriöser lebten als die Griechen,[243] wird dies nicht als Grund für den Sieg der Griechen dargestellt, sondern im letzten Kapitel des Werkes betont, dass die Perser im Vergleich zu den Medern eine verhältnismäßig harte Lebensweise pflegten, für die sie sich unter Kyros entschieden hätten, um zu herrschen und nicht beherrscht zu werden.[244] Michael Flower deutet diese Anekdote als Mahnung Herodots an seine Landsleute, dass die Perser durchaus stark seien und auch in der Gegenwart eine ernstzunehmende Bedrohung darstellten. Denn die narrative Kraft Herodots speise sich aus der Darstellung der Perser als würdige Gegner.[245]

Die grausamen Bestrafungen, die die Perserkönige immer wieder verhängen, werden am Ende der *Historien* relativiert, indem davon berichtet wird, wie Xanthippos, der Vater des im Peloponnesischen Krieg führenden Strategen Perikles, den persischen Statthalter Artaÿktes nach der Aufhebung der Belagerung von Sestos kreuzigen und seinen Sohn vor seinen Augen steinigen lässt.[246] Mit dieser Gegenüberstellung schließt Herodot sein Werk ab und lässt nichts von einer hierarchischen Ordnung erkennen, in der die Perser den Griechen als Barbaren unterlegen sind. Vielmehr scheinen sie überlegen zu sein, weil sie ein hartes Leben führen. Indem er einen Perser so hart straft, scheint Xanthippos sich hingegen so zu verhalten, wie es Barbarben zugeschrieben worden ist.[247]

Diese Deutung widerspricht einer verbreiteten Rezeption der *Historien* als Fokalisierungspunkt der Polarisierung und Hierarchisierung von Griechen und Barbaren.[248] Andere Stellen, wie z. B. die Verstümmelung der Frau des Masistes, die diesen abschließenden Kapiteln der *Historien* direkt voransteht,[249] können sicher als Beleg für diese Perspektive beigebracht werden, die folgenden Episoden jedoch führen zu einer gewissen Ambivalenz in den Zuschreibungen an Griechen und Perser, so dass Herodot auch am Ende seines Werkes keine dichotomisierende und eindeutig wertende Position einnimmt. Die ethnographischen Exkurse und auch Teile der historischen Passagen wirken in beide, scheinbar gegensätzliche Richtungen zugleich: sie zeigen einerseits, wie differenziert die Anderen sind und dass es manchmal durchaus Ähnlichkeiten zu den Griechen gibt. Auf diese Weise ermöglichen die *Historien* die Reflexion über eigene Vorannahmen.[250] Indem

243 Hdt. VII 102,1; VIII 26,3; IX 82.

244 Hdt. IX 122.

245 Flower 2008, 285–287.

246 Hdt. IX 120,4.

247 Vgl. aber Zimmermann 2009b, 167, der dieses Vorgehen als gerechte Bestrafung nach Griechenart einordnet, die den grausamen Praktiken in Persien entgegengesetzt sei.

248 Vgl. z. B. Zimmermann 2009b, 164–168. Vgl. auch Schadewaldt 1982, 181, 188, 196, 199, 209, dem der Gegensatz von Griechen und Barbaren als Interpretationsrahmen dient, den er orientalisierend und hierarchisierend stärker in den Text hineinliest, als er dort vorhanden ist. Vgl. auch Hall 1989, 25–29, 158f, die hinsichtlich der Tragödien des 5. Jh. v. Chr. ähnlich argumentiert, obwohl in den meisten der überlieferten Dramen Griechen und Griechinnen einander bekämpfen, töten und verletzen. Vgl. aber z. B. Gruen 2011, 9–40, 76–90, für eine differenzierte Darstellung der Ägypter und Perser bei Herodot und Aischylos.

249 Hdt. IX 112,1.

250 Vgl. Rood 2008, der dies als die eigentliche intellektuelle Leistung Herodots ansieht.

die Nicht-Griechen aber andererseits als solche benannt und aus einer ethnozentrischen Perspektive beschrieben werden, erhält zugleich das Grieche-Sein seine eigene Kontur, die sich deutlich von diesen anderen Völkern unterscheidet – oder ihnen verblüffend ähnelt.

Denn das Verhalten der Alleinherrscher gegenüber ihren Untertanen und Untertaninnen entspricht dem griechischen Umgang mit Sklavinnen und Sklaven, wie Hartog und Rollinger betonen.[251] Diese Beobachtung birgt aus post-moderner Perspektive das Potential, die Ungerechtigkeit der eigenen Praktiken zu hinterfragen, und beruht auf einer Perspektivverschiebung von der Politik zum *oĩkos*, die in Herodots Text jedoch in keiner Weise angelegt ist und für die auch keine anderen Parallelzeugnisse angebracht werden können. Im Gegenteil bestätigt Aristoteles' Theorie des Sklaven von Natur[252] die Hierarchisierung von Freien und Unfreien, die schon in den älteren Quellen vorausgesetzt wird, so dass eine Gleichsetzung von freien Griechen und barbarischen Despoten wohl eher als widerständige Lesart gegen den Strich einzuordnen ist, die aus heutiger, post-kolonialer Perspektive zwar im hegemonialen Diskurs angelegt ist, aber innerhalb der herrschenden Machtverhältnisse kaum aktualisiert worden sein dürfte. Wenn überhaupt, wäre sie wohl vor allem von den Marginalisierten erkannt worden, deren Sichtweise in den überlieferten Quellen jedoch keinen Platz findet. Auch wenn eine post-moderne Interpretation hier ein kritisches Potential entdecken mag, hat die Stelle im Entstehungskontext wohl eher der Festigung der zeitgenössischen Machtverhältnisse gedient. Denn sowohl das Auspeitschen von Unfreien als auch das Stereotyp des peitschenden Despoten sind tradiert worden, so dass die bei Herodot und seinen Nachfolgern überlieferten Nachrichten bis in die neuere Forschung[253] unreflektiert als Belege für die Verbreitung des Peitschens als alltägliche Zwangsmaßnahme der persischen Großkönige gedeutet werden.

Da jedoch parallele Selbstzeugnisse fehlen, die diese antike und moderne Gewissheit bestätigen, liegt in dieser Zuschreibung womöglich eine Projektion der griechischen Verhältnisse auf die persische Machtausübung vor. Um die Gefahr, die vom persischen Reich ausgegangen ist, zu veranschaulichen, ist der Großkönig als Despot dargestellt worden, der beständig die Peitsche gegen sein Gefolge und seine Soldaten einsetzen lässt. Er behandelt sie also genauso, wie ein griechischer Herr (*despótēs*)[254] mit seinen Sklaven und Sklavinnen umgeht, die im klassischen Griechenland üblicherweise mit der Peitsche bestraft und zum Gehorsam genötigt worden sind. Die Peitsche fungiert also als Chiffre, die – wie schon am Beispiel der zurückkehrenden Skythen gezeigt worden ist – die Vorgänge für ein griechisches Publikum nachvollziehbar darstellt. Diese Deutungsmöglichkeit besteht unabhängig davon, ob das Peitschen im persischen Reich tatsächlich in ähnlicher Weise eingesetzt worden ist oder nicht. Es scheint jedoch plausibel, dass Herodot als narrative Strategie ein wiederkehrendes Element fokussiert, um seine Darstellung zuzuspitzen. Davon unberührt können die Perser beständig, selten oder nie die Peitsche

251 Hartog 1980, 337–339; Rollinger 2010, 619–622.

252 Aristot. pol. 1254a–1255a.

253 Vgl. z. B. Millender 2002, 46 Anm. 114 mit Belegen bei Herodot und in der Forschungsliteratur.

254 Vgl. z. B. Aristoph. Ran. 1.272.301.318 zu dieser üblichen Anrede, die die Unfreien ihren Eigentümern gegenüber verwenden.

gespürt haben. Die vorliegenden Quellen sind durch dieses Erzählmuster beeinflusst und insofern als Evidenz kaum belastbar.

Diese Deutung wird durch die Konstruktion gestützt, das Tätowieren sei von den Persern übernommen worden. Denn in Anbetracht der nur spärlichen Belege für Tattoos als Strafmaßnahme im persischen Reich,[255] die sämtlich aus griechischer Feder stammen, ist Skepsis angezeigt, ob sie Praktiken der Perser reflektieren oder Herodot und seine Nachfolger doch eher auf den assyrischen und babylonischen Sittenbestand zurückgreifen und davon ausgehen, dass auch die neuen Herrscher in diesen Gebieten sich entsprechender Maßnahmen bedienen. Wie das Peitschen ist auch das Tätowieren vor allem bei den Griechen mit dem Sklavenstatus verbunden, so dass der Bezug auf den persischen Kontext als narratives Modell erscheint, in dem die Tätowierung als Steigerungsform bei der Bestrafung wirkt, die nicht nur gegen den Hellespont, sondern auch gegen die Thebaner eingesetzt wird, die nicht auf Seiten des Großkönigs gekämpft, sondern sich opportunistisch ergeben haben.[256] Indem die *pólis* ihren Bürgern gegenüber allerdings auf Körperstrafen und dergleichen verzichtet, unterscheidet sie sich deutlich von despotischen Herrschaftsformen, in denen die Untertanen und Untertaninnen aus griechischer Perspektive wie Unfreie behandelt werden. Herodots Darstellung der persischen Großkönige und insbesondere der Kriegsführung des Xerxes mit der Peitsche kann dafür als einprägsames Beispiel dienen.

Insgesamt erscheint das klassische Griechenland in den untersuchten Quellen aber als Gesellschaft, in der viele Lebensbereiche von Gewalt durchsetzt sind, die mehr oder weniger starke Verletzungen zur Folge hat. Diese Bewertung des Befundes steht Forschungspositionen gegenüber, die betonen, in der bildenden Kunst und in den attischen Tragödien sei auf die Wiedergabe extremer Gewalt verzichtet worden. Dass die Darstellung von Wunden und Verletzungen relativ selten sei, wird mit der juristischen Zusicherung der Unverletzlichkeit für männliche Bürger in Verbindung gebracht.[257] Wird dieser Aspekt einseitig ins Zentrum gestellt, bleiben jedoch weitere Bedeutungsebenen verdeckt, wie die Diskussion des Verhältnisses der zeitgenössisch üblichen Praktiken zu der juristischen Differenzierung gezeigt hat, die hinsichtlich der Zulässigkeit von Züchtigungen seitens der *pólis* bestanden hat. Außerdem werden in den schriftlich überlieferten Quellen – und gerade auch in den Tragödien – unterschiedlichste Formen von Verletzungen thematisiert und mitunter äußerst plastisch geschildert. Für die bildende Kunst ist exemplarisch auf Vasenbilder zu verweisen, auf denen Verletzte aus ihren tödlichen Wunden bluten (Abb. 7).[258] Zu diesem gewaltsamen Aspekt des klassischen Griechenland hat sich in der

255 Vgl. die Diskussion einer möglichen Projektion oben S. 281–283, 297.

256 Hdt. VII 233,1f. Vgl. die Deutung dieser Stelle oben S. 282.

257 Seidensticker / Vöhler 2006, VII; Stähli 2009b, 24. Vgl. auch Romilly 1994, die die Gewaltanwendung nur mit Bezug auf Bürger untersucht und auf diese Weise ein Bild des klassischen Griechenland zeichnet, in dem es nur wenige Ausnahmen von der rhetorisch gewollten Gewaltfreiheit gegeben habe.

258 Vgl. z. B. auch Beazley 201956 [= Antikensammlungen (München) J421]; Beazley 201987 [= Metropolitan Museum (New York) 10.210.19]; Beazley 203217 [= Louvre (Paris) G104; Museo Archeologico Etrusco (Florenz) PD 321]; Beazley 204533 [= Art Museum (Cincinnati) 1979.1]; Beaz-

jüngeren Forschung eine rege Debatte entwickelt, die Schrift- und Bildzeugnisse gleichermaßen betrachtet und weit über jene Taten hinausweist, die Haut und Haar unmittelbar betreffen, und diese entsprechend nicht hervorhebt.[259]

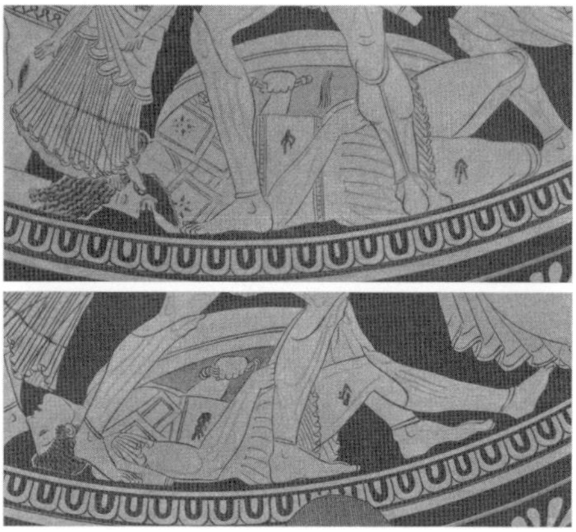

Abb. 7: Blutende Opfer, Ausschnitte aus Abb. 2: attisch-rotfigurige Hydria, um 480 v. Chr.

Vom Beispiel der Bestrafung des Hellesponts ausgehend sind die Strafmaßnahmen in diesem Abschnitt am Beispiel des Peitschens, Schlagens und Fesselns betrachtet worden. Dabei zeigt sich neben einigen Deutungsvarianten eine Konstante: der Einsatz von gewalttätigen Zwangsmaßnahmen, die Verletzungen zur Folge haben, dient in den untersuchten Quellen der Etablierung und Reproduktion von Hierarchien. Freie Griechen peitschen ihre Sklaven ebenso wie die Skythen, die ihre Gegner dadurch zur Unterordnung zwingen; der persische Großkönig geht auf diese Weise mit seinen Untertanen und Soldaten um; griechische Könige und Helden verfallen in Raserei und schlagen um sich. Sie alle handeln in der Absicht, eine Rangordnung zwischen Schlagenden und Geschlagenen herzustellen bzw. zu bekräftigen.

Conclusio

Die hierarchisierende Funktion von Verletzungen ist aber deutlich auf ihren Einsatz als Zwangsmittel begrenzt – sei es, um zu strafen, oder im Kampf. Dabei stellt nicht jede Verwundung der Haut eine Rangordnung her, vielmehr wirken bestimmte Verletzungen durch die Züchtigungsabsicht hierarchisierend. Insofern ist es für die Rekonstruktion der Bedeutung des Verletzens wichtiger, die unterschiedlichen Intentionen der Handelnden zu differenzieren als die betroffenen Körperteile oder die verschiedenen Methoden zu unterscheiden, mit denen verletzt wird – seien es Schneiden, Brennen, Peitschen, Schlagen, Stechen oder Fesseln etc. Entsprechend sind in diesem Kapitel zunächst jene Praktiken untersucht worden, die nicht im Bezug zur Etablierung von Rangordnungen stehen, wie beispielsweise die invasiven medizinischen Behandlungsmethoden, rituelle Verletzungen und selbstbeigebrachte Wunden. Im Anschluss ist die politische und hierarchisierende Wirkung von Verletzungen, die im Kampf oder als Zwangsmittel geschlagen werden, aufgezeigt worden. Diese Quellenbefunde veranschaulichen die Ubiquität von Verletzun-

ley 206288 [= British Museum (London) E473]; Beazley 275233 [= Museum of Fine Arts (Boston) 63,1246].

259 Vgl. z. B. Muth 2008; Riess 2012 sowie die Beiträge in Fischer / Moraw 2005; Zimmermann 2009a.

gen im klassischen Griechenland, die nicht nur auf den Krieg beschränkt gewesen ist,[260] sondern auch den Alltag geprägt hat. Sie werden zwar nicht übermäßig thematisiert, sind aber stetig präsent, so dass die Gewaltausübung in vielen Kontexten – z. B. im Umgang mit Kindern und Unfreien – normalisiert, ja beiläufig und unter der Wahrnehmungsschwelle ist. Auf diese Weise erscheint die Anwendung von Züchtigungsmaßnahmen als legitimes Privileg derjenigen, die in einer gesellschaftlich gegebenen oder kämpferischen Rangordnung über anderen stehen.

260 Vgl. Eich 2015, 171–184 zu den Voraussetzungen und den Folgen der Kriegsführung im archaischen und klassischen Griechenland, die in den Quellen mitunter explizit, aber häufiger in verdeckter Form reflektiert worden sind.

Häuten

Wie die Praktiken, die im vorangegangenen Kapitel behandelt worden sind, verletzt auch das Häuten den Körper. Die Haut und die gegebenenfalls mit ihr verbundenen Haare von ihm zu lösen, hebt ihre Funktion als Kontaktzone zwischen Körper und Umwelt auf und geht darüber hinaus unausweichlich mit der Tötung der betroffenen Menschen oder Tiere einher. Herodot beschreibt das Häuten in seinen ethnographischen Exkursen als Sitte verschiedener fremder Völker. Die folgenden Abschnitte gehen von diesem Befund aus und stellen ihm Zeugnisse gegenüber, in denen das Häuten von Griechen praktiziert wird. Die abgezogenen Häute bzw. Felle sind außerdem weiterverarbeitet worden. Dieser Aspekt wird ebenso dargestellt wie die Bewertung der verschiedenen Handwerker, die mit Haut und Haar arbeiten, solange sie mit dem Körper verbunden oder nachdem sie von ihm getrennt worden sind. Auf diese Weise werden auch die äußersten Ränder der vorliegenden Fragestellung untersucht und in die Analyse der Bedeutungen einbezogen, die Haut und Haar im klassischen Griechenland zugeschrieben worden sind.

Barbarische Erinnerungspraktiken

Herodot berichtet von einer besonderen Sitte bei den Skythen: sie skalpierten die im Krieg oder in Fehden gefallenen Gegner und behielten die Haut als Zeichen ihres Mutes und ihrer vortrefflichen Männlichkeit. Viele nähten mehrere Skalpe zusammen und stellten daraus Bekleidung her; einige zögen den Toten auch die Haut der Arme inklusive der Nägel ab und verwendeten sie als Köcher; andere spannten die abgezogene Haut eines ganzen Menschen auf Hölzer, um den besiegten Gegner vorzuführen.[1] Das Skalpieren wird in dieser Passage vor allem mit Hilfe eindeutiger Verben (ἀποδέρω, περιτέμνω, σαρκίζω, ἐκδέρω),[2] aber so gut wie ohne Erwähnung der Haut beschrieben. Die aus der Haut hergestellten Produkte werden als ἀπόδερμα (*apóderma* – abgezogenes Fell) oder χειρόμακτρον (*cheirómaktron*) bezeichnet, das hier mit Peter Riedlberger als ‚Schmucktuch' zu überset-

1 Hdt. IV 64,2–4.

2 Vgl. auch Hartog 1980, 175 Anm. 4 zu ἀποδέρω (*apodérō*) und ἐκδέρω (*ekdérō*), die das Häuten von Leichen (Hdt. V 25; VII 26) und Opfertieren (Hdt. II 40,2; 42,4.6; IV 60f; VII 70,2; vgl. auch Dialex. 2,11; Eur. El. 822–824) bezeichnen können. Vgl. auch Dialex. 2,13 (Skalpieren bei den Skythen); Hdt. VII 70,2 (Skalpieren von Pferden) zur Bedeutung von ἐκδέρω (*ekdérō*). Vgl. Powell 1977 [1938] s.v. zur Bedeutung von περιτέμνω (*peritémnō*), das auch die Beschneidung der Penisvorhaut bezeichnen kann (z. B. Hdt. II 36,3; 37,2; 104,2–4). Vgl. auch Poll. II 233 zur Bedeutung von σαρκίζω (*sarkízō*): τὸ τοῦ δέρματος τὴν σάρκα ἀφελεῖν. Vgl. auch Hdt. II 39,2 (geopferte Stiere in Ägypten) zu δέρω (*dérō*) als ‚häuten'.

zen ist. Einige Manuskripte fügen zwar δέρμα (*dérma*) im letzten Satz von Hdt. IV 64,2 ein, aber Haiim Roséns Edition gibt hier χειρόμακτρον (*cheirómaktron*) den Vorzug.[3] Dieser Lesart ist zu folgen, da sie eine kohärente Verwendung der Begriffe in diesem Kapitel hervorbringt: die menschliche Haut wird zunächst nicht benannt – und zwar weder beim Abziehen noch bei der Beschreibung der Produkte, die daraus hergestellt werden. Erst als Herodot ihre besondere Qualität als Werkstoff beschreibt, gebraucht er den Begriff δέρμα (*dérma*):

> Die Menschenhaut aber ist fest und hell, kann man da sehen, so ziemlich die hellste und weißeste von allen Häuten.[4]

Diese Formulierung entspricht der Tendenz des Historikers, diesen Begriff nicht für die Haut lebender Menschen zu verwenden. Aus einer modernen kritischen Weißseins-Perspektive ist diese Stelle als Bestätigung des griechischen Weißseins gelesen worden.[5] Da hier jedoch die abgezogene Haut der Gegner der Skythen beschrieben wird und Herodot vor allem von ihren Kämpfen untereinander, mit den Medern und den Persern berichtet,[6] ist wohl eher deren Haut gemeint als die von Griechen. Aus diesem Grund ist davon abzusehen, die Äußerung auf den griechischen Kontext zu übertragen.[7] Herodot zufolge ist die Haut des Menschen (δέρμα ἀνθρώπου) fest und hat fast die glänzendste Helligkeit von allen Häuten. Diese Beschreibung kann als Erklärung verstanden werden, warum die Skythen diese Haut benutzen: sie ist widerstandsfähig und hat eine besondere farbliche Qualität, so dass sie auch zuverlässig als Zeichen des eigenen Mutes, der sich im Kampf mit anderen Menschen bewährt hat, gelesen werden kann. Denn sähe Menschenhaut Tierleder zum Verwechseln ähnlich, wäre diese spezifische Wirkung weniger gut gesichert. Auch wenn die Haare, die einen Teil des Skalps ausmachen, von Herodot nicht explizit benannt werden, geht Riedlberger davon aus, dass sie noch an der Kopfhaut hängen. Dieser Vorschlag erklärt auch den zurückhaltenden Gebrauch von δέρμα (*dérma*). Denn die Haut wird nur an der Stelle, die ihre Qualität beschreibt, explizit benannt, während ansonsten χειρόμακτρον (*cheirómaktron*) oder ἀπόδερμα (*apóderma*) den Skalp bezeichnen, für den dem Historiker wohl ein Wort fehlt, so dass er versucht, ihn zu umschreiben.

In der Forschung wird in diesem Zusammenhang auch auf das Verb σκυθίζω (*skythízō*) verwiesen. Es bedeutet ‚sich wie ein Skythe verhalten' und wird auf wechselnde konkrete Verhaltensmuster bezogen, wie beispielsweise exzessiv zu trinken oder skythisch zu sprechen. Die Ableitungen ἀποσκυθίζω (*aposkythízō*) und περισκυθίζω (*periskythízō*) dienen zwar in späteren Quellen als Termini für das Skalpieren,[8] werden jedoch von Hero-

3 Riedlberger 1996, 54f. Vgl. Rosén 1987.

4 Hdt. IV 64,3 (Ü W. Marg): δέρμα δὲ ἀνθρώπου καὶ παχὺ καὶ λαμπρὸν ἦν ἄρα, σχεδὸν δερμάτων πάντων λαμπρότατον λευκότητι.

5 Vgl. z. B. Arndt 2008, 104.

6 Hdt. IV 3f (Skythen); Hdt. I 103–106 (Meder); Hdt. IV 120–141 (Perser).

7 Vgl. auch die ausführliche Auseinandersetzung mit solchen Thesen unten S. 404–406 und 464–468.

8 Hartog 1980, 173. Vgl. z. B. auch Strab. XI 14,14; Riedlberger 1996, 55f.

dot nicht verwendet.[9] Riedlberger macht außerdem auf die weiteren Bedeutungen von σκυθίζω (*skythízō*) als ‚den Kopf rasieren' oder ‚die Haare abschneiden' aufmerksam, die er auf die Praxis des Skalpierens bezieht, da eine Anspielung auf die Frisur der Skythen nicht intendiert sein könne, weil diese ihre Haare in jener Zeit lang getragen hätten.[10] Die in den *Historien* beschriebene Praxis des Skalpierens und auch das Verb σκυθίζω (*skythízō*) sind bereits zeitgenössisch in der attischen Tragödie aufgegriffen worden: ein Sophoklesfragment erwähnt ein Schmucktuch (χειρόμακτρον)[11] und in Euripides' *Electra* und *Troades* dient (ἀπο)σκυθίζω (*apo-skythízō*) der Bezeichnung besonders kurz geschorenen Haares als Trauerzeichen.[12] Diese Begriffsbildung bewertet Riedlberger als nachherodoteisch und nimmt an, der Skythenlogos der *Historien* habe zur Herausbildung der Wortbedeutung geführt. Denn Herodot ist der erste griechische Autor, der den Skythen die Sitte des Skalpierens zuschreibt. Riedlberger geht davon aus, dass alle weiteren Verweise im überlieferten antiken Schriftgut von ihm abhängen.[13] Die Praxis des Skalpierens bei den Skythen gilt auch als archäologisch belegt,[14] Riedlberger gibt aber zu bedenken, dass die archäologischen Funde lediglich ethnologische Parallelen bieten.[15]

Die Issedonen leben Herodot zufolge jenseits der Siedlungsgebiete der Skythen und ziehen im Rahmen des Totenkultes die Haut vom Kopf eines Verstorbenen ab, reinigen und vergolden ihn, um ihn in der Folge jährlich zu verehren.[16] Indem das Freilegen des Schädels mit ψιλόω (*psilóō* – kahl machen) bezeichnet wird, weist der Historiker implizit darauf hin, dass nicht nur die Haut, sondern mit ihr auch die Haare entfernt worden sind.[17] Die Issedonen lösen also wie die Skythen die Haut vom Schädel, Herodot nutzt jedoch verschiedene Begriffe, um ihr Vorgehen darzustellen. Diese voneinander abweichenden Formulierungen betonen möglicherweise auch die unterschiedlichen Intentionen des Häutens: die Skythen nutzen nicht nur den Schädel,[18] sondern auch und in erster Linie die Kopfhaut selbst als Trophäe, während die Issedonen sie nur vom Schädel lösen, um dann ausschließlich ihn zu schmücken und zu verehren. Insofern zielt ψιλόω (*psilóō*) wohl auf das spezifische Verfahren der Issedonen, die ähnlich vorgehen wie beim Entbeinen von Fleisch für die Zubereitung von Opfertieren, für das Herodot an anderer Stelle

---

9 Vgl. Powell 1977 [1938], dem diese Lemmata fehlen.

10 Riedlberger 1996, 55f. Vgl. Rolle 1991, 117.

11 Soph. fr. 473 TrGF [= 432 Nauck = Athen. IX 410c]: σκυθιστὶ χειρόμακτρον ἐκκεκαρμένος.

12 Eur. El. 241; Tro. 1026. Vgl. auch Klearch. fr. 46 Wehrli [= Athen. XII 524f], der im späten 4. bzw. in der ersten Hälfte des 3. Jh. v. Chr. ἀποσκυθίζω (*aposkythízō*) statt als ‚skalpieren' als ‚Haare scheren' erläutert. Vgl. auch die Diskussion dieser Stellen oben S. 239–241.

13 Riedlberger 1996, 53, 55f.

14 Rolle 1980, 90–93; Rudenko 1949, 133. Vgl. auch Riedlberger 1996, 57f.

15 Riedlberger 1996, 59. Vgl. zum ethnographischen Vergleich auch oben S. 284f mit Anm. 41.

16 Hdt. IV 26,1f.

17 Vgl. z. B. Hippokr. Epid. VII 35,4 zur auch im *Corpus Hippocraticum* belegten Verwendung des Verbs in dieser Bedeutung. Vgl. für weitere Stellen auch Ind. Hipp. s.v.

18 Vgl. Hdt. IV 65,1.

ψιλόω (*psilóō*) synonym zu γυμνόω (*gymnóō*) nutzt.[19] Die Skythen häuten ihre getöteten Gegner hingegen so, dass die Haut als zusammenhängendes Gebilde erhalten bleibt.

Doch Herodot schreibt das Häuten nicht nur den Skythen und Issedonen zu, sondern berichtet auch von grausamen Bestrafungen bei den Persern. Das Häuten ist eine assyrische Strafpraxis gewesen, die von den Persern übernommen und in späterer Zeit als *die* persische Form der Bestrafung angesehen worden ist.[20] Otanes, ein Statthalter des Dareios, ist unter Kambyses Richter gewesen und auf diese Weise in das Amt gekommen:

> (1) [...] Er war der Sohn des Sisamnes, mit dem sich folgendes zugetragen hatte. Der König Kambyses hatte ihn, der zu den königlichen Richtern gehörte, dafür daß er für Geld ein ungerechtes Urteil gesprochen hatte, töten und ihm die Haut völlig abziehen lassen, und als sie gegerbt war, schnitt er Riemen daraus und bespannte damit den Sessel, auf dem jener gesessen hatte, während er Recht sprach. (2) Und als Kambyses den bespannt hatte, ernannte er zum Richter an Sisamnes' Stelle, den er getötet und geschunden hatte, den Sohn des Sisamnes und gab ihm die Mahnung, nie zu vergessen, auf welchem Stuhl er sitzt und richtet.[21]

Diese Episode betont in erster Linie die Maßlosigkeit und Grausamkeit des Kambyses. In der Beschreibung der Strafe zeigt sich aber auch eine besondere Benennungspraxis der menschlichen Haut, für die Herodot bei der Beschreibung des Häutens einen eigenen Begriff verwendet: ἀνθρωπέη (*anthrōpéē*) ist die Haut des Menschen (ἄνθρωπος, *ánthrōpos*), so wie κυνέη (*kynéē*) die Haut des Hundes (κύων, *kýōn*) ist.[22] In den *Historien* ist das Häuten ein wichtiges Element im Umgang einiger Völker mit den gegnerischen oder den eigenen Toten und wird als besondere Strafmaßnahme am persischen Hof geschildert. In allen Fällen wird es bei fremden Völkern verortet und dient dort der Herstellung von Erinnerungsobjekten, die den eigenen Sieg, die toten Verwandten oder das Vergehen des eigenen Vaters ins Gedächtnis rufen.

Diese spezifische Art, das Häuten einzusetzen, wird auch in einer weiteren zeitgenössischen Quelle aufgegriffen, die jedoch (vorgeblich?) nicht-griechischen Ursprungs ist. Unter dem Namen des Karthagers Hanno ist der Bericht über eine Reise entlang der Westküste Afrikas überliefert, die einer verbreiteten Forschungsmeinung zufolge irgendwann im Verlauf der letzten Jahrzehnte des 6. oder zu Beginn des 5. Jh. v. Chr. unternommen

---

19 Hdt. IV 61,1f.

20 Rollinger 2010, 605, 577 Anm. 44. Vgl. auch Hornblower 2013, 122; How / Wells 1928b, 10. Vgl. Jung 2007b einführend und mit Abbildungen zum Schinden in Assyrien. Vgl. z. B. Rollinger / Wiesehöfer 2012 über das Schinden und Färben der Haut des in sassanidischer Gefangenschaft verstorbenen römischen Kaisers Valerian.

21 Hdt. V 25,1f (Ü W. Marg): τοῦ τὸν πατέρα Σισάμνην βασιλεὺς Καμβύσης γενόμενον τῶν βασιληίων δικαστέων, ὅτι ἐπὶ χρήμασι δίκην ἄδικον ἐδίκασε, σφάξας ἀπέδειρε πᾶσαν τὴν ἀνθρωπέην, σπαδίξας δὲ αὐτοῦ τὸ δέρμα ἱμάντας ἐξ αὐτοῦ ἔταμε καὶ ἐνέτεινε τὸν θρόνον, ἐς τὸν ἵζων ἐδίκαζε· [2] ἐντανύσας δὲ ὁ Καμβύσης ἀπέδεξε δικαστὴν εἶναι ἀντὶ τοῦ Σισάμνεω, τὸν ἀποκτείνας ἀπέδειρε, τὸν παῖδα τοῦ Σισάμνεω, ἐντειλάμενός οἱ μεμνῆσθαι ἐν τῷ κατίζων θρόνῳ δικάζει.

22 Vgl. auch Poll. II 2.

worden ist.[23] Diese Lesart deutet den Text als griechische Übersetzung eines phönizischen Originals, die im 5. Jh. v. Chr. angefertigt worden sei.[24] Reinhold Bichler stellt diese Interpretation des Zeugnisses jedoch infrage, weil auffällige Parallelen zu griechischen Erzählungen über Völker am Rande der bekannten Welt bestünden.[25] Unabhängig davon, ob es sich um einen authentischen Reisebericht oder eine literarische Fiktion handelt, oder ob etwas in der Mitte zwischen beiden zutrifft, verweist die Tradierung bzw. Erfindung dieser Quelle auf das griechische Interesse an solchen Themen. Der Bericht gibt einen kurzen Überblick über den Reiseverlauf und schildert einige besondere Vorkommnisse. So gelangen die Karthager am Ende ihrer Reise in ein Gebiet, dessen Bevölkerung als wilde Menschen charakterisiert wird. Die Frauen seien am ganzen Körper behaart (δασεῖαι τοῖς σώμασιν) gewesen und diejenigen von ihnen, die man habe einfangen können, seien wegen ihrer Gegenwehr getötet und anschließend gehäutet (ἐκδέρω) worden, um den Balg (δορά) nach Karthago zu bringen.[26] Die Karthager werden in diesem Reisebericht aus griechischer Perspektive als Entdecker dargestellt oder präsentieren sich selbst entsprechend: im Wunsch nach einer Trophäe handeln sie gewaltsam und töten die fremden Frauen nicht nur, sondern ziehen ihnen auch die (behaarte) Haut vom Körper. Indem eine kritische Reflexion dieses äußerst gewalttätigen Vorgehens ausbleibt, wird die implizite Abwertung der scheinbar wilden Menschen, derer die Jäger sich bemächtigt haben, gefestigt.

Das Häuten als Methode, Trophäen über weite Strecken zu transportieren, ist im 5. Jh. v. Chr. nicht nur in Herodots Bericht über die Skythen enthalten, sondern auch den Karthagern als Praxis zugeschrieben bzw. von ihnen selbst benannt worden. Die griechische Version des Berichts erweckt den Eindruck, als sei die behaarte Haut der fremden Frauen der Grund für das Einholen dieser besonderen Trophäe gewesen. Während eine solche Deutung der Handlungen aus griechischer Perspektive plausibel erscheint, kann aus dem Befund nur schwerlich geschlussfolgert werden, wie die Karthager selbst dieses Vorgehen eingeordnet haben. Denn selbst wenn es sich um einen authentischen Bericht handelt, bedürfte eine differenzierte Antwort auf diese Frage einer umfassenden Untersuchung der karthagischen Vorstellungen und Umgangsweisen mit Haut und Haar und insbesondere ihrer geschlechtsspezifischen Assoziation, die jedoch angesichts des für Karthago

23 Oikonomides / Miller 1994, 1f. Vgl. auch Treidler 1967. Vgl. Blomqvist 1979, 56, der die griechische Übersetzung vor 400 v. Chr. datiert; Brodersen 1998, der sie an den Anfang des 3. Jh. v. Chr. setzt.

24 Bayer 1993, 337. Vgl. auch Schulz 2016, 151–164, 518–520 zum ökonomischen und wissenshistorischen Kontext der Expedition.

25 Bichler 1995, 131. Verblüffend ist außerdem die Ähnlichkeit mit Berichten über neuzeitliche, sogenannte Entdeckungsreisen und andere Reisebeschreibungen im Kontext der europäischen Expansion und des Kolonialismus, in denen die ‚Wilden' am anderen Ende der Welt sich ebenso grausam zeigen (z. B. Harbsmeier 1991). Vgl. auch den Vergleich zwischen Berberinnen und Pavianen, den Lady Mary Wortley Montagu, die Gattin des abberufenen englischen Botschafters im Osmanischen Reich, 1718 auf ihrer Durchreise in Tunis anstellt (Brief vom 31. Juli 1718 an Abbé Conti [ed. Halsband 1965, 427]). Vgl. auch Förster / Stoecker 2016 zu Skalpen als kolonialistischen Sammlungs- und Wissensobjekten.

26 Hanno peripl. 18.

vorliegenden dürftigen Quellenbefundes und der wenig ausdifferenzierten Forschungen in diesem Bereich aussteht.

Extreme Gewalt im klassischen Griechenland

Doch das Häuten ist nicht nur eine ‚barbarische' Praxis, sondern auch im griechischen Kontext belegt. So empfiehlt der Autor von *de visu* zur Behandlung von Sehschwäche ohne Augenleiden, den Schädel anzubohren, um von dort Wasser abzulassen. Zur Vorbereitung gehört nicht nur das Einschneiden (τέμνω) der Haut am Vorderkopf, sondern auch das (reversible) Abziehen eines Teiles der Kopfhaut (ἐπαναδέρω).[27] Diese medizinische Anwendung des Häutens verfolgt das Ziel, einem Erkrankten zu helfen, und steht insofern im deutlichen Kontrast zu den zuvor zitierten Beispielen, in denen der Tod der Menschen die Voraussetzung für ihre Häutung darstellt. Die Verbindung von Häutung und Tod zeigt sich auch im Marsyas-Mythos, den Herodot in die *Historien* einbringt, als er den Zug des persischen Heeres durch Phrygien beschreibt:

> [In Kelainai] ist auch der Balg des Silen Marsyas aufgehängt, der, wie bei den Phrygern erzählt wird, von Apollon abgezogen und aufgehängt worden sei.[28]

Marsyas' abgezogene Haut wird als ἀσκός (*askós*) bezeichnet, das sich bei Herodot sonst auf Wein- oder Wasserschläuche bezieht.[29] Während diese Formulierung Marsyas deutlich von menschlichen Wesen unterscheidet, wird zur Beschreibung des Häutens – wie bei den Skythen – ἐκδέρω (*ekdérō*) gebraucht.[30] Die meisten schriftlichen Zeugnisse über den Mythos des Marsyas sind jedoch deutlich jünger als die hier untersuchten Quellen.[31] Zwar wird sein Wettstreit mit Apollon auch in der zeitgenössischen Kunst dargestellt, die Häutung als Strafe bleibt davon jedoch ausgenommen.[32] Insofern fehlen Parallelzeugnisse für eine umfassende Analyse der Bedeutung dieses Mythos im klassischen Griechenland.

Während Herodot den Marsyas-Mythos den Phrygern zuschreibt und das Abziehen der Haut im medizinischen Kontext nur partiell, zur Heilung und ohne Tötungsabsicht erfolgt, beziehen sich einige Stellen in der Alten Komödie auf das Häuten anderer Menschen in Verletzungsabsicht. In Aristophanes' *Equites* feuert ein Sklave den Wursthändler im Kampf gegen den Paphlagonier an und verwendet dabei eine Hahnenkampfmetapher.[33]

---

27 Hippokr. Vid. Ac. 8,1.

28 Hdt. VII 26,3 (Ü W. Marg, modifiziert): ἐν τῇ καὶ ὁ τοῦ Σιληνοῦ Μαρσύεω ἀσκὸς [ἐν τῇ πόλι] ἀνακρέμαται, τὸν ὑπὸ Φρυγῶν λόγος ἔχει ὑπὸ Ἀπόλλωνος ἐκδαρέντα ἀνακρεμασθῆναι.

29 Vgl. Vogel 1964, der diesen ‚Schlauch des Marsyas' (so der Titel des Aufsatzes), der in der bildenden Kunst ein häufig gezeigtes Attribut des Silens ist, als Dudelsack deutet.

30 Vgl. Hdt. IV 64,4.

31 Vgl. aber Xen. an. I 2,8, der den Wettstreit von Apollon und Marsyas knapp zusammenfasst.

32 Burckhardt 1930; Muth 2006, 11–15.

33 Aristoph. Equ. 496f.

Der Vergleich mit den äußerst brutalen Tierwettkämpfen unterstreicht die Wildheit der beiden Kontrahenten. Denn λόφος (Kamm, Schopf) und κάλλαιον (Läppchen, Bart) werden in übertragener Bedeutung auf den menschlichen Körper bezogen, so dass der Wursthändler bei einer sehr freien Übersetzung der Passage aufgefordert wird, sich Skalp und Bart seines Gegners zu holen. Da bereits in den im Jahr zuvor aufgeführten *Acharnenses* einige Stellen aus Herodots *Historien* parodiert worden sind,[34] ist davon auszugehen, dass das Geschichtswerk bei der Aufführung der *Equites* 424 v. Chr. nicht nur vorgelegen hat, sondern die darin enthaltenen Episoden gerade in Athen bereits verbreitet gewesen sind.[35] Insofern ist die Darstellung des Skalpierens als skythische Praxis zeitgenössisch bekannt gewesen und womöglich in dieser Replik zusätzlich impliziert. Diese Interpretation verstärkt die Wahrnehmung des Wursthändlers als wild und gewalttätig – eine Assoziation, die bereits durch die primär intendierte Hahnenkampfmetapher aufgerufen worden ist.

Die Alte Komödie setzt das Häuten außerdem in verschiedenen Kontexten in übertragener Bedeutung ein. *Erstens* ist es eine Metapher für die Straf- und Foltermethode des Peitschens, die je nach Stärke der Gewalteinwirkung und in Abhängigkeit von dem verwendeten Instrument Haut- und Fleischstücke vom Körper trennt.[36] Das Verb δέρω (*dérō*) bildet ein Wortfeld mit den präfigierten Ableitungen ἀποδέρω (*apodérō*) und ἐκδέρω (*ekdérō*), die ‚häuten' bedeuten und einen direkten Zusammenhang von Gewalt und Haut herstellen. So werden Sklaven in den *Vespae* bedroht, indem sie an früher erhaltene Strafen erinnert werden:

> Philokleon:
> Du verdammte Bestie, lässest du mich immer noch nicht los?
> Hast du ganz vergessen, wie ich dich erwischt als Traubendieb
> Und zum nächsten Ölbaum führte und dich gerbte, tadellos?[37]

Die rechtliche Norm, dass Unfreie legitimerweise von denen geschlagen werden, denen sie gehören,[38] wird zwar in den gesprochenen Worten reproduziert, der Fortgang des Stücks stellt sie jedoch infrage: die Sklaven sind dabei, die körperliche Verfügungsgewalt über ihren ehemaligen Herren zu erlangen. Die Konfrontation von Norm und Handlung wird hervorgehoben, indem die Äußerung zwar daran erinnert, dass normalerweise die Sklaven geschlagen werden, aber einer Handlung gegenübersteht, die diese Machtverhältnisse infrage stellt. Die genannten Verben werden *zweitens* auch eingesetzt, um zur Gewaltanwendung gegen erwachsene Bürger aufzurufen.[39] Neben diesen eng auf körperliche

34 Vgl. z. B. Aristoph. Ach. 523–545; Hdt. I 4.

35 Meister 1998, 470. Vgl. Gelzer 1970, 1405 zur Datierung der Stücke.

36 Z. B. Aristoph. Nub. 439–442; Ran. 619f.

37 Aristoph. Vesp. 448–450 (Ü L. Seeger): οὐκ ἀφήσεις οὐδὲ νυνί μ', ὦ κάκιστον θηρίον, / οὐδ' ἀναμνησθεὶς ὅθ' εὑρὼν τοὺς βότρυς κλέπτοντά σε / προσαγαγὼν πρὸς τὴν ἐλάαν ἐξέδειρ' εὖ κἀνδρικῶς[...].

38 Klees 1998, 176–178. Vgl. dazu auch die Diskussion der Darstellung dieser Rechtslage oben S. 324–328 und 332–334.

39 Aristoph. Av. 365; Ran. 1106; Vesp. 485.

Verletzungen bezogenen Gebrauchsweisen stehen *drittens* Bezüge auf politische Konflikte: so erinnert der Chor der *Vespae* Aristophanes in der Parabase an seine Auseinandersetzungen mit Kleon, der versucht habe, ihn zu häuten.[40] Diese Verwendung des Verbs kann als Wortspiel gedeutet werden, das auf die Herkunft des zeitgenössischen Politikers aus einer Gerberfamilie anspielt.[41] In *Lysistrata* stehen δέρω (*dérō*) und ἀποδέρω (*apodérō*) *viertens* mehrmals in obszönen Kontexten.[42] Sie können mit dem Zurückschieben der Vorhaut über die Eichel in Verbindung gebracht werden, so dass die Stellen Sommerstein zufolge als Verweise auf Selbstbefriedigung zu lesen sind.[43]

Außerdem wird in dieser Komödie mehrfach ein anderes Verb, das ein besonders gewaltsames Entfernen bezeichnet, gebraucht und dabei sowohl auf die Haut als auch auf die Haare bezogen. Die Männer des Chores drohen zunächst den Frauen, ihre Anführerin so lange zu schlagen (ἐκκοκκίζω), bis ihre Haut abfalle wie die einer sich häutenden Schlange.[44] Die Haut wird an dieser Stelle γῆρας (*gē̄ras*) genannt, das nicht nur ‚Alter' bedeutet, sondern auch die abgestreifte Haut von Schlangen bezeichnet.[45] Die Frauen werden an dieser Stelle nicht nur Tieren angenähert, sondern auch brutal bedroht, da die Umsetzung der angedeuteten Zerstörung ihrer Haut letztlich ihren Tod zur Folge hätte. Sie wehren sich jedoch standhaft und drohen später, die Haare (θρίξ) der Männer ebenso zu behandeln.[46] Neben der extremen Gewaltanwendung, die an beiden Stellen durch die Verwendung von ἐκκοκκίζω (entkernen, ausraufen, entvölkern; vgl. dt. ‚(ver-)dreschen') impliziert wird, veranschaulichen sie die enge Verbindung von Haut und Haar auf einer lexikalischen Ebene, da die Einwirkung auf beide Denotate in kurzem Abstand mit dem gleichen, eher unüblichen Verb beschrieben wird.

Verarbeitung abgezogener Häute und Felle

Diese enge Verbindung von Haut und Haar wird auch dadurch unterstrichen, dass terminologisch nicht streng unterschieden wird, ob sie gemeinsam oder getrennt vom Körper gelöst worden sind. So bezeichnet δέρμα (*dérma*) sowohl die Haut mit Haaren als auch die Haut allein[47] und die anderen verwendeten Begriffe werden in dieser Hinsicht ebenfalls

40 Aristoph. Vesp. 1285f (ἀποδέρω im Imperfekt).

41 Vgl. Lind 1990, 88–93 zu Kleons Herkunft. Vgl. auch die Diskussion dieser Zuschreibung unten im Abschnitt *Handwerk mit Haut und Haar* (S. 354f).

42 Aristoph. Lys. 158.485.739f.953.

43 Sommerstein 1990, 163, 195.

44 Aristoph. Lys. 364.

45 Sommerstein 1990, 171. Vgl. auch Aristoph. Lys. 670: die Männer beabsichtigen, ihr Alter wie ein Natternhemd (γῆρας) abzuschütteln.

46 Aristoph. Lys. 447f.

47 Vgl. z. B. Aristoph. Ran. 529 (Löwenfell des Herakles); Hdt. IV 64,3; V 25,1f (Haut verstorbener Menschen); Hippokr. Morb. III 16,22 (Haut eines Patienten im Rahmen einer Behandlungsanweisung) und die einführende Darlegung der Bedeutung der Termini oben S. 19f zur Bedeutungsbreite von δέρμα (*dérma*).

nicht differenzierend eingesetzt. Aufgrund dieser Uneindeutigkeit werden Häute und Haare tierischen und menschlichen Ursprungs im Folgenden zusammen betrachtet. Sie sind den überlieferten Quellen zufolge zu vielerlei Zwecken eingesetzt worden, die zunächst summarisch dargestellt werden. Anschließend geht ein weiterer Abschnitt der Tätigkeit und Positionierung derjenigen nach, die diese Materialien und die Stoffe, die aus ihnen gefertigt worden sind, ver- und bearbeitet haben. Dass Tierhaut und -felle an dieser Stelle erstmals umfassender in die Analyse eingebracht werden, ist darauf zurückzuführen, dass sie im untersuchten Quellenmaterial – wohl aufgrund ihrer wirtschaftlichen Bedeutung[48] – vor allem als zu verarbeitendes Material erwähnt werden.

Aus Tierfellen und -häuten wird Herodot zufolge nicht nur (Schutz-)Kleidung hergestellt,[49] sondern sie dienen auch als Schreibmaterial[50] oder werden zu Waffen[51] und Schilden verarbeitet.[52] Bei den Skythen werde ungegerbte Kuhhaut (ὠμοβόειος) verwendet, um die Schädel der von ihnen im Krieg oder Streit getöteten Gegner als Trinkschalen zu gestalten.[53] Die Bedeutung von (Tier-)Häuten als Werkstoff zeigt sich exemplarisch in Herodots Schilderung der Boote aus Leder, die von Armenien bis Babylon auf dem Fluss führen, zurück aber von Eseln getragen würden. Eine Konstruktion aus Weidenrippen, die mit abgezogenen und gegerbten Tierhäuten umspannt werde, ermögliche es, den Körper des Bootes – die Häute – nach der Fahrt von den Rippen und allem übrigen zu trennen und nur diese von einem Esel, der auf dem Boot mitgereist sei, flussaufwärts ziehen zu lassen. Denn die Strömung sei zu stark, als dass der Fluss in diese Richtung befahren werden könne.[54] Wie diese Passage veranschaulicht, sind Häute wertvoll und insofern auch als Preise geeignet: Perseus zu Ehren werden in Chemmis gymnische Spiele abgehalten, bei denen neben Vieh und Kleidung auch Tierfelle (δέρμα) als Preise ausgesetzt sind. Allerdings wird ihre Verwendung als Bekleidung bei den Persern mit der einfachen Lebensweise vor dem Angriff der Lyder assoziiert.[55]

Auch in der Dichtung werden Tierfelle als Bekleidung[56] genannt, außerdem Musikinstrumente aus Tierhäuten[57] und einige im Mythos bedeutsame Felle, wie z. B. Herakles'

48 Vgl. z. B. Habermann 1987, 90–93, 100–103 zur Zweckbestimmung und ökonomischen Einordnung der sizilischen Häute, die IG I³ 386f zufolge dem Heiligtum in Eleusis gehörten.

49 Z. B. Hdt. I 71,2; 202,3; III 101,1; IV 109,2; VII 67,1; 69,1; 70,2; 75,1; 77,1; 92,1. Vgl. auch Aristoph. Nub. 71f (Leder [διφθέρα] als Oberbekleidung); Hippokr. Morb. Sacr. 1,22 (Bekleidung mit Fellen).

50 Hdt. V 58,3. Vgl. Jung / Zimmermann 2007 einführend zur Verwendung von Pergament.

51 Hdt. VII 85,1. Vgl. auch Aristoph. Vesp. 643.

52 Hdt. I 171,4; IV 175,1; VII 70,2; 76,1; 79,1; 91,1. Vgl. auch Soph. Ai. 576.

53 Hdt. IV 65,1.

54 Hdt. I 194,1–5. Vgl. How / Wells 1928a, 149; Meissner 1920, 251f für zu Beginn des 20. Jh. n. Chr. beobachtete Parallelen.

55 Hdt. II 91,4 (Preis); Hdt. I 71,2 (einfache Kleidung).

56 Aristoph. Vesp. 444; Eur. Cycl. 80.231.321.329f.360; Hel. 1358f; Soph. Ichn. 226. Vgl. Neils 1995, 21 zu den sozialen Assoziationen, die mit den aus verschiedenen Materialien hergestellten Kleidungsstücken verbunden worden seien.

57 Vgl. z. B. Eur. Bacch. 124; Hel. 1347; Soph. Ichn. 375f.

Löwenfell,[58] das Goldene Vlies[59] oder Athenes *aigís*.[60] Sie werden auch im Kult eingesetzt, wie beispielsweise das Hirschkalbfell (νεβρίς), das mehrfach als Kennzeichen der Bakchen beschrieben wird.[61] Außerdem haben bestimmte Personen ein Recht auf das Fell von Opfertieren,[62] das Burkert als einzigen und über die Opferung hinaus bestehenden Überrest des Opfers deutet, so dass das Fell gleichsam immer schon auf das Opfer und damit auf den Tod des Tieres als seine Herkunft verweise.[63] Diese Interpretation kann anhand der vorliegenden Quellen zwar nicht geprüft werden, unterstreicht aber die rituelle Bedeutung des Fells, die sich auch in mythischen Erzählungen spiegelt. So opfert Odysseus beispielsweise Zeus das Fell des Widders, unter dem er sich versteckt hat, um den Kyklopen zu entkommen.[64]

Außerdem wird Wolle als Material genannt, aus dem Kleidung gefertigt wird.[65] In nördlichen Gebieten wird sie zum Abdecken von Bäumen, Schwitzhütten und Wagen eingesetzt.[66] Auch sie wird in kultischen Kontexten genutzt[67] und ist Bestandteil etlicher Rezepte in den gynäkologischen Schriften des *Corpus Hippocraticum*,[68] z. B. für Einlagen, Hitzeanwendungen oder als Räucherung.[69] Mitunter kommt auch Schweißwolle (ἔριον ῥερυπωμένον), also ungereinigte Schurwolle, zum Einsatz: zur Zahnreinigung, als Auflage nach der Öffnung des Abszesses bei Mastitis oder bei der Behandlung von Frakturen und Wunden.[70] Neben vielen anderen pflanzlichen, tierischen und mineralischen Stoffen, die bei der Herstellung von Heilmitteln eingesetzt werden können, finden sich in mehreren

58 Eur. Herc. 359–364.465f. Vgl. auch Aristoph. Ran. 46.495f; Eur. Phoen. 1120f; Hdt. IV 8,3.

59 Eur. Med. 5.840; Pind. P. 4,68.241. Vgl. auch das goldene Lamm, das Thyestes einst nach Mykene gebracht hat (Eur. El. 700–705).

60 Aischyl. Eum. 404. Vgl. auch Eur. Ion 995; Burkert 1972, 79, 173. Vgl. aber Stengel 1893, 970–972 zur *aigís* als Schild bei Homer, das erst später volksetymologisch als Ziegenfell gedeutet worden sei.

61 Eur. Bacch. 111.136f.176.249.696f; Phoen. 1754. Vgl. auch Eur. Bacch. 24f zur engen Verbindung des Kultes mit diesem Fell.

62 Aristoph. Thesm. 758; Hdt. VI 56,1; 57,1. Vgl. auch Burkert 1972, 14: in der Regel wird das Fell zugunsten des Heiligtums verkauft. Aber in einigen Fällen wird die Haut bzw. das Fell im Kult genutzt (vgl. z. B. Burkert 1972, 22, 50, 295f). Vgl. z. B. auch Hdt. II 39,2; Burkert 1972, 157f zum Häuten der Opfertiere.

63 Burkert 1972, 158, 311. Vgl. auch Burkert 1972, 131f, 148f.

64 Burkert 1972, 148. Vgl. auch Deubner 1969 [1932], 223 zu Fellen in attischen Kulten.

65 Hdt. VII 61,1; 92; Soph. Oid. K. 475.

66 Hdt. IV 23,4; 73,2; 75,1; Hippokr. Aer. 18,3.

67 Eur. Bacch. 111–113. Vgl. auch Burkert 1972, 144 über die Bedeckung des Omphalos zu Delphi mit einem Netz aus unbearbeiteter Wolle.

68 Vgl. Totelin 2009 für eine ausführliche Auseinandersetzung mit diesen Rezepten und ihrer Bedeutung. Vgl. auch Brulé 2015, 61 zur Funktion der Haare, den Geruch der Tiere zu transportieren.

69 Vgl. z. B. Hippokr. Mul. II 49 [= 158 Littré VIII p. 336]; 87 [= 196 Littré VIII p. 380]; 96 [= 205 Littré VIII p. 394] (Einlagen); Hippokr. Mul. II 84 [= 193 Littré VIII p. 376] (Wärmebehandlung); Hippokr. Mul. II 94 [= 203 Littré VIII p. 388] (Räucherung).

70 Hippokr. Mul. II 76 [= 185 Littré VIII p. 366] (Zahnreinigung); Hippokr. Mul. II 77 [= 186 Littré VIII p. 411] (Abszess); Hippokr. Art. 63; Fract. 21.29.31; Morb. II 13,5; 18,2; Mul. II 1 [= 110 Littré VIII p. 236] (Verletzungen). Vgl. aber Hippokr. Fract. 25 für die Kontraindikation von Schweißwolle bei offenen Wunden.

Rezepten auch die Haare anderer Tiere. Sie können zu einem Trank, Räucherungen oder Einlagen verarbeitet werden, die in den Körper eingeführt werden.[71] Außerhalb des gynäkologischen Schriftguts wird im Rahmen der Behandlung von Mastdarm-Fisteln mit Flachseinlagen die Verwendung eines Rosshaares als Hilfsmittel zur Drainage empfohlen, denn anders als Flachs verfaule es nicht und ermögliche dessen Ersatz durch neuen Flachs.[72]

Leder wird in den chirurgischen Schriften bei der Behandlung eingesetzt, z. B. als Riemen bei Kieferverrenkungen oder als Sohle bei krummen Füßen, die jedoch nicht direkt die Haut berühren solle. Lederschläuche werden auch zur Wärmebehandlung empfohlen.[73] Diese Behandlungsvorschläge knüpfen an die verbreitete Praxis an, Wein in Schläuche zu füllen, um ihn zu transportieren.[74] Herodot zufolge werden diese Weinschläuche aber auch für andere Zwecke verwendet, z. B. um Rohstoffe aus einem Brunnen zu schöpfen,[75] oder zweckentfremdet: die Massageten-Königin Tomyris füllt nach ihrem Sieg gegen Kyros einen Schlauch mit dem Blut der Gefallenen, sucht den Leichnam des persischen Königs und schändet seinen Kopf mit diesem Blut.[76] Wie Haut und Haar werden auch Federn verarbeitet und zu allerlei Zwecken verwendet.[77]

Diese vielfältigen Einsatzgebiete und Verwendungsweisen von Produkten, die aus Haut und / oder Haaren hergestellt worden sind, unterstreichen zum einen ihre hohe Bedeutung für den Alltag und die Wirtschaft im klassischen Griechenland. Da sie in ihrer natürlichen und in verarbeiteter Form in vielen Lebenslagen unverzichtbar gewesen sind, stellt sich die Frage, wie die Menschen bewertet worden sind, die sie ver- und bearbeitet haben, und die genannten Nutzungsweisen so erst ermöglicht haben.

Handwerk mit Haut und Haar

Trotz der Bedeutsamkeit der aus Haut und Haar verfertigten Produkte sind diejenigen, die mit Haut und Haar gearbeitet haben, in der Alten Komödie – ebenso wie andere Handwerker[78] – verspottet worden. Diese Tendenz zeigt sich exemplarisch anhand des zeitge-

71 Vgl. z. B. Hippokr. Mul. I 78 [Littré VIII 178.196]; Mul. II 94.97 [= 203.206 Littré VIII p. 390; 402]; Nat. Mul. 32,39; 34a16; 55,1; 84,1; 97,3; Superf. 37 (Hasenhaare); Hippokr. Mul. I 75 [Littré VIII 162.164] (Eselshaare).

72 Hippokr. Fist. 4,1.3.

73 Hippokr. Art. 33 (Riemen); Hippokr. Art. 62 (Sohle); Hippokr. Morb. II 12,3 (Wärmflasche; vgl. auch Hippokr. Morb. II 16,4; 59,2). Vgl. Habermann 1990 zur medizinischen Verwendung verschiedener Lederarten.

74 Vgl. z. B. Eur. Cycl. 145.147.151.161.510.525.529; Hdt. II 121δ1.4f.

75 Hdt. VI 119,3. Vgl. auch Hdt. III 9,1.3f zur Wasserversorgung des persischen Heeres in einer Wüste.

76 Hdt. I 214,4.

77 Z. B. Eur. Or. 1386.1429; Hdt. IV 195,2; Soph. Ant. 1004. Vgl. auch Hdt. VII 92,1 zum Fehlen der Federn an den Pfeilen der Lyker. Herodot geht wohl davon aus, dass Pfeile normalerweise mit Federn versehen sind, und hebt diese Besonderheit entsprechend hervor.

78 Vgl. z. B. Aristoph. Equ. 739f; Lys. 408–419; Pax 690–692. Vgl. aber Aristoph. Av. 1132–1159; Plut. 510–516, wo Handwerkerleistungen gelobt werden. Vgl. aber Ehrenberg 1951, 120–130 der diese

nössischen Politikers Kleon, der in den frühen Komödien des Aristophanes wiederholt als Gerber diffamiert wird,[79] weil seine Familie durch das Geschäft mit verarbeiteten Tierfellen reich geworden ist.[80] Kleon wird als wenig angesehener Handwerker dargestellt, um seine Eignung als Politiker infrage zu stellen. In den *Equites* wird er ständig mit dem Gerberhandwerk in Verbindung gebracht und die gesamte Konzeption des Stückes beruht auf dieser Zuschreibung. Er tritt gegen einen Wursthändler an, der seinen früheren Platz in der Gunst des personifizierten *dēmos* einnimmt und ihn mit seinen eigenen Waffen schlägt. Dabei spielen die beruflichen Fähigkeiten der beiden eine entscheidende Rolle.[81]

Wie Lind unterstreicht, dient Kleons Charakterisierung als Gerber in erster Linie der Markierung seiner fehlenden aristokratischen Herkunft, indem er als Handwerker dargestellt wird.[82] Das spezifische Handwerk wird nur deshalb benannt und verunglimpft, weil der Reichtum der Familie auf einer entsprechenden Werkstatt basiert, die Lind zufolge zu Konflikten innerhalb des Demos Kydathenaion geführt hat, dem auch Aristophanes angehört hat.[83] In der Forschung wird diese Darstellung des Gerberhandwerks mitunter als Beleg für seine besonders starke Abwertung gedeutet.[84] Der Plot ist jedoch in erster Linie durch die zeitgenössischen politischen Verhältnisse und die konkrete Person des Kleon geprägt, dessen Vater eher zufällig mit der Herstellung, der Verarbeitung und dem Vertrieb von Leder sein Geld verdient hat. Da ausgerechnet diese Komödie bis heute erhalten ist, beruht die Rekonstruktion einer besonderen Abwertung des Gerbens einerseits auf dem Überlieferungszufall und andererseits auf den historischen Umständen, die jedoch nur mittelbar auf dieses Handwerk selbst bezogen sind. Aufgrund der starken Geruchsbelästigung,[85] die mit dem Gerben einhergeht, ist es zwar ein willkommenes Mittel, Kleon zu verspotten, aber Aristophanes hätte es ohne dieses eigentliche, politische Ziel der Verunglimpfung wohl kaum so herausgehoben geschmäht.

Die Wollverarbeitung ist im Unterschied zu solchen gewerblich ausgeführten Handwerken eine den Frauen im *oĩkos* zugeordnete Tätigkeit,[86] wie in Aristophanes' *Lysistra-*

Abwertung auf die Nähe der handwerklichen Produktion zum Handel innerhalb der *pólis* zurückführt; Schmitz 2017 einführend zur politischen Motivierung der Abwertung der *bánausoi*.

79 Z. B. Aristoph. Ach. 300f; Equ. 44–49; Pax 270.649.

80 Lind 1990, 88–93. Vgl. Forbes 1966, 48–50; Habermann 2003; Lind 1990, 34–36 zu den im antiken Griechenland zur Verarbeitung von Tierfellen verwendeten Methoden.

81 Vgl. z. B. Aristoph. Equ. 314–321.364–374.868–893.1321. Vgl. Lind 1990, 37–73 zur Deutung der vielfältigen expliziten und metaphorischen Bezüge auf das Gerben in diesem Stück.

82 Lind 1990, 83.

83 Lind 1990, 160–163.

84 Vgl. z. B. Forbes 1966, 50f. Vgl. aber Lind 1990, 59f, der darauf aufmerksam macht, dass Bezüge auf handwerkliche Tätigkeiten bis zum Ende des 5. Jh. v. Chr. in der Mehrzahl auf die Metall- und Holzverarbeitung bezogen sind und dass Aristophanes' Fokussierung des Gerbens insofern eine Innovation darstellt.

85 Vgl. zu diesem Aspekt und der Bedeutung, die er in dieser Komödie erlangt, die Deutung der *Equites* im Abschnitt *Baden und Salben bei Aristophanes* (S. 155, 161f).

86 Vgl. z. B. Aristoph. Eccl. 88–93; Lys. 535–538.728–734.896f. Vgl. zur Textilverarbeitung im antiken Griechenland Reuthner 2006, insbesondere 204–211 (Arbeitsweise), 235–246 (Darstellung der Spinnerinnen und Weberinnen in Schrift- und Bildzeugnissen), 320–323 (Zusammenfassung).

ta deutlich wird. Denn die Vorschläge der Protagonistin, wie die Politik zu reinigen sei, sind an der Bearbeitung von Wolle orientiert: Verschmutzungen müssten ausgelesen und Verfilzungen entfernt werden. Sodann solle aus dem aufbereiteten Material ein Mantel für den *dēmos* gewebt werden.[87] Dieses Vorgehen wird mit Metaphern aus der Wollbearbeitung erläutert, die weitere Anspielungen enthalten. Bei der Aufforderung, dem Filz seien die Köpfe auszureißen (ἀποτίλλω), wird ein Verb verwendet, das sonst im Kontext der Depilation der Körperhaare auftritt, die ebenfalls als weibliche Praxis gilt und eng mit der sexuellen Attraktivität der Frauen verbunden wird.[88] Die Assoziation von Weiblichkeit mit der Verwertung von Tierhaaren spiegelt sich auch in der Effeminierung von Männern, die andere handwerkliche Tätigkeiten – wie beispielsweise die Lederverarbeitung[89] – sitzend und im Inneren des Hauses ausführen.[90] Neben dem Vorwurf der Verweichlichung wird die Abwertung von Handwerkern in der Forschung außerdem auf die Ausübung der Tätigkeit als abhängige Beschäftigung zurückgeführt.[91]

Die Annahme, Handwerker seien aufgrund der sitzenden Tätigkeit im Inneren des Hauses allgemein wenig angesehen gewesen, bedarf jedoch der Differenzierung, wie Hendrik Bolkestein argumentiert. Zwar äußerten Platon und Aristoteles sich entsprechend, aber als Vertreter einer aristokratischen und intellektuellen Elite spiegelten ihre Aussagen wohl kaum die Volksmeinung. Dies gelte ebenso für andere Wirtschaftszweige wie den Handel, während die Landwirtschaft in Abhängigkeit von der ökonomischen Lage ambivalent bewertet worden sei. Beim Gedanken an Gutsbesitzer sei sie in den höchsten Tönen gelobt worden, ablehnende Äußerungen beruhten hingegen darauf, dass wenig begüterte Bauern, die die Arbeit selbst verrichteten, gemeint gewesen seien.[92] Indem Bolkestein die Aufmerksamkeit auf die soziale Position der Autoren und der Handwerker, Bauern und Händler lenkt, über die sie schreiben, stößt er eine wichtige Differenzierung an, erweckt aber den Eindruck, als seien entsprechende Ressentiments nur unter Reichen verbreitet gewesen.

Aristophanes verspottet Kleon und andere jedoch im populären Medium der Alten Komödie, die keinesfalls der Oberschicht vorbehalten gewesen ist. Vielmehr sind die Stücke im Bestreben aufgeführt worden, das Publikum im demokratischen Athen gut zu unterhalten und zu begeistern, um den Wettstreit der Dichter zu Ehren des Dionysos zu gewinnen. Aristophanes spielt also mit der wohl vor allem in der Oberschicht verbreiteten Ablehnung bestimmter Berufsgruppen und vertraut darauf, damit andere Teile des Publikums nicht zu verprellen. Insofern ist einerseits zwar nicht von einem besonders hohen

87 Aristoph. Lys. 574–576.585f.

88 Aristoph. Lys. 578; vgl. dazu oben den Abschnitt *Die Entfernung der Körper- und Schamhaare* (S. 265–271).

89 Hippokr. Art. 53.

90 Z. B. Xen. oik. 4,2. Vgl. aber Xen. mem. II 7,3–12, wo Sokrates argumentiert, Handwerker leisteten wichtige Arbeit, und sie anschließend mit Frauen vergleicht, die ihren Tätigkeiten im Haus nachgehen. Vgl. Burford-Cooper 1998, 145 zum geringen Ansehen von Handwerkern in der Antike.

91 Z. B. Blanshard 2010, 19.

92 Bolkestein 1939, 191–199.

Prestige der Handwerker auszugehen, andererseits sollte die Ablehnung aber auch nicht zu stark betont werden. So dient die Angabe des Berufs in den medizinischen Schriften des *Corpus Hippocraticum* der Identifizierung von Kranken.[93] Außerdem wird die Tätigkeit des Arztes mit der von Walkern, Schustern und Pelzzurichtern verglichen,[94] so dass diese Berufe zumindest aus der – ebenfalls nicht im höchsten Maße angesehenen[95] – medizinischen Perspektive als gleichrangig wahrgenommen worden sind. Auch die explizite Normalisierung entsprechender Tätigkeiten in einer Lysiasrede steht im Widerspruch zur Annahme, sie seien extrem negativ bewertet worden:

> Jeder von euch pflegt zu irgendeinem zu gehen, der eine zum Kosmetikladen, der andere zum Haarschneider, der dritte zum Schuster [...].[96]

Der Redner will mit diesem Vergleich sein eigenes Geschäft vor Verleumdungen schützen, das ebenso wie die genannten Läden auf der *agorá* liegt, und setzt voraus, dass solche Berufe der wohlwollenden Betrachtung von Personen nicht entgegenstehen. Denn wenn es sich um verachtenswerte Handwerke handelte, hätte seine Argumentation wenig Überzeugungskraft. Alle drei genannten Berufe sind mit Haut und / oder Haar verbunden: die Produkte des Salbenhändlers (μυροπώλης) dienen ihrer Pflege, während der Friseur (κουρεύς) Haar und Bärte in Form bringt und der Schuster (σκυτοτόμος) Leder schneidet – wie der griechische Begriff wörtlich zu übersetzen ist. Diese Stelle ist ein weiteres Beispiel für die Verbindung von Haut und Haar, die jedoch weder physiologisch oder materiell noch inhaltlich zu begründen ist. Die Nennung ausgerechnet dieser Betriebe ist als Zufall zu deuten, solange nicht bekannt ist, welchem Geschäft der Redner selbst nachgegangen ist.

Es ist jedoch nicht die einzige Gelegenheit, bei der Lysias die Tätigkeit von Barbieren anspricht. Denn unter den Kosten, die ein Großvater und Onkel seinen Mündeln als Vormund berechnet, werden auch die Versorgung mit Schuhen und Kleidung sowie das Haareschneiden als selbstverständliche und alltägliche Bedürfnisse genannt.[97] Die Reden bringen Schuster und Friseur so selbstverständlich und ohne jede Rechtfertigung in die Argumentation ein, dass schwerlich von einer besonders starken negativen Konnotation dieser Tätigkeiten an sich ausgegangen werden kann. Das folgende Beispiel verweist auf einen weiteren Aspekt:

> Ich ging aber und fragte bei dem Barbier in der Straße der Hermen nach[...].[98]

---

93 Hippokr. Epid. II 2,17; Epid. IV 20 [= 142 Langholf 1977]; Epid. V 45,1 (σκυτεύς).

94 Hippokr. Vict. I 14,1; 15,2; 19,1.

95 Flemming 2013, 23, 30 Anm. 3.

96 Lys. 24,20 (Ü U. Treu): ἕκαστος γὰρ ὑμῶν εἴθισται προσφοιτᾶν ὁ μὲν πρὸς μυροπώλιον, ὁ δὲ πρὸς κουρεῖον, ὁ δὲ πρὸς σκυτοτομεῖον[...].

97 Lys. 32,20. Vgl. Nicolson 1891 für einen Überblick über die Tätigkeit des Barbiers, der sich jedoch zum großen Teil auf sehr späte Quellen (wie Pollux oder Hesych) stützt.

98 Lys. 23,3 (Ü U. Treu): ἐλθὼν ἐπὶ τὸ κουρεῖον τὸ παρὰ τοὺς Ἑρμᾶς[...].

In dieser kurzen Notiz beschreibt der Redner, wie er versucht hat, an Informationen zu gelangen. Der Friseur wird dabei als hervorragender Ort genannt, an dem Erkundigungen eingeholt werden. Diese Funktion wird beispielsweise in der Alten Komödie aufgegriffen, die die Geschäfte der Barbiere jedoch in komischer Übertreibung als Klatschbörsen darstellt, so dass bei einer Begrenzung auf Aristophanes als Quelle der Eindruck entsteht, auch sie seien im historischen Kontext wenig angesehen gewesen.[99] Die Selbstverständlichkeit, mit der Lysias allerdings solche Informationsquellen in die Argumentation vor Gericht einbringt, unterstreicht die Bedeutung kleiner Läden für die Kommunikation innerhalb der *pólis*, die Sian Lewis herausgearbeitet hat: hier werden sowohl innerstädtische als auch auswärtige Informationen verteilt und Kontakte in einem engen sozialen Rahmen gepflegt, der jedoch über die Familienbande hinausgeht. Lewis meint, die Treffen in diesen kleinen Läden seien genauso als Teil der Bürgerethik anzusehen wie die politische Partizipation. Die Informationen, die beim Barbier kursierten, seien wichtig für das Leben der Stadt, da sie sich auf Reputation und Status auswirkten.[100] Vor diesem Hintergrund ist die vereinfachende Übertragung negativer Stereotype aus der Komödie auf die Bewertung bestimmter Tätigkeiten für die *pólis* abzulehnen, die August Hug beispielsweise in dem RE-Artikel *Salben* reproduziert hat.[101]

Auch wenn Gerber, Schuster, Friseure und Salbenhändler im klassischen Athen wohl kaum aufgrund dieser beruflichen Tätigkeiten hochangesehen gewesen sind, wird zwar durch die komische Überzeichnung in Aristophanes' Werken der Schluss nahegelegt, dies sei ein Grund für ihre pauschale Abwertung gewesen. Aufgrund der besonderen Qualität der Alten Komödie, die verschiedenen Teile der *pólis*-Bevölkerung mehr oder weniger häufig zu verspotten, sind aber andere zeitgenössische Quellen wie die medizinischen Schriften und Gerichtsreden stärker zu gewichten, die diese Gewerbe als normale Teile der griechischen Wirtschaft zeigen.

---

99 Aristoph. Av. 1440–1443; Plut. 337–339. Vgl. z. B. Ehrhardt 1971, 14; Edwards / Usher 1985, 268 für entsprechende Deutungen der Stellen aus der Alten Komödie. Vgl. auch Long 1996, 116 zur Assoziation von Friseuren und Ehebruch in römischer Zeit.

100 Lewis 1995, 432, 439. Vgl. auch Lewis 1995, 433 für einen Vergleich dieser Form des Informationsaustauschs mit der oralen Vermittlung philosophischen Wissens.

101 Hug 1920, 1860 mit Verweis auf Aristoph. Eccl. 841; Lys. 24,20, wo Salbenhändler zwar erwähnt, nicht aber negativ bewertet werden. Außerdem nennt er Athen. XIII 611f–612a [= Lys. fr. 1 Carey] als Beleg. In dem von Athenaios an der Wende vom 2. zum 3. Jh. n. Chr. überlieferten Teil einer Rede gegen den Sokratiker Aischines wird dessen geplantes, aber nicht verwirklichtes Geschäft zur Herstellung von Duftölen mehrfach erwähnt. Zwar äußert sich der Sprecher in diesem Kontext negativ über dieses Gewerbe, aber das Zitat selbst und seine spätere Deutung belegen keinesfalls die Abwertung von Salbenhändlern im klassischen Athen. Vielmehr unterstreicht dieses Beispiel die methodische Problematik bei der Arbeit mit Fragmenten. Vgl. dazu die Ausführungen oben S. 13f und Gorman / Gorman 2014, 238f, 442, die dieser Herausforderung bei Athenaios ein ganzes Buch widmen.

Conclusio

Das Häuten erscheint in den untersuchten Quellen in erster Linie als Barbaren zugeschriebene Methode, Trophäen als Beweise für überstandene Kämpfe vorzuweisen. Außerdem wird es in rituelle und mythische Kontexte eingeordnet und mit besonders gewaltsamen griechischen und persischen Strafpraktiken verbunden. Tierhäute und -felle werden verarbeitet und zu den unterschiedlichsten Zwecken eingesetzt, so dass Haut und Haar als wichtige Rohstoffe anzusehen sind, die den Alltag geprägt haben. Die Handwerker, die diese Tätigkeiten ausüben, scheinen zwar der Alten Komödie zufolge in geringem Ansehen gestanden zu haben, aber in den medizinischen Schriften und Gerichtsreden fehlen herabsetzende Äußerungen, so dass davon abzusehen ist, ihre Abwertung zu stark zu gewichten.

Praktiken im Zwischen_Raum

In diesem Teil der Studie sind die vielseitigen Umgangsweisen mit dem Zwischen_Raum betrachtet worden, den Haut und Haar bilden. Die exemplarisch dargestellten Praktiken haben im klassischen Griechenland auf verschiedene Weise auf ihn eingewirkt. So ist er durch das Schneiden und Depilieren der Haare in seiner Tiefe verkleinert worden, während sie wachsen zu lassen als Vergrößerung gedeutet werden kann. In diesen Beispielen wird vor allem die äußere Gestalt des Körpers verändert, andere Handlungen haben hingegen als unverzichtbare Elemente der Lebensführung bzw. als Therapieformen seine Beschaffenheit modifiziert, um auf das Körperinnere einzuwirken: Baden, Salben, Brennen, Schneiden etc. unterstreichen außerdem die Interaktion zwischen Körper und Umwelt, die der Zwischen_Raum vermittelt, den Haut und Haar bilden. Dieser Austausch beruht zum einen auf dem Einfluss, den die genannten Praktiken auf sie ausgeübt haben. Zum anderen zeigt sich in diesem Zusammenhang die ihnen inhärente *dýnamis*, die bestimmte Formen des Zugriffs und der Veränderung ermöglicht, aber andere ausschließt.

Von diesem Befund ausgehend sind die differenzierten Bedeutungen herausgearbeitet worden, die den Haut- und Haarpraktiken in den untersuchten Quellen zugeschrieben worden sind. Dabei werden mehrere Vorteile einer solchen Fragestellung und Vorgehensweise deutlich. Die Thematisierung von Haut *und* Haar ermöglicht *erstens* eine differenzierte und umfassende Analyse der auf das Körperäußere bezogenen Handlungen. Auf dieser Basis zeigt sich *zweitens*, dass die vorgestellten Praktiken im historischen Kontext sowohl politisch und sozial, als auch kulturell und rituell sowie sexuell und wirtschaftlich höchst bedeutsam gewesen sind. *Drittens* eröffnet die gewählte Perspektive neue Sichtweisen auf in der Forschung bereits stark diskutierte Themenfelder und trägt auf diese Weise zu einem besseren Verständnis der körperzentrierten Kultur des klassischen Griechenland bei:

Verletzungen sind zwar häufig mit Barbaren assoziiert und wirken hierarchisierend, wenn sie als Zwangsmittel eingesetzt werden. Da sie jedoch außerdem unwillkürlich oder im rituellen Kontext erfolgen und mitunter selbst zugefügt sind, ist ihre stetige Präsenz im Quellenbefund und im griechischen Alltag hervorzuheben, so dass sie entgegen einer verbreiteten Forschungsmeinung nicht der Gegenüberstellung der Griechen und anderer Völkern dienen. Während die Depilation im griechischen Kontext vor allem mit der Geschlechterdifferenz verbunden wird, sind Tätowierungen mit einer fremden Herkunft und dem Sklavenstatus assoziiert, aber nicht in besonderer Weise vergeschlechtlicht, auch wenn dieser Aspekt in altertumswissenschaftlichen Beiträgen häufig betont wird. Frisuren erfahren je nach Kontext unterschiedliche, mitunter ambivalente Bewertungen, die nicht auf eine einzige, sogenannte ursprüngliche Bedeutung der Haare zurückgeführt werden können. Berührungen werden im Gegensatz zu anderen historischen Kontexten, für die Studien über die Haut vorliegen, kaum mit dem Tastsinn und den Hautempfindungen verbunden.

Baden und Salben sind als Praktiken der Lebensweise, die der Körperpflege dienen und im Rahmen der Diätenlehre bei der Behandlung von Krankheiten eingesetzt werden, umfassend normalisiert. Diesem Befund stehen wenige Äußerungen in der Alten Komödie gegenüber, die in der Forschung als Beleg für eine Ablehnung des warmen Badens gelesen worden sind. Die in der Forschung immer wieder vorgebrachte Einschätzung, im klassischen Griechenland sei nur äußerst selten gebadet worden, basiert nicht nur auf einer selektiven Quellenauswahl, sondern projiziert auch moderne hygienische Maßstäbe auf die Antike. Ein solches Vorgehen ist zurückzuweisen, denn die Praktiken erlangen ihre Relevanz für die klassische Zeit nicht aus einem Vergleich mit unserer gegenwärtigen Lebenswelt, sondern allein in Bezug auf andere zeitgenössische Handlungsweisen. Aus dieser Perspektive fällt die Vielzahl an Zeugnissen über das Baden auf, die auf die verschiedenen untersuchten Quellengattungen verteilt sind. Trotz seiner Alltäglichkeit wird es oft benannt, während das ebenso übliche Salben seltener dargestellt wird und die stets präsenten Frisuren so gut wie nie konkret beschrieben werden. Dieser Befund beruht zum Teil auf der medizinischen Bedeutsamkeit des Badens, die aber auch das Salben betrifft, auch wenn es in den konkreten Behandlungsempfehlungen kaum auftritt. Hinzu kommt die Assoziation des Bades mit bestimmten mythischen Geschehnissen, die in den überlieferten Tragödien mehrfach aufgegriffen worden sind. Während die Gerichtsreden und die Geschichtsschreibung die verschiedenen Körperpflegepraktiken gleichermaßen erwähnen, wird das Baden in der Alten Komödie deutlich häufiger thematisiert als andere Methoden.

Einerseits ist der Überlieferungszufall zu beachten, durch den ausgerechnet der erste Agon der *Nubes*, mehrere Schilderungen der Ermordung Agamemnons und die gynäkologischen Schriften auf uns gekommen sind, in denen das Baden eine zentrale Funktion erfüllt. Diese Zeugnisse bilden nur einen kleinen Ausschnitt der ursprünglich vorhandenen Texte, sind aber andererseits im Untersuchungszeitraum verfasst worden, so dass eine gewisse – wenn auch nicht quantifizierbare – Bedeutsamkeit des Badens anzunehmen ist. Möglicherweise basiert das Übergewicht des Badens gegenüber anderen Praktiken auch auf seiner besonderen Relevanz in jenen Gesellschaften, in denen die Schriften tradiert worden sind. Allen voran ist das Römische Reich zu nennen, dessen Thermenkultur die Forschung über das Baden in der Antike dominiert.[1] Die Möglichkeit, die erhaltenen Schriftzeugnisse für die Überlieferung auszuwählen, basiert aber auf dem Textbestand der klassischen Zeit, in der das Baden zumindest nicht ganz unbedeutend gewesen ist.

Der Nutzen des in dieser Studie gewählten Vorgehens zeigt sich nicht zuletzt auch am Beispiel der Nacktheit. Während viele archäologische Beiträge die offensichtliche Repräsentation nackter Körper in der Kunst betrachten, stehen hier die Schriftzeugnisse im Vordergrund. So wird Herodots Erläuterung, bei den Persern sei auch männliche Nacktheit problematisch, häufig ohne Kontextualisierung zitiert, um zu belegen, dass die Griechen sich durch die Normalisierung der Nacktheit von den Barbaren unterschieden

1 Z. B. Frank 2016; Haan 2010; Mau 1896; Nielsen 2002; Weber 1996; Yegül 1992.

hätten.[2] Indem auf eine eingehende Analyse des konkreten Kontextes dieser Äußerung verzichtet wird, entsteht dabei jedoch ein vereinfachtes Bild der griechischen Vorstellungen. Zwar ist männliche Nacktheit beim Training im *gymnásion* und bei sportlichen Wettkämpfen selbstverständlich, aber ebenso wie die Entblößung weiblicher Körper ist die Zurschaustellung nackter Männer in anderen Kontexten – insbesondere wenn sie unfreiwillig erfolgt – durchaus mit Scham verbunden. Dabei wird nicht nur die Freilegung der Haut, sondern auch die Sichtbarkeit der offenen Kopf- bzw. der Körperhaare problematisiert. Die verschriftlichten Quellen stehen also in einem deutlichen Gegensatz zu den Bildzeugnissen, so dass die Nacktheit im klassischen Griechenland ambivalent bewertet worden ist. Zwar steht diese Sichtweise auch im Kontrast zur von Herodot geschilderten lydischen Ablehnung der Nacktheit in jeglicher Form, beide bilden aber keinen generellen Widerspruch. Vielmehr ist Nacktheit im klassischen Griechenland je nach Anlass und Betroffenen differenziert bewertet worden.

Dieser Befund trifft ebenso auf andere Praktiken zu: neben die Normalisierung von Baden und Salben tritt die Kritik am übermäßigen Gebrauch warmer Bäder oder parfümierter Öle, die mit einer fremden Herkunft und Weiblichkeit assoziiert worden sind. Die Haare lang wachsen zu lassen, entspricht über den gesamten Untersuchungszeitraum einem weiblichen Schönheitsideal. Während lange Haare aber in Sparta außerdem stets für Mut und Männlichkeit gestanden haben, sind sie bei den Athenern im Verlauf des 5. Jh. v. Chr. unüblich und als Ausdruck einer aristokratischen Herkunft oder einer oligarchischen Gesinnung gedeutet worden. Die Depilation markiert nicht nur die Geschlechterdifferenz, sondern wird auch ägyptischen Priestern zugeschrieben, die jedoch durch die Anwendung kalter Bäder besonders abgehärtet erscheinen und insofern aus griechischer Perspektive weiblich und männlich konnotiertes Verhalten zeigen. Auch wenn die Quellen besonders häufig bei fremden Völkern von Verletzungen berichten, die anderen als Zwangsmittel zugefügt werden oder die sich jemand selbst beibringt, sind solche Praktiken auch im griechischen Alltag stets gegenwärtig.

Diese Zusammenstellung einiger Ergebnisse, die in den einzelnen Kapiteln dieses Teils erzielt worden sind, veranschaulicht die Kontextgebundenheit der mit den Praktiken verbundenen Bedeutungen und Bewertungen. Ein solcher Befund widerspricht der polarisierenden Gegenüberstellung von griechischen und barbarischen Handlungsweisen, die Lee in ihrem thematisch ähnlich gefassten Kapitel über Körpermodifikationen hervorhebt. Sie schlussfolgert, permanente Veränderungen des Körperäußeren seien barbarischen oder anderen nicht-idealen Positionierungen vorbehalten gewesen.[3] Diese Einschätzung trifft zwar auf die Tätowierung und die Beschneidung der Penisvorhaut zu, lässt aber Verletzungen außer Acht, obwohl Lee zuvor sowohl Kämpfe im Krieg als auch die medizinische Behandlungsmethode des Brennens als Ursachen sichtbarer Narben benannt hat. Indem sie in ihrem Fazit einzelne Aspekte des Quellenbefundes hervorhebt, verdeckt sie weitere Bedeutungsebenen, so dass die von den griechischen Autoren mög-

2 Vgl. z. B. Blanshard 2010, 17; David 2010, 151; How / Wells 1928a, 59; Lee 2015, 299 Anm. 6; Nielsen 2007, 26f; Ley-Hutton 2002, 263 Anm. 24; Thommen 2007, 64 zu Hdt. I 10,3.

3 Lee 2015, 54–88, 86.

licherweise intendierte Sichtweise nicht nur rekonstruiert wird, sondern als abgeschlossenes Wissen über antike Vorstellungen dargestellt wird, ohne gegenläufige Tendenzen zu beachten. Da Lee für ein allgemeines Publikum schreibt, ist diese Zuspitzung wohl darauf ausgerichtet, eine nachvollziehbare Beschreibung und Deutung der untersuchten Körpermodifikationen zu bieten, die bekannte Strukturkategorien wie Herkunft und Geschlecht aufgreift. Dass Lee den komplexen und ambivalenten Befund dafür auf dichotome Gegenüberstellungen reduziert, mag zwar verständlich und eingängig sein, reproduziert aber lediglich verbreitete Vorannahmen und wird den Quellen nicht gerecht.

So behauptet sie außerdem, Frauen seien stärkeren Restriktionen unterworfen gewesen als Männer.[4] Diese Beobachtung ist angesichts der Geschlechterhierarchie im klassischen Griechenland wohl prinzipiell zutreffend. Ob sie jedoch auch ohne weiteres auf die Körpermodifikationen zu übertragen ist, scheint fraglich. Es bestehen jeweils geschlechtsspezifische Erwartungen hinsichtlich der Körperpflegepraktiken, deren Überschreitung in den Quellen vor allem dann problematisiert wird, wenn Männer sich zu weiblich verhalten. Die Komödien sind gespickt mit namentlichen Verspottungen (vermeintlich) effeminierter Athener. Ebenso werden alte Frauen aufgrund ihres unattraktiven Äußeren verunglimpft, das auch durch die Anwendung von Kosmetika nicht überdeckt werden kann. Dieser Befund deutet eher darauf hin, dass Verhalten und Äußeres von Männern *wie* Frauen der öffentlichen Beobachtung unterlegen haben. Den Idealvorstellungen über züchtiges weibliches Verhalten zufolge sind die Athener jedoch stärker in der *pólis* präsent gewesen als ihre Töchter, Ehefrauen, Schwestern und Mütter. Insofern ist davon auszugehen, dass die Bürger von dieser öffentlichen Aufmerksamkeit, die sich in den Quellen spiegelt, kaum weniger betroffen gewesen sein werden als die Athenerinnen.

Geschlecht ist also – ebenso wie die Herkunft – im klassischen Griechenland äußerst wirkmächtig für die Zuweisung einer sozialen Positionierung und die Konstruktion kultureller Erwartungshaltungen hinsichtlich eines angemessenen Benehmens. Insofern sind sie wichtige Kategorien der historischen Analyse, in der sie jedoch nicht isoliert zu betrachten sind. Vielmehr ist ihre Verflechtung mit den konkreten Umständen und anderen Merkmalen, die der sozialen Differenzierung dienen, stets zu beachten. Auf diese Weise wird es vermieden, vereinfachende Narrative zu (re-)produzieren, und eine differenzierte Sicht auf den Forschungsgegenstand erlangt. Abschließend werden diese Vorgehensweise und die Ergebnisse, die so erzielt worden sind, am Beispiel des Verhältnisses der Haut- und Haarpraktiken zur Sexualität dargestellt.

Zur Sexualisierung der Haut- und Haarpraktiken

Insbesondere jene Handlungsweisen, die auf Haut und Haar wirken, ohne den Körper zu verletzen, stehen in einem engen Bezug zur Sexualität, der in den untersuchten Quellen immer wieder konkret hergestellt wird. Beim Entkleiden und Berühren zeigt er sich durch die Nacktheit bzw. Stimulation recht unmittelbar. Depilation und Haarpflege sowie

---

4 Lee 2015, 81, 87. Vgl. auch Ghiron-Bistagne 1985, 114 zur Haarschur der Bräute als Zeichen ihrer fremdbestimmten Sexualität; Grillet 1975; Thomas 2002 für eine ähnlichen Bewertung der Anwendung von Kosmetik.

Baden und Salben dienen der Steigerung der sexuellen Attraktivität bzw. der Vor- oder Nachbereitung des Geschlechtsaktes. Frisuren werden hingegen eher mittelbar mit Sexualität verbunden, indem illegitime Sexualkontakte durch das Scheren der Haare bestraft werden. Diese Darstellung des Befundes hebt die Sexualität als wichtigen Bezugspunkt der Haut- und Haarpraktiken hervor und schließt insofern an die in der Forschung verbreitete Tendenz an, diesen Aspekt als symbolische Bedeutung der Haare zu fokussieren.[5]

Ausgangspunkt vieler Argumentationen, die die enge Verknüpfung von Haaren und Sex betonen, ist die These des Psychoanalytikers Charles Berg, es bestehe eine unbewusste Gleichsetzung der Kopfhaare mit den Genitalien.[6] Diese Behauptung veranschaulicht er anhand einiger psychoanalytischer Fälle, in denen Haare und Sexualität in den Assoziationen zu Träumen auf verschiedene Weise verbunden werden. Außerdem bringt er den ethnographischen Befund und die europäische volkstümliche Überlieferung in seine Argumentation ein, hält aber die kurzschlüssige Verbindung von Haaren und Sexualität für so evident, dass er sie eher postuliert als belegt. Dies zeigt sich besonders eindrücklich in den Kommentaren zu ausführlich zitierten Passagen aus James Frazers *The Golden Bough*, in denen diese Verbindung keinerlei Rolle spielt, der Autor aber die fruchtbarkeitsfördernde Wirkung der Haarrituale betont:[7]

> If any should doubt the unconscious genital symbolism of these hair offerings he may read a little further[...]. We see that little distinction is made between the sacrifice of genitals and the sacrifice of hair.[8]

Neben dem deutlichen Androzentrismus seiner Argumentation, die außerdem Geschlechterstereotypen reproduziert,[9] ist vor allem die ahistorische Setzung moderner Befindlichkeiten als allgemeinmenschliche Wesensart[10] zu kritisieren. Denn auch wenn entsprechende Assoziationen für den modernen westliche Analytiker auf der Hand liegen mögen, ist dies kein hinreichender Beleg für ihre Verbreitung beispielsweise in der

5 Vgl. z. B. Griffith 2006, 313f; Levine 1995, 79, 92. Vgl. aber z. B. Brulé 2015, 425f, 437–439, der die Sexualisierung der analysierten Stellen unbeachtet lässt; Upson-Saia 2014, 155f, die sich explizit gegen eine sexualisierende Deutung der Behaarung spätantiker Asketen ausspricht.

6 Berg 1951. Vgl. zur Rezeption z. B. Leach 1958 und im Anschluss an ihn Hallpike 1969; Junkerjürgen 2009, 239. Vgl. auch Birchler Emery 2008a, 64f; Birchler Emery 2010, 261f; Leitao 1993, 153–156; Llewellyn-Jones 2003, 263f, die Bergs These auf den griechischen Befund beziehen.

7 Vgl. Grundmann 2014 zur Kritik an dieser älteren und bis in die neueste Forschung tradierten Lesart der Quellen.

8 Berg 1951, 26f. Vgl. auch Berg 1951, 5.

9 Vgl. z. B. Berg 1951, 4 zum Androzentrismus: „Nature has endowed man with hair all over the surface of his body [...]. Amongst the more densely hairy regions there are two that are commonly displayed in his clothed state, namely his head and the lower part of his face." Vgl. auch Berg 1951, 5, dessen Behauptung, Frauen blickten ständig in den Spiegel, um den Sitz ihrer Frisur zu prüfen, ein traditionelles Geschlechterstereotyp aufgreift.

10 Berg 1951, 21 expliziert diesen Punkt: „The behaviour of modern communities with regard to their hair is of the same essential nature as that of ancient and barbarous peoples."

griechisch-römischen Antike. Auch der Anthropologe Edmund Leach unterstreicht, dass es sich um eine psychoanalytische Argumentation handelt, und führt die von ihm im ethnographischen Befund ebenso wahrgenommene Verbindung der Haare mit Sexualität im Gegensatz zu Berg auf gesellschaftliche Bedeutungszuschreibungen zurück. Er ordnet jene Haarrituale, denen ein Bezug zu Sex fehle, als Ausnahmen ein, die die Regel bestätigten, und schlussfolgert, in rituellen Kontexten stünden offene, lange Haare für uneingeschränkte Sexualität, kurze oder gebundene Haare für eingeschränkte Sexualität und abrasierte Haare für den Verzicht auf Sexualität.[11] Es ist möglich, den vorgestellten Quellenbefund in diese Matrix einzuordnen,[12] wie das folgende Schema zeigt:

Leach		klassisches Griechenland
lange, offene Haare	= uneingeschränkte Sexualität	= schulterlange Haare der Athener, langhaarige Spartaner
kurze oder gebundene Haare	= kontrollierte Sexualität	= Unfreie, Frauen
glatt geschorener Kopf	= keine Sexualität	= niemand (trifft für rasierte Ägypter nicht zu)

Dazu ist es jedoch erforderlich, von der Rekonstruktion der sexuellen Verhaltensnormen auszugehen, die in der Übersicht in der Mitte steht, und die Frisuren entsprechend zuzuordnen. Denn die Haare der Athener könnten ebenso als ‚kurz' eingeordnet werden, obwohl in ihrem Fall wohl mit Recht von sexueller Freiheit zu sprechen ist.[13] Beide Deutungen sind zwar durchaus möglich, das Modell bietet aber keinen historischen Erkenntnisgewinn, zumal das im untersuchten Quellenmaterial zentrale Ritual – die Haarschur im Trauerfall – eine deutliche Ausnahme von Leachs Regel darstellt.[14] Seine und Bergs Hypothesen stellt der Anthropologe Christopher Hallpike infrage und zeigt, dass die Assoziation von Haaren und Sexualität keineswegs universell ist, verfällt aber in das andere Extrem und behauptet vor allem auf Basis der Bibel, solche Fälle träten fast nie auf.[15] Als Ausgangspunkt seiner Untersuchung wählt Hallpike die materielle Beschaffenheit der Haare und betont die Vielfältigkeit der Haarrituale, von der ihre Deutung ausgehen

11 Leach 1958, 159, 154.
12 Vgl. z. B. Ghiron-Bistagne 1985, 114 zur Haarschur der Bräute (in Sparta) als Garantie für die Beherrschung der ehelichen Sexualität.
13 Vgl. einführend Hartmann 2003, 496f.
14 Vgl. auch Hallpike 1969, 257f.
15 Hallpike 1969, 263.

müsse.[16] Doch statt eine differenzierte Interpretation anzubieten, schlägt er ein Leachs Überlegungen entgegengesetztes, aber ebenso dichotom gedachtes Erklärungsmodell vor, das die strukturalistische Perspektive unterstreicht, die beiden Überzeugungen zugrunde liegt:

> This illustrates very well the hypothesis I wish to advance in this article: that long hair is associated with being outside society and that the cutting of hair symbolises re-entering society, or living under a particular disciplinary regime within society.[17]

Auch diese Konzeption ist auf das klassische Griechenland und andere Gesellschaften, in denen Frauen lange Haare tragen, jedoch nur schwer anwendbar. Sie geht von einer männlichen Gesellschaft aus, von der Frauen ausgeschlossen seien,[18] und beschreibt auch die Position der langhaarigen Spartiaten nur unzureichend. Diese verkürzte Herangehensweise veranschaulicht, dass ein gendertheoretisch informierter Blick erforderlich ist, um den Andro- und Ethnozentrismus der Quellen und der theoretischen Vorstellungen zu überwinden. Denn auch wenn Frauen machtpolitisch aus der Gesellschaft ausgeschlossen scheinen, sind sie für ihre Reproduktion unverzichtbar, wie die Quellen hervorheben.[19] Außerdem sind die rituellen Praktiken und ihre sozialen Bedeutungen nicht auf die rechtlich-politische Lage der Betroffenen reduzierbar. Dieses Beispiel unterstreicht abschließend die Unzulänglichkeit dichotomer Erklärungsansätze, die bereits in der *Conclusio* des Kapitels über das *Schneiden und Frisieren der Haare* aufgezeigt worden ist.[20]

Die von Hallpike hervorgehobene, besondere materielle Beschaffenheit der Haare wird auch in andere Beiträge eingebracht und dient der Begründung ihrer Assoziation mit der Lebenskraft.[21] In seinem RAC-Artikel bringt Kötting beispielsweise den verbreiteten Mythos, die Haare wüchsen nach dem Tod weiter, als Argument an, das diese Verbindung erkläre.[22] Dieser populäre Irrtum findet sich bereits in der antiken Überlieferung. So ist er in Aristoteles' *Historia animalium* enthalten und Plotin zufolge hat der Atomist Demokrit behauptet, das Wachstum der Haare und Nägel nach dem Tod beweise, dass auch dann noch ein wenig Lebenshauch im Körper sei.[23] Es handelt sich jedoch keinesfalls um einen physiologischen Prozess, sondern der Eindruck, die Haare und

16 Hallpike 1969, 257–259. Vgl. auch Adomeit 2007, 10.

17 Hallpike 1969, 260. Vgl. auch Niditch 2008, 66f, die diese Konzeption auf die Simson-Episode im Alten Testament (Ri 16,16–30) bezieht und Simson in einer Zwischenposition verortet.

18 Hallpike 1969, 261.

19 Vgl. z. B. das gynäkologische Schriftgut, in dem vielfältige Probleme behandelt werden, die eine Fortpflanzung gefährden können. Vgl. auch Hartmann 2002, 101–103 zum Zweck der Ehe, legitimen Nachwuchs hervorzubringen.

20 S. oben S. 253–255.

21 Z. B. Lavergne 2006, 240.

22 Aristot. hist. an. 518b20; Kötting 1986, 178. Vgl. auch Schredelseker 1913, 48; Weinreich 1925, 9, die die Behauptung mit Verweisen auf einen Zeitungsartikel bzw. einen religionswissenschaftlichen Aufsatz belegen. Vgl. aber Levine 1995, 86: Diese Vorstellung sei Aberglauben (*superstition*).

23 Demokr. fr. 85B Gemelli [= Plot. 4,4,29]. Vgl. auch Lavergne 2006, 192f zur Antike.

Nägel seien noch nach dem Tod länger geworden, beruht auf der Austrocknung der oberen Hautschichten.[24] Dieses Beispiel veranschaulicht zwar die enge Verbindung von Haut und Haar und den Einfluss, den sie auf die Bedeutungen hat, die ihnen zugeschrieben werden, begründet die Assoziation von Haar und Lebenskraft jedoch nur unzureichend. Auch wenn die biologischen Prozesse eine solche Deutung nahelegen könnten, reicht dieser Aspekt allein nicht aus, eine weitgehende Gleichsetzung von Haar und Lebenskraft anzunehmen.

Ralf Junkerjürgen geht hingegen von (realen,) kulturübergreifenden Alltagsbeobachtungen aus, die er als gemeinsam-menschliche Erfahrung setzt. Er behauptet, dass sie losgelöst vom historischen Kontext konstant bleiben und immer wieder neu aus der Betrachtung gewonnen werden:

> Als ambivalenter Teil des Körpers, der zugleich schmerzunempfindliche Materie und aufgrund des steten Wachstums Symbol der Kraft sein kann, oszillieren Haare zwischen Leben und Tod und sind dazu prädestiniert, Gegenstand ritueller und religiöser Handlungen zu werden.[25]
> Kopf und Genitalien sind die prominentesten behaarten Stellen des Körpers und verweisen implizit auf die Doppelfunktion der Behaarung, die einerseits dem Schutz und andererseits der Sexualität dient.[26]

Junkerjürgen zufolge symbolisieren die Haare aufgrund ihrer spezifischen materiellen Beschaffenheit also Lebenskraft und Sexualität gleichermaßen. Dieser Sichtweise, der weitere Forschungsbeiträge zugeordnet werden können,[27] stehen Studien gegenüber, die nur einen der Aspekte fokussieren. Der Bezug zur Lebenskraft steht in älteren, religionswissenschaftlich orientierten Beiträgen im Zentrum und wird auch in der jüngeren Forschung hervorgehoben.[28] Wird hingegen die Assoziation von Haaren und Sexualität betont, ist die Argumentation häufig geschlechtsspezifisch geprägt, ohne dass dies in jedem Fall expliziert wird. Während einige Forschungsbeiträge die Bedeutung der männlichen Kopf- und Barthaare betrachten,[29] ordnen andere die Haare von Frauen als „Zeichen weiblicher Sexualität und Verführungskunst“[30] ein. Beispielsweise stehen Haare und insbesondere offen getragene Frauenhaare, in der römischen Liebeselegie in übertragener

24 Schmid 2014, 406.
25 Junkerjürgen 2009, 16f.
26 Junkerjürgen 2009, 19.
27 Z. B. Hohenwallner 2001, 2–4; Hölscher 2009, 27f; Leitao 1993, 153–156; Niditch 2008, 66, 79; Schredelseker 1913, 22–48; Stephan 2001, 28–38.
28 Grundlegend: Sommer 1912b, 7–52. Vgl. z. B. Hauser 1906, 124–127; Kötting 1986, 178; Lavergne 2006, 240; Tiedemann 2007, 15f.
29 Z. B. Berg 1951, 4; Hallpike 1969, 263; Onians 1988, 231–233; Tarán 1985. Vgl. auch Hallpike 1969, 256 zu Berg.
30 Junkerjürgen 2009, 238. Vgl. z. B. Ficheux 2006; Lee 2015, 81; Mehl 2011, 159 zur Antike. Vgl. auch Levine 1995, 89–105 zum Umgang mit und der Bewertung von Frauenhaaren im antiken Mittelmeerraum.

Bedeutung für Sexualität.[31] Diese symbolische Bedeutungsebene ist bis in die moderne Literatur, Musik, darstellende sowie bildende Kunst etc. tradiert worden,[32] stellt in den untersuchten Quellen aus dem 5. Jh. v. Chr. jedoch keinen zentralen Aspekt dar. Vielmehr ist die Verbindung von Haaren und Sexualität dort durch konkrete Handlungen hergestellt worden, indem beispielsweise parfümierte Haare als Aphrodisiakum gedient haben. Allerdings werden diese direkten Bezüge werden in der Forschung deutlich seltener beachtet als die (angenommenen) symbolischen Zuschreibungen.[33]

Die Verbindung von Haaren und Sexualität geht auf eine religionswissenschaftliche Perspektive zurück, die psychoanalytisch fundiert und anhand des ethnographischen Befundes illustriert und zugespitzt worden ist. Dieses Vorgehen ist durch Bestrebungen geprägt, universelle Erklärungsansätze zu liefern, und bedient sich strukturalistischer Gegenüberstellungen. Ihre Anwendung auf den komplexen Quellenbefund zur klassischen Zeit führt zu einer Reduktion der in diesem Teil der Studie herausgearbeiteten, differenzierten Bedeutungen, die mit den Haut- und Haarpraktiken verbunden worden sind. Auch wenn eine solche umfassende Herangehensweise in anderen Forschungsdisziplinen mit Gewinn verfolgt worden ist, steht sie dem althistorischen Erkenntnisinteresse entgegen, das in dieser Studie leitend ist. Denn im Unterschied zu solchen universalisierenden Konzepten bezieht sie sich nicht auf eine symbolische oder übertragene Verbindung der Haare zur Sexualität, sondern hebt die sehr konkrete und direkte Verbindung der Haut- und Haarpraktiken mit diesem zentralen Element des Lebens hervor.

Wie zu Beginn dieses Abschnittes ausgeführt worden ist, werden nicht nur das Schneiden und Frisieren der Haare, sondern alle untersuchten Handlungsweisen, die den Körper nicht verletzen, in den vorliegenden Quellen explizit auf das Sexualverhalten bezogen. Dies betrifft auch die Physiologie der Haare in *De natura pueri*, die im ersten Teil ausführlich analysiert worden ist. Sie liest das Wachstum der Schamhaare als Zeichen, dass sexuelle Aktivität beginnen kann, und führt das voranschreitende Bartwachstum auf die Ausübung von Geschlechtsverkehr zurück.[34] Virilität und Fortpflanzungsfähigkeit werden auf diese Weise zwar im medizinischen Kontext mit dem Bartwuchs verbunden, aber in den anderen Gattungen wird die Haar- und Barttracht erwachsener Männer nur äußerst selten thematisiert, während die gerade sprießenden Bärte junger Männer oder die Körperbehaarung von Frauen durchaus angesprochen werden. Dies bedeutet nicht, dass die Haare nicht als Symbol männlicher sexueller Energie etc. gedient haben können. Dieses Symbol ist jedoch offensichtlich nicht so bedeutend, dass es in herausragender Weise eingesetzt worden wäre. Ähnliches gilt für schöne Haare, die zwar die sexuelle Attraktivität der dargestellten Personen unterstreichen können, aber keinesfalls eindeutig mit dieser

31 Hohenwallner 2001, 11–21.

32 Z. B. Adomeit 2007, 66; Könemann / Marcus 2012, 329; Stephan 2001.

33 Vgl. z. B. Mehl 2011, 158f, die jedoch die Verbindung von Haaren und Sexualität außerdem mit Aristoteles als natürlich gegeben annimmt.

34 Hippokr. Nat. Puer. 20,3. Vgl. die Deutung dieser Stelle oben S. 47f. Vgl. auch Aristot. probl. I 4; IV 18; X 24 zur Assoziation von Haarwuchs und Sexualität.

Einordnung verbunden sind. Vielmehr haben sehr viele Figuren schöne Haare, ohne dass ein Bezug zu Erotik und Sexualität impliziert ist.[35]

Die in den vorangegangenen Kapiteln dargelegte, konkret greifbare Beziehung der Haut- und Haarpraktiken zur Sexualität ist also nicht als feste Verknüpfung in dem Sinne zu verstehen, dass beide stets nur aufeinander bezogen sind. Vielmehr ist sie jeweils einer der möglichen Bezugspunkte, zu dem weitere hinzutreten und mitunter ein stärkeres Gewicht erhalten. Lee betont beispielsweise die erotische Aufladung des Entkleidens, die bei der Betrachtung der Nacktheit stets zu beachten sei.[36] Indem sie diesen Aspekt hervorhebt, verdeckt sie aber andere Bedeutungsmöglichkeiten wie die Bloßstellung hochrangiger Personen. Denn entgegen ihrer Darstellung ist nicht jede Situation, in der Nacktheit thematisiert wird, auch sexualisiert. Ähnlich treten die Funktion der Haarschur, sexuelles Fehlverhalten zu bestrafen, und die Assoziation sexueller Attraktivität mit schönen Haaren deutlich hinter vier andere zentrale Aspekte zurück: das Schneiden und Frisieren der Haare wird in erster Linie auf (1) politische Macht und Überzeugungen, (2) die Vorbereitung auf Kampf und Tod sowie (3) die soziale Positionierung und (4) Trauergesten bezogen. Während politische Ziele und Handlungen sowie gesellschaftliche Positionierungen aus einer historischen Perspektive äußerst bedeutsam sind, werden sie in der kritisierten Forschungstradition kaum beachtet, wogegen der Tod zumindest mittelbar mit diesen Rekonstruktionen der symbolischen Bedeutung der Haare verbunden ist. Denn die Assoziation von Haar und Lebenskraft impliziert eine Analogie des Verlustes der Haare mit dem Tod, wie sie im Mythos von Ninos dargestellt wird. Er stirbt, als seine Tochter Skylla ihm auf Minos' Geheiß sein Haar abschneidet,[37] so dass Haar und Leben(skraft) auch in dieser Erzählung nicht symbolisch, sondern konkret und unmittelbar verbunden sind. Lebenskraft und Sexualität werden in diesen Argumentationen häufig eng aufeinander bezogen, indem letztere mit Fruchtbarkeit und Fortpflanzung gleichgesetzt und insofern auf die Hervorbringung neuen Lebens reduziert wird. Diese (post-)christlich geprägte Sichtweise[38] lässt aber andere mögliche Bedeutungen wie Lust, Freude, soziale Bindung, Riten oder Machtausübung außer Acht.

---

35 Z. B. Eur. Phoen. 222–225; Pind. N. 10,10; P. 5,45. Vgl. aber Aristoph. Eccl. 954f; Pind. O. 3,2 als Beispiele für eine relativ eindeutige Assoziation von Sexualität und schönen Haaren.

36 Lee 2015, 197.

37 Aischyl. Choeph. 614–622. Vgl. auch Hauser 1906, 127; Junkerjürgen 2009, 16f; Niditch 2008, 66, die diesen Mythos und die Simson-Episode aus dem Alten Testament als Belege für die Assoziation von Haaren und Lebenskraft heranziehen. Simson hingegen verliert zwar durch die Haarschur seine körperliche Kraft und kann von den Philistern gefangengesetzt werden, er lebt aber weiter und seine Haare wachsen nach. Wiedererstarkt rächt er sich mit Gottes Hilfe an seinen Gegnern, indem er ein Haus zum Einsturz bringt und mit sich viele andere Menschen begräbt (Ri 16,16–30). Der Verlust seiner Haare kostet letztlich auch ihn das Leben, aber diese Legende stellt in erster Linie eine direkte Verknüpfung von Haaren und Kraft in der Bibel her, während ihr Bezug zu Leben und Tod nur mittelbar gegeben ist.

38 Vgl. Bullough 1982, 7, 12; Dinzelbacher 1993, 70, 74 zur christlichen Sexualmoral und ihrer Tradierung bis in moderne Gesellschaften.

Entgegen dieser verbreiteten, aber vereinfachenden Sichtweise, die bestrebt ist, eine symbolische, ursprüngliche und einheitliche Bedeutung der Haare zu rekonstruieren, zeigen die Kapitel im zweiten Teil dieser Studie die konkrete und direkte, aber immer kontextspezifische Assoziation von Praktiken, die die Haare und die Haut betreffen, mit der Positionierung innerhalb der Gesellschaft, mit politischen Zielen und Handlungen, sowie mit Sexualität und Tod. Entsprechend ist mit Leach abschließend festzuhalten:

> [...] we do not have to know the origin of a piece of ritual symbolism in order to understand its present meaning.[39]
> It is the ritual situation which makes the hair 'powerful', not the hair which makes the ritual powerful.[40]

Die materielle Beschaffenheit der Haare ermöglicht zwar ihren Einsatz in Ritualen, ohne jedoch von sich aus die Bedeutungen festzulegen, die ihnen in diesen Riten zugeschrieben werden. Aus dieser Perspektive überwiegt die geschichtswissenschaftliche Frage nach ihren zeitgenössischen Ausprägungen gegenüber der Rekonstruktion vermeintlicher Ursprünge, die schon in der Entstehungszeit der überlieferten Quellen in einer fernen Vergangenheit verortet worden sind.

Junkerjürgen verfolgt einen breiten kulturwissenschaftlichen Ansatz und verbindet auch die Farbe des Haars eng mit Sexualität,[41] so dass sich die Frage nach der Bedeutung der Haar- und Hautfarben im klassischen Griechenland stellt. Beide werden konkret mit sexueller Attraktivität und vielen weiteren Aspekten verbunden, die im abschließenden dritten Teil der Studie dargestellt werden.

39 Leach 1958, 151. Vgl. auch Bock 1983, 36; Späth 2006, 58f mit Anm. 75 zur Frauen- und Geschlechtergeschichte, die die Suche nach Ursprüngen schon lange aufgegeben hat.

40 Leach 1958, 159.

41 Junkerjürgen 2009, 16. Vgl. auch Ghiron-Bistagne 1985, 114 zur Wirkung blonder Haare in der Tragödie.

III
Haut- und Haarfarben

Haut- und Haarfarben beeinflussen das äußere Erscheinungsbild des Körpers und seine Wahrnehmung durch andere Menschen. Während sie in dieser Hinsicht den Praktiken ähneln, die im zweiten Teil dieser Studie betrachtet worden sind, scheinen sie gleichwohl im Kontrast zu ihnen zu stehen, weil viele der thematisierten Handlungsweisen darauf ausgerichtet sind, das Körperäußere zu verändern. Auch die Haut- und Haarfarben sind zwar von diesen Bemühungen betroffen, erweisen sich jedoch als weniger leicht veränderbar als beispielsweise die Frisur. Da andere Praktiken jedoch darauf ausgerichtet sind, einen bestimmten, gleichbleibenden Eindruck der Beschaffenheit von Haut und Haar zu erzeugen, betrifft dieser Gegensatz bei näherem Hinsehen nur die Versuche, ihre Färbung willkürlich zu beeinflussen. Die Haut- und Haarfarben unterliegen aber durchaus Veränderungen, und zwar meist unwillkürlichen, die den untersuchten Quellen zufolge zum Teil durch menschliche Verhaltensweisen herbeigeführt werden. Trotz dieser engen Verbindung beider Aspekte[1] werden die Haut- und Haarfarben in diesem Teil gesondert untersucht, damit die vielschichtigen Bedeutungen, die solchen Farben in den vorliegenden Quellen zugeschrieben worden sind, angemessen berücksichtigt werden können.

Im ersten Kapitel werden zunächst die medizinischen Vorstellungen über Beschaffenheit und Entwicklung der Haut- und Haarfarben dargelegt, die ihre Veränderbarkeit hervorheben. Beispielsweise zeigt sich dieser Aspekt auch bei der Veranschaulichung von Gefühlsregungen durch Erblassen oder Erröten. Anschließend untersuchen das zweite und das dritte Kapitel die Bedeutungen der Haut- bzw. Haarfarben getrennt voneinander, da beide nur äußerst selten gemeinsam auftreten und kaum je aufeinander bezogen werden.[2] In Abhängigkeit von den bezeichneten Denotaten markieren die verschiedenen Farbbereiche vielmehr höchst unterschiedliche soziale Positionen. Die Haarfarben verändern sich im Lebensverlauf und kennzeichnen deshalb verschiedene Altersstufen. Die Hautfarben werden hingegen in erster Linie eingesetzt, um die Geschlechterdifferenz hervorzuheben. Im vierten Kapitel wird dieser Quellenbefund mit der Forschungsdiskussion kontrastiert, in der die Wirkung der Haut- und Haarfarben als Zeichen der geographischen Herkunft im Mittelpunkt steht, obwohl sie in den vorliegenden Zeugnissen deutlich hinter die anderen Aspekte zurücktritt. Folglich ist auf Basis der in diesem Teil erzielten Untersuchungsergebnisse auch der These zu widersprechen, es habe schon in der Antike eine (auf Haut- und Haarfarben rekurrierende) rassistische Diskriminierung gegeben.

1 Vgl. z. B. Grand-Clément 2011, 226–262 zu Haut- und Haarfarben in der Archaik.
2 Vgl. aber Hippokr. Nat. Puer. 20,6 und dazu unten S. 394f für eine kausale Beziehung der beiden.

Die Veränderbarkeit von Haut- und Haarfarben

> The most outstanding feature of Greek colour-usage at all periods in the ancient world is its *imprecision*.[1]

Christopher Rowe bringt in diesem Zitat die Schwierigkeiten beim Verständnis der antiken Farbbezeichnungen auf den Punkt. So ist in der altertumswissenschaftlichen Forschung früh festgestellt und anhaltend diskutiert worden, dass in der griechischen Literatur mitunter merkwürdige Kombinationen von Farbwort und Denotat auftreten. Ein Beispiel für solche Schwierigkeiten ist die Beschreibung der Gelbsucht (ἴκτερος) in *De morbis III*:

> Die Hautfarbe am ganzen Gesicht ist der des Granatapfels völlig entsprechend, grüner als die grünen Eidechsen; ähnlich ist sie aber auch am Körper[...].[2]

Welche Farbe hat die Erkrankte wohl? Ist sie so rot wie ein reifer Granatapfel?[3] Oder grün wie manche Eidechsen? Am ehesten ist sie wohl gelblich-fahl, wie es die deutsche Bezeichnung der Diagnose ‚Gelbsucht' nahelegt, da manche Granatapfelsorten im reifen Zustand fahl oder gelb sind.[4] Auf Hautfarben bezogen bedeutet χλωρός (*chlōros*), das ein breites Farbspektrum im gelblich-grünen Bereich bezeichnen kann, also ‚fahl' bzw. ‚bleich'.[5] Solche aus moderner Perspektive unüblichen Verwendungen von Farbworten sind in einer älteren Forschungstradition seit dem frühen 19. Jh. n. Chr. als Hinweis auf eine eingeschränkte Fähigkeit zur Farbwahrnehmung bei den Griechen angesehen worden, die einer früheren Entwicklungsstufe des Farbensehens beim Menschen zuzuord-

1 Rowe 1974, 350. Vgl. auch Byl 1990, 8.

2 Hippokr. Morb. III 11,1 (Ü P. Potter): ἡ χροιὴ ὅλη σιδιοειδὴς σφόδρα ἐστί, χλωροτέρη ἢ οἱ σαῦροι οἱ χλωροί· παρόμοιος δὲ καὶ ὁ χρώς[...].

3 Vgl. z. B. Jagel 2011, 251 zur roten Farbe der Frucht als Grund für ihre Funktion als Symbol der Liebe und Fruchtbarkeit seit der Antike.

4 Nowak / Schulz 1998, 220.

5 Vgl. Irwin 1974, 62–65. Vgl. auch Dürbeck 1977, 111–113, der versucht, die Bedeutungszuschreibung aus Phänomenen der Flora herzuleiten. Vgl. auch Hippokr. Int. 35.45, wo die Farbe des Granatapfels mit ὠχρός (bleich) umschrieben wird; Hippokr. Int. 28, wo σιδιοειδής (wie ein Granatapfel) bei einem Leberleiden ohne weitere Erläuterung des Farbtons gebraucht wird; Hippokr. Int. 31, wo es in Reihung mit μέλας (*mélas*) und ἔπωχρος (*épōchros*) genannt wird.

nen sei. Neuere Arbeiten seit den späten 1920er Jahren haben sie hingegen auf ein wenig ausdifferenziertes Farbvokabular der Griechen zurückgeführt.[6]

Erst in den 1970er Jahren sind Arbeiten erschienen, die diesen älteren Positionen widersprechen. Sie heben die spezifische und nicht nur auf den Farbwert bezogene Bedeutung jener Termini hervor, die in der modernen Rezeption und Übersetzung der antiken Texte als Farbworte identifiziert worden sind.[7] Eleanor Irwin verweist auf das Phänomen der Synästhesie: verschiedene Sinneswahrnehmungen können nicht immer voneinander getrennt werden.[8] Außerdem variiert der Gebrauch der Begriffe kulturspezifisch und ist einem historischen Wandel unterworfen. So hat κυάνεος (*kyáneos*) beispielsweise zunächst nur ‚dunkel' bedeutet, ist aber später für Blautöne gebraucht worden.[9] Helmut Dürbeck verweist in seiner Einleitung ergänzend auf die unterschiedlichen Lichtverhältnisse in Griechenland und gemäßigteren Zonen, die die Farbwahrnehmung beeinflussten. Außerdem hängen die Verwendung und Bedeutung von Farbworten sowie die mit ihnen verbundenen Konnotationen von den Objekten ab, auf die sie bezogen werden.[10] Allgemein mischen und überschneiden sich Helligkeit, Farbsättigung und Farbton in den Farbbegriffen.

Doch nicht nur die Thematisierung von Farben allgemein, sondern auch und gerade die Deutung der Farben von Haut und Haar ist methodisch herausfordernd, wie Junkerjürgen für das Beispiel der Haarfarben ausführt. Denn einerseits seien die sprachlichen Ausdrucksmöglichkeiten angesichts der Mannigfaltigkeit der Farbtöne von Haaren äußerst beschränkt, wie die wenigen deutschen Termini veranschaulichen, die üblicherweise zu ihrer Bezeichnung eingesetzt werden: blond, braun, rot, schwarz. Andererseits seien literarische Farbbeschreibungen ambivalent, weil sie nicht nur auf den sinnlichen Reiz rekurrierten, sondern auch als abstrakte Zeichen dienten.[11] Diese Problematisierung der Benennung von Haarfarben kann auch auf die Hautfarben übertragen werden: auch sie haben Zeichencharakter und können durch sprachliche Mittel oft nur unzureichend vermittelt werden, da sie sich empirisch gesehen erst aus einer Fülle von Kombinationsmöglichkeiten von Pigmenteinlagerung, Durchblutung, Haar- und Härchenwuchs sowie Porengröße und Fältchenbildung ergeben. So werden im heutigen Sprachgebrauch ver-

6 Irwin 1974, 3–30. Vgl. z. B. Platnauer 1921, der den Griechen eine defizitäre Farbwahrnehmung unterstellt hat, weil die Verwendung der Farbbezeichnungen in den Quellen nicht seinen Vorstellungen entsprochen hat. Vgl. aber Kober 1932; Wallace 1927, die durch eine exakte Bestimmung der jeweils adressierten Farbtöne dagegen argumentiert haben.

7 Dürbeck 1977; Irwin 1974. Vgl. z. B. auch Capponi 2009 zu gattungsspezifischen Differenzen in der Verwendung von Farbtermini; Carastro 2009 zur Vielfalt der Farbbegriffe im Griechischen; Villard 2002b zur Ausdifferenzierung der Farbterminologie im *Corpus Hippocraticum*.

8 Irwin 1974, 19–21. Vgl. auch Irwin 1974, 31–110 für eine ausführliche Analyse von κυάνεος (*kyáneos*) und χλωρός (*chlōrós*); Clarke 2004; Grand-Clément 2011, 82–109; Irwin 1994 zur nicht auf den Farbwert begrenzten Bedeutung griechischer Wörter, die als Farbtermini gedeutet werden.

9 Irwin 1974, 21, 79–84, 108–110.

10 Dürbeck 1977, 10f (Lichtverhältnisse); Bradley 2013; Dürbeck 1977, 20–22 (Objekte). Vgl. auch Grand-Clément 2011, 9–19 zur französischen Forschungsdiskussion.

11 Junkerjürgen 2009, 9, 14.

schiedenste Hautfärbungen – von gelblich über rosa zu oliv – ‚*weiß*'[12] genannt. Indem sie außerdem als ‚hautfarben' bezeichnet werden, wird diese *weiße* Haut als Norm für die Haut schlechthin gesetzt.[13]

Neben den Farbbezeichnungen selbst sind aber außerdem die griechischen Entsprechungen für ‚Hautfarbe' nicht immer eindeutig. Denn wie im Deutschen auch von Teint oder Gesichtsfarbe gesprochen wird, so werden χροιή (*chroiḗ* – Hautfarbe), χρώς (*chrṓs* – Haut) und χρῶμα (*chrō̃ma* – Farbe) in Medizin und Dichtung gleichermaßen synonym gebraucht.[14] Die in Klammern angegebenen Grundbedeutungen verweisen einerseits darauf, dass χροιή (*chroiḗ*) zwar der zentrale Terminus für ‚Hautfarbe' ist. Sehr häufig wird aber stattdessen χρώς (*chrṓs*) verwendet und auch χρῶμα (*chrō̃ma*) wird mitunter ohne ergänzende Explikation des Denotats ‚Haut' eingesetzt. Andererseits bezeichnet selbst χροιή (*chroiḗ*) nicht in jedem Fall die Hautfarbe, sondern ausnahmsweise auch die Haut als solche.

Dieser kurze Einblick in die komplexe und nicht immer eindeutige Befundlage unterstreicht die diachrone Veränderbarkeit der Farbwahrnehmung und -bezeichnung. Von dieser Erkenntnis ausgehend wird im Folgenden auf Rekonstruktionsversuche verzichtet, welche Farben die Autoren wohl gemeint und gesehen haben, sondern stattdessen untersucht, welche *Bedeutungen* mit den einzelnen Farbtermini verbunden worden sind, die Haut und Haar beschreiben.[15] Zunächst ist die Frage zu klären, wie Haut- und Haarfarben konzeptualisiert worden sind. Die folgenden Abschnitte widmen sich deshalb den Hautfarbenveränderungen im Krankheitsfall und als Form des Gefühlsausdrucks sowie Haut- und Haarfarben in der Humoralphysiologie. Anschließend werden verschiedene Erklärungen für diese Veränderungen diskutiert, die die hippokratischen Ärzte vorgeschlagen haben. Zuletzt fasst die Conclusio die Ergebnisse dieser Analysen zusammen.

---

12 Die Kursivsetzung von *weiß* markiert den Begriff in Anlehnung an post-koloniale und antirassistische Interventionen in den deutschen Sprachgebrauch als Analysekategorie und unterstreicht seinen Konstruktionscharakter als Rassekategorie (vgl. z. B. Hornscheidt / Nduka-Agwu 2010, 19f).

13 Vgl. Arndt 2009, 304f; Arndt 2011, 332f zur engen Verbindung zwischen Hautfarbe und Rassismus in der Moderne und unten S. 404 mit Anm. 2 zum euphemistischen Gebrauch von ‚Hautfarbe' statt ‚Rasse'.

14 Vgl. z. B. Aischyl. Prom. 23; Hippokr. Mul. II 9.11f.18 [= 118.120f.127 Littré VIII p. 254; 262; 272] (χροιή); Eur. Cycl. 408; Hippokr. Mul. II 4 [= 113 Littré VIII p. 242] (χρώς); Eur. Phoen. 1246; Hippokr. Mul. II 75 [= 184 Littré VIII p. 366] (χρῶμα). Vgl. z. B. Hippokr. Mul. II 1.7 [= 110.116 Littré VIII p. 236; 250] für die Verwendung von χρῶμα (*chrō̃ma*) mit Bezug auf andere Denotate; Hippokr. Morb. III 11,1, wo χροιή (*chroiḗ*) und χρώς (*chrṓs*) bedeutungsdifferenzierend, aber beide mit Farbbezug eingesetzt werden; vgl. dazu auch Villard 2002b, 45, 47. Vgl. auch Grand-Clément 2011, 33–42, 69 zur Wortgeschichte von χρῶμα (*chrō̃ma*), das im Verlauf der Archaik von χρώς (*chrṓs*) abgeleitet und davon abgegrenzt worden sei.

15 Vgl. dazu die folgenden Kapitel S. 404–435 (Haut) und 436–452 (Haar).

Hautfarbenveränderungen in Gesundheit und Krankheit

Wie die eingangs zitierte Beschreibung der Gelbsucht veranschaulicht, gehen die Autoren der medizinischen Schriften davon aus, dass Hautfarben prinzipiell veränderbar sind: sie beschreiben solche Abweichungen von der üblichen Hautfärbung der Kranken und deuten sie als Symptome.[16] Bevor die vielen möglichen Abweichungen besprochen werden, stellt sich jedoch die Frage nach der Beschaffenheit der ‚guten', ‚gesunden' Hautfarbe, die im Griechischen mit dem Adjektiv εὔχρως (*eúchrōs*) bezeichnet wird. Es wird Frauen wie Männern als positives Merkmal zugeschrieben[17] und bezeichnet in den medizinischen Schriften einen gesunden Teint. Sein Farbwert wird jedoch an keiner der Stellen, die es als Bezeichnung einer erstrebenswerten, gesunden Hautfarbe aufgreifen, expliziert.[18] Mit Bezug auf akute Krankheiten stehen εὔχρως (*eúchrōs*) und seine Ableitungen hingegen recht deutlich für eine ‚Hautrötung'.[19] Sie werden auch gemeinsam mit ἐρυθρός (*erythrós* – rot) gebraucht:

> Auch die Veränderungen der Hautfarbe hängen vom Herzen ab, welches die Blutadern zusammenschnürt und entspannt. Entspannt es sie, so wird die Hautfarbe rot und wohl gefärbt und durchscheinend. Zieht es sich zusammen, so wird die Haut grünlich und bleifarben. Diese Änderungen schwanken je nach der Hautfarbe, die dem Einzelnen eigentümlich ist.[20]

Dass εὔχρως (*eúchrōs*) und ἐρυθρός (*erythrós*) hier mit καί (und) verbunden sind und auf diese Weise als Paar erscheinen, stützt einerseits die Assoziation von εὔχρως (*eúchrōs*) mit rötlichen Tönen, die auch bei der Beschreibung von Wein bzw. Blut mit diesem Attribut gegeben scheint.[21] Andererseits werden in der Alten Komödie auch Erbsensuppe sowie ein *phallós* auf diese Weise gelobt[22] und im *Corpus Hippocraticum* wird so auch eine ‚gute' Farbe des Urins bezeichnet, die aber wohl kaum rot sein sollte.[23] Deshalb ist εὔχρως

16 Z. B. Hippokr. Epid. VI 3,13. Die Diagnose anhand der Hautfarben ist später auch dem Vorsokratiker Diogenes Apolloniates (5. Jh. v. Chr.) zugeschrieben worden (Gemelli 2010, 298 Anm. 29). Vgl. Nutton 2004, 88–92 einführend zur Rolle von Diagnose und Prognose im *Corpus Hippocraticum*.

17 Z. B. Aristoph. Lys. 80; Hippokr. Aph. V 42 (Frauen); Xen. Lak. pol. 5,8; oik. 10,5 (Männer).

18 Vgl. z. B. Hippokr. Aer. 5,4; Aph. III 17; Loc. Hom. 41,4; Medic. 1; Mul. III 4,1 [= 216 Littré VIII p. 416] ; Epid. IV 38 [= 240 Langholf 1977]; Salubr. 6 [= Hippokr. Nat. Hom. 21,1]. Vgl. auch Aristot. probl. II 30; XXXVIII 3f für einen ähnlichen Gebrauch in späterer Zeit. Vgl. auch Grand-Clément 2013, 19f, 36f.

19 Vgl. z. B. Hippokr. Morb. II 1,2; 12,2; 70,1; Morb. III 16,18; Prorrh. I 49; Prorrh. II 4.24.

20 Hippokr. Oss. 19,3 (Ü G. Sticker): καὶ τῶν χρωμάτων αἱ μεταλλαγαὶ γίνονται ταύτης [sc. καρδίης] ἀποσφιγγούσης τὰς φλέβας καὶ χαλώσης· χαλώσης μὲν οὖν, ἐρυθρὰ τὰ χρώματα γίνεται καὶ εὔχροα καὶ διαφανέα· συναγούσης δὲ, χλωρὰ καὶ πελιδνά· τὰ τοιαῦτα δὲ παραλλάσσει ἐκ τῶν παρεόντων ἑκάστῳ χρωμάτων.

21 Aristoph. Lys. 205.

22 Aristoph. Equ. 1171; Thesm. 644.

23 Hippokr. Epid. III 17,12. Vgl. aber auch Hippokr. Aff. 19, wo es auf Blut bezogen wird.

(*eúchrōs*) keinesfalls auf einen rötlichen Ton festgelegt, so dass καὶ (und) an der zitierten Stelle ebenso als Hinweis auf eine Bedeutungsdifferenzierung zu ἐρυθρός (*erythrós*) verstanden werden kann. Da εὔχρως (*eúchrōs*) also zwar mitunter, aber nicht immer einen Rotton bezeichnet, bleibt offen, was genau eine ‚gute' Hautfarbe ist. Indem es in der oben zitierten Stelle außerdem χλωρός (*chlōrós*) und πελιδνός (*pelidnós* – bleifarben) gegenübergestellt wird,[24] werden diese als ungesunde Hautfarben markiert. Als Gegensatz vieler, sehr unterschiedlich ausgeprägter ‚ungesunder' Hautfarben[25] bezeichnet εὔχρως (*eúchrōs*) insofern ein Ideal, von dem viele verschiedene Abweichungen möglich sind, weil es selbst nicht auf einen Farbton fixiert ist, wie ein Verweis auf die jeweils persönliche Hautfarbe unterstreicht.[26] Denn erst vor dem konkreten Hintergrund der individuellen normalen Hautfarbe können krankheitsbedingte Veränderungen bewertet werden.

Außerdem bezeichnet λαμπρός (glänzend, strahlend) sowohl bei Herodot als auch im *Corpus Hippocraticum* einen erstrebenswerten Zustand der Haut von Frauen. Das Fehlen dieses Schönheitszeichens gilt als Symptom einer kühlen Gebärmutter.[27] Indem dieser Mangel als Krankheitssymptom genannt wird, wird die ‚strahlende' Haut zugleich als erstrebenswert und Zeichen von Gesundheit konstituiert. Diese Lesart wird auch durch die in der gleichen Schrift überlieferten Rezepte bestätigt, durch deren Anwendung ein strahlendes Äußeres erlangt werde. Herodot schreibt der Gesichtsmaske, die die Skythinnen auflegen, ebenso eine entsprechende Wirkung zu.[28] Dass das Wort als Schönheitsideal nicht auf die Haut von Frauen begrenzt ist, zeigt sich exemplarisch, wenn Euripides Polyneikes und Eteokles vor ihrem tödlichen Zweikampf mit diesem Adjektiv beschreibt.[29] Herodot charakterisiert die Schmucktücher der Skythen ebenso, die aus der verarbeiteten Haut ihrer besiegten und skalpierten Feinde bestehen.[30]

Die ‚ungesunden' Hautfärbungen, die in den hippokratischen Schriften beschrieben werden, lassen sich in drei Gruppen aufteilen: die Autoren verwenden eine Vielzahl verschiedener Farbtermini, um zu helle, zu rote oder zu dunkle Haut zu benennen. So bedeutet ἄχρως (*áchrōs*) ‚ohne Farbe', also ‚fahl', ‚farblos', ‚bleich'.[31] Wie εὔχρως (*eúchrōs*) kann ihm jedoch nur bedingt ein konkreter, geschweige denn absoluter Farbwert zugeordnet werden. Beide werden einander beispielsweise in einer Krankengeschichte gegenüber-

24 Hippokr. Oss. 19,3.

25 Vgl. z. B. Hippokr. Epid. IV 38 [= 237.240 Langholf 1977] (ἄχρως); Hippokr. Mul. II 45 [= 154 Littré VIII p. 328]; Nat. Mul. 41,1 (χροιὴ δὲ ἀειδής); Hippokr. Aph. V 42 (δύσχροος); Hippokr. Aff. 20; Prorrh. II 42 (κακόχροος). Vgl. auch Hippokr. Hum. 8,1.

26 Hippokr. Oss. 19,3.

27 Hippokr. Mul. II 75 [= 184 Littré VIII p. 366]. Vgl. aber auch Hippokr. Epid. VI 6,2 (‚strahlende' Gelbfärbung des Gesichts).

28 Hippokr. Mul. II 79 [= 188 Littré VIII p. 378]; Hdt. IV 75,3. Vgl. auch die Diskussion dieser Stellen im Abschnitt *Kosmetik und un(-schöne) Haut* (S. 187f, 194f).

29 Eur. Phoen. 1246. Vgl. auch Aristoph. Nub. 1012.

30 Hdt. IV 64,3. Vgl. auch die Diskussion dieser Stelle oben S. 344–346.

31 Vgl. z. B. Hippokr. Vict. III 70,1 (Schleimverhaltung); Hippokr. Epid. VI 6,7 (Nasenbluten). Vgl. Dürbeck 1977, 98; Villard 2002b, 51 Anm. 31 zur Bedeutung von ἄχρως (*áchrōs*).

gestellt: eine Patientin sei zu Beginn der Behandlung fahl gewesen, ihre Genesung sei hingegen mit einer guten Hautfarbe einhergegangen.[32] In *De locis in homine* wird am Beispiel der Hautfarbenveränderungen das Prinzip der Heilung durch Gegensätzliches[33] veranschaulicht. Mittel, die Anschwellung bewirkten, machten auch fahl, während Stoffe, die Abmagerung bewirkten, eine gute Hautfarbe zur Folge hätten. Ist also jemand angeschwollen und fahl, so helfen abführende Mittel.[34]

> Wenn jedoch der Kranke infolge von Abmagerung die Farbe verloren hat und fahl geworden ist […], sobald man [dann] irgendein anschwellendes Mittel anwendet, schwindet das fahle Aussehen.[35]

Die grundsätzliche Wirkungsweise bestimmter Prozesse kann sich also umkehren: auch Abmagerung kann zu einem fahlen Teint führen, dann hilft die sonst fahlmachende Anschwellung und lässt das Fahle verschwinden. Die Hautfarben werden an dieser Stelle mit bestimmten körperlichen Zuständen assoziiert, die sie beeinflussen und von denen sie beeinflusst werden. Dabei wird eine magere Lebensweise positiv bewertet, da sie zu einer guten Hautfarbe (εὔχρως) führe. Ein Zuviel der Magerkeit jedoch schlägt ins Gegenteil um, so dass auch dann eine fahle Hautfarbe eintreten kann, die problematisiert wird, indem eindeutige Hinweise zu ihrer Behandlung gegeben werden. Die Hautfarben markieren hier einerseits Gesundheit und Krankheit: während εὔχρως (*eúchrōs*) Gesundheit anzeigt, gehen χλωρός (*chlōrós*) und ἄχρως (*áchrōs*) mit Erkrankungen einher. Andererseits sind sie jedoch keinesfalls eindeutige Zeichen, da sie durch unterschiedliche und sogar gegenteilige Prozesse ausgelöst werden können. In diesem Kapitel aus *De locis in homine* kann die Beobachtung quantifiziert werden, dass die Abweichung weitaus expliziter gemacht wird als die Idealvorstellung: εὔχρως (*eúchrōs*) tritt nur einmal auf, die verschiedenen Farbbezeichnungen für fahle Haut (χλωρός, ἄχρως) werden hingegen insgesamt sechs Mal genannt.

Neben ἄχρως (*áchrōs*)[36] und χλωρός (grün, fahl) dienen außerdem folgende Begriffe zur Bezeichnung (zu) heller Haut im Krankheitsfall: ἀφυῶδες (weißlich),[37] δίυγρος (blass, ‚wässrig'),[38] ὠχρός (bleich) sowie Komposita von λευκός (weiß, hell). Da χλωρός (*chlōrós*), ὠχρός (*ōchrós*) und λευκός (*leukós*) auch in anderen Gattungen zur Hautfarbenbezeichnung eingesetzt werden, folgt eine kurze Erläuterung ihrer Bedeutung und Verwendung als Krankheitssymptome. Nur selten trägt χλωρός (*chlōrós*) die Standardbedeutung

32 Hippokr. Epid. IV 38 [= 237.240 Langholf 1977].
33 Vgl. aber auch Hippokr. Loc. Hom. 42 mit Beispielen für die Heilung durch Gleichartiges.
34 Hippokr. Loc. Hom. 41,4.
35 Hippokr. Loc. Hom. 41,4 (Ü R. Kapferer): ὅταν ὑπό ἰσχνότητος ἄχροος καὶ χλωρὸς ᾖ· ἢν γάρ τις φλεγματῶδες προσφέρῃ, παύεται τὸ χλωρόν.
36 Vgl. auch Hippokr. Mul. II 16 [= 125 Littré VIII p. 268]; Prorrh. I 71; Prorrh. II 2.4.24.35.
37 Hippokr. Mul. II 1.7 [= 110.116 Littré VIII p. 236; 250].
38 Hippokr. Int. 11.

‚grün'.[39] Wird es in den medizinischen Schriften auf die Haut bezogen, bedeutet es in erster Linie ‚bleich' oder ‚fahl'.[40] So zeigt sich beispielsweise die Wassersucht anhand einer fahlen Hautfarbe am ganzen Körper[41] und eine Erkrankung der Gebärmutter oder der Brust führt zu einer ‚bleichen' Färbung der Brust und des Brustwarzenhofes.[42] Das *Prognosticon* nennt es aber auch als Teil der *facies Hippocratica* – des Gesichtsausdrucks, der auf das unmittelbare Eintreten des Todes schließen lasse. Ein anderer Grund für fahle Haut ist eine zu starke Menstruation, aber auch andere Blutungen oder eine Schwangerschaft können bleich machen; Blässe wird folglich häufig mit Blutmangel verbunden.[43] Diese Wirkung auf die Hautfarbe macht es erforderlich, bei Schwangeren alle anderen Symptome ins Verhältnis zu der bleichen Gesichtsfarbe zu setzen, die auf die Lenkung des Blutes hin zum Fötus zurückgeführt wird.

Bleiche Haut wird auch ὠχρός (*ōchrós*) genannt, es markiert insbesondere eine geringe Farbsättigung.[44] Im Gegensatz χλωρός (*chlōrós*) ist eine solche Hautfärbung beispielsweise Begleiterscheinung einer unregelmäßigen und dann ausbleibenden Regelblutung.[45] Der Begriff beschreibt auch die Hautfärbung bei zwei Gelbsuchtformen, Windverhaltung, und Hautfarbenveränderungen bei länger andauernden Beschwerden.[46] Außerdem werden präfigierte Ableitungen gebildet, um medizinisch relevante Erscheinungen differenziert darlegen zu können: besonders bleiche (ἔξωχρος) Haut trete z. B. aufgrund des Blutverlustes während der Menstruation oder als Fieberzeichen auf; hellgelbe (ὕπωχρος) Haut sei hingegen ein Symptom von Lungen- und Milzerkrankungen. In ähnlicher Weise werden im Rahmen der Beschreibung der Kranken verschiedenste Komposita von λευκός (weiß) verwendet.[47] Nur selten findet sich hingegen λευκός (*leukós*) selbst, beispielsweise in gynäkologischen Schriften mit Bezug auf erkrankte Frauen[48] oder bei der Beschreibung der Symptome einer Gelbsucht.[49] Diese Verwendung als Krankheitszeichen ver-

---

39 Vgl. z. B. Hippokr. Prog. 2,2 und die Übersetzung von Jones 1923b: ‚yellow or black'. Vgl. auch Hippokr. Epid. II 1,10, wo πουλύχλωρον (*poulýchlōron*) wohl ‚bleich' bedeutet.

40 Dürbeck 1977, 111–113; Irwin 1974, 62–65.

41 Hippokr. Loc. Hom. 10,3: χλωροὶ γίγνονται καὶ τὸ ἄλλο σῶμα. Vgl. auch Hippokr. Aff. 10f; Epid. VI 3,13.18; Loc. Hom. 14,1; 16,1; 41,4; Oss. 19,3 zu anderen Krankheiten.

42 Hippokr. Epid. VI 5,11. Vgl. auch Hippokr. Mul. II 9 [= 118 Littré VIII p. 254] (andere Frauenleiden).

43 Hippokr. Prog. 2,2 (*facies Hippocratica*); Hippokr. Mul. I 5 [Littré VIII 28] (Menstruation); Hippokr. Epid. II 2,12; Mul. I 39 [Littré VIII 96] (andere Blutungen); Hippokr. Mul. I 34 [Littré VIII 78] (Schwangerschaft).

44 Dürbeck 1977, 117–119; Kober 1932, 66.

45 Hippokr. Nat. Mul. 16,1. Vgl. aber Hippokr. Epid. II 3,1.

46 Hippokr. Int. 35.37 (Gelbsucht); Hippokr. Int. 45 (Windverhaltung); Hippokr. Int. 26 (Wassersucht); Hippokr. Int. 30 (Milzerkrankung); Hippokr. Prorrh. II 32 (Kopfschmerzen).

47 Z. B. Hippokr. Epid. II 3,1; Epid. VI 1,14 (ἔξωχρος); Hippokr. Int. 4.33 (ὕπωχρος); Hippokr. Epid. II 1,10; Epid. VI 8,16; Int. 33; 44 (ἔκλευκος); Hippokr. Epid. III 14,1; 17,13 (ὑπόλευκος); Hippokr. Epid. II 1,10 (λευκοχρόος). Vgl. auch Dürbeck 1985; Moorhouse 1954 zur Diskussion über die Bedeutung der Präfixe; Villard 2002b, 58 zur Bedeutung der Wortbildung für die differenzierte Darstellung verschiedener Farbtöne.

48 Vgl. z. B. Hippokr. Mul. II 9 [= 118 Littré VIII p. 254]; Nat. Mul. 15,1.

49 Hippokr. Int. 38.

deutlicht zugleich, dass helle Haut aus medizinischer Perspektive auch für Frauen nicht erstrebenswert ist, selbst wenn λευκός (*leukós*) in anderen Textgattungen ein zentrales Zeichen idealer Weiblichkeit darstellt.[50] Dies zeigt sich außerdem in *De natura muliebri*, wo οἰνωπός (weinfarben) als mittlere und damit im Streben nach Gesundheit privilegierte Hautfärbung dargestellt wird.[51]

Die Farbworte ἔρευθος (*éreuthos*) und ἐρυθρός (*erythrós*) werden synonym verwendet und bezeichnen die ganze Bandbreite der Rottöne – von gerade wahrnehmbar über kupfer und rotbraun bis blutrot. Die zentrale Bedeutung dieser beiden Begriffe ist der Farbwert und nicht die Helligkeit oder der Sättigungsgrad.[52] Im *Corpus Hippocraticum* werden entsprechend zur Bezeichnung von Hautrötungen vor allem Termini eingesetzt, die von einem dieser beiden Wortstämme abgeleitet sind. Sie treten sowohl am ganzen Körper als auch an einzelnen Stellen auf.[53] So wird die Rötung des Gesichts oder anderer Körperteile als Fiebersymptom genannt.[54] Gesichtsrötungen sind aber auch Anzeichen eines Erysipels oder einer Blutung im Uterus, von ausbleibendem Lochialfluss oder von sonstigem Blutüberschuss.[55] Örtlich begrenzte rötliche Verfärbungen gehen häufig mit einer Schwellung einher.[56] Rote Schwellungen können zwar Zeichen einer guten Chance auf Genesung sein, zeigen aber auch immer wieder gefährliche innere Erkrankungen an, wie z. B. die Schwellung und rötliche Färbung der Seite, die es als Symptom eines entzündlichen Geschwürs am Brustfell zu erkennen gilt. Bei Milzschwellungen und Schweißausbrüchen wie auch bei zu heißem Baden oder anderer Reizung der Haut oder Verhaltung der Menstruation können Hautrötungen sich als Hitzepickel (αἰθόλικες) äußern.[57]

Auch dunkle (μέλας) Verfärbungen der Haut können einzelne Körperteile oder den ganzen Körper betreffen. Letzteres weist als Symptom z. B. auf eine Lungen- oder Milzkrankheit, ein Leberleiden, Windverhaltung, Gelbsucht oder eine ‚dunkle' Krankheit (μέλαινα) hin, die mit vielen dunklen Ausscheidungen einhergeht.[58] Eine dunkle Verfärbung einer Wunde oder ihrer Umgebung ist ein Hinweis darauf, dass sie nicht verheilt, während ein dunkles Bein auf einen Blutüberschuss deute, der mit dem Durchstechen

---

50 Vgl. z. B. Irwin 1974, 129 und unten den Abschnitt *Helle Haut* (S. 407–410).

51 Hippokr. Nat. Mul. 1,1. Vgl. auch Hippokr. Epid. VII 3; Mul. II 2 [= 111 Littré VIII p. 238]; Villard 1999, 228f zu Frauen und οἰνωπός (*oinōpós*). Vgl. dazu auch unten S. 432–434.

52 Dürbeck 1977, 121.

53 Vgl. z. B. Hippokr. Epid. III 14,1; Int. 7; Morb. II 50,1; 57,1; 71,1; 74,1; Prorrh. II 40 (ganzer Körper); Hippokr. Int. 47; Fract. 11 (einzelne Stellen).

54 Hippokr. Epid. III 17,12 (Gesicht); Hippokr. Epid. II 3,3; Epid. VI 1,14; 2,6; 3,2.18 (andere Körperteile). Vgl. auch Hippokr. Morb. III 12,1; 16,7 (Ausschlag).

55 Hippokr. Mul. II 65 [= 174 Littré VIII p. 354] (Erysipel); Hippokr. Mul. II 3.65a [= 112.174 bis Littré VIII p. 240; 356] (Blutungen); Hippokr. Mul. I 37.41 [Littré VIII 90; 100]; Nat. Mul. 9,2 (Lochialfluss); Hippokr. Morb. IV 7,1 [= 38,1 Littré] (Blutüberschuss).

56 Vgl. z. B. Hippokr. Epid. I 27,9; Epid. III 1,7; VC 20,1.

57 Hippokr. Liqu. 6,1; Morb. II 26,7; 60,1.

58 Hippokr. Morb. II 52,1 (Lunge); Hippokr. Epid. II 1,10 (Milz); Hippokr. Int. 29 (Leberleiden); Hippokr. Int. 46 (Windverhaltung); Hippokr. Morb. II 38,1 (Gelbsucht); Hippokr. Morb. II 73,1 (μέλαινα).

der dies verursachenden Krampfadern abgelassen werden könne.[59] Außerdem werden örtlich begrenzte dunkle Verfärbungen bei Druckverletzungen beschrieben; dunkel verfärbte Gliedmaßen (μελασμός) sterben ab, die Menschen aber überleben.[60]

Die bisher aufgegriffenen dunklen Verfärbungen sind mit dem Farbwort μέλας (*mélas*) und seinen Ableitungen bezeichnet worden und terminologisch deutlich von anderen, ähnlichen Erscheinungen unterschieden worden. Letztere werden mit πελιδνός (bleifarben) oder verwandten Begriffen bezeichnet und weisen häufig darauf hin, dass die Kranken sterben werden. Bei sehr starken Fiebern kann eine Abkühlung der Extremitäten erfolgen, was deren Haut bläulich verfärbt.[61] Werden entsprechende Symptome in Fallgeschichten geschildert, überleben die Betroffenen die Erkrankung nicht.[62] Entsprechend werden solche bläulichen Verfärbungen von Extremitäten im systematisierenden *Prognosticon* explizit als Todeszeichen benannt.[63] Solche Verfärbungen können aber auch den ganzen Körper betreffen. So führt die bläuliche Krankheit (πελίη) nicht nur zu einer dem Namen entsprechenden Färbung der Haut (χροιὴ πελιδνή), sondern diese betrifft auch die Lippen und die Lederhaut des Auges.[64] Πελιδνός (*pelidnós*) ist in diesem Fall kein akutes Todeszeichen, aber es handelt sich um eine chronische bzw. unheilbare Erkrankung. Die Farbe wird außerdem bei anderen Krankheiten als Symptom genannt, ohne als Todeszeichen zu fungieren.[65] In den gynäkologischen Schriften wird sie als Hinweis auf eine Hinwendung des Uterus zur Leber gedeutet, sie trete aber auch bei ausbleibender Lochialblutung auf, die zu Wassersucht führe.[66] Ähnliche Farben werden auch als Fiebersymptom oder Zeichen verschiedener Erkrankungen genannt.[67]

Die Veränderung von Hautfarben wird jedoch nicht nur bei der Diagnose von Krankheiten beachtet, sondern auch bei ihrer Behandlung. Mitunter wird eine rötliche Hautfarbe als positives Zeichen dargestellt, das es zu befördern gelte.[68] Kälte färbe die Haut fahl und dunkel, während Wärme dagegen helfe.[69] Eine der erhofften Wirkungen von Dampfbädern (πυρίη) ist es, eine Färbung der Haut hervorzurufen oder zu vertreiben. Allerdings wird auch darauf aufmerksam gemacht, dass bestimmte Behandlungsmethoden, wie das Brennen von Adern, zu einer unerwünschten Rötung der Haut führen

59 Hippokr. Ulc. 8,1 (Wunde; vgl. auch Hippokr. Ulc. 10,5); Hippokr. Ulc. 25,1 (Krampfadern).
60 Hippokr. Fract. 11.21 (Druckverletzungen); Hippokr. Art. 69.86; Prog. 9,3f (Absterben).
61 Hippokr. Epid. I 18,3.
62 Hippokr. Epid. I 27,1f.8; Epid. III 1,7. Vgl. auch Hippokr. Epid. III 1,9.12; 17,1.3.13 (kalte Extremitäten ohne Hautverfärbung, ebenfalls tödlicher Ausgang).
63 Hippokr. Prog. 9,2. Vgl. z. B. auch Hippokr. Loc. Hom. 33,2; Mul. I 78 [Littré VIII 188].
64 Hippokr. Morb. II 68,1.
65 Hippokr. Int. 26.36; Morb. II 23,1.
66 Hippokr. Mul. II 18 [= 127 Littré VIII p. 272]; Nat. Mul. 3,1 (Hinwendung zur Leber); Hippokr. Mul. I 36 [Littré VIII 86] (Wassersucht). Vgl. auch Hippokr. Mul. I 11.29 [Littré VIII 44; 72]; Mul. II 65.65a [= 174.174 bis Littré VIII p. 354; 356]; Nat. Mul. 12,1 für andere Fälle.
67 Hippokr. Epid. VI 1,14 (πελιός); Hippokr. Epid. VI 3,18 (πελίωσις); Hippokr. Int. 27 (ὑποπέλιος); Hippokr. Int. 32.44 (μολυβδοειδής).
68 Z. B. Hippokr. Loc. Hom. 28,2. Vgl. auch Hippokr. Oss. 19,3.
69 Hippokr. Liqu. 6,5f.

können.[70] Außerdem wird empfohlen, Kranke wütend zu machen, zu erfreuen oder zu ängstigen, um ihre Hautfarbe und das Säftegleichgewicht im Körper wieder herzustellen.[71] Diese Anweisungen unterstreichen, dass Hautfarbenveränderungen nicht nur als Symptome gelesen werden, sondern ihre Beeinflussung und Veränderung zugleich als mögliche Mittel angesehen worden sind, die zur Heilung beitragen. Es handelt sich also nicht um eine einseitige Beziehung, bei der die Hautfarbe lediglich Zustände anzeigt. Vielmehr wird davon ausgegangen, dass ein Wechsel der Hautfarbe auch andere Veränderungen des körperlichen Zustandes nach sich zieht, die jedoch keinesfalls stets negativ oder krankhaft sein müssen.[72]

Die Darstellung von Krankheitssymptomen setzt das selten benannte und nicht näher beschriebene Ideal einer guten, gesunden Hautfarbe voraus und beschreibt davon ausgehend abweichende Hautfärbungen, die im Krankheitsfall auftreten. So weisen Hautfarbenveränderungen beispielsweise wie alle anderen sichtbaren Veränderungen des Körperzustandes auch auf die Langwierigkeit einer Erkrankung hin.[73] Sowohl zu helle als auch gerötete und zu dunkle Haut dienen als Krankheitszeichen. Insofern ist in der konkreten medizinischen Anwendung keiner dieser Farbbereiche von negativen Konnotationen frei, weil alle je nach Sachlage großes Unglück signalisieren können. Die hippokratischen Autoren beschreiben die unterschiedlichen Färbungen mit einer Vielzahl verschiedener Farbtermini, die unter anderem durch Präfigierung erzeugt werden. Auf diese Weise wird eine deutliche Differenzierung der Begriffe und bezeichneten Farbtöne erreicht. Erst diese terminologische Breite ermöglicht es, die Wahrnehmung der Farben und ihrer Veränderung in eine Diagnose und Prognose zu überführen. Mit Villard ist die Innovation und Präzision in der Farbbezeichnung zu betonen, die das *Corpus Hippocraticum* zeigt.[74] Dieser Befund widerlegt zugleich eindrücklich die auf der Auseinandersetzung allein mit der Dichtung beruhende ältere Forschungsmeinung, die Farbwahrnehmung der Griechen sei rückständig oder sinnesphysiologisch verschoben gewesen.

Die verschiedenen möglichen beschriebenen Hautfärbungen sind keinesfalls eindeutig: *erstens* unterscheiden sich die Bezeichnungen bei der Beschreibung wohl ähnlicher Färbungen, aber es kann nicht davon ausgegangen werden, dass jede Bezeichnung bei jedem Auftreten einen stets gleichbleibenden Farbton beschreibt. Vielmehr variiert der Farbwörtergebrauch je nach Autor, aber auch innerhalb einzelner Schriften je nach Kontext.[75] Einige Farbworte werden *zweitens* auf die verschiedensten Denotate bezogen, wie beispielsweise ἄχρως (farblos), das sowohl die Haut als auch den Urin charakterisiert,[76]

70 Hippokr. Liqu. 1,1 (Bäder); Hippokr. Vid. Ac. 3,4 (Brennen).
71 Hippokr. Epid. II 4,4.
72 Vgl. aber Grand-Clément 2013, 21.
73 Hippokr. Aph. IV 40; Aph. VII 61.
74 Vgl. Villard 2002b, 58–64. Vgl. auch Grand-Clément 2011, 76–82 zur Vielfalt der Farbbezeichnungen im archaischen Griechisch.
75 Vgl. Barra 2009; Villard 2002a zur Verwendung von Farbbezeichnungen im *Corpus Hippocraticum*.
76 Z. B. Hippokr. Vict. II 63,2; Vict. III 70,1; 76,1 (Haut); Hippokr. Epid. III 1f (Urin).

oder μέλας (schwarz), das neben Haut und Haar vieles andere bezeichnet.[77] Andere Farbtermini sind hingegen deutlich eingeschränkter verwendbar, so z. B. πελιδνός (bleifarben), das die Färbung erkalteter Extremitäten charakterisiert.[78] *Drittens* sind die Farbveränderungen bei verschiedenen Erkrankungen und ihren Begleitsymptomen auch nicht solchermaßen eindeutig miteinander verbunden, dass etwa jeder Farbe ausschließlich bestimmte körperliche Erscheinungen zugeordnet werden oder einzelne Erscheinungen mit je einer bestimmten Farbe einhergehen. Das zeigt sich exemplarisch anhand der Aufzählungen von Fieberzeichen, in denen rötliche und bleiche Hautfärbungen gemeinsam als Symptome genannt werden, die verschiedene Kranke betreffen.[79]

Außerdem geht beispielsweise auch die Gelbsucht (ἴκτερος) mit vielerlei Hautfärbungen einher. Während sie selbst bzw. gelbsüchtige (ἰκτερώδης) Haut einerseits ein Symptom anderer Krankheiten ist, wird sie andererseits auch als eigenständige Krankheit aufgefasst, bei der verschiedene Formen zu beobachten sind.[80] Ihr zentrales Kennzeichen ist eine veränderte Hautfarbe, die jedoch unterschiedlich ausgeprägt sein kann: der Autor von *De affectionibus interioribus* unterscheidet bleiche (ὠχρός), fahle (πελιδνός) oder weiße (λευκός) Färbung. In *De morbis II* wird die Haut bleich (χλωρός) oder dunkel (μέλαινω).[81] Zur Behandlung dieser Erkrankungen empfiehlt der Autor je nach Diagnose Aderlass und Abführmittel oder warme Bäder als Formen der Reinigung des Körpers und deutet es entsprechend als Behandlungserfolg, wenn die Hautfarbe gereinigt erscheine.[82]

Für die Einordnung als krankhafte bzw. Genesung anzeigende Farbveränderungen scheint weniger das Auftreten der unterschiedlichen Farbtöne ausschlaggebend zu sein als vielmehr die Veränderung an sich.[83] Die Differenzierung der verschiedenen Hauttöne ist für die konkrete Diagnose und Behandlung notwendig, deren Ziel es ist, die ‚gute' Hautfarbe wieder herzustellen. Hautfarben verändern sich also im Krankheitsverlauf und können sowohl zur Diagnose der Krankheit herangezogen werden, als auf auch die Genesung hinweisen. Dieses Veränderungspotential unterscheidet die Haut deutlich von den Haaren, deren Beschaffenheit im *Corpus Hippocraticum* nur äußerst selten als Krankheitssymptom dient.[84]

---

77 Z. B. Hippokr. Aer. 24,3 (Haut- und Haarfarbe); Hippokr. Aer. 26,3; Vict. II 49,2 (Haare); Hippokr. Acut. 61,1; Loc. Hom. 33,1 (Säfte); Hippokr. Aph. IV 23 (Blut); Hippokr. Epid. I 27,2 (Urin); Hippokr. Morb. Sacr. 1,17 (Kleidung).

78 Z. B. Hippokr. Epid. III 1,11.

79 Hippokr. Epid. VI 1,14; 3,18.

80 Z. B. Hippokr. Aph. IV 62.64; Epid. I 15; Epid. III 1,2; 17,13; Int. 49; Morb. II 41,1 (Symptom); Hippokr. Epid. VI 2,18; Hum. 13,2; Loc. Hom. 28; Morb. III 11,1 (eigenständige Krankheit).

81 Hippokr. Int. 35–38; Morb. II 38,1; 39,1.

82 Hippokr. Morb. II 38,2. Vgl. auch Hippokr. Morb. II 39,2.

83 Vgl. auch Villard 2002b, 50–55.

84 Hippokr. Int. 29.35.37 beschreiben besonders schwere Ausprägungen der Gelbsucht, die nicht nur unter die Haut reichen, sondern sich auch an den Haaren und den Nägeln zeigen. Vgl. auch Aischyl. Choeph. 281f; Aristot. hist. an. 518a13 zur Symptomatik von λειχήν (grindähnliche Krankheit) und die Diskussion der Stellen oben S. 69f.

Bei den Beschreibungen von Krankheitssymptomen nennen die Autoren zumeist ein ganzes Bündel von Faktoren, zu denen neben den Körperausscheidungen Urin, Kot und Schweiß auch das Geschlecht, das Alter, die Jahreszeit und die Schwere der Erkrankung zählen. Die Hautfarbe ist in diesem Kontext ein häufig genanntes Merkmal, das allein aber keine hinreichende Voraussetzung für eine Diagnose bildet. Denn diese beruht stets auf dem Zusammenspiel der verschiedenen genannten Faktoren.[85] Der Befund der medizinischen Schriften unterstreicht, dass ärztliche Expertise erforderlich ist, um die vielfältigen und möglicherweise widersprüchlichen, äußerlich sicht- und fühlbaren Symptome zu deuten und die Erkrankten folgerichtig zu behandeln.

Der Autor von *De arte* behauptet hingegen, diese Symptome seien leicht zu erkennen und erforderten keine hohe Kunst, weil bereits offensichtlich sei, welche Erkrankung vorliege und wie sie zu behandeln sei.[86] Auch wenn diese Krankheiten also seiner Meinung nach keine besondere Herausforderung der ärztlichen Kunst sind, unterstreicht die Äußerung, wie wichtig Hautfarbenveränderungen für die Diagnose und Prognose von Krankheiten gewesen sind. Denn sie werden als privilegiert zugängliche Zeichen dargestellt, die dem Autor zufolge eine Behandlung der entsprechenden Krankheiten erleichtern. Insofern ist es auch *De arte* zufolge für die Diagnose und Prognose von Erkrankungen unerlässlich, auf die Farbe der Haut zu achten, auch wenn der Autor es für eine der leichteren Aufgaben des Arztes hält, solche äußerlich sichtbaren Krankheiten zu erkennen und zu behandeln. Seine Äußerung steht aber der Vielzahl von konkreten Beschreibungen von Symptomen und Krankheitsverläufen in anderen hippokratischen Schriften gegenüber, in denen deutlich wird, wie vielfältig und mitunter uneindeutig die Hautfärbungen je nach Kontext sind: auch wenn sie gut sichtbar sind, verweisen sie nicht eindeutig auf bestimmte Krankheiten und sind stets im Kontext weiterer Symptome zu lesen.

Hautfarbenveränderungen und Gefühlsausdruck

Neben den explizit medizinischen Ursachen von Hautfarbenveränderungen wie Krankheit, Genesung oder Schwangerschaft, die im letzten Abschnitt dargestellt worden sind, zeigen sich auch Gefühlsreaktionen auf diese Weise, wie auch im *Corpus Hippocraticum* reflektiert wird. So wird beispielsweise ὠχρός (*ōchrós*), das auch als Krankheitssymptom fungiert, zur Beschreibung der körperlichen Verfassung nach einem Albtraum eingesetzt. Diese Hautfarbenveränderung wird nicht als Krankheitssymptom angesehen, son-

85 Vgl. neben den bereits genannten Beispielen z. B. auch Hippokr. Epid. I 27; Epid. III 1.17; Morb. I 22 [Wittern 1974, p. 62 l. 14–64,1]; Morb. III 16; Prog. 17. Vgl. Wittern 1978 für eine kommentierte Zusammenstellung der Symptome, die in Hippokr. Int. dargestellt werden.

86 Hippokr. de Arte 9,2–4. Vgl. auch Villard 2002b, 45f, 50–55 zur Deutung dieser Stelle und der Relevanz von Hautfarben für die Diagnose.

dern auf vorübergehende psychische Prozesse zurückgeführt.[87] Solche Äußerungen sind im medizinischen Schriftgut allerdings selten.

In der Dichtung berichtet hingegen eine ganze Reihe von Stellen über entsprechende Reaktionen. So ist der Schrecken, den die Bewohner der Nilgegend empfunden haben, als Io am Ende ihrer rasenden Flucht dort angekommen ist, bleich (χλωρός).[88] Zwar stellt die Passage keine explizite Verbindung zur Hautfarbe her, aber Irwin führt die Verwendung von χλωρός (*chlōrós*) auf seine etymologische Nähe zu χολή (*cholḗ* – Galle) zurück und stellt einen Bezug zu dem Prozess her, wenn aus Angst mehr Galle als Blut fließe. Aufgrund des typischen Erbleichens bei Angst sei der Begriff dann in übertragener Bedeutung auf eine fahle Hautfarbe bezogen worden.[89] Da die Hautfarbe in den zeitgenössischen medizinischen Schriften, die Irwin nicht heranzieht, auf die Säfte, die durch den Körper fließen, zurückgeführt wird,[90] ist diese Beziehung möglicherweise sehr konkret nach dem humoralphysiologischen Modell verstanden worden: die bei Angst aufsteigende Galle zeigt sich auch anhand der Hautfarbe, die sich gegenüber der normalen Färbung aufgrund des Blutflusses verändert.

Die Bewohner der Nilgegend sind – als Fremde – jedoch die einzigen, denen diese Angstreaktion in den überlieferten Tragödien zugeschrieben wird, während es mehrfach als Zeichen besonderen Mutes hervorgehoben wird, wenn ein solcher Wechsel der Hautfarbe in gefährlichen Lagen ausbleibt.[91] Die Brüder Polyneikes und Eteokles werden vor ihrem Zweikampf so beschrieben:

> Bote: [...]
> Sie standen leuchtend, wechselten die Farbe nicht,
> begierig, aufeinander ihren Speer zu werfen.[92]

Das Ausbleiben einer äußerlich sichtbaren Körperreaktion in einer bedrohlichen Situation wird auch bei dem Gott Dionysos als Ausweis des Mutes gedeutet. In Euripides' *Bacchae* berichtet der Bote, Dionysos sei bei der Ergreifung durch Pentheus weder bleich geworden, noch habe sich die weinrote Farbe seiner Wangen verändert.[93] Diese Reaktion

---

87 Hippokr. Morb. Sacr. 1,8. Vgl. auch Hippokr. Hum. 9,2 (Erbleichen); Hippokr. Morb. Sacr. 15,7f (Erröten).

88 Aischyl. Suppl. 566. Vgl. Kober 1932, 111, 113 zu dieser Verwendungsweise von χλωρός (*chlōrós*) in der griechischen Dichtung.

89 Irwin 1974, 62–65.

90 Vgl. z. B. Hippokr. Aff. 19.32; Int. 35–37; Oss. 19,3 und unten den Abschnitt *Konzeptualisierungen der Hautfarbenveränderung* (S. 396–402).

91 Vgl. Holmes 2010, 71; Mastronarde 1994, 495; Wallace 1927, 20 zur Hautfarbenveränderung als Angstreaktion und ihr Ausbleiben als Zeichen von Mut bei Homer. Vgl. auch Grand-Clément 2011, 211–216 zu Hautfärbungen und Gefühlsausdruck bei Homer und in der archaischen Dichtung.

92 Eur. Phoen. 1246f (Ü D. Ebener): ἔσταν δὲ λαμπρὼ χρῶμά τ' οὐκ ἠλλαξάτην / μαργῶντ' ἐπ' ἀλλήλοισιν ἱέναι δόρυ.

93 Eur. Bacch. 438: οὐκ ὠχρός, οὐδ' ἤλλαξεν οἰνωπὸν γένυν[...]. Dürbeck 1977, 190 deutet οἰνωπός (*oinōpós*) als Bezeichnung des normalen Teints.

unterscheidet sich aber auffällig von dem Verhalten, das der Komödiendichter Aristophanes ihm in seinen *Ranae* zuschreibt. Denn dort ist das Erbleichen noch die am wenigsten kompromittierende Reaktion des Gottes auf Bedrohungen und gewalttätige Angriffe.[94] Die Darstellung kann als Teil der Aischrologie des Gottes in dieser Komödie gedeutet werden: Dionysos ist in beiden Dramen inkognito unterwegs, verbirgt also seine Göttlichkeit. Während er sich in den *Ranae* allerdings keineswegs unter Kontrolle hat, ist er in den *Bacchae* stets Herr der Lage. Insofern ist wohl von einer gattungsspezifischen Verwendungsweise von spontanen Hautfarbenveränderungen auszugehen, zumal auch Euripides' Satyrspiel *Cyclops* – das auf diese Weise klar von den Tragödien geschieden wird – den Wechsel der Hautfarbe als Zeichen von Angst anbringt. Den Gefährten des Odysseus weicht das Blut aus der Haut (αἷμα δ' οὐκ ἐνῆν χροΐ), als der Kyklops zwei von ihnen verspeist.[95]

Auch in Aristophanes' *Lysistrata* wird bleiche (ὠχρός) Haut als Gefühlsausdruck eingesetzt, als die Protagonistin Athener und Spartaner an die Momente erinnert, in denen sie einander in der Vergangenheit beigestanden haben, um sie zu versöhnen:

> LYSISTRATE: [...]
> Wißt ihr nicht mehr, wie Perikleides der Spartaner einst hierherkam, als Bittflehender an den Altären saß, sterbensbleich in seinem Purpurgewand, und um ein Heer bettelte?[96]

Die Position des Bittstellers wird mit einer schlechten Gemütsverfassung assoziiert, die durch die Hautfarbe veranschaulicht wird. Auf diese Weise wird die negative Bewertung der Notlage unterstrichen, in der sich die Spartaner in jener Zeit befunden haben. Außerdem betont Aristophanes den Unterschied zu den Athenern. Denn während sich die missliche Lage der Spartaner in einer schlechten Hautfarbe spiegelt, habe eine ähnliche Situation auf athenischer Seite zu einem Wandel der Kleidung geführt.[97]

Wie in den Ausführungen zur Symptomatik von Krankheiten im *Corpus Hippocraticum* wird auch in der Dichtung nicht immer konkretisiert, welche Farbveränderung stattgefunden hat, sondern nur der Wechsel an sich benannt, so beispielsweise bei der abweisenden Reaktion der griechischen Frauen auf Lysistrates Vorschlag, den Frieden durch einen panhellenischen Sexstreik herbeizuführen.[98] Indem der Komödiendichter ihre Gefühlsreaktion (Erröten oder Erbleichen?) unmittelbar äußerlich sichtbar werden lässt,

94 Aristoph. Ran. 307f. Vgl. auch Aristoph. Ran. 479–490, wo der Gott vor Angst die Kontrolle über seinen Darm verliert.

95 Eur. Cycl. 408.

96 Aristoph. Lys. 1138–1140 (Ü N. Holzberg): οὐκ ἴσθ' ὅτ' ἐλθὼν δεῦρο Περικλείδας ποτὲ / ὁ Λάκων Ἀθηναίων ἱκέτης καθέζετο / ἐπὶ τοῖσι βωμοῖς ὠχρὸς ἐν φοινικίδι / στρατιὰν προσαιτῶν; [...].

97 Aristoph. Lys. 1150–1156.

98 Aristoph. Lys. 127. Vgl. z. B. auch Hippokr. Epid. IV 46 [= 271 Langholf 1977]; Hum. 4,1; 5,1; 8,1; 19,1; Int. 3.20.26.31 (Medizin); Aristoph. Equ. 398f (Dichtung): der beständig schlechte Charakter des Paphlagoniers wird anhand eines metaphorischen Bezuges auf die Beständigkeit seiner Hautfarbe veranschaulicht.

spielt er auf das zeitgenössische Stereotyp einer mangelnden Körperbeherrschung von Frauen an.[99] Außerdem kehrt diese Hautfarbenveränderung die Funktion des Errötens in der Tragödie um. In *Lysistrata* weisen die Frauen den Vorschlag zurück, in den Sexstreik zu treten, so dass der Farbwechsel mit der fehlenden sexuellen Selbstbeherrschung der Frauen assoziiert wird. Während es ihnen also offensichtlich an Scham mangelt, ist das Erröten in der Tragödie ein typisch weibliches Zeichen der Scham.[100] Denn diese Zuschreibung stellt die errötenden Frauen den mutigen, durch nichts zu erschütternden Männern gegenüber, deren Hautfarbe sich auch im Angesicht schlimmster Bedrohungen als beständig erweist. Für das Ausbleiben des Errötens bei Frauen werden hingegen schwerwiegende Gründe ausgemacht: Antigone beispielsweise ist nach dem Tod ihrer Brüder und ihrer Mutter in so tiefer Trauer, dass sie nicht einmal die Scham fühlt, die sich im Erröten äußert.[101] Sie befindet sich jedoch in einer Ausnahmesituation, so dass die Vorstellungen vom sittsamen Verhalten junger Mädchen, die sie gerade überschreitet, zugleich bestätigt werden. Die ausbleibende Rötung ihrer Haut wird mit relativ unüblichen und ausdrucksstarken Begriffen beschrieben: so wird φοῖνιξ (*phoînix*) in den untersuchten Quellen nur an einer weiteren Stelle auf die Haut bezogen und bezeichnet sonst nie das Erröten.[102] Außerdem wird ἐρύθημα (*erýthēma*) gebraucht, das im *Corpus Hippocraticum* Hautrötungen und Ausschläge bezeichnet.[103]

Dieser Befund steht gegen Donald Lateiners Darstellung des Errötens und Erbleichens in der antiken Dichtung. Er erwähnt zwar andere zeitgenössische Quellen wie Herodot, Thukydides und die frühen attischen Redner, bei denen entsprechende Bezüge in der Tat fehlen, verzichtet jedoch darauf, die Tragödien und die Alte Komödie zu betrachten, und konzentriert sich stattdessen auf das Erröten junger Männer bei Platon.[104] Seine Überblicksdarstellung erweckt den Eindruck, als seien Hautfarbenveränderungen erst ab dem frühen 4. Jh. v. Chr. besonders registriert worden. Gerade die Theaterstücke des 5. Jh. v. Chr. setzen sie jedoch gezielt ein, um die Figuren zu charakterisieren bzw. zu verspotten. Das Erröten ist in der Tragödie eine Schamreaktion bei Frauen, da Männer als Zeichen des Mutes gerade nicht die Farbe wechseln. In der Alten Komödie hingegen dient das Erbleichen entsprechend der Verspottung männlicher Gestalten, während Frauen nicht schamvoll erröten, sondern ihre Farbe als Zeichen ihrer Unbeherrschtheit und sexuellen Unersättlichkeit wechseln.

Diesen recht zahlreichen Stellen, an denen Hautfarbenveränderungen Gefühlsreaktionen veranschaulichen, stehen in der Dichtung wiederum nur wenige Fälle gegenüber, in denen sie als Krankheitszeichen aufgegriffen werden. So verändert sich die helle Haut von Kreons Tochter im Todeskampf, bis sie ganz blutleer ist und letztlich ihr weißes Fleisch

99 Vgl. Just 1989, 153–165 zum Stereotyp der Zügellosigkeit von Frauen im klassischen Athen. Vgl. auch die Diskussion dieser Stelle oben S. 311.

100 Z. B. Eur. Iph. A. 187. Vgl. Kober 1932, 79–81, 89 zu den unterschiedlichen Farbtermini.

101 Eur. Phoen. 1486f. Vgl. aber Soph. Ant. 528: Ismenes Gesicht ist aus Trauer blutrot.

102 Hippokr. Epid. IV 31 [= 221 Langholf 1977]; Mastronarde 1994, 563.

103 Z. B. Hippokr. Epid. VI 2,5; 8,32; Int. 7; Nat. Mul. 12,1; Prog. 23.

104 Lateiner 1998.

(λευκή σάρξ) vom Gift zerfressen wird.[105] Eine Bemerkung in Aristophanes' *Thesmophoriazusae* wird deutlicher:

> Chor:
> Einem Mädchen geht es nicht gut. Sofort sagt ihr Bruder:
> ‚Die Farbe dieses Mädchens gefällt mir nicht.'[106]

Moderne Interpretationen vermuten, der Bruder unterstelle seiner Schwester wegen der veränderten Hautfarbe implizit eine Liebschaft oder gar eine Schwangerschaft.[107] Die Stelle reproduziert also das Hierarchieverhältnis zwischen den Geschwistern und veranschaulicht die Verbreitung der medizinischen Vorstellung, Krankheiten zeigten sich an der Hautfarbe, auch im populären Medium Theater. Auf die Hautfarbe wirken aber nicht nur Gift oder Krankheiten. So wird der paphlagonische Sklave in den *Equites* verspottet, indem ihm vorgeworfen wird, er habe durch eine Preissenkung die übermäßige Verwendung eines Gewürzes befördert, die neben Flatulenz auch zu Veränderungen der Hautfarbe der Richter geführt habe.[108] Dieses letzte Beispiel verweist auf einen weiteren Bereich neben Krankheiten im engeren Sinne und Gefühlsreaktionen, dem ein Einfluss auf die Hautfarben zugeschrieben wird: die Ernährung. Sie ist Teil der Lebensweise,[109] für die im Rahmen der Humoralphysiologie umfassende Empfehlungen gegeben werden und deren Wirkung auf Hautfarben explizit benannt wird. Der folgende Abschnitt ist diesen humoralphysiologischen Vorstellungen gewidmet, in denen die Entwicklung der Hautfarbe auf das Säfteverhältnis im Körper zurückgeführt wird, das nicht nur von der Ernährung, sondern auch durch Umweltbedingungen und Verhaltensweisen beeinflusst wird. Dabei steht die Frage im Vordergrund, wie die Hautfarben im Körper entstehen.

Die Entwicklung der Haut- und Haarfarben in der Humoralphysiologie

Die in den vorigen Abschnitten dargelegten Vorstellungen und Zuschreibungen sind in den Rahmen der Humoralphysiologie einzuordnen, die den Blick der hippokratischen Schriften auf den menschlichen Körper lenkt. Dass die Hautfarben in diesem Kontext eine nicht unwesentliche Rolle spielen, zeigt sich z. B. bei der Darstellung der Säftelehre in *De natura hominis.* Die Beschreibung, wie sich die Verhältnisse der Säfte im Körper im Jahresverlauf verändern, enthält auch äußerlich sichtbare Anzeichen: so führe der im Frühjahr zunehmende Blutfluss zu einer geröteten (ἐρυθρός) Hautfarbe, im Sommer hin-

105 Eur. Med. 1168.1175.1189.

106 Aristoph. Thesm. 405f (Ü N. Holzberg, modifiziert): κάμνει κόρη τις, εὐθὺς ἀδελφὸς λέγει· / 'τὸ χρῶμα τοῦτό μ' οὐκ ἀρέσκει τῆς κόρης.'

107 Austin / Olson 2004, 182; Sommerstein 2001a, 193.

108 Aristoph. Equ. 896–901.

109 Vgl. Nutton 2004, 96–98 einführend zur Rolle der Diätetik im *Corpus Hippocraticum.*

gegen beeinflusse die Galle die Hautfärbung der Menschen.[110] Diese Vorstellung wird auch in *De humoribus* aufgegriffen und ergänzt. Denn die Hautfarbe variiere nicht nur nach Jahreszeiten, sondern verändere sich auch mit dem Alter.[111] Auch an diesen Stellen wird zwar nicht immer expliziert, welche konkrete Hautfarbe vorherrscht, da dieses Wissen wohl als bekannt vorausgesetzt wird. Der Autor betont aber die Veränderbarkeit der Hautfarbe, die sich auch in der Vorstellung zeigt, sie könne durch die Ernährung und die Praktiken der Lebensweise, etwa Baden oder bekleidete bzw. unbekleidete sportliche Betätigung, beeinflusst werden.[112]

Während diese grundlegenden humoralphysiologischen Ausführungen die Wandelbarkeit der Hautfarben hervorheben, sind im selben Kontext zwei weitere Konzepte von Bedeutung, die auf den ersten Blick eher eine Beständigkeit der Hautfarben implizieren: die Klimalehre und die Konstitutionstypen. Beide spitzen die Farbzuordnung stärker zu, als dies im Rahmen der Krankheitsbeschreibungen üblich ist. Um diese Konzepte zu veranschaulichen und aufzuzeigen, dass zumindest auch die Klimalehre auf eine prinzipielle Veränderbarkeit der Haut- und Haarfarben ausgerichtet ist, werden die Äußerungen der hippokratischen Autoren zu diesem Thema im Folgenden diskutiert. Die Konstitutionslehre wird hingegen im Kapitel über die Hautfarben[113] dem Hell-Dunkel-Kontrast gegenübergestellt, der in der Dichtung in erster Linie die Geschlechterdifferenz markiert.

Die in der hippokratischen Schrift *Über die Umwelt* niedergelegte Klimatheorie schreibt den Bevölkerungen verschiedener Gegenden unterschiedliche körperliche Zustände und Merkmale zu, die auf die Wirkung der Umweltbedingungen zurückgeführt werden. In diesem Kontext wird auch ein expliziter Bezug zu den Hautfarben hergestellt, die eine wichtige Rolle bei der Diagnose und Prognose von Erkrankungen spielen. Insofern ist es für den reisenden Arzt, der als Autor und Rezipient dieser Schrift angenommen wird,[114] von entscheidender Bedeutung, nicht nur die oben beschriebenen möglichen Veränderungen der Hautfarben im Krankheitsverlauf zu kennen, sondern auch die – je nach Herkunft variierende – normale Hautfarbe möglicher Patienten und Patientinnen.

Der Verfasser stellt die landschaftliche Lage verschiedener Städte idealtypisch vor und bezieht sich dabei auf die topographische Abschirmung von bzw. Hinwendung zu bestimmten Himmelsrichtungen.[115] In Städten, die dem Sonnenuntergang zugewandt seien, wehten beispielsweise ungünstige Winde (aus westlicher Richtung) und es herrsche starke Sonneneinstrahlung. Diese Umwelteinflüsse führten bei den Bewohnern solcher Städte zu einer fahlen (ἄχρως) Hautfarbe,[116] die – wie oben gezeigt – in anderen Schriften

110 Hippokr. Nat. Hom. 7,4f.

111 Hippokr. Hum. 19,1. Vgl. zu dieser Vorstellung in späterer Zeit auch Aristot. probl. XXXVIII 9 (dunkler werdende Hautfarbe im Lebensverlauf).

112 Hippokr. Epid. VI 4,22; Vict. III 76,1 (Ernährung); Hippokr. Salubr. 6 [= Hippokr. Nat. Hom. 21,1] (Baden); Hippokr. Liqu. 1,1; Vict. II 63,2 (Bekleidung).

113 S. unten den Abschnitt *Konstitutionstypen* (S. 430–434).

114 Diller 1934, 1.

115 Liewert 2015, 65–71 diskutiert die Aussageabsicht dieser Passage ausführlich und rekonstruiert ihre Bedeutung nachvollziehbar.

116 Hippokr. Aer. 6,1–3. Vgl. zur Bedeutung von ἄχρως (*áchrōs*) oben S. 379f.

als Krankheitszeichen gelesen wird. Wer am Phasis lebe, habe eine gelbliche Hautfarbe wie bei Wassersucht. Menschen aus Städten, die zum Sonnenaufgang hin liegen, schreibt der Autor hingegen einen grundsätzlich ‚gesunden' Teint (εὔχρως) zu.[117] An dieser Stelle wird also das sonst meist unbenannte Ideal dargestellt und den anderen Hautfarben hierarchisierend gegenübergestellt, indem diese implizit oder explizit mit Krankheiten verbunden und auf diese Weise pathologisiert werden. Diese Lesart der Stellen basiert auf der oben dargelegten Annahme, dass Gesundheit und Krankheit an der Hautfarbe erkennbar seien, die sich entsprechend verändere. Im Gegensatz dazu wird nun eine gewisse Gleichförmigkeit der Hautfarbe je nach Region behauptet, da sie nicht nur aktuelle körperliche Zustände markiere, sondern auf den Einfluss der klimatischen Bedingungen am Aufenthaltsort zurückgeführt wird. Bei der konkreten Anwendung dieses Wissens achten die Ärzte zunächst auf die spezifischen Umweltbedingungen am Tätigkeitsort und ordnen die äußerlich sichtbaren Symptome entsprechend als Hinweise auf Gesundheit oder Krankheit ein. An einigen Orten kann fahle Gesichtsfarbe normal sein, an anderen Orten sollte sie dagegen als Krankheitszeichen gelesen werden. Was als gesund oder ungesund gilt, ist also auch von den Umwelteinflüssen abhängig.

Einer gängigen Lesart zufolge werden am Ende der Schrift dunkle und helle Typen gegenübergestellt: Während Hitze zu dunklerer (μέλας) Haut und dunklen Haaren (μελανόθριξ) führe, brächten karge Gegenden blonde (ξανθός) Menschen hervor.[118] Doch Lisl Walsh hat jüngst eine von dieser traditionellen Übertragung abweichende Variante vorgeschlagen,[119] die es zu erwägen gilt. Denn vor diesen Äußerungen behauptet der hippokratische Autor, das homogene bzw. heterogene Klima beeinflusse den Charakter der Menschen, die ihm jeweils ausgesetzt seien, in unterschiedlicher Weise.[120] Im Anschluss führt er nun auch die Ausprägung des Körperäußeren auf bestimmte klimatische Bedingungen zurück:

> Diejenigen aber, die in tiefgelegenen, mit Wiesen bedeckten und stickig heißen Ländern leben, mehr warme als kalte Winde haben und warmes Wasser trinken, die können sicherlich weder groß noch hoch aufgeschossen sein, sondern sind in die Breite gewachsen, fleischig, dunkelhaarig; sie selbst sind eher dunkel als hell [...].[121]

Der hippokratische Autor beschreibt hier die körperlichen Auswirkungen von im Jahresverlauf gleichbleibenden klimatischen Bedingungen und stellt dabei eine kausale Verbin-

117 Hippokr. Aer. 15,2; 5,4. Vgl. zur Bedeutung von εὔχρως (*eúchrōs*) oben S. 378f.

118 Hippokr. Aer. 24,3.6. Vgl. z. B. Diller 1994; Jones 1923a; Jouanna 1996; Schubert / Leschhorn 2006.

119 Walsh 2018.

120 Hippokr. Aer. 23.

121 Hippokr. Aer. 24,3 (Ü C. Schubert / W. Leschhorn, modifiziert): Ὁκόσοι δὲ κοῖλα χωρία καὶ λειμακώδεα καὶ πνιγηρά, καὶ των θερμῶν πνευμάτων πλέον μέρος μετέχουσιν ἢ τῶν ψυχρῶν | ὕδασί τε χρέονται θερμοῖσιν, οὗτοι δὲ μεγάλοι μὲν οὖν οὐκ ἂν εἴησαν οὐδὲ κανονίαι, ἐς εὖρος δὲ πεφυκότες καὶ σαρκώδεις καὶ μελανότριχες καὶ αὐτοί μέλανες μᾶλλον ἢ λευκότεροι[...].

dung zwischen Hitzeeinwirkung und dunkler Haut sowie dunklen Haaren her.[122] Wenig später findet sich folgende Passage zu den körperlichen und seelischen Folgen heterogener Jahreszeiten:

> Bei denjenigen aber, die ein mageres, wasserloses, kahles Land bewohnen, das durch die jahreszeitlichen Veränderungen kein gemäßigtes Klima aufweist, sind in diesem Land notwendigerweise die Gestalten dürr, straff, eher blond als schwarz, und, was den Charakter und Sinn betrifft, sind sie stolz und selbstbewußt.[123]

Charlotte Schuberts und Wolfgang Leschhorns Übersetzung, die hier exemplarisch herangezogen wird, repräsentiert die übliche Lesart, die davon ausgeht, dass die beiden Abschnitte hinsichtlich der Zuschreibung der Haut- bzw. Haarfarben parallel konstruiert seien.[124] Gegen diese Sicht lenkt Walsh die Aufmerksamkeit darauf, dass der Vergleich an der ersten Stelle durch μᾶλλον ἤ (eher als) expliziert wird, während ἤ (ḗ) in der zweiten Passage allein steht. Insofern sei es möglicherweise nicht als Vergleichspartikel (wie, als) zu verstehen, sondern als disjunktive Konjunktion, so dass es ‚blond *oder* dunkel' heißen müsste.[125] Dafür spricht auch der folgende Satz, der direkt auf die Charakterisierung der Bevölkerung in kargen Gegenden folgt:

> Denn wo die jahreszeitlichen Veränderungen sehr häufig sind und die Jahreszeiten selbst sich am meisten unterscheiden, dort findet man auch Körper, Charaktere und Naturen mit den größten Unterschieden.[126]

Insofern ist es angesichts der bisherigen Ausführungen zur Variabilität der Haut- und Haarfarben und mithilfe der philologischen Argumente, die Walsh einbringt, durchaus plausibel, dass der hippokratische Autor hier keineswegs einen Gegensatz zu einem früheren Abschnitt konstruiert, wie ihn eine moderne Leserschaft zu erwarten scheint. Vielmehr passt es eher in sein klimatheoretisches Konzept, wenn die beschriebenen Menschen wie das heterogene Klima, in dem sie leben, von unterschiedlicher körperlicher Verfassung und äußerlicher Erscheinung sind.

Außerdem fällt auf, dass dies die einzigen Ausführungen sind, die dunkle Typen erwähnen – wohl auch, weil die Passagen zu Ägypten und Libyen in der Überlieferungs-

122 Vgl. auch Hdt. II 22,3 und die Diskussion der Stelle unten S. 400f.

123 Hippokr. Aer. 24,6 (Ü C. Schubert / W. Leschhorn): Ὁκόσοι δὲ λεπτά τε καὶ ἄνυδρα καὶ ψιλὰ καὶ τῇσι δὲ μεταβολῇσι τῶν ὡρέων οὐκ εὔκρητα, ἐν ταύτῃ τῇ χώρῃ τὰ εἴδεα εἰκὸς σκληρὰ εἶναι καὶ ἔντονα καὶ ξανθότερα ἢ μελάντερα καὶ τά ἤθεα καὶ τὰς ὀργὰς αὐθάδεάς τε καὶ ἰδιογνώμονας.

124 Vgl. neben den bereits in Anm. 118 genannten Übersetzungen auch die Aufzählung in Walsh 2018.

125 Walsh 2018. Vgl. auch Fuchs 1895, 403; Kapferer 1934, 57, die ‚oder' wählen, ξανθός (blond) hier aber als ‚braun' verstehen.

126 Hippokr. Aer. 24,6 (Ü C. Schubert / W. Leschhorn): Ὅκου γάρ ⟨αἱ⟩ μεταβολαί εἰσι πυκνόταται τῶν ὡρέων και πλείστον διάφοροι αὐται ἑωυτῇσιν, ἐκεῖ καὶ τὰ εἴδεα καὶ τὰ ἤθεα καὶ τάς φύσιας εὑρήσεις πλεῖστον διαφερούσας.

tradition ausgefallen sind.[127] Während helle Typen im vorliegenden Befund also mehrfach als abweichend markiert und pathologisiert werden,[128] fehlen entsprechende Bewertungen einer dunklen Hautfarbe. Dies gilt auch für die Haarfarben, die nicht nur – wie in *Über die Umwelt* – herkunftsbezogen zugewiesen werden, sondern sich *De natura pueri* zufolge auch im Verlauf des Lebens verändern:

> Graue Haare aber wachsen deswegen, weil bei einem lange andauernden Schütteln des Feuchten im Menschen der hellste Teil davon abgesondert wird und auf die Oberhaut fällt; und das Haar wird insofern heller, als es einen helleren Saft als in der vorigen Zeit an sich zieht. Auch die Oberhaut, wo die grauen Haare sind, wird heller als die übrige (Haut). Ebenso ist bei all denen, die von Geburt an graue (Stellen) am Kopf haben, die Oberhaut, wo die grauen Haare vorhanden sind, heller als die übrige (Haut), denn dort befindet sich die hellste Feuchtigkeit. Ferner verhält es sich damit folgendermaßen: Welchen Saft auch immer das Fleisch an sich zieht, sei er weiß oder rot oder schwarz, von dieser (Haut-)Farbe wird auch das Haar sein.[129]

Das Ergrauen der Haare mit zunehmendem Alter wird mit andauerndem Geschlechtsverkehr und andauernder Erregung in Zusammenhang gebracht: Das Feuchte (τὸ ὑγρόν), von dem an dieser Stelle die Rede ist, hat in den vorangehenden Abschnitten dieses Kapitels aus *De natura pueri* stets jene Flüssigkeiten bezeichnet, die zur Erzeugung des Samens beim Geschlechtsverkehr durch den Körper fließen.[130] Erfolgt dies beständig oder zu oft, sind graue Haare die Folge. Es ist also nicht allein das Alter, wie Brulé meint,[131] sondern ein bestimmtes Sexualverhalten, das zu grauen Haaren führt.

Außerdem wird ein zweiter Begriff verwendet, der auf eine konkretere Form der Feuchtigkeit verweist – ἰκμάς (*ikmás*), das die Säfte bezeichnet, die in der Humoralphysiologie beschrieben werden. Dieser Bezug erlangt im letzten Satz dieses Zitates besondere Bedeutsamkeit, wenn die Entwicklung der Haarfarben auf die verschiedenen Säfte und ihre unterschiedlichen Farbqualitäten zurückgeführt wird. Sie wirken zwar in erster Linie auf

127 Jouanna 1996b, 14.

128 Vgl. Hdt. I 105,4; IV 67,2; Hippokr. Aer. 22 zur Pathologisierung der Skythen, die nicht im direkten Zusammenhang mit ihrer Hautfarbe steht. Vgl. dazu Grundmann 2016b und zur Forschungsdiskussion Lieber 1996; Margreth 1993; Meuli 1935; Schubert 1990; West 1999.

129 Hippokr. Nat. Puer. 20,6 (Ü F. Giorgianni [20,7], modifiziert): αἱ δὲ πολιαὶ διὰ τοῦτο γίγνονται, ὅτι ἐν πολλῷ χρόνῳ διακινευμένου τοῦ ὑγροῦ ἐν τῷ ἀνθρώπω ἀποκρίνεται τὸ λευκότατον καὶ πίπτει πρὸς τὴν ἐπιδερμίδα· καὶ ἡ θρὶξ λευκοτέρην ἰκμάδα ἕλκουσα ἢ ἐν τῷ πρὶν χρόνῳ λευκοτέρη γίνεται· καὶ ἡ ἐπιδερμίς, ὅκου αἱ πολιαί εἰσι, λευκοτέρη τῆς ἄλλης γίνεται· καὶ ὁκοσοι ἐκ γενεῆς πολιόν τι ἔχουσιν ἐν τῇ κεφαλῇ, κείνοισιν ἡ ἐπιδερμίς, ὅκου αἱ πολιαί εἰσι, λευκοτέρη τῆς ἄλλης ἐστίν· ἐκεῖ γὰρ τὸ λευκότατον ὑγρόν ἐστιν. ἔχει δὲ καὶ τόδε ὧ· ὁκοίην ἂν ἡ σὰρξ ἰκμάδα ἕλκῃ, ἥν τε πυρρὴν ἥν τε μέλαινον, τοιαύτη τὴν χροιήν ἡ θρίξ γίνεται. Vgl. zur abweichenden Kapitelzählung bei Giorgianni S. 49 Anm. 88.

130 Vgl. Hippokr. Nat. Puer. 20,1–5 und zur Deutung oben S. 41–51, 57–59. Vgl. auch Alex. Aphr. probl. I 5; Aretaios Cappadox IV 5,3 zur Verknüpfung von Samenproduktion, Hitze und Haarwuchs bei Männern in späterer Zeit. Vgl. dazu Horstmanshoff 2000, 109.

131 Brulé 2008, 134; Brulé 2015, 46.

die Kopfhaut, die sie direkt treffen. Ihr Zustand beeinflusst jedoch die Farbe der Haare, die auf ihr wachsen, so dass die Säfte und die ihnen zugeschriebenen Farben über die Haut vermittelt auch die Haarfarbe bestimmen. Diese Darlegung der Prozesse im Körper veranschaulicht nochmals die Wirkung von Haut und Haar als Zwischen_Raum, auf den in einer Weise von innen eingewirkt wird, dass eine äußerliche Veränderung beobachtet werden kann. Darüber hinaus unterstreicht diese Konzeptualisierung der Entstehung der Haut- und Haarfarben ebenso die *dýnamis* der Säfte sowie von Haut und Haar, die diese Entwicklung erst ermöglichen. Da das persönliche Verhalten die Herausbildung der Haarfarben an dieser Stelle maßgeblich beeinflusst,[132] ist sie darüber hinaus ein weiteres Beispiel für die enge inhaltliche Verflechtung der drei Teile dieser Studie.

Körperpraktiken wirken den hippokratischen Schriften zufolge außerdem in vergleichbarer Weise auch auf die Hautfarben, wie sich in den Empfehlungen über die Lebensführung in Gesundheit und Krankheit zeigt. So enthält *De diaeta salubri* die Anweisung, kleine Kinder lange mit warmem Wasser zu übergießen und sie gewässerten lauwarmen Wein trinken zu lassen, um Krämpfe zu vermeiden, das Wachstum und eine gesunde Hautfarbe (εὔχρως) zu fördern.[133] In *De victu* wird entsprechend auf unerwünschte Folgen für die Hautfarbe hingewiesen, sollte es medizinisch geboten sein, bekleidet zu trainieren:

> Läufe mit bekleidetem Körper haben dieselbe Wirkung, aber sie erwärmen mehr und machen den Körper feuchter, dagegen erzeugen sie eine fahle Hautfarbe, weil die freie Luft nicht herankommen und (so nicht) reinigen kann, sondern man so in ein und derselben Luft die Übungen vornimmt.[134]

Diese Beschreibung verschiedener körperlicher Betätigungen und ihrer Auswirkung auf den Qualitätenhaushalt im Körper verdeutlicht, dass die Griechen üblicherweise unbekleidet trainieren.[135] Der ausdrückliche Hinweis auf die Bekleidung markiert sie als Abweichung und belegt so die Normalisierung des unbekleideten Laufens. Der Autor problematisiert, dass die Haut bei dieser eher unüblichen Praxis ihre Farbe verliere und fahl (ἄχρως) werde. Der beschriebene Prozess wird nicht als Folge fehlender Sonneneinstrahlung angesehen, sondern auf das Üben in der immer gleichen, unter den Kleidern gefangenen Luft ohne Austausch und Reinigung zurückgeführt. Durch die Benennung der Abweichung wird unterstrichen, dass die erreichte helle Hautfarbe bei erwachsenen Männer weder als ideal noch als normal angesehen worden ist.

---

132 Vgl. auch Aristot. probl. XXXVIII 2 zur späteren Verknüpfung von Klimatheorie und Praktiken: rothaarig seien Menschen, die auf dem Meer arbeiteten, weil sie dort Wärme und Kälte ungeschützt ausgesetzt seien.

133 Hippokr. Salubr. 6 [= Hippokr. Nat. Hom. 21,1].

134 Hippokr. Vict. II 63,2 (Ü R. Kapferer, modifiziert): οἱ δ' ἐν τῷ ἱματίῳ δρόμοι τὴν μὲν δύναμιν τὴν αὐτὴν ἔχουσι, θᾶσσον δὲ διαθερμαίνοντες ὑγρότερα τὰ σώματα ποιέουσιν, ἀχροώτερα δὲ, διότι οὐκ ἀποκαθαίρει προσπῖπτον τὸ πνεῦμα τὸ εἰλικρινές, ἀλλ' ἐν τῷ αὐτῷ ἐγγυμνάζεται πνεύματι.

135 Vgl. z. B. Thuk. I 6,4f und die Diskussion des unbekleideten Trainierens oben S. 113f.

Die bisherigen Ausführungen in diesem Kapitel haben gezeigt, dass und wie Haut- und Haarfarben den untersuchten Quellen zufolge prinzipiell veränderbar sind und als Krankheitszeichen gelesen werden oder Gefühlsreaktionen veranschaulichen. Sie stehen in einem komplexen Wechselverhältnis mit der Mischung der Säfte im Körper, das neben der persönlichen Anlage[136] vor allem durch klimatische Bedingungen und Praktiken der Lebensweise (wie Sex, Sport, Baden oder die Ernährung) beeinflusst wird. Insofern erweisen sich die Herkunft bzw. der Aufenthaltsort und das eigene Verhalten als wichtige Parameter für die Entwicklung von Hautfarben. Die Zitate über die grauen Haare und das bekleidete Laufen werfen aber auch die Frage nach den physiologischen Vorstellungen über die Entstehung der Hautfarben auf. Während nur die bereits zitierte Passage aus *De natura pueri* die Haarfarben auf bestimmte körperliche Prozesse zurückführt,[137] werden die Ursachen von Hautfarbenveränderungen an einer Reihe von weiteren Stellen erläutert.

Konzeptualisierungen der Hautfarbenveränderung

Entwicklung und Wechsel der Hautfarbe werden im *Corpus Hippocraticum* als Prozess verstanden, der auf Veränderungen im Körperinneren hinweist. Insofern markieren sie in vielen medizinischen Schriften Gesundheitsrisiken und werden auf krankheitsbedingte Veränderungen im Säftehaushalt zurückgeführt.[138] Dem Autor von *De affectionibus interioribus* zufolge verbrennt die schwarze Galle bei einer Form des Typhus, die als übermäßige Austrocknung konzeptualisiert wird, die feinen Äderchen in der Haut durch die ihr innewohnende Hitze, so dass sich ihre dunkle Farbe auch dort zeige.[139] Diese Erklärung wendet sich von der Haut als Oberfläche und ihren sichtbaren Farbveränderungen (χροιή) ab und der Haut als Organ (δέρμα) zu, das nicht mehr durchblutet ist und deshalb dunkel wird. Entsprechend führt ein Übermaß an Schleim im Körper nach *De affectionibus* zu einer helleren Hautfarbe. Eine Krankheit, die weißes Phlegma (φλέγμα λευκόν) genannt wird, beruht auf einer erhöhten Menge Schleim (φλέγμα) im Blut, das auf diese Weise verdünnt werde und deshalb seine typische Farbe verliere, so dass die Haut der Erkrankten heller sei als sonst.[140] Dieser Autor geht davon aus, dass die Farbe des Blutes einen direkten Einfluss auf die Färbung der Haut hat. Entsprechend führt er auch die bleiche oder fahle Hautfarbe bei Gelbsucht auf die Galle zurück, die sich unter der Haut festgesetzt habe[141] und verbindet die Hautfarbe insofern direkt mit den Säften – Blut, Schleim und Galle – und den jeweils mit ihnen verbundenen Farben – Rot, Weiß und Gelb.

136 Vgl. unten den Abschnitt *Konstitutionstypen* (S. 430–434).
137 Hippokr. Nat. Puer. 20,6.
138 Z. B. Hippokr. Aph. IV 40; Prog. 24,12 (Gesundheitsrisiken; vgl. Villard 2002b, 50); Hippokr. Int. 43; Morb. II 1,2; Oss. 19,3 (Säftehaushalt).
139 Hippokr. Int. 43.
140 Hippokr. Aff. 19.
141 Hippokr. Aff. 32. Vgl. auch Hippokr. Int. 35–37 für eine ähnliche Vorstellung.

Es ist also nicht die Haut symptombestimmend, sondern das Blut bzw. andere Säfte sind dafür verantwortlich. Sie fließen durch den Körper und bestimmen seinen Zustand. Nur wenn sie sich von innen unter der Haut zeigen, gibt ihre Farbe einen Hinweis auf das aktuelle Säfteverhältnis. Die Hautfarbe wird insofern als Symptom herangezogen, weil sie Schlüsse hinsichtlich der Vorgänge im Körperinneren ermöglicht, wenn ein Arzt sie recht zu lesen weiß. Doch nicht nur die Säfte, sondern auch andere Stoffe können sich auf die Farbe der Haut auswirken, wenn sie sich zu ihr hinwenden. Der Autor von *De victu* diskutiert die Wirkung der Ernährung auf Gesundheit und Krankheit ausführlich und erklärt die Entwicklung einer fahlen (ἄχρως) Haut so:

> Infolge von Anstrengungen ist nämlich die Abzehrung am Fleisch beträchtlicher als die Ausscheidung durch den Stoffwechsel. Dieser verbleibende Rest tritt der Nahrung entgegen, verdrängt sie und macht sie sauer. Die Nahrung wird nun erbrochen, (der Rest) selbst wird unter die Haut abgestoßen, er bewirkt bei diesen Menschen eine blasse Farbe und ruft wassersuchtähnliche Krankheiten hervor.[142]

Wird die Nahrung nicht im rechten Maß ausgeschieden, wirkt sie sich (negativ) auf die Hautfarbe aus. Der Autor bezieht sich an dieser Stelle jedoch nicht auf die Blutgefäße, sondern geht davon aus, dass die Stoffe direkt unter der Haut sichtbar werden. Eine ähnliche Vorstellung findet sich auch in *De morbis IV* bei der Beschreibung einer Gesichtsrötung im Falle von Blutüberschuss und in *De affectionibus interioribus* bei der Symptomatik der Gelbsucht, die sich anhand der Galle zeige, die sich unter der Haut festsetze.[143] In *De affectionibus* findet sich diese Vorstellung neben der Konzentration auf den Blutfluss. Denn während dieser bei der Beschreibung der Schleimkrankheit im Zentrum steht, wird die Wendung der Galle unter die Haut nicht mit ihm in Verbindung gebracht.[144]

Hautfarbenveränderungen beruhen im *Corpus Hippocraticum* also darauf, dass Stoffe innerhalb des Körpers über die Hautfarbe sichtbar werden, wenn sie von innen nah an die Haut kommen, sei es innerhalb oder außerhalb von Blutgefäßen. Diese Vorstellungen unterstreichen die Funktion der Haut als Zwischen_Raum zwischen dem Inneren und dem Äußeren des Körpers, in dem innere Einflüsse äußerlich sichtbar werden. Hautfarbenveränderungen können aber auch von außen herbeigeführt werden, wie sich schon in der oben zitierten Passage über die Gefahren des bekleideten Laufens gezeigt hat.[145] Außerdem sind auch bestimmte Behandlungsmethoden explizit darauf ausgerichtet.[146]

142 Hippokr. Vict. III 76,1 (Ü R. Kapferer): ὑπό τε τοῦ πόνου πλέον τὸ συντηκόμενον τῆς σαρκὸς ἢ τὸ ἀποκαθαιρόμενον ὑπό τῆς περιόδου. ἐμμένον δὴ τοῦτο ἐναντιοῦνται τῇ τροφῇ καὶ βιάζεται καὶ ἀποξύνει. ἡ μὲν οὖν τροφὴ ἐρυγγάνεται, αὐτὸ δὲ ὑπὸ τὸ δέρμα ἐξωθεῖται, καὶ τῷ ἀνθρώπῳ ἀχροίην ἐμποιεῖ καὶ νούσους ὑδρωποειδέας.

143 Hippokr. Morb. IV 7,1 [= 38,1 Littré]; Int. 35–37.

144 Vgl. Hippokr. Aff. 19.32.

145 Vgl. Hippokr. Vict. II 63,2 und die Diskussion dieser Stelle oben S. 395.

146 Vgl. z. B. Hippokr. Loc. Hom. 28; Morb. II 38,2; 39,2 und oben S. 378–386.

Neben diesen auf menschlichen Handlungen basierenden äußeren Einflüssen werden auch die Umweltbedingungen in einen kausalen Zusammenhang mit der Entwicklung der Hautfarben gebracht. So wird unter anderem die Sonneneinstrahlung problematisiert. Das Leben im kalten Norden verursacht beispielsweise nicht nur die feuchte Konstitution der Skythen, sondern auch ihre rötliche (πυρρός) Hautfarbe:

> Von rötlicher Farbe ist das Volk der Skythen wegen der Kälte und weil die brennende Sonne fehlt; unter der Wirkung der Kälte wird die weiße Farbe (der Haut) verbrannt und erscheint rötlich.[147]

Indem die rote Farbe der Haut benannt und ihre Entwicklung erläutert wird, zeigt sich, dass sie erklärungsbedürftig ist, während eine andere, hier unbenannte Hautfarbe als normal impliziert wird. Die mangelnde Sonne bewirkt, dass die Skythen zunächst besonders helle Haut haben, die im Anschluss von der Kälte rot gefärbt wird. Weder die rote noch die helle Haut, die auf die skythische Umgebung zurückgeführt werden, sind diesen Ausführungen zufolge erwünscht oder normal. Zu wenig Sonne und zu viel Kälte bewirken das abweichende Äußere der Skythen, die dadurch ebenso wie die fahlen und gelblichen Menschen in anderen Gegenden abgewertet erscheinen.[148]

Herodots ethnographische Exkurse sind eine wichtige Parallelquelle für die Ausführungen in *Über die Umwelt*, weil sie eine Vielzahl von fremden Völkern beschreiben. Dabei sind die Hautfarben jedoch kein zentrales Merkmal, das obligatorisch benannt wird. Der Historiker berichtet zwar ausführlich über die Sitten der Skythen und ihre Kämpfe gegen die Meder und die Perser,[149] äußert sich jedoch nicht zu ihrer Hautfarbe. Dieser Befund ist zwar für die vorliegende Fragestellung misslich, unterstreicht aber, welche Ausnahme *Über die Umwelt* mit seiner ausführlichen Darstellung des Äußeren und insbesondere der Hautfarben der Bevölkerung in verschiedenen Gegenden bildet.[150] Über das Aussehen der Völker, die nördlich von Griechenland leben, sind entsprechend kaum Quellenzeugnisse überliefert. So erwähnt Herodot kurz die Budinen und schreibt ihnen eine rötliche (πυρρός) Färbung und blaue Augen zu.[151] In ähnlicher Weise hat der Vorsokratiker Xenophanes schon im 6. Jh. v. Chr. das Aussehen der Thraker charakterisiert, die im Gebiet nördlich des Schwarzen Meeres gesiedelt haben:

---

147 Hippokr. Aer. 20,3 (Übers. C. Schubert / W. Leschhorn, modifiziert): πυρρὸν δὲ τὸ γένος ἐστὶ τὸ Σκυθικὸν διὰ τὸ ψῦχος, οὐκ ἐπιγινομένου ὀξέος τοῦ ἡλίου· ὑπὸ δὲ τοῦ ψύχεος ἡ λευκότης ἐπικαίεται καὶ γίνεται πυρρή.

148 Vgl. Hippokr. Aer. 5,4; 6,3. Vgl. auch Rolle 1980, 54f zur negativen Darstellung der Skythen in Hippokr. Aer.

149 Hdt. IV 59–82 (Sitten); Hdt. I 103,3–106,2; IV 120–141 (Kämpfe).

150 Vgl. auch Diller 1934, 80; Tuplin 1999, 64.

151 Hdt. IV 108,1.

> Die Aithiopen [sc. malen ihre Götter] schwarz und
> stumpfnasig, die Thraker rötlich und blauäugig, [...].[152]

Dieses berühmte Fragment wird wie Herodots Äußerung über die Budinen in der Forschung häufig mit der Passage über die Skythen aus *Über die Umwelt* in Verbindung gebracht. Während die Haut der Skythen dort recht eindeutig als zunächst weiß und dann gerötet beschrieben wird,[153] bezieht eine gängige Deutung πυρρός (*pyrrós*) bei dem Historiker und dem Vorsokratiker auf die Haare.[154] Außerdem wird auch die Stelle aus *Über die Umwelt* in diesem Zusammenhang oft als Beleg für die rote Haarfarbe der Skythen herangezogen. Zwar ist diese Interpretation bei Herodot und Xenophanes möglich, aber hinsichtlich der Skythen kaum plausibel. Denn der hippokratische Autor bezieht sich auch an anderen Stellen ohne explizite Nennung des Denotats auf die Hautfarbe, benennt dagegen die Haare stets, wenn sie gemeint sind.[155]

Dieser Quellenbefund eröffnet die Möglichkeit, dass auch Herodot und Xenophanes nicht die Haar-, sondern die Hautfarben der Budinen und Thraker beschreiben. Bei genauerer Betrachtung wird dieses Deutungsangebot auch durch die Aussage des Vorsokratikers gestützt. Um die Legitimation der Götterverehrung infrage zu stellen, argumentiert er, die Darstellungen, die Menschen dem Göttlichen geben, spiegelten ihr eigenes Äußeres. Zu diesem Zweck stellt er Thraker und Aithiopen einander gegenüber.[156] Wenn πυρρός (*pyrrós*) sich in diesem Zusammenhang auf die Haare bezieht, wie gemeinhin angenommen wird, würde μέλας (*mélas*) bei einer parallelen Konstruktion der Formulierung ebenfalls die Haarfarbe beschreiben. Diese Deutung überzeugt allerdings kaum, da Herodot als hervorstechendes Merkmal der Aithiopen ihre dunkle Hautfarbe nennt.[157] Außerdem entsprechen dunkle Haare der griechischen Normalvorstellung, die jedoch zumeist unbenannt bleibt,[158] und sind insofern kaum für eine solche Gegenüberstellung geeignet. Deshalb wird im Folgenden davon ausgegangen, dass sich alle Stellen, an denen die Bevölkerung nordöstlich von Griechenland ohne explizite Angabe des Körperteils als rot beschrieben wird, auf die Haut beziehen und nicht auf die Haare.[159]

---

152 Xenophan. fr. 25D Gemelli [= 21 B16 DK = Clem. Strom. 7,4,22] (Ü M.L. Gemelli, modifiziert): Αἰθιοπές τε μέλανας σιμούς τε Θρᾷκές τε πυρρους καὶ γλαυκούς.

153 So auch Corcella 2007, 657; West 1999, 21.

154 Vgl. Sassi 1982 zur Polyvalenz von πυρρός (*pyrrós*). Vgl. z. B. Feix 2000; How / Wells 1928a zur Übersetzung von πυρρός (*pyrrós*) in Hdt. IV 108,1 als ‚rothaarig'; Connolly 2016, 11; Dürbeck 1977, 41; Lavergne 2006, 131; Skinner 2012, 85; Whitmarsh 2015, 90 für entsprechende Deutungen der Xenophanes-Stelle. Vgl. aber Marg 1973, der sich Hdt. IV 108,1 für ‚Gesichtsfarbe' entscheidet.

155 Vgl. z. B. Hippokr. Aer. 24,3.

156 Xenophan. fr. 25D Gemelli [= 21 B 16 DK = Clem. Strom. 7,4,22].

157 Hdt. II 22,3; III 101,1.

158 Vgl. dazu ausführlich unten den Abschnitt *Dunkle Haare* (S. 440f).

159 Vgl. auch Grand-Clément 2013, 34; Sassi 2001, 20. Vgl. aber Grand-Clément 2011, 259, die πυρρός (*pyrrós*) als Verweis auf einen roten Komplexionstyp versteht, der sich auf Haut und Haar gleichermaßen beziehe.

Xenophanes' Äußerung benennt die zeitgenössisch bekannten Extreme der klimatisch bedingten Unterschiede zwischen Menschen, um darauf aufmerksam zu machen, dass auch die Götter der Griechen diesen selbst ähnelten. Durch diese Kontrastierung wird die griechische Position als Mitte zwischen den Gegensätzen konstruiert, von der sowohl die dunklen Aithiopen als auch die rötlichen Thraker abweichen. Dieses Beispiel veranschaulicht die Konstruktion des Eigenen durch die Abgrenzung von Anderen. Sie ist jedoch nicht als Dichotomie konzeptualisiert, da keiner der Pole den Normalzustand repräsentiert, sondern dieser sich in der Mitte zwischen beiden befindet und unbenannt bleibt. Die Griechen sind dieser Lesart zufolge in dem implizierten Zwischen_Raum zwischen Thrakern und Aithiopen zu verorten, von dem aus sie die beiden Extreme aus einer mittleren Position beobachten, die in den überlieferten Quellen greifbar wird.

Im Gegensatz zu Xenophanes stellt Herodot diese Pole einander nicht direkt gegenüber. Doch auch er beschreibt das Äußere der Aithiopen. In Libyen und Aithiopien herrsche ein heißes Klima, das sich anhand einiger beobachtbarer Merkmale zeige: den heißen Winden, dem Mangel an Regen und den Reisen der Zugvögel. Außerdem haben die Menschen dort wegen der brennenden Hitze dunkle Haut.[160] Entgegen der Tendenz in der Forschung, Herodots Aussage auf die Wirkung der Sonne zu beziehen,[161] ist mit David Kelly zu betonen, dass der Historiker hier die Hitze zwar benennt, sie aber nicht auf eine starke Sonneneinstrahlung zurückführt.[162] Diese Stelle wird in den angegebenen Deutungen auch mit der Etymologie der Personenbezeichnung Αἰθίοψ (Aithiope) verbunden, derzufolge sie wörtlich als ‚die verbrannt Aussehenden' bzw. ‚Burnt-face' zu übersetzen ist.[163] Dürbeck schlägt hingegen eine alternative Deutung dieser Fremdbezeichnung für die Bevölkerung der Gebiete südlich von Ägypten vor: da αἶθοψ (*aîthops*) ‚hell wie Feuer' bedeute, habe sich Αἰθίοψ (*Aithíops*) ursprünglich auf ‚ein strahlend schönes Aussehen' bezogen. Erst später sei der Begriff aufgrund des dunklen Äußeren der Menschen, die so bezeichnet worden sind, in ‚verbrannt' umgedeutet worden.[164] Unabhängig davon, wie Αἰθίοψ (*Aithíops*) etymologisch herzuleiten ist, unterstreicht Dürbecks Erläuterung, dass ein Bezug auf die Sonne hier keinesfalls zwingend ist. Vielmehr ist die Luft als Medium des Temperaturaustausches angesehen worden.[165] Insofern kehrt Hero-

160 Hdt. II 22,3: τρίτα δὲ οἱ ἄνθρωποι ὑπὸ τοῦ καύματος μέλανες ἐόντες· [...]. Vgl. auch Hippokr. Aer. 24,3 zur Assoziation von Hitze und dunkler Haut.

161 Vgl. z. B. Gruen 2011, 203; Hall 1989, 174; Snowden 1983, 7; Thompson 1989, 57. Vgl. aber Eaverly 2013, 147, die die Hitze betont, ohne einen Bezug zur Sonne herzustellen.

162 Vgl. Kelly 1991, 79.

163 Vgl. z. B. Grand-Clément 2011, 246; Grand-Clément 2013, 34; Gruen 2011, 203; Hall 1989, 174; Snowden 1983, 7; Thompson 1989, 57; Vannicelli et al. 2017, 381. Vgl. Gemoll s.v.; LSJ s.v. zur etymologischen Bedeutungsangabe. Vgl. z. B. auch Dover 1968, 108, 222 zu Aristoph. Nub. 103.1017; Irwin 1974, 131 zu Aischyl. Suppl. 745–747 für andere Stellen, an denen die Kommentare die Hautfärbung mit der Wirkung der Sonne verbinden, ohne dass dies im Text angelegt ist.

164 Dürbeck 1977, 181, 186. Vgl. auch Hall 1989, 140f. Vgl. aber Edgeworth 1983, 33–40, demzufolge αἴθων (*aíthōn*) und αἶθοψ (*aîthops*) in erster Linie ‚rot-braun, bronzefarben' bedeuten.

165 Z. B. Hippokr. Epid. VI 4,22; Flat. 8,5f (warme Luft, die den Körper durch die (Poren der) Haut verlässt); Hippokr. Carn. 9,5 (kalte Luft führt zur Bildung der Haut); Hippokr. Flat. 7,2 (kalte

dots Argumentation die Beschreibung der Entwicklung der roten Haut bei den Skythen um, die in der hippokratischen Schrift *Über die Umwelt* sowohl auf Mangel an Sonne als auch auf die Wirkung der Kälte zurückgeführt wird. Diese Parallele veranschaulicht nicht nur die gattungsübergreifende Verbreitung der klimatheoretischen Vorstellungen, sondern verdeutlicht auch, dass der Sonne zwar ein gewisser Einfluss auf die Hautfarbe zugeschrieben worden ist, aus griechischer Perspektive aber andere Faktoren hinzu- bzw. in den Vordergrund treten.

Mit diesem Befund ist Tristan Samuels Verallgemeinerung zurückzuweisen, der behauptet, schwarze Haut sei generell mit der Hitze der Sonne assoziiert worden.[166] Er belegt diese These mit der Äußerung der Danaiden, ihre Haut sei sonnenverbrannt.[167] Doch die Aischylos-Stelle ist eine der wenigen Ausnahmen, an denen der Sonne explizit eine bräunende Wirkung auf die Haut zugeschrieben wird,[168] während als Ursachen von Farbveränderungen sonst andere Aspekte überwiegen. So haben *Über die Umwelt* zufolge ausgerechnet die Menschen in Städten, die dem Sonnenuntergang zugewandt sind, also mindestens den halben Tag im vollen Sonnenlicht liegen, ‚fahle' (ἄχρως) Haut.[169] Diese entsteht auch beim bekleideten Laufen nicht etwa, weil die Sonne fehle, sondern wird in *De victu* auf den mangelnden Luftaustausch zurückgeführt.[170] Auch die Empfehlung, sich bei Schleimansammlung nach oder statt des Badens zu sonnen,[171] enthält keinerlei Hinweise auf eine intendierte Wirkung auf die Hautfarbe. Vielmehr kann die Stelle mit Jacques Jouanna als Empfehlung verstanden werden, feuchte durch trockene Hitze zu ersetzen.[172] Diese Stellen unterstreichen den Befund, dass die Quellen nicht auf die Sonne fixiert sind und mitunter andere Ursachen von Hautfarben benennen, die jedoch verdeckt werden, wenn stets die Sonne mitgelesen wird, obwohl sie im griechischen Text nicht enthalten ist.

Die wiederholte Gegenüberstellung rötlicher und dunkler Völker markiert sie als prototypische Fremde, die an ihrer Hautfarbe erkannt werden können. Dieses stets äußerlich sichtbare Körpermerkmal wird in der Forschung immer wieder hervorgehoben und auf diese Weise als bedeutungstragendes Zeichen hergestellt, das eine Abweichung von der – unbenannten – griechischen Normalvorstellung markiere.[173] Die zentrale Rolle des Klimas scheint in diesen Ausführungen evident. Allerdings ist eine andere Äußerung Herodots geeignet, diese verbreitete Deutung infrage zu stellen oder aber die Bedeutung der Klimalehre zu differenzieren. Er verweist auf die unterschiedliche Hautfarbe (χρῶμα)

Luft, die durch den Körper strömt, kühlt ihn ab); Hippokr. Morb. I 21 [Wittern 1974, p. 58 l. 9–12] (kalte Luft reinigt Wunden).

166 Samuels 2015, 733.

167 Aischyl. Suppl. 154f.

168 Vgl. auch Aischyl. Prom. 664; Aristoph. Eccl. 62–64 als markante Ausnahmen in der Dichtung. Vgl. auch Aristot. probl. XXXVIII 1.6–8.11 für die spätere Überlieferung.

169 Hippokr. Aer. 6,3.

170 Vgl. Hippokr. Vict. II 63,2 und die Deutung der Stelle oben S. 395.

171 Hippokr. Morb. II 68,2; 70,2.

172 Vgl. Jouanna 1983, 207 Anm. 3 zu Hippokr. Morb. II 68,2.

173 Z. B. Grand-Clément 2013, 33–35; West 1999, 23.

von Gelonen und Budinen, obwohl beide Völker in unmittelbarer Nähe leben.[174] Diese Stelle zeigt, dass Herodot zwar klimatheoretisch argumentiert,[175] seiner Meinung nach aber dennoch auch relativ nah beieinander siedelnde Völker sich in der Hautfarbe unterscheiden können, so dass weitere Einflüsse auf sie anzunehmen sind.

Außerdem stellt nur Xenophanes Thraker und Aithiopen tatsächlich direkt gegenüber. Bei Herodot und in der Dichtung werden zwar beide Extreme thematisiert, aber nicht gemeinsam behandelt, während die überlieferte Version der hippokratischen Schrift *Über die Umwelt* sich gar nicht explizit über die Menschen in Aithiopien oder Libyen äußert. Die Polarisierung von Thrakern und Aithiopen ist jedoch durch Xenophanes bereits für die archaische Zeit belegt, so dass die Tendenz der Forschung, diese Gegenüberstellung zu fokussieren, nachvollziehbar ist. Da sie die Quellenzeugnisse, die aus der klassischen Zeit erhalten sind, aber nicht dominiert, besteht an dieser Stelle die Gefahr, moderne Vorstellungen über die Relevanz von Hautfarben für die Zuschreibung einer Herkunft ungeprüft auf den antiken Befund zu übertragen.

Wie die Ausführungen in diesem und in den vorangegangenen Abschnitten gezeigt haben, sind Hautfarben zwar auch Merkmale einer bestimmten geographischen Herkunft, werden aber im Rahmen der Humoralphysiologie in deutlich stärkerem Maße als Krankheitszeichen gelesen oder auf Praktiken der Lebensweise zurückgeführt. Diese medizinischen Vorstellungen beruhen auf der Veränderbarkeit der Hautfarben und nutzen sie, um Krankheiten zu erkennen und zu behandeln. Indem die klimatheoretischen Ausführungen erläutern, wie eine bestimmte Hautfarbe entsteht, und sie dabei auf die Umweltbedingungen zurückführen, implizieren sie, dass ein Ortswechsel zu einer Veränderung der Hautfarbe führen könne.[176] Auch die Haarfarben entwickeln sich im Lebensverlauf und dieser Prozess wird nicht nur medizinisch erklärt, sondern dient in der Dichtung auch der Altersmarkierung.[177] Dies ist die Hauptfunktion der Haarfarben und reflektiert letztlich die Annahme ihrer grundsätzlichen Veränderbarkeit, auch wenn sie weniger flexibel sind als die Hautfarben.

Conclusio

Haut- und Haarfarben sind im medizinischen Kontext ebenso wie in der Dichtung als veränderbar dargestellt worden. Diese Veränderungen können – zumeist bei den Hautfarben – akut auftreten oder sich – eher bei den Haarfarben – über einen längeren Zeitraum hinziehen. Spontane Veränderungen der Gesichtsfarbe werden als Zeichen der Angst gedeutet, das Ausbleiben einer solchen Reaktion auf eine bedrohliche Situation

174 Hdt. IV 108,1–109,1.

175 Vgl. z. B. Hdt. III 12 zur unterschiedlichen Härte der Schädel von Ägyptern und Persern, die auf der kulturell bedingt mehr bzw. weniger stark ausgeprägten Sonneneinstrahlung auf die rasierten Köpfe der Ägypter bzw. die bedeckten Köpfe der Perser beruhe.

176 Vgl. Aischyl. Suppl. 70f.154f und die Deutung dieser Stellen unten S. 429f.

177 Vgl. das Kapitel über die *Bedeutungen der Haarfarben* (S. 436–452).

ist hingegen mit Männlichkeit und Mut assoziiert, das Erröten ist jedoch als weibliche Schamreaktion kodiert. Außerdem sind insbesondere die Hautfarben nicht als Konstanten gedacht, da sie das wandelbare Säfteverhältnis im Körper spiegeln. Sie sind durch Umweltbedingungen, Verhaltensweisen und die Ernährung beeinflusst und unterliegen deshalb beständigen Veränderungen, so dass die Dichter sie beispielsweise zur Charakterisierung oder Verspottung der Figuren einsetzen. In den ethnographischen Passagen der *Historien* und der hippokratischen Schriften werden sie als Herkunftszeichen gelesen, während sie in den anderen medizinischen Abhandlungen in erster Linie bei der Diagnose und Prognose von Erkrankungen helfen.

In diesem Kontext werden auch Normalvorstellungen expliziert, für die exemplarisch der Begriff εὔχρως (*eúchrōs*) steht. Bei seiner Verwendung bleibt jedoch offen, wie genau eine ‚gute Hautfarbe' aussieht, so dass das Urteil darüber im Ermessen des jeweils behandelnden Arztes liegt. Anhand der ethnographischen Äußerungen zeigt sich außerdem die mittlere Position zwischen den bekannten geographischen und phänotypischen Extremen als die Ideal- und Normalvorstellung über das Äußere griechischer Männer.

Bedeutungen der Hautfarben

Die Hautfarben dienen in den Quellen, die aus dem 5. und frühen 4. Jh. v. Chr. überliefert sind, in erster Linie der Markierung der Geschlechterdifferenz, die dichotom konzipiert ist. Die Gegenüberstellung von Frauen und Männern wird durch die geschlechtsspezifische Zuschreibung heller bzw. dunkler Haut veranschaulicht. Dieser zentrale Aspekt wird im ersten Abschnitt dieses Kapitels ausführlich präsentiert und diskutiert. Anschließend steht die Funktion der Hautfarben als Herkunftsmerkmal im Zentrum. Zur Illustration der Vielfalt jener Bedeutungen, die sich mit den Hautfarben verbunden haben, wird in Ergänzung zu den medizinischen Deutungen, die bereits im vorangegangenen Kapitel dargestellt worden sind, die Konstitutionslehre erläutert. Sie geht davon aus, dass bestimmte Säfte im Körper vorherrschen und diese anhand einer individuell relativ stabilen Hautfarbe abgelesen werden können. Dabei stehen jedoch verständlicherweise mehrere unterschiedliche Farben zur Verfügung, nicht nur schwarz oder weiß.

Zuvor sind jedoch einige terminologische und ideologische Prämissen zu reflektieren, um die Aufmerksamkeit auf die konkrete Benennung verschiedener Farben und die Bedeutungen zu lenken, die mit ihnen verbunden worden sind. Im Gegensatz zum medizinischen und ethnographischen Material, das im vorangegangenen Kapitel untersucht worden ist, betonen die übrigen Quellen den Kontrast heller und dunkler Haut. Bei einer oberflächlichen Betrachtung könnte dies zu der Annahme verleiten, es seien *Weiße* und Schwarze im modernen Sinne gemeint.[1] Im Folgenden stehen jedoch nicht die Differenzierungen im Vordergrund, die modernen biologisch oder anderweitig fundierten Konzepten entsprechen, sondern jene, die in den Quellen Bedeutung erlangen. Diese Perspektive grenzt sich deutlich vom verbreiteten Gebrauch des Begriffs ‚Hautfarbe' als Synonym und Euphemismus für ‚Rasse' ab. Denn es rücken tatsächlich nur die Hautfarben in den Blickpunkt, nicht aber weitere physiognomische Merkmale, die bei der euphemistischen Benennung der ‚Hautfarbe' häufig mitgedacht sind.[2] Wenn hingegen im Rahmen der kritischen Diskussion der Forschung die Haarstruktur angesprochen wird, entspricht

---

1 Vgl. z. B. Arndt 2008; Painter 2010; Samuels 2015; Snowden 1970; Thompson 1989, die aus heutiger Sicht versuchen, die Darstellung *Weißer* und Schwarzer im antiken Befund zu rekonstruieren.

2 Arndt 2009, 304f; Arndt 2011, 332f arbeitet die enge Verbindung zwischen Hautfarbe und Rassismus heraus und betont, dass die Verwendung dieses Begriffs als Ersatz für ‚Rasse' dennoch das zugrundeliegende rassetheoretische und rassistische Denken in sich trägt. Vgl. z. B. Huber 2013, 74, 76, die ihre Begriffsverwendung, in der ‚Hautfarbe' als Chiffre für ‚Rasse' steht, explizit erläutert. Vgl. z. B. Finley 1998, 165, 179; Flaig 2009, 124; Thompson 1989, 8 für diesen Sprachgebrauch in den Altertumswissenschaften. Vgl. z. B. Griesebner 2000, 19f; Lutter 2004, 122 für andere historische Arbeiten. Vgl. aber bereits W.E.B. Du Bois 2004 [1952] über seine Konfrontation mit dem Antisemitismus im Deutschen Reich und im Nationalsozialismus, die ihn habe erkennen lassen, dass Rassismus keine Frage der Hautfarbe sei; vgl. auch Flaig 2001, 27.

dies ebenfalls dem Erkenntnisinteresse dieser Studie, während beispielsweise die Formen von Nase, Kinn oder Stirn jenseits davon liegen und im untersuchten Material nicht mit der Herkunft verbunden werden.

Im Folgenden werden μέλας (*mélas*) und λευκός (*leukós*), wenn sie auf Hautfarben bezogen sind, standardmäßig als ‚dunkel' bzw. ‚hell' wiedergegeben, um eine fälschliche Assoziation der Quellenbegriffe mit modernen Vorstellungen von Schwarzen, die von *Weißen* zu unterscheiden seien, zu vermeiden. Denn der moderne, (post-)koloniale Sprachgebrauch, die Hautfarben von Menschen, denen Afrika pauschal als Ursprung zugewiesen wird, als ‚schwarz' zu bezeichnen und Personen mit europäischen Wurzeln ‚*weiß*' zu nennen, evoziert Annahmen und Polarisierungen, die im antiken Gebrauch der Farbworte μέλας (*mélas*) und λευκός (*leukós*) nicht angelegt sind.[3] Dies zeigt sich auch anhand einer älteren Forschungstradition, die zumindest begrifflich bis zum Ende des 20. Jh. n. Chr. greifbar ist und moderne rassistische Konzepte auf die Quellen angewendet hat. So sind dort Schwarze mit dem N-Wort bezeichnet und explizit abgewertet worden.[4]

Gabriele Dietze erläutert: „Schwarz als minderwertig zu begreifen, ist ein Effekt des Kolonialismus."[5] Von dieser Erkenntnis ausgehend sind die Ausführungen in diesem Kapitel gegen eine solche Lesart gerichtet, die die Abwertung bestimmter Hautfarben von außen an die Quellen heranträgt. Dieses Bewusstsein allein reicht jedoch nicht aus, wie sich in rassismuskritischen Forschungsbeiträgen zeigt, die rassistische Strukturen (ungewollt) reproduzieren und auf die Antike beziehen. Phiroze Vasunia beispielsweise stellt die Griechinnen und Griechen unreflektiert den Ägypterinnen und Ägyptern als *Weiße* bzw. Schwarze gegenüber, so als handelte es sich um historisch stabile Gruppen, die auch abseits moderner westlich geprägter Gesellschaften als gegeben vorausgesetzt werden können.[6] Samuels weist zwar die Projektion von Weißsein[7] auf den griechischen Kontext zurück,[8] behauptet aber zugleich, es seien bereits bei Herodot gegen Schwarze gerichtete Vorurteile und entsprechende rassistische Stereotype feststellbar, so dass *blackness* lange vor *whiteness* entstanden sei.[9]

---

3 Vgl. Snowden 1989, 84; Thompson 1989, 19.

4 Vgl. z. B. Neils 2007; Tuplin 1999, 51; Weiler 1996, 159, die das N-Wort auch am Ende des 20. oder zu Beginn des 21. Jh. n. Chr. noch verwenden. Vgl. auch Raeck 1981, 166f für die Anwendung rassistischer Stereotype bei der Deutung der Schwarzen in der attischen Kunst.

5 Dietze 2014, 10.

6 Vgl. Vasunia 2001, 48. Vgl. auch Byron 2002, 41; West 1999, 23. Vgl. zur Präsupposition von Weißsein in der älteren Forschung auch die Übersetzung von Hippokr. Epid. II 1,10 in Sticker 1934a.

7 Der Begriff bezeichnet die durch strukturelle Privilegien gekennzeichnete Positionierung all jener, die nicht von rassistischer Diskriminierung betroffen sind (Amesberger / Halbmayr 2008, 77). Vgl. z. B. Dyer 1997; hooks 1992; Morrison 1992 zu *Critical Whiteness Studies* in den USA; z. B. Amesberger / Halbmayr 2008, 119–142; Eggers et al. 2009 zur Rezeption und Anwendung der Konzepte im deutschsprachigen Raum.

8 Samuels 2015, 733. Vgl. auch Dee 2003; Grand-Clément 2013, 16f, 35, 53; Rabinowitz 2014, 4. Vgl. aber z. B. Arndt 2008, die die Genealogie von Weißsein bis in die Antike zurückverfolgt, dabei leider jedoch unzählige Fehlinterpretationen und Falschinformationen akkumuliert.

9 Samuels 2015, 735. Vgl. auch Reiter 1962, 115 zur vereinfachten Gleichsetzung von dunkler Hautfarbe und Schwarzen.

Auf diese Weise werden Schwarze vor jeder Bedeutungszuschreibung als außer- oder ahistorische Kategorie etabliert, so als wären Menschen, denen in den griechischen Quellen eine dunkle Hautfarbe zugeschrieben worden ist, zeitgenössisch in ähnlicher Weise wahrgenommen worden wie Schwarze in der (post-)kolonialen Moderne. Ihre Abgrenzung von *Weißen*, die bis in die Gegenwart wirkmächtige soziale Effekte hat, basiert jedoch auf einem spezifischen historischen Konstrukt im Kontext der europäischen Aufklärung, der Entdeckungsreisen, des Kolonialismus und verschiedener mit diesen Prozessen verbundener Rassismen, die nicht ohne weiteres auf die Antike übertragen werden können,[10] indem angenommen wird, dass Schwarze auch schon im 5. Jh. v. Chr. als distinkte Gruppe wahrgenommen worden seien, wie dies heute üblich ist. Eine Positionierung hinsichtlich der Frage nach Rassismus im klassischen Griechenland folgt im Kapitel über *Die Hierarchisierung der Haut- und Haarfarben*,[11] in dem die Ergebnisse dieses und des folgenden Kapitels in diese Forschungsdiskussion eingeordnet werden.

Während also eine ganze Reihe von Forschungsarbeiten bereits aus moderner Perspektive nach der Positionierung von Schwarzen oder *Weißen* im heute gängigen Sinn in der Antike gefragt und dabei unter anderem Hautfarbenbezeichnungen als Hinweise auf die Herkunft gewertet hat,[12] richtet sich das Erkenntnisinteresse hier auf die Hautfarben,[13] die im klassischen Griechenland jedoch in erster Linie nicht als Herkunftsmerkmal, geschweige denn als pseudoobjektive Trennlinien zwischen Menschentypen in einer Wertehierarchie verstanden worden sind, sondern andere Kategorien sozialer Differenz gekennzeichnet haben.

Zeichen der Geschlechterdifferenz

Die geschlechtstypische Zuschreibung von Hautfarben wird in diesem Abschnitt mit Fokus auf die Bedeutung heller Haut dargestellt, da sie im Quellenbefund auffällig häufig in dieser Absicht eingesetzt wird. Sie ist Frauen und Jünglingen als Schönheitsmerkmal und Zeichen sexueller Attraktivität zugeschrieben worden. Diese Wirkung der Hautfarben ist in der Forschung wohlbekannt und wird von Irwin treffend zusammengefasst:

10 Vgl. z. B. Husmann 2010, 174f, die Winckelmanns Deutung antiker Marmorstatuen als *weiße* Idealbilder (vgl. Winckelmann 1776, 257) in den kolonial-rassistischen Entstehungskontext seiner Schriften einordnet. Vgl. auch Altekamp 2005, der sich kritisch mit den (post-)kolonialen Bedingungen der archäologischen Forschung auseinandersetzt; Groebner 2007 für eine differenzierte Betrachtung der – ebenfalls keinesfalls rassistisch zu deutenden – Hautfarben im Spätmittelalter.

11 S. unten S. 453–473.

12 Vgl. auch Snowden 1970; Thompson 1989 (Schwarze); Arndt 2008; Painter 2010 (*Weiße*).

13 Vgl. auch Grand-Clément 2013, die die Darstellung der Hautfarben im *Corpus Hippocraticum* und in der archaischen und klassischen Bildkunst mit ähnlichen Ergebnissen wie dieses Kapitel untersucht.

> The Greeks thought that a dark complexion signified manliness, including virility and such manly virtues as courage and the ability to fight well. A fair complexion, on the other hand, signified effeminacy in men.[14]

Schon Alice Kober hat einerseits die Verknüpfung von λευκός (*leukós*) und Schönheit beobachtet, wenn es auf Frauen und männliche Jugendliche bezogen wird,[15] aber andererseits auch auf die Konnotation der Feigheit verwiesen.[16] Außerdem wird argumentiert, die Hellhäutigkeit der Frauen impliziere ihre Zugehörigkeit zu einer gehobenen Schicht.[17] Im Folgenden wird diese Verknüpfung von Weiblichkeit und heller Haut anhand des Quellenbefundes rekonstruiert, um eine differenzierte Analyse ihrer Bedeutungen im historischen Kontext zu ermöglichen.

Helle Haut als weibliches Ideal

Der Tragödiendichter Euripides verweist immer wieder auf die weiße (λευκός) Haut von Frauen, z. B. bei Alkestis, den Bakchen, Phaidra, Kreusa, Kreons Tochter und Helena.[18] Kreons Tochter und Kreusa sind relativ jung, denn sie sind in dem beschriebenen Moment jeweils noch ledig. Phaidra und Alkestis sind zwar bereits verheiratet und letztere hat auch schon Kinder geboren, die jedoch noch klein sind. Außerdem wird ihre Jugend immer wieder betont, wenn ihr bevorstehender Tod beklagt wird.[19] Helenas fortgeschrittenes Alter ergibt sich hingegen aus der Generationenfolge: Orest, der sie töten will, ist ihr Neffe, bereits erwachsen und wird im Sinne eines glücklichen Ausgangs des Stücks schließlich ihre bereits heiratsfähige Tochter Hermione freien.[20] Weniger eindeutig sind die Bakchen einzuordnen, von denen einige ihre Säuglinge im Stich lassen, aber andere wie Agaue bereits erwachsene Söhne haben.[21] Euripides nutzt helle Haut also, um die Jugend, aber vor allem die Schönheit der Frauen zu unterstreichen,[22] denn auch die gealterte Helena entspricht noch den zeitgenössischen Vorstellungen idealer Weiblichkeit, die sich auch außerhalb der tragischen Dichtung spiegeln.

---

14 Irwin 1974, 129. Vgl. z. B. auch Dürbeck 1977, 77; Grand-Clément 2011, 234–245; Grand-Clément 2013, 53; Irwin 1974, 111–129; Kober 1932, 2; Roux 1972, 407, 457. Seeck 2008, 79 stellt ohne konkrete Belege fest: „[…] seit der ‚weißarmigen' Hera der Ilias ist das die traditionelle Hautfarbe der Frau[…]".

15 Kober 1932, 2. So auch Dürbeck 1977, 77.

16 Kober 1932, 12.

17 McCoskey 2012, 139. Vgl. auch O'Sullivan / Collard 2013, 141; Pomeroy 1994, 305; Schnurr-Redford 1996, 130f.

18 Eur. Alc. 158–160; Bacch. 665.1206; Hipp. 770; Ion 891–893; Med. 1148.1164; Or. 1466f.

19 Vgl. z. B. Eur. Alc. 55.635.887.

20 Eur. Or. 1653f.1671f.

21 Eur. Bacch. 699–702.507.

22 Vgl. auch Irwin 1974, 115–121, die mit λευκός (*leukós*) außerdem die Textur der Haut adressiert sieht. Vgl. auch die weichen Wangen von Frauen (z. B. Soph. Ant. 531.783: μαλακή παρειά), die im Trauerritual zerkratzt werden (vgl. z. B. Eur. Suppl. 49–51.826; Tro. 279f) und insofern auf die Verletzung der Gesichtshaut verweisen, ohne diese jedoch zu benennen (vgl. aber als Ausnahme Eur. Suppl. 76f).

Der vorsokratische Naturphilosoph Empedokles schreibt Männern und Frauen in einer fragmentarisch überlieferten Äußerung eine getrennte Herkunft zu, die sich auch anhand des Körperäußeren zeige: Männer seien aufgrund der Hitze in ihrem Teil der Welt dunkel (μέλας).[23] Diese klimatheoretische Vorstellung über die Geschlechterdifferenz impliziert, dass Frauen helle Haut haben. Bestätigt wird diese Assoziation in einem anderen Fragment, in dem Empedokles seine Muse als weißarmig (λευκώλενος) charakterisiert. Mit diesem Epitheton hat schon Homer Göttinnen (allen voran Hera) sowie andere weibliche Gestalten besungen und es wird auch in der klassischen Dichtung verwendet.[24]

In Sophokles' *Antigone* schildert der Bote, der von Haimons Suizid neben dem Leichnam seiner Braut berichtet, wie mit seinem letzten Atemzug Blut auf ihre weiße Wange (λευκή παρειά) gespritzt sei,[25] deren Helligkeit durch den Kontrast zu dem roten Blut hervorgehoben wird. Griffith deutet dieses Bild außerdem als sexuelle Metapher für die nun im Tod vollzogene Ehe.[26] Auch Antigone erfüllt also diese Anforderung idealer Weiblichkeit, der ihr Verhalten keineswegs entspricht. Denn sie widersetzt sich in diesem Stück Kreons Verbot, ihren Bruder Polyneikes zu bestatten, und handelt damit – nach Kreons Auffassung – wie ein Mann.[27] Dieses Beispiel veranschaulicht eine Beobachtung, die auf viele der bei Euripides mit heller Haut versehenen Frauen zutrifft: während ihr Verhalten der Idealvorstellung weiblicher Zurückhaltung widerspricht,[28] erfüllen ihre äußerlich sichtbaren Körper die Anforderungen. Nur Kreons Tochter, der außerdem das Stereotyp weiblicher Eitelkeit zugeschrieben wird,[29] und Alkestis, die als selbstlose Gattin schlechthin für ihren Mann in den Tod geht,[30] entsprechen dem weiblichen Ideal sowohl in ihrem Verhalten als auch in ihrem Aussehen.

Dieser Befund widerspricht Bridget Thomas' Behauptung, λευκός (*leukós*) sei in der Tragödie zumeist auf junge, schöne, heiratsfähige Mädchen bezogen, die kein Wort sprechen. Insofern konnotiere das Adjektiv nicht nur Jugend und Attraktivität, sondern auch Passivität und Unterwerfung: ihre helle Haut signalisiere, es sei angemessen,

23 Emp. fr. 93B Gemelli [= 31 B67 DK = Gal. In Hippokr. Epid. VI, 46 = 119,12 Wenkebach / Pfaff]: ἐν γὰρ θερμοτέρῳ τὸ κατ' ἄρρενα ἔπλετο γαίης, καὶ μέλανες διὰ τοῦτο καὶ ἁδρομελέστεροι ἄνδρες καὶ λαχνήεντες μᾶλλον. Vgl. auch Emp. fr. 93A Gemelli [= 31 A81 DK = Aet. V 7,1].

24 Emp. fr. 9,8 Gemelli [= 31 B3 DK = S. Emp. Adv. Math. 7,124] (Muse); Hom. Il. I 55.195 (Hera); Hes. theog. 913 (Demeter); Pind. P. 3,98 (Thyona). Vgl. auch Irwin 1994, 8; Thomas 2002, 3–7; Wallace 1927, 19f zur Deutung dieses Attributs.

25 Soph. Ant. 1235–1239.

26 Griffith 1999, 339.

27 Vgl. Soph. Ant. 243 zu Kreons Überzeugung, ein Mann müsse sein Gesetz übertreten haben und Soph. Ant. 443–525 für Antigones Ablehnung weiblicher Zurückhaltung.

28 Phaidra begehrt ihren Stiefsohn und verleumdet ihn; Kreusa wird schwanger, ohne verheiratet zu sein, setzt das Kind aus und schiebt es später ihrem Ehemann unter; Helena ist mit Paris durchgebrannt und hat so den Anlass für den Trojanischen Krieg gegeben; die Bakchen verlassen im dionysischen Rausch nicht nur die Stadt und ihre Familien, sondern überfallen auch die Nachbarn und reißen den König Pentheus wie Wild.

29 Eur. Med. 1156–1166. Vgl. oben S. 192 zu diesem Stereotyp und der Deutung dieser Stelle.

30 Eur. Alc. 282–288.

dass Männer sie begehrten.[31] Thomas' Lesart betont die soziale Positionierung der jungen Frauen und tatsächlich sind Antigone, Kreusa und Kreons Tochter zwar in dem Moment, in dem λευκός (*leukós*) auf sie bezogen wird, mannbar, ledig und haben wenig Handlungsoptionen,[32] aber es gibt eine Reihe weiterer Stellen, die keineswegs in dieses Schema passen. Außerdem überschreiten fast alle Genannten die Grenzen idealen weiblichen Verhaltens und stehen so gegen Thomas' These, das Ideal der hellen Haut habe in der sozialen Realität der Unterdrückung der Frauen gedient, weil sie um jeden Preis versucht hätten, es zu erfüllen.[33] Vielmehr bringen die Tragiker Frauengestalten auf die Bühne, die zwar das Ideal der hellen Haut erfüllen, aber auf eine Weise handeln, die für sie selbst und andere schließlich zerstörerisch ist.

Dies gilt auch für die Kolcherin Medea, deren Darstellung unterstreicht, dass die helle Hautfarbe nicht auf Griechinnen begrenzt worden ist: Euripides zufolge ist sie nicht nur hell (λευκός), sondern vollständig weiß (πάλλευκος).[34] Diese Stellen belegen, dass eine barbarische Herkunft nicht pauschal mit jenen Hautfarben assoziiert worden ist, die von griechischen Idealvorstellungen abweichen. Medeas Hautfarbe unterstreicht die Geschlechterdifferenz, dient aber in keinem Fall der Markierung ihrer fremden Herkunft, die allerdings an zentraler Stelle kritisiert wird.[35]

Auch in der Alten Komödie werden helle Haut und weibliche Schönheit explizit verknüpft. So äußert sich Praxagora bei der Vorstellung ihres Programms in den *Ecclesiazusae*:

> Praxagora:
> ‚Hier!' ruft es herab
> Aus dem Fenster, ‚nicht dort bei der Nachbarin, hier
> Ist die Schönste, liebreizend und lilienweiß!'[36]

Die beschriebene Qualität der Haut entspricht nicht nur dem weiblichen Schönheitsideal des klassischen Athen, sondern spiegelt auch bürgerliche Idealvorstellungen im Kontext des Kolonialismus und Rassismus des 19. Jh. n. Chr., in das die hier verwendete Übersetzung zurückgeht. Das Adjektiv λευκός (*leukós*) kann jedoch nicht nur ‚weiß', sondern auch ‚leuchtend' bedeuten.[37] Praxagora zielt wohl nicht nur auf die Hautfarbe, sondern insgesamt auf junge, strahlend schöne und dabei auch helle Haut. Eine ähnliche Passage findet sich auch in Aristophanes' *Aves*, wo Peithetairos sich an Proknes Schönheit sowie

31 Thomas 2002, 7.

32 Kreusa wird von Apollon vergewaltigt; Antigone ist bereits tot; Kreons Tochter ist vergiftet worden.

33 Thomas 2002. Sie führt die Wirkmacht dieser Idealvorstellung auch auf den medizinischen Befund zurück. Vgl. zu den nicht immer eindeutigen Botschaften hinsichtlich dieser Frage im *Corpus Hippocraticum* unten S. 432–434.

34 Eur. Med. 923.30.

35 Vgl. Eur. Med. 1329–1343.

36 Aristoph. Eccl. 697–699 (Ü L. Seeger): 'παρ' ἐμοὶ δ' ἑτέρα' / φήσει τις ἄνωθ' ἐξ ὑπερῴου, / 'καὶ καλλίστη καὶ λευκοτάτη[...].'

37 Kober 1932, 1; Reiter 1962, 25f.

ihrer weichen und hellen Haut erfreut.[38] Seine Bewunderung und Praxagoras Ankündigung, in der neuen Reglementierung der Sexualität werde die Schönste besonders begehrenswert sein, beziehen sich auf attische Schönheitsideale und übernehmen sie in ihre Utopien – sei es nun eine Vogelstadt oder eine Frauenherrschaft. Auf diese Weise wird anhand des Körperäußeren der Frauen veranschaulicht, dass sich – trotz der grundlegenden Unterschiede dieser neuen Welten zur attischen *pólis* – dort nicht alles ändert.

Auch wenn helle Haut relativ eindeutig als weibliches Ideal fungiert, ist ihre Benennung nicht in jedem Fall auf diese Bedeutung fokussiert. So werden die weißen Füße der Bakchen[39] und der Dienerinnen der Kreusa als Verweis auf ihre Barfüßigkeit interpretiert.[40] Irwin ordnet sie aber auch als Merkmal von weiblicher Schönheit ein.[41] Außerdem belege die Frage der Dienerinnen der Kreusa die sonst kaum benannte Praxis, die Schuhe vor Heiligtümern abzulegen.[42] Aber auch der Chor der alten Männer in Aristophanes' *Lysistrata* nennt sich weißfüßig.[43] Irwin stellt hier eine Verbindung zu den Mänaden her, denen die Männer des Chores auf diese Weise angenähert erscheinen.[44] Ulrich von Wilamowitz-Moellendorff hingegen deutet die Stelle als ironische Aneignung eines Attributs junger Männer.[45] Da Irwins Einwände gegen diese Interpretation nicht stichhaltig sind,[46] sind beide Assoziationen möglich und erzeugen einen ambivalenten komischen Effekt.

Hautfarbe und Geschlechtertausch

Die Relevanz der Hautfarbe für die Geschlechterdifferenzierung zeigt sich auch beim Geschlechtertausch der Frauen in den *Ecclesiazusae*, in denen die Athenerinnen als Männer verkleidet in der Volksversammlung die Übergabe der Macht an die Frauen beschließen. Sie haben ihre Körper in den letzten Wochen auf diesen Geschlechtertausch vorbereitet:

38 Aristoph. Av. 667–670.

39 Eur. Bacch. 863; Cycl. 72. Vgl. z. B. Dodds 1944, 152; O'Sullivan / Collard 2013, 141; Roux 1972, 457 zur Barfüßigkeit.

40 Eur. Ion 221. Vgl. die Übersetzungen der Stelle in Buschor 1972; Ebener 1977 zur Barfüßigkeit. Vgl. aber Roux 1972, 457. Vgl. auch Owen 1939, 87; Wilamowitz 1926, 96, die auch diese Stelle als Bezug auf die Hautfarbe der Frauen deuten. Vgl. auch Pind. P. 9,9, der Aphrodite silberfüßig nennt.

41 Irwin 1974, 121–123.

42 Irwin 1974, 125f: vgl. Eur. Ion 219–221.

43 Aristoph. Lys. 665–670. Vgl. auch Aristoph. Nub. 103.363 zur Barfüßigkeit der Gelehrten.

44 Irwin 1974, 128.

45 Vgl. Wilamowitz 1927, 164.

46 Sie behauptet in diesem Kontext, λευκός (*leukós*) sei auf die Bezeichnung weiblicher Gestalten begrenzt, verweist später jedoch selbst zutreffend auf Stellen, an denen jungen und (sexuell) attraktiven Männern helle (λευκός) Haut zugeschrieben wird (Irwin 1974, 127 und 132f).

ERSTE FRAU: [...]
Und dann: sooft mein Mann zum Marktplatz ging,
Setzt ich, gesalbt am ganzen Leib, der Sonne
Mich aus den ganzen Tag und ließ mich bräunen.[47]

Seegers Übersetzung expliziert den Zweck des Aufenthalts in der Sonne (ἥλιος), der im Griechischen zwar nur impliziert ist, aber vorausgesetzt werden kann, da die Hautfarbenveränderung im Botenbericht von der Volksversammlung eine zentrale Rolle für die Darstellung der Frauen einnimmt.[48] Diese Replik setzt aber nicht nur voraus, dass eine Hautfarbenveränderung durch Sonnenbaden physiologisch möglich ist, sondern bestätigt auch, dass sie zum Zwecke des Geschlechtertausches geradezu geboten ist. Nicht nur die geschlechtsdifferenzierende Funktion der Hautfarben wird also unbenannt vorausgesetzt, sondern auch ihre spezifische Ausprägung im klassischen Griechenland, dass Frauen heller seien als Männer.

Sommersteins Kommentar zu dieser Stelle kann exemplarisch für andere ähnliche Erläuterungen stehen. Er erklärt, die Hautfarbe habe in Athen als primäres äußeres Zeichen von Geschlecht gedient. Da freie Männer idealerweise den ganzen Tag draußen gewesen seien, sei ihre Haut gebräunt gewesen, während freie Frauen idealerweise den ganzen Tag drinnen gewesen seien und deshalb helle Haut gehabt hätten. Er vergleicht diese soziale Praxis außerdem mit der Betonung des gleichen Kontrastes in der bildenden Kunst.[49] Sommerstein deutet also konventionalisierte Darstellungen aus der Dichtung und dem archäologischen Befund nicht nur als Idealvorstellungen, sondern überträgt sie auf die Ausprägung der Hautfarben von Athenern und Athenerinnen.[50] Wie diese tatsächlich ausgesehen haben, kann jedoch anhand des überlieferten Quellenmaterials nicht rekonstruiert werden. Die Zuschreibung heller Haut an Frauen ist ebenso eine künstlerische Konvention wie ihre Darstellung mit weißer Farbe in der attisch-schwarzfigurigen Vasenmalerei. Dies wird am Beispiel der Männer offensichtlich, die auf den Vasen schwarz gefasst sind und nicht nur von Empedokles, sondern auch in der Dichtung als μέλας (schwarz) charakterisiert werden,[51] auch wenn diese Zuschreibung relativ selten erfolgt, weil sie die häufig unbenannte Norm repräsentieren. Dennoch würde aber kaum ein

47 Aristoph. Eccl. 62–64 (Ü L. Seeger): ἔπειθ' ὁπόθ' ἀνὴρ εἰς ἀγορὰν οἴχοιτό μου, / ἀλειψαμένη τὸ σῶμ' ὅλον δι' ἡμέρας / ἐχραινόμην ἑστῶσα πρὸς τὸν ἥλιον. Auch die neuere Übersetzung Bremer / Holzberg 2004 benennt das Bräunen an dieser Stelle ausdrücklich.

48 Vgl. Aristoph. Eccl. 385–387 und die Diskussion dieser Stelle auf den nächsten Seiten.

49 Sommerstein 2007a, 143.

50 Vgl. auch Brulé 2015, 410–413; Descharmes 2015, 257 mit Anm. 20; Sassi 2001, 3–8. Thomas 2002 schlägt eine besonders weit gehende Deutung dieses Befundes vor; Pomeroy 1994, 305f verknüpft diese Vorstellung mit der Verwendung von Bleiweiß als Schminke.

51 Emp. fr. 93B Gemelli [= 31 B67 DK = Gal. In Hippokr. Epid. VI, 46 = 119,12 Wenkebach / Pfaff]; Hom. Od. XVI 176; Aristoph. Lys. 801–803; Thesm. 32. Vgl. auch Hippokr. Vict. II 49,2 (Assoziation von Männlichkeit und dunklem Fell in der Tierwelt, indem beide mit Trockenheit verbunden werden); Irwin 1974, 112–116, 129–135, 155f; Kober 1932, 25f (Gegenüberstellung von hellen Frauen und dunklen Männern).

Kommentar behaupten, sie seien schwarz wie die Aithiopen. Aus moderner Perspektive entspricht die hellere Hautfarbe, die den Frauen in den Quellen zugeschrieben wird, dem bürgerlichen Ideal der ‚vornehmen Blässe' und insofern gilt es in der Forschung einerseits als plausible Deutung, λευκός (*leukós*) hier wörtlich als ‚weiß' zu verstehen. Andererseits wird μέλας (*mélas*) in altertumswissenschaftlichen Beiträgen nicht in vergleichbarer Weise als ‚schwarz' wiedergegeben, wenn es auf die männliche Haut bezogen ist. Im Gegensatz zur hellen Haut von Frauen, die modernen Geschlechter- und ‚Rasse'-Stereotypen entspricht, wird die Assoziation eines dunklen Teints mit Männlichkeit auch sprachlich deutlich von schwarzer Haut unterschieden, wohl weil sie von vielen noch immer als hierarchisierendes ‚Rasse'-Merkmal eingeordnet wird.

Während also von einer Übertragung der Zuschreibung weißer und schwarzer Haut auf die tatsächliche Hautfarbe der Griechinnen und Griechen abzusehen ist, verlassen die Frauen, die sich in den *Ecclesiazusae* auf dem Dach sonnen, den ihnen als Tätigkeitsfeld zugewiesenen Innenraum.[52] Indem sie sich salben und im Freien der Sonne aussetzen, eignen sie sich zumindest teilweise männliche Praktiken an. Dabei verlassen sie den *oĩkos* jedoch nicht, so dass sie zwar nicht exakt wie Männer im *gymnásion* handeln, die schicklichen Grenzen weiblichen Verhaltens jedoch deutlich überschreiten. Die Athenerinnen bereiten so ihre Maskerade vor, ohne den ihnen zugeschriebenen Bereich zu verlassen und schützen ihr Vorhaben auf diese Weise auch vor Entdeckung.[53] Darüber hinaus heben sie ihr Vorgehen als Ausnahme hervor und legen insofern gleichermaßen traditionelle Geschlechterstereotype ab, wie sie zeitgenössische Erwartungen an das Verhalten sittsamer Bürgerinnen reproduzieren. Nur wenn sie sich normaler- bzw. idealerweise im Inneren des Hauses aufhalten, kann das Sonnen als Abweichung markiert sein. Dass ihre Bemühungen, sich zu bräunen, jedoch nicht erfolgreich sind, zeigt sich bereits in dieser Passage, in der die Verben im Imperfekt stehen und so den Versuch, nicht aber den erfolgreichen Abschluss der Verwandlung benennen. Der Bericht über die Volksversammlung expliziert diese Erfolglosigkeit der Hautfarbenveränderung der Frauen:

> Chremes: [...]
> Das sind ja lauter Schuster, dachten wir,
> Wie wir die Leute sahn! ‚Weißwimmelnd' war
> Fürwahr die Volksversammlung anzuschaun![54]

Die vielen hellhäutigen Frauen, die den Versammlungsort gefüllt haben (λευκοπληθής), werden für Schuster gehalten. Ausgehend von dem Vorurteil, dass auch Handwerker drinnen arbeiten[55] und deshalb – wie Frauen – helle Haut haben, wird das Äußere der

52 Z. B. Hdt. II 35,2; Xen. oik. 7,3.22–25.

53 Ich danke Christoph Schubert für diesen wichtigen Hinweis.

54 Aristoph. Eccl. 385–387 (Ü L. Seeger): *καὶ δῆτα πάντες σκυτοτόμοις ᾐκάζομεν / ὁρῶντες αὐτούς· οὐ γὰρ ἀλλ' ὑπερφυῶς / ὡς λευκοπληθὴς ἦν ἰδεῖν ἡκκλησία·* [...].

55 Vgl. Sommerstein 2007a, 175. Vgl. zur Bewertung solcher Handwerkstätigkeiten oben den Abschnitt *Handwerk mit Haut und Haar* (S. 354–358).

Schuster als Abweichung vom Ideal attischer Männlichkeit markiert. Die Frauen haben es also zwar geschafft, männlich zu wirken, überzeugen jedoch nicht vollkommen. Chremes bewertet die Hautfarbe als Merkmal eines Berufsstandes, stellt aber nicht die Geschlechtszugehörigkeit der in der Volksversammlung Anwesenden in Frage. Durch die falschen Bärte und die passende Kleidung[56] haben die Frauen ihr Äußeres der männlichen Konvention anscheinend in ausreichendem Maße angepasst. Ihre helle Haut ist das einzige, das wirklich von ihren Körpern zu sehen ist und sie verraten könnte – nur wird sie nicht als geschlechtsspezifisches Merkmal wahrgenommen. Die Maskerade ist auch bei der Rede ihrer Anführerin Praxagora erfolgreich, die zwar nicht als erwachsener Mann verkannt wird, immerhin aber als schöner, heller (λευκός) Jüngling:

> CHREMES:
> Dann sprang hervor ein Bürschchen, schmuck und weiß
> Von Angesicht, er sah dem Nikias gleich,
> Und also hub er an zum Volk zu reden:
> ‚Den Weibern übergebt die Staatsgewalt!'
> Und ‚Bravo!' scholl's, es lärmt' und schrie die Bande
> Der Schuster. Aber die vom Land, die knurrten
> Dagegen![57]

Die hellen Schuster werden den Männern vom Land gegenübergestellt, deren dunklere Hautfarbe zwar nicht benannt wird, aber impliziert ist. Denn ihre Arbeit ist mit der beständigen Tätigkeit im Freien verbunden, die im griechischen Denken für einen stark gebräunten Teint prädestiniert und mit männlicher Kampffähigkeit assoziiert worden ist.[58] Dieser optische Kontrast der beiden Gruppen spiegelt sich auch inhaltlich in ihren gegensätzlichen Reaktionen auf Praxagoras Vorschlag: die Frauen nehmen ihn an, aber die Minderheit der Bauern lehnt ihn ab. Die Hautfarbe markiert an dieser Stelle vordergründig die soziale Position und verschiedene Berufsstände. Unterschwellig wird jedoch zusätzlich auch die Geschlechterdifferenz aufgerufen, da das Publikum weiß, dass die Schuster eigentlich Frauen sind, und ihre helle Haut darauf zurückführt.

Abweichungen vom männlichen Ideal gebräunter Haut

Indem Aristophanes die hellen Schuster bzw. Frauen den (dunklen) Bauern gegenüberstellt, kennzeichnet er ihre äußere Erscheinung implizit als Abweichung von einem unbenannten Ideal,[59] das in der Mitte zwischen beiden Polen zu verorten ist. Denn weder eine allzu helle noch eine zu dunkle Haut gilt bei erwachsenen Bürgern als erstrebenswert.

---

56 Z. B. Aristoph. Eccl. 68f.74f.121–123. Vgl. zur Wirkung der Bärte oben S. 261–264.

57 Aristoph. Eccl. 427–433 (Ü L. Seeger): μετὰ τοῦτο τοίνυν εὐπρεπὴς νεανίας / λευκός τις ἀνεπήδησ' ὅμοιος Νικίᾳ / δημηγορήσων, κἀπεχείρησεν λέγειν / ὡς χρὴ παραδοῦναι ταῖς γυναιξὶ τὴν πόλιν. [430] / εἶτ' ἐθορύβησαν κἀνέκραγον ὡς εὖ λέγοι, / τὸ σκυτοτομικὸν πλῆθος, οἱ δ' ἐκ τῶν ἀγρῶν / ἀνεβορβόρυξαν.

58 Vgl. z. B. Plat. rep. 556d–e; Xen. Lak. pol. 5,8 zur Verknüpfung von Kampffähigkeit und Hautfarbe.

59 Vgl. auch Grand-Clément 2011, 195–201; Sassi 2001, 26f zum Fehlen entsprechender Äußerungen.

Vielmehr wird Christesen zufolge durch das Training im *gymnásion* eine bestimmte äußere Gestalt erlangt, die sich unter anderem anhand einer am ganzen Körper gleichmäßigen Bräunung der Haut zeige. Einerseits wirke das regelmäßige, gemeinsame, unbekleidete Üben sozial integrativ für all jene, die es sich leisten können, daran teilzunehmen. Andererseits markierten das auf diese Weise hergestellte Aussehen und insbesondere die spezifische Hautfarbe der Athleten den Ausschluss aller anderen von dieser Gemeinschaft.[60] Dass eine von der Sonne verbrannte Haut keineswegs als ideale männliche Hautfarbe einzuordnen ist, wird beispielsweise auch in Aischylos' *Prometheus* deutlich. Der Titan wird unter anderem auch dadurch bestraft, dass er in der Sonnenhitze die Blüte seiner Haut einbüßt.[61] Seine Hautfarbe verändert sich unter der starken Sonneneinstrahlung in einer negativ bewerteten Weise, so dass er das rechte Maß aufgrund der Bestrafung nicht einhalten kann. Solche Beispiele sind im vorliegenden Quellencorpus jedoch die Ausnahme, während sich die ambivalente Bewertung heller Haut bei Männern an vielen Stellen zeigt.

Sie kennzeichnet (wie bei Frauen) die Schönheit junger Männer und kann – wie bei Praxagoras Rede vor der Volksversammlung – mit der Zuschreibung sexueller Attraktivität einhergehen,[62] die es erstrebenswert erscheinen lässt, als *erastés* eine päderastische Beziehung mit dem so beschriebenen Jüngling anzustreben. Das Lob der Schönheit trägt also die Markierung des jüngeren Alters und damit einer möglichen Unterordnung unter Ältere in sich, die inner- oder außerhalb päderastischer Beziehungen wirksam werden kann. Außerdem wird helle Haut abwertend zur Charakterisierung von Männern verwendet, deren Verhalten, z. B. aufgrund des ausgeübten Berufes, nicht dem Ideal entspricht, sich draußen aufzuhalten.[63] Auch dem Tragödiendichter Agathon wird eine helle Hautfarbe zugeschrieben, als er in Aristophanes' *Thesmophoriazusae* gebeten wird, sich als Frau zu verkleiden und sich beim Thesmophorienfest, an dem nur die (verheirateten) Athenerinnen teilnehmen, einzuschleichen, um Fürsprache für Euripides zu halten.[64] Es erweist sich jedoch als relativ schwierig, Agathon einer der beiden genannten Gruppen zuzuordnen. Einerseits wird die Schönheit seiner hellen Haut gelobt,[65] andererseits wird sie auch mit der spezifischen Art, wie er als Tragödiendichter arbeitet, in Verbindung gebracht. Denn er trägt bei seinem Auftritt Frauenkleidung, um sich beim Schreiben eines sogenannten Frauendramas besser in seine Protagonistinnen einzufühlen,[66] so dass seine schöne, helle Haut womöglich auch auf seine – spezielle – Art der Berufsausübung verweist. Sie markiert in jedem Fall eine Abweichung von der normalisierten Hautfarbe erwachsener Männer, denn nicht ohne Grund wendet Euripides sich mit seiner Bitte

60 Christesen 2014, 221–228.

61 Aischyl. Prom. 22f: σταθευτὸς δ' ἡλίου φοίβῃ φλογὶ / χροιᾶς ἀμείψεις ἄνθος· [...].

62 Aristoph. Eccl. 427. Vgl. auch Aristoph. Nub. 1012; Brulé 2015, 410–413, 461.

63 Vgl. Xen. oik. 7,3 (Explikation dieses Ideals); Xen. oik. 11,14–18 (Tagesablauf eines vorbildlichen Bürgers); Xen. oik. 10,5 (gesunder Teint, der so erlangt wird).

64 Aristoph. Thesm. 184–192.

65 Aristoph. Thesm. 191.

66 Vgl. Aristoph. Thesm. 95–152, besonders 149–152, wo er dieses Vorgehen erläutert. Vgl. auch Aristoph. Ach. 410–413 zur poetologischen Theorie, auf der dieses Verhalten beruht; Möllendorff 2002, 149, der sie auf dieser Quellenbasis rekonstruiert.

ausgerechnet an ihn. In diesen Beispielen wird die helle Haut mit abweichenden Männlichkeiten verbunden, ohne jedoch die so charakterisierten Bürger zu verunglimpfen: die Zuschreibung einer hellen Hautfarbe soll ihnen schmeicheln und ist insofern ein zwar zweifelhaftes Kompliment, aber keine Beschimpfung, wie Thomas Poiss' verkürzte Darstellung dieser Passagen nahelegen kann.[67]

Allerdings findet sich in der Tragödie ein entsprechendes Beispiel. Pentheus verunglimpft Dionysos, weil er seine helle (λευκός) Haut absichtlich im Schatten pflege, um seine sexuelle Attraktivität (für Frauen) zu steigern.[68] Der Verweis auf den Schatten stellt einen Bezug zur weiblich konnotierten Beschäftigung im Haus her. Außerdem wird die Betätigung in der Sonne mit Anstrengung assoziiert, der Aufenthalt im Schatten dient hingegen der Muße oder dem Schutz vor Entdeckung.[69] Jeanne Roux schlägt außerdem vor, dass die helle Haut Dionysos als Barbaren markiere.[70] Da er seine lydische Herkunft wenig später expliziert,[71] kann die Lebensweise drinnen als herkunftsspezifisches Verhalten gedeutet werden.[72] Auf diese Weise wird jedoch die helle Haut auf eine Praxis zurückgeführt und – entgegen modernen Vorstellungen – nicht als biologisch fundiertes Merkmal der Herkunft konstruiert. Pentheus meint, um für Frauen attraktiv zu sein, verhalte sich der Lyder, für den er Dionysos hält, letztlich wie diese: er lasse sich die Haare lang wachsen, pflege die wohlriechenden Locken und bleibe im Schatten, um schön zu sein. Roux macht darauf aufmerksam, dass Dionysos' Schönheit zeitgenössisch aus männlicher Perspektive als mittelmäßig einzuordnen sei. Er gefalle Pentheus zufolge zwar Frauen, aber im historischen Kontext sei das Begehren und die Verehrung der Schönheit durch andere Männer das höchste Kompliment, das Dionysos verwehrt bleibe.[73] Diese Beobachtung entspricht Pentheus' Intention, den Eindringling zu schmähen, der die Frauen aus der Stadt lockt. Denn sein Aussehen wird in der Aufmachung der Bakchen gespiegelt, die wie ihr Gott die Haare offen tragen und helle Haut haben.[74] Dionysos wird also nicht nur als Fremder markiert, sondern erscheint zudem effeminiert.

---

67 Vgl. Poiss 2003, 153. Vgl. Arndt 2008, 109 zum verdrehten Eindruck, den seine Formulierung bei Fachfremden erzeugen kann.

68 Eur. Bacch. 457–459. Vgl. auch Eur. Bacch. 437f.

69 Z. B. Hdt. VII 226,2 (Anstrengung); Hdt. VI 12,2–4 (Muße); Aristoph. Av. 1508f; Eccl. 496–499 (Schutz).

70 Roux 1972, 406.

71 Eur. Bacch. 462–464. Vgl. auch Xen. Ag. 1,28; hell. III 4,19 zur hellen Haut der persischen Soldaten während des Feldzuges gegen Tissaphernes (395 v. Chr.).

72 Vgl. auch Hdt. III 12,4 zur Assoziation von Schatten und der Herkunft aus Kleinasien: die Schädel der Perser seien aufgrund ihrer Kopfbedeckungen weicher als die der Ägypter, deren rasierte Häupter stets der Sonne ausgesetzt seien.

73 Roux 1972, 404f.

74 Eur. Bacch. 150.455 (Dionysos' offene Haare); Eur. Hel. 1364f; Phoen. 787 (offene Haare der Bakchen); Eur. Bacch. 665.863.1206 (helle Haut der Bakchen).

Seine strahlende Haut ist aber nicht als Zeichen der Feigheit zu deuten, wie Kober meint.[75] Vielmehr erweist er sich als besonders mutig. Denn bei seiner Ergreifung durch Pentheus wird er nicht bleich (ὠχρός).[76] Dieses Farbwort wird in den überlieferten Tragödien an keiner weiteren Stelle verwendet und ist hier zwar mit Feigheit assoziiert, aber durch die Verneinung erscheint es im Kontext männlichen Mutes, während λευκός (*leukós*) zur Beschimpfung männlicher Gestalten eingesetzt wird. In der Alten Komödie verhält es sich hingegen genau umgekehrt. Zwar ist λευκός (*leukós*) ambivalent zu bewerten, wenn es auf Männer bezogen wird, ὠχρός (*ōchrós*) aber ist stets negativ konnotiert und dient der Abwertung und Beschimpfung der so charakterisierten Figuren.[77] Diese negative Konnotation bleicher Haut zeigt sich auch im übertragenen Gebrauch, denn ὠχρός (*ōchrós*) veranschaulicht die schlechte Lage der *pólis*.[78] Es kann außerdem auch eingesetzt werden, um weibliche Gestalten zu verunglimpfen. So ist Penia, die Göttin der Armut, im *Plutus* ὠχρός (*ōchrós*) und wird mit den Erinyen verglichen.[79] Alexa Piqueux geht davon aus, dass sie mit einer bleichen Maske dargestellt worden sei, wie auch die Mitbewohner des Sokrates in den *Nubes*.[80] Denn dort wird ὠχρός (*ōchrós*) gemeinsam mit anderen Attributen eingesetzt, um diese Gelehrten zu beschreiben:

> Pheidippides:
> Pah! Lumpen sind's, ich weiß; die Scharlatane,
> Die bleichen Barfüßler meinst du wohl, zum Beispiel
> Den armen Sokrates und Chairephon![81]
> Pheidippides:
> Das kann ich nicht: so käsegelb, wie die –
> Wie könnt ich noch ins Aug den Rittern sehn?[82]
> Schwächerer Logos:
> Wart nur! Er wird ein tüchtiger Sophist!
> Pheidippides:
> O freilich, so ein bleicher, armer Schlucker![83]

---

75 Kober 1932, 12 behauptet, bei den Griechen sei Weiß, wie bei den meisten Völkern, ein Zeichen von Feigheit. Vgl. auch Poiss 2003, 153 zur Deutung der hellen Hautfarbe als Zeichen der Verweichlichung.

76 Eur. Bacch. 438. Vgl. die ausführliche Deutung der Stelle oben S. 387f.

77 Vgl. auch Irwin 1974, 134 zur Bedeutung und Bewertung dieser Farbtermini.

78 Aristoph. Pax 642.

79 Aristoph. Plut. 422f.

80 Piqueux 2006, 142f.

81 Aristoph. Nub. 102–104 (Ü L. Seeger, modifiziert): αἰβοῖ πονηροί γ'. οἶδα· τοὺς ἀλαζόνας / τοὺς ὠχριῶντας, τοὺς ἀνυποδήτους λέγεις, / ὧν ὁ κακοδαίμων Σωκράτης καὶ Χαιρεφῶν.

82 Aristoph. Nub. 119f (Ü L. Seeger): οὐκ ἂν πιθοίμην· οὐ γὰρ ἂν τλαίην ἰδεῖν / τοὺς ἱππέας τὸ χρῶμα διακεκναισμένος.

83 Aristoph. Nub. 1111f (Ü L. Seeger, modifiziert): Η. ἀμέλει, κομιεῖ τοῦτον σοφιστὴν δεξιόν. / Φ. ὠχρὸν μὲν οὖν οἶμαί γε καὶ κακοδαίμονα.

Pheidippides wehrt sich zunächst gegen den Vorschlag seines Vaters Strepsiades, bei den Philosophen zu lernen. Er orientiert sich an den Idealen der Ritter und ihren Anforderungen an einen schönen Körper. Wie die Gelehrten bleich zu sein, würde die Bemühungen um sein Äußeres zunichtemachen und dies erscheint ihm unerträglich. Er nutzt die Hautfarbe zur Abgrenzung vom Lebensstil der Gelehrten und zur Abwertung ihrer Tätigkeit. Aber auch Strepsiades hat Berührungsängste, als er die Scholaren erblickt:

> Strepsiades:
> Hilf, Herakles! Welch wundersame Tiere!
> Scholar:
> Du staunst? Wie kommen sie dir vor?
> Strepsiades:
> Wie die
> Von Pylos, die spartanischen Gefangenen.[84]

Er vergleicht das Äußere der Gelehrten mit dem von Tieren und Kriegsgefangenen und grenzt sich so von ihnen ab, weil sie nicht menschlich bzw. nicht frei seien. Außerdem sind sie Fremde und nicht aus Athen: im Fall der Spartaner ist dies offensichtlich und über die Tiere will Strepsiades sogleich erfahren, aus welchem Land sie kämen.[85] Das Aussehen der Gelehrten weicht so sehr von seinen Idealen ab, dass er ihre Herkunft weit von sich weist. Auch diese Verbindung von Herkunft und Hautfarbe konstruiert die Merkmale aber nicht als biologisch fundierte und feststehende Fakten, sondern führt sie auf die Tätigkeit im Bergwerk zurück, die eine der anstrengendsten und tödlichsten Formen der Sklavenarbeit gewesen ist.[86]

Außerdem dient diese Charakterisierung der sozialen Differenzierung aufgrund der beruflichen Tätigkeit. Da die Gelehrten sich selbst nie über ihre Hautfarbe äußern, bleiben die abgrenzenden Aussagen der Protagonisten in dieser Frage als privilegierte Perspektive unhinterfragt. Ein möglicher Grund für das bleiche Äußere der Gelehrten wird zwar genannt, aber nicht explizit mit der Ausprägung ihrer Hautfarbe verbunden: Sokrates missbillige es, wenn sich seine Mitbewohner im Freien aufhielten.[87] Mit den Äußerungen der hippokratischen Schrift *De victu*[88] ist wohl auch an dieser Stelle die Luft das entscheidende Element für die Entwicklung eines gesunden Teints, denn die bleiche Hautfarbe der Gelehrten scheint in engem Zusammenhang mit ihrer Tätigkeit im Innern des Hauses zu stehen. Vater und Sohn begeben sich nacheinander bei den Gelehrten in die Lehre und beider Gesichtsfarbe verändert sich. Während der Vater jedoch über seinen neuen Teint

---

84 Aristoph. Nub. 184–186 (Ü L. Seeger): Σ. ὦ Ἡράκλεις ταυτὶ ποδαπὰ τὰ θηρία; / Μ. τί ἐθαύμασας; τῷ σοι δοκοῦσιν εἰκέναι; / Σ. τοῖς ἐκ Πύλου ληφθεῖσι, τοῖς Λακωνικοῖς.

85 Vgl. auch Dover 1968, 119, der betont, der Vergleich mit Tieren sei weniger abwertend gemeint, sondern als Ausdruck der besonderen Verwunderung zu verstehen.

86 Flaig 2009, 43f. Vgl. auch Schneider 2017, 364 einführend zu den Arbeitsbedingungen unter Tage.

87 Aristoph. Nub. 195–199.

88 Vgl. Hippokr. Vict. II 63,2 und die Diskussion dieser Stelle oben S. 395.

klagt, lobt er das Aussehen seines Sohnes: er freue sich über den Anblick seiner Hautfarbe (χροιά),[89] die als äußeres Zeichen der Gelehrsamkeit des Sohnes aufgerufen wird. Der Vater bewertet die Veränderung des Teints positiv, denn er verspricht sich Vorteile durch die Bildung seines Sohnes, auch wenn diese Hoffnung sich als trügerisch erweist.[90]

Die Differenz von Sophist und Nicht-Sophist, die anhand der Hautfarbe sichtbar wird, wird im ersten Agon der *Nubes*, den der Stärkere und der Schwächere Logos gegeneinander austragen, nochmals differenziert und ambivalenter dargestellt. Die zwei Bewohner des Hauses des Sokrates stehen im Wettstreit, wer Pheidippides unterrichten solle.[91] Der sogenannte Stärkere Logos preist sein Erziehungsprogramm, das die Herausbildung eines wohlgeformten Körpers unterstütze und als traditionell beschrieben wird:

> Stärkerer Logos: [...]
> Wenn du also wirst tun, wie mein Wort es dich lehrt,
> Wenn eifrig es hörst und zu Herzen es nimmst,
> Dann wird dir zum Lohn eine kräftige Brust,
> Ein blühend Gesicht, breitschultriger Wuchs.[92]

Der Stärkere Logos beginnt die Werbung für seine eigenen Erzieherfähigkeiten mit körperlichen Qualitäten, die auf der Haut sichtbar sind. Die Brust werde gesalbt, die Haut hell oder glänzend sein.[93] Er setzt voraus, dass die Erziehung sich auf die Körperform auswirke, und bewertet einen schönen Körper als Ergebnis einer guten Erziehung. Dieses Ideal stellt er der zeitgenössischen Jugend gegenüber, die nach den Prinzipien des Schwächeren Logos erzogen werde. Ihre Haut sei im Gegensatz zum glänzenden Körper seiner Schüler bleich (ὠχρός).[94] Allerdings leben der Schwächere und der Stärkere Logos gemeinsam in Sokrates' Studierstube,[95] so dass Aristophanes die Gelehrten zunächst nicht homogen, sondern ambivalent positioniert. Indem der Schwächere Logos den Agon für sich entscheidet und auch der Stärkere Logos zu ihm überläuft,[96] wird diese Spannung aufgelöst und die Verortung der Gelehrten als Sophisten vereindeutigt.

---

89 Aristoph. Nub. 709–719.1171.

90 Vgl. Aristoph. Nub. 114–118.1321–1439 und oben S. 331f zum zweiten Agon der *Nubes*.

91 Vgl. Möllendorff 1995, 198–201.

92 Aristoph. Nub. 1009–1012 (Ü L. Seeger): ἢν ταῦτα ποιῇς ἁγὼ φράζω, / καὶ πρὸς τούτοις προσέχῃς τὸν νοῦν, / ἕξεις ἀεὶ / στῆθος λιπαρόν, χροιὰν λευκήν[...]. Vgl. auch Aristoph. Nub. 1002.

93 Eine in den maßgeblichen Ausgaben beständige Konjektur ersetzt an dieser Stelle das in der älteren Handschriftentradition überlieferte λευκὴν (*leukḗn*) durch λαμπράν (*lamprán*); vgl. auch Irwin 1974, 134 mit Anm. 52. Als Begründung gibt Dover 1968, 222 an, λευκός (*leukós*) bezeichne die ideale Hautfarbe von Frauen und könne deshalb nicht stimmen. Sowohl λαμπρός (*lamprós*) als auch λευκός (*leukós*) können aber auf Männer und Frauen bezogen werden: vgl. z. B. Eur. Phoen. 1246; Hdt. IV 75,3; Hippokr. Mul. II 79 [= 188 Littré VIII p. 378] (λαμπρός); Aristoph. Eccl. 427; Thesm. 191; Eur. Bacch. 457–459 (λευκός) und die zuvor vorgeschlagene Deutung dieser Stellen.

94 Aristoph. Nub. 1015f.

95 Möllendorff 2002, 139f.

96 Vgl. Aristoph. Nub. 1101–1104.

Welches Ideal wird nun aber in den *Nubes* propagiert? Ist die Position des Stärkeren Logos und seine Bewertung der verschiedenen Körperformen tatsächlich ernst zu nehmen oder liegt – wie beim Baden[97] – eine komische Brechung vor, die es zu entschlüsseln gilt? Angesichts des bisher dargelegten Befundes entspricht das strahlende Äußere der Jugendlichen in alter Zeit auch noch dem zeitgenössischen Ideal, während die bleichen jungen Männer in der Gegenwart abgewertet werden. Aristophanes bedient also das offensichtlich uralte, aber immer wieder gern aufgegriffene Klischee der Schelte nachfolgender Generationen. Insofern spiegelt dieser Agon zumindest im Bereich der Hautfarben aktuelle Schönheitsideale, die auch in der karnevalesken Umkehrung der attischen Körperideale[98] benannt und dadurch letztlich reproduziert werden. Für eine solche Deutung spricht auch Dionysos' Beschwerde in Aristophanes' *Ranae*, bei den letzten Panathenäen habe dem Fackelläufer die Kondition gefehlt und er sei blass (λευκός) gewesen.[99] Die Verantwortung für diese Verfassung des Jugendlichen wird hier dem Tragiker Euripides zugeschrieben, der auf diese Weise den Sophisten angenähert wird. Die helle Hautfarbe, die mit unterschiedlichen Farbwörtern bezeichnet werden kann, ist somit das zentrale Körpermerkmal der sogenannten neuen Bildung, als deren Vertreter Sokrates und Euripides von Aristophanes auf die Bühne gebracht werden.

Die Darstellung der Geschlechterdichotomie als Hell-Dunkel-Kontrast

Mit Irwin kann die Gegenüberstellung von dunklen Männern und hellen Frauen als Dichotomie verstanden werden, da solche binären Gegensätze das griechische Denken auch in anderen Zusammenhängen prägen. Auf diese Weise wird nicht nur die Differenz der so kontrastierten Kategorien betont, sondern sie werden auch hierarchisch geordnet. Irwin weist darauf hin, dass diese Unterscheidung nicht nur in der Dichtung, sondern auch in der bildenden Kunst der archaischen und klassischen Zeit eingesetzt worden sei.[100] Dies trifft insbesondere für die attisch-schwarzfigurige Vasenmalerei zu: aufgrund der Herstellungstechnik wird auf diesen älteren Bildern zwischen (schwarzen) Männern und (weißen) Frauen unterschieden. Doch die im Untersuchungsraum stärker verbreitete attisch-rotfigurige Keramik verzichtet zumeist auf diese Differenzierung. Die Produktionsweise hat sich verändert, so dass nun alle Figuren die Farbe des Tons haben.[101] Nur in Ausnahmefällen werden diese Vasen mit weißer Farbe bemalt, um Männer und Frauen zu unterscheiden.[102] So ist es z. B. recht schwierig, Amazonen und Skythen auf diesen

97 Vgl. zum Baden im ersten Agon oben S. 150–153, 215.

98 Vgl. Rademaker 2003, 116, 124.

99 Aristoph. Ran. 1091–1093.

100 Irwin 1974, 111–121. Vgl. auch Grand-Clément 2011, 201–208, 235–240; Grand-Clément 2013, 45–48.

101 Hölscher 2008, 300, 309–312: Für schwarzfigurige Vasen werden Muster und Figuren mit Tonschlicker auf den Ton aufgebracht, die nachträglich z. B. mit weißer Farbe bemalt werden können. Bei der rotfigurigen Keramik bildet der Schlicker den Hintergrund und die Zeichnungen werden in den Ton eingeritzt.

102 Eaverly 2013, 149.

Bildern zu unterscheiden, wenn nicht eine freiliegende weibliche Brust vereindeutigend wirkt, da ihnen die gleichen Attribute und ähnliche Kleidung zugeordnet sind.[103]

Mary Ann Eaverly widmet sich der Bedeutung dieser Darstellungskonventionen und wendet sich gegen die ältere Forschung, in der die weiße Haut der Frauen auf den Abbildungen als Reflex eines tatsächlich helleren Teints angesehen worden ist, der auf ihr zurückgezogenes Leben im *oĩkos* zurückzuführen sei.[104] Denn gerade in der stärker an einer realistischen Darstellung orientierten rotfigurigen Keramik werde auf diese Unterscheidung verzichtet. Die in der älteren schwarzfigurigen Vasenmalerei übliche Gegenüberstellung schwarzer, männlicher und weißer, weiblicher Figuren deutet Eaverly als Ausdruck einer Ideologie der Geschlechterdichotomie, in der Männer und Frauen scharf getrennt gewesen seien. Diese Polarität zeige sich ebenfalls in der rotfigurigen Keramik, auch wenn sie nun nicht mehr anhand der Hautfarbe aufgerufen werde, sondern durch deutlich differenzierte Bildthemen, in denen Frauen eher drinnen und Männer eher draußen dargestellt werden, sowie durch die Bekleidung der dargestellten Personen.[105] Eaverly betont, dass verschiedene Darstellungsmodi nebeneinander bestanden haben, die einander nicht ausschlössen, sondern ergänzten. Denn auch im 5. Jh. v. Chr. sei weiterhin schwarzfigurige Keramik mit dem bekannten Hell-Dunkel-Kontrast hergestellt worden, der auch in der Farbgestaltung von Marmorstatuen auftrete, während die rotfigurige Keramik ebenso wie Bronzeskulpturen zur gleichen Zeit auf diese Gegenüberstellung verzichtet haben.[106]

Zu dieser Beobachtung können Parallelen in den späteren Schriftquellen festgestellt werden. Auch wenn die Darstellungskonventionen nicht zeitgleich entstehen, vermitteln sie eine ähnliche Sicht auf männliche und weibliche Körper. So betonen auch die Dramen den Hell-Dunkel-Kontrast, wie in diesem Kapitel ausführlich dargestellt worden ist. Während Empedokles sich ebenfalls dieser Dichotomie bedient, kann das *Corpus Hippocraticum* mit der rotfigurigen Keramik verglichen werden: die Polarität der Geschlechter wird vorausgesetzt, aber nicht anhand der Hautfarbe unterstrichen, die als Krankheitssymptom sowohl geschlechtsspezifisch als auch -übergreifend gedeutet werden kann. Die Geschlechterdichotomie wird stattdessen in anderen Teilen des Körpers verortet: die Genitalien gelten in den gynäkologischen Schriften als Ursache mannigfaltiger Frauenleiden; das Fleisch von Männern sei fest, Frauen seien schwammig; Qualitäten und Säftemischungen variierten geschlechtsspezifisch.[107] Herodot und Lysias schweigen in diesem Kontext. Die Dichotomie von heller und dunkler Hautfarbe wird also in den untersuchten Quellen zur Markierung der Geschlechterdifferenz eingesetzt. Diese Verwendung ist

103 Veness 2002, 98.

104 Vgl. Lohwasser 2012, 528 für eine ähnliche Infragestellung entsprechender Deutungen der unterschiedlichen Hautfarbe von Frauen und Männern in der ägyptischen Kunst. Sie schlägt vor, die unterschiedlichen Farben als kulturellen Code zu deuten.

105 Eaverly 2013, 83–158. Vgl. z. B. Dover 1989 [1978], 77. Vgl. auch Moraw 2003, 24f: in der Hochklassik seien die Frauenszenen auf den *oĩkos* begrenzt, so dass eine klare Geschlechtertrennung etabliert werde.

106 Eaverly 2013, 142.

107 Z. B. Hippokr. Mul. I 1 [Littré VIII 12.14]. Vgl. King 1994, 106–108.

aber gattungsspezifisch gebunden und im Gegensatz zur grundsätzlichen Geschlechterhierarchie, die auch in anderer Weise dargestellt werden kann, nicht omnipräsent.

Die idealen Hautfarben markieren außerdem den ökonomischen Status von Männern und Frauen.[108] Viele derjenigen, die dem weiblichen Ideal heller Haut in der Dichtung entsprechen, sind Mitglieder königlicher Familien.[109] Darüber hinaus verweisen die Dienerinnen der Kreusa auf ihre hellen Füße und der Chor der Phönikerinnen schlägt sich in Trauer mit weißen Fäusten an die Köpfe.[110] Doch auch sie gehören in das Umfeld einer Königsfamilie bzw. des Apollonkultes und sind insofern wohl kaum gezwungen, ihr Auskommen mit Tätigkeiten außerhalb des *oĩkos* zu suchen. Auch wenn dieser ökonomische Aspekt in den untersuchten Quellen weder implizit noch explizit thematisiert wird,[111] sind bestimmte Frauen, wenn sie z. B. auf dem Feld gearbeitet haben, um die Subsistenz zu sichern, von diesem Ideal ausgeschlossen gewesen,[112] ebenso wie die Handwerker oder Gelehrten, die sich drinnen aufgehalten haben, entgegen den Erwartungen an das Äußere von Männern nicht gebräunt gewesen sind. Denn die gesellschaftlich gewünschte Geschlechterdichotomie anhand deutlich unterscheidbarer Hautfarben sichtbar werden zu lassen, ist nur Personen möglich gewesen, deren *oĩkos* wirtschaftlich in der Lage gewesen ist, seinen Mitgliedern den Aufenthalt drinnen (Frauen) bzw. draußen (Männer) zu erlauben, wodurch sie sich der Sonneneinstrahlung und dem Luftaustausch im rechten Maß aussetzten.

Entsprechend deutet Schnurr-Redford die helle Hautfarbe, die als weibliches Ideal gilt, als Prestigesymbol und Kennzeichen einer gehobenen gesellschaftlichen Stellung, welches das Privileg repräsentiere, nicht draußen arbeiten zu müssen.[113] Um sie zu erhalten, seien Bleiweiß und – beim Aufenthalt im Freien – Gesichtsschleier (κάλυμμα) sowie Sonnenschirme verwendet worden.[114] Margaret Miller hebt hervor, dass letztere im klassischen Athen ein Statussymbol mit weitreichenden Konnotationen gewesen seien: als Teil der weiblichen Ausstattung hätten Sonnenschirme die Befreiung von körperlicher Arbeit repräsentiert.[115] Insofern impliziert ihre Einordnung als weibliches Accessoire die Untätigkeit der Frauen, weil ihre Verwendung einer körperlichen Betätigung im Freien

108 Vgl. Dyer 1997, 155 zu einer analogen Einordnung des modernen Sonnenbadens.

109 Vgl. z. B. Eur. Alc. 158–160 (Alkestis); Eur. Hipp. 770 (Phaidra); Eur. Ion 891–893 (Kreusa); Eur. Med. 1148.1164 (Kreons Tochter); Eur. Or. 1466f (Helena).

110 Eur. Ion 221; Phoen. 1351. Vgl. auch Hom. Od. VI 239; XVIII 198; XIX 60 mit Bezug auf Sklavinnen.

111 Vgl. aber Plat. rep. 556d–e, wo ein hagerer, von Sonne verbrannter Armer einem verweichlichten Reichen gegenübergestellt wird.

112 Scheidel 1996, 223.

113 Schnurr-Redford 1996, 130, 267. Vgl. auch Laser 1983, S158 zur vergeschlechtlichten Dichotomie heller und dunkler Haut bei Homer, die er auf die geschlechtstypischen Aufenthaltsorte von Männern und Frauen zurückführt. Bei Letzteren stellt er einen Bezug zur ökonomischen Lage her.

114 Schnurr-Redford 1996, 130f.

115 Miller 1992: vgl. z. B. Aristoph. Equ. 1347f; Thesm. 823. Vgl. auch Soph. Oid. K. 312–314 (Ismenes Sonnenhut); Soph. Oid. K. 350 (brennenden Sonne, die sie gemeinsam mit ihrer Schwester habe ertragen müssen).

entgegensteht. Lloyd Llewellyn-Jones macht ergänzend auf eine ähnliche Wirkung des Schleiers aufmerksam: es handle sich um ein unpraktisches Kleidungsstück, das durch die Verringerung der Bewegungsfreiheit auf den höheren Status der Trägerin verweise. Zugleich markiere der Schleier aber analog zur relativ einheitlichen Bekleidung unter Männern auch die Gleichheit der Frauen, da er in klassischer Zeit von Frauen verschiedener sozialer Schichten getragen worden sei.[116] Die moderne Überzeugung, dass Sonne und Schatten einen Hautfarbenkontrast herbeiführen können, ist zwar in der Forschung weit verbreitet,[117] wird aber in den Quellen nicht als einziger Grund für die Ausprägung des Teints angesehen.[118] Dieser Befund unterstreicht, dass moderne Vorstellungen keineswegs so selbstverständlich und verbreitet sind, wie es den Anschein haben kann, und sie deshalb nicht pauschal auf das antike Quellenmaterial bezogen werden sollten.

In diesem Kontext ist auf anthropologische Studien zu verweisen, denen zufolge die Hautfarben von Frauen und Männern sich innerhalb von Populationen unterscheiden: Frauen sind in allen untersuchten Gruppen im Durchschnitt heller pigmentiert. Nina Jablonski und George Chaplin führen diesen Befund auf den höheren Vitamin-D3-Bedarf von Frauen während der Schwangerschaft und des Stillens zurück, so dass die hellere Hautfarbe bei Frauen aus evolutionsbiologischer Perspektive als Selektionsvorteil erscheint.[119] Insofern basiert die Gegenüberstellung heller und dunkler Haut bei Männern und Frauen in verschiedensten Quellengattungen[120] im klassischen Griechenland vermutlich auch auf der materiellen Beschaffenheit der Haut, die eine gewisse natürliche Differenzierung ermöglicht. Auch Leitao begründet die Gegenüberstellung von heller und dunkler Haut bei Frauen und Männern teilweise mit der empirisch helleren Hautfarbe von Frauen und der stärkeren Sonneneinstrahlung, der griechische Männer ausgesetzt gewesen seien. Zugleich merkt er aber wie Eaverly an, dass diese Unterschiede auf den Vasenbildern durch die Kontrastierung von Weiß und Schwarz übertrieben aufgegriffen worden seien. Es handle sich nicht um eine tatsächliche Opposition, sondern die Geschlechterdifferenz werde so symbolisch repräsentiert.[121] Außerdem ist zu beachten, dass es sich nicht um einen an feste Kriterien gebundenen Farbwert handelt, sondern um die Beschreibung einer Differenz im Geschlechterverhältnis, die darauf beruht, heller bzw. dunkler zu sein als ein gegengeschlechtliches Vergleichsobjekt, dessen Auswahl entscheidend für Erfüllung oder Verfehlen des Ideals sein kann.

Diese Argumentation richtet sich gegen Deutungen, die den Hautfarbenkontrast als Zwangssystem interpretieren, das der Unterdrückung der Griechinnen gedient habe.[122]

---

116 Llewellyn-Jones 2003, 135–140.

117 Vgl. z. B. Bremer / Holzberg 2004, 86 Anm. 11; Gruen 2011, 203; Hall 1989, 174; Sommerstein 2007a, 143; Snowden 1983, 7; Thompson 1989, 57.

118 Vgl. z. B. Hippokr. Vict. II 63,2 und dazu oben S. 395.

119 Jablonski / Chaplin 2000. Vgl. auch Jablonski 2004 zur aktuellen Forschung über die evolutionäre Entwicklung der Hautfarben beim Menschen.

120 Vgl. Martini 1997 zur epochenübergreifenden Verbreitung des Hell-Dunkel-Kontrastes als Mittel, mit dem die Geschlechterdifferenz dargestellt wird.

121 Leitao 1993, 188f. Vgl. auch Eaverly 2013, 128–130; Martini 1997, 35f.

122 Vgl. z. B. Thomas 2002.

Denn der Diskurs über die Hautfarben ist deutlich von ihrer tatsächlichen Ausprägung zu trennen. Die Quellen konstruieren einerseits ein Schönheitsideal, andererseits unterstreichen gerade die Komödien, dass ihm nicht jede entsprechen kann.[123] Die ideale Hautfarbe der Frauen wird aufgrund des ihnen zugeschriebenen Aufenthalts im Schatten auch jenen männlichen Gestalten beigegeben, die sich ähnlich verhalten. Die Assoziation von heller Haut mit bestimmten Berufsgruppen oder einer nicht-griechischen Herkunft wird auf diese Weise wie in der Klimatheorie auf die Umweltbedingungen zurückgeführt. Da die Hautfarben dieser Vorstellung zufolge auf Praktiken beruhen, zeigt sich auch hier das ihnen zugeschriebene Veränderungspotential, so dass sie keineswegs unwiderruflich festgelegt sind. Indem diese Zuschreibungen heller Haut außerdem der Abwertung der so bezeichneten Männer als effeminiert dienen, wird die zugrundeliegende und anhand des Hautfarbenkontrastes hervorgehobene Geschlechterdichotomie aufgegriffen und reproduziert.

Die Männern zugeschriebene dunkle Haut ist zwar das zweite Element in der Hautfarbendichotomie, wird aber höchst selten mit eindeutigem Bezug auf die Geschlechtsdifferenz gebraucht.[124] Dem sechsten Buch der *Epidemien* zufolge kennzeichnet sie Neugeborene, die in der rechten Hälfte der Gebärmutter herangewachsen und aufgrund der dort erhöhten Hitze besser mit Blut versorgt worden seien.[125] Da die Hitze und die rechte Seite zeitgenössisch mit Männlichkeit verbunden gewesen sind,[126] ist die dunkle Hautfarbe auch im *Corpus Hippocraticum* mit diesen Assoziationen versehen. Die Dichotomie von Hell und Dunkel findet sich auch in *De victu* und wird dort auf die Farbe von Tieren bezogen, die innerhalb einer Art nach verschiedenen körperlichen Zuständen den verschiedenen Qualitäten zugeordnet werden:

> Die wilden Tiere sind trockener als die zahmen, ebenso [...] die ausgewachsenen mehr als die allzu alten und die jungen, die Männchen mehr als die Weibchen, die

123 Vgl. z. B. Aristoph. Eccl. 878f.904f.930.1056f.1070–1073.1078; Plut. 1050f.1063–1065.1205–1207.

124 Vgl. Aristoph. Lys. 801–803; Thesm. 32; Emp. fr. 93B Gemelli [= 31 B67 DK = Gal. In Hipp. Epid. VI, 46 = 119,12 Wenkebach / Pfaff] als einzige Stellen in den für diese Studie herangezogenen Quellen der klassischen Zeit. Vgl. außerdem Hom. Od. XVI 176, denn diese Verse werden stets angegeben, um die Verwendung von μέλας (*mélas*) mit Bezug auf griechische Männer zu belegen. Vgl. z. B. Kober 1932, 25. Vgl. auch Poiss 2003, 152, der Männer zwar ebenfalls als ‚braun gebrannt' charakterisiert, aber mit Bezug auf Xen. oik. 10,5 behauptet, ἀνδρείκελος (*andreíkelos*) bezeichne die idealisierte Hautfarbe von Männern, während es dort im Kontext der Ablehnung von Kosmetika Farben bezeichnet, die einen gesunden Teint (εὔχρως) nur vortäuschen (vgl. dazu auch Pomeroy 1994, 306: Farbstoffe, die beispielsweise von Schauspielern verwendet worden seien), und auch sonst der Bezeichnung von Farbstoffen in der Malerei dient, die der männlichen Haut ähneln (vgl. Aristot. gen. an. 725a26; Plat. Krat. 424e2), oder zum Vergleich von Göttlichkeit und Menschsein eingesetzt wird (Plat. rep. 501b5).

125 Hippokr. Epid. VI 2,25.

126 Hippokr. Vict. I 34,1 (Hitze); Hippokr. Aph. V 48; Epid. II 6,15 (rechts). Vgl. Lloyd 1962 zur Differenzierung von rechts und links im klassischen Griechenland.

unverschnittenen mehr als die verschnittenen, die schwarzen mehr als die weißen, die dichtbehaarten mehr als die haarlosen.[127]

Bei diesen Zuweisungen werden die Tiere anhand scheinbar natürlicher Kategorien – wie Alter und Geschlecht – klassifiziert, die in menschlichen Gesellschaften mit konstruierten Bedeutungen versehen werden. Der Eingriff in die körperliche Geschlechtlichkeit durch Kastration wird analog zu den Vorstellungen über Menschen[128] bewertet, so dass unversehrte männliche Tiere als trockener eingeordnet werden als kastrierte. Auch die Farben von Fell oder Haut werden in diese Logik eingeordnet: schwarz (μέλας) wird mit Trockenheit assoziiert, das wiederum mit Männlichkeit, Erwachsensein und körperlicher Integrität verbunden wird. Diese Argumentation scheidet nicht nur Hell und Dunkel deutlich voneinander, sondern ordnet sie auch hierarchisch und verschränkt sie mit der Geschlechterdifferenz. Indem sie die traditionelle Geschlechterdichotomie reproduziert, unterstreicht die Stelle außerdem, dass die Quellen nicht durch eine vereinfachte Gegenüberstellung von schwarz und weiß geprägt sind, in der letzteres stets positiv konnotiert ist.

Herkunftsmerkmal

Dunkle, rote oder helle Haut markiert außerdem eine nicht-griechische Herkunft.[129] Da der helle Lyder Dionysos sowie die rötlichen Skythen, Budinen und Thraker bereits ausführlich diskutiert worden sind,[130] werden im Folgenden die Darstellung und Bedeutung dunkler Haut bei Herodot und in den Tragödien untersucht. Unabhängig vom Kontext wird überwiegend μέλας (*mélas*) gebraucht, um dunkle Haut oder Haare zu bezeichnen, so dass keine klare begriffliche Trennung unterschiedlicher Grade dunkler Haut oder Haare erfolgt. So schreibt der Historiker der Bevölkerung in Libyen, Aithiopien und möglicherweise auch in Ägypten dunkle (μέλας) Haut zu und berichtet, die Inder hätten die gleiche Farbe (χρῶμα) wie die Aithiopen.[131] Außerdem schildert er die Expedition einiger junger Nasamonen, die von der Kyrenaika durch die Sahara bis in den heutigen Tschad gezogen seien.[132] Am Ende ihrer Reise seien sie zu kleinen Menschen mit dunkler Haut (χρῶμα μέλανα) gelangt, die sie nicht verstanden hätten und die in der Forschung als Pygmäen identifiziert werden.[133] Herodot beschreibt hier Menschen, die den Griechen

127 Hippokr. Vict. II 49,2 (Ü R. Kapferer): τὰ δὲ ἄγρια τῶν ἡμέρων ξηρότερα, καὶ […] τὰ ἀκμάζοντα μᾶλλον ἢ τὰ λίην παλαιὰ καὶ τὰ νέα, καὶ τὰ ἄρσενα τῶν θηλέων, καὶ τὰ ἔνορχα τῶν ἀνόρχων, καὶ τὰ μέλανα λευκῶν, καὶ τὰ δασέα ψιλῶν· […].

128 Vgl. Hippokr. Nat. Puer. 20,4 und dazu Grundmann 2016a mit weiterer Literatur.

129 Vgl. Grand-Clément 2011, 245–262 zur archaischen Dichtung.

130 Vgl. die Ausführungen zu Dionysos oben S. 415f und den Abschnitt zu den genannten Fremden oben S. 398f.

131 Hdt. II 22,3; III 101,1.

132 Hdt. II 32. Vgl. auch Lloyd 1976, 138f zur Rekonstruktion der Reiseroute nach Carpenter; Lloyd 1976, 137f zu alternativen Überlegungen, die er aber verwirft.

133 Hdt. II 32,6f. Vgl. z. B. Lloyd 1976, 138f.

nicht bekannt gewesen sind und jenseits der Sahara gelebt haben. Dabei bezieht er sich auf verschiedene Merkmale, die aus post-kolonialer Perspektive geeignet sind, zu einer die Fremden abwertenden Hierarchisierung beizutragen: geringe Größe, barbarische Sprache und abweichende Hautfarbe. Eine Beurteilung – sei sie positiv oder negativ – bleibt an dieser Stelle aber ebenso aus wie bei der Darstellung der Libyer und Aithiopen.

Die Assoziation von dunkler Farbe und Teilen Afrikas zeigt sich auch in den verschiedenen Legenden über die Gründung des Orakels von Dodona, um deren Rationalisierung Herodot sich bemüht.[134] Während die Priester in Theben berichten, einst hätten die Phöniker zwei Priesterinnen von dort entführt und nach Libyen und Griechenland verkauft, wo diese Orakelstätten gegründet hätten,[135] erzählen die Priesterinnen von Dodona selbst dies:

> Zwei schwarze Tauben seien aufgeflogen im ägyptischen Theben, und die eine sei nach Libyen gekommen, die andere aber zu ihnen.[136]

Herodot versucht beide Geschichten in Einklang zu bringen und die Entstehung des Mythos der Dodonerinnen zu erklären:

> (1) Tauben aber sind die Frauen, vermute ich, von den Dodonern genannt worden, weil sie noch fremdsprachig waren und bei ihnen den Eindruck erweckten, daß sie wie Vögel zwitscherten. (2) [...] Daß sie aber sagen, die Taube sei schwarz gewesen, damit deuten sie an, daß die Frau aus Ägypten war.[137]

Herodots Deutung, die dunkle (μέλας) Farbe der Tauben verweise auf die Herkunft der Priesterinnen aus Ägypten, wird in der Forschung als symbolischer Hinweis auf die Hautfarbe der Frauen und damit der Ägypterinnen und Ägypter interpretiert.[138] Der Historiker verbindet an dieser Stelle zwar μέλας (*mélas*) und die ägyptische Herkunft der Priesterinnen, bezieht es aber nicht explizit auf ihre Hautfarbe. Indem er auf eine entsprechend eindeutige Formulierung verzichtet, verknüpft er zwar Ägypten und die schwarze Farbe, aber es bleibt offen, auf welches Denotat sich diese Assoziation bezieht. Neben der Hautfarbe der örtlichen Bevölkerung ist möglicherweise auch die nach der Nilüberschwemmung schwarze Erde zu beiden Seiten des Flusses gemeint. Diese Deutung lässt sich außerdem mit der von Herodot vorgebrachten Definition Ägyptens in Verbindung

134 Hdt. II 54–57.
135 Hdt. II 54,1.
136 Hdt. II 55,1 (Ü W. Marg): δύο πελειάδας μελαίνας ἐκ Θηβέων τῶν Αἰγυπτιέων ἀναπταμένας τὴν μὲν αὐτέων ἐς Λιβύην, τὴν δὲ παρὰ σφέας ἀπικέσθαι.
137 Hdt. II 57,1f (Ü W. Marg): πελειάδες δέ μοι δοκέουσι κληθῆναι πρὸς Δωδωναίων ἐπὶ τοῦδε αἱ γυναῖκες, διότι βάρβαροι ἦσαν, ἐδόκεον δέ σφι ὁμοίως ὄρνισι φθέγγεσθαι. [2] [...] μέλαιναν δὲ λέγοντες εἶναι τὴν πελειάδα σημαίνουσι, ὅτι Αἰγυπτίη ἡ γυνὴ ἦν.
138 Z. B. Fehling 1989, 68; Samuels 2015, 736.

bringen: „Das sei Ägypten, was der Nil überschwemmt und bewässert[...].“[139] Während in dieser Episode schwarz auch auf das Land bezogen sein kann und nicht unbedingt die Hautfarbe der Ägypter beschreiben muss, wird letztere im Rahmen der zusammenfassenden Darstellung der Geschichte Ägyptens aufgegriffen, als Herodot die Eroberungen des Sesostris schildert. Er habe zu Wasser und zu Land viele Gebiete unterworfen, am Phasis aber seien einige seiner Soldaten zurückgeblieben:[140]

> (1) Die Kolcher sind nämlich ganz offensichtlich Ägypter, und wenn ich das sage, so hab ich's von mir aus schon eher bemerkt als von andern gehört. [...]
> (2) [...] Ich meinerseits folgerte dies daraus, daß sie eine dunkle Haut haben und gewellte Haare – aber das bedeutet nicht viel, denn auch andere Menschen sind so – jedoch mehr noch daraus, daß unter allen Menschen allein Kolcher und Ägypter und Aithiopen seit ältesten Zeiten das Glied beschneiden.[141]

An dieser Stelle bringt Herodot mehrere Argumente hervor, die mit Haut und Haar verbunden sind. Um zu begründen, dass die Kolcher Ägypter seien, beginnt er mit einem offensichtlichen Merkmal: ihrer dunklen bzw. schwarzen Haut (μελάγχροες) und ihren gekräuselten Haaren (οὐλόθριξ). Dass sie in Hautfarbe und Haarstruktur wohl den Ägyptern ähneln, ist für Herodot jedoch keine hinreichende Begründung einer Verwandtschaft.[142] Womöglich auch aufgrund der guten Sichtbarkeit und weil wenig Fachkenntnis dazu gehört, das zu erkennen – explizit aber, weil ein solches Aussehen durchaus häufig anzutreffen sei – bedarf es eines weiteren Grundes: der Ägyptern und Kolchern gemeinsamen Praxis der Beschneidung.

In der Forschung werden die Fragen, welcher Phänotyp hier genau beschrieben sei und ob es sich um Schwarze im heutigen Sinne gehandelt habe, breit diskutiert.[143] Für die vorliegende Fragestellung sind solche Überlegungen aber nicht von Belang, denn es geht nicht um eine Rekonstruktion der Gegebenheiten, die Herodot beobachtet hat, sondern um seine Deutung dieser Zustände. Er hält die Kolcher für Ägypter und zwar nicht nur, weil sie sich äußerlich ähnelten, sondern vor allem, weil sie die gleichen Bräuche pflegten, also ähnliche Praktiken ausübten. Diese Sichtweise unterstreicht, dass die Herkunft aus griechischer Perspektive zwar auch anhand des Körperäußeren sichtbar sein kann, das aber keineswegs als Hauptmerkmal der fremden Herkunft gilt. Vielmehr wird in diesem Kontext auch in anderen Gattungen die Bedeutung von Verhaltensweisen her-

---

139 Hdt. II 18,3 (Ü W. Marg): φὰς Αἴγυπτον εἶναι ταύτην τὴν ὁ Νεῖλος ἐπιὼν ἄρδει[...].

140 Hdt. II 102f.

141 Hdt. II 104,1f (Ü W. Marg): [1] φαίνονται μὲν γὰρ ἐόντες οἱ Κόλχοι Αἰγύπτιοι· νοήσας δὲ πρότερον αὐτὸς ἢ ἀκούσας ἄλλων λέγω· [...] [2] [...] αὐτὸς δὲ εἴκασα τῇδε καὶ ὅτι μελάγχροες εἰσὶ καὶ οὐλότριχες (καὶ τοῦτο μὲν ἐς οὐδὲν ἀνήκει, εἰσὶ γὰρ καὶ ἕτεροι τοιοῦτοι), ἀλλὰ τοισίδε καὶ μᾶλλον ὅτι μοῦνοι πάντων ἀνθρώπων Κόλχοι καὶ Αἰγύπτιοι καὶ Αἰθίοπες περιτάμνονται ἀπ' ἀρχῆς τὰ αἰδοῖα.

142 Vgl. aber Snowden, der καὶ τοῦτο μὲν ἐς οὐδὲν ἀνήκει als „this fact certainly amounts to nothing“ (Snowden 1989, 86) überträgt und behauptet, Herodot schließe Hautfarbe und Haarbeschaffenheit als Argumente aus.

143 Vgl. z. B. How / Wells 1928a, 218; Lloyd 1988, 22; Lloyd 2007, 315; Snowden 1989, 84–88.

vorgehoben: Dionysos' helle Hautfarbe wird in Euripides' *Bacchae* beispielsweise auf den Aufenthalt im Schatten zurückgeführt, der im Kontext seiner lydischen Abstammung eingeordnet wird.[144]

Den Kolchern werden in den verschiedenen Quellen allerdings unterschiedliche Hautfarben zugeschrieben: bei Herodot und Pindar sind sie dunkel (μελάγχροες, κελαινώψ); der hippokratischen Schrift *Über die Umwelt* zufolge ist die Bevölkerung im Gebiet des Phasis, das Kolchis umgibt, hingegen bleich (ὠχρός).[145] Wie oben bereits ausgeführt worden ist, hat die Kolcherin Medea bei Euripides nicht nur helle (λευκός), sondern vollkommen weiße (πάλλευκος) Haut und steht damit der griechischen Braut, für die ihr Ehemann Iason sie verlassen hat, in diesem Schönheitsmerkmal in nichts nach.[146] Die Uneinheitlichkeit der Quellen veranschaulicht einerseits die Schwierigkeiten im Umgang mit griechischen Farbbezeichnungen und der eindeutigen Identifikation von Volksgruppen. Andererseits deutet sie darauf hin, dass die Hautfarben nicht als zentrales Herkunftsmerkmal angesehen worden sind, das bestimmten Gruppen einheitlich zuzuordnen ist. Die Flexibilität in der Dichtung und den ethnographischen Abhandlungen, Kolcher als heller bzw. dunkler als Griechen darzustellen, unterstreicht, wie wenig festgelegt die Hautfarbenzuschreibung zumindest in diesem Fall ist. Denn selbst wenn Euripides Pindars und Herodots Auffassung über die auf der Herkunft beruhende dunkle Hautfarbe der Kolcher geteilt haben sollte, hat sie dennoch nicht der Zuschreibung entgegengestanden, dass Medea dem weiblichen Schönheitsideal heller Haut entspricht.

Wie bei Medea[147] wird auch die fremde Herkunft der Danaiden anhand anderer Merkmale veranschaulicht. In Aischylos' *Supplices* verlassen sie das Nilgebiet, um vor ihren Vettern, den Aigyptiden, die sie zur Heirat zwingen wollen, zu fliehen. Sie kommen nach Argos, weil ihre Ahnin Io dort geboren worden ist. König Pelasgos empfängt sie und glaubt ihnen zunächst nicht, dass sie argivischer Abstammung seien. Er beschreibt in diesem Zusammenhang aber keine körperlichen Merkmale, sondern ihre Tracht: sie gleiche weder der, die die Argeierinnen trügen, noch der anderer Griechinnen.[148]

> Pelasgos:
> Unglaublich klingt mir, fremde Frauen, was ihr da
> behauptet, daß ihr stammen wollt aus unsrem Argos!
> Ihr seht mir eher aus wie libysche Frauen,
> gar nicht wie solche, die hierzulande wohnen.
> Der Nilstrom könnte Menschen solchen Schlages nähren;
> der Typ der Frauen auch von Kypros gleicht dem euren,
> wie ihn die Männer dort als die Erzeuger formen.

144 Eur. Bacch. 457–459. Vgl. dazu die Diskussion dieser Stelle oben S. 415.

145 Hdt. II 104,2; Pind. P. 4,212; Hippokr. Aer. 15,2.

146 Eur. Med. 923.30. Vgl. dazu oben S. 409 und Eur. Med. 1148.1164 zur hellen Haut von Kreons Tochter.

147 Vgl. Eur. Med. 1329–1343.

148 Aischyl. Suppl 234–237.

Ich höre auch von Inderinnen, die als Nomadinnen
im Sattel wie auf Pferden auf Kamelen sitzend,
das Land durchschreiten, Nachbarn der Aithiopier.
Die Amazonen, die Männer verschmähen und
nur Fleisch verzehren, sähe ich gewiß in euch,
sofern ihr Bogen führtet.[149]

In dieser Passage wird die Fremdartigkeit der Danaiden betont, indem ihr Erscheinungsbild mit Libyerinnen, Ägypterinnen, Inderinnen und sogar mit den mythischen Amazonen verglichen wird. Kleidung und Auftreten der Schutzflehenden wird auf ihre fremde Herkunft zurückgeführt, außerdem ritten sie wie die Amazonen mit Pfeil und Bogen bewaffnet. Die Danaiden sind also vor allem durch ihre Tracht und ihr Verhalten als Fremde erkennbar. Ihr Auftreten impliziert wohl eine gewisse Eigenständigkeit, wie sie den Amazonen zugeschrieben wird. Dieser erste Eindruck wird im weiteren Verlauf des Stückes aber durch ihre Darstellung als verängstigte Bittstellerinnen aufgehoben: anders als es von den Amazonen erwartet werden könnte, sind die Danaiden keineswegs in der Lage, sich selbst vor dem Zugriff der Aigyptiden zu schützen. Denn sie bedürfen der Intervention des Königs, um ihnen (zunächst) zu entkommen.[150]

Pelasgos zählt in der zitierten Passage Gebiete auf, deren Bevölkerung dem zeitgenössischen geographischen und ethnographischen Wissen[151] zufolge durch dunkle Haut gekennzeichnet gewesen ist. Auch wenn der König der Argeier diesen Aspekt nicht explizit erwähnt, wird er im Kontext des Mythos von anderen Gestalten hervorgehoben. So prophezeit Aischylos' Prometheus, Io werde nach langer Reise zu den Aithiopen gelangen:

Prometheus: […]
Drauf zu fernem Land
Kommst du, zum schwarzen Volksstamm, der an Helios'
Quellborne haust, im Flußgebiet des Aithiops.[152]

149 Aischyl. Suppl. 277–289 (Ü D. Ebener, modifziert): ἄπιστα μυθεῖσθ', ὦ ξέναι, κλύειν ἐμοί, / ὅπως τόδ' ὑμῖν ἐστιν Ἀργεῖον γένος. / Λιβυστικαῖς γὰρ μᾶλλον ἐμφερέστεραι / γυναιξίν ἐστε κοὐδαμῶς ἐγχωρίαις· [280] / καὶ Νεῖλος ἂν θρέψειε τοιοῦτον φυτόν· / Κύπριος χαρακτὴρ τ' ἐν γυναικείοις τύποις / εἰκὼς πέπληκται τεκτόνων πρὸς ἀρσένων· / Ἰνδάς τ' ἀκούων νομάδας ἱπποβάμοσιν / †εἶναι καμήλοις ἀστραβιζούσας, χθόνα† [285] / παρ' Αἰθίοψιν ἀστυγειτονουμένας, / καὶ τὰς ἀνάνδρους κρεοβόρους τ' Ἀμαζόνας, / εἰ τοξοτευχεῖς ἦτε, κάρτ' ἂν ᾔκασα / ὑμᾶς· […].

150 Aischyl. Suppl. 734–956. Vgl. Mitchell 2006, 208–210 für eine Rekonstruktion des Mythos und der Tetralogie. Mitchell 2006, 213 deutet den Vergleich mit den Amazonen als ironische Anspielung darauf, dass die Danaiden später zu Männermörderinnen werden.

151 Vgl. z. B. Hdt. II 22,3; III 101,1. Vgl. auch Irwin 1974, 130.

152 Aischyl. Prom. 807–809 (Ü O. Werner): τηλουρὸν δὲ γῆν / ἥξεις, κελαινὸν φῦλον, οἳ πρὸς ἡλίου / ναίουσι πηγαῖς, ἔνθα ποταμὸς Αἰθίοψ· […]. Vgl. auch Aristot. probl. X 66 zur Assoziation der Aithiopen mit einer besonders dunklen Hautfarbe in späterer Zeit.

Dieses Gebiet wird explizit als weit entfernt markiert. Außerdem wird die Sonne direkt nach dem Hinweis auf die dunkle Hautfarbe der dort Ansässigen erwähnt, so dass beide einander angenähert werden und eine enge Verbindung impliziert wird. Als Farbbezeichnung ist nicht μέλας (*mélas*) oder eine seiner Ableitungen gewählt, sondern κελαινός (*kelainós*), das im gleichen Stück auch schon den Hades als Ort und Ios Sohn Epaphos charakterisiert hat. Edith Hall unterstreicht, dass Epaphos' Hautfarbe an dieser Stelle direkt auf den Nil zurückgeführt werde.[153]

In den *Supplices* beschreiben die Danaiden selbst ihre dunkle (μελανθής) und sonnengebräunte (ἡλιόκτυπος) Haut, die sie auf das Leben am Nil zurückführen.[154] Es besteht eine deutliche Diskrepanz zwischen der Selbstbezeichnung der Danaiden als ‚schwarz' und ihrer Beschreibung durch den König der Argeier, der ihre dunklere Hautfarbe zwar wohl implizit über die angenommene Herkunft aus südlicheren Gebieten anspricht, aber auf eine Explikation verzichtet. Auch die Aigyptiden werden entsprechend charakterisiert. Danaos sieht in der Ferne, wie die Söhne seines Bruders sich dunkel (μελάγχιμος) von ihren hellen (λευκός) Gewändern abheben. Auch ihre Schiffe sind dunkel (κυανῶπις) und die Krieger, die sie mitgebracht haben (μελάγχιμος).[155] All diese Zuschreibungen erfolgen innerhalb der Gruppe der Nachfahren der Io,[156] die lange am Nil gelebt haben, und wird im Rahmen der Inszenierung[157] nicht von außen an diese herangetragen. Dies verdeutlicht, dass die Hautfarbe zwar durchaus als Zeichen der Herkunft wahrgenommen und benannt worden ist, aber – anders als in modernen, (post-)kolonialen Diskursen – nicht die Funktion eines primären Markers erfüllt, der stets zu benennen wäre. Vielmehr kommen aus griechischer Perspektive weitere abweichende Merkmale hinzu, wie die Kleidung oder das Verhalten, denen ebenso und mitunter stärkere Aufmerksamkeit zu schenken ist.

Im Verlauf der Zeit hat sich eine deutliche Hautfarbenveränderung ergeben: Io, die Ahnin der Danaiden und Aigyptiden, ist als Tochter des Flusses Inachos argivischer Abstammung gewesen, aber ihre Nachkommen sind deutlich dunkler geschildert als die Bevölkerung von Argos, der sie nun begegnen. Indem diese Differenz auf den Einfluss des Nils und der Sonne zurückgeführt wird,[158] spiegeln diese Äußerungen die klimatheoretischen Überlegungen, die in der hippokratischen Schrift *Über die Umwelt* enthalten und oben ausführlich dargestellt worden sind.[159] Denn auch Danaos' Äußerung, der Nil ernähre nicht die gleiche Natur wie der bei Argos fließende Inachos deutet Hall als Hinweis auf die Klimatheorie, die jedoch weder in diesem Stück noch in anderen erhal-

153 Aischyl. Prom. 433.851; Hall 1989, 173.

154 Aischyl. Suppl. 154f.70f. Vgl. Aischyl. Prom. 857; Suppl. 223 zu einer weiteren möglichen Anspielung auf die dunkle Hautfarbe der Danaiden, die dort – wie die Priesterinnen, die aus Theben entführt worden sind (vgl. Hdt. II 55,1; 57,1f) – Tauben genannt werden.

155 Aischyl. Suppl. 719f.743–745. Vgl. aber Johansen / Whittle 1980, 100, die κυανῶπις (*kyanō̆pis*) wörtlich auf die Augen beziehen, die antike Schiffe geschmückt haben.

156 Vgl. z. B. auch Aischyl. Prom. 808.851.

157 Hall 1989, 139f hält es für wahrscheinlich, dass die Masken der Danaiden – inspiriert durch die attische Keramik des 6. Jh. v. Chr. – dunkel bemalt gewesen seien.

158 Aischyl. Suppl. 70f.154f.

159 Vgl. oben S. 391–394.

tenen Tragödien explizit als Erklärungsmuster herangezogen wird.[160] Dieser Einfluss des Nils ist aber nicht darauf beschränkt, dass Danaiden und Aigyptiden in seiner Umgebung leben. Wie Aischylos' Prometheus ausführt, ist schon Ios Sohn Epaphos, der nach einer Berührung durch den Nil geboren wird, dunkel (κελαινός).[161] Auch wenn die Nachkommen der Io also gleiches Blut mit dem König von Argos teilen, wird auch eine gewisse Vererbung der dunklen Hautfarbe impliziert.[162] Auf diese Weise wird sie einerseits auf Umwelteinflüsse und andererseits auf die spezifische physische Beschaffenheit der Danaiden und Aigyptiden zurückgeführt. Auch wenn materielle Einflüsse diesen Prozess also scheinbar dominieren, unterstreichen die weite Reise der Io und die Flucht der Danaiden zugleich das Potential, dass ein Wechsel der Umgebung eine Veränderung der Hautfarbe nach sich ziehen könne. Göttliches und menschliches Handeln wirkt sich also darauf aus, welchen Umwelteinflüssen jemand ausgesetzt ist, denen ein maßgeblicher Einfluss auf die Ausprägung der Hautfarbe zugeschrieben wird. Diese ist insofern nicht nur natürlich gegeben, sondern wird im Rahmen der Klimalehre auch als prinzipiell veränderbar konzeptualisiert. Außerdem sind die Materialität des Körpers, die auf ihn wirkenden Praktiken und die Diskurse, die beiden historische und gesellschaftliche Relevanz verleihen, auch in diesem Beispiel auf das Engste miteinander verflochten: keiner dieser Aspekte ist gegenüber den anderen privilegiert, weil alle gemeinsam das spezifische Körperäußere und seine Bedeutungen hervorbringen, die in den untersuchten Quellen greifbar sind.

Konstitutionstypen

Die ersten beiden Abschnitte dieses Kapitels sind der Dichotomie heller und dunkler Hautfarben in der Dichtung und der Geschichtsschreibung gewidmet gewesen. Helle Haut wird sehr häufig zur Markierung der Geschlechterdifferenz eingesetzt, während dunkle Haut nur selten erwähnt wird. Beide dienen zwar kaum als Kennzeichen der Herkunft, aber die wenigen Stellen über dunkle Haut als Herkunftsmerkmal sind in der Forschung breit diskutiert worden. Die Frauen zugeschriebene helle Haut wird hingegen als unhinterfragtes Grundwissen reproduziert. Diese scheinbar eindeutige Gegenüberstellung heller und dunkler Haut stellt den Quellenbefund jedoch ungenau dar, indem sie Dichtung und ethnographische Diskurse fokussiert. Denn die medizinischen Schriften verwenden viele unterschiedliche Farbwörter, um verschiedenste Hautfärbungen zu adressieren, wie schon im Kapitel über *Die Veränderbarkeit von Haut- und Haarfarben* gezeigt worden ist. Ihre Vielfalt ist dort mithilfe eines dreiteiligen Farbschemas[163] struk-

160 Aischyl. Suppl. 497f; Hall 1989, 173. Vgl. auch Mitchell 2006, 218.

161 Aischyl. Prom. 851f. Vgl. auch Hall 1989, 172f.

162 Aischyl. Suppl. 449. Vgl. auch Hippokr. Aer. 14,1–5 für eine ähnliche Verknüpfung von Vererbungslehre und Umwelteinflüssen: die Kopfform der Makrokephalen sei ursprünglich durch Praktiken herbeigeführt und zum Teil auch vererbt worden, gehe nun aber zurück, weil die sie hervorbringenden Praktiken nicht mehr ausgeübt würden.

163 Vgl. Leitao 1993, 184–188 zu dieser symbolischen Dreiteilung bei den Haarfarben.

turiert worden. Nicht nur bei den Beschreibungen von Krankheitssymptomen, sondern auch bei der physiologischen Erklärung des Ergrauens in *De natura pueri* werden helle, rote und dunkle Töne voneinander abgegrenzt.[164] Durch diese Vorgehensweise stehen die hippokratischen Schriften im Kontrast zu den dichotomisierenden Gegenüberstellungen in der Dichtung und den ethnographischen Abhandlungen. Von diesem Befund ausgehend werden im Folgenden die Vorstellungen der hippokratischen Ärzte über die Konstitutionstypen untersucht. Dabei wird nicht nur diese Dreiteilung veranschaulicht, sondern auch die Komplexität der mit den Hautfarben verbundenen Zuschreibungen herausgearbeitet, die ihrer vereinfachenden Interpretation entgegensteht.

Der Säftelehre und der Klimatheorie zufolge verändern die Hautfarben sich im Jahres- und Lebensverlauf, weil sie durch Umwelteinflüsse hervorgebracht werden, die das Säftegleichgewicht im Körper beeinflussen. Im Rahmen der Humoralphysiologie werden jedoch außerdem Konstitutionstypen bestimmt, bei denen unterschiedliche Verhältnisse der Qualitäten im Körper vorherrschten. Da grundsätzliche Empfehlungen zur Lebensweise gegeben werden, sind sie wohl eher beständig gedacht:

> (1) Für Leute von fleischiger, schlaffer, rötlicher Konstitution ist es nun zuträglich, den größten Teil des Jahres eine mehr trockene Lebensweise einzuhalten; denn die Natur dieser Konstitutionen ist feucht. (2) Die festen, straffen, rotbraunen und dunkelfarbigen Konstitutionen dagegen müssen den größten Teil des Jahres die feuchte Lebensweise einhalten; denn solche Körper sind von Natur trocken.[165]

Wie dieses Beispiel veranschaulicht, verwenden die Autoren bei der Darstellung der Konstitutionstypen die Farbtermini ohne Denotat, so dass offen bleibt, ob sie sich auf die Haut oder die Haare der Personen beziehen. Die Einordnung dieses Abschnittes in das Kapitel über Hautfarben folgt der gängigen Deutung der Konstitutions- als Komplexionstypen, die sich vorrangig auf die Hautfarben beziehen.[166] Doch selbst wenn mitunter auch Haarfarben gemeint sind, bleibt die Bedeutsamkeit der Stellen für die vorliegende Studie erhalten. Außerdem wirken sich die Konstitutionstypen nicht nur auf die Haut-

164 Vgl. oben S. 379–383 (Krankheitssymptome) und 394f (zu Hippokr. Nat. Puer. 20,6) zu diesem Schema, dem auch die beim Schminken üblichen Farben Weiß, Rot und Schwarz (Grillet 1975, 30) entsprechen.

165 Hippokr. Salubr. 2 [= Hippokr. Nat. Hom. 17,1–2] (Ü R. Kapferer, modifiziert): [1] τοῖσι δὲ εἴδεσι τοῖσι σαρκώδεσι καὶ μαλθακοῖσι καὶ ἐρυθροῖσι συμφέρει τὸν πλείω χρόνον τοῦ ἐνιαυτοῦ ξηροτέροισι τοῖσι διαιτήμασι χρῆσθαι· ὑγρὴ γὰρ ἡ φύσις τῶν εἰδέων τούτων. [2] τοὺς δὲ στιφρούς καὶ προσεσταλμένους καὶ πυρροὺς καὶ μέλανας τῇ ὑγροτέρῃ διαίτῃ χρῆσθαι τὸ πλείω τοῦ χρόνου· τὰ γὰρ σώματα ταῦτα ὑπάρχει ξηρὰ ἐόντα. Vgl. auch Hippokr. Epid. II 5,1 zur physiognomischen Einordnung des rötlichen (πυρρός) Typs.

166 Connor 2004, 19. Vgl. zur Ambivalenz der Zuschreibungen auch Hippokr. Epid. I 19,1, wo helle Haut und dunkle Haare mit einem erhöhten Krankheitsrisiko einhergehen.

farbe aus, sondern beeinflussen auch die Ausprägung anderer Erscheinungen, die an der Haut sichtbar werden.[167]

Weder die oben zitierte Stelle noch spätere Äußerungen liefern einen Hinweis auf eine unterschiedliche Bewertung der zwei Konstitutionstypen. Der Säftelehre zufolge sind Frauen jedoch feucht und Männer trocken, so dass der zweite Typ angesichts der zeitgenössischen Geschlechterhierarchie, die den Konzepten innewohnt,[168] erstrebenswerter erscheint. Diese Typenbildung liegt jedoch quer zur Geschlechterdifferenz und ist nicht auf diese Weise mit ihr zu verflechten,[169] wie der Beginn von *De natura muliebri* verdeutlicht:

> Über die Natur der Frau und ihre Krankheiten sage ich folgendes: In erster Linie ist das Göttliche eine (Krankheits-)Ursache bei den Menschen, nächstdem die Naturen der Frauen und ihre Hautfarben. Die einen sind nämlich übermäßig weiß, mehr feucht und mehr mit Flüssen behaftet, die anderen dagegen sind von dunkler Farbe, mehr trocken und verstockt. Die Weinfarbigen halten zwischen beiden etwa die Mitte.[170]

Die körperliche Konstitution und Krankheitsanfälligkeit von Frauen wird anhand ihrer Hautfarbe sichtbar. Sind sie zu hell, sind sie auch besonders feucht. Dunkle Frauen hingegen sind eher trocken. Als weitere Möglichkeit wird eine weinfarbene Gestalt genannt und als mittlere, also maßhaltende, mithin ideale Konstitution dargestellt. Ähnlich wird im Anschluss auch die Auswirkung des Alters beschrieben. Junge Frauen seien eher feucht, ältere trocken und die mittleren Alters eher in der Mitte.[171] Diese Stelle unterstreicht die Bedeutung, die Hautfarben im Rahmen der medizinischen Diagnose und Prognose zugeschrieben worden ist. Neben dem makrokosmischen Einfluss der Natur als Ganzes werden sie als besonders wichtiger Aspekt der individuellen Natur einzelner Frauen dargestellt und eng mit der Ausprägung von Krankheiten verbunden.[172] Die Stelle unterstreicht, dass weder ‚weiß' (λευκός und seine Komposita) noch ‚schwarz' (μέλας) als Hautfarbenbezeichnungen in einem modernen Sinne gelesen werden können. Denn hier geht es um graduelle Unterschiede zwischen einzelnen griechischen Frauen, nicht um die Kategorisierung von Gruppen.

---

167 Z. B. Hippokr. Epid. I 19; Epid. II 1,10; Epid. IV 45 [= 257.262 Langholf 1977]; Epid. VI 2,6.19; Liqu. 6,1.

168 Hippokr. Vict. I 34,1; King 1994, 106f.

169 Vgl. auch Hippokr. Epid. III 14,1; Prorrh. II 24 zum geschlechtsübergreifenden Geltungsanspruch der Äußerungen über Hautfarben.

170 Hippokr. Nat. Mul. 1,1 (Ü R. Kapferer): περὶ δὲ τῆς γυναικείης φύσιος καὶ νοσημάτων τάδε λέγω· μάλιστα μὲν τὸ θεῖον ἐν τοῖσιν ἀνθρώποισιν αἴτιον εἶναι· ἔπειτα αἱ φύσιες τῶν γυναικῶν καὶ χρόαι· αἱ μὲν γὰρ ὑπέρλευκοι ὑγρότεραί τε καὶ ῥοωδέστεραι, αἱ δὲ μέλαιναι ξερότεραί τε καὶ στιφρότεραι, αἱ δὲ οἰνωπαὶ μέσον τι ἀμφοτέρων ἔχουσιν. Vgl. auch Hippokr. Mul. II 2 [= 111 Littré VIII p. 238].

171 Hippokr. Nat. Mul. 1,1.

172 Entsprechend der prominenten Positionierung dieses Merkmals am Anfang der Schrift wird die Hautfarbe mehrfach als wichtiges Merkmal für die Diagnose genannt (z. B. Hippokr. Nat. Mul. 3,1; 9,2; 10,1; 12,1; 15,1; 16,1; 41,1; vgl. z. B. auch Hippokr. Mul. III 20 [= 232 Littré VIII p. 446]).

Dabei erscheint die mittlere Position in Anlehnung an das Ideal des Maßhaltens als erstrebenswert und gesundheitsfördernd. Sie wird mit Hilfe der Farbe des Weines umschrieben. Aber welchen Wein meint der Autor wohl, weißen oder roten? Die Übersetzungsvorschläge in den Wörterbüchern beziehen οἰνωπός (*oinōpós*) auf dunklen Wein, der aber sonst μέλας (*mélas*) oder ἐρυθρός (*erythrós*) genannt wird.[173] Eine solche dunkle Färbung wird an dieser Stelle jedoch explizit nicht mit dem mittleren Zustand in Verbindung gebracht, sondern mit einer (zu) trockenen Konstitution. Die konsultierten Übersetzungen bleiben bei einer wörtlichen Variante und schlagen in diesem Fall keinen konkreten Farbton vor. Adeline Grand-Clément aber legt sich fest, hier sei ein rosiger, also rötlicher Hautton gemeint, während Dürbeck die Stelle auf die gelbliche Farbe des Weißweins bezieht.[174] Eine weitere Annäherung an den gemeinten Farbton ist wohl kaum möglich, so dass zu schlussfolgern ist, dass es sich weder um eine besonders helle noch um eine sehr dunkle Farbe handelt, da οἰνωπός (*oinōpós*) hier deutlich von beiden abgegrenzt wird.

Im Vergleich mit der zuvor zitierten Stelle fällt auf, dass dort nur zwei Typen genannt werden: die Beschreibung der Konstitution von Frauen in *De natura muliebri* entspricht jedoch der Dreiteilung, die auch in anderen Darstellungen der Konstitutionstypen aufgegriffen wird, so dass auch Männer einem besonders hellen (ἐκλεύκος) Konstitutionstyp zugeordnet werden können.[175] Die an ein Laienpublikum gerichtete Schrift *De diaeta salubri* kennt hingegen nur einen roten und einen dunklen Typ. Diese Unterschiede beruhen wohl auf grundsätzlich voneinander abweichenden Konzeptualisierungen oder auf der spezifischen Adressatenorientierung der Abhandlungen. Für die vorliegende Fragestellung erlangt vor allem die Passage aus *De natura muliebri* Bedeutsamkeit, da sie den zeitgenössischen Idealvorstellungen über die Hautfarben von Frauen widerspricht. Die helle (λευκός) Haut wird an dieser Stelle nicht wie in der Dichtung gelobt, sondern problematisiert. Frauen, die das Ideal (über-)erfüllen, sind dem Autor zufolge feuchter als andere und erscheinen an dieser Stelle insofern als besonders krankheitsanfällig. Außerdem wird λευκός (*leukós*) in dieser Schrift auch explizit als Krankheitssymptom genannt,[176] so dass zumindest der Autor von *De natura muliebri* die Idealisierung der hellen Haut von Frauen unterläuft.

Dieser Position stehen aber Äußerungen in *De muliebribus I* gegenüber, in denen die Hautfarbe von Frauen auf den Verlauf der Menstruation zurückgeführt wird: Frauen, die ihrer Anlage nach viel und lange bluteten, seien an ihrer fahlen (ἄχρως) Hautfarbe zu erkennen.[177] Frauen, die trotz Schwangerschaft bluteten, würden während der Menstruation gar bleich (χλωρός).[178] Frauen mit geringerer Blutung werden hingegen so dargestellt:

173 Dürbeck 1977, 156 ad 340f.

174 Grand-Clément 2013, 26; Dürbeck 1977, 191 zu Hippokr. Mul. II 2 [= 111 Littré VIII p. 238]; Nat. Mul. 1 (in Abweichung zur allgemeinen Bedeutungsangabe ‚sehr dunkles Rot' in Dürbeck 1977, 130).

175 Hippokr. Epid. VI 8,16. Vgl. auch Hippokr. Prorrh. II 11 zur Dreiteilung der Konstitutionstypen.

176 Hippokr. Nat. Mul. 15,1 (Weißfluss).

177 Hippokr. Mul. I 5 [Littré VIII 28].

178 Hippokr. Mul. I 25 [Littré VIII 64].

> Diejenigen dagegen, bei denen die (monatliche) Reinigung in weniger als drei Tagen stattfindet oder in geringer Menge abgeht, sind dick, von guter Farbe und schlagen ins Männliche, sie trachten nicht nach Kindeserzeugung und werden auch nicht schwanger.[179]

Der Autor verwendet εὔχρως (von guter Hautfarbe), um die nur scheinbar gesunde Hautfarbe dieser Frauen zu bezeichnen. Dieses Attribut ist vorrangig auf die männliche Hautfarbe bezogen worden[180] und insofern sowohl begrifflich als auch im Textzusammenhang eng mit der bei ihnen jedoch unpassenden Männlichkeit verbunden, die diesen Frauen zugeschrieben wird. Dem Autor zufolge entsprechen sie den zeitgenössischen Anforderungen an Weiblichkeit in so geringem Maße, dass sie die zentrale Aufgabe von Ehefrauen – das Gebären von Kindern – nicht erfüllen. Diese Deutung führt zu einer anregenden Spekulation, die jedoch am Quellenmaterial nicht verifiziert werden kann: es könnte sich um einen Ratschlag für die Wahl einer Partnerin handeln. Denn trotz ihrer gesunden Hautfarbe sind diese Frauen zwar als Ehefrauen nicht geeignet, bei Hetären, anderen Prostituierten und Sklavinnen könnte eine mangelnde Fertilität jedoch wünschenswert gewesen sein.

Auf Bürgerinnen bezogen markiert die ‚gute' Hautfarbe an dieser Stelle gegen die wörtliche Bedeutung keinen positiv bewerteten Teint, während die farblosen, stark blutenden Frauen nicht nur implizit als besonders fruchtbar gekennzeichnet werden, sondern auch dem in der Dichtung etablierten Weiblichkeitsideal heller Haut entsprechen, selbst wenn dies bedeutet, dass sie krankheitsanfälliger sind. Denn die helle Hautfarbe steht für ihre feuchte Konstitution, die als Voraussetzung ihrer Fähigkeit und ihres Willens zur Fortpflanzung angesehen wird.[181] Diese Beispiele unterstreichen, dass die Zuschreibung eines Konstitutionstyps nicht in erster Linie auf die Geschlechterdichotomie bezogen werden sollte, denn Männer wie Frauen können hell, rötlich oder dunkel sein. Während die Darstellung männlicher Patienten jedoch ohne abwertende Hinweise auf eine durch die helle Haut implizierte Verweiblichung auskommt, erscheinen Frauen mit einem gesunden Teint vermännlicht, so dass ihre Fortpflanzungsfähigkeit infrage gestellt wird.

179 Hippokr. Mul. I 6 [Littré VIII 30] (Ü R. Kapferer, modifiziert): ᾗσι δὲ τριῶν ἡμερέων ἔλασσον ἡ κάθαρσις γίνεται ἢ ὀλίγα χωρέει, αὗται παχεῖαι καὶ εὔχροοι ἀνδρικαί τε, οὐ μνησίτοκοι δέ εἰσιν, οὐδὲ κυΐσκονται. Vgl. auch Hippokr. Prorrh. II 24.

180 Z. B. Hippokr. Medic. 1; Xen. Lak. pol. 5,8; oik. 10,5. Vgl. aber Aristoph. Lys. 80 über die Spartanerin Lampito; Hippokr. Aph. V 42 als Ausnahmen, in denen εὔχρως (*eúchrōs*) explizit auf Frauen bezogen wird. Vgl. zu diesem Farbwort auch die Ausführungen oben S. 379f.

181 Vgl. Hippokr. Prorrh. II 24 für eine ähnliche Vorstellung. Vgl. auch Hippokr. Aph. V 42; Mul. III 4,1 [= 216 Littré VIII p. 416] zur Verknüpfung der Fortpflanzungstätigkeit mit der Hautfarbe von Schwangeren, die als Indikator für das Geschlecht des Kindes gelesen wird; Hippokr. Mul. III 3,2 [= 215 Littré VIII p. 416] zur Sichtbarkeit der Schwangerschaft anhand der Hautfarbe.

Conclusio

Nach griechischer Auffassung haben sowohl die Luft als auch die Sonneneinstrahlung einen maßgeblichen Einfluss auf die Entwicklung der Hautfarben, die zudem durch das vorherrschende Säftegleichgewicht im Körper und klimatische Bedingungen geprägt sind. Außerdem unterliegen sie saisonalen und krankheitsbedingten Veränderungen. Neben diesen medizinischen Vorstellungen, die auch in anderen Gattungen reflektiert werden, besteht eine starke Polarisierung heller und dunkler Haut als wichtige Zeichen der Geschlechtsidentität. All diese Unterscheidungen sind in den untersuchten Quellen deutlich präsenter und bedeutsamer als die Wirkung der Hautfarbe als Zeichen der Herkunft.

Dieser Befund wird auch von Samuels gestützt, demzufolge die Griechen das Ideal eines gebräunten Teints verfolgt haben, der sie sowohl von den schwarzen Ägyptern und Aithiopen als auch von den weißen Frauen und von den Völkern unterscheide, die nördlich von Griechenland verortet worden sind.[182] Samuels' Interpretation verschränkt die Befunde aus Dichtung und ethnographischen Diskursen und ordnet die Griechen einer mittleren Position zu, die dem Ideal des Maßhaltens entspricht. Eine ähnliche Lesart der Zeugnisse ist beispielsweise auch von Stephanie West[183] und im Abschnitt *Konzeptualisierungen der Hautfarbenveränderung*[184] vorgeschlagen worden. Sie überzeugt aber nur auf den ersten Blick, da eine umfassende Analyse der verschiedenen Kategorisierungsweisen in allen vorliegenden Quellen eine Differenzierung dieses Schlusses anregt:

Das dreiteilige Farbschema Weiß-Rot-Schwarz, das die medizinischen Schriften durchzieht, strukturiert auch die auf die Herkunft bezogenen Zuschreibungen von Hautfarben, in denen die Lyder hell, die Skythen rot und die Aithiopen schwarz sind. Die Geschlechterdifferenz wird hingegen mit der konventionalisierten Darstellung des Hell-Dunkel-Kontrastes gefasst. Während die Griechen bei dieser binären Gegenüberstellung einer der Pole sind, bleiben sie im Herkunftsschema ausgespart, weil ihre Hautfarbe in diesem Kontext nicht benannt wird. Also sind sie in beiden Konzepten nicht in einer mittleren Position zu verorten. Bei einer Zusammenschau der Quellen ergibt sich jedoch ein Kontinuum von den Frauen und Lydern (λευκός) über Skythen (πυρρός) und Griechen (εὔχρως, μέλας) zu den Aithiopen (μέλας), in dem die griechischen Männer weder herausgehoben noch an den Rand gedrängt erscheinen. Diese Perspektive geht von der Interdependenz der Differenzkategorien aus, verknüpft allerdings sehr disparate Quellenbefunde zu einem Gesamtbild, das in den Quellen in dieser konzentrierten Form nicht fassbar ist. Insofern sollte es nicht über Gebühr mit Deutungen belastet werden.

182 Samuels 2015, 732–734.
183 West 1999, 23.
184 S. oben S. 400 und 403.

Bedeutungen der Haarfarben

Im Kapitel über *Die Veränderbarkeit von Haut- und Haarfarben* ist herausgearbeitet worden, dass die Haarfarben den hippokratischen Schriften zufolge keine statischen Größen sind, sondern sich beständig verändern. Von diesem Befund ausgehend werden im Folgenden die Bedeutungen analysiert, die den verschiedenen Haarfarben zugeschrieben worden sind. Dabei liegt der Fokus auf der Dichtung, weil entsprechende Äußerungen dort deutlich häufiger anzutreffen sind als in den anderen untersuchten Gattungen, die jedoch ergänzend hinzugezogen werden. Zunächst widmet sich dieses Kapitel den grauen Haaren, die als Alterskennzeichen dienen, und stellt sie den (wenigen) Stellen gegenüber, an denen dunkle Haare explizit benannt werden. Anschließend wird untersucht, welche Bedeutungen die Quellen blonden und roten Haaren zuschreiben.

Graue Haare

Graue Haare sind in der Dichtung ein klares Alterskennzeichen. Sie werden üblicherweise und in der Prosa ausnahmslos mit πολιός (*poliós*) bezeichnet.[1] In den Komödien des Aristophanes dienen graue Haare der Markierung und Kontrastierung der Generationen. So äußert sich der Protagonist in den *Acharnenses* über das Verhalten der Bürger im Krieg:

> Dikaiopolis: [...]
> Grauköpfe sah ich stehn in Reih und Glied,
> Jungspunde, deinesgleichen, liefen weg.[2]

Die altersbedingten Veränderungen des Körpers werden anhand der Haarfarbe sicht- und benennbar. An dieser Stelle erscheinen die grauen Haare als anerkennende Bezeichnung in Anbetracht der Selbstdisziplin der Alten und stehen der Abwertung der Jugend als Feiglinge gegenüber, die die Kampfreihen verließen. Auch Lysistrate sieht die alten, grauhaarigen Männer im Vorteil und kontrastiert ihre Heiratschancen mit denen der Frauen. Während ihre Jugend im Krieg schnell vergehe und viele unverheiratet blieben, mindere selbst graues Haar die Aussichten auf eine Eheschließung der Männer nicht.[3] Auch bei Euripides und Sophokles sind ältere Männer und Frauen grauhaarig, z. B. die Mütter, die

---

1 Reiter 1962, 57, 62. Vgl. auch Grand-Clément 2011, 226–234 zur archaischen Dichtung. Vgl. auch Hippokr. Nat. Puer. 20,6 und die Analyse dieser Stelle oben S. 394f zur Medizin.

2 Aristoph. Ach. 600f (Ü L. Seeger, modifiziert): ὁρῶν πολιοὺς μὲν ἄνδρας ἐν ταῖς τάξεσιν, / νεανίας δ' οἵους σὺ διαδεδρακότας. Vgl. auch Aristoph. Ach. 610f; Vesp. 1064.

3 Aristoph. Lys. 592.

in Sophokles' *Oidipus Tyrannus* die Folgen der Plage beklagen, die die Stadt heimgesucht hat, oder die alten Thebaner, die den Chor in Euripides' *Hercules* bilden.[4] Die Zuschreibung grauer Haare und des fortgeschrittenen Alters, mit dem sie verbunden werden,[5] ist zwar in den bisher zitierten Stellen wertschätzend gemeint, wird aber in anderen Fällen mit der körperlichen Schwäche assoziiert, die das Alter mit sich bringt:

So werden graue Haare in Euripides' *Alcestis* explizit auf die Bürde des Alters bezogen.[6] In den *Bacchae* betont der hochbetagte Seher Teiresias, dass er und Kadmos, der alte König von Theben, trotz ihres Alters die Stadt verlassen, um Dionysos zu verehren. Ihre grauen Haare stehen in diesem Kontext für das Alter und werden der Kultbeteiligung durch ἀλλά (aber) gegenübergestellt,[7] so dass diese Aussage sich gegen die implizierte Annahme richtet, ihnen fehle die Kraft dazu.[8] Die Erwartung, im Alter auf Hilfe angewiesen zu sein, zeigt sich auch, wenn Einsamkeit in dieser Lebensphase problematisiert wird. Andromache beschwört beispielsweise Menelaos, er möge seine Tochter vor einem solchen Schicksal bewahren, indem sie fragt: „Oder willst du ohne Mann im Hause einsam sie ergrauen lassen?"[9] Außerdem werden immer wieder die grauen Haare von Eltern benannt, die um ihre Kinder trauern (werden).[10] Auf diese Weise wird nicht nur ihr Alter unterstrichen, sondern auch ihr Verlust. Denn sie werden in alle Zukunft kinderlos bleiben, da sie als Grauhaarige das fertile Alter bereits überschritten haben.

Auch in den Komödien sind das Alter und die mit ihm verbundenen grauen Haare mitunter negativ konnotiert. Im Wettstreit um die Gunst des Demos preist der paphlagonische Sklave das Entfernen grauer Haare als Dienstleistung an, die verjünge. Den Wettstreit gewinnt jedoch der Wursthändler, der den Demos mit Hilfe seines Handwerks verjüngt, indem er ihn jungkocht.[11] Um dieses Ziel zu erreichen, sind also stärkere Mittel als das Zupfen oder Schneiden einiger Haare erforderlich. Dieses Beispiel unterstreicht, dass das Alter nicht nur die Haarfarbe verändert, sondern den ganzen Körper betrifft. So werden in anderen Komödien weitere körperliche und geistige Alterszeichen aufgezählt: Haltung, Stimme und Sehfähigkeit, aber auch dichterische Fähigkeiten vergehen immer mehr.[12] Solche Veränderungen machen das Alter unerträglich, weil sie der politischen und sozialen Interaktion in der *pólis* entgegenstehen. Wer sich nicht mehr bewegen und andere nicht mehr durch sein Körperäußeres beeindrucken kann, geht geschwächt in Auseinandersetzungen, die im klassischen Griechenland stets im unmittelbaren Kontakt

4 Soph. Oid. T. 183–186; Eur. Herc. 693.
5 Vgl. z. B. Eur. Bacch. 258, wo dieser Bezug metaphorisch hergestellt wird.
6 Eur. Alc. 908–910.
7 Eur. Bacch. 324. Vgl. auch Eur. Bacch. 184f zur Grauhaarigkeit des Königs.
8 Vgl. auch Finglass 2011, 324. Vgl. auch Aristot. probl. X 27 zur Schwäche, mit der weiße Haare (λευκαί) in späterer Zeit verbunden werden.
9 Eur. Andr. 347f (Ü D. Ebener): ἢ σφ' ἄνανδρον ἐν δόμοις / χήραν καθέξεις πολιόν; [...]. Vgl. z. B. auch Eur. Alc. 621f.662–668 zur Aufgabe der Nachkommen, für ihre alternden Eltern zu sorgen.
10 Eur. Hec. 654; Suppl. 35; Soph. Ai. 633.
11 Aristoph. Equ. 908.1321.
12 Aristoph. Ach. 678–684 (Körper; vgl. auch Aristoph. Vesp. 274–276); Aristoph. Equ. 519–534 (Denken).

ausgetragen worden sind. Wenn die Stimme und die rhetorischen Fähigkeiten versagen, ist keine Auseinandersetzung mehr möglich. Gehen schließlich auch die Sehkraft und das Denkvermögen verloren, bleibt selbst eine stille Teilhabe am gesellschaftlichen Geschehen verschlossen. Diese politischen und sozialen Mühen des Alters werden zwar immer wieder durch die grauen Haare gekennzeichnet, sind aber nicht fest mit ihnen verbunden, so dass jeweils im konkreten Kontext zu entscheiden ist, welche Zuschreibungen mit der Benennung der grauen Haare einhergehen.

Daher ergibt sich an einigen Stellen eine negative Bewertung der Situation unabhängig von den ergrauten Haaren, die nur selten explizit verspottend oder gar beleidigend eingesetzt werden, aber auch vor Angriffen oder Entdeckung schützen.[13] Körperliche Stärke und graue Haare können sich jedoch auch in einer Person treffen, wie der Bericht über einen grauhaarigen und erfolgreichen Ringer zeigt.[14] In Aristophanes' *Acharnenses* wird das graue Haar hingegen der kräftigen Körperlichkeit der eigenen kriegerischen Jugend gegenübergestellt:

> CHOR: [...]
> Ist's denn recht, Greise und Ergraute an der Klepsydra
> Hämisch zu verderben so,
> Welche brav mitgekämpft, mitgesiegt in mancher Schlacht,
> Welche sich getrocknet von der glüh'nden Stirn Männerschweiß,
> Rühmlich sich bei Marathon geschlagen für die Vaterstadt?[15]

Der Kontrast von Alter und Jugend wird durch den Verweis auf den Schweiß, der bei Marathon vergossen worden sei, besonders betont. Er impliziert Wärme und Männlichkeit, deren Verknüpfung sich auch in der zeitgenössischen Medizin findet.[16] Die wirkmächtigen Bilder kämpferischer Männlichkeit, die Aristophanes zeichnet, stehen im deutlichen Kontrast zum Alter der früheren Hopliten.

Der bisher präsentierte Befund beruht auf der Analyse jener Stellen, an denen πολιός (*poliós*) die grauen Haare bezeichnet. In diesem Sinne wird das Farbwort auch in übertragener Bedeutung gebraucht. So nennen Euripides und Pindar das Alter selbst ‚grauhaarig'[17] und bei Aischylos ist vom grauen – also wohl alten – Gesetz des Zeus die Rede.[18] Außerdem wird πολιός (*poliós*) poetisch auch auf andere Objekte bezogen, wie z. B. den

13 Z. B. Eur. Alc. 470; Phoen. 1543 (negative Bewertung); Aristoph. Plut. 1042f (Beschimpfung; vgl. auch die weiteren Verunglimpfungen in Aristoph. Plut. 1051–1083 zur schmähenden Absicht dieser Passage); Eur. Bacch. 258; Soph. El. 42f (Schutz).

14 Aristoph. Vesp. 1192f.

15 Aristoph. Ach. 692–696 (Ü G. Droysen, modifiziert): ταῦτα πῶς εἰκότα, γέροντ' ἀπολέσαι πολιὸν / ἄνδρα περὶ κλεψύδραν, / πολλὰ δὴ ξυμπονήσαντα καὶ θερμὸν ἀπο- / μορξάμενον ἀνδρικὸν ἱδρῶτα δὴ καὶ πολύν, / ἄνδρ' ἀγαθὸν ὄντα Μαραθῶνι περὶ τὴν πόλιν; [...].

16 Hippokr. Vict. I 34,1. Vgl. zu Schweiß und Männlichkeit oben S. 70f.

17 Eur. Bacch. 258; Ion 700; Pind. I. 6,15.

18 Aischyl. Suppl. 673.

Meeresschaum.[19] Wie andere von dieser Wurzel abgeleitete Farbtermini ist πολιός (*poliós*) also in der Sprache der Dichter nicht auf die Haare als Denotat beschränkt und bezeichnet eigentlich „punktuelle Kontraste im anders gefärbten Gegenstand".[20] Gemeint ist also das Nebeneinander von weißen und dunklen Haaren, während vollkommen weiße Haare schon bei Homer λευκαί (*leukaí*) genannt werden.[21] Auch wenn der Gebrauch von πολιός (*poliós*) und λευκός (*leukós*) dieser Unterscheidung nicht in jedem Einzelfall strikt folgt,[22] überwiegt die bedeutungsdifferenzierende Verwendung, so dass sowohl weißes Haar als auch unregelmäßig gefärbtes und faltiges Fleisch das besonders hohe Alter derjenigen unterstreicht, denen diese Merkmale zugeschrieben werden.[23] Haben ältere Frauen oder Männer einen weißen Kopf oder überhaupt einen weißen Körper,[24] können einerseits ihre weißen Haare gemeint sein.[25] Andererseits ist ebenso ein Bezug auf die Hautfarbe denkbar, die der Veranschaulichung einer Gefühlsreaktion dient. Denn in diesen Beispielen ist Hekabes jüngste Tochter soeben als Menschenopfer für den verstorbenen Achilleus weggeführt worden und die Thebaner haben mitangehört, wie Herakles seine Kinder erschlagen hat. Unabhängig davon, welcher Lesart der Vorzug zu geben ist, wird diesen alten und unglücklichen Figuren ein helles Körperäußeres zugeschrieben.

Graue Haare markieren also das Alter und werden sowohl mit seinem Ansehen als auch mit den Schwierigkeiten verbunden, die es bereitet.[26] Aufgrund der ambivalenten Bewertung des Alters sind auch die grauen Haare mehrdeutig, da sie ein besonders gut sichtbares Alterskennzeichen sind. In diesem Kontext wird aber zumeist nicht erläutert, welche Farbe die Haare im Verlauf des Lebens verloren haben, so dass es sich als relativ schwierig erweist, die Haarfarben der Erwachsenen zu rekonstruieren.

---

19 Pind. O. 7,61. Vgl. Kober 1932, 51 zur Deutung.

20 Dürbeck 1977, 81.

21 Dürbeck 1977, 81, 219f Anm. 317 (wörtliches Zitat von Schmidt 1879, 27, dem Dürbeck beipflichtet). Vgl. auch Kober 1932, 4, 49f; Wallace 1927, 21 zur Verwendung von πολιός (*poliós*) und λευκός (*leukós*) in der Dichtung. Vgl. Anakr. fr. 238 PMG [= Athen. XIII 599c]. Vgl. auch Birchler Emery 2008a; Birchler Emery 2010; Kressirer 2016, 20–22, 502; Pfisterer-Haas 1989; Pfisterer-Haas 1990 zu weißen Haaren als Alterskennzeichen in der bildenden Kunst.

22 Z. B. Aristoph. Vesp. 1064f und dazu Irwin 1974, 167f, die πολιός (*poliós*) und λευκός (*leukós*) als Synonyme versteht. Vgl. auch Eur. Herc. 693 zum grauen Schwanengesang; Soph. Oid. T. 742 zum weißerblühten Haupt des Laïos.

23 Soph. Ant. 1092–1094 (weißes Haar); Eur. Suppl. 49f (graues Fleisch).

24 Eur. Hec. 500; Suppl. 289 (Frauen); Herc. 910 (Männer). Vgl. auch Soph. Ai. 624f zum weißen Alter der Mutter des Ajax.

25 Vgl. z. B. Morwood 2007, 167 zu Eur. Suppl. 289; Wilamowitz 1959 [1895], 202 zu Eur. Herc. 910.

26 Vgl. auch Özen-Kleine 2016, 58–78 zur ambivalenten Bewertung des Alters im archaischen und klassischen Griechenland.

Dunkle Haare

Dunkle Haare bleiben in der Alten Komödie, in Lysias' Gerichtsreden und bei Herodot weitgehend unbenannt.[27] In den medizinischen Schriften werden sie zur Charakterisierung von Tieren und vereinzelt als Herkunftsmerkmal eingesetzt.[28] Selbst die Tragödien und die Siegeslieder, die andere Haarfarben immer wieder als Epitheta verwenden,[29] bieten nur wenige Stellen. So werden graues und dichtes dunkles Haar kontrastierend eingesetzt:

> Iokaste:
> Eile, umfange der Mutter Brust!
> Reich mir die Wangen,
> Laß deine Locken, die dunkle Flut
> Deines Haars meinen Nacken beschatten![30]

Als Iokaste ihren Sohn Polyneikes nach einer langen Trennung wiedersieht, fordert sie ihn auf, sie zu umarmen und benennt dabei seine Haarfarbe. Außerdem berichtet sie wenig später, dass sie sich die weißen Haare in Trauer um den verlorenen Sohn geschoren habe, seit Polyneikes nicht mehr in Theben gewesen sei.[31] Auch an dieser Stelle unterstreichen die weißen Haare das hohe Alter der Mutter. Schließlich sind die Kinder, die sie von ihrem eigenen Sohn empfangen hat, inzwischen selbst erwachsen. Um die dunklen Haare des Polyneikes den weißen Haaren der Iokaste gegenüberzustellen, verwendet Euripides die ähnlich konstruierten Adjektive κυανόχρους (von dunkler Färbung) und λευκόχρους (von heller Färbung, vor allem aber hellhäutig).[32] Diese Formulierung weicht vom üblichen Sprachgebrauch ab, in dem μέλας (*mélas*) dunkles und πολιός (*poliós*) graues Haar bezeichnet. Durch diese Wortwahl wird einerseits der Kontrast der Haarfarben hervorgehoben, andererseits unterstreicht die parallele Wortbildung die Zusammengehörigkeit von Mutter und Sohn. So veranschaulicht diese Stelle auch den poetischen Spielraum bei der Verwendung der Farbbezeichnungen.

Außerdem sind dunkle Haare ein explizit benanntes Kennzeichen chthonischer Gottheiten wie Hades. Alkestis beschreibt den fürchterlichen Blick des Unterweltherrschers unter dunkelglänzenden Brauen, als er sie ergreifen will.[33] Die Augenbrauen, die sonst

---

27 Vgl. aber Aristoph. Eccl. 734–736 zum Dunkelfärben der Haare.

28 Hippokr. Vict. II 49,2 (Tiere); Hippokr. Aer. 24,6 (Herkunft).

29 Vgl. die Abschnitte *Graue Haare* (S. 436–439) und *Rot-blonde Haare* (S. 442–451).

30 Eur. Phoen. 306–309 (Ü E. Buschor): ἀμφίβαλλε μαστὸν ὠλέναισι ματέρος, / παρηίδων τ' ὄρεγμα δὸς / τρίχων τε, κυανόχρωτι χαί- / τας πλόκαμωι δέραν σκιάζων ἀμάν. Vgl. auch Soph. Ant. 1092–1094.

31 Eur. Phoen. 322f. Auf ihre Trauer verweisen zudem die dunklen Kleider, die sie seitdem trägt (Eur. Phoen. 325f). Vgl. auch Eur. Phoen. 371–373 (geschorene Haare und dunkle Kleidung).

32 Vgl. LSJ s.v. zur Bedeutung der Attribute.

33 Eur. Alc. 439 (μελαγχαίτης); Eur. Alc. 261f (κυαναυγής).

häufig im Kontext des Stirnrunzelns benannt werden,[34] sind auch an dieser Stelle mit negativen Gefühlen verbunden, da Alkestis sich bei diesem Anblick fürchtet. Außerdem wird der Kentaur Nessos als schwarzhaarig (μελαγχαίτης) beschrieben.[35] Doch nicht nur negativ konnotierte mythische Gestalten sind dunkelhaarig, sondern ebenso die Musen und die Poseidontochter Euadne, deren veilchenlockigen (ἰοπλόκαμος, ἰόπλοκος) Haare besungen werden.[36] Dunkle Haare sind also mehrdeutig. Denn sie stehen zum einen im Kontrast zu grauen Haaren, die als Alterskennzeichen gelten, und markieren zum anderen verschiedene, ambivalent bewertete mythische Wesen und göttliche Gestalten. Insgesamt werden sie aber – beispielsweise im Vergleich mit grauen Haaren – recht selten benannt.

Das Fehlen entsprechender Belege weist auf die Normalisierung dunkler Haare im historischen Kontext hin: sie dienen weder in der Geschichtsschreibung oder den Gerichtsreden noch in der Dichtung als besonderes Kennzeichen, das Personen(gruppen) heraushebt. Insbesondere in der Komödie eignen sie sich nicht als Ziel des Spotts. Die medizinischen Abhandlungen konzeptualisieren den Haarwuchs und sind zunächst nicht so sehr an seiner Farbe interessiert, sondern erst wenn sie sich verändert, so dass auch dort wohl von der Normalvorstellung dunkler Haare auszugehen ist. Leitaos Ergebnisse stützen diese Interpretation, denn auch schwarze Barthaare sind als charakteristisches Merkmal Erwachsener angesehen worden. Er unterstreicht aber, dass die dunkle Farbe vor allem im Kontext der Differenzierung des schwarzen Bartes von seiner ‚Vorstufe', dem roten Bart der Jugendlichen, erwähnt wird: „The adult man's beard was assumed to be black, so it did not have to be mentioned."[37] Diese Normalvorstellung spiegelt sich auch in Aristophanes' *Lysistrata*, in der die Versuche eines gewissen Lysikrates, sich die Haare schwarz zu färben, verspottet werden,[38] so dass die Unangemessenheit dieser Praxis impliziert wird. Um die Erwartungshaltung an ein normales Aussehen eines Bürgers zu erfüllen, verhält er sich der Norm widersprechend. Die Kommentare meinen, er wolle graue Haare überdecken.[39] Angesichts der mitunter positiven Bewertung grauer Haare gerade in der Komödie erscheint dies jedoch nicht zwingend. Vielmehr stellt sich die Frage, wie andere helle Haarfarben bewertet worden sind. Im Folgenden stehen deshalb rote und blonde Haare im Zentrum.

34 Z. B. Aischyl. Choeph. 286; Aristoph. Ach. 1069; Eur. Iph. A. 648. Vgl. zum Stirnrunzeln oben S. 95f.

35 Soph. Trach. 836–840.

36 Pind. I. 7,23; P. 1,1 (Musen); Pind. O. 6,30 (Euadne). Vgl. Kober 1932, 101f: Komposita mit ἰο-, die sich auf die Haare beziehen, bezeichnen ihre Farbe. Vgl. auch Aischyl. Ag. 115 mit Irwin 1974, 142–144; Fraenkel 1950, 70 zur positiven Konnotation schwarzer Haare.

37 Leitao 1993, 178f, hier 179. Vgl. auch Wallace 1927, 20 zur Normalisierung dunkler Haare bei Homer. Vgl. aber Kober 1932, 26, die schwarze und weiße Haare vereinfachend als Kennzeichen von Jugend bzw. Alter gegenüberstellt.

38 Aristoph. Eccl. 734–736.

39 Sommerstein 2007a, 193; Ussher 1973, 179.

Rot-blonde Haare

Dieser Abschnitt rekonstruiert, wie die aus dem 5. und frühen 4. Jh. v. Chr. überlieferten Quellen Blond und Rot als Haarfarben einsetzen: wer ist blond bzw. rothaarig und welche Bewertungen gehen damit einher? Dabei wird zwischen ξανθός (*xanthós* – gelb-rot), das als ‚blond' verstanden wird, und anderen Farbtermini, wie πυρρός (*pyrrós* – rot-gelb) und οἰνωπός (*oinōpós* – weinfarben) unterschieden, die als deutlicher Hinweis auf eine rötliche Färbung gelesen werden.[40] Beide Farbbereiche werden im Folgenden nacheinander, aber in einem gemeinsamen Abschnitt untersucht, da sie sich überschneiden und die Übergänge zwischen ihnen fließend sind.

In Siegesliedern und Tragödien sind vor allem junge Gestalten blond (ξανθός). So sind die Kinder von Herakles und Megara sowie Iason und Medea blond, außerdem der junge Herakles beim Kampf mit dem nemeischen Löwen, Hippolytos, Parthenopaios, Kassandra und Kreons Tochter, die Iason heiraten soll.[41] Alle bisher Aufgezählten werden zum Opfer der tragischen Umstände der Dramenhandlung, aber nicht alle blonden Charaktere sind durchweg positiv gezeichnet. Denn auch Lykos, der neue Herrscher von Theben, der Herakles' Frau und Kinder sowie seinen Vater töten will, hat blonde Locken.[42] Klytaimnestra wird von Elektra geschmäht, weil sie – schon bevor Agamemnon Iphigenie geopfert habe – in seiner Abwesenheit ihre blonden Locken für andere Männer frisiert habe.[43] Phaidra schließlich ist nicht nur blond, sondern auch von Aphrodite mit unbezwingbarer, unerwiderter Leidenschaft für ihren Stiefsohn Hippolytos geschlagen worden und tötet sich schließlich nicht nur aus Scham selbst, sondern verleumdet ihn auch in ihrem Abschiedsbrief als Vergewaltiger.[44]

Indem sowohl Phaidra als auch Hippolytos blonde Haare zugeschrieben werden, unterscheiden sie sich von ihrem Ehemann bzw. Vater Theseus, dessen Haarfarbe nicht benannt wird und insofern wohl dunkel ist. Die Analogie der Haarfarben von Stiefmutter und -sohn steht in einem Spannungsverhältnis zu ihrer Kontrastierung mit Theseus' Haaren und impliziert einen Generationenkonflikt: auf der Bühne steht der ältere Theseus seiner jungen Frau Phaidra[45] und seinem jungen Sohn Hippolytos gegenüber. Diese Konstellation ist geeignet, Theseus' Eifersucht anzufachen, zumal er abwesend ist, als Phaidra von der Leidenschaft für ihren Stiefsohn ergriffen wird. Eine solche Konfrontation verschiedener blonder Personen zeigt sich auch in anderen Stücken. So sind Herakles und Lykos Opponenten und Kreons Tochter steht im Kontrast zu Medeas Söhnen. Da

40 Vgl. auch Leitao 1993, 179–181 zur Begriffsdifferenzierung.

41 Eur. Herc. 993; Med. 1142; Herc. 632; Hipp. 1343; Phoen. 1159; Iph. A. 758; Med. 980.

42 Eur. Herc. 233. Vgl. Eur. Herc. 38–41 zu Lykos Tötungsabsichten.

43 Eur. El. 1069–1073.

44 Eur. Hipp. 133.220. Zum Plot vgl. Eur. Hipp. 26–39 (Aphrodites Fluch); Eur. Hipp. 778 (Phaidras Suizid); Eur. Hipp. 856f.885f (Anschuldigung im Abschiedsbrief).

45 Vgl. auch Eur. Hipp. 141: der Chor nennt sie κούρα (Mädchen).

bis auf Herakles[46] alle blonden Gestalten, die oben genannt worden sind, am Ende des jeweiligen Stückes tot sind, scheinen blonde Haare zumindest kein gutes Omen zu sein, sondern werden von Euripides als hervorstechendes Merkmal genutzt, um die Konflikte auf der Bühne auch anhand des Körperäußeren darzustellen. Denn es ist durchaus vorstellbar, dass die Masken der Schauspieler entsprechend gestaltet gewesen sind, um die Jugend der Figuren zu betonen.[47] Die Verknüpfung von Jugend und blonden Haaren erfolgt unabhängig von der Herkunft. Wie die genannten Beispiele veranschaulichen, stammen Blonde ebenso aus Griechenland wie aus Troja oder Kolchis.

Aus Lydien kommt schließlich der Gott Dionysos, dem ebenfalls blonde Haare zugeschrieben werden.[48] Diese Haarfarbe wird also weder eindeutig mit einer bestimmten Herkunft, noch mit dem Status als Mensch verbunden, denn auch die Chariten, Harmonia und Athene sind blond sowie die Backen der Rinder von Aiëtes.[49] Das Farbwort ξανθός (*xanthós*) bezeichnet insofern die Farbe der Haare von Tieren, Menschen und Gottheiten. In der Forschung wird dieser Gebrauch häufig mit dem von χρύσεος (*chrýseos* – golden) verknüpft,[50] das in den untersuchten Quellen den Zwillingen Artemis und Apollon als Haarattribut beigegeben wird.[51] Das Gold der Haare wird in der Forschung als Haarfarbe vereindeutigt und auf blond bezogen, dem wiederum auf diese Weise ein hohes Ansehen zugeschrieben wird.[52] Auch wenn diese Deutung für die Archaik zutreffen mag, werden die beiden Attribute im klassischen Griechenland sehr differenziert gebraucht: zwar sind verschiedene Gottheiten (wie Dionysos, Athene und die Chariten), Menschen und Tiere blond (ξανθός), aber neben den göttlichen Zwillingen wird nur einigen Fabeltieren[53] goldenes (χρύσεος) Haar zugeschrieben. Einerseits ist es möglich, dass diese spezifische Kennzeichnung lediglich auf eine besonders strahlende Ausprägung ihrer Haarfarbe hinweist, die die zuletzt genannten mythischen Gestalten vor anderen auszeichnet. Andererseits ist auch ein Bezug auf Gold als Material denkbar, mit dem die Kultstatuen geschmückt gewesen sind.[54]

Darüber hinaus können auch Menschen das Gold selbst in den Haaren tragen: Herodot berichtet in der Anekdote über den Ursprung des Reichtums der Alkmeoniden, Kroisos habe Alkmeon gestattet, so viel Gold aus seiner Schatzkammer mitzunehmen, wie er

46 Herakles' grauenvoller Tod ist in Aischylos' *Trachiniae* inszeniert worden und nicht in Euripides' *Hercules*, auf dessen Inhalt hier Bezug genommen wird.

47 Vgl. Delcourt 1965, 14: Tragödienfiguren sind entweder blond oder schwarzhaarig.

48 Eur. Bacch. 235; Cycl. 75.

49 Pind. N. 5,54; Eur. Med. 832; Pind. N. 10,7 (weibliche Gottheiten); Pind. P. 4,225 (Vieh; vgl. auch Kober 1932, 57).

50 Vgl. z. B. Kober 1932, 55; Lavergne 2006, 88–97.

51 Z. B. Eur. Hipp. 82; Phoen. 191 (Artemis); Aristoph. Av. 217; Eur. Suppl. 975; Ion 887; Iph. T. 1236; Tro. 254; Pind. O. 6,41; 7,32; P. 2,16 (Apollon).

52 Z. B. Grand-Clément 2011, 310–313; Kober 1932, 55–58; Kreilinger 2007, 153–155.

53 Eur. El. 700–705 (goldenes Lamm, das Thyestes nach Mykene gebracht hat); Eur. Ion 1154 (goldener Schwanz der Bärin als Sternbild); Eur. Med. 5.840; Pind. P. 4,68.241 (goldenes Vlies, das Iason aus Kolchis geraubt hat).

54 Vgl. z. B. Barrett 1964, 175; Halleran 2004, 155; Lorimer 1936.

selbst tragen könne. Dieser habe das Gold nicht nur in seine speziell für diesen Zweck vorbereitete Kleidung gepackt, sondern den Goldstaub auch in den Kopfhaaren und im Mund getragen.[55] Wie das Gold im Haar des Atheners versteht Hauser auch die goldenen Locken von Artemis und Apollon bei Homer, der einen Haarschmuck (*téttix*) meine und nicht ihre Haarfarbe.[56] In erster Linie werden also die göttlichen Zwillinge herausgehoben, indem ihre Haare mit diesem besonderen Material assoziiert werden, während anderen mythologischen Gestalten eine bestimmte (natürliche) Haarfarbe zugeschrieben wird. Dieser Befund bestätigt, dass χρύσεος (*chrýseos*) in den untersuchten Quellen keine für Menschen übliche Haarfarbenbezeichnung ist. Trotz einer möglichen Ähnlichkeit seines Farbwertes zu blonden Haaren ist insofern davon abzusehen, die möglicherweise mit diesem Attribut verbundenen Bewertungen als Beleg für eine hohe Wertschätzung dieser Haarfarbe in der historischen Wirklichkeit heranzuziehen. Vielmehr gilt es, anhand des konkreten Gebrauchs der Farbworte herausarbeiten, welche Bedeutungen mit ihnen verbunden und wie sie beurteilt worden sind. Entgegen pauschaler Behauptungen, blonde Haare seien (insbesondere den olympischen) Gottheiten eigen,[57] kann im analysierten Material eine differenzierte Begriffsverwendung rekonstruiert werden, die keineswegs durch eine eindeutig positive Bewertung blonder Haare geprägt ist.

Denn ξανθός (*xanthós*) ist nicht nur ein Merkmal der Jugend, sondern tritt auch in den Familien der Atriden auffällig häufig auf. Neben Menelaos, der schon bei Homer und Pindar blond ist,[58] haben bei Euripides die Kinder seines Bruders Agamemnon[59] sowie die mit beiden verheirateten Schwestern Klytaimnestra und Helena diese Haarfarbe.[60] Einerseits könnte sie als Zeichen der Jugend bzw. der spartanischen Herkunft gedeutet werden, da die blonden Haare der Töchter der Lakedaimonier in der archaischen Lyrik verschiedentlich gelobt worden sind.[61] Andererseits ist es wohl mehr als Zufall, wenn in einem eng verwandten Kreis so gut wie alle – mit Ausnahme Agamemnons – blond sind. William Allan deutet die Ähnlichkeit von Menelaos' und Helenas Haaren beispielsweise als Zeichen der Verbindung der Eheleute.[62] Auch wenn dieser Vorschlag auf den ersten Blick nicht überzeugen mag, ist er angesichts der hohen Bedeutung, die die Haarfarbe in jenen Szenen spielt, in denen Agamemnons Kinder sich nach langen Jahren der Trennung wiedererkennen, nicht einfach zurückzuweisen. Denn diese ähnlichen Haare werden als

55 Hdt. VI 125,2–4.

56 Hauser 1906, 111.

57 Vgl. z. B. Irwin 1974, 135.

58 Z. B. Eur. Or. 1532; Iph. A. 175; Hom. Il. III 284; Od. IV 30; Pind. N. 7,28. Vgl. auch Pind. N. 9,17, wo die Danaer kollektiv als blond bezeichnet werden.

59 Vgl. z. B. Eur. El. 515; Iph. T. 46–56 (Orest); Eur. Iph. A. 681.1366; Iph. T. 173f (Iphigenie). Elektra werden blonde Haare zwar nicht explizit zugeschrieben, ihre Haare gleichen aber in Euripides' *Electra* denen des blonden Orest (Eur. El. 520; vgl. auch Aischyl. Choeph. 176).

60 Eur. El. 1071 (Klytaimnestra); Eur. Hel. 1224 (Helena).

61 Grand-Clément 2011, 308 zu den Fragmenten von Alkman und Bakchylides.

62 Allan 2008, 287.

Zeichen aufgerufen, an dem Elektra und Orest einander wiedererkennen könnten.[63] Außerdem erscheint die blonde Haarfarbe auch in Euripides' *Iphigenia Taurica* als Merkmal, das Iphigenie und Orest teilten.[64] Auch wenn sie in keinem dieser Fälle das Erkennen allein bewirkt, wird sie den Geschwistern immer wieder als gemeinsames Charakteristikum zugeschrieben und auf diese Weise eine Familienähnlichkeit konstruiert.

In Euripides' *Electra* wird beispielsweise Orests Haaropfer an Agamemnons Grab von dem alten Erzieher als klares Zeichen für Orests Anwesenheit gedeutet, der sich zu diesem Zeitpunkt noch nicht zu erkennen gegeben hat. Die Farbe der blonden Strähnen, die er neben der schwarzen Wolle und dem Blut eines geopferten Schafs auf dem Grab gefunden hat, soll als Erkennungszeichen dienen. Der Erzieher schlägt vor, sie mit Elektras Haaren zu vergleichen, schließlich ähnelten sich die Kinder des gleichen Vaters besonders stark.[65] Doch Elektra wendet ein:

> ELEKTRA:
> Wie soll, sodann, die Farbe sich des Haares gleichen,
> wo seines an dem Ort für edle Männer wuchs,
> dem Ringplatz, meines unterm Kamme nur? Unmöglich!
> Gar viele wird mit gleichem Haar man finden können,
> die doch nicht eines Blutes sind, mein greiser Freund![66]

Die Haarfarbe wird von ihr ebenso wenig wie die Fußspuren oder ein möglicherweise von ihr gewebtes Tuch als Erkennungszeichen anerkannt.[67] In ihrer Argumentation zur Haarfarbe geht Elektra davon aus, dass diese durch die verschiedene Lebensweise von Männern und Frauen beeinflusst wird.[68] Sie stellt die Haare der Männer, die häufig der Sonne ausgesetzt sind, denen der Frauen gegenüber, die idealtypisch im Schatten des Hauses oder des Schleiers geschützt sind.[69] Obwohl die Haare der Geschwister sich der Anlage nach ähneln, wie der Erzieher betont, meint Elektra, die geschlechtsspezifischen Verhaltensweisen müssten zu einer deutlich sichtbaren Differenz zwischen ihren und Orests Haaren führen. Dabei bezieht sie die Idealvorstellungen über weibliche und

---

63 Eur. El. 520–531. Vgl. auch Aischyl. Choeph. 168–178; Aristoph. Nub. 534–536 zur Ähnlichkeit der Haare; Soph. El. 52.901 zum Haaropfer.

64 Eur. Iph. T. 52.174.818–826. Vgl. auch Cropp 2000, 177 zu dieser verknüpfenden Lesart der Stellen.

65 Eur. El. 91.513–523.

66 Eur. El. 527–531 (Ü D. Ebener): ἔπειτα χαίτης πῶς συνοίσεται πλόκος, / ὁ μὲν παλαίστραις ἀνδρὸς εὐγενοῦς τραφείς, / ὁ δὲ κτενισμοῖς θῆλυς; ἀλλ᾽ ἀμήχανον. / πολλοῖς δ᾽ ἂν εὕροις βοστρύχους ὁμοπτέρους [530] / καὶ μὴ γεγῶσιν αἵματος ταὐτοῦ, γέρον.

67 Vgl. Eur. El. 532–544. Diese Stelle wird als Kritik an der Erkennungsszene in Aischyl. Choeph. 164–245 gedeutet. Vgl. dazu z. B. Cropp 1988, 138f; Denniston 1939, 112–115; Garvie 2009, 86–88. Vgl. auch Aristoph. Nub. 536, wo die Haare als Erkennungszeichen der Geschwister aufgerufen werden.

68 Vgl. Cropp 1988, 139; Denniston 1939, 114 zur Diskussion, wie sich die Betätigung in der *palaístra* bzw. das Kämmen konkret auf die Gestalt von Männer- bzw. Frauenhaar ausgewirkt haben könnten.

69 Z. B. Eur. Hipp. 131–133: Phaidra zieht sich ins Haus zurück und bedeckt ihren Kopf mit einem feinen Tuch. Vgl. auch Pironti 2012.

männliche Lebensweisen, die nur Begüterte einhalten können,[70] auf sich und ihren Bruder, obwohl ihre eigene Lebensweisen in den vergangenen Jahren gar nicht ihrem Status als Königskinder entsprochen haben.[71] Elektras Haare sind kurz geschnitten und schmutzig, sie ist häufig draußen, während auch Orest auf der Flucht wohl kaum die Gelegenheit gehabt hat, in der *palaístra* zu trainieren. Dennoch werden diese idealen Geschlechterbilder hier reproduziert[72] und auf die beiden bezogen. Aus einer antiken Perspektive können solche Wirkungen der Lebensweise in Elektras Mund als valide Argumente hinsichtlich der Entwicklung der Haarfarben angebracht werden.

Auf dieser Quellenbasis stellt sich die Frage, ob und wie blonde Haare geschlechtsdifferenzierend eingesetzt worden sind. Kober behauptet, Blondsein werde oft Männern zugeschrieben, Frauen hingegen deutlich seltener.[73] In den vorliegenden Quellen bestätigt sich diese These jedoch nicht. Außerdem hat bereits Irwin die Wirkung der Haarfarben als Alterskennzeichen herausgearbeitet, dabei aber grau und schwarz gegenübergestellt, so dass sie letzteres als Merkmal der Jugend (*youth*) deutet.[74] Der vorgestellte Befund verdeutlicht hingegen die Bedeutung blonder Haare als Zeichen eines jungen Alters.

Leitao hat die enge Verbindung roter und blonder Haare, die mit Jugendlichkeit assoziiert gewesen sind, herausgearbeitet: der blonde oder hellbraune erste Bartflaum sei mit Farbworten aus dem rötlichen Spektrum bezeichnet und auf diese Weise deutlich vom dunklen Bart erwachsener Männer unterschieden worden. Diese attributiv gebrauchten Farbwörter bezögen sich jedoch eher auf das Kinn oder die Wange als explizit auf die Barthaare. Eine metonymische Übertragung, in der Kinn und Wange für das Haar stünden, sei zwar möglich, aber nicht zwingend. Insofern sei der ‚rote' Bart symbolisch zu verstehen und reflektiere die Vorstellung, dass die im Körperinneren fließenden Säfte äußerlich anhand der Haut- und Haarfarbe sichtbar würden.[75] Aus dieser Perspektive modifizieren die neuen, roten Haare die Beschaffenheit der Haut, so dass die enge Verbindung von Haut und Haar nochmals unterstrichen wird.

Diese symbolische Aufladung der Jugend mit der roten Farbe ist Leitao zufolge durch weitere rote Begleitumstände, wie die Kleidung der Jugendlichen, unterstrichen worden[76] und als Hinweis auf ihre Marginalisierung zu verstehen. Im Rahmen eines dreiteiligen Farbkonzepts nimmt die rote Farbe eine mittlere Position zwischen weiß und schwarz ein. Wird der rote Bart symbolisch verstanden, kann er in einem solchen Schema zwi-

70 Vgl. z. B. Scheidel 1992, 196, 223 zur Verortung der Frauen zugeschriebenen Textilverarbeitung im Inneren des Hauses und zur negativen Bewertung einer dunklen Hautfarbe, die sich aufgrund der Arbeit auf dem Feld entwickelt habe.

71 Vgl. Cropp 1988, 139.

72 Wie auch an vielen anderen Stellen in diesem Stück, vgl. z. B. Eur. El. 71–76.925–937.

73 Kober 1932, 56.

74 Irwin 1974, 194–196. Vgl. auch Lavergne 2006, 102 zur Assoziation von blonden Haaren und Jugend sowie ihrer Gegenüberstellung mit schwarzen Haaren, die das Erwachsensein repräsentieren.

75 Leitao 1993, 179–181, 185, 190f. Vgl. zum Verhältnis von Säften und Haut- bzw. Haarfarbe oben S. 396f.

76 Leitao 1993, 185–187. Vgl. auch Trombetti 2009, 535f, die diese Deutung auf die Beischrift Πυρϝις bezieht, die auf einer korinthischen Vase (6. Jh. v. Chr.) tanzenden Mädchen beigegeben ist.

schen den mit der schwarzen Farbe assoziierten Männern und den weiß imaginierten Frauen eingeordnet werden.[77] Diese Deutung bezieht sich auf die geschlechtsspezifische Zuschreibung von Hautfarben, die oben herausgearbeitet worden ist: Frauen sind idealerweise heller als Männer.[78] Da Rot zwischen Weiß und Schwarz liege, argumentiert Leitao, stehe es für den Übergang vom (weiß gedachten) Weiblichen zum (schwarz gedachten) Männlichen. Der Wechsel von Weiß zu Rot symbolisiere einerseits den Tod oder den Verlust von Unschuld, andererseits das Erwachen sexuellen Begehrens. Im Vergleich mit Schwarz kennzeichne Rot Unsicherheit und Schwäche. Zusammenfassend schreibt er: „Indeed, red is the color of change[...].“[79]

Leitaos Deutungsvorschläge beziehen sich zwar vor allem auf spätere Quellen, der ‚rote' Bart wird aber auch in den in dieser Studie untersuchten Zeugnissen mit dem Zeitraum zwischen Kindheit und Mannesalter verbunden und markiert insofern den Zwischen_Raum, den männliche Jugendliche in der Adoleszenz einnehmen: Achilleus' Sohn Neoptolemos, der in anderen Versionen des Mythos Pyrrhos genannt wird,[80] könnte auf diese Weise als junger Kämpfer markiert sein.[81] Auch Oidipus hat ein rotes Kinn und ist mannbar (πυρσαῖς γένυσιν ἐξανδρούμενος), als er sich aufmacht, seine Herkunft zu erforschen, wie in Euripides' *Phoenissae* berichtet wird.[82] Im gleichen Stück wird die jugendliche Schönheit des Parthenopaios durch die Beschreibung seiner langen blonden (ξανθός) Haartracht und seines weinfarbenen (οἰνωπός) Kinns unterstrichen.[83] Craik und Mastronarde zufolge impliziert diese Passage seine sexuelle Attraktivität, da der dem Namen nach ‚jungfräuliche' Parthenopaios noch keinen vollen Bart habe, sondern nur einen feinen Flaum.[84] Auch Oidipus' roter Bart kann als Hinweis auf erotische Attraktivität gedeutet werden, denn es ist Iokaste, die so den Mann beschreibt, den sie bei seiner Ankunft in Theben geheiratet hat. Leitao, der diese Deutung vorschlägt, macht jedoch auch darauf aufmerksam, dass dieses weibliche Begehren als Bedrohung für den (zu) jungen Mann angesehen werden kann.[85] Denn bekanntlich heiratet Iokaste unwissentlich ihren Sohn, der zugleich der Mörder ihres verstorbenen Mannes und seines Vaters ist. Als dies Jahre später entdeckt wird, blendet er sich, sein Haus ist mit dem Inzest befleckt und

77 Leitao 1993, 188.

78 Vgl. oben S. 407–410 und z. B. Eur. Alc. 158–160; Med. 1148 (helle Haut der Frauen); z. B. Aristoph. Lys. 801–803; Thesm. 32 (dunkle Haut der Männer); z. B. Emp. fr. 93A Gemelli [= 31 A81 DK = Aet. V 7,1]; Emp. fr. 93B Gemelli [= 31 B67 DK = Gal. In Hipp. Epid. VI, 46 = 119,12 Wenkebach / Pfaff] (Gegenüberstellung). Vgl. auch Irwin 1974, 111–121; Kober 1932, 25f.

79 Leitao 1993, 178–193, hier 191.

80 Vgl. Lavergne 2011b zu Pyrrhos: der Name sei ein Hinweis auf die roten Haare, die ihn unter den anderen Troja-Kämpfern, die blond seien, hervorhebe. Die Assoziation roter Haare mit Jugend greift er jedoch nicht auf.

81 Vgl. Soph. Phil. 927.

82 Eur. Phoen. 32–34.

83 Eur. Phoen. 1159f. Vgl. Craik 1988, 236; Mastronarde 1994, 474 zur Deutung. Vgl. auch Aischyl. Sept. 533–535, wo jedoch nur die Zartheit des Haares benannt wird, nicht aber seine Farbe.

84 Vgl. Craik 1988, 236; Mastronarde 1994, 474: vgl. auch Aischyl. Sept. 534f.

85 Leitao 1993, 175.

stirbt letztlich aus.[86] Leitao bewertet den Inzest als großes Unglück und verweist auf die männliche Angst vor weiblicher Sexualität: wenn junge Männer ihr zu früh ausgesetzt würden und noch nicht stark genug seien, könne sie sie verzehren, wie z. B. auch Adonis.[87]

Die rötliche Färbung des Bartes kann dem Einsetzen des dunklen Bartwuchses gegenübergestellt werden, die Pindar als wichtige Station in Pelops' Lebenslauf nennt, um seine Mannbarkeit und Ehefähigkeit zu markieren.[88] Mit Leitao bezieht sich diese Kategorisierung jedoch nicht nur auf die Ausübung heterosexueller Praktiken, sondern auch auf das päderastische Verhältnis. Da erst der schwarze Bart als Bart anerkannt gewesen sei, seien auch die Träger roter Bärte noch als unbärtig (ἀγένειος) angesehen worden. Diese Unterscheidung sei für die Differenzierung der Partner im päderastischen Verhältnis entscheidend: der Bärtige sei der *erastḗs*, der Unbärtige der *erṓmenos*.[89] Der ‚rote' Bart wird zwar als Zeichen der Jugendlichkeit eingesetzt und markiert insofern eine gewisse Randständigkeit im Vergleich mit erwachsenen Bürgern. Die bisher betrachteten Stellen zeigen aber keine eindeutig negative Bewertung, sondern sind eher ambivalent, denn Parthenopaios und Oidipus können, so attraktiv sie auch sein mögen, ihrem Schicksal nicht entgehen: Oidipus' tragisches Los ist bereits oben dargelegt worden und Parthenopaios fällt im Kampf gegen Theben.[90]

Da insbesondere in Komödien, aber auch in Satyrspielen so gut wie alle Bevölkerungsgruppen und selbst Gottheiten Ziel des Spotts sind, differenziert ein Blick in diese Gattungen das Bild jedoch nochmals. In Sophokles' Satyrspiel *Ichneutae* wirft Kyllene Silenos vor, er sei stolz wie ein Bock auf seinen gelb sprießenden Bart.[91] Da er explizit als junger Mann (νέος ἀνὴρ) angesprochen wird, ist dies wohl eine Anspielung auf seinen ‚roten' Bart, der jedoch gerade kein Grund für Stolz zu sein scheint. Denn Silenos hat außerdem bereits eine Glatze und ist insofern nach athenischen Maßstäben wohl kaum als sexuell attraktiv anzusehen. Sein Verhalten widerspricht auch dem eines züchtigen *erṓmenos*, da gerade Silene und Satyrn für ihre sexuellen Ausschweifungen und ihr hohes Maß an Verlangen bekannt sind.[92] Silenos entspricht also weder optisch noch in seinem Verhalten den Anforderungen an junge Männer und wird deshalb mit Bezug auf seinen Bart verspottet.

In der Alten Komödie werden rote Kopfhaare an einer einzigen Stelle explizit erwähnt und sind dort negativ konnotiert. Die Assoziation mit rötlichen Fremden wird in der Parabase der *Ranae* für die Kritik an der politischen Situation in Athen eingesetzt:

---

86 Vgl. die verschiedenen Versionen des Mythos in Aischyl. Sept.; Eur. Phoen.; Soph. Ant.; Oid. T.; Oid. K.

87 Leitao 1993, 176f.

88 Pind. O. 1,67–71: πρὸς εὐάνθεμον δ' ὅτε φυὰν / λάχναι νιν μέλαν γένειον ἔρεφον, / ἑτοῖμον ἀνεφρόντισεν γάμον / Πισάτα παρὰ πατρὸς εὔδοξον Ἱπποδάμειαν [70] / σχεθέμεν. Vgl. auch Leitao 1993, 174.

89 Leitao 1993, 170f.

90 Eur. Phoen. 1159f.

91 Soph. Ichn. 366f: νέος γὰρ ὢν ἀνὴρ / π[ώγ]ωνι θάλλων ὡς τράγος κνήκῳ χλιδᾷς. Vgl. Frickenhaus 1917, 9f zur Diskussion, an wen die Äußerung gerichet sei: angesichts des archäologischen Befundes könne nur Silenos gemeint sein, der mit hellem Bart und Glatze dargestellt worden sei.

92 Z. B. Eur. Cycl. 169–172. Vgl. einführend Heinze / Bäbler 2001.

Chor: [...]
doch das Kupfer – Rotschöpf' und die Fremdlinge,
Schurken und die Schurkensöhne, nehmen wir zu allem her[...].[93]

Diesen Versen geht eine Münzmetapher voran, die die zeitgenössischen Politiker mit neuen, minderwertigen Kupfermünzen vergleicht und der alten, guten Münze gegenüberstellt, die niemand mehr verwende.[94] In Anlehnung an dieses Bild dient nun die rotblonde Haarfarbe als Zeichen der Herkunft und der Qualität der beschriebenen Personen, die so als untauglich und fremd markiert werden. Sommerstein deutet die Stelle als Invektive gegen Kleophon, dem zuvor eine thrakische Herkunft zugeschrieben worden sei.[95] Die Verbindung der Thraker und anderer nördlich von Griechenland lebender Völker mit πυρρός (*pyrrós*) ist bereits im Abschnitt über die *Konzeptualisierungen der Hautfarbenveränderung* diskutiert worden: die Stellen, die als Belege für ihre Rothaarigkeit herangezogen werden, beschreiben jedoch entweder die Haut oder benennen das Denotat, auf das πυρρός (*pyrrós*) sich bezieht, nicht.[96] Damit könnten sie zwar bis auf die Darstellung der Skythen in *Über die Umwelt* auch die Haarfarbe meinen,[97] diese Deutung ist jedoch keineswegs zwingend. Insofern ist Leitao zuzustimmen, der den rötlichen Teint der Skythen zur Unterstützung der Behauptung anbringt, die rote Farbe sei mit Barbaren assoziiert worden.[98] Denn unabhängig davon, ob das rote Kupfer auf das Haar oder die Haut derjenigen zu beziehen ist, die in der oben zitierten Äußerung kritisiert werden, unterstreicht diese Zuschreibung die Marginalisierung der Fremden mithilfe eines äußerlich sichtbaren Körpermerkmals. Die Verbindung eines rötlichen Äußeren mit einer fremden Herkunft betrifft möglicherweise neben den genannten Völkern auch die Perser. So hat der persische Heerführer Matallos bei Aischylos einen roten Bart (πυρρὰ γενειάς).[99] Sein militärischer Rang und die Beschreibung des vollen, buschigen Bartes sprechen dagegen, dass sein junges Alter hervorgehoben wird.[100] Da sein Name mit Kleinasien verbunden ist,[101] markiert πυρρός (*pyrrós*) hier wohl kaum eine Herkunft aus dem Norden. Denn auch Dionysos, der junge Gott des Weins mit weinfarbenem Kinn, kommt aus Kleinasi-

93 Aristoph. Ran. 730f (Ü N. Holzberg): τοῖς δὲ χαλκοῖς καὶ ξένοις καὶ πυρρίαις / καὶ πονηροῖς κἀκ πονηρῶν εἰς ἅπαντα χρώμεθα[...].

94 Aristoph. Ran. 718–726. Vgl. Hes. erg. 143–155; Sommerstein 1996, 220 zur negativen Konnotation von Kupfer.

95 Sommerstein 1996, 220: vgl. Aristoph. Ran. 680f. Vgl. auch Sommerstein 1996, 214.

96 Vgl. Hippokr. Aer. 20,3 (Haut); Hdt. IV 108,1; Xenophan. fr. 25D Gemelli [= 21 B 16 DK = Clem. Strom. 7,4,22] (unbenannt) und die Diskussion dieser Stellen oben S. 398f.

97 Vgl. Sassi 1982 zur Polyvalenz von πυρρός (*pyrrós*).

98 Leitao 1993, 187f.

99 Aischyl. Pers. 316f. Die Paraphrase folgt Garvie 2009, 166f. Vgl. zu einer alternativen Deutung der Stelle, die Garvie als fehlerhaft ansieht, z. B. Ebener 1987, der einen adverbialen Gebrauch von πυρρός (*pyrrós*) annimmt und auch dieses Rot auf das folgende Blutbad bezieht.

100 Vgl. aber Briant 1996, 557, der meint, Aischylos' Darstellung erwecke den Eindruck, eine ganze Generation junger Männer sei in der Schlacht gefallen.

101 Garvie 2009, 166.

en.[102] Insofern ist rotes Haar also möglicherweise zwar ein Herkunftsmerkmal, verweist aber gegen eine verbreitete Forschungsmeinung nicht (nur) nach Norden, sondern (auch) nach Osten.

In der Forschung wird die oben zitierte Stelle aus Aristophanes' *Ranae* nicht nur als Kritik an Fremden interpretiert, sondern außerdem auf die roten Haare als Zeichen des Sklavenstatus bezogen.[103] Diese Assoziation beruht auf dem Sklavennamen Xanthias, der in den überlieferten Komödien mehrfach belegt ist[104] und etymologisch mit ξανθός (blond) verbunden wird. Außerdem bestätigen die Aristophanes-Scholien diesen Zusammenhang, der als Abwertung rot-blonder Haare gedeutet wird.[105] Auch zum Kostüm der Schauspieler, die Unfreie verkörpert haben, hat wohl eine rote Perücke gehört.[106] Rothaarigkeit ist also nicht nur mit Jugend, sondern überdies mit dem Sklavenstatus assoziiert worden. Insofern dient diese Konvention wohl eher der Markierung von Unmündigkeit als der Adressierung einer fremden Herkunft. Denn wie S.I. Sobolevskij zutreffend betont, sind die Xanthias genannten Sklaven – im Gegensatz zu dem skythischen Bogenschützen in *Lysistrata*, dem allerdings weder blonde noch rote Haare zugeschrieben werden, – nicht durch einen Akzent oder andere sprachliche Muster von den freien Griechen zu unterscheiden. Sklavinnen und Sklaven verfügen wie Kinder und Jugendliche nicht frei über sich selbst, verbleiben jedoch im Gegensatz zu Freien unabhängig vom Alter in dieser Zwangslage, die nur durch die Freilassung aufgehoben werden kann. Diese Positionierung wird einerseits durch die typische Anrede παῖ (*paī*)[107] und die ihnen zugeschriebene, rot-blonde Haarfarbe sprachlich hervorgehoben und andererseits auch anhand der Masken sichtbar, die die Darsteller auf der Bühne getragen haben. Ähnliche Bezüge sind im zweiten Teil der vorliegenden Studie auch hinsichtlich ihrer kurzen Haare und der Körperstrafen hergestellt worden, denen Unfreie ausgesetzt gewesen sind.[108] Die rot-blonden Haare treten als weiteres Element hinzu, das diese Verflechtung des Körperäußeren, des Umgangs mit ihm und des rechtlichen Status unterstreicht.

Rötliche Haare kennzeichnen die männliche Adoleszenz sowie Unfreie und werden als Herkunftsmerkmal eingesetzt, das jedoch nicht eindeutig einer bestimmten Region zugeordnet werden kann. Die Analyse der wenigen Stellen, an denen rote Haare in den untersuchten Quellen mehr oder weniger explizit thematisiert werden, zeigt keinen eindeutigen Befund hinsichtlich ihrer Bewertung. Einige Quellen, wie die Tragödien, sind

102 Vgl. z. B. Eur. Bacch. 236.438; Soph. Oid. T. 211 (Kinn); Eur. Bacch. 462–464 (Herkunft).

103 Vgl. Sommerstein 1996, 214, 220: Hier sei Kleophon gemeint, dem eine thrakische Herkunft zugeschrieben worden sei.

104 Aristoph. Ach. 243.259; Av. 656; Nub. 1485; Ran. 524; Vesp. 1.136.456. Vgl. Aristoph. Ran. 531 zur Identifikation des Xanthias, der in Aristoph. Ran. 524 benannt worden ist, als Sklaven.

105 Z. B. Sobolevskij 1954, 14; Sommerstein 1996, 157, 220, die auch den in der Neuen Komödie häufigen Sklavennamen ‚Pyrrhias' analog deuten.

106 Delcourt 1965, 15. Vgl. auch Lavergne 2011b, 63.

107 Z. B. Aristoph. Vesp. 1297f; Finley 1998, 164 zur Verknüpfung von παῖ (*paī*) als Anrede mit dem Status von Kindern und Unfreien.

108 Vgl. Lavergne 2006, 289f zu kurzen Haaren als Kinderfrisur und die Darstellung dieser Verbindung oben S. 237f sowie den Abschnitt *Prügel in der Familie* oben S. 332.

eher ambivalent in ihrem Urteil oder verzichten darauf. Der Sklave Xanthias schlägt sich in Aristophanes' *Ranae* im Vergleich mit dem Gott Dionysos recht gut,[109] so dass eine Abwertung rot-blonder Haare, die ihm aufgrund seines Namens zugeschrieben werden, zumindest nicht aus dem Plot dieser Komödie geschlossen werden kann. In der Parabase des Stücks werden rot-blonde Haare bzw. rötliche Haut hingegen mit einer fremden Herkunft assoziiert und negativ konnotiert. Auch ethnographische Äußerungen weisen bestimmten Barbaren rotes Haar bzw. eine rötliche Konstitution zu, die auf die klimatischen Bedingungen in ihrem Herkunftsgebiet zurückgeführt werden. Diese Ausführungen veranschaulichen nochmals die Schwierigkeit, Haut und Haar thematisch voneinander zu scheiden, da sie zusammen das Körperäußere bilden und diese gemeinsame Funktion in den untersuchten Quellen thematisiert wird, ohne sie stets deutlich voneinander zu differenzieren.

Conclusio

Das Spektrum der Haarfarben ist in den untersuchten Quellen dreigeteilt: graue (πολιός), (rot-)blonde (ξανθός, πυρρός) und dunkle (μέλας) Haare werden unterschieden und einander gegenübergestellt, um Altersgruppen zu differenzieren. Die drei Farbbereiche entsprechen den verschiedenen Teilen des von Leitao beschriebenen Weiß-Rot-Schwarz-Schemas, das auch in der physiologischen Erklärung der Entwicklung der grauen Haare in *De natura pueri* aufgegriffen wird, indem die Farbadjektive λευκός (*leukós*), πυρρός (*pyrrós*) und μέλας (*mélas*) zur Differenzierung verschiedener Haarfarben eingesetzt werden.[110] Dunkle Haare entsprechen ‚Schwarz' und markieren Erwachsene. Wie die poetische Verwendung der Farbtermini λευκός (*leukós*) und πολιός (*poliós*) veranschaulicht, sind graue Haare ‚Weiß' und werden älteren Figuren zugeschrieben. Die Nähe von ‚Rot' und Blond, das Jugend kennzeichnet, ergibt sich aus dem breiten und sich überschneidenden Bedeutungsspektrum von ξανθός (gelb-rot) und πυρρός (rot-gelb).

Lavergne geht hingegen von einer Vierteilung der Haarfarben aus. Er betrachtet Blond und Rot nicht nur getrennt, sondern hebt auch ihre unterschiedliche Beurteilung in seinem sehr breiten Quellencorpus hervor, das Zeugnisse von der Archaik bis zur Spätantike umfasst und mit der alttestamentarischen, altorientalischen und ägyptischen Überlieferung verglichen wird.[111] In dem begrenzten Zeitraum, der in dieser Studie untersucht worden ist, lässt sich eine solche gegensätzliche Bewertung jedoch nicht feststellen, so dass Blond und Rot gemeinsam betrachtet worden sind, auch wenn sie im Detail zu differenzieren sind. Denn der vorliegende Befund widerspricht Leitaos Thesen in einem wich-

109 Vgl. z. B. Aristoph. Ran. 603–669.

110 Hippokr. Nat. Puer. 20,6. Vgl. auch die Deutung dieser Stelle oben S. 394f; Dürbeck 1977 zu den Farbbedeutungen.

111 Lavergne 2006, 87f, 88–97 (blond); Lavergne 2006, 125–136 (rot). Vgl. auch Lavergne 2006, 112 für eine Argumentation gegen die Dreiteilung; vgl. aber Lavergne 2006, 132, wo die Differenzierung von ξανθός (*xanthós*) und πυρρός (*pyrrós*) bei der Beschreibung der Barbaren ausbleibt.

tigen Punkt. Er ordnet πυρρός (*pyrrós*) und ξανθός (*xanthós*) als Zeichen der Adoleszenz ein,[112] obwohl letzteres in der Dichtung auch Kinder und junge Menschen jenseits dieser begrenzten Lebensphase kennzeichnet.

Die helleren Farben stehen den gattungsübergreifend zumeist unbenannten und als normal vorausgesetzten dunklen Haaren gegenüber. Anders als schwarzhaarige Erwachsene sind Kinder und junge Menschen blond, junge Männer haben einen roten Bart, alte Menschen sind grauhaarig. Da ein fortgeschrittenes Alter je nach Lebensumständen sowohl positiv als auch negativ bewertet worden ist, sind graue Haare als herausragende Zeichen des Alters ambivalent einzuordnen. Rote und blonde Haare sind ebenso mehrdeutig, weil sie sprachlich nur schwer zu differenzieren sind: sie stehen zwar für Jugend und werden auch mythischen Helden und Heldinnen zugeschrieben, markieren aber zugleich einen im Vergleich mit erwachsenen Freien untergeordneten Status. Rote Haut oder Haare sind außerdem auf eine fremde Herkunft bezogen worden. Viele der jungen blonden Figuren sind hingegen Opfer der tragischen Umstände, die in den Dramen häufig ihren Tod verursachen, und auch negativ gezeichnete Gestalten sind blond. Überdies ist diese Haarfarbe bei den Familienmitgliedern der fluchbeladenen Atriden auffällig häufig belegt. Diese Bedeutungsdifferenzierungen treten im Rahmen der interdependenten Konstruktion sozialer Differenz als weitere Ebenen hinzu, sind aber angesichts der primären Funktion der Haarfarben, Altersgruppen zu unterscheiden, nachrangig.

Die Deutung der Haarfarben als Altersmerkmal beruht zum einen auf der physiologischen Entwicklung der Haare, die in den hippokratischen Schriften dargelegt worden ist. Auch im *pólis*-Alltag sind diese spezifische materielle Beschaffenheit der Haare und die Veränderung ihrer Farbe im Lebensverlauf höchst präsent gewesen. Zum anderen basiert die Wirkung der Haarfarben als Alterskennzeichen auf diskursiven Effekten: drei bestimmte Farbbereiche werden fokussiert und die Bedeutung der Haarfarben in der Dichtung wird auf diese Weise vereindeutigt, um die Kontrastierung der Generationen auf der Bühne zu unterstreichen.

112 Leitao 1993, 183.

Die Hierarchisierung der Haut- und Haarfarben

Nachdem in den vorangegangenen Kapiteln die Bedeutungen der Haut- und Haarfarben in den untersuchten Quellen herausgearbeitet worden sind, steht der Vergleich dieser Resultate mit einer in der älteren und neueren Forschung verbreiteten Interpretation aus. Moderne Deutungen ordnen die beschriebenen Haut- und Haarfarben häufig als hierarchisierende Merkmale der geographischen Herkunft ein. Je nach ideologischer Verortung werden sie in diesem Kontext auch als Rassemerkmale verstanden oder mit rassistischer Diskriminierung verbunden. Dieser Teil der vorliegenden Studie hat jedoch gezeigt, dass Hautfarben in erster Linie das Geschlecht und Haarfarben vor allem das Alter markieren. Gegenüber diesen Kategorien sozialer Differenz tritt die geographische Herkunft deutlich in den Hintergrund. Wenn sie einmal mit der Ausprägung der Haut- oder Haarfarben verbunden wird, betonen die Quellen ihre Hervorbringung durch kulturell bedingte Praktiken oder die Umweltbedingungen und verstehen sie insofern nicht als stabile Körperzeichen, sondern unterstreichen ihre Veränderbarkeit. Dass im Folgenden dennoch eine ausführliche Auseinandersetzung mit solchen Thesen erfolgt, ist zum einen ihrer starken Präsenz auch in der aktuellen Forschung und zum anderen der politischen Brisanz und Relevanz der Themen geschuldet.

Den Ausgangspunkt bildet die rassentheoretische Vereinnahmung der blonden Haare, die zwar inzwischen obsolet scheint, aber in Gestalt der verbreiteten Überzeugung Spuren hinterlassen hat, blonde Haare hätten stets hohes Ansehen genossen. Diese Prämisse entspricht den Assoziationen, die mit dem Hell-Dunkel-Kontrast verbunden werden, dessen Bewertung in den vorliegenden Quellen deshalb anschließend betrachtet wird. Da er jedoch nicht auf die Haut- und Haarfarben zu übertragen ist, werden im dritten Abschnitt neuere Arbeiten diskutiert, die die Konstruktion *weißer* und Schwarzer[1] Menschen bis in das antike Quellenmaterial zurückverfolgen. Dann werden die Ergebnisse dieses Teils in sieben Thesen zusammengeführt und zugespitzt.

Die Bewertung der Haarfarben in der Forschung

Die Bedeutung der blonden Haare wird in der altertumswissenschaftlichen Forschung zwar häufig thematisiert, aber selten analysiert, so dass die stereotype Annahme, blonde Haare seien zu allen Zeiten besonders geschätzt worden, immer wieder und bis in die neueste Forschung reproduziert wird und entsprechend auch in fachfremde und po-

1 Vgl. z. B. Hornscheidt / Nduka-Agwu 2010, 32f zur Großschreibung von ‚Schwarz‘ als Attribut: in Anlehnung an post-koloniale und antirassistische Interventionen in den deutschen Sprachgebrauch bezeichnet es hier alle Menschen, die von strukturellem Rassismus betroffen sind.

puläre Kontexte Eingang findet.[2] Mitunter wird argumentiert, die Beliebtheit blonder Haare zeige sich an den Färbepraktiken.[3] Kober belegt diese Behauptung beispielsweise mit einer Stelle aus Aristophanes' *Lysistrata*, in der die feine Kleidung der Griechinnen beschrieben wird, die ihre sexuelle Attraktivität unterstreicht.[4] Clemens von Alexandrien hat die Passage zweimal zitiert, um die allzu üppige Schönheitspflege und den Kleiderluxus seiner Zeitgenossinnen aus christlicher Perspektive zu kritisieren. Zunächst verwendet er – wie die überlieferten Manuskripte der *Lysistrata*-Stelle – ἐξηνθισμέναι (*exēnthisménai*), das auf die Färbung der Kleidung oder andere außergewöhnliche Accessoires zu beziehen ist.[5] Später schreibt er jedoch ἐξανθισμέναι (*exanthisménai)*, das von ξανθός (*xanthós*) abzuleiten wäre, und richtet sich wohl gegen das Blondieren der Haare.[6] Mehrere unabhängige Zeugen der Stelle aus Aristophanes' Komödie belegen jedoch die andere Lesart, die auch zur Intention der Griechinnen passt, die Lust ihrer Männer anzufachen. Insofern handelt es sich wohl um einen Schreibfehler und Clemens' Äußerung ist unabhängig von seiner Intention nicht als Hinweis auf das Blondfärben im klassischen Griechenland zu deuten. Da es in den untersuchten Quellen ansonsten nur als besondere Fähigkeit bestimmter Flüsse erwähnt wird,[7] handelt es sich kaum um eine verbreitete oder gar angesehene Form der Schönheitspflege.

Auch wenn das untersuchte Quellenmaterial also keine eindeutigen Äußerungen enthält, die die Annahme stützen, blonde Haare seien in Griechenland besonders beliebt gewesen, ist das hohe Ansehen dieser Haarfarbe in der archaischen Zeit zweifelsfrei belegt: Grand-Clément zufolge sind blonde Haare als Geschenk der Götter und Zeichen des Sieges sowie außergewöhnlicher, jugendlicher Schönheit und sexueller Attraktivität angesehen worden.[8] Dieser Befund steht jedoch der Ambivalenz blonder Haare im klassischen Griechenland gegenüber, die im Abschnitt über *Rot-blonde Haare* herausgearbeitet worden ist.[9] Ohne die – in der älteren Dichtung und modernen Vorstellungen sehr präsente – positive Konnotation blonder Haare vorauszusetzen, ist dort untersucht worden, wie sie in den ausgewählten Quellen eingesetzt worden sind. Dabei überwiegt eine uneindeutige Bewertung, die auch darauf beruht, dass sie mit Personengruppen und Lebensabschnitten verbunden werden, die möglicherweise bewundert worden sind, aber dennoch von der Position des erwachsenen Bürgers abweichen: junge, (sexuell) attraktive Männer und Frauen, jugendliche Götter sowie mythische Gestalten mit tragischem Schicksal. Doch

2 Vgl. z. B. Dürbeck 1977, 41; Esser 1930, 554; Kreilinger 2007, 152–154; Lavergne 2006, 88–97; Mehl 2011, 151; Schredelseker 1913, 16–19 (Altertumswissenschaften); Adomeit 2007, 15–18; Junkerjürgen 2009, 29–31 (andere Forschungsdisziplinen); Krause 2015, 41; Sherrow 2006, 153f (Popularisierung). Vgl. Ogle 1929, 29 zu einer frühen Kritik an dieser pauschalisierenden Annahme für Rom.

3 Kober 1932, 57. Vgl. Meilhac-Léonelli 2003 zur römischen Überlieferung von Rezepten zum Färben der Haare; Junkerjürgen 2010 zur Genealogie des Blondierens.

4 Aristoph. Lys. 42–48. Vgl. Henderson 1987, 72, der den Befund ebenso einordnet.

5 Clem. Al. Paed. II 10,109,2.

6 Clem. Al. Paed. III 2,7,1.

7 Vgl. z. B. Eur. Tro. 227. Vgl. auch Aristot. hist. an. 519a15–20.

8 Grand-Clément 2011, 306–316.

9 S. oben S. 442–451.

auch Fremden und Unfreien sind (rot-)blonde Haare zugeschrieben worden, so dass sich kein eindeutig positiver Befund ergibt.

Im Zusammenspiel mit der älteren Dichtung, die in der klassischen Zeit selbstverständlich weiter gewirkt hat, könnte nun argumentiert werden, dass die negativen Aspekte in den Hintergrund treten und eher rötliche als blonde Haare betreffen. Dieser Sichtweise steht zum einen jedoch die enge – für das Griechische kaum aufzulösende – Verbindung der hellen gelben und roten Töne entgegen, die durch ξανθός (*xanthós*) und πυρρός (*pyrrós*) bezeichnet werden. Zum anderen ermöglicht Grand-Clément einen Perspektivwechsel, indem sie eine Deutung vorschlägt, die geeignet ist, diese Diskrepanz zu erklären: wie Gold und Purpur seien auch blonde Haare in der Archaik mit der Aristokratie assoziiert und wie diese hoch geschätzt worden. Mit der politischen Entwicklung hin zur Demokratie, so meint die französische Althistorikerin, seien der Umgang mit Gold und Purpur – und ebenso die blonden Haare – als Zeichen der Aristokratie kritischer betrachtet worden.[10] Trotz des hohen Ansehens, das blonde Haare zu unterschiedlichen Zeiten genossen haben und heute genießen, ist es vorstellbar und durch den Befund plausibel, dass dies für bestimmte historische Kontexte, wie das klassische Griechenland, nicht zutrifft.

Aufgrund dieser Erkenntnis ist die Tendenz der Forschung vorauszusetzen, dass blonde Haare stets hoch angesehen und positiv bewertet worden seien, zurückzuweisen. Denn wenn diese Annahme die Interpretation der Quellen lenkt, werden letztlich nur moderne Vorstellungen und Urteile reproduziert, statt sich den antiken Verhältnissen anzunähern. Diese Projektion kann in besonderer Deutlichkeit anhand der von Wilhelm Sieglin verfassten Abhandlung *Die blonden Haare der indogermanischen Völker des Altertums*[11] vorgeführt werden. Denn sie taugt nicht einmal als Stellensammlung, für die Helmut Berve und Franz Miltner den Verfasser in ihren ansonsten kritischen Rezensionen loben.[12] Sieglin versucht, anhand der expliziten Haarfarbenbezeichnungen in der Überlieferung das quantitative und qualitative Verhältnis von Blonden und Dunkelhaarigen in der Antike zu rekonstruieren. Er lässt dabei außer Acht, dass die als normal vorausgesetzte dunkle Haarfarbe Erwachsener – wie oben gezeigt[13] – nur selten benannt wird, aber deshalb noch lange nicht selten ist. Außerdem wertet er nicht nur ξανθός (gelb-rot) als ‚blond', sondern auch χρύσεος (golden) und das in seinem Farbwert nur schwer zu fassende πυρρός (rot-gelb). Denn er geht davon aus, dass echte Rothaarige viel zu selten seien und das Äußere von Gottheiten das Äußere ihrer Verehrer spiegele. Oft behauptet er nur, ohne zu belegen, und ist dabei derart von der Suche nach der „indogermanischen Rasse"[14] in der

10 Grand-Clément 2011, 339f. Vgl. auch Grand-Clément 2011, 316–339 zu Gold und Purpur.

11 Sieglin 1935.

12 Berve 1937; Miltner 1935. Vgl. Rebenich 2001, 469–484 (Berve); Ulf 1994 (Miltner) zur nationalsozialistischen Gesinnung der beiden Althistoriker. Vgl. auch Junkerjürgen 2009, 173 zur Kritik an Sieglins Vorgehen.

13 S. oben S. 440f.

14 Sieglin 1935, 19. Vgl. Xenophan. fr. 25C Gemelli [= 21 B15 DK = Clem. Strom. V 14,109,3]; fr. 25D Gemelli [= 21 B 16 DK = Clem. Strom. 7,4,22] und die Diskussion dieser Stelle oben S. 398f. Vgl. auch Lavergne 2006, 88–97 zur undifferenzierten Gleichsetzung von ξανθός (*xanthós*) und χρύσεος (*chrýseos*) als ‚blond' in der neueren Forschung.

Antike eingenommen, dass ihm jede Überzeugungskraft fehlt. Die Abhandlung ist an Rassetheorien des 19. und frühen 20. Jh. n. Chr. orientiert[15] und nicht zufällig Mitte der 1930er Jahre erschienen.[16] Sie kann methodisch weder von philologischer noch von historischer Seite überzeugen, da nicht nur die Belege und griechischen Termini fehlen, sondern auch jegliche Reflexion über den literarischen Charakter und die historische Verortung der herangezogenen Quellen. Der Kritik an diesem „abenteuerliche[n] Machwerk"[17] wird hier deshalb so viel Raum gegeben, weil einige seiner Prämissen bis in die gegenwärtige Forschung reproduziert werden.[18] Die unbegründete Überzeugung, blonde Haare seien stets positiv bewertet worden, geht wohl eher selten auf Sieglin selbst zurück. Seine Abhandlung verbindet diese Überzeugung aber explizit mit den Rassetheorien seit dem 19. Jh. n. Chr., in denen Blondsein ein Kennzeichen der sogenannten arischen Rasse oder ihrer terminologischen Pendants ist.[19] Neben dieser hauptsächlichen Wirkung, eine Rassenhierarchie zu markieren, ist blondes Haar dabei mit vielschichtigen Bedeutungen versehen worden, die ihre Wahrnehmung bis heute prägen.

Die Annahme, blonde Haare seien stets positiv konnotiert, ist aber auch anderen älteren Forschungsbeiträgen nicht fremd, wie sich an Wilamowitz-Moellendorffs uneinheitlicher Interpretation der blonden Haare von Herakles und Lykos in Euripides' *Hercules* zeigt: während sie bei letzterem schlicht ein Zeichen der Jugend seien, markierten sie Herakles als Helden.[20] In diesem Kontext äußert sich Wilamowitz-Moellendorff auch zu roten Haaren:

> Rote Haare, wie sie die Skythen hatten (Hippokr. de a. aqu. l. 28, daher die vielen *πυρρίαι* unter den Sklaven), galten für häßlich, während Her[akles] wie die meisten Heroen blond ist, weil das Volk die jedesmal seltenere Farbe höher schätzt.[21]

Er ordnet rote Haare den Skythen als Herkunftsmerkmal zu und stellt eine Verbindung zum Sklavenstatus her, die auch in der neueren Forschung akzeptiert wird: die Sklavennamen Pyrrhias und Xanthias werden als Hinweise auf ihre rote bzw. blonde Haarfarbe

15 Vgl. Junkerjürgen 2009, 138–183 zur Rolle der Haare und Haarfarben in der anthropologischen Forschung und in der Rassenideologie. Vgl. auch Husmann 2010, 29 zum Konstruktionscharakter solcher Vorstellungen.

16 Vgl. Sieglin 1935, 14 zur mehrmals von Julius Friedrich Lehmann an ihn herangetragenen Bitte, die schon vor vielen Jahren verfasste Arbeit zu veröffentlichen.

17 Rebenich 2001, 483.

18 Vgl. z. B. Junkerjürgen 2009, 29–31.

19 Vgl. Wippermann 2005, 40–53 einführend zu verschiedenen Rassetheorien seit Kant; z. B. Brouzas 1939 als weiteres zeitgenössisches Beispiel, das *weiße* Haut als impliziten Hinweis auf das blonde Haar einer Gestalt deutet.

20 Wilamowitz 1959 [1895], 59, 88. Hippolytos' und Phaidras blonde Haare bespricht er in seinem *Hippolytus*-Kommentar (Wilamowitz 1891) leider nicht.

21 Wilamowitz 1959 [1895], 88. Vgl. auch Schredelseker 1913, 16–22 für eine ähnliche Bewertung blonder und roter Haare.

gedeutet, aus der ihre barbarische Herkunft abgeleitet wird.[22] Auch wenn rote Haare oder ein rötlicher Teint in den vorliegenden Quellen mitunter mit der Herkunft aus diesen Gebieten verbunden wird, tritt dieser Aspekt jedoch hinter andere Bedeutungen zurück, die mit ihnen verbunden worden sind: rote Haare markieren junges Alter, rote Haut dient als Krankheitssymptom oder kennzeichnet einen bestimmten Konstitutionstypen, der auch in Griechenland verbreitet ist. Außerdem sind blonde und rote Haare in der klassischen Zeit nicht mit entgegengesetzten Werturteilen assoziiert worden. Die Farbworte ξανθός (*xanthós*) und πυρρός (*pyrrós*) sind zwar keineswegs gleichbedeutend,[23] bezeichnen aber beide glänzende Haarfarben,[24] die hinsichtlich der Helligkeit in ähnlicher Weise von der Normalvorstellung dunkler Haare abweichen wie graue Haare.

Wilamowitz-Moellendorffs Interpretationen entsprechen einer in der europäischen Geschichte und Literatur verbreiteten Tendenz und reproduzieren insofern nicht nur zeitgenössische Vorurteile gegenüber blonden und roten Haaren, sondern übertragen sie auch auf den antiken Befund. Während blonde Haare in verschiedenen Epochen der europäischen Geschichte hohes Ansehen genossen haben, sind Rothaarige immer wieder abgewertet und marginalisiert worden.[25] Beide Vorurteile werden – zumeist unabhängig voneinander[26] – auf die Seltenheit der Haarfarben zurückgeführt. Junkerjürgen hinterfragt diese Erklärungen, indem er die divergierende Bewertung roter und blonder Haare in der europäischen Literatur unterstreicht. Dieser Unterschied sei höher zu bewerten als die Gemeinsamkeit, dass sie weniger häufig als andere Haarfarben seien.[27] Seine Befunde und Deutungen stehen jedoch im deutlichen Kontrast zu den Ergebnissen des vorangegangenen Kapitels. Denn auch wenn rote und blonde Haare in der späteren Überlieferung mit gegensätzlichen Bewertungen verbunden worden sind, überwiegt für die klassische Zeit ihre Ambivalenz und die Schwierigkeit, sie eindeutig voneinander zu trennen. Dennoch hält sich die Überzeugung, blonde Haare seien auch damals schon beliebt gewesen, hartnäckig. Eine mögliche Erklärung ist ihre Helligkeit,[28] die allerdings nicht nur die blonden, sondern auch die roten Haare betrifft, wie Lavergne zutreffend

22 Z. B. Lambertz 1908, 10; Lavergne 2011b, 64; Rosivach 1999, 129; Sommerstein 1996, 220.

23 Vgl. aber Leitao 1993, 183; Sieglin 1935, 50.

24 Lavergne 2011b, 62.

25 Junkerjürgen 2009, 23, 29–31, 262f (blond); Junkerjürgen 2009, 228–234, 275–285 (rot). Vgl. auch Lavergne 2006, 88–97, 125–136, der die Bedeutungen, die den beiden Haarfarben von der Archaik bis zur Spätantike zugeschrieben worden sind, unter den Überschriften *La blondeur divine* und *Malédiction des roux?* einander gegenüberstellt.

26 Vgl. z. B. Delcourt 1965, 30; Lavergne 2006, 125f; Mellinkoff 1993, 159; Schredelseker 1913, 16–19 zur Abwertung von Rothaarigen; z. B. Brulé 2015, 452; Schredelseker 1913, 17 zur Seltenheit blonder Haare und der damit einhergehenden Aufwertung.

27 Junkerjürgen 2009, 21f. Vgl. aber Junkerjürgen 2009, 234, wo er den Einsatz von Rothaarigkeit als Marker von Devianz in der europäischen Literatur auf die Seltenheit und Marginalisierung Rothaariger zurückführt.

28 So Junkerjürgen 2009, 468, der abschließend vermutet, der hohe Reflexionsgrad des blonden Haares sei der Grund für sein hohes Ansehen.

hervorhebt.[29] Werden helle und dunkle Töne miteinander kontrastiert, tragen sie häufig entgegengesetzte Konnotationen, deren Ausprägung im klassischen Griechenland im folgenden Abschnitt untersucht wird.

Die Dichotomie von Hell und Dunkel in klassischer Zeit

Die in diesem Teil dargelegten konkreten Bedeutungen und differenzierten Interpretationen der Haut- und Haarfarben im klassischen Griechenland stehen der dichotomen Kontrastierung von Schwarz und Weiß bzw. Licht und Dunkelheit gegenüber. Sie ist bereits in der klassischen Dichtung eingesetzt worden, um positive und negative Bewertungen oder deutliche Unterschiede hervorzuheben. Im Folgenden wird diese Hell-Dunkel-Dichotomie exemplarisch dargestellt und ihr Bezug zur Bewertung der Haut- und Haarfarben diskutiert.

Die Farben Schwarz und Weiß sind schon seit den Vorsokratikern beliebte Objekte für Gedankenexperimente. So wird Anaxagoras der Ausspruch zugeschrieben, „dass Weißes in Schwarzem und Schwarzes in Weißem enthalten sei."[30] Während es an dieser Stelle vor allem um die Unterscheidung der Farbqualitäten geht und keinerlei Rangordnungen oder Bewertungen enthalten sind, setzen die Tragödiendichter den Kontrast von hell und dunkel häufig hierarchisch strukturierend ein. Helligkeit ist mit dem Tageslicht und dem Leben assoziiert und deshalb positiv konnotiert. Dunkelheit ist hingegen mit der Nacht und dem Tod verbunden und wird insofern negativ bewertet.[31] Diese gegensätzliche Einordnung zeigt sich zum Beispiel, indem schwarze Kleidung und Segel als Zeichen der Trauer dienen[32] und weißen Festtagskleidern gegenüberstehen.[33] Der nächtlichen Aufstellung der Perser zum Kampf bei Salamis wird ein großer Anteil an ihrer Niederlage zugeschrieben,[34] während die Griechen mit dem Sonnenaufgang zum Angriff blasen,

29 Lavergne 2011b, 62.

30 Anaxag. fr. 38E Gemelli [= Michael Psell. Theol. 61,52 Gautier] (Ü M.L. Gemelli): λευκὸν ἐν τῷ μέλανι καὶ μέλαν ἐν τῷ λευκῷ. Vgl. auch Anaxag. fr. 38F Gemelli [= 59 B10 DK = Sch. Greg. Naz. PG 36,911]. Vgl. auch Dialex. 2,22, wo zwar ein Bezug zur Hautfarbe möglich ist, aber eine explizite Bewertung ebenso ausbleibt.

31 Z. B. Eur. Alc. 81f.151.272.283.691; El. 349; Herc. 524; Hipp. 4.601.849f.907f.993f.1163.1193 (Licht und Leben); Aischyl. Choeph. 286.660f; Pers. 300f.1052f; Sept. 403–406; Eur. Alc. 269.385.436; Hipp. 1444 (Nacht und Tod); Eur. El. 866f; Hel. 60–62; Herc. 563f.1071–1073 (Gegenüberstellung von Leben und Tod durch ihre Assoziation mit Licht und Dunkelheit). Vgl. auch Aischyl. Ag. 1641 für die Androhung von Dunkelhaft als besonders schlimme Strafe; Aristoph. Ran. 1331–1337 für die Parodie einer sehr ‚dunklen' Passage bei Euripides, die von Aischylos vorgebracht wird.

32 Z. B. Aischyl. Choeph. 11; Pers. 115; Eur. Alc. 215f.427; Hel. 1087f.1186–1189; Iph. A. 1437f; Or. 457f (Kleidung); Aischyl. Sept. 857 (Segel). Vgl. auch Lys. 13,40 (schwarze Trauerkleidung in Athen).

33 Aischyl. Eum. 353.370; Eur. Alc. 922f. Vgl. Mayer 1927, 19f zur weißen Bekleidung im Kult. Vgl. Hippokr. Vict. IV 92,1f zur Kontrastierung heller und dunkler Kleidung in der Traumdeutung.

34 Aischyl. Pers. 364–368; vgl. auch Aischyl. Pers. 357.376f. Vgl. auch Irwin 1974, 161f zur Bedeutung von hell und dunkel in diesem Kontext.

der sie zum Sieg führt.[35] Das Sonnenlicht zu sehen, wird außerdem als Metapher für das Leben an sich gebraucht.[36] Denn Licht und Sehvermögen sind eng verbunden,[37] so dass aufgrund der Assoziation von Licht und Leben, das Sehen des Lichts häufig als Metapher für das Leben eingesetzt wird.[38]

‚Ans Licht bringen' kann auch für das Erkennen bzw. die Erkenntnis stehen.[39] So assoziiert Demokrit die von ihm als weniger zuverlässig eingestuften Sinneswahrnehmungen als Dunkelheit (σκοτία).[40] Das Licht macht aber auch Dinge sichtbar, die besser verborgen geblieben wären. So flucht Hippolytos:

> Hippolytos:
> O Zeus, was brachtest du ans Sonnenlicht die Frauen,
> ein heuchlerisches Übel für die Menschheit?[41]

Dunkelheit kann aber ebenso Schutz bieten[42] und auch die Herkunft aus dem Mutterschoß wird mit ihr assoziiert,[43] so dass sowohl der Anfang als auch das Ende des Lebens als Übergang von der Dunkelheit ins Licht bzw. umgekehrt verstanden werden. Die Assoziation von Dunkelheit und Tod spiegelt sich auch in einer entsprechenden Charakterisierung der Tiefe des Tartaros, des Hades oder der Unterwelt.[44] Ihr chthonischer Charakter wird auf diese Weise ebenso betont wie bei den Erinyen, die nicht nur die Verfluchten verfolgen, sondern auch dunkel gekleidet sind, dunkle Haut haben und überhaupt dunkel sind.[45] Sie sind die Kinder der Nacht, die explizit als dunkel und mütterlich charakterisiert wird.[46] Auch wenn diese Zuschreibungen eine gewisse negative Konnotation tragen,[47] stehen sie in enger Verbindung zur chthonischen Macht, die als unausweichliche Konse-

---

35 Aischyl. Pers. 386–388.398.
36 Vgl. z. B. Aischyl. Pers. 299.710; Soph. Phil. 415.
37 Vgl. Eur. Bacch. 210, wo Teiresias Blindheit als Unfähigkeit, das Licht zu sehen, umschrieben wird.
38 Irwin 1974, 176f. Vgl. auch Mayer 1927, 5–13 zur Assoziation von λευκός (*leukós*) und Licht.
39 Z. B. Eur. El. 565.
40 Demokr. fr. 57A Gemelli [= 68 B9.10.6.8.11 DK; A 111 DK = S. Emp. Adv. Math. 7,135–140].
41 Eur. Hipp. 616f (Ü D. Ebener): ὦ Ζεῦ, τί δὴ κίβδηλον ἀνθρώποις κακὸν γυναῖκας ἐς φῶς ἡλίου κατῴκισας; [...].
42 Vgl. z. B. Aischyl. Prom. 23f; Suppl. 778.
43 Vgl. z. B. Aischyl. Eum. 665; Sept. 664.
44 Aischyl. Prom. 219.433; Eur. Hec. 1105; Hipp. 836–838. Vgl. auch Eur. El. 1144f: Hades wird dem Licht gegenübergestellt und so implizit als dunkel charakterisiert. Vgl. auch Radke 1936, 14–20 (Assoziation der schwarzen Farbe mit der Nacht und den chthonischen Gottheiten); Radke 1936, 69–73 (Verbindung von Dunkelheit und Unterwelt).
45 Aischyl. Choeph. 1049; Eum. 370; Sept. 699 (Kleidung); Eur. El. 1345; Or. 321 (Haut); Aischyl. Eum. 52 (insgesamt). Vgl. auch Aguirre 2010 zur engen Verbindung von Erinyen und Dunkelheit.
46 Aischyl. Eum. 416.745.
47 Vgl. z. B. auch Aischyl. Ag. 770; Choeph. 52 (Atriden); Eur. El. 54–56 (Armut); Soph. El. 1396; Trach. 596f (unehrenhaftes Verhalten) zur negativen Assoziation mit der Dunkelheit.

quenz des Lebens, das die Erde gibt, auch den Tod umfasst.[48] Die Dunkelheit dient auch der Markierung negativer Emotionen bei weiblichen Gestalten: der Zorn der Erinyen sei dunkel[49] und Klytaimnestra habe beim Mord an Agamemnon mit „tückisch-schwarzer Seel"[50] gehandelt. Die Dunkelheit wird in den Tragödien mit der Erde und anderen weiblichen mythischen Gestalten assoziiert und scheint innerhalb einer dualen Logik, die für den griechischen Befund nicht unüblich ist, der männlich gedachten Helligkeit gegenüberzustehen und sich in eine Weiblichkeit wie Dunkelheit gleichermaßen abwertende Hierarchie einzuordnen.[51]

Diesem Befund kann die Idealisierung einer helleren Hautfarbe der Frauen gegenübergestellt werden, die in der Dichtung immer wieder als weibliches Schönheitsideal aufgerufen wird. Männern bringt hingegen eine dunklere Hautfarbe Ansehen, so dass die Hautfarbendichotomie nicht nur der Differenzierung der Geschlechter dient, sondern auch eingesetzt wird, um Hierarchien zwischen verschiedenen Männergruppen zu markieren.[52] Während also Dunkelheit weiblich konnotiert ist, gilt eine dunklere Haut als männlich. Umgekehrt sind helle Haut und Weiblichkeit assoziiert, aber Licht wird mit Männlichkeit verbunden:

Da jeweils die männliche Seite zugleich auch positiv bewertet wird, überkreuzen sich beide Dichotomien insbesondere hinsichtlich der mit ihnen verbundenen hierarchisierenden Bewertungen. Der Hell-Dunkel-Kontrast ist also auf den ersten Blick zwar eindeutig hierarchisch strukturiert,[53] wie auch in der rassismuskritischen Forschung immer wieder hervorgehoben wird.[54] Außerdem ist bis in die neueste altertumswissenschaftliche Forschung die Tendenz zu beobachten, dass eine vereinfachende Polarisierung der Farbsymbolik von Schwarz und Weiß pauschal reproduziert und auf die Bewertung der Haut- und

48 Vgl. auch Irwin 1974, 186f zur Tendenz, chthonischen Gottheiten dunkle, olympischen Gottheiten aber weiße Tiere zu opfern, die Farbe des Opfers könne jedoch auch durch andere Aspekte der Gottheit bestimmt sein. Vgl. dazu auch Mayer 1927, 28–41; Radke 1936, 23–30; Stengel 1972 [1910], 187.

49 Aischyl. Eum. 832.

50 Aischyl. Eum. 459 (Ü O. Werner): κελαινόφρων.

51 Vgl. auch Husmann 2010, 65f.

52 Vgl. oben den Abschnitt *Zeichen der Geschlechterdifferenz* (S. 406–424).

53 Grundlegend: Radke 1936.

54 Vgl. z. B. Dyer 1997, 58; Fanon 1985, 132; Husmann 2010, 73; Martin 1993, 20.

Haarfarben bezogen wird.[55] Eine genauere Analyse führt jedoch zu dem Ergebnis, dass die verschiedenen Farben ambivalent und kontextbezogen beurteilt worden sind.[56] Die Befunde der vorangegangenen Kapitel bestätigen diese Forschungsergebnisse: sowohl helle und rötliche als auch dunkle Farben sind in den vorliegenden Quellen mehrdeutig, da sie in Abhängigkeit von den konkreten Umständen und den Objekten bewertet werden, auf die sich die Farbtermini beziehen. Insofern ist es möglich, dass sich typische Zuschreibungen umkehren. Die positive Konnotation des Reichtums, der mit Helligkeit assoziiert worden ist, geht in Aischylos' *Agamemnon* aufgrund eines mangelnden Gerechtigkeitssinns (*díkē*) auf die Armut über,[57] die sonst wegen der Notwendigkeit, nachts zu arbeiten, oder angesichts der vom Ruß geschwärzten Wände in ärmlichen Behausungen eher mit Dunkelheit verbunden wird.[58]

Wie bewerten die untersuchten Quellen also helle und dunkle Haut- und Haarfarben im spezifischen Kontext? Dunkle Haut und Haare markieren die Position der privilegierten männlichen Erwachsenen, während hellere Haut- und Haarfarben aus der Perspektive der erwachsenen Griechen Abweichungen kennzeichnen, die mit einer impliziten Abwertung einhergehen: graue Haare sind älteren Menschen zugeordnet, rote bzw. blonde Haare markieren jüngere Menschen und Unfreie. Helle Haut steht für Weiblichkeit, sexuelle Attraktivität, Jugend und die Ausübung von Tätigkeiten im Schatten. Solche Abweichungen werden zwar häufig thematisiert, aber eine Übertragung der Dunkelheit der Nacht auf die Dunkelheit menschlicher Haut oder Haare und eine damit einhergehende negative Konnotation kann aus dem Material kaum abgelesen werden.

Eine solche abwertende Einordnung dunkler Haut von Nicht-Griechen wird nur an einer Stelle explizit nahegelegt, und zwar wenn der Herold der Aigyptiden als dunkles Gespenst beschimpft wird.[59] Diese Äußerung könnte aus (post-)kolonialer Perspektive tatsächlich als eine explizite Abwertung Schwarzer gedeutet werden, da er zum Gefolge der Aigyptossöhne gehört, denen eine dunkle Hautfarbe zugeschrieben wird.[60] Während Vasunia an dieser Stelle die Assoziation von schwarzer Farbe und Tod unterstreicht, stellt Hall eine Verbindung zur Hautfarbe der Aithiopen her, die sich in der symbolischen Form spiegle, in der die Danaiden ihre Angst äußerten.[61] Allerdings setzt diese Interpretation voraus, dass das Publikum ihre dunkle Hautfarbe als zentrales Merkmal ihrer Herkunft wahrgenommen hat. Diese Prämisse ist aber nicht haltbar, weil die Hautfarbe in den analysierten Quellen nur als nachrangiges Zeichen der geographischen Herkunft eingesetzt worden ist, wie die Ausführungen über ihre Wirkung als *Herkunftsmerkmal*

---

55 Vgl. z. B. Dürbeck 1977, 28; Goldenberg 2009, 93f; Gruen 2011, 206; Karakantza 2010; Lavergne 2006, 112; Vasunia 2001, 48. Außerdem werden solche Aussagen in populärwissenschaftliche Arbeiten, z. B. zur Einführung in das Thema Rassismus, übernommen (vgl. z. B. Miles 2003, 23).

56 Z. B. Buxton 2010, 3–5; Byl 1990; Kober 1932, 34.

57 Aischyl. Ag. 774–780.

58 Z. B. Eur. El. 54–56.1139f.

59 Aischyl. Suppl. 888: ὄναρ μέλαν.

60 Aischyl. Suppl. 719f.743–745.

61 Vasunia 2001, 50; Hall 1989, 139.

gezeigt haben.[62] Außerdem wird μέλας (*mélas*) ebenso selten gebraucht, um ideale Vorstellungen über das Äußere erwachsener Griechen zu explizieren, wie es als Haut- oder Haarfarbe ausdrücklich negative Konnotationen trägt. Die Abwertung dunklerer Farben ist zwar möglich, steht aber nicht im Zentrum griechischer Vorstellungen über die Bedeutung von Haut- und Haarfarben.

Außerdem haben auch die Danaiden, die den Aigyptiden als Kontrahentinnen gegenüberstehen, dunkle Haut, so dass keinesfalls von einer pauschalen negativen Bewertung der Hautfarbe ausgegangen werden kann. Denn beide Seiten in diesem Konflikt haben dunkle Haut. Ihre Gegenüberstellung erinnert daran, wie blonde Haare, die mit Jugend assoziiert sind, beispielsweise in Euripides' *Hippolytus* zur Inszenierung einer Kontrastierung eingesetzt werden: der Protagonist und seine Stiefmutter Phaidra geraten in einen Konflikt miteinander, während ihr Vater bzw. Ehemann schwarzhaarig ist und zwischen ihnen steht.[63] In ähnlicher Weise haben Danaiden und Aigyptiden in den *Supplices* nicht nur dunkle Haut, sondern verfolgen auch gegensätzliche Ziele, aber die Argeier und ihr König Pelasgos, deren hellere Hautfarbe impliziert worden ist, verhindern eine direkte Konfrontation. Die Haut- bzw. Haarfarben werden in diesen Beispielen eingesetzt, um die Konflikte auf der Bühne darzustellen. Dabei wird der Hell-Dunkel-Kontrast aber im Gegensatz zu anderen Stücken nicht polarisierend eingesetzt, um die gegnerischen Parteien zu unterscheiden. So ist der Generationenkonflikt in Aristophanes' *Vespae* sicher auch mithilfe dunkler und grauer Perücken hervorgehoben worden. Die Komik der Geschlechtertauschszenen in seinen *Thesmophoriazusae* und *Ecclesiazusae* wird ebenso durch das Anlegen heller oder gebräunter Masken unterstützt worden sein wie die Kontrastierung von Männern und Frauen im Geschlechterkampf in diesen Stücken und in *Lysistrata*.[64] In Aischylos' *Supplices* und Euripides' *Hippolytus* ähneln die Gegner und Gegnerinnen einander hingegen äußerlich und werden so von einer dritten, mehr oder weniger vermittelnden Instanz unterschieden. Diese Konstellationen unterlaufen dichotomisierende Deutungsmuster, die helle und dunkle Töne als Gegensätze festlegen.

Zusammenfassend ist festzuhalten, dass die Kontrastierung von Schwarz und Weiß im untersuchten Material auf der Assoziation von Licht und Leben bzw. Dunkelheit und Tod beruht. Entsprechend wird die Gestalt verschiedener mythischer Figuren mit Helligkeit bzw. Dunkelheit verbunden. So sind alle chthonischen Gottheiten und Gestalten ‚dunkel'. Dies kann sich z. B. auch auf die Haarfarbe beziehen, allerdings nur in Ausnahmefällen auf die Haut. Insofern ist zu beachten, dass Hell und Dunkel einander zwar dichotom gegenübergestellt werden, dass diese Struktur aber entgegen einer modernen von Rassetheorien geprägten Sichtweise nicht auf die Bewertung und Hierarchisierung der Haut- und Haarfarben übertragen wird, so dass helle Haut oder Haare stets positiv und dunkle stets negativ besetzt wären.

Der dargelegte Befund steht der Tendenz moderner Interpretationen entgegen, die symbolische Bewertung von *Weiß* und Schwarz auf die Hautfarben zu übertragen,

62 S. oben S. 424–430.

63 Vgl. die Deutung dieser Konstellation oben S. 442.

64 Vgl. Foley 2000, 300 zur farblichen Differenzierung der Masken für Männer- und Frauengestalten.

und ermöglicht so einen Perspektivwechsel: die negative bzw. positive Konnotation der (Haut-)Farben basiert auf Zuschreibungsprozessen und ist daher eine Konstruktion, die keinesfalls ahistorisch gegeben ist, sondern im jeweils konkreten sozialen, politischen und kulturellen Kontext erzeugt wird. Dies trifft auch und gerade auf die Hierarchisierung *weißer* und Schwarzer Menschen zu, die in (post-)kolonialen Gesellschaften zwar durch ihre Hautfarbe symbolisiert wird, aber weder in diesem Zeichen aufgeht, noch seit jeher daran gebunden gewesen ist.

Diese wichtige methodische Erkenntnis ist aber auch bei der Interpretation der vorliegenden Quellen zu berücksichtigen, wie ein letztes Beispiel veranschaulicht, in dem Herodot ägyptische Kultpraktiken beschreibt: bevor ein Tier geopfert werde, prüften die Priester, dass es kein einziges schwarzes Haar habe, weil das Tier sonst unrein sei.[65] Der griechische Historiker führt dieses Vorgehen auf die besonders hohen Anforderungen an die kultische Reinheit in Ägypten zurück. Lloyd widerspricht dieser Deutung auf Basis der ägyptologischen Forschung und erläutert, diese Untersuchung habe sicherstellen sollen, dass das Tier, das geopfert werde, frei von jeglichen Zeichen des Apis sei, um zu verhindern, dass dieser versehentlich geopfert werde.[66] Herodot versucht das Verhalten zu erklären, das er oder seine Gewährsleute in Ägypten beobachtet haben, und projiziert dabei seine Überzeugungen und Narrative auf den Befund. Er setzt die besondere Reinlichkeit der Ägypter auch an weiteren Stellen ein, um Praktiken zu erklären, die aus griechischer Perspektive merkwürdig erscheinen: diesem Zweck dienten sowohl das regelmäßige Abwaschen des Trinkgeschirrs und die häufigen Kleiderwechsel, als auch die Ganzkörperrasur und die kalten Bäder der ägyptischen Priester sowie die Beschneidung der Penisvorhaut und die Ablehnung, Personen griechischer Herkunft zu küssen.[67] Neben dem Postulat, dass die ägyptischen Sitten den Bräuchen in allen anderen Ländern entgegengesetzt seien,[68] bilden die besonders hohen Anforderungen an die Sauberkeit ein wichtiges narratives Element für die Darstellung der Ägypter. Herodot gelingt es auf diese Weise, eine nachvollziehbare Erzählung vorzulegen, die aber möglicherweise nicht in allen Aspekten der historischen Wirklichkeit im antiken Ägypten entsprochen hat. Solche Übertragungen eigener Konzepte auf andere kulturelle Kontexte sind in zweierlei Hinsicht eine methodische Herausforderung für das historische Arbeiten. Zum einen ist es für eine differenzierte Quellenanalyse unerlässlich, sie zu erkennen und zu rekonstruieren, wenn sie in den Zeugnissen auftreten. Zum anderen bleibt es auch für die moderne Geschichtsschreibung ein nie abgeschlossenes Unterfangen, ein solches Vorgehen bei der eigenen Forschung zu vermeiden, wie die Beispiele im folgenden Abschnitt veranschaulichen. Sie projizieren moderne Vorstellungen auf den antiken Quellenbefund und erzeugen auf diese Weise Fehlinterpretationen, aus denen mitunter weitreichende Schlüsse gezogen werden.

---

65 Hdt. II 38,1.

66 Lloyd 2007, 265. Vgl. Hdt. III 28,3 zu den von Herodot genannten Merkmalen des Apis-Kalbs.

67 Hdt. II 36,3–37,3; 104,2; 41,1.3.Vgl. auch Hdt. II 47,1. Vgl. Quack 2012 zur Beschneidung im alten Ägypten.

68 Hdt. II 35,2.

Weiße und Schwarze im klassischen Griechenland?

Nicht nur in der älteren, sondern auch in der jüngeren und in der aktuellen Forschung werden moderne Vorurteile in die Quellen hineininterpretiert, die aus dem 5. und frühen 4. Jh. v. Chr. überliefert sind. So heben Vjaceslav Molodin und Natal'ja Polos'mak die weiße Haut einer weiblichen Mumie der Pazyryk-Kultur mit Tätowierungen mehrfach hervor[69] und reproduzieren auf diese Weise das bürgerliche Ideal der vernehmen Blässe von Frauen.[70] Alfred Hermann und Saara Lilja behaupten auf einer selektiven Quellenbasis, die ideale Hautfarbe eines Griechen sei hell gewesen und vom Sonnen sei abgeraten worden.[71] Auch die Betonung und Verherrlichung der weißen Farbe der Marmorplastiken seit Johann Winckelmann[72] lässt die bunte Bemalung der antiken Statuen außer Acht, die zwar nach den Ausgrabungen relativ schnell verblassen kann,[73] aber schon seit dem frühen 19. Jahrhundert n. Chr. beobachtet worden ist und inzwischen durch moderne naturwissenschaftliche Analysemethoden zweifelsfrei belegt ist.[74] Dabei zeigt sich insbesondere auch, dass die Haut und die Haare ebenso wie die Bekleidung farblich gestaltet worden sind.[75] Die Beschwerde des Verwandten in den *Thesmophoriazusae*, sein Hinterteil sei beim Absengen der Schamhaare schwarz geworden, deutet Sommerstein schließlich als Problematisierung einer „partial negrification".[76] Diese Interpretation beruht auf der Verwendung von αἰθός (verbrannt) als Farbbezeichnung, das der Kommentator wohl mit der Personenbezeichnung Αἰθίοψ (*Aithíops*) assoziiert, wenn ihm nicht gar der dunkle Ton, den es beschreibt, ausreicht, um diese Äußerung so auszulegen. Exemplarisch werden hier die Probleme veranschaulicht, die bei der Übertragung moderner Konzepte auf die antiken Zeugnisse entstehen können. Einige Deutungen sind angesichts des vorgelegten Befundes nicht haltbar, alle unterstreichen jedoch, wie eine (durch moderne Überzeugungen) eingeschränkte Perspektive die Interpretation der Quellen in der Vergangenheit gelenkt hat und zum Teil noch immer lenkt.

Dies trifft insbesondere auch für Forschungsbeiträge zu, die die Genese diskriminierender Strukturen in der Gegenwart anhand der antiken Quellen erklären. So argumen-

---

69 Molodin / Polos'mak 2004/2005, 100. Vgl. Abb. 4 oben S. 285 für ein Foto der tätowierten Schulter der Frau, auf dem die Haut nicht wirklich hell aussieht.

70 Vgl. auch die Übersetzung von Aristoph. Eccl. 699 in Seeger et al. 1980 [1945–1848].

71 Hermann 1969, 393; Lilja 1987, 55–57.

72 Winckelmann 1776, 257. Vgl. Husmann 2010, 174–176 für eine kritische Analyse von Winckelmanns Äußerungen im Kontext der Konstruktion von Weißsein in und nach der Aufklärung. Vgl. auch Koch-Brinkmann et al. 2014, 141f zur Tendenz, die Hautfarbe in Forschungsbeiträgen nicht zu dokumentieren, obwohl in der Fundsituation davon berichtet worden ist; Koch-Brinkmann et al. 2014, 145 heben hervor, dass die archäologische Forschung die Hautfarben im 20. Jh. n. Chr. komplett ignoriert habe.

73 Koch-Brinkmann et al. 2014, 145.

74 Grundlegend: Brinkmann 2003. Vgl. auch Østergaard 2010 für einen Überblick über die Rezeption der Farbigkeit antiker Statuen seit dem Hochmittelalter und zur Forschungsgeschichte.

75 Brinkmann 2003, 43–45, 47; Koch-Brinkmann et al. 2014.

76 Sommerstein 2001a, 173 zu Aristoph. Thesm. 245f.

tiert die Afrikawissenschaftlerin Susan Arndt, *weiße* Haut habe schon im klassischen Athen die unbenannte hegemoniale Position markiert, die von der Kritischen Weißseinsforschung[77] problematisiert wird. Sie bezieht sich dabei nicht nur auf die Philosophen Platon und Aristoteles, sondern auch auf die hippokratische Schrift *Über die Umwelt* und die Darstellung der Gefährten des Sokrates in Aristophanes' *Nubes*.[78] Wie im Abschnitt über *Abweichungen vom männlichen Ideal gebräunter Haut* dargelegt worden ist, dient die bleiche Gestalt der Gelehrten ihrer Verspottung und entspricht keinesfalls der idealen Hautfarbe erwachsener Männer.[79] Die Beschreibung der Skythen in *Über die Umwelt* deutet Arndt als Hinweis, dass die ursprüngliche menschliche Hautfarbe den Griechen zufolge *weiß* gewesen sei.[80] Tatsächlich haben die Skythen dem hippokratischen Autor zufolge zunächst weiße Haut, die durch die Kälte allerdings rot wird. Außerdem lobt Herodot die aus Menschenhaut gefertigten Objekte der Skythen als besonders strahlend weiß.[81] Doch diese Stellen beziehen sich nicht auf Griechen, sondern auf die Skythen bzw. ihre Feinde, zu denen der Historiker die Griechen nicht zählt.[82] Aus griechischer Perspektive beruht diese helle Haut neben den bereits genannten klimatischen Faktoren auch darauf, dass die Fremden sich viel im Schatten aufhalten bzw. ihren gesamten Körper mit Kleidung bedecken.[83] Helle Haut ist aber nicht nur ihnen und den Gelehrten zugeschrieben worden, sondern auch und in erster Linie ein weibliches Schönheitsmerkmal, so dass sie verschiedene Abweichungen vom Ideal des finanziell unabhängigen Bürgers markiert.

Dieser Befund steht Arndts Argumentation entgegen, im klassischen Griechenland sei die *weiße* Haut von griechischen Männern normalisiert und privilegiert worden. Er veranschaulicht, wie dieses Erkenntnisinteresse Arndts Blick auf die Quellen lenkt und Deutungen hervorbringt, die auf der Basis des von ihr konsultierten Materials plausibel scheinen, aber angesichts des historischen Kontexts und anderer zeitgenössischer Zeugnisse kaum überzeugen. Als Fachfremde hat sie den Befund aber auch unter dem Blickwinkel der Antike-Rezeption und der Weiterentwicklung jener Gedanken interpretiert, die in den vorliegenden Quellen enthalten sind. Ihre Deutungen geben einen Einblick in die möglichen Lesarten und Aneignungen der antiken Texte, die zwar zum Abfassungszeitpunkt nicht zutreffen, aber in die spätere Auslegung der Texte eingegangen sein mögen. Während Arndts Erkenntnisinteresse also weit über das antike Griechenland hinausweist, übertragen auch genuin altertumswissenschaftliche Studien die moderne Gegenüberstellung schwarzer und *weißer* Haut auf den antiken Befund.[84]

---

77 Vgl. Wachendorfer 2001 einführend zu Weißsein; Amesberger / Halbmayr 2008, 37, 81–85, 137–139, 178f für eine antirassistische Kritik dieses Konzepts.

78 Arndt 2008, 97–110.

79 S. oben S. 416–419.

80 Arndt 2008, 104.

81 Hippokr. Aer. 20,3; Hdt. IV 64,3. Vgl. zum Skalpieren bei den Skythen auch oben S. 344–346.

82 Herodot zufolge kämpfen sie gegen die Meder (Hdt. I 103,3–106,2; IV 1f), die Söhne ihrer eigenen Sklaven (Hdt. IV 3f) sowie die Perser (Hdt. IV 120–141).

83 Vgl. z. B. Eur. Bacch. 457f (Schatten); Hippokr. Vict. II 63,2 (Kleidung).

84 Vgl. aber z. B. Walsh 2018; Whitmarsh 2018, die sich explizit gegen solche Tendenzen stellen.

So deutet West die Ägypter als Schwarze und stellt sie den Skythen gegenüber, denen in ethnographischen Äußerungen weiße Haut zugeschrieben worden sei.[85] Wie die vorangegangenen Ausführungen gezeigt haben, wird die Haut der Skythen zeitgenössisch jedoch nur in *Über die Umwelt* explizit beschrieben und dort als rot (πυρρός) charakterisiert. Auch die ebenfalls nordöstlich von Griechenland lebenden Thraker und Budinen sind Herodot und Xenophanes zufolge rot (πυρρός).[86] Darüber hinaus schreibt Herodot nicht den Ägyptern, sondern den Aithiopen und Indern eine besonders dunkle Haut zu.[87] Insofern betrachtet West bei der Gegenüberstellung von Ägyptern und Skythen nicht, wie beabsichtigt, den Antagonismus von schwarzer und *weißer* Haut im modernen Sinne. Vielmehr unterstreicht ihre Argumentation, dass ihre Überlegungen auf der Antithese der beiden Hautfarben beruhen, die sie von außen an die Zeugnisse heranträgt.

Samuels projiziert hingegen rassistische Stereotype auf den antiken Befund. Im Gegensatz zu anderen[88] bringt er sie jedoch nicht als Erklärungsansatz ein, sondern unterstellt Herodot explizit gegen Schwarze gerichtete Vorurteile: seine Darstellung der indischen Sitten bediene das rassistische Stereotyp der Hypersexualisierung und Tierähnlichkeit Schwarzer.[89] Herodot vergleicht das Sexualverhalten der Inder zwar mit dem Verhalten von Tieren (τῶν προβάτων), unterlässt aber abgesehen davon jegliche negative Bewertung dunkler Haut.[90] Der Historiker berichtet in seinen ethnographischen Exkursen von den eigenartigen Sitten weit entfernt lebender Völker, die immer merkwürdiger werden, je größer der Abstand zum griechischen Mutterland wird.[91] Auch wenn den Indern aufgrund ihrer Randstellung in Herodots Welt also sonderbare Sitten zugeschrieben werden, die in unmittelbarer Nähe zur Darstellung ihrer Hautfarbe stehen, und daraus eine gewisse Abwertung abgelesen werden kann (aber nicht muss), handelt es sich keinesfalls um ein explizit gegen Schwarze gerichtetes Vorurteil.[92]

Denn weder von Aithiopen oder Libyern noch von den Ägyptern und Kolchern wird Ähnliches berichtet und insbesondere Aithiopen und Ägypter werden als anerkannte Hochkulturen dargestellt.[93] Herodots Aithiopen-Logos zeichnet ein wahrhaft idyllisches Bild ihrer Lebensweise, die sie sowohl von den Griechen als auch von den Ägyptern und Persern unterscheidet.[94] Idealisierende Darstellungen können zwar in der europäischen

---

85 West 1999, 23.

86 Hippokr. Aer. 20,3; Hdt. IV 108,1; Xenophan. fr. 25D Gemelli [= 21 B16 DK = Clem. Strom. 7,4,22].

87 Hdt. II 22,3; III 101,1.

88 Z. B. Sommerstein 2001a, 173 zu Aristoph. Thesm. 245f.

89 Samuels 2015, 735–737.

90 Vgl. Hdt. III 101,1 und zum Ausnahmecharakter negativer Werturteile über Menschen, denen aufgrund ihrer Herkunft eine dunkle Hautfarbe zugeschrieben worden ist, auch die Ausführungen über die Danaiden und die Aigyptiden oben S. 427–430.

91 Vgl. Bichler / Rollinger 2011, 45–47.

92 Vgl. aber Xen. an. V 4,34 zu ähnlichen Praktiken der Mossynoeci, die das barbarischste und am wenigsten griechische Volk seien, dem die Zehntausend auf ihrem Marsch begegnet seien.

93 Bichler / Rollinger 2011, 46.

94 Vgl. Hdt. III 20–24. Vgl. auch Flaig 2009, 125.

Neuzeit Teil rassistischer Klischees sein, die sich im Stereotyp des ‚Edlen Wilden'[95] verdichten. Dennoch ist davon abzusehen, eine solche Deutung anachronistisch auf Herodot zu beziehen, der mehr als zweitausend Jahre früher geschrieben hat. Das gesamte zweite Buch des Geschichtswerks ist Ägyptens Sitten und Geschichte gewidmet. Der Autor beschreibt das Land und seine Bevölkerung sehr detailreich und hebt das hohe Alter der ägyptischen Kultur und ihre Errungenschaften immer wieder hervor. Selbst ein gewisser Exotismus, der jedoch nicht mit der Aneignung der fremden Praktiken einhergeht, nimmt nicht die späteren kolonial-rassistischen Denkmuster und Handlungsweisen vorweg, sondern wird dort allenfalls aufgenommen und in einer Weise tradiert, die jedoch in den *Historien* nicht angelegt ist.

In diesem Kontext schreibt Herodot den Fremden, die in heißen Gebieten im Süden oder Osten leben, eine dunkle Hautfarbe zu, ohne sie zu bewerten, auch wenn andere Körpermerkmale oder Verhaltensweisen beschrieben werden, die ihre Abweichung von griechischen Idealen unterstreichen. Insofern ist die Hautfarbe nur ein Merkmal unter vielen, die Alterität kennzeichnen können. Angesichts der fehlenden Bezüge zur Hautfarbe in der Darstellung vieler anderer außerhalb Griechenlands lebender Völker ist sie – wie auch die Haarfarbe – in klassischer Zeit keineswegs ein zentrales Merkmal der Herkunft gewesen.

Die Resultate der vorliegenden Analysen stehen insofern in einem deutlichen Gegensatz zu einem Teil der bisherigen Forschung, der eine hierarchisierende Wirkung von Haut- und Haarfarben im klassischen Griechenland hinsichtlich der Unterscheidung von Griechen und Fremden vorschlägt. So hat die Gleichsetzung blonder Haare mit einer indogermanischen Abstammung die ältere Forschung zu der Annahme verleitet, blonde Haare seien hoch angesehen gewesen und hätten einen hohen Status markiert, die bis in aktuelle Arbeiten tradiert wird. Doch diese Projektion moderner Vorstellungen führt zu einer eklatanten Missdeutung der Quellen aus dem klassischen Griechenland. Wie die Bewertung sich danach weiterentwickelt hat, ist insofern eine lohnende Frage für die weitere Forschung. Während die Interpretation der Haarfarben als biologistisches Herkunftsmerkmal heute obsolet ist, werden rassistische Diskriminierung und Hautfarben auch in der Gegenwart verbunden, obwohl die moderne naturwissenschaftliche Forschung eine biologische Fundierung der Rassetheorien schon lange widerlegt hat.[96] Außerdem hält sich unabhängig von einer Einordnung als Rassemerkmal eine positive Konnotation heller Töne der Haut und der Haare über verschiedene Epochen der europäischen und später der westlichen Geschichte hinweg, als handle es sich um eine anthropologische Konstante.

95 Bichler / Rollinger 2011, 48f. Vgl. auch Metzler / Hoffmann 1977 für die wenig überzeugende Übertragung des Stereotyps des ‚Edlen Wilden' auf den antiken Quellenbefund mit dem Ziel, Snowden 1970 zu widerlegen, der gezeigt hat, dass Schwarze in der Antike nicht als solche diskriminiert worden sind. Vgl. auch Husmann 2010, 177f; Kaufmann / Haslinger 2002 zum ‚Edlen Wilden' in der Neuzeit.

96 Guillaumin 1991, 170f; Miles 2003, 44f.

Der Abschnitt über den Hell-Dunkel-Kontrast hat diese Zuschreibungen auch für den vorliegenden Quellenbefund bestätigt: die Bewertungen beruhen im Fall des klassischen Griechenland auf der Assoziation von Weiß mit Licht und Leben, während Schwarz mit der Nacht und dem Tod verknüpft worden ist. Allerdings sind solche Einordnungen nicht auf die Haut- und Haarfarben zu beziehen, sondern werden in diesem Kontext geradezu umgekehrt: helle Haut kennzeichnet Frauen und Fremde; helle Haare sind Kindern und Alten sowie Unfreien und Fremden zugeschrieben worden. Freie, erwachsene Männer, die aus der Quellenperspektive im Zentrum der griechischen Gesellschaft stehen und alle anderen Bevölkerungsgruppen dominieren, haben den Zeugnissen zufolge hingegen dunkle Haut und Haare, so dass die durchaus vorhandene positive Konnotation heller Farben und die negative Aufladung dunkler Töne für die diskutierten Denotate nicht zutrifft.

Diese Ergebnisse stehen Argumentationen gegenüber, die den Hautfarbenrassismus und andere moderne Konzepte auf den antiken Befund übertragen. Wie aber die Diskussion dieser Vorschläge im letzten Abschnitt gezeigt hat, überzeugen sie angesichts des vorgelegten Quellenbefundes kaum. Dennoch ist der Frage, ob bereits in der klassischen Antike von Rassismus gesprochen werden kann, eine breite Forschungsdiskussion gewidmet, in der für[97] und gegen[98] eine solche Bewertung antiker Diskriminierungsstrukturen argumentiert wird. Dabei werden Vorstellungen über herkunftsbedingte körperliche und mentale Unterschiede zwischen Menschengruppen diskutiert und begriffliche Differenzierungen vorgeschlagen. Frank Snowdens grundlegende Studie über die Darstellung Schwarzer Menschen in den Schrift- und Bildquellen, die aus der klassischen Antike überliefert worden sind, markiert ein Ende des Spektrums. Er kommt zu dem Schluss, dass es in der Antike keine Vorurteile gegenüber Schwarzen gegeben habe, und resümiert: „The Greeks and Romans counted black peoples in."[99] Benjamin Isaac kann als Vertreter der gegensätzlichen Position angeführt werden. Er schreibt dem klassischen Griechenland eine proto-rassistische – also für den Rassismus prototypische – Ideologie zu, die zwar noch nicht bei Herodot zu finden sei, aber später beispielsweise bei dem attischen Redner Isokrates, dessen Schaffensphase in die erste Hälfte des 4. Jh. v. Chr. fällt.[100] Die folgenden Thesen und die sie stützenden Argumente bauen auf den Ergebnissen der vorangegangenen Kapitel auf und ordnen sie in diese Forschungsdiskussion ein.

97 Z. B. Flaig 2001, 38; Isaac 2004; Lape 2010; Samuels 2015; Tuplin 1999 (klassisches Griechenland). Vgl. auch Finley 1998, 186; Isaac 2009; McCoskey 2012 (griechisch-römische Antike allgemein); Goldenberg 2009; Thompson 1989, 15f (Rom).

98 Z. B. Bichler / Rollinger 2011, 46; Braude 2005, 14, 21, 83; Fischer 2017, 2620; Hall 1989, IX; Meyer 2016, 172; Sassi 2001, 24f (klassisches Griechenland). Vgl. auch Cameron 1998, 113, 116; Geiss 1988; Gruen 2011, 197f; Seth 2010; Snowden 1970 (griechisch-römischen Antike allgemein).

99 Snowden 1970, 218. Vgl. auch Snowden 1983 (Aufbereitung der Ergebnisse für ein populäres Publikum); Bugner 1976–1989 (Beispiel für Publikationen, die auf die politischen Anstrengungen in der Bürgerrechtsbewegung zurückgehen; vgl. auch die Neuauflage Bindman 2010–2014).

100 Isaac 2009, 32–34, 52–54. Dieser Aufsatz erläutert die Kernaussagen von Isaac 2004 und reagiert auf die in Rezensionen geäußerte Kritik. Vgl. auch Geiss 1988, 79, der Antike und Mittelalter einen Proto-Rassismus attestiert.

Sieben Thesen über Rassismus im klassischen Griechenland

1. Hautfarben und Rassismus sind in der Moderne zwar eng aufeinander bezogen, gehen jedoch auch heute nicht ineinander auf. Vielmehr handelt es sich bei der Hautfarbe um ein Merkmal unter vielen, die in Rassetheorien zur Zuordnung von Personen(gruppen) zu einer bestimmten ‚Rasse'[101] eingesetzt werden. Der diskreditierte Rassebegriff wird häufig durch ‚Hautfarbe' ersetzt,[102] die in solchen Fällen als Chiffre für ‚Rasse' steht und in euphemistischer Absicht verwendet wird, statt rassistische Diskriminierung als solche zu benennen. Dieser Sprachgebrauch kann deutlich von den vielfältigen Bedeutungen unterschieden werden, die den Hautfarben im vorliegenden Quellenbefund zugeschrieben worden sind. In dieser Hinsicht gleichen sie den Haarfarben, die in der älteren Forschung ebenfalls als ‚Rasse'-Merkmale herangezogen worden sind.[103] *Die Frage nach Rassismus in der Antike kann also keinesfalls anhand des Augenmerks auf Haut- und Haarfarben allein entschieden werden.*
2. *Die Antwort auf diese Frage wird außerdem maßgeblich durch die Entscheidung für eine bestimmte Definition des Rassebegriffs beeinflusst.* In Anlehnung an den Soziologen Albert Memmi rationalisiert Rassismus Unterschiede, die als natürlich gegeben wahrgenommen werden.[104] Unabhängig davon, ob sie real oder erfunden sind, werden sie von einer rassistischen Ideologie vereinnahmt, um die eigene Privilegierung und die Marginalisierung Anderer sowie Aggressionen ihnen gegenüber zu rechtfertigen.[105] Diese Begriffsbestimmung verzichtet auf eine zwingend biologische Komponente und steht insofern im Widerspruch zu anderen Ansätzen: in ihrer gemeinschaftlich verfassten Einleitung zu einem einschlägigen Sammelband betonen Benjamin Isaac, Joseph Ziegler und Miriam Eliav-Feldon beispielsweise aus historischer Perspektive, dass die Herstellung direkter Verbindungen zwischen physischen und mentalen Qualitäten ein zentrales Element des Rassismus sei.[106] Diese Sichtweise ist soweit zutreffend, dass die Annahme, die realen oder erfundenen Unterschiede seien natürlich und damit fraglos, im Kontext von Rassismus stets präsent ist. Dies bedeutet aber keineswegs, dass sie auch biologisch fundiert sein müssen. Darüber hinaus wird rassistische Diskriminierung inzwischen nicht mehr nur durch (wahrgenommene) körperliche Unterschiede legitimiert, sondern auch mit dem Verweis auf kulturelle Differenz ausgeübt. In Anbetracht dieser Kulturalisierung von Rassismus ist es außerdem politisch geboten, solche nur konstruierten biologischen Merkmale nicht zu stark zu gewichten, um auch dieser neueren Form menschenverachtender Hierarchisierung sowie ihren ge-

---

101 Vgl. z. B. Husmann 2010, 29; Miles 2003, 44f; Winker / Degele 2009, 47 zum Konstruktionscharakter der sogenannten Menschen-‚Rassen'.

102 Z. B. Lutz 2001, 221. Vgl. auch oben S. 404 mit Anm. 2 zur Rekonstruktion und Kritik dieses Sprachgebrauchs.

103 Vgl. Sieglin 1935.

104 Vgl. auch Joan Scotts *gender*-Definition (Scott 1986, 1067) zu dieser Formulierung.

105 Memmi 1987, 103. Vgl. auch Amesberger / Halbmayr 2008, 14f; Kilomba 2010, 42; Thompson 1989, 17f, die ähnliche Definitionen vorschlagen.

106 Isaac et al. 2009, 11. Vgl. auch Tuplin 1999.

sellschaftlichen Folgen begegnen zu können. Außerdem verzichten Isaac, Ziegler und Eliav-Feldon darauf, den Zweck der Rationalisierung der Abwertung aufzugreifen: sie dient der Rechtfertigung eigener Privilegien und der Unterdrückung der Anderen. Memmi geht insofern auch implizit davon aus, dass die rassistische Ideologie aus einer Machtposition heraus agiert, während Isaac, Ziegler und Eliav-Feldon argumentieren, dass Rassismus auch ohne politische Machtmittel existieren könne.[107] Dieser weite Rassismusbegriff ist geeignet, entsprechende Denkweisen sehr lang zurückverfolgen zu können, Memmis enger Rassismusbegriff, der hier angesetzt wird, fokussiert hingegen die Praktiken und gesellschaftlichen Machtstrukturen.

3. *In den vorliegenden Quellen aus dem 5. und frühen 4. Jh. v. Chr. ist keine rassistische Diskriminierung im engeren Sinne fassbar.* Die untersuchten Quellen sind zwar von einem deutlichen Ethnozentrismus geprägt,[108] der mit der Aufwertung und Normalisierung der griechischen Lebensweise einhergeht, aber den sogenannten Barbaren keineswegs die Menschlichkeit abspricht oder sie als von Natur aus minderwertig einstuft. In der klassischen Zeit hat die griechische *pólis*-Welt keine grundsätzliche Herrschaft über Gebiete beansprucht, in denen Barbaren gelebt haben, so dass die Anlässe selten gewesen sind und oft auch die Machtmittel gefehlt haben, eine soziale, politische oder religiöse Diskriminierung durchzusetzen; ist es einmal lokal zur Herrschaft über Nicht-Griechen gekommen, ist sie von einem Stadt-Land-Sozialgefälle kaum zu unterscheiden.[109] Die biologischen und medizinischen Vorstellungen haben äußerlich sichtbare körperliche Unterschiede zwischen verschiedenen Völkern zwar auf die Herkunft aus bestimmten Gebieten zurückgeführt und sie hierarchisch geordnet, diese Merkmale haben aber zugleich als veränderbar und nur zum Teil vererbbar gegolten. Außerdem werden sie nur in seltenen Ausnahmen, in denen der Bezug zur Herkunft jedoch gerade nicht expliziert wird, mit mentalen Fähigkeiten oder Charaktereigenschaften verbunden.[110] Dieser Befund steht der rassetheoretischen Vereinnahmung der untersuchten Quellen entgegen.[111] Während moderne Konzepte die Vererbung und Stabilität sogenannter Rassemerkmale betonen, ja zum Naturgesetz überhöhen, heben die griechischen Autoren die Flexibilität und Beeinflussung der Haut- und Haarfarben durch Umwelteinflüsse und Verhalten hervor.
4. Ein Teil der Forschung verknüpft außerdem Barbaren- und Sklavenstatus so eng,[112] dass sich darin die rassistische Diskriminierung der (ehemals) versklavten afroamerikanischen Bevölkerung zu spiegeln scheint. Im griechischen Kontext sind zwar viele, aber

107 Isaac et al. 2009, 12f.

108 Z. B. Chiasson 2001; Tuplin 1999. Vgl. aber Rood 2008 zu Herodot als Ethnograph, der seine griechische Perspektive reflektiere. Er unterschätzt aber, dass aufgrund der äußerst ethnozentrischen Perspektive auch Herodots Darstellung anderer Völker letztlich die Griechen als Gemeinschaft mit vielen Gemeinsamkeiten konstruiert.

109 Vgl. Gehrke / Schneider 2010, 112–116 einführend zur großen Kolonisation in archaischer Zeit.

110 Vgl. Tuplin 1999, 52.

111 So auch Sassi 2001, 24f.

112 Vgl. z. B. Finley 1998, 186; Thalmann 2011, 87–90. Häufig wird dabei auf Aristot. pol. 1254a–1255a verwiesen, Rosivach 1999 führt seine Vorstellung allerdings auf die barbarische Herkunft

nicht annähernd alle Unfreien barbarischer Herkunft und die Versklavung von Griechen und Griechinnen ist an der Tagesordnung gewesen.[113] Insofern kann eine Koppelung beider Positionen nicht vorausgesetzt werden, sondern wäre am Quellenmaterial zu erweisen. *In der untersuchten voraristotelischen Überlieferung ist keine Gleichsetzung von barbarischer Herkunft und Sklavenstatus feststellbar.*

5. Diese Einschätzungen bestreiten nicht, dass es Vorurteile und Diskriminierungen gegenüber Unfreien und Fremden gegeben hat. Es handelt sich aber nicht um rassistische Strukturen, wie sie in der europäischen Neuzeit entwickelt worden sind. Die Ausgrenzungsmechanismen und praktiken ordnen sich vielmehr in den zeitgenössischen Umgang mit anderen als Minderheit auffälligen Gruppen ein, der abwertend und verletzend, aber von keiner noch so diffusen Ideologie getragen gewesen ist. Die hier vertretenen Thesen wenden einen engen Rassismusbegriff an und beruhen auf einer bestimmten politischen Haltung, wie zwangsläufig alle Beiträge zur Frage nach Rassismus in der Antike.[114] In keinem Fall wollen sie einer Idealisierung des klassischen Griechenland das Wort reden, aber ebenso unpassend wäre es, Rassismus auf die antiken Quellen zu beziehen, nur um einer solchen befürchteten Idealisierung entgegenzuwirken. Denn eine anachronistische Übertragung birgt das ungleich größere Risiko einer Trivialisierung und Verharmlosung des Begriffs, ja letztlich einer Entlastung der Rassismen der Moderne, und das, ohne ein besseres Verständnis der antiken Kulturen zu ermöglichen, das das eigentliche Ziel altertumswissenschaftlicher Forschung ist. Aus einer antirassistischen Perspektive ist es jedoch vor allem wünschenswert, die Spezifik des Rassismus herauszuarbeiten, um gegenwärtige Machtstrukturen kritisch zu analysieren und auf diese Weise zur politischen Auseinandersetzung zu befähigen. *Insofern widerspricht die Projektion von Rassismus auf den antiken Quellenbefund sowohl dem politischen Ziel, ihn zu bekämpfen, als auch dem althistorischen Erkenntnisinteresse*, das den Ausgangspunkt dieser Diskussion bestimmt hat. Zunächst sind die konkreten Bedeutungen herausgearbeitet worden, die Haut- und Haarfarben im klassischen Griechenland zugeschrieben worden sind. Denn erst auf dieser Basis ist es möglich, sie mit modernen Vorstellungen zu vergleichen.
6. *Ein enger Rassismusbegriff dient außerdem der Zuspitzung der Perspektive auf den antiken Quellenbefund und eröffnet weiterführende Sichtweisen auf moderne Rassismen.* Indem dargelegt wird, inwiefern die Quellen nicht der modernen Diskriminierungsstruktur entsprechen, treten auch die Spezifika der antiken Vorstellungen und Lebensweisen deutlich hervor. Auf dieser Basis kann außerdem die Perspektive auf mo-

---

zumindest der männlichen Sklaven in Athen zurück. Vgl. auch Sobolevskij 1954, 13f, der einige in der Alten Komödie überlieferte Sklavennamen mit nicht-griechischer Herkunft verbindet.

113 Fischer 2017, 2617–2620; Flaig 2009, 47; Klees 1998, 5. Klees folgt aber dennoch Halls Bewertung des Befundes (vgl. Hall 1996, 193f, 196f) und behauptet, ‚Sklave' und ‚Barbar' seien bereits im 5. Jh. v. Chr. gleichbedeutend gewesen. Allerdings bedeutet eine starke Assoziation der beiden Positionen, die bestanden haben mag, noch lange keine Gleichsetzung.

114 Vgl. auch Bonilla-Silva 2010, 13–15 zur Reflexion der eigenen politischen Positionierung sowie der Unmöglichkeit wertfreier Argumentation und Wissenschaft.

derne Rassismen verschoben werden, indem alternative Denkweisen sichtbar werden, wie z. B. das Fehlen des Gleichheitsgrundsatzes in der griechisch-römischen Antike.

7. Nicht nur die modernen politischen Werte nach der Aufklärung beruhen auf dem Gleichheitspostulat, sondern es liegt auch allen Rassismusdefinitionen implizit zugrunde. Im Kontrast zu dieser Setzung, dass alle Menschen gleich seien, sind die rekonstruierten antiken Lebensweisen und die überlieferten Quellen von einem Ungleichheitsgrundsatz geprägt.[115] *Der Anspruch, dass alle gleich und deshalb auch gleich zu behandeln seien, wird in den untersuchten Quellen in keiner Weise erhoben.* Deshalb ist es ebenso unpassend von Rassismus zu sprechen, wie zu behaupten, die Griechen seien sexistisch gewesen. Denn beide Vorwürfe skandalisieren das Bestehen von Ungleichheiten trotz des Gleichheitsgrundsatzes.[116] In Gesellschaften, in denen jedoch die Ungleichheit – von Bürgern und Fremden, Alten und Jungen, Männern und Frauen, Reichen und Armen, Freien und Unfreien – fraglose Grundlage sozialer Beziehungen und politischer Rechte ist, ist dies völlig normal und keineswegs ein Skandal.
   Erst durch das Gleichheitspostulat in der Allgemeinen Erklärung der Menschenrechte ist eine Rechtfertigung der Unterdrückung anderer Menschen überhaupt notwendig. Rassetheorien sind eine Möglichkeit, Unterschiede zu rationalisieren, um die eigene Privilegierung und die Marginalisierung der Anderen zu rechtfertigen, wie Memmis Rassismusdefinition unterstreicht. Insofern ist Isaacs Argumentation in dem von ihm selbst angelegten Maßstab anachronistisch:[117] Er nennt die antiken Hierarchisierungen proto-rassistisch und bezieht sich so implizit auf das Gleichheitsgebot. An keiner Stelle zeigt er jedoch, dass die Vorstellung einer fundamentalen Ungleichheit der Menschen in antiken Diskursen vor dem Christentum in Frage gestellt worden ist. Also sind die von ihm als Rationalisierungen gefassten Äußerungen nicht als Rechtfertigungsnarrativ einzuordnen und mithin nicht rassistisch. Oder in Nancy Rabinowitz' Worten: „the ancient world was not white, and it is not modern Europe".[118]

Dies bedeutet im Umkehrschluss jedoch keineswegs, dass Strukturen, die aus moderner Perspektive diskriminierend gewirkt haben, nicht sehr wohl untersucht und in aller Schärfe problematisiert werden können. Aber die moralische Bewertung, die mit dem Rassismus- oder dem Sexismusvorwurf stets einhergeht, wendet den Gleichheitsgrundsatz als Maßstab auf die antiken Verhältnisse an, ohne auf diese Weise ein besseres Verständnis dieser spezifischen Kulturen zu erlangen: seine Verletzung ist unter solchen Verhältnissen kein verstörender Befund, sondern eine Tautologie, die allenfalls dazu geeignet ist, das Fortschrittsnarrativ der Moderne zu stützen. Die eigene Zeit, wie unvollkommen

115 Isaac 2009, 56. Vgl. auch Rommelspacher 2009, 84.

116 Vgl. auch Maihofer 2009 zur Verflechtung des Gleichheitsgrundsatzes, der Geschlechterdifferenz und der Rassetheorien in der Aufklärung.

117 Vgl. auch Thompson 1989, 2, 21–24 zu einer ähnlichen Einordnung vergleichbarer Ansätze. Vgl. Isaac 2009, 45 zur Vermeidung von Anachronismen.

118 Rabinowitz 2014, 4.

auch immer sie die selbstgesetzten Kriterien erfüllt, kann an ihnen gemessen nur besser abschneiden.

Werden allein diese beiden Formen der Diskriminierung fokussiert, die in der Gegenwart sehr wirkmächtig sind und scharfer Kritik durch politische und soziale Bewegungen unterliegen, treten außerdem andere, im antiken Kontext ebenso bedeutsame und für die Einzelperson vitale Differenzierungen in den Hintergrund, wie der rechtliche und der ökonomische Status oder die Stellung in persönlichen Beziehungsgeflechten. Nur eine interdependente Perspektive, die verschiedene Dimensionen sozialer Positionierung in den Blick nimmt und sich je nach Kontext auf jene konzentriert, denen Bedeutung verliehen wird, führt zu einem besseren Verständnis antiker Vorstellungen und Lebensweisen.

Conclusio

In diesem Teil der vorliegenden Studie ist dargelegt worden, dass ein zentrales Charakteristikum der Haut- und Haarfarben im klassischen Griechenland ihre grundsätzliche Veränderbarkeit ist. Das Wechseln der Hautfarbe wird als Krankheitszeichen oder Gefühlsausdruck gedeutet. Haarfarben gelten hingegen als stabiler, auch wenn sie sich im Laufe des Lebens verändern und daher primär als Alterskennzeichen fungieren. Außerdem werden sie als Merkmal der Familienzugehörigkeit, des rechtlichen Status oder der Herkunft gelesen. Auch Hautfarben beziehen sich eher selten auf die geographische Herkunft, sondern dienen in erster Linie der Geschlechtsmarkierung und stehen für sexuelle Attraktivität sowie bestimmte Betätigungsumfelder. In all diesen Bedeutungsbereichen werden sie maßgeblich auf die Ausübung von Praktiken zurückgeführt, die sich aus der Geschlechtszuweisung oder der kulturellen Herkunft sowie den ökonomischen oder rechtlichen Lebensverhältnissen ergeben. Insofern ist die Ausprägung der Haut- und Haarfarben zwar eng mit den benannten Kategorien sozialer Differenz verbunden, jedoch nicht durch sie determiniert oder gar biologisch festgelegt. Vielmehr beruhen sie auf dem konkreten Verhalten einzelner Personen.

Von den gewonnenen Erkenntnissen ausgehend sind die Bedeutungen herausgearbeitet worden, die den verschiedenen Haut- und Haarfarben zugeschrieben worden sind: junge Menschen sind blond und haben eher helle Haut, während älteren Menschen graue Haare wachsen. Frauen, die im Inneren des Hauses bleiben, haben idealtypisch helle Haut. Sie wird außerdem Handwerkern und Fremden zugeschrieben, die im Schatten arbeiten. Durch dieses Verhalten stehen sie aus griechischer Perspektive im Verdacht, eine weibliche Lebensweise zu führen, so dass mit der Benennung ihrer hellen Haut zugleich ihre Männlichkeit in Frage steht. Bei jungen Männern hingegen fungiert helle Haut wie bei Frauen als Zeichen sexueller Attraktivität, während erwachsene Männlichkeit sich der Idealvorstellung nach anhand dunklerer (μέλας) Haut zeigt. Daher ist μέλας (*mélas*), das auch die Haut von Schwarzen bezeichnet, diesen weniger eindeutig zugeordnet als λευκός (*leukós*) den Frauen. Denn die Griechen haben eine gute Hautfarbe (εὔχρως), die sie sowohl von den Griechinnen als auch von Menschen unterscheidet, die an der Peripherie der griechischen Welt leben und hell, rötlich oder dunkel sind. Da Fremde mit unterschiedlichen Hautfarben verbunden werden, ergibt sich hier keine binäre Gegenüberstellung *der* Fremden und *der* Griechen. Vielmehr verweist der Kontrast hellerer und dunklerer Haut in erster Linie auf die Geschlechterdifferenz, wie auch die attisch-schwarzfigurige Keramik veranschaulicht. Bei den Haarfarben kann indes ein dreiteiliges Farbschema beobachtet werden (grau, schwarz, blond), das der Altersdifferenzierung dient. Dieses Schema (hell, rötlich, dunkel) kann auch auf die Hautfarben übertragen werden, solange sie als veränderbare Krankheitszeichen oder Herkunftsmerkmal eingesetzt werden. Der polare Hell-Dunkel-Kontrast unterstreicht hingegen die Geschlechterdifferenz.

Die Zusammenfassung der Resultate des dritten Teils veranschaulicht das zentrale Ergebnis der vorliegenden Studie: die Mehrdeutigkeit und Vielfalt der Bedeutungen, die Haut und Haar im klassischen Griechenland zugeschrieben worden sind. In einem abschließenden Fazit ist diese Erkenntnis auf ihren Aussagegehalt hin zu befragen, um weiterführende Schlüsse zu ziehen und auf bislang wenig beachtete oder ungeklärte Fragen sowie andere sich anschließende Themen für die zukünftige Forschung hinzuweisen.

Fazit: Die Ambivalenz und Vielfältigkeit von Haut und Haar

Haut und Haar sind im klassischen Griechenland vielfältige und ambivalente Bedeutungen zugeschrieben worden. Dies ist die Hauptthese dieses Buches, das zentrale schriftlich überlieferte Quellen des 5. und 4. Jh. v. Chr. detaillierten Einzelanalysen unterzogen und dabei jeweils spezifische Ergebnisse mit einem hohen Differenzierungsgrad hervorgebracht hat. Die recht allgemeine Erkenntnis, wie vieldeutig Haut und Haar sind, ist angesichts der höchst unterschiedlichen Themen in den drei Teilen kaum überraschend. Sie scheint die Prämisse zu reproduzieren, die den Ausgangspunkt der Untersuchung gebildet hat. Doch die Mannigfaltigkeit ergibt sich vor allem beim Versuch, alle möglichen Bedeutungen, die Haut und Haar zugeschrieben worden sind, mit einem Blick zu erfassen. Während sie prinzipiell für so gut wie alles stehen können, nehmen sie im konkreten historischen und Quellenkontext spezifische, jedoch keineswegs willkürliche Bedeutungen an, die jeweils dem einzelnen Verwendungszusammenhang entsprechen und maßgeblich von ihm abhängen. Als neue Erkenntnis ergibt sich aus der Darlegung der Bedeutungsvielfalt insofern keinesfalls eine Beliebigkeit. Sehr wohl widerspricht dieses Resultat allerdings einer älteren Forschungstendenz inner- wie außerhalb der Altertumswissenschaften, die Haut und Haar unabhängig vom Kontext zwar je nach Interpretationsrichtung wechselnde, aber stets einfache und einheitliche, in sich geschlossene Bedeutungen zuschreibt. Eine solche Eindeutigkeit von Sinn, gleich welcher Spielart, lässt sich aber nicht feststellen. Dieses Ergebnis ist keineswegs trivial, sondern kann dazu anregen, auch in anderen Epochen und Kulturen genauer zu untersuchen, wie dem äußerlich sichtbaren Körper Bedeutung verliehen wird und was dies im jeweils konkreten Kontext bedeutet.

Um zu veranschaulichen, wie vereinfachende Bedeutungszuschreibungen auf Haut und Haar bezogen werden und wie dieses Buch sie hinterfragt hat, repräsentiert ein Zitat von Michelle Perrot exemplarisch den kritisierten Forschungstrend:

> Par sa pénétration dans la peau, par la proximité qu'il entretient avec le sexe, le poil est lié à l'intime.[1]

Perrot betont nicht nur die Verbindung von Haut und Haar, von der diese Studie ausgegangen ist, sondern verflicht sie in einer prägnanten Formulierung mit zwei modernen Prämissen über diese Teile des Körpers: das Bild des Eindringens in die Haut impliziert

1 Perrot 2010, 30.

deren Konzeptualisierung als Hülle, die den Körper umgebe. Die Haare versteht Perrot hingegen als Symbol von Intimität und (weiblicher) Sexualität.[2] Auch wenn solche Auffassungen in der Gegenwart verbreitet sind und sich in Kunst und Literatur spiegeln, ist davon abzusehen, sie auf das klassische Griechenland zu projizieren, wie der vorliegende Beitrag zur antiken Körpergeschichte dargelegt hat. Er ist entsprechend nicht von solchen Prämissen, sondern von den verschriftlichten Quellen ausgegangen, die im 5. und frühen 4. Jh. v. Chr. verfasst worden sind. Zwar deuten sie die Haut mitunter als Oberfläche des Körpers, die ihn von der Umwelt abgrenzt, unterstreichen aber ebenso ihre Funktion als Kontaktzone zwischen beiden und – in Verbindung mit den Haaren – ihre räumliche Ausdehnung, die das Maß einer dünnen Trennschicht überschreitet. Dieser Aspekt ist im ersten Teil der Studie entwickelt worden. Dabei zeigt sich durchaus eine konkrete Verknüpfung von Haar(wuchs) und Sexualität, nur betrifft sie gerade auch Männer und ist nicht symbolisch zu verstehen, sondern bezieht sich auf alltägliche Handlungen, die das Leben im klassischen Griechenland geprägt haben und im zweiten Teil dargestellt worden sind. So sind lange offene Haare oder nackte Haut entgegen früherer Forschungsmeinungen keine eindeutigen Symbole für die Sexualisierung einer Situation. Allerdings werden beispielsweise der Bart, depilierte Haut oder gesalbte Haare in einen sehr konkreten Zusammenhang mit Begehren und sexuellen Handlungen gestellt. Die Körperpflegepraktiken haben ihrer Vorbereitung gedient und der Haarwuchs ist als Folge der Erregung beim Geschlechtsverkehr konzeptualisiert worden, während sein Fehlen als sexuell attraktiv angesehen worden ist.

Wie die gesamte antike Körpergeschichte ist auch dieses Buch in gewisser Weise von Foucaults Arbeiten zur Geschichte der Sexualität inspiriert. Da mit Haut und Haar jedoch Teile des Körpers betrachtet werden, die weniger eindeutig mit sexueller Betätigung verbunden sind als die Genitalien, hat dieser Aspekt bei der vorliegenden Untersuchung nicht im Zentrum der Aufmerksamkeit gestanden. Wenig überraschend treten Haut und Haar dennoch immer wieder und sehr konkret im Kontext von Erotik und Sexualität auf. Deshalb sind solche Bezüge jedoch keinesfalls überall und stets bestimmend gewesen. Vielmehr widmen sich viele Abschnitte in diesem Buch ganz anderen Themen, die nicht weniger körperlich sind als der Geschlechtsverkehr. Insofern leistet es einen Beitrag dazu, die Sexualität aus ihrer konzeptuellen Zentralstellung innerhalb der Körpergeschichte zu rücken und gibt damit auch eine Antwort auf die Frage nach ihrer historischen Bedeutung: Sexualität ist auch im klassischen Griechenland ein bedeutsamer Teil des Lebens, auf den jedoch nicht alles zurückzuführen ist und der deshalb gemeinsam mit anderen Aspekten betrachtet werden muss, um eine umfassende und differenzierte Geschichte antiker Körper schreiben zu können.

Perrot greift allerdings eine weitere moderne Erwartung, die den Blick auf Haut und Haar in der Forschung bestimmt, nicht auf: die enge Verbindung von Haut- und Haarfarben mit der geographischen Herkunft und auf sie bezogenen Hierarchisierungen. Der dritte Teil dieser Arbeit grenzt sich von solchen Positionen ab, indem er das Potential

2 Perrot 2010, 29f. Vgl. die Diskussion dieser Vorstellung oben S. 363–370.

dieser Farben, verändert zu werden, aufzeigt und jene Bedeutungen ins Zentrum stellt, welche die untersuchten Zeugnisse mit ihnen verbinden. Dabei tritt die Herkunft markant hinter die Kategorien Alter und Geschlecht sowie die Differenzierung zwischen Gesundheit und Krankheit zurück. Die drei Teile dieser Studie widmen sich dem Untersuchungsgegenstand also nicht nur aus höchst unterschiedlichen Perspektiven, sondern schließen auch jeweils mit einem Ergebnis, das vereinfachende Deutungen in Forschung und Populärkultur widerlegt. Denn bei der Diskussion der relevanten Forschungsbeiträge in den Einzelkapiteln ist es immer wieder notwendig gewesen, die vielfältigen modernen Aneignungen ‚der Antike' und ihrer Körperbilder zu reflektieren und so traditionelle Wahrnehmungsmuster in Frage zu stellen und mit anderen Denkweisen zu kontrastieren.

Diese summarische Darstellung der Hauptergebnisse zeigt, welchen Erkenntnisgewinn die vorliegende Untersuchung für eine kulturwissenschaftliche und epochenübergreifende Geschichte von Haut und Haar erbringt. Indem sie die Quellen eines exemplarisch ausgewählten Zeitraums differenziert betrachtet, leistet sie in zweierlei Hinsicht einen konzeptuellen Beitrag zur (antiken) Körpergeschichte, der einen neuen Blickwinkel auf den Körper und insbesondere auf seine äußerlich sichtbaren Teile ermöglicht: den Ausgangspunkt bildet *erstens* die komplexe Verflechtung von Materialität, Praktiken und Diskursivität, die den Körper als soziale Größe erst hervorbringt. Auf dieser Basis und vom Quellenmaterial ausgehend ist *zweitens* eine historisch spezifische Perspektive auf Haut und Haar entwickelt worden: sie sind nicht nur als Oberfläche und Grenze des Körpers bzw. dessen bloßes, gar lebloses Anhängsel zu verstehen, sondern bilden gemeinsam auch einen produktiven Zwischen_Raum, der Körper und Umwelt verbindet und zugleich voneinander scheidet. Er ist von einer inhärenten *dýnamis* geprägt und hat eine räumliche und zeitliche Dimension. Haut und Haar auf diese Weise als Zwischen_Raum zu fassen bedeutet, sie nicht als Oberfläche, sondern als Raum zu denken. Auch wenn er recht schmal ist, hat er eine eigene Substanz und zeigt sich in seiner Tiefendimension immer wieder im untersuchten Quellenmaterial.

So beruht die Hautfarbe laut der Humoralphysiologie auf Blutflüssen und dem Einfluss anderer Körpersäfte, die weiter nach innen in den Körper verweisen als die rein oberflächlich erscheinende Farbe. Dieser Aspekt ist im dritten Teil der Studie ausführlich dargestellt worden und hebt den Kern der Klimalehre hervor: die Umwelt wirkt nicht nur auf die und unter der Haut, sondern diese Einflüsse werden auch äußerlich auf bzw. an ihr sichtbar. Dies trifft ebenfalls für die Haare zu, die gemeinsam mit der Haut einen Raum einnehmen und im Verbund mit ihr räumlich strukturiert sind, wie sich eindrucksvoll am Phänomen der Gänsehaut zeigt. Der Zwischen_Raum wird jedoch in den Quellen nicht nur materiell fassbar, sondern ist auch konzeptuell und in übertragener Bedeutung in die Interpretationen eingebracht worden. Diese Perspektivverschiebungen eröffnen über die konkrete Anwendung hinaus Denkräume für neue Sichtweisen und Fragestellungen und ermöglichen es, Verhältnisse und Beziehungen neu zu denken, indem nicht eine starre Abgrenzung und Unbeweglichkeit vorausgesetzt, sondern Überlappungen und Verschiebungen fokussiert werden: weder liegt die Haut starr auf dem Körper, noch steht sie in einem fixierten Bedeutungsverhältnis zu ihm.

Auf diese Weise sind außerdem gängige Vorstellungen über ursprüngliche, symbolische oder rassistische Bedeutungen von Haut und Haar für den Untersuchungszeitraum nicht bestätigt, sondern widerlegt worden, so dass ihre Gültigkeit auch in anderen Kontexten nicht unreflektiert vorausgesetzt werden sollte. Vielmehr stehen Untersuchungen aus, die diesen Aspekt am konkreten Quellenmaterial prüfen. Ausgehend von der antiken Fokussierung von Geschlecht und Alter stellt sich beispielsweise die Frage, wie sich die davon abweichende Deutung der Haut- und Haarfarben als Herkunftsmerkmale entwickelt hat. Über die Bedeutungen der Hautfarben im Kontext der Kolonialisierung liegen zwar einzelne Studien vor, aber eine differenzierte und umfassende Kulturgeschichte, die die Entwicklung von der Antike bis in die Gegenwart verfolgt, steht meines Wissens noch aus. Darüber hinaus bedarf eine weitere produktive Auseinandersetzung mit den antiken Bedeutungen der Haut- und Haarfarben zunächst der Untersuchung anderer Denotate, denen ähnliche Farbworte beigegeben werden, und eines anschließenden Vergleichs der Befunde.

Neben den bereits dargelegten Hauptergebnissen steht eine Vielzahl einzelner Resultate und Interpretationen hinsichtlich der konkreten, historischen Bedeutungen von Haut und Haar im klassischen Griechenland, die aus einer umfassenden und differenzierten Analyse der vorliegenden Quellen erwachsen. Die Relevanz dieser Ergebnisse für die altertumswissenschaftliche Forschung zeigt sich insbesondere an jenen Stellen, an denen kontrovers diskutierte oder scheinbar längst gelöste Fragen mit ihrer Hilfe aus einer neuen Perspektive betrachtet worden sind,[3] die dazu anregen kann, solche und andere Themen erneut zu untersuchen. So wird etwa die Nacktheit in der Forschung immer noch stark diskutiert. Für eine umfassende Untersuchung ist es jedoch erforderlich, die verschiedenen Formen der Entblößung zu differenzieren und die Schrift- und Bildzeugnisse gleichberechtigt heranzuziehen, um verschiedene Diskursebenen und ihr Verhältnis zueinander zu betrachten.

Insbesondere bei der Einzelanalyse der Dramen hat sich die Frage nach Haut und Haar als produktiver Ansatzpunkt für eine neue Deutung ihrer Struktur und Ausrichtung erwiesen: die Agone in Aristophanes' *Equites* und *Nubes* sowie das Prügelduell in den *Ranae* sind explizit mit ihrer Beschaffenheit und dem Umgang mit ihnen befasst. In den sogenannten Frauenkomödien – *Ecclesiazusae*, *Lysistrata* und *Thesmophoriazusae* – wird die Geschlechterdifferenz betont und durch die Gestaltung und Gestalt von Haut und Haar hergestellt. Auch die Trauergesten in den Tragödien wirken in erster Linie auf diese beiden Teile des Körpers. Wird die Atridensage auf die Bühne gebracht, werden die blonden Haare als Kennzeichen der Familienähnlichkeit diskutiert und das Bad dient als Chiffre für Agamemnons Tod. Es kann als literarischer Ort gefasst werden, der jedoch unterschiedliche Erscheinungsformen hat: z. B. im Meer, zu Hause, im *balaneîon*, im *gymnásion*. Eine Analyse dieser verschiedenen Arten von Bädern und ihrer Darstellung in unterschiedlichen Quellengattungen – neben der Dichtung auch in der Geschichtsschreibung, den Gerichtsreden, der Medizin und vielleicht der Philosophie – könnte einen Beitrag zum besseren Verständnis der Bedeutungen des Badens im klassischen Griechenland und in anderen historischen Kontexten leisten.

3 Vgl. zusammenfassend oben S. 360–363.

Auch Herodot flicht in seine *Historien* immer wieder Episoden ein, in denen Haut und Haar eine besondere Bedeutung erlangen, ohne dass sie deswegen jedoch als Leitmotiv zu verstehen sind. In der älteren Forschung klagen beispielsweise Karl Trüdinger und Hans Diller, der Historiker habe die äußere Erscheinung bei der Darstellung fremder Völker vernachlässigt.[4] Diese Einordnung wiederholt auch Bichlers und Rollingers Einführung zu Herodot,[5] sie hat sich bei der Analyse der *Historien* aber nur zum Teil bestätigt. Denn in den ethnographischen Exkursen geht Herodot durchaus auf das Aussehen ein, ohne dabei jedoch stets systematisch alle äußeren Merkmale aufzuführen.[6] Die narrative Struktur der Passagen über die Lebensweise fremder Völker beruht vielmehr auf der Darstellung des Unerwarteten und Unbekannten, das griechischen Sitten widerspricht. Der Autor wiederholt aber keine Allgemeinplätze oder Wohlbekanntes. Statt einer vorgegebenen Struktur folgend alles zu sammeln, was zu einem historischen Ereignis oder einer bestimmten Gesellschaft gesagt werden könnte, arrangiert er sein Werk mit dem Ziel, eine nachvollziehbare Geschichte der Perserkriege zu erzählen. Was ihm in diesem Kontext berichtenswert erscheint, wird aufgenommen, anderes hingegen weggelassen, auch wenn die moderne Leserin gerne mehr darüber erfahren hätte. Für die Analyse der Rolle von Haut und Haar bei Herodot ergibt sich daraus jedoch ein Vorteil: da sie nicht schematisch in die *Historien* eingebracht worden sind, ist ihnen an jeder Stelle ein bewusster Zweck für den Fortgang der Geschichte zu unterstellen.[7] Sie sind also nicht nur illustrierendes Beiwerk, sondern erlangen ihren eigenständigen Platz in dem Geschichtswerk, weil dadurch etwas Interessantes berichtet werden kann.

Wie die Geschichtsschreibung bieten auch die Tragödien und die Siegeslieder wichtige Beispiele für die vorliegende Fragestellung. Die Alte Komödie und das medizinische Schriftgut sind besonders ergiebig, während die Gerichtsreden und die vorsokratische Philosophie nur in Ausnahmefällen relevante Passagen enthalten, die jedoch gerade deshalb heranzuziehen sind, weil sie die Aufmerksamkeit auf weitere Aspekte und Positionen lenken, die in den anderen Gattungen fehlen. Das Körperäußere hat sich also gattungsübergreifend als bedeutungstragendes Element in der Kultur und Politik des klassischen Griechenland gezeigt, so dass Vergleiche mit anderen antiken Gesellschaften und Epochen wünschenswert erscheinen. So stellt sich die Frage, ob Haut und Haar stets so eng verbunden worden sind wie in den untersuchten Quellen. Welche Parallelen und Unterschiede ergeben sich? Welche Bedeutung erlangt Sexualität in diesem Kontext? Sind spezifische Körperteile in bestimmten Epochen relevanter und signifikanter als in anderen?

---

4 Trüdinger 1918, 33; Diller 1934, 80. Vgl. auch Trüdinger 1918, 13 zum Vergleich Herodots mit Hekataios, dem Trüdinger auf Basis der fragmentarisch und zum Teil bei Herodot überlieferten Zeugnisse ein deutlich stärkeres Interesse für das Äußere fremder Völker attestiert, dabei aber vor allem spekuliert und die *Historien* kaum als eigenständigen Text würdigt.

5 Bichler / Rollinger 2011, 46.

6 Vgl. auch Meyer 2016, 171.

7 Vgl. z. B. Hdt. V 35 (Übermittlung einer geheimen Botschaft, indem eine Tätowierung auf die Haut aufgebracht und durch die Haare verdeckt wird) und dazu oben S. 294–297; Hdt. VII 208f (Spartaner kämen ihre Haare, bevor sie todesmutig kämpfen) und dazu oben S. 218f, 231f.

Weitere Themen wären beispielsweise die Darstellung von Haut und Haar in physiognomischen Kontexten sowie ihre Bedeutung für die Körper-Seele-Dichotomie oder der Umgang mit Tierhäuten und -fellen sowie die langfristige Entwicklung der Bewertung jener Handwerker, die mit ihnen arbeiten. Allerdings veranschaulichen die Ergebnisse dieser Studie, dass der Körper im klassischen Griechenland ein eigenständiger Untersuchungsgegenstand ist, der nicht nur hinsichtlich des Verhältnisses von Körper und Seele betrachtet werden sollte. Zwar hält diese Unterscheidung mit Sokrates Einzug in das philosophische Denken und wird seitdem sehr wirkmächtig. Dennoch kann sie für die älteren Quellen nicht vorausgesetzt werden und sollte auch bei jüngeren Zeugnissen nicht ungeprüft als einzige Perspektive auf den Körper gelten. Vielmehr ist es eine lohnende Forschungsfrage, welche Bedeutung dem Körper als solchem im griechischen Denken zukommt und in welchem Verhältnis er zu anderen Aspekten steht.

Außerdem stellt sich die Frage nach der Haut als Sinnesorgan, die in der Forschung zu anderen Epochen breit diskutiert wird. Da dieser Aspekt in den untersuchten Quellen kaum Beachtung findet, kann sie jedoch hier nicht beantwortet werden. Denn dieses Schweigen ist als Befund ernst zu nehmen, auch wenn die Hautempfindung ein anthropologisch bedeutsames Phänomen ist. Was bedeutet es aber? Ist der Tastsinn wirklich nicht relevant gewesen? Um diese Fragen zu beantworten, bedürfte es einer vertieften Analyse weiterer schriftlich überlieferter Quellen und anderer Befunde, wie der Bildzeugnisse. So könnte eine an Susanne Muths Studien anschließende Untersuchung der Darstellung blutender Helden und der Vergleich mit anderen Verwundeten und beispielsweise ihres Gesichtsausdrucks möglicherweise mehr Aufschluss bieten. Ein solches Vorgehen wäre auch geeignet, der Wirkung von Verletzungen auf den Körper nachzugehen. Darüber hinaus könnte das Verhältnis von Tätowierung und Wundheilung weiter untersucht werden. Allerdings müssten dafür wohl neben den Quellen, die aus der griechisch-römischen Antike überliefert sind, weitere archäologische, schriftliche und bildliche Befunde sowie medizinische und andere naturwissenschaftliche Erkenntnisse einbezogen werden. Auch wenn eine solche Studie viele Herausforderungen enthält, scheint sie lohnenswert, weil so das Wissen über die Bedeutungen und den Nutzen von Tätowierungen um einen weiteren, grundlegenden Aspekt ergänzt werden könnte.

Um die Kontinuitäten und Veränderungen im Umgang mit Haut und Haar aus althistorischer Perspektive herauszuarbeiten, ließen sich darüber hinaus beispielsweise die Neue Komödie und die römischen Satiren sowie die spätere philosophische und medizinische Literatur als Quellen heranziehen. Ob sich solche körperhistorischen Fragestellungen auch bei anderen antiken Historikern oder Biographen als fruchtbar erweisen, hängt hingegen maßgeblich vom spezifischen Vorgehen der einzelnen Autoren ab. So enthalten Xenophons und Plutarchs Werke eine Vielzahl von Stellen für die vorliegende Fragestellung. Sie sind hier jedoch nicht systematisch ausgewertet worden, weil sie außerhalb des festgelegten Untersuchungszeitraums entstanden sind.

Diese Begrenzung des Quellencorpus hat sich bei der Interpretation der ausgewählten Zeugnisse als äußerst produktiv erwiesen. Denn sie hat eine der Fragestellung angemessene Materialbasis erbracht, die eine eingehende Analyse der historischen Bedeutungen von Haut und Haar in einem überschaubaren Zeitraum ermöglicht. Auf diese Weise sind konkrete Ergebnisse und neue Einsichten erzielt worden, deren Komplexität sich nachvollziehbar vermittelt lässt: während Haut und Haar in der bisherigen Forschung kaum beachtet und allenfalls getrennt betrachtet worden sind, zeigt die vorliegende Untersuchung, dass es sich um bedeutungstragende Körperteile handelt, die in historisch spezifischer Weise der Konstruktion und Markierung kultureller und sozialer Differenz sowie der Charakterisierung fiktiver Gestalten oder historischer Personen gedient haben. Außerdem sind sie als alltäglich sichtbare Körperzeichen an der Produktion der historischen Wirklichkeit im klassischen Griechenland beteiligt gewesen, so dass sich eine fruchtbare Perspektive auf die aus dem 5. und frühen 4. Jh. v. Chr. überlieferten Quellen ergibt: in ihnen spiegelt sich beispielsweise die enge Assoziation von Jugend und Sklavenstatus nicht nur in der Anrede παῖ (*paî*), sondern sie wird auch mit Rückgriff auf die Beschaffenheit von Haut und Haar sowie die Praktiken hergestellt, die auf sie wirken. Den untersuchten Autoren zufolge haben junge Menschen sowie Sklavinnen und Sklaven rötliches bzw. blondes Haar, tragen eine ähnliche Haartracht und unterliegen Körperstrafen als legitimem Züchtigungsmittel. Dieses Ergebnis veranschaulicht exemplarisch den Nutzen des gewählten Untersuchungsgegenstandes und der umfassenden Analyse aus unterschiedlichen Blickwinkeln. Weil Haut und Haar gemeinsam sowie ihre Farbe und der Umgang mit ihnen betrachtet worden sind, ergibt sich in der Zusammenschau der Resultate eine anregende Erkenntnis, die allerdings der weiteren Erforschung bedarf: was bedeutet die Assoziation von Jugend und Sklavenstatus für junge Freie bzw. junge und ältere Unfreie? Auf welche anderen Arten und Weisen zeigt sich diese Verbindung möglicherweise außerdem im alltäglichen Leben des klassischen Griechenland? Welche Rolle spielt sie in der Rezeption?

Darüber hinaus unterstreicht dieses Beispiel die Funktion der Gestaltung von Haut und Haar als Zeichen gesellschaftlicher Positionierung, die sich wie ein roter Faden durch die vorliegende Studie zieht: Geschlecht, Alter, Herkunft, der rechtliche und rituelle Status, selbst politische Überzeugungen, der Beruf und die ökonomische Lage werden an Haut und Haar sichtbar. Die spezifische Bedeutung ihrer Form ergibt sich jedoch nur im konkreten Kontext und variiert je nach sozialer Verortung der beschriebenen Person sowie in Abhängigkeit von der betroffenen Körperstelle und den sozialen Randbedingungen: geschorene Kopfhaare können kontextgebunden auf Trauer oder Unfreiheit verweisen; eine ‚gute' Hautfarbe ist mit Männlichkeit assoziiert, kann aber auch Krankheitszeichen sein; die Entfernung der Körperhaare markiert häufig Weiblichkeit, anderswo hingegen den rituellen Status ägyptischer Priester. Aufgrund dieser Vieldeutigkeit ist es stets erforderlich, die spezifischen Umstände zu beachten, in denen von Haut und Haar berichtet wird.

Ein solches genuin historisches Vorgehen steht symbolischen Deutungen entgegen, die auf der strukturalistischen Annahme ihrer eindeutigen Zeichenfunktion basieren. Die vorliegende Studie ist hingegen der auf der Pragmatik beruhenden Sichtweise gefolgt, dass die Bedeutungen im Gebrauch erzeugt werden und insofern veränderbar und nicht endgültig festgeschrieben sind. Denn Haut und Haar sind keine eindeutigen, universellen Zeichen, sondern aufgrund ihrer materiellen Variabilität und der Praktiken, die auf sie wirken, dazu geeignet, unterschiedlichste Bedeutungen anzunehmen. Auch wenn solche alltäglichen Handlungsweisen in der Überlieferung selten als berichtenswert empfunden werden und deshalb häufig unbenannt bleiben, stellen sie einen wichtigen Aspekt der

Wirklichkeit einer jeden Gesellschaft dar und bringen die Zeichenhaftigkeit des Körperäußeren erst hervor. Solchen Praktiken ist in diesem Buch ein eigener Teil gewidmet, der ihren Bedeutungen konsequent nachgeht und auf diese Weise zu einer ähnlichen Vorgehensweise auch in anderen Kontexten anregen möchte.[8]

Wie im Wind fliegende Haare sind die mit Haut und Haar verbundenen Bedeutungen stets in Bewegung, können hier- und dorthin flattern, zeitweise sicher auch neu geordnet, aber kaum je permanent gebändigt und festgelegt werden. Dass die Haare in der bisherigen Forschung oft als Symbol gedeutet worden sind, hat zu einer Fokussierung übertragener Bedeutungen geführt, obwohl den Haaren in den Quellen immer wieder sehr konkrete Funktionen und Bezüge zugeschrieben werden, die eher historische Relevanz erlangen als ein rekonstruierter, nur scheinbar ursprünglicher Symbolcharakter. In Anlehnung an die Frauen- und Geschlechtergeschichte, in der die Frage nach dem Ursprung schon lange obsolet ist,[9] ist auch in diesem Fall stattdessen danach zu fragen, wie welche Bedeutungen erzeugt worden sind und welche konkreten historischen Wirkungen sich daraus ergeben. Im Verzicht auf die Frage nach dem Ursprung verbindet diese Studie die dekonstruktivistische Perspektive produktiv mit dem historischen Arbeiten, da die Vielfalt der Bedeutungen, die Haut und Haar zugeschrieben werden, auf ihrer konkreten Kontextualisierung beruht.

Das beschriebene Vorgehen löst auch Anzieus Postulat ein, dass gerade die Oberfläche besonders wichtig sei.[10] Oder wie Connor in seiner Einleitung meint:

> As we will see repeatedly in what is to follow, power is indeed concentrated at the fringe, or the outermost edge of things.[11]

Macht über andere Personen äußert sich einerseits in der restriktiven Beeinflussung der Gestaltung von Haut und Haar der Untergebenen, wie die geschorenen Haare von Unfreien und das Tätowieren als Strafpraxis veranschaulichen. Andererseits zeigt sich diese Macht selbst in einer bestimmten Frisur, den langen Haaren, die jedoch auch mit Weiblichkeit, Jugend oder dem Priesteramt assoziiert sind. Indem Haut und Haar als variable und äußerst sichtbare Körperzeichen wirken, sind sie in besonderer Weise geeignet, solche sozial differenzierenden Bedeutungen anzunehmen. Neben dieser zentralen Funktion sind ihre Beschaffenheit und der Umgang mit ihnen auch eng mit wichtigen Aspekten des Lebens verbunden – Tod und Sexualität, körperlicher und geistiger Betätigung, Gesundheit und Krankheit, Körperpflege und Produktion von Kleidung oder Waffen. Indem der methodische Zugriff auf Haut und Haar derart verschiedene inhaltliche Stränge, die die historische Wirklichkeit im klassischen Griechenland geprägt haben, miteinander verflochten hat, ist ein vertieftes Verständnis dieser körperzentrierten Kultur erlangt geworden.

8 Vgl. einführend z. B. Böth 2018; Haasis / Rieske 2015.

9 Bock 1983, 36; Späth 2006, 58f mit Anm. 75.

10 Anzieu 1991, 20f.

11 Connor 2004, 30.

Literaturverzeichnis

Editionen, Übersetzungen, Kommentare[1]

Corpus Hippocraticum

Oeuvres complètes d'Hippocrate, hg., übers. und komm. v. Emile Littré. 10 Bde., Paris 1839–1861
Hippocrates, hg. und übers. v. W.H.S. Jones, E.T. Withington, Paul Potter und Wesley D. Smith, 11 Bde., Cambridge 1923–2018 (The Loeb Classical Library 147–150.472.473.482.509.520.538)
Hippokrates: Sämtliche Werke, übers. und komm. v. Robert Fuchs. 3 Bde., München 1895–1900
Die Werke des Hippokrates. Die hippokratische Schriftensammlung in neuer deutscher Übersetzung. 26 Bde., übers. v. Richard Kapferer, Georg Sticker, Franz Lommer und Anton Fingerle, hg. v. Richard Kapferer, Stuttgart 1934–1940
Hippokrates: Ausgewählte Schriften, übers. v. Hans Diller, Stuttgart 1994
Hippokrates: Ausgewählte Schriften. Griechisch-deutsch, hg. und übers. v. Charlotte Schubert und Wolfgang Leschhorn, Düsseldorf 2006
Hippokrates: Fünf auserlesene Schriften, übers. v. Wilhelm Capelle, Zürich 1984

Die hippokratische Schrift *De morbis I*, hg., übers. und komm. v. Renate Wittern, Hildesheim 1974 (Altertumswissenschaftliche Texte und Studien 3)
Die hippokratische Schrift Περὶ νούσων Γ = *De morbis III*, hg., übers. und komm. v. Paul Potter, Phil. Diss. Kiel 1973
Die hippokratischen Schriften *De iudicationibus* und *De diebus iudicatoriis*, hg. und komm. v. Gert Preiser, Phil. Diss. Kiel 1957
Die pseudo-hippokratische Schrift von der Siebenzahl, hg., übers. und komm. v. Kerstin Agge, Marburg 2004 (Edition Wissenschaft. Reihe Sprachwissenschaft 21)
Hippocrate: Airs, eaux, lieux, hg., übers. und komm. Jacques Jouanna, Paris 1996 (Hippocrate 2,2)
Hippocrate: De l'ancienne médecine, hg., übers. und komm. v. Jacques Jouanna, Paris 1990 (Hippocrate 2,1)
Hippocrate: De la génération. De la nature de l'enfant. Des maladies IV. Du fœtus de huit mois, hg., übers. und komm. v. Robert Joly, 2. Aufl. Paris 2003 (Hippocrate 11)
Hippocrate: Des lieux dans l'homme. Du système des glandes. Des fistules. Des hémorroïdes. De la vision. Des chairs. De la dentition, hg., übers. und komm. v. Robert Joly, Paris 1978 (Hippocrate 13)
Hippocrate: Des vents. De l'art, hg., übers. und komm. v. Jacques Jouanna, Paris 1988 (Hippocrate 5,1)
Hippocrate: Du régime des maladies aiguës. Appendice. De l'aliment. De l'usage des liquides, hg., übers. und komm. v. Robert Joly, Paris 1972 (Hippocrate 6,2)

1 Nach Autoren bzw. Corpora sortiert werden zunächst die verwendeten Gesamteditionen und Übersetzungen sowie Kommentare aufgelistet, dann folgen ausgewählte und schließlich Einzelwerke.

Hippocrate: Du regime, hg., übers. und komm. v. Robert Joly, 2. Aufl. Berlin 2003 (CMG I 2,4 [Ed. 2])
Hippocrate: Epidémies I et III, hg., übers. und komm. v. Jacques Jouanna, Paris 2016 (Hippocrate 4,1)
Hippocrate: Epidémies V et VII, hg. und übers. v. Jacques Jouanna, komm. v. Jacques Jouanna und Mirko D. Grmek, Paris 2000 (Hippocrate 4,3)
Hippocrate: La nature de l'homme, hg., übers. und komm. v. Jacques Jouanna, 2. Aufl. Berlin 2002 (CMG I 1,3 [Ed. 2])
Hippocrate: Maladies II, hg., übers. und komm. v. Jacques Jouanna, Paris 1983 (Hippocrate 10,2)
Hippocrate: Nature de la femme, hg., übers. und komm. v. Florence Bourbon, Paris 2008 (Hippocrate 12,1)
Hippocrate: Plaies. Nature des Os. Coeur. Anatomie, hg., übers. und komm. v. Marie-Paul Duminil, Paris 1998 (Hippocrate 8)
Hippocrates: On Head Wounds, hg., übers. und komm. v. Maury Hanson, Berlin 1999 (CMG I 4,1)
Hippocrates: *Peri Partheniôn* (Diseases of Young Girls), hg. und komm. v. Rebecca Flemming und Ann Ellis Hanson, in: Early Science and Medicine 3 (1998) 3, 241–252
Hippocrates: Places in Man, hg., übers. und komm. v. Elizabeth M. Craik, Oxford 1998
Hippocrates: Pseudepigraphic Writings. Letters – Embassy – Speech from the Altar – Decree, hg. und übers. v. Wesley D. Smith, Leiden 1990 (Studies in Ancient Medicine 2)
Hippokrates über Entstehung und Aufbau des menschlichen Körpers, hg., übers. und komm. v. Karl Deichgräber. Mit einem sprachwiss. Beitrag v. Eduard Schwyzer, Leipzig 1935
Hippokrates: Über die Krankheiten III, hg., übers. und komm. v. Paul Potter, Berlin 1980 (CMG I 2,3)
Hippokrates: Über die Natur des Kindes (*De genitura* und *De natura pueri*), hg., übers. und komm. v. Franco Giorgianni, Wiesbaden 2006 (Serta Graeca 23)
Hippokrates: Über die Säfte, hg., übers. und komm. v. Oliver Overwien, Berlin 2014 (CMG I 3,1)
Hippocratis Opera. Indices Librorum. Iusiurandum. Lex. De arte. De medico. De decente habitu. Praeceptiones. De prisca medicina. De aere locis aquis. De alimento. De liquidorum usu. De flatibus, hg. v. Johan Ludwig Heiberg, Leipzig 1927 (CMG I 1)
Syntaktische Untersuchungen zu Hippokrates-Texten. Brachylogische Syntagmen in den individuellen Krankheits-Fallbeschreibungen der hippokratischen Schriftensammlung, [enthält Hippokr. Epid. IV sowie Teile von Hippokr. Epid. II und Epid. VI, hg. und komm.] v. Volker Langholf, Wiesbaden 1977 (Abhandlungen der Geistes- und sozialwissenschaftlichen Klasse der Akad. d. Wiss. u. d. Literatur Mainz. Einzelveröffentlichung 2)
The Hippocratic Treatises On Generation – On the Nature of the Child – Diseases IV, komm. v. Iain M. Lonie, Berlin 1981 (Ars Medica 2. Griechisch-Lateinische Medizin 7)
Two Hippocratic Treatises. On Sight and On Anatomy, hg., übers. und komm. v. Elizabeth M. Craik, Leiden 2006 (Studies in Ancient Medicine 33)

Dichtung

Pindar: Siegeslieder. Griechisch-deutsch, hg. und. übers. v. Dieter Bremer, 2. Aufl. München 2003
The Complete Greek Drama. All the Extant Tragedies of Aeschylus, Sophocles and Euripides, and the Comedies of Aristophanes and Menander, in a Variety of Translations. 2 Bde., hg. v. Whitney J. Oates und Eugene O'Neill, New York 1938
Menander: *Perikeiromene* or *The Shorn Head*, hg., übers. und komm. v. William Furley, London 2015 (Bulletin of the Institute of Classical Studies. Supplement 127)

Aischylos

Aeschyli tragoediae cum incerti poetae Prometheo, hg. v. Martin L. West, Stuttgart 1998 (Bibliotheca Scriptorum Graecorum et Romanorum Teubneriana 1013)
Aeschylus. In Two Volumes, hg. und übers. v. Herbert Weir Smyth, Cambridge 1922–1926 (The Loeb Classical Library 145–146)
Aischylos: Tragödien. Griechisch-deutsch, übers. v. Oskar Werner, hg. v. Bernhard Zimmermann, 5. Aufl. Zürich 1996
Aischylos: Sämtliche Tragödien und Fragmente. Auf Grundl. der Übers. v. Johann Gustav Droysen übers. v. Franz Stoessl, Zürich 1970
Aischylos: Werke in einem Bd., übers. v. Dietrich Ebener, 2. Aufl. Berlin 1987
Aeschylus. A Commentary of the Complete Greek Tragedies by James C. Hogan, Chicago 1984

Aeschylus: Agamemnon. 3 Bde., hg., übers. und komm. v. Eduard Fraenkel, Oxford 1950
Aeschylus: Choephori, hg. und komm. v. Alexander F. Garvie, Oxford – New York 1986
Aeschylus: Eumenides, hg. und komm. v. Alan H. Sommerstein, Cambridge 1989
Aeschylus: Persae, hg. und komm. v. Alexander F. Garvie, Oxford 2009
Aeschylus: Persians, hg., übers. und komm. v. Edith Hall, Warminster 1996
Aeschylus: Prometheus Bound, hg. und komm. v. Mark Griffith, Cambridge 1983
Aeschylus: The Suppliants. 3 Bde., hg. und komm. v. H. Friis Johansen und Edward W. Whittle, Kopenhagen 1980

Aristophanes

Aristophanis fabulae. 2 Bde., hg. und komm. v. Nigel G. Wilson, Oxford 2007
Aristophanes. Testimonia et fragmenta, hg. v. Rudolf Kassel und Colin Austin, Berlin 1984 (PCG 3,2)
Aristophanes in Three Volumes, hg. und übers. v. Benjamin Rogers, Cambridge 1930–1931 (The Loeb Classical Library 178–180)
The Comedies of Aristophanes. 12 Bde., hg., übers. und komm. v. Alan H. Sommerstein, Warminster 1980–2002
Aristophanes: Komödien, übers. v. Ludwig Seeger, hg. und komm. v. Hans-Joachim Newiger und Peter Rau, 2. Aufl. München 1980 [erstmals Frankfurt/M 1845–1848]
Aristophanes: Werke. 3 Bde., übers. v. Johann Gustav Droysen, Berlin 1835–1838

Aristofane: La festa delle donne, hg., übers. und komm. v. Guido Paduano, Milano 1983
Aristophanes: Clouds, hg. und komm. v. Kenneth J. Dover, Oxford 1968
Aristophanes: Das Frauenfest, übers. v. Niklas Holzberg, Stuttgart 2011
Aristophanes: Die Acharner, hg., übers. und komm. v. Woldemar Ribbeck, Leipzig 1864
Aristophanes: Die Frösche, übers. v. Niklas Holzberg, Stuttgart 2011
Aristophanes: Die Ritter oder die Demagogen. Die Vögel, übers. und komm. v. Christoph Martin Wieland, Wien 1813
Aristophanes: Die Ritter, hg., übers. und komm. v. Woldemar Ribbeck, Berlin 1867
Aristophanes: Die Wolken, übers. v. Niklas Holzberg, Stuttgart 2014
Aristophanes: Ecclesiazusae, hg. und komm. v. Robert G. Ussher, Oxford 1973
Aristophanes: Frauen in der Volksversammlung, übers. v. Dieter Bremer und Niklas Holzberg, Stuttgart 2004
Aristophanes: Frogs, hg. und komm. v. Kenneth J. Dover, Oxford 1993
Aristophanes: Lysistrata, hg. und komm. v. Jeffrey Henderson, Oxford 1987
Aristophanes: Lysistrate, hg. und komm. v. Ulrich von Wilamowitz-Moellendorff, Berlin 1927

Aristophanes: Lysistrate, übers. v. Niklas Holzberg, Stuttgart 2009
Aristophanes: Thesmophoriazusae, hg. und komm. v. Colin Austin und S. Douglas Olson, Oxford 2004
Aristophanes: Wasps, hg. und komm. v. Douglas M. MacDowell, Oxford 1988

Euripides

Euripidis fabulae. 3 Bde., hg. v. James Diggle, Oxford 1981–1994
Euripides: Sämtliche Tragödien und Fragmente. Griechisch-deutsch. 6 Bde., übers. v. Ernst Buschor, hg. v. Gustav Adolf Seeck, München 1972–1981
Euripides: Tragödien. Griechisch-deutsch. 6 Bde., hg. und übers. v. Dietrich Ebener, Berlin 1972–1980 (Schriften und Quellen der alten Welt 30,1–6)
Euripides: Ausgewählte Tragödien in zwei Bänden. Griechisch-deutsch, übers. v. Dietrich Ebener, hg. v. Bernhard Zimmermann, Mannheim 2010

Euripides: Alcestis, hg. und komm. v. Amy M. Dale, Oxford 1954
Euripides: Alcestis, hg. und komm. v. L.P.E. Parker, Oxford 2007
Euripides: Alkestis, hg., übers. und komm. v. Gustav Adolf Seeck, Berlin 2008
Euripides: Andromache, hg. und komm. v. Philip T. Stevens, Oxford 1971
Euripides: Andromache, hg., übers. und komm. v. Michael Lloyd, 2. Aufl. Warminster 2005
Euripides: Bacchae, hg. und komm. v. Eric R. Dodds, Oxford 1944
Euripides: Bacchae, hg. und komm. v. Robert Yelverton Tyrrell, London 1871
Euripides: Cyclops and Major Fragments of Greek Satyric Drama, hg., übers. und komm. v. Patrick O'Sullivan und Christopher Collard, Oxford 2013
Euripides: Electra, hg. und komm. v. John D. Denniston, Oxford 1939
Euripides: Electra, hg., übers. und komm. v. Martin J. Cropp, Warminster 1988
Euripides: Hecuba, hg., übers. und komm. v. Christopher Collard, Warminster 1991
Euripides: Hekabe, hg., übers. und komm. v. Kjeld Matthiessen, Berlin 2008
Euripides: Helen, hg. und komm. v. William Allan, Cambridge 2008
Euripides: Helen, hg., übers. und komm. v. Peter Burian, Warminster 2007
Euripides: Herakles. 3 Bde., hg., übers. und komm. v. Ulrich von Wilamowitz-Moellendorff, 2. Aufl. Darmstadt 1959 [erstmals Berlin 1895]
Euripides: Hippolytos, hg. und komm. v. William S. Barrett, Oxford 1964
Euripides: Hippolytos, hg., übers. und komm. v. Ulrich von Wilamowitz Moellendorf, Berlin 1891
Euripides: Hippolytus, hg., übers. und komm. v. Michael R. Halleran, Warminster 2004
Euripides: Ion, hg. und komm. v. Arthur Synge Owen, Oxford 1939
Euripides: Ion, hg. und komm. v. Ulrich von Wilamowitz-Moellendorff, Berlin 1926
Euripides: Iphigenia in Tauris, hg., übers. und komm. v. Martin J. Cropp, Warminster 2000
Euripides: Iphigenie im Taurerlande, hg. und komm. v. Hans Strohm, München 1949 (Bibliotheca Scriptorum Graecorum et Latinorum Monacensis 3)
Euripides: Kyklops, erkl. v. Werner Biehl, Heidelberg 1986
Euripide: Les Bacchantes. 2 Bde, hg., übers. und komm. v. Jeanne Roux, Paris 1970–1972 (Bibliothèque de la Faculté des Lettres de Lyon 21)
Euripides: Medea, hg. und komm. v. Donald Mastronarde, Cambridge 2002
Euripides: Orestes, hg. und komm. v. Charles W. Willink, Oxford 1986
Euripides: Orestes, hg., übers. und komm. v. Martin L. West, Warminster 1987
Euripides: Orestes, komm. v. Werner Biehl, Berlin 1965 (Schriften der Sektion Altertumswissenschaften 46)
Euripides: Phoenician Women, hg., übers. und komm. v. Elizabeth M. Craik, Warminster 1988

Euripides: Phoenissae, hg. und komm. v. Donald J. Mastronarde, Cambridge 1994 (Cambridge Classical Texts and Commentaries 29)
Euripides: Suppliant Women, hg., übers. und komm. v. James Morwood, Oxford 2007
Euripides: The Children of Heracles, hg., übers. und komm. v. William Allan, Warminster 2001

Sophokles

Sophoclis fabulae, hg. und komm. v. Hugh Lloyd-Jones und Nigel G. Wilson, Oxonii 1990
Tragicorum Graecorum Fragmenta 4. Sophocles, hg. v. Stefan Radt und Richard Kannicht, Göttingen 1999
Sophokles: Dramen. Griechisch-deutsch, hg. und übers. v. Wilhelm Willige, 5. Aufl. Düsseldorf 2007
Sophokles: Werke in zwei Bänden, übers. v. Dietrich Ebener, Berlin 1995
The Plays of Sophocles. A Companion to the University of Chicago Press Translations by James C. Hogan, Bristol 1991

Sophocles: Ajax, hg. und komm. v. Patrick J. Finglass, Cambridge 2011 (Cambridge Classical Texts and Commentaries 48)
Sophocles: Antigone, hg. und komm. v. Mark Griffith, Cambridge 1999
Sophocles: Electra, hg. und komm. v. John H. Kells, London 1973
Sophocles: Electra, hg. und komm. v. Patrick J. Finglass, Cambridge 2007 (Cambridge Classical Texts and Commentaries 44)
Sophocles: Philoctetes, hg., übers. und komm. v. Robert G. Ussher, Warminster 1990
Sophocles: Trachiniae, hg. und komm. v. Patricia E. Easterling, Cambridge 1982
Sophokles: König Ödipus, hg., übers. und komm. v. Bernd Manuwald, Berlin 2012

Herodot

Herodoti Historiae, hg. v. Haiim B. Rosén, Leipzig 1987–1997
Herodotos, hg. und komm. v. Heinrich Stein. 5 Bde., Berlin 1856–1862
Herodotus in 4 Volumes, hg. und übers. v. Alfred D. Godley, Cambridge 1920
Herodot: Historien. Griechisch-deutsch. 2 Bde., hg. und übers. v. Josef Feix, 6. Aufl. Düsseldorf 2000–2001
Herodot: Geschichten und Geschichte, übers. v. Walter Marg, Zürich 1973–1983
Herodot: Historien, übers. v. August Horneffer, hg. und komm. v. Hans Wilhelm Haussig, 4. Aufl. Stuttgart 1971
Herodot: Neun Bücher der Geschichte, übers. v. Heinrich Stein und Wolfgang Stammler, Essen 2006
Herodot's von Halikarnaß Geschichte, übers. v. Adolf Schöll. 2 Bde., Stuttgart 1829–1832
A Commentary on Herodotus in Two Volumes by Walter W. How and Joseph Wells, 2. Aufl. Oxford 1928
A Commentary on Herodotus. Books I–IV by David Asheri, Alan B. Lloyd and Aldo Corcella, hg. v. Oswyn Murray und Alfonso Moreno, Oxford 2007

Herodot: Historien. Erstes Buch. Griechisch-deutsch, übers. v. Christine Ley-Hutton, hg. v. Kai Brodersen, Stuttgart 2002
Herodots zweites Buch, hg. und komm. v. Alfred Wiedemann, Leipzig 1890
Herodotus: Book II. 3 Bde., komm. v. Alan B. Lloyd, Leiden 1975–1988 (Etudes préliminaires aux religions orientales dans l'Empire romain 43)

Erodoto: Le storie. Libro V. La rivolta della Ionia, hg., übers. und komm. v. Giuseppe Nenci, [Mailand] 1994
Herodotus: Histories. Book V, hg. und komm. v. Simon Hornblower, Cambridge 2013
Erodoto: Le storie. Libro VI. La battaglia di Maratona, hg., übers. und komm. v. Giuseppe Nenci, [Mailand] 1998
Historical Commentary on Herodotus. Book 6 by Lionel Scott, Leiden 2005 (Mnemosyne Supplementum 268)
Erodoto: Le Storie. Libro VII. Serse e Leonida, hg. und komm. v. Pietro Vannicelli und Aldo Corcella, übers. v. Giuseppe Nenci, Mailand 2017
Erodoto: Le Storie. Libro VIII. La vittoria di Temistocle, hg. v. David Asheri und Aldo Corcella, komm. v. Pietro Vannicelli, übers. v. Augusto Fraschetti, [Mailand] 2003
Herodotus: Histories. Book VIII, hg. und komm. v. Angus M. Bowie, Cambridge 2007
Herodotus: Histories. Book IX, hg. und komm. v. Michael A. Flower und John Marincola, Cambridge 2002
Erodoto: Le Storie. Libro IX. La battaglia di Platea, hg. v. David Asheri und Aldo Corcella, komm. v. Pietro Vannicelli, übers. v. Augusto Fraschetti, [Mailand] 2006

Lysias

Lysiae orationes cum fragmentis, hg. v. Christopher Carey, Oxford 2007
Antiphon & Lysias. Greek Orators I, hg., übers. und komm. v. Michael J. Edwards und Stephen Usher, Chicago 1985
Lysias: Reden. 2 Bde., hg., übers. und komm. v. Ingeborg Huber, Darmstadt 2004–2005
Lysias: Discours I, XII, XXIV et XXXII, hg. v. Louis Gernet und Marcel Bizos, übers. und komm. v. Pierre Chiron, Paris 2015 (Commentario 4)
Lysias: Drei ausgewählte Reden, hg. und übers. v. Georg Wöhrle, Stuttgart 1995
Lysias. Five Speeches. Speeches 1, 12, 19, 22, 30, hg. und komm. v. Michael J. Edwards, London 1999
Lysias: Selected speeches, hg. und komm. v. Christopher Carey, Cambridge 1989
Lysias: Der Rächer seiner Ehre. Gerichtsreden, übers. v. Ursula Treu, Leipzig 1983
Lysias on the Murder of Eratosthenes, hg. und komm. v. Douglas Domingo-Forasté, Amherst 1994
Lysias: Epitaphios, hg. und komm. v. Frederick J. Snell, Oxford 1887
A Commentary on Lysias. Speeches 1–11 by Stephen C. Todd, Oxford 2007
A Commentary on Lysias' Speeches 13 and 30 by Eleni Volonaki, Royal Holloway College 1998

Weitere

Andokides, übers. und komm. v. Albert Gerhard Becker, Quedlinburg 1832
Contrasting Arguments. An Edition of the Dissoi Logoi, hg. und übers. v. Thomas M. Robinson, New York 1979
Die Vorsokratiker. 3 Bde., hg., übers. und komm. v. M. Laura Gemelli Marciano, Düsseldorf 2007–2010
Hanno the Carthaginian: Periplus or Circumnavigation [of Africa], hg., übers. und komm. v. Alkibiades N. Oikonomides und Martin C.J. Miller, 3. Aufl. Chicago 1995
Hanno: Fahrtenbericht, hg. und übers. v. Karl Bayer, in: Winkler, Gerhard (Hg.): C. Plinius Secundus d. Ä.: Naturkunde. Lateinisch-deutsch. Buch V. Geographie: Asien und Afrika, München 1993, 337–345
Isokrates: Sämtliche Werke. 2 Bde., übers. v. Christine Ley-Hutton, komm. v. Kai Brodersen, Stuttgart 1993–1997 (Bibliothek der griechischen Literatur 36.44)

Aristoteles: Oikonomika. Schriften zu Hauswirtschaft und Finanzwesen, übers. und komm. v. Renate Zoepffel, Darmstadt 2006 (Aristoteles: Werke in deutscher Übersetzung 10,2)
Aristoteles: Problemata Physica, übers. und komm. v. Hellmut Flashar, Darmstadt 1962 (Aristoteles: Werke in deutscher Übersetzung 19)
Athenaios: Das Gelehrtenmahl. 5 Bde., übers. v. Claus Friedrich, komm. v. Thomas Nothers, Stuttgart 1998–2001 (Bibliothek der griechischen Literatur 47.48.51.53.54)
Ctésias de Cnide: La perse. L'inde. Autres fragments, hg., übers. und komm. v. Dominique Lenfant, Paris 2004 (Collection des Universités de France. Série grecque 435)
Dermatologic Terms in the Onomasticon of Julius Pollux, übers. v. John H. Dirckx, in: The American Journal of Dermatopathology 26 (2004) 6, 511–513
Die Persika des Ktesias von Knidos. Die Auszüge des Photios und die Fragmente, übers. v. Friedrich Wilhelm König, Graz 1972 (Archiv für Orientforschung. Beiheft 18)
Ktesias: Persica, ins Deutsche übers. v. Ludwig Albertus, Nordhausen 1836
Plutarch: Große Griechen und Römer. 6 Bde., übers. v. Konrat Ziegler, 1954–1965
Pollvcis onomasticon. Ed. Stereotypa. Bd. 17, hg. und komm. v. Erich Bethe, Stuttgart 1900 (Lexicographi Graeci 9)
The Complete Fragments of Ctesias of Cnidus, übers. und komm. v. Andrew Nichols, University of Florida 2008
The Epidaurian Miracle Inscriptions, hg., übers. und komm. v. Lynn R. LiDonnici, Atlanta 1995 (Texts and Translations 36 = Graeco-Roman Religion Series 11)
The Fragments of the Persika of Ktesias, hg., und komm. v. John Gilmore, London 1888
Xenophon: Die Verfassung der Spartaner, hg., übers. und komm. v. Stefan Rebenich, Darmstadt 1998 (Texte zur Forschung 70)
Xenophon: Oeconomicus. A Social and Historical Commentary by Sarah B. Pomeroy, Oxford 1994
Xenophon's Spartan Constitution, hg., übers. und komm. v. Michael Lipka, Berlin 2002 (Texte und Kommentare 24)
Xenophons Symposion. Ein Kommentar v. Bernhard Huß, Stuttgart 1999 (Beiträge zur Altertumskunde 125)

Forschungsliteratur

[o. A.]: s.v. Körper, in: DNP 12 (2002) 2, 1036
[o. A.]: s.v. Kosmetik, in: RAC 21 (2006), 613
Adams 1984 = Adams, Douglas Q.: Further Reflections on Latin Crinis ‚Headhair', Albanian Krip and Related Words in Indo-Iranian, in: Glotta 62 (1984), 71–73
Adams 1986 = Adams, Douglas Q.: Two Greek Words for ‚Beard'. Hypéne and Pógon, in: Glotta 64 (1986), 16–20
Adomeit 2007 = Adomeit, Stefanie: Aspekte einer literarischen Obsession. Das Haar als Fetisch-Motiv des 19. Jahrhunderts, Phil. Diss. Freiburg 2007
Aguirre 2010 = Aguirre, Mercedes: Erinyes as Creatures of Darkness, in: Christopoulos, Menelaos (Hg.): Light and Darkness in Ancient Greek Myth and Religion, Lanham 2010, 133–141
Ahmed / Stacey 2001 = Ahmed, Sara; Stacey, Jackie: Introduction. Dermographies, in: Dies. (Hg.): Thinking through the Skin, London 2001, 1–17
Alaimo / Hekman 2008a = Alaimo, Stacy; Hekman, Susan (Hg.): Material Feminisms, Bloomington 2008

Alaimo / Hekman 2008b = Alaimo, Stacy; Hekman, Susan: Introduction. Emerging Models of Materiality in Feminist Theory, in: Dies. (Hg.): Material Feminisms, Bloomington 2008, 1–19

Alexiou 2002 [1974] = Alexiou, Margaret: The Ritual Lament in Greek Tradition, revised by Dimitrios Yatromanolakis and Panagiotis Roilos, 2. Aufl. Lanham 2002 [erstmals London 1974]

Alfageme 1975 = Alfageme, Ignacio Rodríguez: Higiene, cosmetica y dietetica en la comedia ática, in: CFC (G) 9 (1975), 241–274

Alkemeyer / Villa 2010 = Alkemeyer, Thomas; Villa, Paula-Irene: Somatischer Eigensinn? Kritische Anmerkungen zu Diskurs- und Gouvernementalitätsforschung aus subjektivationstheoretischer und praxeologischer Perspektive, in: Angermüller, Johannes (Hg.): Diskursanalyse meets Gouvernementalitätsforschung. Perspektiven auf das Verhältnis von Subjekt, Sprache, Macht und Wissen, Frankfurt/M 2010, 315–335

Allan 2008 = Allan, William (Hg.): Euripides: Helen, Cambridge 2008

Allen 1986 = Allen, Archibald: Electra's Hair, in: AJPh 107 (1986) 2, 246–248

Altekamp 2005 = Altekamp, Stefan: Postkoloniale Studien, in: Hitzl, Konrad (Hg.): Methodische Perspektiven in der Klassischen Archäologie. Akten der Tagung des Deutschen Archäologen-Verbandes in Freiburg (19.6.2004), Tübingen 2005 (Schriften des Deutschen Archäologen-Verbandes 16), 27–38

Amesberger / Halbmayr 2008 = Amesberger, Helga; Halbmayr, Brigitte: Das Privileg der Unsichtbarkeit. Rassismus unter dem Blickwinkel von Weißsein und Dominanzkultur, Wien 2008 (Studienreihe Konfliktforschung 22)

Ammicht-Quinn 1999 = Ammicht-Quinn, Regina: Körper – Religion – Sexualität. Theologische Reflexionen zur Ethik der Geschlechter, Mainz 1999

Andronikos 1968 = Andronikos, Manolês: Totenkult, Göttingen 1968 (Archaeologica Homerica W)

Angermüller 2010 = Angermüller, Johannes: Widerspenstiger Sinn. Skizze eines diskursanalytischen Forschungsprogramms nach dem Strukturalismus, in: Ders. (Hg.): Diskursanalyse Meets Gouvernementalitätsforschung. Perspektiven auf das Verhältnis von Subjekt, Sprache, Macht und Wissen, Frankfurt/M 2010, 71–100

Anzieu 1991 = Anzieu, Didier: Das Haut-Ich, Frankfurt/M 1991

Apfel 2011 = Apfel, Lauren J.: The Advent of Pluralism. Diversity and Conflict in the Age of Sophocles, Oxford 2011

Argoud 1987 = Argoud, Gilbert: L'utilisation médicale de l'eau en Grèce et le plan des sanctuaires d'Asclépios, in: Rencontres internationales d'archéologie et d'histoire d'Antibes (Hg.): Archéologie et médecine. VIIèmes Rencontres internationales d'archéologie et d'histoire d'Antibes (23.–25.10.1986), Juan-les-Pins 1987, 531–536

Arndt 2008 = Arndt, Susan: Weißsein – zur Genese eines Konzepts. Von der griechischen Antike zum postkolonialen ‚racial turn', in: Standke, Jan; Düllo, Thomas (Hg.): Theorie und Praxis der Kulturwissenschaften, Berlin 2008 (Culture – Discourse – History 1), 95–129

Arndt 2009 = Arndt, Susan: Afrikafantasien, Wörter und Wörterbücher, in: Warnke, Ingo H. (Hg.): Deutsche Sprache und Kolonialismus. Aspekte der nationalen Kommunikation. 1884–1919, Berlin 2009, 239–314

Arndt 2011 = Arndt, Susan: Hautfarbe, in: Dies.; Ofuatey-Alazard, Nadja (Hg.): Wie Rassismus aus Wörtern spricht. (K)Erben des Kolonialismus im Wissensarchiv deutscher Sprache – ein kritisches Nachschlagewerk, Münster 2011, 332–342

Arthur-Katz 1989 = Arthur-Katz, Marilyn B.: Sexuality and the Body in Ancient Greece, in: Metis 4 (1989) 1, 155–179

Asheri 2007 = Asheri, David: Herodotus: Book III, in: Ders.; Lloyd, Alan B.; Corcella, Aldo: A Commentary on Herodotus. Books I–IV. With a contrib. by Maria Brosius, hg. v. Oswyn Murray und Alfonso Moreno, Oxford 2007, 379–527

Austin 1972 = Austin, R.G.: Hector's Hair-Style, in: CQ 22 (1972) 2, 199

Austin / Olson 2004 = Austin, Colin; Olson, S. Douglas (Hg.): Aristophanes: Thesmophoriazusae, Oxford 2004

Auzépy 2002 = Auzépy, Marie-France: Prolégomènes à une histoire du poil, in: Déroche, Vincent (Hg.): Mélanges Gilbert Dragon, Paris 2002 (Travaux et mémoires. Centre de recherche d'histoire et civilisation byzantines 14), 1–12

Auzépy / Cornette 2011 = Auzépy, Marie-France; Cornette, Joël (Hg.): Histoire du poil, Paris 2011

Avagianou 1991 = Avagianou, Aphrodite: Sacred Marriage in the Rituals of Greek Religion, Bern 1991 (European University Studies. Series 15: Classics 54)

Baertschi / Fögen 2005 = Baertschi, Annette M.; Thorsten Fögen: Schönheitsbilder und Geschlechterrollen im antiken Rom. Kosmetik, Frisuren, Kleidung und Schmuck, in: Forum Classicum 48 (2005) 3, 213–226

Bagnani 1968 = Bagnani, Gilbert: Misopogon. The Beard Hater, in: EMC 12 (1968) 3, 73–79

Bain 1982 = Bain, David M.: κατωνάκην τὸν χοῖρον ἀποτετιλμένας (Aristophanes, Ekklesiazousai 724), in: Liverpool Classical Monthly 7 (1982) 1, 7–10

Baker et al. 2012 = Baker, Patricia; Nijdam, Han; Land, Karine van't (Hg.): Medicine and Space. Body, Surroundings and Borders in Antiquity and the Middle Ages. Proceedings of the Anglo-Dutch Wellcome Symposium, Nijmegen (November 2007), Leiden 2012

Baker / Nijdam 2012 = Baker, Patricia; Nijdam, Han: Introduction. Conceptualizing Body, Space and Borders, in: Dies.; Land, Karine van't (Hg.): Medicine and Space. Body, Surroundings and Borders in Antiquity and the Middle Ages. Proceedings of the Anglo-Dutch Wellcome Symposium, Nijmegen, November 2007, Leiden 2012, 1–19

Ballengee 2009 = Ballengee, Jennifer R.: The Wound and the Witness. The Rhetoric of Torture, Albany 2009

Baldwin 1969 = Baldwin, Barry: Some Roman Hairs Apparent, in: EMC 13 (1969), 26f

Baranska et al. 2018 = Baranska, Anna; Shawket, Alaa; Jouve, Mabel; Baratin, Myriam; Malosse, Camille; Voluzan, Odessa; Vu Manh, Thien-Phong; Fiore, Frédéric; Bajénoff, Marc; Benaroch, Philippe; Dalod, Marc; Malissen, Marie; Henri, Sandrine; Malissen, Bernard: Unveiling Skin Macrophage Dynamics Explains both Tattoo Persistence and Strenuous Removal, in: Journal of Experimental Medicine 215 (2018) 4, 1115-1133, https://doi.org/10.1084/jem.20171608 (Zugriff am 24.4.2018)

Barkova / Pankova 2005 = Barkova, Ljudmila L.; Pankova, Svetlana V.: Tatuirovki na mumiâch iz Bol'šich Pazyrykskich kurganov (novye materialy), in: Archeologiâ, etnografiâ i antropologiâ Evrazii 22 (2005) 2, 48–59

Baroin 2002 = Baroin, Catherine: Les cicatrices ou la mémoire du corps, in: Moreau, Philippe (Hg.): Corps romains, Grenoble 2002, 27–46

Barra 2009 = Barra, Edoarda: Des humeurs, des couleurs et des remèdes dans le *Corpus Hippocraticum*, in: Carastro, Marcello (Hg.): L'Antiquité en couleurs. Catégories, pratiques, représentations, Grenoble 2009, 153–162

Barras 2005 = Barras, Vincent: Le Galen's Touch. Peau, objet et sujet dans le système médical galénien, in: Micrologus 13 (2005) [La pelle umana –The Human Skin], 75–90

Barrett 1964 = Barrett William S. (Hg.): Euripides: Hippolytos, Oxford 1964

Bartels et al. 2004 = Bartels, Jens; Bohne, Anke; Pohl, Annette; Rieger, Barbara (Hg.): Sportschau. Antike Athleten in Aktion. Eine Ausstellung im Akademischen Kunstmuseum – Antikensammlung der Universität Bonn (17.6.–31.10.2004), Bonn 2004

Bartman 2001 = Bartman, Elizabeth: Hair and the Artifice of Roman Female Adornment, in: AJA 105 (2001) 1, 1–25

Bassi 1995 = Bassi, Karen: Male Nudity and Disguise in the Discourse of Greek Histrionics, in: Helios 22 (1995) 1, 3–22

Bäumer 1903 = Bäumer, Eduard: Die Geschichte des Badewesens, Breslau 1903 (Abhandlungen zur Geschichte der Medizin 7)

Bauriedl et al. 2000 = Bauriedl, Sybille; Fleischmann, Katharina; Strüver, Anke; Wucherpfennig, Claudia: Verkörperte Räume – ‚verräumte' Körper. Zu einem feministisch-poststrukturalistischen Verständnis der Wechselwirkungen von Körper und Raum, in: Geographica Helvetica 55 (2000) 2, 130–137

Bayer 1993 = Bayer, Karl (Übers.): Hanno: Fahrtenbericht, in: Winkler, Gerhard (Hg.): C. Plinius Secundus d. Ä.: Naturkunde. Lateinisch-deutsch. Buch V. Geographie: Asien und Afrika, München 1993, 337–345

Beare 1992 [1906] = Beare, John I.: Greek Theories of Elementary Cognition. From Alcmaeon to Aristotle, Bristol 1992 [erstmals Oxford 1906]

Becker 1840 = Becker, Wilhelm Adolph: Charikles. Bilder altgriechischer Sitte. Zur genaueren Kenntnis des griechischen Privatlebens. 2 Bde., Leipzig 1840

Benjamin 1982 = Benjamin, Walter: Gesammelte Werke V. Das Passagen-Werk. 2 Bde., hg. v. Rolf Tiedemann. Frankfurt/M 1982

Benson 2000 = Benson, Susan: Inscriptions of the Self. Reflections on Tattooing and Piercing in Contemporary Euro-America, in: Caplan, Jane (Hg.): Written on the Body. The Tattoo in European and American History, London 2000, 234–254, 298–301

Benthien 1998a = Benthien, Claudia: Im Leibe wohnen. Literarische Imagologie und historische Anthropologie der Haut, Berlin 1998 (Körper Zeichen Kultur 4)

Benthien 1998b = Benthien, Claudia: Hand und Haut. Zur historischen Anthropologie von Tasten und Berühren, in: Zeitschrift für Germanistik N.F. 8 (1998) 2, 335–348

Benthien 2002 = Benthien, Claudia: Die Tiefe der Oberfläche. Zur Kulturgeschichte der Körpergrenze, in: Geissmar-Brandi, Christoph; Hijiya-Kirschnereit, Irmela; Sato, Naoki (Hg.): Gesichter der Haut, Frankfurt/M 2002, 45–61

Berg 1951 = Berg, Charles: The Unconscious Significance of Hair, Washington 1951

Bernsdorff 2015 = Bernsdorff, Hans: Schmerz und Bestrafung in der hellenistischen ‚Tätowierelegie', in: Boschung, Dietrich; Shapiro, Alan; Waschek, Frank (Hg.): Bodies in Transition. Dissolving the Boundaries of Embodied Knowledge, Paderborn 2015 (Morphomata 23), 119–136

Berve 1937 = Berve, Helmut: Rezension zu Wilhelm Sieglin. Die blonden Haare der indogermanischen Völker des Altertums, in: Gnomon 13 (1937), 571–573

Beuerle et al. 2009 = Beuerle, Angela; Mehring, Nicole; Wergin, Carsten: Die Haut als organische, symbolische und diskursive Fläche, in: Villigster Werkstatt Interdisziplinarität (Hg.): Haut – zwischen innen und außen. Organ – Fläche – Diskurs, Berlin 2009 (Villigst Profile 12), IX–XVI

Bhabha 1994 = Bhabha, Homi K.: The Location of Culture, London 1994

Bianchi 1988 = Bianchi, Robert S.: Tattoo in Ancient Egypt, in: Rubin, Arnold (Hg.): Marks of Civilization. Artistic Transformations of the Human Body, Los Angeles 1988, 21–28

Bichler 1988 = Bichler, Reinhold: Der Barbarenbegriff des Herodot und die Instrumentalisierung der Barbaren-Topik in politisch-ideologischer Absicht, in: Weiler, Ingomar (Hg.): Soziale

Randgruppen und Außenseiter im Altertum. Referate vom Symposion ‚Soziale Randgruppen und antike Sozialpolitik' in Graz (21.–23.9.1987), Graz 1988, 117–128
Bichler 1995 = Bichler, Reinhold: Von der Insel der Seligen zu Platons Staat. Geschichte der antiken Utopie I, Wien 1995 (Alltag und Kultur im Altertum 3)
Bichler 2000 = Bichler, Reinhold: Herodots Welt. Der Aufbau der Historien am Bild der fremden Länder und Völker, ihrer Zivilisation und ihrer Geschichte, Berlin 2000
Bichler / Rollinger 2011 = Bichler, Reinhold; Rollinger, Robert: Herodot, 3. Aufl. Hildesheim 2011 (Studienbücher Antike 3)
Bick 1968 = Bick, Esther: The Experience of the Skin in Early Object-Relations, in: International Journal of Psycho-Analysis 49 (1968), 484–486
Bick 1986 = Bick, Esther: Further Considerations on the Function of the Skin in Early Object Relations. Findings from Infant Observation Integrated into Child and Adult Analysis, in: British Journal of Psychotherapy 2 (1986) 4, 292–299
Biedermann 2013 = Biedermann, David: Zur Bärtigkeit römischer Porträts spätrepublikanischer Zeit, in: Bonner Jahrbücher 213 (2013), 27–50
Bindman 2010–2014 = Bindman, David (Hg.): The Image of the Black in Western Art. New Edition. 10 Bde., Cambridge 2010–2014
Birchler Emery 2008a = Birchler Emery, Patrizia: Vieillards et vieilles femmes en Grèce archaïque. De la calvitie et des rides, in: Dasen, Véronique; Wilgaux, Jérôme (Hg.): Langages et métaphores du corps dans le monde antique, Rennes 2008 (Cahiers d'histoire du corps antique 3), 61–72
Birchler Emery 2008b = Birchler Emery, Patrizia: Du *banausos* au *technitês*, in: Seifert, Martina (Hg.): Komplexe Bilder, Berlin 2008 (Hefte des Archäologischen Seminars der Universität Bern. Beiheft 5), 29–33
Birchler Emery 2010 = Birchler Emery, Patrizia: L'iconographie de la vieillesse en Grèce archaïque. Une contribution à l'étude du gand [i.e. grand] âge dans l'Antiquité, Saarbrücken 2010
Blakolmer 2004/2005 = Blakolmer, Fritz: Körperzeichen in der ägäischen Frühzeit. Ästhetik, Stigma und Ritual, in: Mitteilungen der Anthropologischen Gesellschaft in Wien 134/135 (2004/2005), 55–71
Blanshard 2010 = Blanshard, Alastair J.L.: Sex. Vice and Love from Antiquity to Modernity, Chichester 2010
Blass 1887 = Blass, Friedrich: Die attische Beredsamkeit I. Von Gorgias bis zu Lysias, 2. Aufl. Leipzig 1887
Blech 1982 = Blech, Michael: Studien zum Kranz bei den Griechen, Berlin 1982 (Religionsgeschichtliche Versuche und Vorarbeiten 38)
Blomqvist 1979 = Blomqvist, Jerker: The Date and Origin of the Greek Version of Hanno's Periplus, Lund 1979
Blonski 2014 = Blonski, Michel: Se nettoyer à Rome (IIe siècle av. J.-C. – IIe siècle ap. J.-C.). Pratiques et enjeux, Paris 2014 (Collection d'études anciennes. Série latine 77)
Blume 2013 = Blume, Clarissa: s.v. Hair, Hairstyling. Greece and Rome, in: Bagnall, Roger S.; Brodersen, Kai; Champion, Craige B.; Erskine, Andrew; Huebner, Sabine R. (Hg.): The Encyclopedia of Ancient History. Bd. 6, Oxford 2013, 3032–3036
Blundell 2002 = Blundell, Sue: Clutching at Clothes, in: Llewellyn-Jones, Lloyd; Dies. (Hg.): Women's Dress in the Ancient Greek World, London 2002, 143–169
Boardman 1978 = Boardman, John: An Anatomical Puzzle, in: Archäologischer Anzeiger (1978) 3, 330–333

Bock 1983 = Bock, Gisela: Historische Frauenforschung. Fragestellungen und Perspektiven, in: Hausen, Karin (Hg.): Frauen suchen ihre Geschichte. Historische Studien zum 19. und 20. Jahrhundert, München 1983, 22–60

Bodiou et al. 2006 = Bodiou, Lydie; Frère, Dominique; Mehl, Véronique (Hg.): L'Expression des Corps. Gestes, attitudes, regards dans l'iconographie antique, Rennes 2006 (Cahiers d'histoire du corps antique 2)

Bodiou et al. 2008 = Bodiou, Lydie; Frère, Dominique; Mehl, Véronique (Hg.): Parfums et odeurs dans l'Antiquité, Rennes 2008

Bodiou et al. 2011 = Bodiou, Lydie; Gherchanoc, Florence; Huet, Valérie; Mehl, Véronique (Hg.): Parures et artifices. Le corps exposé dans l'Antiquité, Paris 2011

Bodiou / Mehl 2015 = Bodiou, Lydie; Mehl, Véronique: Le corps antique et l'histoire du sensible. Esquisse historiographique, in: Gherchanoc, Florence (Hg.): L'histoire du corps dans l'Antiquité. Bilan historiographique. Journée de printemps de la SOPHAU (25.5.2013), Besançon 2015 (Dialogues d'histoire ancienne. Supplément 14), 151–168

Bodiou / Mehl 2017 = Bodiou, Lydie; Mehl, Véronique (Hg.): L'Antiquité écarlate. Le sang des Anciens, Rennes 2017

Boehm 2003 = Boehm, Isabelle: Toucher du doigt. Le vocabulaire du toucher dans les textes médicaux grecs et latins, in: Gaide, Françoise; Biville, Frédérique (Hg.): Manus medica. Actions et gestes de l'officiant dans les textes médicaux latins. Questions de thérapeutique et de lexique. Actes du colloque tenu à l'Université Lumière-Lyon II (18.–19.9.2001), Aix-en-Provence 2003, 229–240

Boehm 2014 = Boehm, Isabelle: À propos de μαλακός. Main douce et peau tendre chez Galien, in: Dies.; Rousseau, Nathalie (Hg.): L'expressivité du lexique médical en Grèce et à Rome. Hommages à Françoise Skoda, Paris 2014, 147–160

Böhme 1996 = Böhme, Hartmut: Der Tastsinn im Gefüge der Sinne. Anthropologische und historische Ansichten vorsprachlicher Aisthesis, in: Brandes, Uta; Neumann, Claudia (Hg.): Tasten, Göttingen 1996 (Schriftenreihe Forum 7), 185–210

Bolkestein 1939 = Bolkestein, Hendrik: Wohltätigkeit und Armenpflege im vorchristlichen Altertum. Ein Beitrag zum Problem ‚Moral und Gesellschaft', Utrecht 1939

Bömer 1952 = Bömer, Franz: s.v. Pompa, in: RE XXI 2 (1952), 1878–1974

Bonfante 1989 = Bonfante, Larissa: Nudity as a Costume in Classical Art, in: AJA 93 (1989) 4, 543–570

Bonfante 1990 = Bonfante, Larissa: The Naked Greek, in: Archaeology 43 (1990) 5, 28–35

Bonilla-Silva 2010 = Bonilla-Silva, Eduardo: Racism without Racists. Color-Blind Racism and the Persistence of Racial Inequality in the United States, Lanham 2010

Borbein 2000 = Borbein, Adolf Heinrich: Formanalyse, in: Ders.; Hölscher, Tonio; Zanker, Paul (Hg.): Klassische Archäologie. Eine Einführung, Berlin 2000, 109–128

Bordo 1999 = Bordo, Susan: The Male Body. A New Look at Men in Public and in Private, New York 1999

Borić / Robb 2008 = Borić, Dušan; Robb, John E.: Body Theory in Archaeology, in: Dies. (Hg.): Past Bodies. Body-Centered Research in Archaeology, Oxford 2008, 1–7

Bormann 2011 = Bormann, Inka: Zwischenräume der Veränderung. Innovationen und ihr Transfer im Feld von Bildung und Erziehung, Wiesbaden 2011

Böth 2018 = Böth, Mareike: ‚Why All the Fuss about Practice Theory?' Zum Verhältnis von Geschlechter- und Praxistheorie aus Sicht einer Historikerin, in: Gender 10 (2018) 1, 13–28

Böttiger 1796 = Böttiger, Karl August: Waren die Frauen in Athen Zuschauerinnen bey den dramatischen Vorstellungen?, in: Der neue teutsche Merkur (1796), 23–46

Boudon-Millot / Pardon-Labonnelie 2018 = Boudon-Millot, Véronique; Pardon-Labonnelie, Muriel (Hg.): Le teint de Phrynè. Thérapeutique et cosmétique dans l'Antiquité, Paris 2018 (Orient & méditerranée 27)
Bourdieu 1987 = Bourdieu, Pierre: Die feinen Unterschiede. Kritik der gesellschaftlichen Urteilskraft, Frankfurt/M 1987
Bowie 2007 = Bowie, Angus M. (Hg.): Herodotus: Histories. Book VIII, Cambridge 2007
Bradley 2004 = Bradley, Mark: The Colour ‚Blush' in Ancient Rome, in: Cleland, Liza; Stears, Karen (Hg.): Colour in the Ancient Mediterranean World, Oxford 2004 (BAR International Series 1267), 117–121
Bradley 2013 = Bradley, Mark: Colour as Synaesthetic Experience in Antiquity, in: Butler, Shane; Purves, Alex C. (Hg.): Synaesthesia and the Ancient Senses, Durham 2013, 127–140
Braude 2005 = Braude, Benjamin: Black Skin / White Skin in Ancient Greece and the Near East, in: Micrologus 13 (2005) [La pelle umana – The Human Skin], 11–21
Bremer 1911 = Bremer, Walther: Die Haartracht der Männer in archaisch-griechischer Zeit, Phil. Diss. Gießen 1911
Bremer 1912 = Bremer, Walther: s.v. Haartracht und Haarschmuck, in: RE VII 2 (1912), 2109–2135
Bremer 2003 = Bremer, Dieter (Hg.): Pindar: Siegeslieder. Griechisch-deutsch, 2. Aufl. München 2003
Bremer / Holzberg 2004 = Bremer, Dieter; Holzberg, Niklas (Übers.): Aristophanes: Frauen in der Volksversammlung, Stuttgart 2004
Bremmer 1978 = Bremmer, Jan: Heroes, Rituals, and the Trojan War, in: Studi Storico-Religiosi 2 (1978), 5–38
Bremmer 1993 = Bremmer, Jan: The Skins of Pherekydes and Epimenides, in: Mnemosyne 46 (1993) 2, 234–236
Bremmer 2010 = Bremmer, Jan: Hephaistos Sweats or How to Construct an Ambivalent God, in: Ders.; Erskine, Andrew (Hg.): The Gods of Ancient Greece. Identities and Transformations, Edinburgh 2010 (Edinburgh Leventis Studies 5), 193–208
Bremmer 2015 = Bremmer, Jan: Stigmata. From Tattoos to Saints' Marks, in: Boschung, Dietrich; Shapiro, Alan; Waschek, Frank (Hg.): Bodies in Transition. Dissolving the Boundaries of Embodied Knowledge, Paderborn 2015 (Morphomata 23), 137–151
Brenne 1992 = Brenne, Stefan: ‚Portraits' auf Ostraka, in: AM 107 (1992), 161–185, Tafel 39
Brenne 2018 = Brenne, Stefan: Die Ostraka vom Kerameikos. 2 Bde., Wiesbaden 2018 (Kerameikos 20)
Briant 1996 = Briant, Pierre: Histoire de l'empire perse de Cyrus à Alexandre, Paris 1996
Bridges 2015 = Bridges, Emma: Imagining Xerxes. Ancient Perspectives on a Persian King, London 2015
Brinkmann 1998 = Brinkmann, Vinzenz: Frisuren in Stein. Arbeitsweisen frühgriechischer Bildhauer, München 1998
Brinkmann 2003 = Brinkmann, Vinzenz: Die Polychromie der archaischen und frühklassischen Skulptur, München 2003 (Studien zur antiken Malerei und Farbgebung 5)
Brodersen 1998 = Brodersen, Kai: s.v. Hanno, in: DNP 5 (1998), 155
Brosig 2004 = Brosig, Burkhard (Hg.): Die Haut als psychische Hülle, Gießen 2004
Brouzas 1939 = Brouzas, Christopher G.: The Preference for the Blond Type in Ancient Greece and Rome, in: Proceedings of the West Virginia Academy of Science 12 (1939), 153–160
Brown 1997 = Brown, Shelby: ‚Ways of Seeing' Women in Antiquity. An Introduction to Feminism in Classical Archaeology and Ancient Art History, in: Koloski-Ostrow, Ann Olga; Lyons,

Claire L. (Hg.): Naked Truths. Women, Sexuality, and Gender in Classical Art and Archaeology, London 1997, 12–42
Brulé 2008 = Brulé, Pierre: Promenade en pays pileux hellénique. De la physiologie à la physiognomonie, in: Dasen, Véronique; Wilgaux, Jérôme (Hg.): Langages et métaphores du corps dans le monde antique, Rennes 2008 (Cahiers d'histoire du corps antique 3), 133–150
Brulé 2011 = Brulé, Pierre: Dans des épigrammes de l'*Anthologie grecque*, offrir sa sainte chevelure aux dieux, in: Lançon, Bertrand; Delavaud-Roux, Marie-Hélène (Hg.): Anthropologie, mythologies et histoire de la chevelure et de la pilosité. Le sens du poil, Paris 2011, 117–133
Brulé 2015 = Brulé, Pierre: Les sens du poil (grec), Paris 2015
Buchheim / Meißner 2016 = Buchheim, Thomas; Meißner, David: Einleitung, in: Dies.; Wachsmann, Nora (Hg.): Σῶμα. Körperkonzepte und körperliche Existenz in der antiken Philosophie und Literatur, Hamburg 2016 (Archiv für Begriffsgeschichte. Sonderheft 13), 11–30
Bugner 1976–1989 = Bugner, Ladislas (Hg.): The Image of the Black in Western Art. 5 Bde., Houston 1976–1989
Bullough 1982 = Bullough, Vern L.: Introduction. The Christian Inheritance, in: Ders.; Brundage, James A. (Hg.): Sexual Practices and the Medieval Church, Buffalo 1982, 1–12
Burckhardt 1930 = Burckhardt, August: s.v. Marsyas, in: RE XIV 2 (1930), 1986–1995
Burford-Cooper 1998 = Burford-Cooper, Alison: s.v. Handwerk. V. Klassische Antike, in: DNP 5 (1998), 138–147
Burkert 1972 = Burkert, Walter: Homo necans. Interpretationen altgriechischer Opferriten und Mythen, Berlin 1972 (Religionsgeschichtliche Versuche und Vorarbeiten 32)
Burkert 1998 = Burkert, Walter: Kulte des Altertums. Biologische Grundlagen der Religion, München 1998 (Gifford Lectures 1989)
Burkert 2007 = Burkert, Walter: Von Selinus zu Aischylos. ‚Reinigung' im Ritual und im Theater, in: Ders.: Kleine Schriften VII. Tragica et Historica, Göttingen 2007 (Hypomnemata Supplement 2,7), 37–52
Burkert 2010 = Burkert, Walter: Horror Stories. Zur Begegnung von Biologie, Philologie und Religion, in: Bierl, Anton; Braungart, Wolfgang (Hg.): Gewalt und Opfer. Im Dialog mit Walter Burkert, Berlin 2010 (MythosEikonPoiesis 2), 45–56
Burkert 2011 = Burkert, Walter: Griechische Religion der archaischen und klassischen Epoche, 2. Aufl. Stuttgart 2011 (Die Religionen der Menschheit 15 [Ed. 2])
Buschor 1972 = Buschor, Ernst (Übers.): Euripides: Sämtliche Tragödien und Fragmente. Griechisch-deutsch, hg. v. Gustav Adolf Seeck, München 1972
Butler 1991 = Butler, Judith: Das Unbehagen der Geschlechter, Frankfurt/M 1991
Butler 1997 = Butler, Judith: Körper von Gewicht, Frankfurt/M 1997
Buxton 2010 = Buxton, Richard: The Significance (or Insignificance) of Blackness in Mythological Names, in: Christopoulos, Menelaos (Hg.): Light and Darkness in Ancient Greek Myth and Religion, Lanham 2010, 3–13
Byl 1989 = Byl, Simon: L'odeur végétale dans la thérapeutique gynécologique du Corpus hippocratique, in: Revue belge de philologie et d'histoire 67 (1989) 1, 53–64
Byl 1990 = Byl, Simon: Valorisation des couleurs dans les sciences de la vie (médecine et biologie) en Grèce classique, in: Acta Belgica historiae medicinae 3 (1990) 1, 8–12
Byl 1992 = Byl, Simon: Le traitement de la douleur dans le *Corpus* hippocratique, in: López Férez, Juan Antonio (Hg.): Tratados hipocráticos. Estudios acerca de su contenido, forma e influencia. Actas del VIIe Colloque international hippocratique, Madrid (24.–29.9.1990), Madrid 1992, 203–213

Byron 2002 = Byron, Gay L.: Symbolic Blackness and Ethnic Difference in Early Christian Literature, London 2002
Byvanck-Quarles van Ufford 1986 = Byvanck-Quarles van Ufford, Louise: La coiffure des jeunes dames d'Athènes au second quart du 5ème siecle av. J.C., in: Brijder, H.A.G.; Drukker, Anja; Neeft, C.W. (Hg.): Enthousiasmos. Essays on Greek and Related Pottery Presented to J.M. Hemelrijk, Amsterdam 1986, 135–140

Cairns 1996 = Cairns, Douglas L.: Off with Her Aidos. Herodotus 1.8.3–4, in: CQ 46 (1996) 1, 78–83
Cairns 2001 = Cairns, Douglas L.: Anger and the Veil in Ancient Greek Culture, in: Greece & Rome 48 (2001) 1, 18–32
Cairns 2002 = Cairns, Douglas L.: The Meaning of the Veil in Ancient Greek Culture, in: Llewellyn-Jones, Lloyd; Blundell, Sue (Hg.): Women's Dress in the Ancient Greek World, London 2002, 73–94
Cairns 2009 = Cairns, Douglas L.: Weeping and Veiling. Grief, Display and Concealment in Ancient Greek Culture, in: Fögen, Thorsten (Hg.): Tears in the Graeco-Roman World, Berlin 2009, 37–57
Cairns 2011 = Cairns, Douglas L.: Veiling Grief on the Tragic Stage, in: LaCourse Munteanu, Dana (Hg.): Emotion, Genre and Gender in Classical Antiquity, London 2011, 1–33
Calame 1992 = Calame, Claude (Hg.): Figures grecques de l'intermédiaire, Lausanne 1992 (Études de lettres 1992,2)
Calame 1997 = Calame, Claude: Choruses of Young Women in Ancient Greece. Their Morphology, Religious Role and Social Function, Lanham 1997
Cameron 1998 = Cameron, Alan: Black and White. A Note on Ancient Nicknames, in: AJPh 119 (1998) 1, 113–117
Canning 1999 = Canning, Kathleen: The Body as Method? Reflections on the Place of the Body in Gender History, in: Gender & History 11 (1999) 3, 499–513
Caplan 2000 = Caplan, Jane: ‚National Tattooing'. Traditions of Tattooing in Nineteenth-Century Europe, in: Dies. (Hg.): Written on the Body. The Tattoo in European and American History, London 2000, 156–173, Anm. 288–291
Capelle 1984 = Capelle, Wilhelm (Übers.): Hippokrates: Fünf auserlesene Schriften, 2. Aufl. Zürich 1984
Capponi 2009 = Capponi, Matteo: Lait blanc, vin rouge et sang noir. L'utilisation stylistique des termes chromatiques, in: Carastro, Marcello (Hg.): L'Antiquité en couleurs. Catégories, pratiques, représentations, Grenoble 2009, 85–98
Carastro 2009 = Carastro, Marcello: Introduction, in: Ders. (Hg.): L'Antiquité en couleurs. Catégories, pratiques, représentations, Grenoble 2009, 9–18
Carey 1989 = Carey, Christopher (Hg.): Lysias: Selected Speeches, Cambridge 1989
Carey 2007 = Carey, Christopher (Hg.): Lysiae orationes cum fragmentis, Oxford 2007
Carpenter 1993 = Carpenter, Thomas H.: On the Beardless Dionysos, in: Ders.; Faraone, Christopher A. (Hg.): Masks of Dionysus, Ithaca 1993, 185–206
Carson 1990 = Carson, Anne: Putting her into her Place. Women, Dirt, Desire, in: Halperin, David M.; Winkler, John J.; Zeitlin, Froma I. (Hg.): Before Sexuality. The Construction of Erotic Experience in the Ancient Greek World, Princeton 1990, 135–169
Cartledge 1981 = Cartledge, Paul: Spartan Wives. Liberation or Licence?, in: CQ 31 (1981) 1, 84–105
Casey 1998 = Casey, Edward: The Ghost of Embodiment. On Bodily Habitudes and Schemata, in: Welton, Donn (Hg.): Body and Flesh. A Philosophical Reader, Malden 1998, 207–225

Castro Varela et al. 2010 = Castro Varela, María do Mar; Dhawan, Nikita; Randeria, Shalini: Postkolonialer Raum. Grenzdenken und Thirdspace, in: Günzel, Stephan (Hg.): Raum. Ein interdisziplinäres Handbuch, Stuttgart 2010, 177–191

Cawthorn 2008 = Cawthorn, Katrina: Becoming Female. The Male Body in Greek Tragedy, London 2008

Chiasson 1984 = Chiasson, Charles: Pseudartabas and his Eunuchs. Acharnians 91–122, in: CP 79 (1984) 2, 131–136

Chiasson 2001 = Chiasson, Charles: Scythian Androgyny and Environmental Determinism in Herodotus and the Hippocratic περὶ ἀέρων ὑδάτων τώπων, in: Syllecta Classica 12 (2001), 33–73

Christesen 2002 = Christesen, Paul: On the Meaning of γυμνάζω, in: Nikephoros 15 (2002), 7–37

Christesen 2014 = Christesen, Paul: Sport and Democratization in Ancient Greece (with an Excursus on Athletic Nudity), in: Ders.; Kyle, Donald G. (Hg.): A Companion to Sport and Spectacle in Greek and Roman Antiquity, London 2014, 211–235

Clark 2003 = Clark, Amy C.: Tyro Keiromene, in: Sommerstein, Alan Herbert (Hg.): Shards from Kolonos. Studies in Sophoclean Fragments, Bari 2003 (Le Rane. Studi 34), 79–116

Clarke 2004 = Clarke, Michael: The Semantics of Colour in the Early Greek Word-Hoard, in: Cleland, Liza; Stears, Karen (Hg.): Colour in the Ancient Mediterranean World, Oxford 2004 (BAR International Series 1267), 131–139

Cohen 1985 = Cohen, David: A Note on Aristophanes and the Punishment of Adultery in Athenian Law, in: ZRG 102 (1985), 385–387

Cohen 2000 = Cohen, Beth: Man-killers and Their Victims. Inversions of the Heroic Ideal in Classical Art, in: Dies. (Hg.): Not the Classical Ideal. Athens and the Construction of the Other in Greek Art, Leiden 2000, 98–131

Collard 1991 = Collard, Christopher (Hg.): Euripides: Hecuba, Warminster 1991

Cole 2004 = Cole, Susan Guettel: Landscapes, Gender, and Ritual Space. The Ancient Greek Experience, Berkeley 2004

Compton-Engle 2015 = Compton-Engle, Gwendolyn: Costume in the Comedies of Aristophanes, New York 2015

Connolly 2016 = Connolly, Joy: The Will to Dissent. How Greek and Roman Thinkers Were Sceptical about the Role of the Divine, in: The Times Literary Supplement 5918 (2.9.2016), 11

Connor 2004 = Connor, Steven: The Book of Skin, London 2004

Cook 1959 = Cook, J.M.: Bath-Tubs in Ancient Greece, in: Greece & Rome 6 (1959), 31–41

Cootjans 2000 = Cootjans, Gerrit: Le pubis, les poils pubiens et l'épilation. Sources grecques, in: Revue belge de philologie et d'histoire 78 (2000) 1, 53–60

Corcella 1995 = Corcella, Aldo: Pollis and the Tattooers, in: ZPE 109 (1995), 47–48

Corcella 2007 = Corcella, Aldo: Herodotus: Book IV, in: Asheri, David; Lloyd, Alan B.; Ders.: A Commentary on Herodotus. Books I–IV. With a contrib. by Maria Brosius, hg. v. Oswyn Murray und Alfonso Moreno, Oxford 2007, 543–721

Corson 2001 = Corson, Richard: Fashions in Hair. The First Five Thousand Years, 9. Aufl., London 2001

Craik 1979 = Craik, Elizabeth M.: Notes on Euripides' *Andromache*, in: CQ 29 (1979) 1, 62–65

Craik 1988 = Craik, Elizabeth M. (Hg.): Euripides: Phoenician Women, Warminster 1988

Craik 1998 = Craik, Elizabeth M. (Hg.): Hippocrates: Places in Man, Oxford 1998

Craik 1999 = Craik, Elizabeth M.: Mantitheus of Lysias 16. Neither Long-Haired nor Simple-Minded, in: CQ 49 (1999) 2, 626–628

Craik 2006 = Craik, Elizabeth M. (Hg.): Two Hippocratic Treatises. On Sight and On Anatomy, Leiden 2006 (Studies in Ancient Medicine 33)

Craik 2012 = Craik, Elizabeth M.: The Reception of the Hippocratic Treatise *On Glands*, in: Horstmanshoff, Manfred; King, Helen; Zittel, Claus (Hg.): Blood, Sweat and Tears. The Changing Concepts of Physiology from Antiquity into Early Modern Europe, Leiden 2012 (Intersections. Interdisciplinary Studies in Early Modern Culture 25), 65–82
Craik 2015 = Craik, Elizabeth M.: The ‚Hippocratic' Corpus. Content and Context, London 2015
Cropp 1988 = Cropp, Martin J. (Hg.): Euripides: Electra, Warminster 1988
Cropp 2000 = Cropp, Martin J. (Hg.): Euripides: Iphigenia in Tauris, Warminster 2000
Crowther 1982 = Crowther, Nigel B.: Athletic Dress and Nudity in Greek Athletics, in: Eranos 80 (1982), 163–168
Crowther / Frass 1998 = Crowther, Nigel B.; Frass, Monika: Flogging as a Punishment in the Ancient Games, in: Nikephoros 11 (1998), 51–82
Csepregi 2006 = Csepregi, Gabor: The Clever Body, Calgary 2006
Cuomo 2007 = Cuomo, Serafina: Technology and Culture in Greek and Roman Antiquity, Cambridge 2007

Daehner 2005 = Daehner, Jens: Grenzen der Nacktheit. Studien zum nackten männlichen Körper in der griechischen Plastik des 5. und 4. Jahrhunderts v. Chr., in: JdI 120 (2005), 155–300
Dasen / Wilgaux 2008 = Dasen, Véronique; Wilgaux, Jérôme (Hg.): Langages et métaphores du corps dans le monde antique, Rennes 2008 (Cahiers d'histoire du corps antique 3)
David 1992 = David, Ephraim: Sparta's Social Hair, in: Eranos 90 (1992), 11–21
David 2010 = David, Ephraim: Sparta and the Politics of Nudity, in: Powell, Anton; Hodkinson, Stephen (Hg.): Sparta. The Body Politic, Swansea 2010, 137–163
Davidson 2002 = Davidson, James N.: Kurtisanen und Meeresfrüchte. Die verzehrenden Leidenschaften im klassischen Athen, Berlin 2002
Davidson 2008 = Davidson, James N.: The Greeks and Greek Love. A Radical Reappraisal of Homosexuality in Ancient Greece, London 2008
Dean-Jones 1991 = Dean-Jones, Lesley: The Cultural Construct of the Female Body in Classical Greek Science, in: Pomeroy, Sarah B. (Hg.): Women's History and Ancient History, Chapel Hill 1991, 111–137
Dean-Jones 1994 = Dean-Jones, Lesley: Women's Bodies in Classical Greek Science, Oxford 1994
Debaise 2008 = Debaise, Didier: Eine Philosophie der Zwischenräume. Whitehead und die Frage nach dem Leben, in: Dotzler, Bernhard J.; Schmidgen, Henning (Hg.): Parasiten und Sirenen. Zwischenräume als Orte der materiellen Wissensproduktion, Bielefeld 2008 (Literalität und Liminalität 6), 125–139
Debru 1996 = Debru, Armelle: Le corps respirant. La pensée physiologique chez Galien, Leiden 1996 (Studies in Ancient Medicine 13)
Decker 2003 = Decker, Wolfgang: s.v. Stadion [2], in: DNP 11 (2003), 887f
Decker / Haas 2003 = Decker, Wolfgang; Haas, Volkert: s.v. Sport, in: DNP 11 (2003), 838–846
Dee 2003 = Dee, James H.: Black Odysseus, White Caesar. When Did ‚White People' Become ‚White'?, in: CJ 99 (2003) 2, 157–167
Degele / Winker 2008 = Degele, Nina; Winker, Gabriele: Praxeologisch differenzieren. Ein Beitrag zur intersektionalen Gesellschaftsanalyse, in: Klinger, Cornelia; Knapp, Gudrun-Axeli (Hg.): ÜberKreuzungen. Fremdheit, Ungleichheit, Differenz, Münster 2008 (Forum Frauen- und Geschlechterforschung 23), 194–209
Degele et al. 2010 = Degele, Nina; Schmitz, Sigrid; Mangelsdorf, Marion; Gramespacher, Elke (Hg.): Gendered Bodies *in Motion*, Opladen 2010

Delaney 1995 = Delaney, Carol: Untangling the Meanings of Hair in Turkish Society, in: Eilberg-Schwartz, Howard; Doniger, Wendy (Hg.): Off with Her Head. The Denial of Women's Identity in Myth, Religion, and Culture, Berkeley 1995, 53–75

Delavaud-Roux 2011 = Delavaud-Roux, Marie-Hélène: Le rôle des cheveux dans la danse des Ménades, in: Lançon, Bertrand; Dies. (Hg.): Anthropologie, mythologies et histoire de la chevelure et de la pilosité. Le sens du poil, Paris 2011, 167–179

Delcourt 1965 = Delcourt, Marie: Pyrrhos et Pyrrha. Recherches sur les valeurs du feu dans les légendes hellénistiques, Paris 1965 (Bibliothèque de la Faculté de philosophie et lettres de l'Université de Liège 174)

Deleuze / Guattari 1996 = Deleuze, Gilles; Guattari, Félix: Was ist Philosophie?, Frankfurt/M 1996

Demont 1996 = Demont, Paul: Aristophane le chauve, in: REG 109 (1996) 2, XVII–XX

Demont 1999 = Demont, Paul: Εὐλάβεια ἀπειρίῃ δυσπειρίῃ. Observations sur la thérapeutique selon le début du traité des Humeurs, in: Garofalo, Ivan; Lami, Alessandro; Manetti, Daniela; Roselli, Amneris (Hg.): Aspetti della terapia nel *Corpus Hippocraticum*. Atti del IXe Colloque International Hippocratique, Pisa (25.–29.9.1996), Florenz 1999 (Studi. Accademia toscana di scienze e lettere ‚La Colombaria' 183), 183–202

Denniston 1939 = Denniston, John D. (Hg.): Euripides: Electra, Oxford 1939

Derrida 1974 = Derrida, Jacques: Grammatologie, Frankfurt/M 1974

Descharmes 2015 = Descharmes, Bernadette: Von Bürgern und Bärten. Körper, Männlichkeit und Politik im Klassischen Athen, in: Historische Anthropologie 23 (2015) 2, 253–273

Deter-Wolf 2013 = Deter-Wolf, Aaron: The Material Culture and Middle Stone Age Origins of Ancient Tattooing, in: Della Casa, Philippe; Witt, Constanze (Hg.): Tattoos and Body Modifications in Antiquity. Proceedings of the Sessions at the EAA Annual Meetings in The Hague and Oslo, 2010/2011, Zürich 2013 (Zurich Studies in Archaeology 9), 15–25

Detig-Kohler 2002 = Detig-Kohler, Christina: Hautnah. Im psychoanalytischen Dialog mit Hautkranken, Gießen 2002

Deubner 1969 [1932] = Deubner, Ludwig: Attische Feste, Nachdruck der 2. Aufl., Hildesheim 1969 [erstmals Berlin 1932]

DeVries 1997 = DeVries, Keith: The ‚Frigid Eromenoi' and their Wooers Revisited. A Closer Look at Greek Homosexuality in Vase Painting, in: Duberman, Martin (Hg.): Queer Representations. Reading Lives, Reading Cultures. A Center for Lesbian and Gay Studies Book, New York 1997, 14–24

Diels 1891 = Diels, Hermann: Über Epimenides von Kreta, in: Sitzungsberichte der Preussischen Akademie der Wissenschaften zu Berlin (1891) 1, 387–403

Dietze 2014 = Dietze, Gabriele: ‚Race', Gender und Whiteness. Einige Überlegungen zur Intersektionalität, in: FKW. Zeitschrift für Geschlechterforschung und visuelle Kultur 56 (2014), 9–19

Diller 1934 = Diller, Hans: Wanderarzt und Aitiologe. Studien zur hippokratischen Schrift περὶ ἀέρων ὑδάτων τόπων, Leipzig 1934 (Philologus Supplement 26,3)

Diller 1994 = Diller, Hans (Übers.): Hippokrates: Ausgewählte Schriften, mit einem bibl. Anhang v. Karl-Heinz Leven, Stuttgart 1994

Dinzelbacher 1993 = Dinzelbacher, Peter: Sexualität / Liebe. Mittelalter, in: Ders. (Hg.): Europäische Mentalitätsgeschichte. Hauptthemen in Einzeldarstellungen, Stuttgart 1993, 70–89

Dirckx 1986 = Dirckx, John H.: Julius Caesar and the Julian Emperors. A Family Cluster with Hartnup Disease?, in: The American Journal of Dermatopathology 8 (1986) 4, 351–357

Dirckx 2004 = Dirckx, John H.: Dermatologic Terms in the Onomasticon of Julius Pollux, in: The American Journal of Dermatopathology 26 (2004) 6, 511–513

Dodds 1944 = Dodds, Eric R. (Hg.): Euripides: Bacchae, Oxford 1944

Dölger 1930a = Dölger, Franz Joseph: Zur Frage der religiösen Tätowierung im thrakischen Dionysoskult. ‚*Bromio signatae mystides*' in einer Grabinschrift des 3. Jahrhunderts n. Chr., in: Antike und Christentum 2 (1930) 2, 107–116

Dölger 1930b = Dölger, Franz Joseph: Religiöse Tätowierung im Atargatiskult von Hierapolis in Syrien, in: Antike und Christentum 2 (1930) 4, 297–300

Döring / Thielmann 2008 = Döring, Jörg; Thielmann, Tristan: Einleitung: Was lesen wir im Raume? Der Spatial Turn und das geheime Wissen der Geographen, in: Dies. (Hg.): Spatial Turn. Das Raumparadigma in den Kultur- und Sozialwissenschaften, Bielefeld 2008, 7–45

Dotzler / Schmidgen 2008a = Dotzler, Bernhard J.; Schmidgen, Henning (Hg.): Parasiten und Sirenen. Zwischenräume als Orte der materiellen Wissensproduktion, Bielefeld 2008 (Literalität und Liminalität 6)

Dotzler / Schmidgen 2008b = Dotzler, Bernhard J.; Schmidgen, Henning: Einleitung. Zu einer Epistemologie der Zwischenräume, in: Dies. (Hg.): Parasiten und Sirenen. Zwischenräume als Orte der materiellen Wissensproduktion, Bielefeld 2008 (Literalität und Liminalität 6), 7–18

Douglas 1974 = Douglas, Mary: Ritual, Tabu und Körpersymbolik. Sozialanthropologische Studien in Industriegesellschaft und Stammeskultur, Frankfurt/M 1974

Douglas 1985 [1966] = Douglas, Mary: Reinheit und Gefährdung. Eine Studie zu Vorstellungen von Verunreinigung und Tabu, Frankfurt/M 1985 [erstmals London 1966]

Dover 1968 = Dover, Kenneth J. (Hg.): Aristophanes: Clouds, Oxford 1968

Dover 1989 [1978] = Dover, Kenneth J.: Greek Homosexuality, 2. Aufl. Cambridge 1989 [erstmals Cambridge 1978]

Dover 1993 = Dover, Kenneth J. (Hg.): Aristophanes: Frogs, Oxford 1993

Dowden 1989 = Dowden, Ken: Death and the Maiden. Girls' Initiation Rites in Greek Mythology, London 1989

Droysen 1837 = Droysen, Johann Gustav (Hg.): Aristophanes: Werke. II Die Wespen. Die Acharner. Die Ritter, Berlin 1837

Du Bois 2004 [1952] = Du Bois, W.E.B.: The Negro and the Warsaw Ghetto [1952], in: Ders.: The Social Theory of W.E.B. Du Bois, Thousand Oaks 2004, 45f

DuBois 1988 = duBois, Page: Sowing the Body. Psychoanalysis and Ancient Representations of Women, Chicago 1988

DuBois 1991 = duBois, Page: Torture and Truth, New York 1991

DuBois 2010 = duBois, Page: Out of Athens. The New Ancient Greeks, Cambridge 2010

Dubourdieu / Lemirre 2002 = Dubourdieu, Annie; Lemirre, Elisabeth: Le maquillage à Rome, in: Moreau, Philippe (Hg.): Corps romains, Grenoble 2002, 89–114

Duden 1987 = Duden, Barbara: Geschichte unter der Haut. Ein Eisenacher Arzt und seine Patientinnen um 1730, Stuttgart 1987

Duden 1997 = Duden, Barbara: Das ‚System' unter der Haut. Anmerkungen zum körpergeschichtlichen Bruch der 1990er Jahre, in: Österreichische Zeitschrift für Geschichtswissenschaften 8 (1997) 2, 260–273

Dümmler 1897 = Dümmler, Ferdinand: Sittengeschichtliche Parallelen, in: Philologus 56 (1897), 5–32

Dumortier 1975 = Dumortier, Jean: Le vocabulaire médical d'Eschyle et les écrits hippocratiques, 2. Aufl. Paris 1975

Dunbar 1996 = Dunbar, Robin I.: Grooming. Soziale Fellpflege bei Affen und Menschen, in: Brandes, Uta; Neumann, Claudia (Hg.): Tasten, Göttingen 1996 (Schriftenreihe Forum 7), 72–90

Dupréel 1949 [1933] = Dupréel, Eugène: La cause et l'intervalle ou ordre et probabilité, in: Ders.: Essais pluralistes. Mélanges offerts à Eugène Dupréel à l'occasion de son soixante-dixième an-

niversaire et de sa retraite de l'Université libre de Bruxelles, Paris 1949 (Travaux de la Faculté de philosophie et lettres de l'Université de Bruxelles 11), 196–235 [erstmals Brüssel 1933]
Dürbeck 1977 = Dürbeck, Helmut: Zur Charakteristik der griechischen Farbenbezeichnungen, Bonn 1977
Dürbeck 1985 = Dürbeck, Helmut: Die Entstehung des Bildetyps ὑπόλευκος und einzelne Gebrauchsweisen, in: Münchener Studien zur Sprachwissenschaft 46 (1985), 29–45
Dyer 1997 = Dyer, Richard: White, London 1997
Dyk et al. 2014 = Dyk, Silke van; Langer, Antje; Macgilchrist, Felicitas; Wrana, Daniel; Ziem, Alexander: Discourse and Beyond? Zum Verhältnis von Sprache, Materialität und Praxis, in: Angermüller, Johannes; Nonhoff, Martin; Herschinger, Eva; Macgilchrist, Felicitas; Reisigl, Martin; Wedl, Juliette; Wrana, Daniel; Ziem, Alexander (Hg.): Diskursforschung. Ein interdisziplinäres Handbuch. 2 Bde., Bielefeld 2014 (DiskursNetz 1), 347–362

Easterling 1982 = Easterling, Patricia E. (Hg.): Sophocles: Trachiniae, Cambridge 1982
Eaverly 2013 = Eaverly, Mary Ann: Tan Men / Pale Women. Color and Gender in Archaic Greece and Egypt. A Comparative Approach, Ann Arbor 2013
Ebener 1975 = Ebener, Dietrich (Hg.): Euripides: Tragödien. Griechisch-deutsch. II Alkestis. Hippolytos. Hekabe. Andromache, Berlin 1975 (Schriften und Quellen der alten Welt 30,2)
Ebener 1976 = Ebener, Dietrich (Hg.): Euripides: Tragödien. Griechisch-deutsch. III Herakles. Die Kinder des Herakles. Die Hilfeflehenden, Berlin 1976 (Schriften und Quellen der alten Welt 30,3)
Ebener 1977 = Ebener, Dietrich (Hg.): Euripides: Tragödien. Griechisch-deutsch. IV Elektra. Helena. Iphigenie im Lande der Taurer. Ion, Berlin 1977 (Schriften und Quellen der alten Welt 30,4)
Ebener 1979 = Ebener, Dietrich (Hg.): Euripides: Tragödien. Griechisch-deutsch. V Die Troerinnen. Die Phoinikerinnen. Orestes , Berlin 1979 (Schriften und Quellen der alten Welt 30,5)
Ebener 1980 = Ebener, Dietrich (Hg.): Euripides: Tragödien. Griechisch-deutsch. VI Iphigenie in Aulis. Die Bakchen. Der Kyklop, Berlin 1979 (Schriften und Quellen der alten Welt 30,6)
Eberhard 2017 = Eberhard, Igor: Wie Tätowierte zu Kriminellen gemacht wurden. Der Kriminalisierungsdiskurs von Tätowierungen am Beispiel der Heidelberger Sammlung Schönfeld, in: Curare 40 (2017) 4, 308–320
Eckardt / Crummy 2008 = Eckardt, Hella; Crummy, Nina: Styling the Body in Late Iron Age and Roman Britain. A Contextual Approach to Toilet Instruments, Montagnac 2008 (Monographies Instrumentum 36)
Edelstein / Edelstein 1988 [1945] = Edelstein, Emma Jeannette; Edelstein, Ludwig: Asclepius. A Collection and Interpretation of the Testimonies. II. Interpretation of the Testimonies, Salem 1988 [erstmals Baltimore 1945]
Edgeworth 1983 = Edgeworth, Robert J.: Terms for ‚Brown' in Ancient Greek, in: Glotta 61 (1983), 31–40
Edwards / Usher 1985 = Edwards, Michael J.; Usher, Stephen (Hg.): Antiphon & Lysias. Greek Orators I, Chicago 1985
Egger 2000 = Egger, Brigitte: s.v. Gender Studies, in: DNP 14 (2000), 111–122
Eggers 2009 = Eggers, Maureen Maisha (Hg.): Mythen, Masken und Subjekte. Kritische Weißseinsforschung in Deutschland, 2. Aufl. Münster 2009
Ehrenberg 1951 = Ehrenberg, Victor: The People of Aristophanes. A Sociology of Old Attic Comedy, 2. Aufl. Oxford 1951
Ehrhardt 1971 = Ehrhardt, Christopher: Hair in Ancient Greece, in: EMC 15 (1971), 14–19
Eich 2015 = Eich, Armin: Die Söhne des Mars. Eine Geschichte des Krieges von der Steinzeit bis zum Ende der Antike, München 2015

Eijk 2008 = Eijk, Philip van der: The Role of Medicine in the Formation of Early Greek Thought, in: Curd, Patricia; Graham, Daniel W. (Hg.): The Oxford Handbook of Presocratic Philosophy, Oxford 2008, 385–412

Eitrem 1915 = Eitrem, Samson: Opferritus und Voropfer der Griechen und Römer, Kristiania 1915 (Videnskapsselskapets Skrifter II. Historisk-Filosofisk Klasse 1914,1)

Engels 1998 = Engels, Johannes: *Funerum sepulcrorumque magnificentia*. Begräbnis- und Grabluxusgesetze in der griechisch-römischen Welt mit einigen Ausblicken auf Einschränkungen des funeralen und sepulkralen Luxus im Mittelalter und in der Neuzeit, Stuttgart 1998 (Hermes Einzelschriften 78)

Engels 1999 = Engels, Johannes: Raum, in: Sonnabend, Holger (Hg.): Mensch und Landschaft in der Antike. Lexikon der historischen Geographie, Stuttgart 1999, 408–411

Engels 2008 = Engels, David: ‚Hierin ist ein Zeichen für solche, die nachdenken.' Die Bienensymbolik im Vorderen Orient. Ein Überblick zu Entwicklungslinien und -tendenzen, in: Ders.; Nicolaye, Carla (Hg.): Ille operum custos. Kulturgeschichtliche Beiträge zur antiken Bienensymbolik und ihrer Rezeption, Hildesheim 2008 (Spudasmata 118), 21–39

Englert / Long 1973 = Englert, John; Long, Timothy: Functions of Hair in Apuleius' ‚Metamorphoses', in: CJ 68 (1973) 3, 236–239

Erdmann 1979 [1934] = Erdmann, Walter: Die Ehe im alten Griechenland, New York 1979 [erstmals München 1934]

Esser 1930 = Esser, Albert: Die Augen- und Haarfarbe der alten Griechen, in: Klinische Monatsblätter für Augenheilkunde 85 (1930), 551–554

Fabricius 2001 = Fabricius, Johanna: Verweiblichung und Verweichlichung. Zu männlichen und weiblichen Körperkonzepten in der griechischen Kultur, in: Franz, Carmen; Schwibbe, Gudrun (Hg.): Geschlecht weiblich. Körpererfahrungen – Körperkonzepte, Berlin 2001, 35–83

Fagan 2011 = Fagan, Garrett G.: Socializing at the Baths, in: Peachin, Michael (Hg.): The Oxford Handbook of Social Relations in the Roman World, Oxford 2011, 358–373

Fanon 1985 = Fanon, Frantz: Schwarze Haut, weiße Masken, Frankfurt/M 1985

Fantasia 1976 = Fantasia, Ugo: Ἀστικτὸν χωρίον, in: Annali della Scuola Normale Superiore di Pisa, Classe di Lettere e Filosofia III.S. 6 (1976), 1165–1175

Faraone 1993 = Faraone, Christopher A.: The Wheel, the Whip and Other Implements of Torture. Erotic Magic in Pindar *Pythian* 4.213–19, in: CJ 89 (1993), 1–19

Fehling 1989 = Fehling, Detlev: Herodotus and his ‚Sources'. Citation, Invention and Narrative Art, Leeds 1989 (ARCA 21)

Fehr 1979 = Fehr, Burkard: Bewegungsweisen und Verhaltensideale. Physiognomische Deutungsmöglichkeiten der Bewegungsdarstellung an griechischen Statuen des 5. und 4. Jhs. v. Chr., Bad Bramstedt 1979

Fehrle 1910 = Fehrle, Eugen: Die kultische Keuschheit im Altertum, Gießen 1910 (Religionsgeschichtliche Versuche und Vorarbeiten 6)

Fellmann 1978 = Fellmann, Berthold: Zur Deutung frühgriechischer Körperornamente, in: JdI 93 (1978), 1–29

Ferrari 2002 = Ferrari, Gloria: Figures of Speech. Men and Maidens in Ancient Greece, Chicago 2002

Ficheux 2006 = Ficheux, Gaëlle: La chevelure d'Aphrodite et la magie amoureuse, in: Bodiou, Lydie; Frère, Dominique; Mehl, Véronique (Hg.): L'Expression des Corps. Gestes, attitudes, regards dans l'iconographie antique, Rennes 2006 (Cahiers d'histoire du corps antique 2), 181–194

Fichtner et al. 2017 = Fichtner, Gerhard: Corpus Hippocraticum. Bibliographie der hippokratischen und pseudohippokratischen Werke. Erweiterte und verbesserte Ausgabe 2017/12, weitergeführt durch die Arbeitsstelle ‚Galen als Vermittler, Interpret und Vollender der antiken Medizin (CMG)' der Berlin-Brandenburgischen Akademie der Wissenschaften, Berlin 2017, http://cmg.bbaw.de/online-publikationen/Hippokrates-Bibliographie_2017-12.pdf (Zugriff am 16.2.2018)
Filser 2017 = Filser, Wolfgang: Die Elite Athens auf der attischen Luxuskeramik, Berlin 2017 (Image & Context 16)
Finglass 2007 = Finglass, Patrick J. (Hg.): Sophocles: Electra, Cambridge 2007 (Cambridge Classical Texts and Commentaries 44)
Finglass 2011 = Finglass, Patrick J. (Hg.): Sophocles: Ajax, Cambridge 2011 (Cambridge Classical Texts and Commentaries 48)
Fink 1939 = Fink, Josef: Die Haartrachten der Griechen in der ersten Hälfte des ersten Jahrtausends vor Christus, Phil. Diss. München 1939
Fink 1952 = Fink, Josef: Zur Bärtigkeit griechischer Götter und Helden in archaischer Zeit, in: Hermes 80 (1952), 110–114
Finley 1998 = Finley, Moses I.: Ancient Slavery and Modern Ideology. Expanded Edition, hg. v. Brent D. Shaw, Princeton 1998
Fischer / Moraw 2005 = Fischer, Günter; Moraw, Susanne (Hg.): Die andere Seite der Klassik. Gewalt im 5. und 4. Jahrhundert v. Chr., Stuttgart 2005
Fischer 2017 = Fischer, Josef: s.v. Sklavenherkunft. I. Griechenland, in: HAS 1 (2017), 2616–2622
Fischer-Homberger 2005 = Fischer-Homberger, Esther: Haut und Trauma. Zur Geschichte der Verletzung, in: Seidler, Günter H.; Eckart, Wolfgang U. (Hg.): Verletzte Seelen. Möglichkeiten und Perspektiven einer historischen Traumaforschung, Gießen 2005, 57–83
Fisher 1998 = Fisher, Nick: Gymnasia and the Democratic Values of Leisure, in: Cartledge, Paul (Hg.): Kosmos. Essays in Order, Conflict and Community in Classical Athens, Cambridge 1998, 84–104
Flaig 2001 = Flaig, Egon: Den Untermenschen konstruieren. Wie die griechische Klassik den Sklaven von Natur erfand, in: Hoff, Ralf von den; Schmidt, Stefan (Hg.): Konstruktionen von Wirklichkeit. Bilder im Griechenland des 5. und 4. Jahrhunderts v. Chr., Stuttgart 2001, 27–49
Flaig 2006 = Flaig, Egon: Gewalt als präsente und als diskursive Obsession in der griechischen Klassik, in: Seidensticker, Bernd; Vöhler, Martin (Hg.): Gewalt und Ästhetik. Zur Gewalt und ihrer Darstellung in der griechischen Klassik, Berlin 2006, 29–56
Flaig 2009 = Flaig, Egon: Weltgeschichte der Sklaverei, München 2009
Flashar 1994 = Flashar, Hellmut: Aristoteles, das Lachen und die Alte Komödie, in: Jäkel, Siegfried: Timonen, Asko (Hg.): Laughter Down the Centuries I, Turku 1994 (Annales Universitatis Turkuensis 208), 59–70
Flemming 2000 = Flemming, Rebecca: Medicine and the Making of Roman Women. Gender, Nature, and Authority from Celsus to Galen, Oxford 2000
Flemming 2013 = Flemming, Rebecca: Baths and Bathing in Greek Medicine, in: Lucore, Sandra K.; Trümper, Monika (Hg.): Greek Baths and Bathing Culture. New Discoveries and Approaches, Leuven 2013 (Babesch Supplement 23), 23–32
Fletcher 2005 = Fletcher, Joann: The Decorated Body in Ancient Egypt. Hairstyles, Cosmetics and Tattoos, in: Cleland, Liza; Harlow, Mary; Llewellyn-Jones, Lloyd (Hg.): The Clothed Body in the Ancient World, Oxford 2005, 3–13
Flower 2008 = Flower, Michael A.: Herodotus and Persia, in: Dewald, Carolyn; Marincola, John (Hg.): The Cambridge Companion to Herodotus, Cambridge 2008, 274–289

Flower / Marincola 2002 = Flower, Michael A.; Marincola, John (Hg.): Herodotus: Histories. Book IX, Cambridge 2002
Fögen 2009 = Fögen, Thorsten: Tears and Crying in Graeco-Roman Antiquity. An Introduction, in: Ders. (Hg.): Tears in the Graeco-Roman World, Berlin 2009, 1–16
Fögen / Lee 2009 = Fögen, Thorsten; Lee, Mireille M. (Hg.): Bodies and Boundaries in Graeco-Roman Antiquity, Berlin 2009
Foley 2000 = Foley, Helene Peet: The Comic Body in Greek Art and Drama, in: Cohen, Beth (Hg.): Not the Classical Ideal. Athens and the Construction of the Other in Greek Art, Leiden 2000, 275–311
Föllinger 2007 = Föllinger, Sabine: Katharsis als ‚natürlicher' Vorgang, in: Vöhler, Martin; Seidensticker, Bernd (Hg.): Katharsiskonzeptionen vor Aristoteles. [Zum kulturellen Hintergrund des Tragödiensatzes], Berlin 2007, 3–20
Forbes 1965 = Forbes, Robert James: Studies in Ancient Technology III, 2. Aufl. Leiden 1965
Forbes 1966 = Forbes, Robert James: Studies in Ancient Technology V, 2. Aufl. Leiden 1966
Fornaro 2007 = Fornaro, Sotera: Reinigung als religiöser Ritus. Anmerkungen zur Forschungsgeschichte, in: Vöhler, Martin; Seidensticker, Bernd (Hg.): Katharsiskonzeptionen vor Aristoteles. [Zum kulturellen Hintergrund des Tragödiensatzes], Berlin 2007, 83–99
Förster / Stoecker 2016 = Förster, Larissa; Stoecker, Holger: Haut, Haar und Knochen. Koloniale Spuren in naturkundlichen Sammlungen der Universität Jena, Weimar 2016
Foucault 1971 =Foucault, Michel: Nietzsche, la généalogie, l'histoire, in: Bachelard, Suzanne; Canguilhem, Georges; Dagognet, François; Ders.; Gueroult, Martial; Henry, Michel; Laplanche, Jean; Pariente, Jean-Claude; Serres, Michel: Hommage à Jean Hyppolite, Paris 1971, 145–172
Foucault 1989a = Foucault, Michel: Der Gebrauch der Lüste. Sexualität und Wahrheit II, Frankfurt/M 1989
Foucault 1989b = Foucault, Michel: Die Sorge um sich. Sexualität und Wahrheit III, Frankfurt/M 1989
Foxhall 2013 = Foxhall, Lin: Studying Gender in Classical Antiquity, Cambridge 2013
Fraenkel 1950 = Fraenkel, Eduard: Aeschylus: Agamemnon. II Commentary on 1–1055, Oxford 1950
Frank 2016 = Frank, Pascal: Römische Thermen – Zentren der Sorge um sich selbst. Eine mentalitätsgeschichtliche Untersuchung, Berlin 2016
Franke 1996 = Franke, Peter Robert: *Imperator barbatus*. Zur Geschichte der Barttracht in der Antike, in: Barceló, Pedro A. (Hg.): Contra quis ferat arma deos? Vier Augsburger Vorträge zur Religionsgeschichte der römischen Kaiserzeit. Zum 60. Geburtstag von Gunther Gottlieb, in Verbindung mit Volker Dotterweich, München 1996 (Schriften der philosophischen Fakultäten der Universität Augsburg 53), 55–77
Frass 2002 = Frass, Monika: Körperpflege als Ausdrucksmittel für Geschlechterrollen, in: Ulf, Christoph; Rollinger, Robert (Hg.): Geschlechter – Frauen – Fremde Ethnien in antiker Ethnographie, Theorie und Realität, Innsbruck 2002, 467–484
Frickenhaus 1917 = Frickenhaus, August: Zum Ursprung von Satyrspiel und Tragödie, in: JdI 32 (1917), 1–15
Fried / Kailer 2003 = Fried, Johannes; Kailer, Thomas: Einleitung. Wissenskultur(en) und gesellschaftlicher Wandel. Beiträge zu einem forschungsstrategischen Konzept, in: Dies. (Hg.): Wissenskulturen. Beiträge zu einem forschungsstrategischen Konzept, Berlin 2003 (Wissenskultur und gesellschaftlicher Wandel 1), 7–19
Friedman 2017 = Friedman, Renée: New Tattoos from Ancient Egypt. Defining Marks of Culture, in: Krutak, Lars F.; Deter-Wolf, Aaron (Hg.): Ancient Ink. The Archaeology of Tattooing, Seattle 2017, 11–36

Friedman et al. 2018 = Friedman, Renée; Antoine, Daniel; Talamo, Sarah; Reimer, Paula J.; Taylor, John H.; Wills, Barbara; Mannino, Marcello A.: Natural Mummies from Predynastic Egypt Reveal the World's Earliest Figural Tattoos, in: Journal of Archaeological Science 92 (2018), 116–125

Frontisi 2011 = Frontisi, Françoise: Les tissus maléfiques, in: Bodiou, Lydie; Gherchanoc, Florence; Huet, Valérie; Mehl, Véronique (Hg.): Parures et artifices. Le corps exposé dans l'Antiquité, Paris 2011, 275–284

Fuchs 1895 = Fuchs, Robert (Hg.): Hippokrates. Sämtliche Werke. Ins Deutsche übers. und ausführlich komm., Bd. 1, München 1895

Fuchs 1997 = Fuchs, Martin: Übersetzen und Übersetzt-Werden. Plädoyer für eine interaktionsanalytische Reflexion, in: Bachmann-Medick, Doris (Hg.): Übersetzung als Repräsentation fremder Kulturen, Berlin 1997 (Göttinger Beiträge zur internationalen Übersetzungsforschung 12), 308–328

Fuchs 1999 = Fuchs, Martin: Kampf um Differenz. Repräsentation, Subjektivität und soziale Bewegungen. Das Beispiel Indien, Frankfurt/M 1999

Fuchs 2000 = Fuchs, Thomas: Leib, Raum, Person. Entwurf einer phänomenologischen Anthropologie, Stuttgart 2000

Fuchs 2011 = Fuchs, Thomas: Hirnwelt oder Lebenswelt? Zur Kritik des Neurokonstruktivismus, in: Deutsche Zeitschrift für Philosophie 59 (2011) 3, 347–358

Fündling 2014 = Fündling, Jörg: Vom Wettkampfreglement zur sozialen Grenzziehung durch ritualisierte Gewalt. Überlegungen zu Hadrians erstem Brief aus Alexandreia Troas, in: Harter-Uibopuu, Kaja; Kruse, Thomas (Hg.): Sport und Recht in der Antike. Beiträge zum 2. Wiener Kolloquium zur Antiken Rechtsgeschichte (27.–28.10.2011), Wien 2014 (Wiener Kolloquien zur Antiken Rechtsgeschichte 2), 217–247

Funk / Brück 1999 = Funk, Julika; Brück, Cornelia: Fremd-Körper: Körper-Konzepte. Ein Vorwort, in: Dies. (Hg.): Körper-Konzepte, Tübingen 1999, 7–17

Furley 1997 = Furley, William D.: Religiöse Schuld in attischen Gerichtsverfahren, in: Assmann, Jan; Sundermeier, Theo (Hg.): Schuld, Gewissen und Person. Studien zur Geschichte des inneren Menschen, Gütersloh 1997 (Studien zum Verstehen fremder Religionen 9), 64–82

Furley 2015 = Furley, William D. (Hg.): Menander: *Perikeiromene* or *The Shorn Head*, London 2015 (Bulletin of the Institute of Classical Studies. Supplement 127)

Füssel / Habermas 2015 = Füssel, Marian; Habermas, Rebekka (Hg.): Die Materialität der Geschichte, Köln 2015 (Historische Anthropologie 23 (2015) 3)

Gagarin 1996 = Gagarin, Michael: The Torture of Slaves in Athenian Law, in: CP 91 (1996) 1, 1–18

Galt 1931 = Galt, Caroline M.: Veiled Ladies, in: AJA 35 (1931) 4, 373–393

Ganschinietz 1922 = Ganschinietz, Ryszard: s.v. Kranz, in: RE XI 2 (1922), 1588–1607

Garrison 2010 = Garrison, Daniel H. (Hg.): A Cultural History of the Human Body in Antiquity, Oxford 2010 (A Cultural History of the Human Body 1)

Gärtner 1990 = Gärtner, Martine: Le tatouage dans l'Antiquité grecque, in: Mactoux, Marie-Madeleine; Geny, Evelyne (Hg.): Mélanges Pierre Lévêque. 5 Anthropologie et société, Paris 1990 (Centre de recherches d'histoire ancienne 101 = Annales littéraires de l'Université de Besançon 429), 101–115

Garvie 1986 = Garvie, Alexander F. (Hg.): Aeschylus: Choephori, Oxford 1986

Garvie 2009 = Garvie, Alexander F. (Hg.): Aeschylus: Persae, Oxford 2009

Gavrylenko 2012 = Gavrylenko, Valeria: The ‚Body without Skin' in the Homeric Poems, in: Horstmanshoff, Manfred; King, Helen; Zittel, Claus (Hg.): Blood, Sweat and Tears. The Changing

Concepts of Physiology from Antiquity into Early Modern Europe, Leiden 2012 (Intersections. Interdisciplinary Studies in Early Modern Culture 25), 481–502
Geddes 1987 = Geddes, Anne G.: Rags and Riches. The Costume of Athenian Men in the Fifth Century, in: CQ (1987) 37, 307–331
Gehrke 1998 = Gehrke, Hans-Joachim: s.v. Hippeis, in: DNP 5 (1998), 574–575
Gehrke / Schneider 2010 = Gehrke, Hans-Joachim; Schneider, Helmuth (Hg.): Geschichte der Antike. Ein Studienbuch, 3. Aufl. Stuttgart 2010
Geiger 1986 = Geiger, Joseph: Eros und Anteros, der Blonde und der Dunkelhaarige, in: Hermes 114 (1986) 3, 375–376
Geiss 1988 = Geiss, Imanuel: Geschichte des Rassismus, Frankfurt/M 1988
Gelzer 1970 = Gelzer, Thomas: s.v. Aristophanes, der Komiker, in: RE Suppl. XII (1970), 1391–1570
Gemelli 2010 = Gemelli Marciano, M. Laura (Hg.): Die Vorsokratiker. III Anaxagoras – Melissos – Diogenes von Apollonia – Leukipp – Demokrit. Griechisch-lateinisch-deutsch, Düsseldorf 2010
Gerhardt 2007 = Gerhardt, Uta: Berührungen, Beziehungen, in: Jung, Ernst Günter (Hg.): Kleine Kulturgeschichte der Haut, Darmstadt 2007, 196–200
Gerner 1949 = Gerner, Erich: s.v. Παρατιλμός, in: RE XVIII 4 (1949), 1407–1410
Geulen 2010 = Geulen, Eva: Politischer Raum. Öffentlichkeit und Ausnahmezustand, in: Günzel, Stephan (Hg.): Raum. Ein interdisziplinäres Handbuch, Stuttgart 2010, 134–144
Gherchanoc 2008 = Gherchanoc, Florence: Nudités athlétiques et identités en Grèce ancienne, in: Métis N.S. 6 (2008), 75–101
Gherchanoc 2012 = Gherchanoc, Florence: Beauté, ordre et désordre vestimentaires féminins en Grèce ancienne, in: Clio 36 (2012), 19–42
Gherchanoc 2015 = Gherchanoc, Florence (Hg.): L'histoire du corps dans l'Antiquité. Bilan historiographique. Journée de printemps de la SOPHAU (25.5.2013), Besançon 2015 (Dialogues d'histoire ancienne. Supplément 14)
Gherchanoc 2016 = Gherchanoc, Florence: Concours de beauté et beautés du corps en Grèce ancienne. Discours et pratiques, Bordeaux 2016 (Scripta Antiqua 81)
Gherchanoc / Huet 2007 = Gherchanoc, Florence; Huet, Valérie: Pratiques politiques et culturelles du vêtement. Essai historiographique, in: Revue historique 641 (2007) 1, 3–30
Ghiron-Bistagne 1985 = Ghiron-Bistagne, Paulette: Le cheval et la jeune fille ou De la virginité chez les anciens Grecs, in: Pallas 32 (1985), 105–121
Gilhuly / Worman 2014 = Gilhuly, Kate; Worman, Nancy (Hg.): Space, Place, and Landscape in Ancient Greek Literature and Culture, New York 2014
Ginouvès 1962 = Ginouvès, René: Balaneutikè. Recherches sur le bain dans l'Antiquité grecque, Paris 1962 (Bibliothèque des écoles françaises d'Athènes et de Rome 200)
Giordano 1980–1982 = Giordano, Davide: Lys. XVI 18, in: Museum Criticum 15–17 (1980–1982), 123f
Giorgianni 2006 = Giorgianni, Franco: Hippokrates: Über die Natur des Kindes (*De genitura* und *De natura pueri*), Wiesbaden 2006 (Serta Graeca 23)
Gkikaki 2009 = Gkikaki, Mairi: Frauenfrisuren auf den griechischen Münzen, in: NNB 58 (2009) 12, 482–485
Gkikaki 2014 = Gkikaki, Mairi: Die weiblichen Frisuren auf den Münzen und in der Großplastik der klassischen und hellenistischen Zeit. Typen und Ikonologie, Rahden/Westf. 2014 (Internationale Archäologie 126)
Glazebrook 2009 = Glazebrook, Allison: Cosmetics and *Sôphrosunê*. Ischomachos' Wife in Xenophon's *Oikonomikos*, in: CW 102 (2009) 3, 233–248

Gleason 1990 = Gleason, Maud: The Semiotics of Gender. Physiognomy and Self-Fashioning in the Second Century CE, in: Halperin, David M.; Winkler, John J.; Zeitlin, Froma I. (Hg.): Before Sexuality. The Construction of Erotic Experience in the Ancient Greek World, Princeton 1990, 389–415

Gödde 2001 = Gödde, Susanne: *Schêmata*. Körperbilder in der griechischen Tragödie, in: Hoff, Ralf von den; Schmidt, Stefan (Hg.): Konstruktionen von Wirklichkeit. Bilder im Griechenland des 5. und 4. Jahrhunderts v. Chr., Stuttgart 2001, 241–259

Goff 1991 = Goff, Barbara: The Sign of the Fall. The Scars of Orestes and Odysseus, in: CA 10 (1991), 259–267

Goff 2004 = Goff, Barbara: Citizen Bacchae. Women's Ritual Practice in Ancient Greece, Berkeley 2004

Golden 1982 = Golden, Mark: A Double Pun in Aristophanes, *Lysistrata* 1001, in: CQ (1982) 32, 467f

Golden 1985 = Golden, Mark: *Pais*, ‚Child' and ‚Slave', in: L'Antiquité classique 54 (1985), 91–104

Golden 2015 = Golden, Mark: Children and Childhood in Classical Athens, 2. Aufl. Baltimore 2015

Goldenberg 2009 = Goldenberg, David: Racism, Color Symbolism, and Color Prejudice, in: Eliav-Feldon, Miriam; Isaac, Benjamin; Ziegler, Joseph (Hg.): The Origins of Racism in the West, Cambridge 2009, 88–108

Golder 2007 = Golder, Werner: Hippokrates und das Corpus Hippocraticum. Eine Einführung für Philologen und Mediziner, Würzburg 2007

Goltermann 2000 = Goltermann, Svenja: Die Beherrschung der Männlichkeit. Zur Deutung psychischer Leiden bei den Heimkehrern des Zweiten Weltkriegs 1945–1956, in: Feministische Studien 18 (2000) 2, 7–19

Goltz 1974 = Goltz, Dietlinde: Studien zur altorientalischen und griechischen Heilkunde. Therapie, Arzneibereitung, Rezeptstruktur, Wiesbaden 1974 (Sudhoffs Archiv. Beihefte 16)

Gorman / Gorman 2014 = Gorman, Robert J.; Gorman, Vanessa B.: Corrupting Luxury in Ancient Greek Literature, Ann Arbor 2014

Gould 1973 = Gould, John: HIKETEIA, in: JHS 93 (1973), 74–103

Gourevitch 1999 = Gourevitch, Danielle: Fumigation et fomentation gynécologiques, in: Garofalo, Ivan; Lami, Alessandro; Manetti, Daniela; Roselli, Amneris (Hg.): Aspetti della terapia nel Corpus Hippocraticum. Atti del IXe Colloque International Hippocratique, Pisa (25.–29.9.1996), Florenz 1999 (Studi. Accademia toscana di scienze e lettere ‚La Colombaria' 183), 203–217

Gourmelen 2012 = Gourmelen, Laurent: Le serpent barbu. Réalités, croyances et représentations. L'exemple de Zeus Meilichios à Athènes, in: Anthropozoologica 47 (2012) 1, 323–343

Graf 2007 = Graf, Fritz: Religiöse Kathartik im Licht der Inschriften, in: Vöhler, Martin; Seidensticker, Bernd (Hg.): Katharsiskonzeptionen vor Aristoteles. [Zum kulturellen Hintergrund des Tragödiensatzes], Berlin 2007, 101–116

Graf et al. 1999 = Graf, Fritz; Renger, Johannes; Backhaus, Wilhelm: s.v. Kult, Kultus, in: DNP 6 (1999), 892–900

Grammer 1996 = Grammer, Karl: Berühren und Verführen... Die Logik der taktilen Kommunikation, in: Brandes, Uta; Neumann, Claudia (Hg.): Tasten, Göttingen 1996 (Schriftenreihe Forum 7), 91–109

Grand-Clément 2011 = Grand-Clément, Adeline: La fabrique des couleurs. Histoire du paysage sensible des Grecs anciens (VIIIe – début du Ve s. av. n. è.), Paris 2011

Grand-Clément 2013 = Grand-Clément, Adeline: L'éloquence de l'épiderme dans le monde antique, in: Dollfus, Pascale; Jacquesson, François; Pastoureau, Michel (Hg.): Histoire et géographie de la couleur, Paris 2013 (Cahiers du Léopard d'Or 13), 15–66
Grieb 2017 = Grieb, Volker: Marc Aurels Selbstdarstellung im Porträt, Aelius Caesar und die Bärtigkeit des Imperators, in: Ders. (Hg.): Marc Aurel – Wege zu seiner Herrschaft, Gutenberg 2017, 381–400
Griesebner 1999 = Griesebner, Andrea: Geschlecht als mehrfach relationale Kategorie. Methodologische Anmerkungen aus der Perspektive der Frühen Neuzeit, in: Aegerter, Veronika; Graf, Nicole; Imboden, Natalie; Rytz, Thea; Stöckli, Rita (Hg.): Geschlecht hat Methode. Ansätze und Perspektiven in der Frauen- und Geschlechtergeschichte. Beiträge der 9. Schweizerischen Historikerinnentagung 1998, Zürich 1999, 129–137
Griesebner 2000 = Griesebner, Andrea: Konkurrierende Wahrheiten. Malefizprozesse vor dem Landgericht Perchtoldsdorf im 18. Jahrhundert, Wien 2000 (Frühneuzeit-Studien N.F. 3)
Griesebner / Hehenberger 2013 = Griesebner, Andrea; Hehenberger, Susanne: Intersektionalität. Ein brauchbares Konzept für die Geschichtswissenschaften?, in: Kallenberg, Vera; Müller, Johanna M.; Meyer, Jennifer (Hg.): Intersectionality und Kritik. Neue Perspektiven für alte Fragen, Wiesbaden 2013, 105–124
Griffith 1983 = Griffith, Mark (Hg.): Aeschylus: Prometheus Bound, Cambridge 1983
Griffith 1999 = Griffith, Mark (Hg.): Sophocles: Antigone, Cambridge 1999
Griffith 2006 = Griffith, Mark: Horsepower and Donkeywork. Equids and the Ancient Greek Imagination. Part Two, in: CP 101 (2006) 4, 307–358
Griffith 2005 = Griffith, R. Drew: God's Blue Hair in Homer and in Eighteenth-Dynasty Egypt, in: CQ 55 (2005) 2, 329–334
Grillet 1975 = Grillet, Bernard: Les femmes et les fards dans l'Antiquité grecque, Lyon 1975
Grimanis 2002 = Grimanis, Peter: Unbekannter Komödiendichter (Adesp. Fr. 363 PCG VIII: ca. 416 v. Chr.?) nennt den Ostrakismos eine ‚Peitsche aus Tonscherben', wohl für Hyperbolos (416 v. Chr.) (T (?) 14), in: Siewert, Peter (Hg.): Ostrakismos-Testimonien I. Die Zeugnisse antiker Autoren, der Inschriften und Ostraka über das athenische Scherbengericht aus vorhellenistischer Zeit (487–322 v. Chr.), Stuttgart 2002 (Historia Einzelschriften 155), 243–246
Grimanis / Heftner 2002 = Grimanis, Peter; Heftner, Herbert: Plato Comicus Fr. 203 PCG VII (um 415 v. Chr.): Hyperbolos wird trotz seiner Unwürdigkeit ostrakisiert (416 v. Chr.) (T 12), in: Siewert, Peter (Hg.): Ostrakismos-Testimonien I. Die Zeugnisse antiker Autoren, der Inschriften und Ostraka über das athenische Scherbengericht aus vorhellenistischer Zeit (487–322 v. Chr.), Stuttgart 2002 (Historia Einzelschriften 155), 227–239
Grmek 1983 = Grmek, Mirko D.: Les maladies à l'aube de la civilisation occidentale. Recherches sur la réalité pathologique dans le monde grec préhistorique, archaïque et classique, Paris 1983
Groebner 2007 = Groebner, Valentin: Mit dem Feind schlafen. Nachdenken über Hautfarben, Sex und ‚Rasse' im spätmittelalterlichen Europa, in: Historische Anthropologie 15 (2007) 3, 327–338
Groß 1967 = Groß, Walter Hatto: s.v. Haartracht. Haarschmuck, in: KP 2 (1967), 897–899
Groß 1969 = Groß, Walter Hatto: s.v. Kylon [1], in: KP 3 (1969), 396
Grosz 1994 = Grosz, Elizabeth A.: Volatile Bodies. Toward a Corporeal Feminism, Bloomington 1994
Groult 1994 = Groult, Benoîte: Die Hälfte der Erde. Aufsätze zur Frauenfrage, München 1994
Gruen 2011 = Gruen, Erich S.: Rethinking the Other in Antiquity, Princeton 2011
Grundmann 2006 = Grundmann, Steffi: Geschlecht und Sexualität in den medizinischen Schriften Galens, in: Hartmann, Elke; Alexander, Karin; Jähnert, Gabriele; Rosenbusch, Kerstin

(Hg.): Sexualität, Medizin und Moralvorstellungen in der Antike, Berlin 2006 (Bulletin Texte 31), 78–95

Grundmann 2014 = Grundmann, Steffi: Weiblichkeit und Fruchtbarkeit. Die Interpretation weiblicher Kultausübung im antiken Rom, in: Heinze, Anna; Krippner, Friederike (Hg.): Das Geschlecht der Antike. Zur Interdependenz von Antike- und Geschlechterkonstruktionen von 1700 bis zur Gegenwart, Paderborn 2014, 75–98

Grundmann 2015 = Grundmann, Steffi: Frauen mit Bärten, in: Männlich – weiblich – zwischen (31.12.2015), https://intersex.hypotheses.org/1731 (Zugriff am 4.1.2016)

Grundmann 2016a = Grundmann, Steffi: Männer ohne Bärte, in: Männlich – weiblich – zwischen (12.1.2016), https://intersex.hypotheses.org/1733 (Zugriff am 11.3.2016)

Grundmann 2016b = Grundmann, Steffi: Skythische Wahrsager jenseits der Geschlechterbinarität?, in: Männlich – weiblich – zwischen (20.1.2016), https://intersex.hypotheses.org/1735 (Zugriff am 11.3.2016)

Grundmann 2016c = Grundmann, Steffi: Haut und Haar im Corpus Hippocraticum, in: AKAN. Antike Naturwissenschaften und ihre Rezeption 26 (2016), 9–34

Grundmann 2019 = Grundmann, Steffi: Weibliche Handlungsmacht im Krieg. Artemisia von Hallikarnassos als kluge Strategin und mutige Diplomatin, in: Chihaia, Matei; Eckert, Georg (Hg.): Kollosale Miniaturen. Festschrift für Gerrit Walther, Münster 2019, 335–344

Guggenheim 1882 = Guggenheim, Moriz: Die Bedeutung der Folterung im Attischen Processe, Zürich 1882

Guillaumin 1991 = Guillaumin, Colette: RASSE. Das Wort und die Vorstellung, in: Bielefeld, Ulrich (Hg.): Das Eigene und das Fremde. Neuer Rassismus in der Alten Welt?, Hamburg 1991, 159–173

Gunderson 1998 = Gunderson, Erik T.: Discovering the Body in Roman Oratory, in: Wyke, Maria (Hg.): Parchments of Gender. Deciphering the Bodies of Antiquity, Oxford 1998, 169–189

Gundert 2005 = Gundert, Beate: s.v. Phlegma, in: Leven, Karl-Heinz (Hg.): Antike Medizin. Ein Lexikon, München 2005, 699f

Günzel 2008 = Günzel, Stephan: Spatial Turn – Topographical Turn – Topological Turn. Über die Unterschiede zwischen Raumparadigmen, in: Döring, Jörg; Thielmann, Tristan (Hg.): Spatial Turn. Das Raumparadigma in den Kultur- und Sozialwissenschaften, Bielefeld 2008, 219–237

Gustafson 1997 = Gustafson, W. Mark: Inscripta in Fronte. Penal Tattooing in Late Antiquity, in: CA 16 (1997) 1, 79–105

Gutzwiller 1992 = Gutzwiller, Kathryn: Callimachus' *Lock of Berenice*. Fantasy, Romance, and Propaganda, in: AJPh 113 (1992) 3, 359–385

Haake, Matthias: ‚Doing philosophy'. Soziales Kapital versus politischer Mißkredit? Zur Funktionalität und Dysfunktionalität von Philosophie für die Elite im sozialen und politischen Raum des klassischen Athen, in: Mann, Christian; Ders.; Hoff, Ralf von den (Hg.): Rollenbilder in der athenischen Demokratie. Medien, Gruppen, Räume im politischen und sozialen System. Beiträge zu einem interdisziplinären Kolloquium in Freiburg (24.–25.11.2006), Wiesbaden 2009, 113–145

Haan 2010 = Haan, Nathalie de: Römische Privatbäder. Entwicklung, Verbreitung, Struktur und sozialer Status, Frankfurt/M 2010

Haasis / Rieske 2015 = Haasis, Lucas; Rieske, Constantin (Hg.): Historische Praxeologie. Dimensionen vergangenen Handelns, Paderborn 2015

Habermann 1987 = Habermann, Wolfgang: IG I^3 386/387, sizilische Häute und die athenisch-sizilischen Handelsbeziehungen im 5. Jh. v. Chr., in: Münstersche Beitrage zur antiken Handelsgeschichte 6 (1987) 1, 89–113

Habermann 1988 = Habermann, Wolfgang: Lexikalische und semantische Untersuchung am griechischen Begriff βύρσα, in: Glotta 66 (1988), 93–99
Habermann 1990 = Habermann, Wolfgang: Ägyptisches und karthagisches Leder als antike Sortenbezeichnungen, in: RhM 133 (1990), 138–143
Habermann 2003 = Habermann, Wolfgang: s.v. Leder, in: DNP 6 (2003), 1219–1222
Hagenow 1972 = Hagenow, Gerd: Kosmetische Extravaganzen (Martial Epigramm III 74), in: RhM 115 (1972), 48–59
Hahn 1998 = Hahn, Johannes: s.v. Gewalt, in: DNP 4 (1998), Sp. 1042–1049
Hahn 2015 = Hahn, Hans Peter: Der Eigensinn der Dinge. Einleitung, in: Ders. (Hg.): Vom Eigensinn der Dinge. Für eine neue Perspektive auf die Welt des Materiellen, Berlin 2015, 9–56
Hahn 2016 = Hahn, Hans Peter: Die Unsichtbarkeit der Dinge. Über zwei Perspektiven zu materieller Kultur in den *Humanities*, in: Kalthoff, Herbert; Cress, Torsten; Röhl, Tobias (Hg.): Materialität. Herausforderungen für die Sozial- und Kulturwissenschaften, Paderborn 2016, 45–62
Hall 1989 = Hall, Edith: Inventing the Barbarian. Greek Self-Definition through Tragedy, Oxford 1989
Hall 1996 = Hall, Edith (Hg.): Aeschylus: Persians, Warminster 1996
Halleran 2004 = Halleran, Michael R. (Hg.): Euripides: Hippolytus, Warminster 2004
Hallet / Neumann 2009 = Hallet, Wolfgang; Neumann, Birgit: Raum und Bewegung in der Literatur. Zur Einleitung, in: Dies. (Hg.): Raum und Bewegung in der Literatur. Die Literaturwissenschaften und der Spatial turn, Bielefeld 2009, 11–32
Hallpike 1969 = Hallpike, Christopher R.: Social Hair, in: MAN N.S. 4 (1969) 2, 256–264
Halm-Tisserant 2013 = Halm-Tisserant, Monique: Réalités et imaginaire des supplices en Grèce ancienne, 2. Aufl. Paris 2013 (Collection d'études anciennes. Série grecque 125)
Halperin 1990a = Halperin, David M.: One Hundred Years of Homosexuality. And Other Essays on Greek Love, New York 1990
Halperin 1990b = Halperin, David M.: One Hundred Years of Homosexuality, in: Ders.: One Hundred Years of Homosexuality. And Other Essays on Greek Love, New York 1990, 15–40
Halperin 1990c = Halperin, David M.: The Democratic Body. Prostitution and Citizenship in Classical Athens, in: Ders.: One Hundred Years of Homosexuality. And Other Essays on Greek Love, New York 1990, 88–112
Halperin et al. 1990 = Halperin, David M.; Winkler, John J.; Zeitlin, Froma I. (Hg.): Before Sexuality. The Construction of Erotic Experience in the Ancient Greek World, Princeton 1990
Halsband 1965–1967 = Halsband, Robert (Hg.): The Complete Letters of Lady Mary Wortley Montagu, Oxford 1965–1967
Hamaker 1843 = Hamaker, Hendrik Gerard: Quaestiones de nonnullis Lysiae orationibus, Lyon 1843
Hannah 1998 = Hannah, Patricia A.: The Reality of Greek Male Nudity. Looking to African Parallels, in: Scholia N.S. 7 (1998), 17–40
Hannah 2004 = Hannah, Patricia A.: The Cosmetic Use of Red Ochre (*Miltos*), in: Cleland, Liza; Stears, Karen (Hg.): Colour in the Ancient Mediterranean World, Oxford 2004 (BAR International Series 1267), 100–105
Hansen 1981 = Hansen, Mogens Hermann: The Prosecution of Homicide in Athens. A Reply, in: Greek, Roman, and Byzantine Studies 22 (1981) 1, 11–30
Hanson 1991 = Hanson, Ann Ellis: The Restructuring of Female Physiology at Rome, in: Mudry, Philippe, Jackie Pigeaud (Hg.): Les écoles médicales á Rome. Actes du 2ème Colloque interna-

tional sur les textes médicinaux latins antiques, Lausanne (September 1986), Genf 1991 (Littérature Médicine Société Numero Spécial 1991), 254–268

Hanson 1999 = Hanson, Ann Ellis: ‚A Hair on Her Liver Has Been Lacerated…', in: Garofalo, Ivan; Lami, Alessandro; Manetti, Daniela; Roselli, Amneris (Hg.): Aspetti della terapia nel *Corpus Hippocraticum*. Atti del IXe Colloque International Hippocratique, Pisa (25.–29.9.1996), Florenz 1999 (Studi. Accademia toscana di scienze e lettere ‚La Colombaria' 183), 235–254

Haraway 1995a = Haraway, Donna: Ein Manifest für Cyborgs. Feminismus im Streit mit den Technowissenschaften, in: Dies.: Die Neuerfindung der Natur. Primaten, Cyborgs und Frauen, hg. v. Carmen Hammer und Immanuel Stieß, Frankfurt/M 1995, 33–72

Haraway 1995b = Haraway, Donna: Situiertes Wissen. Die Wissenschaftsfrage im Feminismus und das Privileg einer partialen Perspektive, in: Dies.: Die Neuerfindung der Natur. Primaten, Cyborgs und Frauen, hg. v. Carmen Hammer und Immanuel Stieß, Frankfurt/M 1995, 73–97

Harbsmeier 1991 = Harbsmeier, Michael: Wilde Völkerkunde. Deutsche Entdeckungsreisende in der frühen Neuzeit, in: Bausinger, Hermann; Beyrer, Klaus; Korff, Gottfried (Hg.): Reisekultur. Von der Pilgerfahrt zum modernen Tourismus, München 1991, 91–100

Hardy 1995 = Hardy, Don Ed: Tattooing as a Medium, in: Ders. (Hg.): Pierced Hearts and True Love. A Century of Drawings for Tattoos, New York 1995, 15–25

Harich-Schwarzbauer 2002 = Harich-Schwarzbauer, Henriette: Erinnerungen an Hypatia von Alexandria. Zur fragmentierten Philosophinnenbiographie des Synesion von Kyrene, in: Feichtinger, Barbara; Wöhrle, Georg (Hg.): Gender Studies in den Altertumswissenschaften. Möglichkeiten und Grenzen, Trier 2002 (IPHIS 1), 97–108

Harich-Schwarzbauer / Späth 2005a = Harich-Schwarzbauer, Henriette; Späth, Thomas (Hg.): Gender Studies in den Altertumswissenschaften. Räume und Geschlechter in der Antike. Kolloquium im Landhaus Castelen (30.6.–2.7.2004), Trier 2005 (IPHIS 3)

Harich-Schwarzbauer / Späth 2005b = Harich-Schwarzbauer, Henriette; Späth, Thomas: Räume und Geschlechter in der Antike, in: Dies. (Hg.): Gender Studies in den Altertumswissenschaften. Räume und Geschlechter in der Antike. Kolloquium im Landhaus Castelen (30.6.–2.7.2004), Trier 2005, (IPHIS 3), VII–XIV

Hark 2015 = Hark, Sabine: Dimensionen der Verortung, in: Lehmann, Sonja; Müller-Wienbergen, Karina; Thiel, Julia Elena (Hg.): Neue Muster, alte Maschen? Interdisziplinäre Perspektiven auf die Verschränkungen von Geschlecht und Raum, Bielefeld 2015 (Dynamiken von Raum und Geschlecht 2), 155–158

Harlow et al. 2005 = Harlow, Mary; Llewellyn-Jones, Lloyd; Cleland, Liza: Introduction. ‚I Wear this Therefore I Am'. The Clothed Body in the Ancient World, in: Dies. (Hg.): The Clothed Body in the Ancient World, Oxford 2005, XI–XVI

Harris / Robb 2013 = Harris, Oliver J.T.; Robb, John E.: O Brave New World, that Has Such People in it, in: Dies. (Hg.): The Body in History. Europe from the Paleolithic to the Future, New York 2013, 1–6

Harrison 1888 = Harrison, Jane E.: Some Fragments of a Vase Presumably by Euphronios, in: JHS 9 (1888), 143–146, Tafel VI

Harrison 1988 = Harrison, Evelyn B.: Greek Sculptured Coiffures and Ritual Haircuts, in: Hägg, Robin; Marinatos, Nanno; Nordquist, Gullög C. (Hg.): Early Greek Cult Practice. Proceedings of the Fifth International Symposium at the Swedish Institute at Athens (26.–29.6.1986), Stockholm 1988 (Skrifter utgivna av Svenska institutet i Athen 4,38), 247–254

Hartmann 1998 = Hartmann, Elke: s.v. Homosexualität, in: DNP 5 (1998), 703–707

Hartmann 2002 = Hartmann, Elke: Heirat, Hetärentum und Konkubinat im klassischen Athen, Frankfurt/M 2002 (Campus Historische Studien 30)

Hartmann 2003 = Hartmann, Elke: s.v. Sexualität, in: DNP 11 (2003), 495–498
Hartmann 2007 = Hartmann, Elke: Frauen in der Antike. Weibliche Lebenswelten von Sappho bis Theodora, München 2007
Hartmann 2010 = Hartmann, Elke: ‚Mäntel machen Bürger'. Darstellungen von Männern mit Mantel im klassischen Athen, in: Formisano, Marco; Fuhrer, Therese (Hg.): Gender Studies in den Altertumswissenschaften. Gender-Inszenierungen in der antiken Literatur, Trier 2010 (IPHIS 5), 159–176
Hartmann 2016 = Hartmann, Elke: Ordnung in Unordnung. Kommunikation, Konsum und Konkurrenz in der stadtrömischen Gesellschaft der frühen Kaiserzeit, Stuttgart 2016
Hartmann et al. 2006 = Hartmann, Elke; Alexander, Karin; Jähnert, Gabriele; Rosenbusch, Kerstin (Hg.): Sexualität, Medizin und Moralvorstellungen in der Antike, Berlin 2006 (Bulletin Texte 31)
Hartog 1980 = Hartog, François: Le miroir d'Hérodote. Essai sur la représentation de l'autre, Paris 1980
Haug 2012 = Haug, Annette: Die Entdeckung des Körpers. Körper- und Rollenbilder im Athen des 8. und 7. Jahrhunderts v. Chr., Berlin 2012 (Image & Context 10)
Hauser 1906 = Hauser, Friedrich: Tettix, in: JÖAI 9 (1906), 75–130
Hawley 1998 = Hawley, Richard: The Male Body as Spectacle in Attic Drama, in: Foxhall, Lin; Salmon, John (Hg.): Thinking Men. Masculinity and its Self-Representation in the Classical Tradition, London 1998, 83–99
Hazewindus 2004 = Hazewindus, Minke W.: When Women Interfere. Studies in the Role of Women in Herodotus' Histories, Amsterdam 2004 (Amsterdam Studies in Classical Philology 12)
Heckenbach 1913 = Heckenbach, Josef: s.v. Hochzeit, in: RE VIII 2 (1913), 2129–2133
Heilmann 2007 = Heilmann, Christa M.: ‚Raum und Rede'. Ein Text zum Text, in: Slembek, Edith (Hg.): Transzensionen. Angeregt – weiterdenken. Ehrencolloquium zum 80. Geburtstag v. Hellmut K. Geißner, St. Ingbert 2007, 39–47
Heilmann 2010 = Heilmann, Christa M.: Performativ-kommunikative KörperRäume, in: Abraham, Anke; Müller, Beatrice (Hg.): Körperhandeln und Körpererleben. Multidisziplinäre Perspektiven auf ein brisantes Feld, Bielefeld 2010, 269–278
Heinen 2017 = Heinen, Heinz: s.v. Skythen (Skýthai). I. Die nordpontischen Skythen, in: HAS 1 (2017), 2848–2853
Heinze / Bäbler 2001 = Heinze, Theodor; Bäbler, Balbina: s.v. Satyr, in: DNP 11 (2001), 119–122
Heltzer 1995/1996 = Heltzer, Michael: The Flogging and Plucking of Beards in the Achaemenid Empire and the Chronology of Nehemiah, in: Archaeologische Mitteilungen aus Iran 28 (1995/1996), 305–307
Henderson 1975 = Henderson, Jeffrey: The Maculate Muse. Obscene Language in Attic Comedy, New York 1975
Henderson 1987 = Hendeson, Jeffrey (Hg.): Aristophanes: Lysistrata, Oxford 1987
Hennepe 2012 = Hennepe, Mieneke te: Of the Fisherman's Net and Skin Pores. Reframing Conceptions of the Skin in Medicine 1572–1714, in: Horstmanshoff, Manfred; King, Helen; Zittel, Claus (Hg.): Blood, Sweat and Tears. The Changing Concepts of Physiology from Antiquity into Early Modern Europe, Leiden 2012 (Intersections. Interdisciplinary Studies in Early Modern Culture 25), 523–548
Hermann 1969 = Hermann, Alfred: s.v. Farbe, in: RAC 7 (1969), 358–447
Herrmann 2007 = Herrmann, Steffen Kitty: Performing the Gap. Queere Gestalten und geschlechtliche Aneignung, in: AG Gender Killer (Hg.): Das gute Leben. Linke Perspektiven auf einen besseren Alltag, Münster 2007, 195–203

Herter 1959 = Herter, Hans: s.v. Effeminatus, in: RAC 4 (1959), 320–350
Herter 1978 = Herter, Hans: s.v. Genitalien, in: RAC 10 (1978), 1–52
Heubner 1989 = Heubner, Heinz: Suebische Frisuren, in: Hermes 117 (1989) 2, 236–241
Himmelmann 1985 = Himmelmann, Nikolaus: Ideale Nacktheit, in: Zeitschrift für Kunstgeschichte 48 (1985) 1, 1–28
Himmelmann 1990 = Himmelmann, Nikolaus: Ideale Nacktheit in der griechischen Kunst, Berlin 1990 (Jahrbuch des Deutschen Archäologischen Instituts. Erg.heft 26)
Hinz 1998 = Hinz, Berthold: Aphrodite. Geschichte einer abendländischen Passion, München 1998
Höcker 2003 = Höcker, Christoph: s.v. Stadion [3], in: DNP 11 (2003), 888–890
Hoessly 2001 = Hoessly, Fortunat: Katharsis. Reinigung als Heilverfahren. Studien zum Ritual der archaischen und klassischen Zeit sowie zum Corpus Hippocraticum, Göttingen 2001 (Hypomnemata 135)
Hoffmann 1964 = Hoffmann, Ernst: Methexis und Metaxy bei Platon, in: Ders.: Drei Schriften zur griechischen Philosophie, Heidelberg 1964, 29–51
Hoffmann 1999 = Hoffmann, Michaela: Griechische Bäder, München 1999 (Quellen und Forschungen zur Antiken Welt 32)
Hogan 1984 = Hogan, James C.: Aeschylus. A Commentary of the Complete Greek Tragedies, Chicago 1984
Hohenwallner 2001 = Hohenwallner, Ingrid: *Venit odoratos elegia nexa capillos.* Haar und Frisur in der römischen Liebeselegie. Mit einem Prolog v. Gerhard Petersmann und mit einem Epilog, hg. v. Siegrid Düll, Möhnesee 2001 (Arianna 2)
Hollmann 2011 = Hollmann, Alexander: The Master of Signs. Signs and the Interpretation of Signs in Herodotus' Histories, Washington 2011 (Hellenic Studies 48)
Holmes 2010 = Holmes, Brooke: The Symptom and the Subject. The Emergence of the Physical Body in Ancient Greece, Princeton 2010
Holmes 2012 = Holmes, Brooke: Gender. Antiquity and its Legacy, New York 2012
Hölscher 1998 = Hölscher, Tonio: Aus der Frühzeit der Griechen. Räume – Körper – Mythen, Stuttgart 1998 (Lectio Teubneriana 7)
Hölscher 2000 = Hölscher, Tonio: Bildwerke. Darstellungen, Funktionen, Botschaften, in: Borbein, Adolf Heinrich; Ders.; Zanker, Paul (Hg.): Klassische Archäologie. Eine Einführung, Berlin 2000, 147–165
Hölscher 2003 = Hölscher, Tonio: Körper, Handlung und Raum als Sinnfiguren in der griechischen Kunst und Kultur, in: Hölkeskamp, Karl-Joachim; Rüsen, Jörn; Stein-Hölkeskamp, Elke; Grütter, Heinrich Theodor (Hg.): Sinn (in) der Antike. Orientierungssysteme, Leitbilder und Wertkonzepte im Altertum, Mainz 2003, 163–192
Hölscher 2008 = Hölscher, Tonio: 22. Keramik, in: Ders. (Hg.): Klassische Archäologie. Grundwissen, 3. Aufl. Darmstadt 2008, 299–316
Hölscher 2009 = Hölscher, Tonio: Herrschaft und Lebensalter. Alexander der Große. Politisches Image und anthropologisches Modell, Basel 2009 (Jacob Burckhardt-Gespräche auf Castelen 22)
Holzberg 2010 = Holzberg, Niklas: Aristophanes. Sex und Spott und Politik, München 2010
Holzberg 2014 = Holzberg, Niklas (Hg.): Aristophanes: Die Wolken, Stuttgart 2014
hooks 1992 = hooks, bell: Black Looks. Race and Representation, Boston 1992
Horden 1999 = Horden, Peregrine: Pain in Hippocratic Medicine, in: Hinnells, John R.; Porter, Roy (Hg.): Religion, Health and Suffering, London 1999, 295–315
Hornblower 2013 = Hornblower, Simon (Hg.): Herodotus: Histories. Book V, Cambridge 2013

Hornscheidt / Nduka-Agwu 2010 = Hornscheidt, Antje Lann; Nduka-Agwu, Adibeli: Der Zusammenhang zwischen Rassismus und Sprache, in: Dies. (Hg.): Rassismus auf gut Deutsch. Ein kritisches Nachschlagewerk zu rassistischen Sprachhandlungen, Frankfurt/M 2010 (Transdisziplinäre Genderstudien. Sprache und Diskriminierung 1), 11–49

Horstmanshoff 2000 = Horstmanshoff, Manfred: Who Is the True Eunuch? Medical and Religious Ideas about Eunuchs and Castration in the Works of Clement of Alexandria, in: Kottek, Samuel; Ders. (Hg.): From Athens to Jerusalem. Medicine in Hellenized Jewish Lore and in Early Christian Literature. Papers of the Symposium in Jerusalem (9.–11.9.1996), Rotterdam 2000 (Pantaleon Reeks 33), 101–118

How / Wells 1928a = How, Walter W.; Wells, Joseph: A Commentary on Herodotus. I Books I–IV, 2. Aufl. Oxford 1928

How / Wells 1928b = How, Walter W.; Wells, Joseph: A Commentary on Herodotus. II Books V–IX, 2. Aufl. Oxford 1928

Huber 2004 = Huber, Ingeborg (Hg.): Lysias: Reden griechisch und deutsch. Bd. 1, Darmstadt 2004

Huber 2013 = Huber, Renate: Wie gehe ich mit Vielfalt um? Eine Handlungsanleitung nach dem Sudoku-Prinzip, Münster 2013

Hug 1920 = Hug, August: s.v. Salben, in: RE I A 2 (1920), 1851–1866

Hug 1929 = Hug, August: s.v. Στιγματίας, in: RE III A 2 (1929), 2520–2522

Humphrey 2008 = Humphrey, Amina Yuvetta: Reading Race, Reading Gender. African American Mothers' and Daughters' Readings of Their Lives and Picture Books about Skin Colour and Hair Texture, Phil. Diss. University of California 2008

Hunt 2016 = Hunt, Peter: Violence against Slaves in Classical Greece, in: Riess, Werner; Fagan, Garrett G. (Hg.): The Topography of Violence in the Greco-Roman World, Ann Arbor 2016, 136–161

Hunter 1992 = Hunter, Virginia: Constructing the Body of the Citizen. Corporal Punishment in Classical Athens, in: EMC 11 (1992) 3, 271–291

Hurschmann 1988 = Hurschmann, Rolf: Antike (von den Anfängen bis um 500 n. Chr.), in: Jedding-Gesterling, Maria; Brutscher, Georg (Hg.): Die Frisur. Eine Kulturgeschichte der Haarmode von der Antike bis zur Gegenwart, veranschaulicht an Kunstobjekten der Sammlung Schwarzkopf und internationaler Museen, München 1988, 9–50

Hurschmann 1997 = Hurschmann, Rolf: s.v. Bart, in: DNP 2 (1997), 456–458

Hurschmann 1998 = Hurschmann, Rolf: s.v. Haartracht, in: DNP 5 (1998), 39–45

Hurschmann 1999a = Hurschmann, Rolf: s.v. Kamm, in: DNP 6 (1999), 226f

Hurschmann 1999b = Hurschmann, Rolf: s.v. Körperpflege und Hygiene, in: DNP 6 (1999), 627–630

Hurschmann 2001 = Hurschmann, Rolf: s.v. Schwamm, in: DNP 11 (2001), 272

Hurschmann 2002 = Hurschmann, Rolf: s.v. Kopfbedeckungen, in: DNP 12 (2002) 2, 1036–1039

Husmann 2010 = Husmann, Jana: Schwarz-Weiß-Symbolik. Dualistische Denktraditionen und die Imagination von ‚Rasse'. Religion – Wissenschaft – Anthroposophie, Bielefeld 2010

Hutzfeldt 1999 = Hutzfeldt, Birger: Das Bild der Perser in der griechischen Dichtung des 5. vorchristlichen Jahrhunderts, Wiesbaden 1999 (Serta Graeca 8)

Iriarte 2007 = Iriarte, Ana: Le genre des habits et le tissage de la nudité en Grèce ancienne, in: Sebillotte Cuchet, Violaine; Ernoult, Nathalie (Hg.): Problèmes du genre en Grèce ancienne, Paris 2007 (Histoire ancienne et médiévale 90), 289–301

Irigaray 1984 = Irigaray, Luce: Éthique de la différence sexuelle, Paris 1984

Irigaray 1991 = Irigaray, Luce: Ethik der sexuellen Differenz, Frankfurt/M 1991

Irwin 1974 = Irwin, Eleanor: Colour Terms in Greek Poetry, Toronto 1974

Irwin 1994 = Irwin, M.E.: Roses and the Bodies of Beautiful Women, in: EMC 38 (1994) 13, 1–13

Isaac 2004 = Isaac, Benjamin: The Invention of Racism in Classical Antiquity, Princeton 2004

Isaac 2009 = Isaac, Benjamin: Racism. A Rationalization of Prejudice in Greece and Rome, in: Eliav-Feldon, Miriam; Ders.; Ziegler, Joseph (Hg.): The Origins of Racism in the West, Cambridge 2009, 32–56

Isaac et al. 2009 = Isaac, Benjamin; Ziegler, Joseph; Eliav-Feldon, Miriam: Introduction, in: Dies. (Hg.): The Origins of Racism in the West, Cambridge 2009, 1–31

Iwe 2013 = Iwe, Karina: Tattoos from Mummies of the Pazyryk Culture, in: Della Casa, Philippe; Witt, Constanze (Hg.): Tattoos and Body Modifications in Antiquity. Proceedings of the Sessions at the EAA Annual Meetings in The Hague and Oslo, 2010/2011, Zürich 2013 (Zurich Studies in Archaeology 9), 89–95

Jablonski 2004 = Jablonski, Nina G.: The Evolution of Human Skin and Skin Color, in: Annual Review of Anthropology 33 (2004), 585–623

Jablonski / Chaplin 2000 = Jablonski, Nina G.; Chaplin, George: The Evolution of Human Skin Coloration, in: Journal of Human Evolution 39 (2000), 57–106

Jaccard 1991 = Jaccard, Jean-Philippe: Daniil Harms et la fin de l'avant-garde russe, Bern 1991 (Slavica Helvetica 39)

Jagel 2011 = Jagel, Armin: Punica granatum. Granatapfelbaum (Punicaceae), in: Jahrbuch des Bochumer Botanischen Vereins 2 (2011), 249–252

Janecke 2004 = Janecke, Christian: Einleitung – Haar tragen, in: Ders. (Hg.): Haar tragen. Eine kulturwissenschaftliche Annäherung, Köln 2004, 3–46

Jenkins / Williams 1985 = Jenkins, Ian; Williams, Dyfri: Sprang Hair Nets. Their Manufacture and Use in Ancient Greece, in: AJA 89 (1985) 3, 411–418

Johansen / Whittle 1980 = Johansen, H. Friis; Whittle, Edward W. (Hg.): Aeschylus: The Suppliants 3. Commentary lines 630–1073. Appendixes, addenda, indexes, Kopenhagen 1980

Joly 1972 = Joly, Robert (Hg.): Hippocrate: Du régime des maladies aiguës. Appendice. De l'aliment. De l'usage des liquides, Paris 1972 (Hippocrate 6,2)

Joly 1978 = Joly, Robert (Hg.): Hippocrate: Des lieux dans l'homme. Du système des glandes. Des fistules. Des hémorroïdes. De la vision. Des chairs. De la dentition, Paris 1978 (Hippocrate 13)

Joly 2003 = Joly, Robert (Hg.): Hippocrate: De la génération. De la nature de l'enfant. Des maladies IV. Du fœtus de huit mois, 2. Aufl. Paris 2003 (Hippocrate 11)

Johnson 2016 = Johnson, Marguerite (Hg.): Ovid on Cosmetics. *Medicamina faciei femineae* and Related Texts, London 2016

Jones 1923a = Jones, W.H.S. (Hg.): Hippocrates I, Cambridge 1923 (The Loeb Classical Library 147)

Jones 1923b = Jones, W.H.S. (Hg.): Hippocrates II, Cambridge 1923 (The Loeb Classical Library 148)

Jones 1987 = Jones, C.P.: Stigma. Tattooing and Branding in Graeco-Roman Antiquity, in: JRS 77 (1987), 139–155

Jouanna 1983 = Jouanna, Jacques (Hg.): Hippocrate: Maladies II, Paris 1983 (Hippocrate 10,2)

Jouanna 1996a = Jouanna, Jacques: Die Entstehung der Heilkunst im Westen, in: Grmek, Mirko D. (Hg.): Die Geschichte des medizinischen Denkens. Antike und Mittelalter, München 1996, 28–80

Jouanna 1996b = Jouanna, Jacques (Hg.): Hippocrate: Airs, eaux, lieux, Paris 1996 (Hippocrate 2,2)

Jouanna 1999 = Jouanna, Jacques: Réflexions sur l'imaginaire de la thérapeutique dans la Grèce classique, in: Garofalo, Ivan; Lami, Alessandro; Manetti, Daniela; Roselli, Amneris (Hg.): Aspetti della terapia nel *Corpus Hippocraticum*. Atti del IXe Colloque International Hippo-

cratique, Pisa (25.–29.9.1996), Florenz 1999 (Studi. Accademia toscana di scienze e lettere ‚La Colombaria' 183), 13–42
Jouanna et al. 2016 = Jouanna, Jaques; Anastassiou, Anargyros; Gardasole, Alessia (Hg.): Hippocrate: Epidémies I et III, Paris 2016 (Hippocrate 4,1)
Jung 2007a = Jung, Ernst Günter: Tod des Herakles, in: Ders. (Hg.): Kleine Kulturgeschichte der Haut, Darmstadt 2007, 43–49
Jung 2007b = Jung, Ernst Günter: Vom Ursprung des Schindens in Assyrien, in: Ders. (Hg.): Kleine Kulturgeschichte der Haut, Darmstadt 2007, 67–71
Jung 2007c = Jung, Ernst Günter: Tätowieren und Tattoo, in: Ders. (Hg.): Kleine Kulturgeschichte der Haut, Darmstadt 2007, 171–176
Jung / Zimmermann 2007 = Jung, Ernst Günter; Zimmermann, Karin: Haut als Schriftträger, in: Ders. (Hg.): Kleine Kulturgeschichte der Haut, Darmstadt 2007, 20–24
Junkerjürgen 2009 = Junkerjürgen, Ralf: Haarfarben. Eine Kulturgeschichte in Europa seit der Antike, Köln 2009 (Literatur, Kultur, Geschlecht. Große Reihe 52)
Junkerjürgen 2010 = Junkerjürgen, Ralf: Schwindel, Sturz, blondierte Locken. Zur Mythologie der falschen Blondine, in: Grenzgänge 17 (2010) 33, 68–84
Just 1989 = Just, Roger: Women in Athenian Law and Life, London 1989
Jüthner 1905 = Jüthner, Julius: s.v. Dromos, in: RE V 2 (1905), 1717–1720
Jüthner 1950 = Jüthner, Julius: s.v. Bad, in: RAC 1 (1950), 1134–1143
Jütte 2000 = Jütte, Robert: Geschichte der Sinne. Von der Antike bis zum Cyberspace, München 2000

Kaimio 1988 = Kaimio, Maarit: Physical Contact in Greek Tragedy. A Study of Stage Conventions, Helsinki 1988 (Suomalaisen tiedeakatemian toimituksia B 244)
Kaimio 2002 = Kaimio, Maarit: Erotic Experience in the Conjugal Bed. Good Wives in Greek Tragedy, in: Nussbaum, Martha C.; Sihvola, Juha (Hg.): The Sleep of Reason. Erotic Experience and Sexual Ethics in Ancient Greece and Rome, Chicago 2002, 95–119
Kamen 2010 = Kamen, Deborah: A Corpus of Inscriptions. Representing Slave Marks in Antiquity, in: Memoirs of the American Academy in Rome 50 (2010), 95–110
Kannisto 1933 = Kannisto, Artturi: Über die Tatuierung bei den Ob-ugrischen Völkern, in: Suomalais-Ugrilaisen Seuran toimituksia = Mémoires de la Société Finno-Ougrienne 67 (1933), 159–185
Kapferer 1934 = Kapferer, Richard (Übers.): Die Werke des Hippokrates. Die hippokratische Schriftensammlung in neuer deutscher Übersetzung. Teil 6 Luft, Wasser und Ortslage, Stuttgart 1934
Kapferer 1936 = Kapferer, Richard (Übers.): Die Werke des Hippokrates. Die hippokratische Schriftensammlung in neuer deutscher Übersetzung. Teil 19 Die inneren Krankheiten. Die Abführmittel. Das Sehen, Stuttgart 1936
Karakantza 2010 = Karakantza, Efimia D.: Dark Skin and Dark Deeds. Danaids and Aigyptioi in a Culture of Light, in: Christopoulos, Menelaos (Hg.): Light and Darkness in Ancient Greek Myth and Religion, Lanham 2010, 14–29
Karlsson Hammarfelt 2012 = Karlsson Hammarfelt, Linda: Praktiken im Zwischenraum. Transitorisches Schreiben bei Katja Lange-Müller, München 2012 (Perspektiven 8)
Kauchtschischwili 1981 = Kauchtschischwili, Tinatin: Aischylos' Perser und Herodot, in: Schmidt, Ernst Günther (Hg.): Aischylos und Pindar. Studien zu Werk und Nachwirkung, Berlin 1981 (Schriften zur Geschichte und Kultur der Antike 19), 193–200
Kaufmann / Haslinger 2002 = Kaufmann, Stefan; Haslinger, Peter: Einleitung. Der Edle Wilde – Wendungen eines Topos, in: Fludernik, Monika; Dies. (Hg.): Der Alteritätsdiskurs des Edlen

Wilden. Exotismus, Anthropologie und Zivilisationskritik am Beispiel eines europäischen Topos, Würzburg 2002 (Identitäten und Alteritäten 10), 13–30

Keane 2005 = Keane, Webb: Signs are not the Garb of Meaning. On the Social Analysis of Material Things, in: Miller, Daniel (Hg.): Materiality, Durham 2005, 182–205

Kéi 2017 = Kéi, Nikolina: La vulnérabilité mise en scène. Blessures et soins sur les images antiques, in: Bodiou, Lydie; Mehl, Véronique (Hg.): L'Antiquité écarlate. Le sang des Anciens, Rennes 2017, 75–91

Keimer 1948 = Keimer, Louis: Remarques sur le tatouage dans l'Égypte ancienne, Kairo 1948 (Mémoires présentés à l'Institut d'Egypte 53)

Kells 1973 = Kells, John H. (Hg.): Sophocles: Electra, London 1973

Kelly 1991 = Kelly, David H.: Egyptians and Ethiopians. Color, Race, and Racism, in: The Classical Outlook (1991), 77–82

Kelly 2002 = Kelly, Ellsworth: Zwischen-Räume. Werke 1956–2002 = In-Beetween Spaces. Works 1956–2002, hg. v. Fondation Beyeler, mit Beitr. v. Gottfried Boehm und Viola Weigel, Riehen 2002

Kennell 1991 = Kennell, Stefanie A.: Women's Hair and the Law. Two Cases from Late Antiquity, in: Klio 73 (1991) 2, 526–536

Kerényi 1966 = Kerényi, Karl: Die Mythologie der Griechen. II Die Heroen-Geschichten, München 1966

Kerferd, G.B.: Epimenides of Crete, in: The Durham University Journal N.S. 2 (1941) 2, 77–87

Kern 1907 = Kern, Otto: s.v. Epimenides, in: RE VI 1 (1907), 173–178

Kiechle 1967 = Kiechle, Franz: s.v. Hyperbolos, in: KP 2 (1967), 1274

Kilmer 1982 = Kilmer, Martin F.: Genital Phobia and Depilation, in: JHS 102 (1982), 104–112

Kilmer 1993 = Kilmer, Martin F.: Greek Erotica on Attic Red-Figure Vases, London 1993

Kilomba 2010 = Kilomba, Grada: Plantation Memories. Episodes of Everyday Racism, 2. Aufl. Münster 2010

King 1988 = King, Helen: The Early Anodynes. Pain in the Ancient World, in: Mann, Ronald D. (Hg.): The History of the Management of Pain. From Early Principles to Present Practice. The Proceedings of a Conference organized by the Section of the History of Medicine of the Royal Society of Medicine (1.4.1987), London 1988, 51–62

King 1989 = King, Helen: The Daughter of Leonides. Reading the Hippocratic Corpus, in: Cameron, Averil (Hg.): History as Text. The Writing of Ancient History, London 1989, 13–32

King 1994 = King, Helen: Producing Woman. Hippocratic Gynaecology, in: Archer, Léonie J.; Fischler, Susan; Wyke, Maria (Hg.): Women in Ancient Societies. An Illusion of the Night, London 1994, 102–114

King 1998 = King, Helen: Hippocrates' Woman. Reading the Female Body in Ancient Greece, London 1998

King 2008 = King, Helen: Barbes, sang et genre. Afficher la différence dans le monde antique, in: Dasen, Véronique; Wilgaux, Jérôme (Hg.): Langages et métaphores du corps dans le monde antique, Rennes 2008 (Cahiers d'histoire du corps antique 3), 153–168

King 2013 = King, Helen: The One-Sex Body on Trial. The Classical and Early Modern Evidence, Farnham 2013

King 2015 = King, Helen: Between Male and Female in Ancient Medicine, in: Boschung, Dietrich; Shapiro, Alan; Waschek, Frank (Hg.): Bodies in Transition. Dissolving the Boundaries of Embodied Knowledge, Paderborn 2015 (Morphomata 23), 249–263

Kirchner 2008/2009 = Kirchner, Roderich: Schwitzende Politiker. Bemerkungen zu Cic. Sest. 139, in: Eranos 105 (2008/2009) 1, 30–34

Klees 1998 = Klees, Hans: Sklavenleben im klassischen Griechenland, Stuttgart 1998 (Forschungen zur antiken Sklaverei 30)

Klein 2012 = Klein, Florence: Les bouclettes d'Encolpe (Sat. 109.9). Une critique pétronienne du néo-alexandrinisme ovidien?, in: EuGeStA 2 (2012), 241–262

Kober 1932 = Kober, Alice E.: The Use of Colour Terms in the Greek Poets. Including the Poets from Homer to 146 BC except the Epigrammatists, New York 1932

Koch-Brinkmann et al. 2014 = Koch-Brinkmann, Ulrike; Piening, Heinrich; Brinkmann, Vinzenz: On the Rendering of Human Skin in Ancient Marble Sculpture, in: Østergaard, Jan Stubbe; Nielsen, Anne Marie; Stanford, Neil Martin (Hg.): Transformations. Classical Sculpture in Colour, Kopenhagen 2014 (Meddelelser fra Ny Carlsberg Glyptotek 16), 140–150

Könemann / Marcus 2012 = Könemann, Sophia; Marcus, Benjamin A.: ‚Einunddreißig Zöpfe? Wahnsinnstaten'. Ein Haarfetischist im öffentlichen Diskurs, in: Hess, Volker; Schmiedebach, Heinz-Peter (Hg.): Am Rande des Wahnsinns. Schwellenräume einer urbanen Moderne, Wien 2012 (Kulturen des Wahnsinns [1870–1930] 1), 311–338

Konstan / Nussbaum 1989 = Konstan, David; Nussbaum, Martha C. (Hg.): Sexuality in Greek and Roman Society, Providence 1989 (Differences 2 (1990) 1)

Kory 2007 = Kory, Raimar W.: Tätowierung, in: RGA 35 (2007), 56–69

Kosak 1999 = Kosak, Jennifer Clarke: Therapeutic Touch and Sophokles' *Philoctetes*, in: Harvard Studies in Classical Philology 99 (1999), 93–134

Kosak 2016 = Kosak, Jennifer Clarke: Interpretations of the Healer's Touch in the Hippocratic Corpus, in: Petridou, Georgia; Thumiger, Chiara (Hg.): Homo Patiens. Approaches to the Patient in the Ancient World, Leiden 2016 (Studies in Ancient Medicine 45), 247–264

Kosso / Scott 2009 = Kosso, Cynthia; Scott, Anne (Hg.): The Nature and Function of Water, Baths, Bathing, and Hygiene from Antiquity through the Renaissance, Leiden 2009 (Technology and Change in History 11)

Kotera-Feyer 1993 = Kotera-Feyer, Ellen: Die Strigilis, Frankfurt/M 1993 (Europäische Hochschulschriften. Reihe 38: Archäologie 43)

Kotera-Feyer 1998 = Kotera-Feyer, Ellen: Die Strigilis in der attisch-rotfigurigen Vasenmalerei. Bildformeln und ihre Deutung, in: Nikephoros 11 (1998), 107–136, Tafel 1–10

Kötting 1986 = Kötting, Bernhard: s.v. Haar, in: RAC 13 (1986), 177–203

Kratzmüller et al. 2003 = Kratzmüller, Bettina; Lindner, Ruth; Sojc, Natascha: Die Strigilis im antiken Athen. Ein Gerät der Reinigung als geschlechtsspezifisches Symbol und als ein Zeichen im religiösen Symbolsystem, in: Heininger, Bernhard (Hg.): Geschlechterdifferenz in religiösen Symbolsystemen, Münster 2003 (Geschlecht – Symbol – Religion 1), 91–134

Krause 1858 = Krause, Johann Heinrich: Plotina oder Die Kostüme des Haupthaares bei den Völkern der alten Welt, mit Berücksichtigung einiger Kostüme neuerer Völker in kosmetischer, ästhetischer und artistischer Beziehung, durch 200 Figuren veranschaulicht, Leipzig 1858

Krause 2015 = Krause, Johannes: Warum eine Frisur mehr ist als nur eine Ansammlung von Haaren. Haare als Indikatoren der gesellschaftlichen Stellung, in: Mülder-van Elten, Anisha (Hg.): Kopfsache. Zur Kulturgeschichte der Haare, Grefrath 2015, 38–53

Kreilinger 2007 = Kreilinger, Ulla: Anständige Nacktheit. Körperpflege, Reinigungsriten und das Phänomen weiblicher Nacktheit im archaisch-klassischen Athen, Rahden/Westf. 2007 (Tübinger Archäologische Forschungen 2)

Kressirer 2016 = Kressirer, Kornelia: Das Greisenalter in der griechischen Antike. Untersuchung der Vasenbilder und Schriftquellen der archaischen und klassischen Zeit. 2 Bde., Hamburg 2016 (Antiquitates 65)

Krois 2004 = Krois, John Michael: Kultur als Zeichensystem, in: Jaeger, Friedrich; Liebsch, Burkhard (Hg.): Handbuch der Kulturwissenschaften. Paradigmen und Disziplinen. Bd. 1, Stuttgart 2004, 106–118

Krug 1993 = Krug, Antje: Heilkunst und Heilkult. Medizin in der Antike, 2. Aufl. München 1993

Krummen, Eveline: *Kolymbôsai*, *klinai* und eine lydische Mitra. Alkman als Dichter der orientalisierenden Epoche Spartas, in: Mauritsch, Peter; Ulf, Christoph (Hg.): Kultur(en) – Formen des Alltäglichen in der Antike. Festschrift für Ingomar Weiler zum 75. Geburtstag, Graz 2013 (Allgemeine wissenschaftliche Reihe der Karl-Franzens-Universität Graz 33), 19–44

Krutak 2013 = Krutak, Lars: The Power to Cure. A Brief History of Therapeutic Tattooing, in: Della Casa, Philippe; Witt, Constanze (Hg.): Tattoos and Body Modifications in Antiquity. Proceedings of the Sessions at the EAA Annual Meetings in The Hague and Oslo, 2010/2011, Zürich 2013 (Zurich Studies in Archaeology 9), 27–34

Kudlien 1967 = Kudlien, Fridolf: Der Beginn des medizinischen Denkens bei den Griechen. Von Homer bis Hippokrates, Zürich 1967

Kühtreiber / Vavra 2015 = Kühtreiber, Thomas; Vavra, Elisabeth: Alle über einen Kamm geschert? Zwei Kämme im Vergleich zwischen Gebrauchs- und Prestigeobjekt, in: Keupp, Jan (Hg.): Neue alte Sachlichkeit. Studienbuch Materialität des Mittelalters, Ostfildern 2015, 191–219

Kulturreferat München 1995 = Kulturreferat der Landeshauptstadt München (Hg.): Zwischenraum. Japanische und koreanische Künstler in Deutschland. Kyuchul Ahn, Jeong-Ae Kim, Yoshiyuki Miura, Katsuhito Nishikawa, Jai-Young Park, Masanori Sukenari. Künstlerwerkstatt Lothringerstraße, München (27.10.– 3.12.1995), München 1995

Kyle 2008 = Kyle, Donald G.: Herodotus on Ancient Athletics, Olympia, and Egypt, in: Mauritsch, Peter; Petermandl, Werner; Rollinger, Robert; Ulf, Christoph (Hg.): Antike Lebenswelten. Konstanz, Wandel, Wirkungsmacht. Festschrift für Ingomar Weiler zum 70. Geburtstag, Wiesbaden 2008 (Philippika 25), 149–158

Kyle 2010 = Kyle, Donald G.: Pan-Hellenism and Particularism. Herodotus on Sport, Greekness, Piety and War, in: Papakōnstantinu, Zinon (Hg.): Sport in the Cultures of the Ancient World. New Perspectives, London 2010 (The International Journal of the History of Sport 26 (2009) 2), 35–63

Labouvie 2001 = Labouvie, Eva: Individuelle Körper. Zur Selbstwahrnehmung ‚mit Haut und Haar', in: Dülmen, Richard van (Hg.): Entdeckung des Ich. Die Geschichte der Individualisierung vom Mittelalter bis zur Gegenwart, Köln 2001, 163–195

Lafrance 2009 = Lafrance, Marc: Skin and the Self. Cultural Theory and Anglo-American Psychoanalysis, in: Body and Society 15 (2009) 3, 3–24

Lafargue 2011 = Lafargue, Philippe: Un rouquin à la tête de la cité? Sur l'ambivalence de la rousseur chez les anciens, in: REA 113 (2011) 2, 365–390

Lambertz 1908 = Lambertz, Max: Die griechischen Sklavennamen. II. Teil, in: Jahres-Bericht über das K.K. Staatsgymnasium im 8. Bezirke Wiens 58 (1908), 3–42

Landfester 2012 = Landfester, Ulrike: Stichworte. Tätowierung und europäische Schriftkultur, Berlin 2012 (Blaue Reihe Wissenschaft 18)

Langholf 1977 = Langholf, Volker: Syntaktische Untersuchungen zu Hippokrates-Texten. Brachylogische Syntagmen in den individuellen Krankheits-Fallbeschreibungen der hippokratischen Schriftensammlung, Wiesbaden 1977 (Abhandlungen der Geistes- und sozialwissenschaftlichen Klasse der Akad. d. Wiss. u. d. Literatur Mainz. Einzelveröffentlichung 2)

Lape 2010 = Lape, Susan: Race and Citizen Identity in the Classical Athenian Democracy, Cambridge 2010

Laqueur 1990 = Laqueur, Thomas W.: Making Sex. Body and Gender from the Greeks to Freud, Cambridge 1990

Laser 1983 = Laser, Siegfried: Medizin und Körperpflege, Göttingen 1983 (Archaeologica Homerica S)

Lateiner 1998 = Lateiner, Donald: Blushes and Pallor in Ancient Fictions, in: Helios 25 (1998), 163–189

Lateiner 2009 = Lateiner, Donald: Tears and Crying in Hellenic Historiography. Dacrylogy from Herodotus to Polybius, in: Fögen, Thorsten (Hg.): Tears in the Graeco-Roman World, Berlin 2009, 104–134

Lavergne 2006 = Lavergne, David: La chevelure sacrée. Pilosité, religion et société dans l'Antiquité, Phil. Diss. Aix en Provence 2006

Lavergne 2011a = Lavergne, David: L'epilation féminine en Grèce ancienne, in: Bodiou, Lydie; Gherchanoc, Florence; Huet, Valérie; Mehl, Véronique (Hg.): Parures et artifices. Le corps exposé dans l'Antiquité, Paris 2011, 99–110

Lavergne 2011b = Lavergne, David: Pyrrhos, gloire et péchés d'un roux, in: Lançon, Bertrand; Delavaud-Roux, Marie-Hélène (Hg.): Anthropologie, mythologies et histoire de la chevelure et de la pilosité. Le sens du poil, Paris 2011, 61–73

Leach 1958 = Leach, Edmund R.: Magical Hair, in: RAI 88 (1958) 2, 147–164

Lee 2009 = Lee, Mireille M.: Body-Modification in Classical Greece, in: Fögen, Thorsten; Dies. (Hg.): Bodies and Boundaries in Graeco-Roman Antiquity, Berlin 2009, 155–180

Lee 2015 = Lee, Mireille M.: Body, Dress, and Identity in Ancient Greece, Cambridge 2015

Lehmann 2010a = Lehmann, Gudrun: Fallen und Verschwinden. Daniil Charms, Leben und Werk, Wuppertal 2010

Lehmann 2010b = Lehmann, Stephan: Antike Badekultur, in: Fikentscher, Rüdiger (Hg.): Badekulturen in Europa, Halle (Saale) 2010 (Kultur in Europa 6), 14–31

Lehmann et al. 2015 = Lehmann, Sonja; Müller-Wienbergen, Karina; Thiel, Julia Elena (Hg.): Neue Muster, alte Maschen? Interdisziplinäre Perspektiven auf die Verschränkungen von Geschlecht und Raum, Bielefeld 2015 (Dynamiken von Raum und Geschlecht 2)

Leibovici 1968a = Leibovici, M.: L'abeille et le miel dans l'histoire des religions, in: Chauvin, Rémy (Hg.): Traité de biologie de l'abeille. V Histoire, Ethnographie et Folklore, Paris 1968, 35–40

Leibovici 1968b = Leibovici, M.: L'abeille et le miel selon la tradition babylonienne, in: Chauvin, Rémy (Hg.): Traité de biologie de l'abeille. V Histoire, Ethnographie et Folklore, Paris 1968, 41f

Leitao 1993 = Leitao, David D.: The ‚Measure of Youth'. Body and Gender in Boy's Transitions in Ancient Greece, Phil. Diss. Ann Arbor 1993

Leitao 2003 = Leitao, David D.: Adolescent Hair-Growing and Hair-Cutting Rituals in Ancient Greece. A Sociological Approach, in: Dodd, David B.; Faraone, Christopher A. (Hg.): Initiation in Ancient Greek Rituals and Narratives, London 2003, 109–129

Lesnik-Oberstein 2006 = Lesnik-Oberstein, Karín (Hg.): The Last Taboo. Women and Body Hair, Manchester 2006

Leven 2005 = Leven, Karl-Heinz: s.v. Kosmetik, in: Ders. (Hg.): Antike Medizin. Ein Lexikon, München 2005, 523

Levine 1995 = Levine, Molly M.: The Gendered Grammar of Ancient Mediteranean Hair, in: Eilberg-Schwartz, Howard; Doniger, Wendy (Hg.): Off with Her Head. The Denial of Women's Identity in Myth, Religion, and Culture, Berkeley 1995, 76–130

Lewis 1977 = Lewis, David M.: Sparta and Persia, Lectures delivered at the University of Cincinnati in memory of Donald W. Bradeen, Leiden 1977 (Cincinnati Classical Studies N.S. 1)

Lewis 1995 = Lewis, Sian: Barbers' Shops and Perfume Shops. ‚Symposia without Wine', in: Powell, Anton (Hg.): The Greek World, London 1995, 432–441

Ley-Hutton 2002 = Ley-Hutton, Christine (Übers.): Herodot: Historien. Erstes Buch. Griechisch-deutsch, hg. v. Kai Brodersen, Stuttgart 2002

Liatsi 2005a = Liatsi, Maria: s.v. Massage, in: Leven, Karl-Heinz (Hg.): Antike Medizin. Ein Lexikon, München 2005, 593f

Liatsi 2005b = Liatsi, Maria: s.v. Schweiß, in: Leven, Karl-Heinz (Hg.): Antike Medizin. Ein Lexikon, München 2005, 785f

Licht 1925 = Licht, Hans [Paul Brandt]: Sittengeschichte Griechenlands. I Die griechische Gesellschaft, Dresden 1925

LiDonnici 1995 = LiDonnici, Lynn R. (Hg.): The Epidaurian Miracle Inscriptions, Atlanta 1995 (Texts and Translations 36 = Graeco-Roman Religion Series 11)

Lieber 1996 = Lieber, Elinor: The Hippocratic ‚Airs, Waters, Places' on Cross-Dressing Eunuchs. ‚Natural' yet also ‚Divine', in: Wittern, Renate; Pellegrin, Pierre (Hg.): Hippokratische Medizin und antike Philosophie. Verhandlungen des VIII. Internationalen Hippokrates-Kolloquiums in Kloster Banz/Staffelstein (23.–28.9.1993), Hildesheim 1996 (Medizin der Antike 1), 451–476

Liewert 2015 = Liewert, Anne: Die meteorologische Medizin des Corpus Hippocraticum, Berlin 2015 (Untersuchungen zur antiken Literatur und Geschichte 119)

Lilja 1972 = Lilja, Saara: The Treatment of Odours in the Poetry of Antiquity, Helsinki 1972 (Commentationes humanarum litterarum 49)

Lilja 1987 = Lilja, Saara: Sunbathing in Antiquity, in: Arctos 21 (1987), 53–60

Lind 1990 = Lind, Hermann: Der Gerber Kleon in den ‚Rittern' des Aristophanes. Studien zur Demagogenkomödie, Frankfurt/M 1990 (Studien zur klassischen Philologie 51)

Lindemann 1992 = Lindemann, Gesa: Das soziale Geschlecht unter der Haut, in: Kulturinitiative '89 (Hg.): Geschlechterverhältnisse. Sexualität, Berlin 1992 (Mitteilungen aus der kulturwissenschaftlichen Forschung 15 (1992) 31), 68–82

Link 1997 = Link, Jürgen: Versuch über den Normalismus. Wie Normalität produziert wird, Opladen 1997

Lipka 2002 = Lipka, Michael (Hg.): Xenophon's Spartan Constitution, Berlin 2002 (Texte und Kommentare 24)

Lissarrague 1993 = Lissarrague, François: Frauenbilder, in: Schmitt Pantel, Pauline (Hg.): Geschichte der Frauen. I Antike, Frankfurt/M 1993, 177–261

Llewellyn-Jones 2002 = Llewellyn-Jones, Lloyd: A Woman's View? Dress, Eroticism, and the Art of the Female Body in Athenian Art, in: Ders.; Blundell, Sue (Hg.): Women's Dress in the Ancient Greek World, London 2002, 171–202

Llewellyn-Jones 2003 = Llewellyn-Jones, Lloyd: Aphrodite's Tortoise. The Veiled Woman of Ancient Greece, Swansea 2003

Llewellyn-Jones 2007 = Llewellyn-Jones, Lloyd: House and Veil in Ancient Greece, in: British School at Athens Studies 15 (2007), 251–258

Llewellyn-Jones 2012 = Llewellyn-Jones, Lloyd: Veiling the Spartan Woman, in: Harlow, Mary (Hg.): Dress and Identity, Oxford 2012 (IAA Interdisciplinary Series. Studies in Archaeology, History, Literature and Art 2), 17–35

Llewellyn-Jones 2015 = Llewellyn-Jones, Lloyd: ‚That My Body Is Strong'. The Physique and Appearance of Achaemenid Monarchy, in: Boschung, Dietrich; Shapiro, Alan; Waschek, Frank (Hg.): Bodies in Transition. Dissolving the Boundaries of Embodied Knowledge, Paderborn 2015 (Morphomata 23), 211–248

Lloyd 1962 = Lloyd, G.E.R.: Right and Left in Greek Philosophy, in: JHS 82 (1962), 56–66

Lloyd 1976 = Lloyd, Alan B.: Herodotus: Book II. Commentary 1–98, Leiden 1976 (Etudes préliminaires aux religions orientales dans l'Empire romain 43)
Lloyd 1988 = Lloyd, Alan B.: Herodotus: Book II. Commentary 99–182, Leiden 1988 (Etudes préliminaires aux religions orientales dans l'Empire romain 43)
Lloyd 2007 = Lloyd, Alan B.: Herodotus: Book II, in: Asheri, David; Ders.; Corcella, Aldo: A Commentary on Herodotus. Books I–IV. With a contrib. by Maria Brosius, hg. v. Oswyn Murray und Alfonso Moreno, Oxford 2007, 219–378
Lloyd 2005 = Lloyd, Michael (Hg.): Euripides: Andromache, 2. Aufl. Warminster 2005
Lobstädt 2011 = Lobstädt, Tobias: Tätowierung, Narzissmus und Theatralität. Selbstwertgewinn durch die Gestaltung des Körpers, Wiesbaden 2011
Lohwasser 2012 = Lohwasser, Angelika: Haut als Medium im antiken Nordostafrika. Temporäre und permanente Modifikationen der Körperoberfläche, in: Berlejung, Angelika; Dietrich, Jan; Quack, Joachim Friedrich (Hg.): Menschenbilder und Körperkonzepte im Alten Israel, in Ägypten und im Alten Orient, Tübingen 2012 (Orientalische Religionen in der Antike 9), 527–559
Lombroso 1887 = Lombroso, Cesare: Der Verbrecher. In anthropologischer, ärztlicher und juristischer Beziehung, Hamburg 1887
Long 1996 = Long, Jacqueline: Claudian's ‚In Eutropium'. Or, How, When, and Why to Slander a Eunuch, Chapel Hill 1996
Lonie 1981 = Lonie, Iain M. (Hg.): The Hippocratic Treatises On Generation – On the Nature of the Child – Diseases IV. A Commentary, Berlin 1981 (Ars Medica 2, Griechisch-lateinische Medizin 7)
Loraux 1977 = Loraux, Nicole: La belle mort spartiate, in: Ktéma 11 (1977), 105–120
Loraux 1992 = Loraux, Nicole: Die Trauer der Mütter. Weibliche Leidenschaft und die Gesetze der Politik, Frankfurt/M 1992 (Edition Pandora 3)
Loraux 1995 = Loraux, Nicole: The Experience of Tiresias. The Feminine and the Greek Man, Princeton 1995
Lorey 1993 = Lorey, Isabell: Der Körper als Text und das aktuelle Selbst. Butler und Foucault, in: Feministische Studien 11 (1993) 2, 10–23
Lorimer 1936 = Lorimer, H.L.: Gold and Ivory in Greek Mythology, in: Bailey, Cyril (Hg.): Greek Poetry and Life. Essays Presented to Gilbert Murray on his Seventieth Birthday (2.1.1936), Oxford 1936, 14–33
Lossau 2000 = Lossau, Julia: Für eine Verunsicherung des geographischen Blicks. Bemerkungen aus dem Zwischen-Raum, in: Geographica Helvetica 55 (2000) 1, 23–30
Lovibond 1994 = Lovibond, Sabina: An Ancient Theory of Gender. Plato and the Pythagorean Table, in: Archer, Léonie J.; Fischler, Susan; Wyke, Maria (Hg.): Women in Ancient Societies. An Illusion of the Night, London 1994, 88–101
Lupi 2001 = Lupi, Marcello: Epimenide a Sparta. Note sulla tradizione, in: Federico, Eduardo; Visconti, Amedeo (Hg.): Epimenide Cretese, Napoli 2001 (Quaderni del Dipartimento di discipline storiche 2), 169–191
Lutter 2004 = Lutter, Christina: Geschlecht. Wissen. Kultur. Mediävistik als historische Kulturwissenschaft, in: Dies.; Szöllősi-Janze, Margit; Uhl, Heidemarie (Hg.): Kulturgeschichte. Fragestellungen, Konzepte, Annäherungen, Innsbruck 2004 (Querschnitte 15), 117–138
Lutz 2001 = Lutz, Helma: Differenz als Rechenaufgabe. Über die Relevanz der Kategorien Race, Class und Gender, in: Dies. (Hg.): Unterschiedlich verschieden. Differenz in der Erziehungswissenschaft, Opladen 2001, 215–230

Lyons 2012 = Lyons, Deborah: Dangerous Gifts. Gender and Exchange in Ancient Greece, Austin 2012

Macdonald 2006 = Macdonald, Alice: Hairs on the Lens. Female Body Hair on the Screen, in: Lesnik-Oberstein, Karín (Hg.): The Last Taboo. Women and Body Hair, Manchester 2006, 66–82

MacDowell 1988 = MacDowell, Douglas M. (Hg.): Aristophanes: Wasps, Oxford 1988

Maihofer 2009 = Maihofer, Andrea: Dialektik der Aufklärung. Die Entstehung der modernen Gleichheitsidee, des Diskurses der qualitativen Geschlechterdifferenz und der Rassentheorien, in: Zeitschrift für Menschenrechte 3 (2009) 1, 20–36

Majno 1975 = Majno, Guido: The Healing Hand. Man and Wound in the Ancient World, Cambridge 1975

Mann 2009 = Mann, Christian: *Kalokagathia* in der Demokratie. Überlegungen zur Medialität der politischen Kommunikation im klassischen Athen, in: Ders.; Haake, Matthias; Hoff, Ralf von den (Hg.): Rollenbilder in der athenischen Demokratie. Medien, Gruppen, Räume im politischen und sozialen System. Beiträge zu einem interdisziplinären Kolloquium in Freiburg (24.–25.11.2006), Wiesbaden 2009, 147–170

Mannsperger 1998 = Mannsperger, Marion: Frisurenkunst und Kunstfrisur. Die Haarmode der römischen Kaiserinnen von Livia bis Sabina, Bonn 1998

Mansfeld 1971 = Mansfeld, Jaap (Hg.): The Pseudo-Hippocratic Tract περι ἑβδομαδων Ch. 1–11 and Greek Philosophy, Assen 1971 (Philosophical Texts and Studies 20)

Marg 1973 = Marg, Walter (Hg.): Herodot: Geschichten und Geschichte. Bd. 1, Zürich 1973

Margreth 1993 = Margreth, Donat Georg: Skythische Schamanen? Die Nachrichten über Enarees-Anarieis bei Herodot und Hippokrates, Schaffhausen 1993

Marinatos 1967 = Marinatos, Spyridon: Kleidung, Haar- und Barttracht, Göttingen 1967 (Archaeologica Homerica A/B)

Martin 1993 = Martin, Peter: Schwarze Teufel, edle Mohren, Hamburg 1993

Märtin 2012 = Märtin, Ralf-Peter: Jenseits des Horizonts. Raum und Wissen in den Kulturen der Alten Welt, hg. v. Excellence Cluster Topoi, Staatliche Museen zu Berlin, Stuttgart 2012

Martini 1997 = Martini, Wolfram: Von der Farbe der Geschlechter, in: Bahr, Carolin (Hg.): Zwischen Askese und Sinnlichkeit. Festschrift für Norbert Werner zum 60. Geburtstag, Dettelbach 1997 (Gießener Beiträge zur Kunstgeschichte 10), 28–37

Marzano 2007 = Marzano, Michela: Philosophie des Körpers, München 2013

Marzari 2015 = Marzari, Francesca: *L'alphós* delle Pretidi fra mito e tradizione medica, in: Gaia 18 (2015), 521–534

Massey 2003 = Massey, Doreen: Spaces of Politcs – Raum und Politik, in: Gebhardt, Hans; Reuber, Paul; Wolkersdorfer, Günter (Hg.): Kulturgeographie. Aktuelle Ansätze und Entwicklungen, Heidelberg 2003, 31–46

Mastronarde 1994 = Mastronarde, Donald J. (Hg.): Euripides: Phoenissae, Cambridge 1994 (Cambridge Classical Texts and Commentaries 29)

Matthiessen 2008 = Matthiessen, Kjeld (Hg.): Euripides: Hekabe, Berlin 2008

Mau 1896 = Mau, August: s.v. Bäder, in: RE II 2 (1896), 2743–2758

Mau 1897a = Mau, August: s.v. Bart, in: RE III 1 (1897), 30–34

Mau 1897b = Mau, August: s.v. Bestattung, in: RE III 1 (1897), 331–359

Mauduit 1994 = Mauduit, Christine: Bains et libations. À propos de deux emplois de λουτρά dans l'*Électre* de Sophocle, in: Ginouvès, René; Guimier-Sorbets, Anne-Marie; Jouanna, Jacques; Villard, Laurence (Hg.): L'eau, la santé et la maladie dans le monde grec. Actes du colloque organisé à Paris par le Centre de recherche ‚Archéologie et systèmes d'information' et par l'URA

1255 ‚Médecine grecque' (25.–27.11.1992), Athen 1994 (Bulletin de Correspondance Hellénique. Supplément 28), 131–146
May 2005 = May, Regine: ‚The Rape of the Locks'. Cutting Hair in Menander's *Perikeiromene*, in: Harwardt, Sabine; Schwind, Johannes (Hg.): Corona coronaria. Festschrift für Hans-Otto Kröner zum 75. Geburtstag, Hildesheim 2005 (Spudasmata 102), 275–289
Mayer 1927 = Mayer, Karl: Die Bedeutung der weißen Farbe im Kultus der Griechen und Römer, Phil. Diss. Freiburg 1927
Mayor 2014 = Mayor, Adrienne: The Amazons. Lives and Legends of Warrior Women Across the Ancient World, Princeton 2014
Mazzini 2000 = Mazzini, Innocenzo: L'uso dell'olio d'oliva nella medicina del mondo antico, in: Medizinhistorisches Journal 35 (2000) 2, 105–126
McCoskey 2012 = McCoskey, Denise Eileen: Race. Antiquity and its Legacy, New York 2012
McDonnell 1991 = McDonnell, Myles: The Introduction of Athletic Nudity. Thucydides, Plato and the Vases, in: JHS 111 (1991), 182–192
McLuhan 1970 = McLuhan, Marshall: Culture Is Our Business, New York 1970
Mednikova 2007 = Mednikova, Marija B.: Neizgladimye znaki. Tatuirovka kak istoričeskij istočnik, Moskau 2007
Mehl 2011 = Mehl, Véronique: ‚Vois si ma tête sent le parfum'. Cheveux des femmes, séduction et norme sociale en pays grec, in: Lançon, Bertrand; Delavaud-Roux, Marie-Hélène (Hg.): Anthropologie, mythologies et histoire de la chevelure et de la pilosité. Le sens du poil, Paris 2011, 151–165
Meilhac-Léonelli 2003 = Meilhac-Léonelli, Michèle: La teinture des cheveux, un geste médical? À propos de Théodore Priscien Eup. 1,5–6 (éd. V. Rose), in: Gaide, Françoise; Biville, Frédérique (Hg.): *Manus medica*. Actions et gestes de l'officiant dans les textes medicaux latins. Questions de thérapeutique et de lexique. Actes du colloque tenu à l'Université Lumière-Lyon II (18.–19.9.2001), Aix-en-Provence 2003, 173–181
Meinel 2015 = Meinel, Fabian: Pollution and Crisis in Greek Tragedy, Cambridge 2015
Meissner 1920 = Meissner, Bruno: Babylonien und Assyrien. Bd. 1, Heidelberg 1920 (Kulturgeschichtliche Bibliothek. Reihe 1: Ethnologische Bibliothek mit Einschluss der altorientalischen Kulturgeschichte 3)
Meister 1998 = Meister, Klaus: s.v. Herodotos, in: DNP 5 (1998), 469–475
Meister 2009 = Meister, Jan Bernhard: Pisos Augenbrauen. Zur Lesbarkeit aristokratischer Körper in der späten römischen Republik, in: Historia 58 (2009) 1, 71–95
Meister 2012 = Meister, Jan Bernhard: Der Körper des Princeps. Zur Problematik eines monarchischen Körpers ohne Monarchie, Stuttgart 2012 (Historia Einzelschriften 223)
Mellinkoff 1993 = Mellinkoff, Ruth: Outcasts. Signs of Otherness in Northern European Art of the Late Middle Ages. 2 Bde., Berkeley 1993 (California Studies in the History of Art 32)
Memmi 1987 = Memmi, Albert: Rassismus, Frankfurt/M 1987
Meskell 1996 = Meskell, Lynn M.: The Somatization of Archaeology. Institutions, Discourses, Corporeality, in: Norwegian Archaeological Review 29 (1996), 1–16
Metzler / Hoffmann 1977 = Metzler, Dieter; Hoffmann, Herbert: Zur Theorie und Methode der Erforschung von Rassismus in der Antike, in: Kritische Berichte 5 (1977) 1, 5–20
Meuli 1935 = Meuli, Karl: Scythica, in: Hermes 70 (1935) 2, 121–176
Meuser 2006 = Meuser, Michael: Körper-Handeln. Überlegungen zu einer praxeologischen Soziologie des Körpers, in: Gugutzer, Robert (Hg.): Body Turn. Perspektiven einer Soziologie des Körpers und des Sports, Bielefeld 2006, 95–116

Meyer 2016 = Meyer, Martin F.: Zur kulturellen Funktion des Leibes bei Herodot, in: Jung, Matthias; Bauks, Michaela; Ackermann, Andreas (Hg.): Dem Körper eingeschrieben. Verkörperung zwischen Leiberleben und kulturellem Sinn, Wiesbaden 2016, 167–187

Miles 2003 = Miles, Robert; Brown, Malcolm: Racism, 2. Aufl. London 2003

Millender 1999 = Millender, Ellen: Athenian Ideology and the Empowered Spartan Woman, in: Hodkinson, Stephen; Powell, Anton (Hg.): Sparta. New Perspectives, London 1999, 355–391

Millender 2002 = Millender, Ellen: Herodotus and Spartan Despotism, in: Powell, Anton; Hodkinson, Stephen (Hg.): Sparta. Beyond the Mirage, London 2002, 1–61

Miller 1998a = Miller, Barbara D.: The Disappearance of the Oiled Braid. Indian Adolescent Female Hairstyles in North America, in: Hiltebeitel, Alf; Dies. (Hg.): Hair. Its Power and Meaning in Asian Cultures, New York 1998, 259–280

Miller 1998b = Miller, Barbara D.: Afterword – Hair Power, in: Hiltebeitel, Alf; Dies. (Hg.): Hair. Its Power and Meaning in Asian Cultures, New York 1998, 281–286

Miller 2000 = Miller, Stephen G.: Naked Democracy, in: Flensted-Jensen, Pernille; Nielsen, Thomas Heine; Rubinstein, Lene (Hg.): Polis & Politics. Studies in Ancient Greek History, presented to Mogens Hansen on his Sixtieth Birthday, Kopenhagen 2000, 277–296

Miller 2005 = Miller, Daniel (Hg.): Materiality, Durham 2005

Miller 1992 = Miller, Margaret C.: The Parasol. An Oriental Status-Symbol in Late Archaic and Classical Athens, in: JHS 112 (1992), 91–105

Miller 2006/2007 = Miller, Margaret C.: Persians in the Greek Imagination, in: Mediterranean Archaeology 19/20 (2006/2007), 109–123

Miller 2011 = Miller, Margaret C.: Imaging Persians in the Age of Herodotos, in: Rollinger, Robert; Truschnegg, Brigitte (Hg.): Herodot und das Persische Weltreich = Herodotus and the Persian Empire. Akten des 3. Internationalen Kolloquiums zum Thema *Vorderasien im Spannungsfeld klassischer und altorientalischer Überlieferungen*, Innsbruck (24.–28.11.2008), Wiesbaden 2011 (Classica et Orientalia 3), 123–157

Miltner 1935 = Miltner, Franz: Besprechung von W. Sieglin: Die blonden Haare der indogermanischen Völker des Altertums, in: Klio 28 (1935), 337–339

Minarovičová 2005 = Minarovičová, Elena: The History of Hairstyles in the Mirror of Ancient Coins, in: Biatec 13 (2005) 10, 26f

Mitchell 2006 = Mitchell, Lynette G.: Greeks, Barbarians and Aeschylus' *Suppliants*, in: Greece & Rome 53 (2006) 2, 205–223

Mittag 2002 = Mittag, Peter Franz: Beim Barte des Demetrios. Überlegungen zur parteiischen Gefangenschaft Demetrios' II., in: Klio 84 (2002) 2, 373–399

Modes 2014 = Modes, Marie-Theres: Raum, Atmosphäre und verkörperte Differenz. Raumbezogene Wahrnehmungsweisen einer anderen Körperlichkeit, in: Förschler, Silke; Habermas, Rebekka; Roßbach, Nikola (Hg.): Verorten – Verhandeln – Verkörpern. Interdisziplinäre Analysen zu Raum und Geschlecht, Bielefeld 2014 (Dynamiken von Raum und Geschlecht 1), 335–357

Moeller 1903 = Moeller, Carl: Die Medizin im Herodot. Für Mediziner und Philologen, Berlin 1903

Möhring 2004 = Möhring, Maren: Marmorleiber. Körperbildung in der deutschen Nacktkultur (1890–1930), Köln 2004 (Kölner Historische Abhandlungen 42)

Möllendorff 1995 = Möllendorff, Peter von: Grundlagen einer Ästhetik der Alten Komödie. Untersuchungen zu Aristophanes und Michail Bachtin, Tübingen 1995 (Classica Monacensia 9)

Möllendorff 2002 = Möllendorff, Peter von: Aristophanes, Darmstadt 2002

Molodin / Polos'mak 2004/2005 = Molodin, Vjaceslav I.; Polos'mak, Natal'ja V.: Die Tätowierung bei der antiken Bevölkerung Sibiriens, in: Mitteilungen der Anthropologischen Gesellschaft in Wien 134/135 (2004/2005), 95–114
Montagu 1974 = Montagu, Ashley: Körperkontakt. Die Bedeutung der Haut für die Entwicklung des Menschen, Stuttgart 1974
Montagu 1982 = Montagu, Ashley: Die Haut, in: Kamper, Dietmar; Wulf, Christoph (Hg.): Das Schwinden der Sinne, Frankfurt/M 1982, 210–224
Montserrat 1998 = Montserrat, Dominic (Hg.): Changing Bodies, Changing Meanings. Studies on the Human Body in Antiquity, London 1998
Moorhouse 1954 = Moorhouse, Alfred C.: 'Εκ- in Colour Adjectives, in: CQ 4 (1954), 96
Moraw 2003 = Moraw, Susanne: Schönheit und Sophrosyne. Zum Verhältnis von weiblicher Nacktheit und bürgerlichem Status in der attischen Vasenmalerei, in: JdI 118 (2003), 1–47
Morgan 1982 = Morgan, Gareth: Euphiletos' House. Lysias I, in: TAPhA 112 (1982), 115–123
Morgan 1997 = Morgan, Llewlyn: Achilleae Comae. Hair and Heroism According to Domitian, in: CQ 47 (1997) 1, 209–214
Morrison 1992 = Morrison, Toni: Playing in the Dark. Whiteness and the Literary Imagination, Cambridge 1992
Morwood 2007 = Morwood, James (Hg.): Euripides: Suppliant Women, Oxford 2007
Mudry 2005 = Mudry, Philippe: La peau dans tous ses états. Fards et peinture à Rome, in: Micrologus 13 (2005) [La pelle umana – The Human Skin], 91–112
Mudry, Philippe: Effacer tatouages et marques d'infamie. Quelques recettes de la médecine antique, in: Boudon-Millot, Véronique; Pardon-Labonnelie, Muriel (Hg.): Le teint de Phrynè. Thérapeutique et cosmétique dans l'Antiquité, Paris 2018 (Orient & méditerranée 27), 167–180
Muth 2005 = Muth, Susanne: Zwischen Pathetisierung und Dämpfung. Kampfdarstellungen in der attischen Vasenmalerei des 5. Jhs. v. Chr., in: Fischer, Günter; Moraw, Susanne (Hg.): Die andere Seite der Klassik. Gewalt im 5. und 4. Jahrhundert v. Chr., Stuttgart 2005, 185–210
Muth 2006 = Muth, Susanne: Warten auf Marsyas. Als die Griechen die Gewalt am Unterlegenen entdeckten, in: Renner, Ursula; Schneider, Manfred (Hg.): Häutung. Lesarten des Marsyas-Mythos, München 2006, 11–32
Muth 2008 = Muth, Susanne: Gewalt im Bild. Das Phänomen der medialen Gewalt im Athen des 6. und 5. Jh. v. Chr., Berlin 2008 (Image & Context 1)
Muth 2009 = Muth, Susanne: Zur historischen Interpretation medialer Gewalt. Darstellungen von Leiden und Sterben im Athen des späten 6. und frühen 5. Jahrhunderts v. Chr., in: Zimmermann, Martin (Hg.): Extreme Formen von Gewalt in Bild und Text des Altertums, München 2009 (Münchner Studien zur Alten Welt 5), 193–229

Naber 1905 = Naber, S.A.: Adnotationes criticae ad Lysiae orationes, in: Mnemosyne N.S. 33 (1905) 1, 68–98
Neils 1995 = Neils, Jenifer: Inventing the Other. The Opponents of Theseus, in: Source 15 (1995) 1, 17–24
Neils 2007 = Neils, Jenifer: The Group of the Negro Alabastra Reconsidered, in: Giudice, Filippo; Panvini, Rosalba (Hg.): Il greco, il barbaro e la ceramica attica. Immaginario del diverso, processi di scambio e autorappresentazione degli indigeni. Bd. 4, Rom 2007 (Monografie della Scuola di Specializzazione in Archeologia dell'Università di Catania 4), 67–74
Nenci 1994 = Nenci, Guiseppe (Hg.): Erodoto: Le storie. Libro V. La rivolta della Ionia, Mailand 1994
Nesselrath 2001 = Nesselrath, Heinz-Günther: s.v. Kahlheit, in: RAC 19 (2001), 930–943

Netoliczka-Baldershofen 1921 = Netoliczka-Baldershofen, Adelheid: s.v. Kekryphalos, in: RE XI 1 (1921), 126–131

Netzwerk Transkulturelle Verflechtungen 2016 = Netzwerk Transkulturelle Verflechtungen: Transkulturelle Verflechtungen. Mediävistische Perspektiven, Göttingen 2016

Neumann 1965 = Neumann, Gerhard: Gesten und Gebärden in der griechischen Kunst, Berlin 1965

Nickel 2009 = Nickel, Marion: Wenn nichts mehr hilft... Magie und Schminke, in: Landschaftsverband Rheinland (Hg.): Alter in der Antike. Die Blüte des Alters aber ist die Weisheit. Katalog zur Ausstellung im LVR-Landesmuseum Bonn (25.2.–7.6.2009), Mainz 2009, 173–181

Nicolai 1801 = Nicolai, Friedrich: Über den Gebrauch der falschen Haare und Perücken in alten und neuern Zeiten. Eine historische Untersuchung, Berlin 1801

Nicolson 1891 = Nicolson, Frank W.: Greek and Roman Barbers, in: Harvard Studies in Classical Philology 2 (1891), 41–56

Niditch 2008 = Niditch, Susan: ‚My Brother Esau is a Hairy Man'. Hair and Identity in Ancient Israel, New York 2008

Nielsen 1997 = Nielsen, Inge: s.v. Bäder, in: DNP 2 (1997), 397–400

Nielsen 2002 = Nielsen, Inge: s.v. Thermen, in: DNP 12 (2002), 414–422

Nielsen 2007 = Nielsen, Thomas Heine: Olympia and the Classical Hellenic City-State Culture, Copenhagen 2007 (Historisk-filosofiske meddelelser 96)

Niewöhner et al. 2008 = Niewöhner, Jörg; Kehl, Christoph; Beck, Stefan (Hg.): Wie geht Kultur unter die Haut? Emergente Praxen an der Schnittstelle von Medizin, Lebens- und Sozialwissenschaft, Bielefeld 2008 (VerKörperungen 1)

Nilsson 1957 [1906] = Nilsson, Martin P.: Griechische Feste von religiöser Bedeutung mit Ausschluss der attischen, Darmstadt 1957 [erstmals Leipzig 1906]

Nilsson 1967 = Nilsson, Martin P.: Geschichte der griechischen Religion. I Religion Griechenlands bis auf die griechische Weltherrschaft, 3. Aufl. München 1967 (Handbuch der Altertumswissenschaft V 2,1)

Nowak / Schulz 1998 = Nowak, Bernd; Schulz, Bettina: Tropische Früchte. Biologie, Verwendung, Anbau und Ernte. BLV-Bestimmungsbuch, München 1998

Nutton 1992 = Nutton, Vivian: Healers in the Medical Marketplace. Towards a Social History of Graeco-Roman Medicine, in: Wear, Andrew (Hg.): Medicine in Society. Historical Essays, Cambridge 1992, 15–58

Nutton 2001 = Nutton, Vivian: s.v. Medizin (RWG), in: DNP 15 (2001) 1, 360–373

Nutton 2004 = Nutton, Vivian: Ancient Medicine, London 2004

Oates / O'Neill 1938 = Oates, Whitney J.; O'Neill, Eugene (Hg.): The Complete Greek Drama. All the Extant Tragedies of Aeschylus, Sophocles and Euripides, and the Comedies of Aristophanes and Menander, in a Variety of Translations. 2 Bde., New York 1938

Obeyesekere, Gananath: Foreword, in: Hiltebeitel, Alf; Miller, Barbara D. (Hg.): Hair. Its Power and Meaning in Asian Cultures, New York 1998, XI–XIV

Ogle 1929 = Ogle, Marbury B.: The Blonde Aeneas: Vergil, Aeneid 1.592, in: Classical Weekly 23 (1929) 4, 28–30

Oikonomides / Miller 1995 = Oikonomides, Alkibiades. N.; Miller, Martin C.J. (Hg.): Hanno the Carthaginian: Periplus or Circumnavigation [of Africa]. Greek Text with Facing English Translation, Commentary, Notes and Facsimile of Codex Palatinus Gr. 398, 3. Aufl. Chicago 1995

Olson 1999 = Olson, S. Douglas: Kleon's Eyebrows (Cratin. fr. 228 K-A) and Late 5th-Century Comic Portrait-Masks, in: CQ 49 (1999) 1, 320f

Olson 2009 = Olson, Kelly: Cosmetics in Roman Antiquity. Substance, Remedy, Poison, in: CW 102 (2009) 3, 291–310
Omitowoju 2016 = Omitowoju, Rosanna: The Crime that Dare not Speak its Name. Violence against Women in the Athenian Courts, in: Riess, Werner; Fagan, Garrett G. (Hg.): The Topography of Violence in the Greco-Roman World, Ann Arbor 2016, 113–135
Onians 1988 = Onians, Richard Broxton: The Origins of European Thought. About the Body, the Mind, the Soul, the World, Time and Faith. New Interpretations of Greek, Roman and Kindred Evidence also of some Basic Jewish and Christian Beliefs, Cambridge 1988
O'Regan 1992 = O'Regan, Daphne Elizabeth: Rhetoric, Comedy, and the Violence of Language in Aristophanes' ‚Clouds', Oxford 1992
Orizaga 2013 = Orizaga, Rhiannon: Roman Cosmetics Revisited. Facial Modification and Identity, in: Della Casa, Philippe; Witt, Constanze (Hg.): Tattoos and Body Modifications in Antiquity. Proceedings of the Sessions at the EAA Annual Meetings in The Hague and Oslo, 2010/2011, Zürich 2013 (Zurich Studies in Archaeology 9), 115–120
O'Sullivan / Collard 2013 = O'Sullivan, Patrick; Collard, Christopher (Hg.): Euripides: Cyclops and Major Fragments of Greek Satyric Drama, Oxford 2013
Osborne 1997 = Osborne, Robin: Men Without Clothes. Heroic Nakedness and Greek Art, in: Gender & History 9 (1997) 3, 504–528 [= in: Wyke, Maria (Hg.): Gender and the Body in the Ancient Mediterranean, Oxford 1998, 80–104]
Osborne 2011 = Osborne, Robin: The History Written on the Classical Greek Body, Cambridge 2011
Oser-Grote 2004 = Oser-Grote, Carolin M.: Aristoteles und das *Corpus Hippocraticum*. Die Anatomie und Physiologie des Menschen, Stuttgart 2004 (Philosophie der Antike 7)
Oser-Grote 2005 = Oser-Grote, Carolin M.: s.v. Gehirn, in: Leven, Karl-Heinz (Hg.): Antike Medizin. Ein Lexikon, München 2005, 332–334
Østergaard 2010 = Østergaard, Jan Stubbe: The Polychromy of Ancient Sculpture. A Challenge to Western Ideals?, in: Brinkmann, Vinzenz; Primavesi, Oliver; Hollein, Max (Hg.): Circumlitio. The Polychromy of Antique and Mediaeval Sculpture, München 2010, 78–105
Owen 1939 = Owen, Arthur S. (Hg.): Euripides: Ion, Oxford 1939
Özen-Kleine 2016 = Özen-Kleine, Britta: Das Phänomen der ‚Verjüngung' im klassischen Athen. Zur Bedeutung von Altersstufen in der Bilderwelt des 6. und 5. Jhs. v. Chr., Wiesbaden 2016 (Philippika 94)

Paduano 1983 = Paduano, Guido (Hg.) : Aristofane: La festa delle donne, Milano 1983
Painter 2010 = Painter, Nell Irvin: The History of White People, New York 2010
Pankova 2013 = Pankova, Svetlana V.: One More Culture with Ancient Tattoo Tradition in Southern Siberia. Tattoos on a Mummy from the Oglakhty Burial Ground, 3rd–4th century AD, in: Della Casa, Philippe; Witt, Constanze (Hg.): Tattoos and Body Modifications in Antiquity. Proceedings of the Sessions at the EAA Annual Meetings in The Hague and Oslo, 2010/2011, Zürich 2013 (Zurich Studies in Archaeology 9), 75–86
Parisinou 2000 = Parisinou, Eva: ‚Lighting' the World of Women. Lamps and Torches in the Hands of Women in the Late Archaic and Classical Periods, in: Greece & Rome 47 (2000) 1, 19–43
Parisinou 2002 = Parisinou, Eva: The ‚Language' of Female Hunting Outfit in Ancient Greece, in: Llewellyn-Jones, Lloyd; Blundell, Sue (Hg.): Women's Dress in the Ancient Greek World, London 2002, 55–72
Parke 1987 = Parke, Herbert W.: Athenische Feste, Mainz 1987 (Kulturgeschichte der antiken Welt 38)

Parker 1983 = Parker, Robert: Miasma. Pollution and Purification in Early Greek Religion, Oxford 1983

Parker 2007a = Parker, L.P. E. (Hg.): Euripides: Alcestis, Oxford 2007

Parker 2007b = Parker, Victor: Herodotus' Use of Aeschylus' *Persae* as a Source for the Battle of Salamis, in: Symbolae Osloenses 82 (2007), 2–29

Parzinger et al. [2008] = Parzinger, Hermann; Molodin, Vjaceslav I.; Ceveendorz, Durensuren: Der skythenzeitliche Krieger aus dem Eis. Neue Entdeckungen im mongolischen Altaj. Ergebnisse einer russisch-deutsch-mongolischen Expedition im Sommer 2006, Amsterdam [2008] (Kroon-voordracht gehouden voor de Stichting Nederlands Museum voor Anthropologie en Praehistorie te Amsterdam 30)

Paszthory 1992 = Paszthory, Emmerich: Salben, Schminke und Parfüme im Altertum, Mainz 1992

Paulsen 2005 = Paulsen, Thomas: Geschichte der griechischen Literatur, Stuttgart 2005

Pease 1937 = Pease, Arthur Stanley: s.v. Oleum, in: RE XVII 2 (1937), 2454–2474

Pechriggl 2003 = Pechriggl, Alice: Sphères/espaces de la ‚polis' et rapports des sexes/genres chez Platon et Aristote. Une typologie du corps collectif entre philosophie, travail et politique, in: Frei-Stolba, Regula (Hg.): Les femmes antiques entre sphère privée et sphère publique. Actes du Diplôme d'Etudes Avancées, Université de Lausanne et Neuchâtel, 2000–2002, Bern 2003 (Echo 2), 45–58

Perdrizet 1911 = Perdrizet, Paul: La miracouleuse histoire de Pandare et Echédore, suivie de recherches sur la marque dans l'Antiquité, in: Archiv für Religionswissenschaft 14 (1911), 54–129

Perdrizet 1912 = Perdrizet, Paul: La légende du châtiment de l'Hellespont par Xerxès, in: REA 14 (1912), 357–369

Perrot 2010 = Perrot, Michelle: Cette crinière qu'il faut dompter, in: Bergala, Alain; Marquez, Anne (Hg.): Brune blonde. La chevelure féminine dans l'art et le cinéma, Paris 2010 (Katalog zur Ausstellung *Cinémathèque française*, Musée du cinéma, Paris, 6.10.2010–16.1.2011), 28–39

Petermandl 2013a = Petermandl, Werner: Orsippos und die Einführung der athletischen Nacktheit oder: Die Geschichte einer Geschichte, in: Breitwieser, Rupert; Frass, Monika; Nightingale, Georg (Hg.): Calamus. Festschrift für Herbert Graßl zum 65. Geburtstag, Wiesbaden 2013 (Philippika 57), 349–360

Petermandl 2013b = Petermandl, Werner: Sport im Lendenschurz? Kritische Bemerkungen zur Einführung der Nacktheit im griechischen Sport, in: Mauritsch, Peter; Ulf, Christoph (Hg.): Kultur(en) – Formen des Alltäglichen in der Antike. Festschrift für Ingomar Weiler zum 75. Geburtstag, Graz 2013 (Allgemeine wissenschaftliche Reihe der Karl-Franzens-Universität Graz 33), 457–474

Pfisterer-Haas 1989 = Pfisterer-Haas, Susanne: Darstellungen alter Frauen in der griechischen Kunst, Frankfurt/M 1989 (Europäische Hochschulschriften. Reihe 38: Archäologie 21)

Pfisterer-Haas 1990 = Pfisterer-Haas, Susanne: Ältere Frauen auf attischen Grabdenkmälern, in: AM 105 (1990), 179–196

Pfisterer-Haas 2002 = Pfisterer-Haas, Susanne: Mädchen und Frauen am Wasser. Brunnenhaus und Louterion als Orte der Frauengemeinschaft und der möglichen Begegnung mit einem Mann, in: JdI 117 (2002), 1–79

Pigeaud 2005 = Pigeaud, Jackie: La peau comme frontière, in: Micrologus 13 (2005) [La pelle umana – The Human Skin], 23–53

Pile 1996 = Pile, Steve: The Body and the City. Psychoanalysis, Space and Subjectivity, London 1996

Pile 2009 = Pile, Steve: Topographies of the Body-and-Mind. Skin Ego, Body Ego, and the Film ‚Memento', in: Subjectivity 27 (2009), 134–154

Pile 2011 = Pile, Steve: Spatialities of Skin. The Chafing of Skin, Ego and Second Skins in T.E. Lawrence's *Seven Pillars of Wisdom*, in: Body and Society 17 (2011) 4, 57–81

Piqueux 2006 = Piqueux, Alexa: Rembourrages et image du corps dans la comédie ancienne et moyenne. Témoignages archéologiques et textes comiques, in: Prost, Francis; Wilgaux, Jérome (Hg.): Penser et représenter le corps dans l'Antiquité. Actes du colloque international de Rennes (1.–4.9.2004), Rennes 2006 (Cahiers d'histoire du corps antique 1), 133–150

Pirngruber 2011 = Pirngruber, Reinhard: Eunuchen am Königshof. Ktesias und die altorientalische Evidenz, in: Wiesehöfer, Josef; Rollinger, Robert; Lanfranchi, Giovanni B. (Hg.): Ktesias' Welt = Ctesias' World, Wiesbaden 2011 (Classica et Orientalia 1), 279–312

Pironti 2012 = Pironti, Gabriella: Autour du corps viril en Crete ancienne. L'ombre et le *peplos*, in: Gherchanoc, Florence; Huet, Valérie (Hg.): Vêtements antiques. S'habiller, se déshabiller dans les mondes anciens, Arles 2012, 93–103

Pister 2013 = Pister, David: Dazwischen: Medea. Zu einer transgressiven Figur(ation) bei Euripides, in: Arcadia 48 (2013) 1, 135–149

Platnauer 1921 = Platnauer, Maurice: Greek Colour Perceptions, in: CQ 15 (1921), 153–162

Platter 1995/1996 = Platter, Chuck: Longhairs Get the Gnat. Comica Adespota 12, in: CW 89 (1995/1996) 3, 207–211

Podoroga 1994 = Podoroga, Valery S.: Ėjzenštejn i kinematograf nasilija. Lico i vzgljad. Pravila raskroja, in: Iskusstvo kino (1994) 6, 90–102

Podoroga 1995 = Podoroga, Waleri: Sergei Eisenstein und die Filmkunst der Gewalt. Gesicht und Blick. Die Spielregel der Enthüllung, in: Film und Fernsehen 23 (1995) 2/3, 32–43

Pohl 2004 = Pohl, Annette: ‚Im Umkleideraum'. Antike Athleten vor und nach dem Sport, in: Bartels, Jens; Bohne, Anke; Dies.; Rieger, Barbara (Hg.): Sportschau. Antike Athleten in Aktion. Eine Ausstellung im Akademischen Kunstmuseum – Antikensammlung der Universität Bonn (17.6.–31.10.2004), Bonn 2004, 18–26

Pohlenz 1938 = Pohlenz, Max: Hippokrates und die Begründung der wissenschaftlichen Medizin, Berlin 1938

Poiss 2003 = Poiss, Thomas: Die Farbe des Philosophen. Zum Motiv des ‚weißen Menschen' bei Aristoteles, in: Ullrich, Wolfgang; Vogel, Juliane (Hg.): Weiß, Frankfurt/M 2003, 144–154

Polos'mak 2001 = Polos'mak, Natal'ja V.: Vsadniki Ukoka, Novosibirsk 2001

Pomeroy 1994 = Pomeroy, Sarah B. (Hg): Xenophon. Oeconomicus. A Social and Historical Commentary, Oxford 1994

Pomeroy 2002 = Pomeroy, Sarah B.: Spartan Women, Oxford 2002

Porter 1999 = Porter, James I. (Hg.): Constructions of the Classical Body, Ann Arbor 1999

Posch 2009 = Posch, Waltraud: Projekt Körper. Wie der Kult um die Schönheit unser Leben prägt, Frankfurt/M 2009

Potter 2010 = Potter, Paul (Hg.): Hippocrates IX, Cambridge 2010 (The Loeb Classical Library 509)

Powell 1977 [1938] = Powell, John Enoch: A Lexicon to Herodotus, Hildesheim 1977 [erstmals Cambridge 1938]

Pouyadou 2001 = Pouyadou, Véronique: Dionysos barbu. Le sens du poil, in: Pallas 57 (2001), 169–183

Pratt 1991 = Pratt, Mary Louise: Arts of the Contact Zone, in: Profession (1991), 33–40

Prost / Wilgaux 2006 = Prost, Francis; Wilgaux, Jérome (Hg.): Penser et représenter le corps dans l'Antiquité. Actes du colloque international de Rennes (1.–4.9.2004), Rennes 2006 (Cahiers d'histoire du corps antique 1)

Pudill 2010 = Pudill, Rainer: An den Haaren herbeigezogen. Der so genannte Alpheios-Meister alias Antonianos von Aphrodisias und das ihm zugeschriebene numismatische Werk, in: Geldgeschichtliche Nachrichten 45 (2010), 293–297

Purves 2013 = Purves, Alex C.: Haptic Herodotus, in: Butler, Shane; Purves, Alex C. (Hg.): Synaesthesia and the Ancient Senses, Durham 2013, 27–41

Purves 2018a = Purves, Alex C. (Hg.): Touch and the Ancient Senses, London 2018

Purves 2018b = Purves, Alex C.: Introduction. What and Where Is Touch?, in: Ders. (Hg.): Touch and the Ancient Senses, London 2018, 1–20

Quack 2012 = Quack, Joachim Friedrich: Zur Beschneidung im Alten Ägypten, in: Berlejung, Angelika; Dietrich, Jan; Ders. (Hg.): Menschenbilder und Körperkonzepte im Alten Israel, in Ägypten und im Alten Orient, Tübingen 2012 (Orientalische Religionen in der Antike 9), 561–651

Rabinowitz 2014 = Rabinowitz, Nancy Sorkin: Difficult and Sensitive Discussions, in: Dies.; McHardy, Fiona (Hg.): From Abortion to Pederasty. Addressing Difficult Topics in the Classic Classroom, Columbus 2014, 1–12

Radeke 1990 = Radeke, Jan Carsten: Die Therapie in der knidischen Schrift Περὶ τῶν ἐντὸς παθῶν – De morbis internis, Med. Diss. Frankfurt/M 1990

Rademaker 2003 = Rademaker, Adriaan: ‚Most Citizens are *Euruprôktoi* Now‘. (Un)Manliness in Aristophanes, in: Rosen, Ralph M., Sluiter, Ineke (Hg.): Andreia. Studies in Manliness and Courage in Classical Antiquity, Leiden 2003 (Mnemosyne Supplementum 238), 115–125

Radke 1936 = Radke, Gerhard: Die Bedeutung der weißen und der schwarzen Farbe in Kult und Brauch der Griechen und Römer, Phil. Diss. Berlin 1936

Raeck 1981 = Raeck, Wulf: Zum Barbarenbild in der Kunst Athens im 6. und 5. Jahrhundert v. Chr., Bonn 1981 (Habelts Dissertationsdrucke. Reihe klassische Archäologie 14)

Rahimi et al. 2018 = Rahimi, Iliana A.; Eberhard, Igor; Kasten, Erich: Tattoos: What Do People Really Know About the Medical Risks of Body Ink?, in: Journal of Clinical and Aesthetic Dermatology 11 (2018) 3, 30–35

Ranke-Graves 2008 [1955] = Ranke-Graves, Robert von: Griechische Mythologie. Quellen und Deutung, 13. Aufl. Köln 2008 [erstmals Harmondsworth 1955]

Raphael 2004 = Raphael, Lutz: Habitus und sozialer Sinn. Der Ansatz der Praxistheorie Pierre Bourdieus, in: Jaeger, Friedrich; Straub, Jürgen (Hg.): Handbuch der Kulturwissenschaften. Paradigmen und Disziplinen. Bd. 2, Stuttgart 2004, 266–276

Rebenich 1998 = Rebenich, Stefan (Hg.): Xenophon: Die Verfassung der Spartaner, Darmstadt 1998 (Texte zur Forschung 70)

Rebenich 2001 = Rebenich, Stefan: Alte Geschichte in Demokratie und Diktatur. Der Fall Helmut Berve, in: Chiron 31 (2001), 457–496

Reckwitz 2008 = Reckwitz, Andreas: Praktiken und Diskurse. Eine sozialtheoretische und methodologische Relation, in: Kalthoff, Herbert; Hirschauer, Stefan; Lindemann, Gesa (Hg.): Theoretische Empirie. Zur Relevanz qualitativer Forschung, Frankfurt/M 2008, 188–209

Reden 1996 = Reden, Sitta von: s.v. Arbeit, in: DNP 1 (1996), 963–969

Reed 1987 = Reed, Nancy B.: The *Euandria* Competition at the Panathenaia Reconsidered, in: Ancient World 15 (1987), 59–64

Reinmuth 1967 = Reinmuth, Oscar W.: s.v. Dromos, in: KP 2 (1967), 165

Reinsberg 1989 = Reinsberg, Carola: Ehe, Hetärentum und Knabenliebe im antiken Griechenland, München 1989

Reisch 1893 = Reisch, Emil: s.v. Ἀγένειοι, in: RE I 1 (1893), 772f

Reiter 1962 = Reiter, Gerhard: Die griechischen Bezeichnungen der Farben weiss, grau und braun. Eine Bedeutungsuntersuchung, Innsbruck 1962 (Commentationes Aenipontanae 16)
Reitz 2007 = Reitz, Manfred: Hautkrebs bei alten Hochkulturen, in: Jung, Ernst Günter (Hg.): Kleine Kulturgeschichte der Haut, Darmstadt 2007, 78–83
Renaut 2008 = Renaut, Luc: Die Tradition der weiblichen Tätowierung seit dem Altertum. Schönheit, Liebesspiel und soziale Wertschätzung, in: Geiger, Annette (Hg.): Der schöne Körper. Mode und Kosmetik in Kunst und Gesellschaft, Köln 2008, 91–112
Renaut 2011 = Renaut, Luc: ‚Mains peintes et menton brulé'. La parure tatouee des femmes thraces, in: Bodiou, Lydie; Gherchanoc, Florence; Huet, Valérie; Mehl, Véronique (Hg.): Parures et artifices. Le corps exposé dans l'Antiquité, Paris 2011, 191–216
Reuter 2004 = Reuter, Julia: Körperinszenierungen. Zur Materialität bei Erving Goffman und Judith Butler, in: Das Argument 254 (2004), 102–114
Reuter 2011 = Reuter, Julia: Geschlecht und Körper. Studien zur Materialität und Inszenierung gesellschaftlicher Wirklichkeit, Bielefeld 2011
Reuthner 2006 = Reuthner, Rosa: Wer webte Athenes Gewänder? Die Arbeit von Frauen im antiken Griechenland, Frankfurt/M 2006 (Campus-Forschung 897)
Reuthner 2013 = Reuthner, Rosa: Platons Schwestern. Lebenswelten antiker Griechinnen, Köln 2013
Rey 2000 = Rey, Roselyne: Histoire de la douleur, hg. v. Société Française de la Douleur, Paris 2000
Ribbeck 1867 = Ribbeck, Woldemar (Hg.): Aristophanes: Die Ritter, Berlin 1867
Richlin 1992 = Richlin, Amy (Hg.): Pornography and Representation in Greece and Rome, New York 1992
Richlin 1995 = Richlin, Amy: Making Up a Woman. The Face of Roman Gender, in: Eilberg-Schwartz, Howard; Doniger, Wendy (Hg.): Off With Her Head. The Denial of Women's Identity in Myth, Religion, and Culture, Berkeley 1995, 185–213
Richlin 1997 = Richlin, Amy: Towards a History of Body History, in: Golden, Mark; Toohey, Peter (Hg.): Inventing Ancient Culture. Historicism, Periodization and the Ancient World, London 1997, 16–35
Ridgway 1965 = Ridgway, Brunilde Sismondo: Wounded Figures in Greek Sculpture, in: Archaeology 18 (1965) 1, 47–54
Riedlberger 1996 = Riedlberger, Peter: Skalpieren bei den Skythen. Zu Herodot IV 64, in: Klio 78 (1996) 1, 53–60
Riess 2012 = Riess, Werner: Performing Interpersonal Violence. Court, Curse, and Comedy in Fourth-Century BCE Athens, Berlin 2012 (MythosEikonPoiesis 4)
Riha 2005 = Riha, Ortrun: s.v. Honig, in: Leven, Karl-Heinz (Hg.): Antike Medizin. Ein Lexikon, München 2005, 431
Robert 1916 = Robert, Carl: Tyro, in: Hermes 51 (1916) 2, 273–302
Rödel-Braune / Waschke 2012 = Rödel-Braune, Caroline; Waschke, Catharina (Hg.): Orte des Geschehens. Interaktionsräume als konstitutive Elemente der antiken Stadt, Berlin 2012 (Geschichte 110)
Rodemeyer 2003 = Rodemeyer, Eva: Geraubt – Geschoren – Geehelicht? Zur Frage kommunitärer Lebensformen in Sparta, in: Laverna 14 (2003), 48–64
Rodrigo / Fortea 2014 = Rodrigo, Esther; Fortea, Gemma: El recogido femenino como elemento de diferenciación social en la Grecia clásica, in: Alfaro Giner, Carmen; Ortiz García, Jónatan; Antón Peset, María (Hg.): *Tiarae*, Diadems and Headdresses in the Ancient Mediterranean

Cultures. Symbolism and Technology, Valencia 2014 (Monografías del SEMA de Valencia 3), 25–40

Rogers 1930 = Rogers, Benjamin (Hg.): Aristophanes in Three Volumes. I The Acharnians. The Knights. The Clouds. The Wasps, Cambridge 1930 (The Loeb Classical Library 178)

Rohr 2010 = Rohr, Elisabeth: Vom sakralen Ritual zum jugendkulturellen Design. Zur sozialen und psychichen Bedeutung von Piercings und Tattoos, in: Abraham, Anke; Müller, Beatrice (Hg.): Körperhandeln und Körpererleben. Multidisziplinäre Perspektiven auf ein brisantes Feld, Bielefeld 2010, 225–242

Rolle 1979 = Rolle, Renate: Totenkult der Skythen. I Das Steppengebiet, Berlin 1979 (Vorgeschichtliche Forschungen 18)

Rolle 1980 = Rolle, Renate: Die Welt der Skythen. Stutenmelker und Pferdebogner. Ein antikes Reitervolk in neuer Sicht, Luzern 1980

Rolle 1991 = Rolle, Renate: Haar- und Barttracht der Skythen, in: Dies. (Hg.): Gold der Steppe. Archäologie der Ukraine, Schleswig 1991, 115–126

Rolle / Wolf 1991 = Rolle, Renate; Wolf, Gisela: Körper- und Schönheitspflege bei antiken Reiternomaden, in: Rolle, Renate (Hg.): Gold der Steppe. Archäologie der Ukraine, Schleswig 1991, 127–129

Rollinger 2004 = Rollinger 2004 = Rollinger, Robert: Herodotus, Human Violence and the Ancient Near East, in: Karageorghis, Vassos; Taifacos, Ioannis (Hg.): The World of Herodotus. Proceedings of an International Conference, organized by the Foundation Anastasios G. Leventis and the Faculty of Letters, University of Cyprus, Nicosia (18.–21.9. 2003), Nicosia 2004, 121–150

Rollinger 2008 = Rollinger, Robert: Über die Rolle und das Schicksal siegreicher Athleten in Herodots Historien, in: Mauritsch, Peter; Petermandl, Werner; Rollinger, Robert; Ulf, Christoph (Hg.): Antike Lebenswelten. Konstanz, Wandel, Wirkungsmacht. Festschrift für Ingomar Weiler zum 70. Geburtstag, Wiesbaden 2008 (Philippika 25), 135–147

Rollinger 2010 = Rollinger, Robert: Extreme Gewalt und Strafgericht. Ktesias und Herodot als Zeugnisse für den Achaimenidenhof, in: Jacobs, Bruno; Ders. (Hg.): Der Achämenidenhof = The Achaemenid Court. Akten des 2. Internationalen Kolloquiums zum Thema ‚Vorderasien im Spannungsfeld klassischer und altorientalischer Überlieferungen', Landgut Castelen bei Basel (23.–25.5.2007), Wiesbaden 2010 (Classica et Orientalia 2), 559–666

Rollinger 2013 = Rollinger, Robert: Dareios und Xerxes an den Rändern der Welt und die Inszenierung von Weltherrschaft. Altorientalisches bei Herodot, in: Dunsch, Boris; Ruffing, Kai (Hg.): Herodots Quellen – Die Quellen Herodots, Wiesbaden 2013 (Classica et Orientalia 6), 95–116

Rollinger / Wiesehöfer 2012 = Rollinger, Robert; Wiesehöfer, Josef: Kaiser Valerian und Ilu-bi'di von Hamat. Über das Schicksal besiegter Feinde, persische Grausamkeit und die Persistenz altorientalischer Traditionen, in: Baker, Heather D.; Kainiuth, Kai; Otto, Adelheid (Hg.): Stories of Long Ago. Festschrift für Michael D. Roaf, Münster 2012 (Alter Orient und Altes Testament 397), 497–515

Romilly 1994 = Romilly, Jacqueline de: Cruauté barbare et cruautés grecques, in: Wiener Studien 107 (1994), 187–196

Rommelspacher 2009 = Rommelspacher, Birgit: Intersektionalität. Über die Wechselwirkung von Machtverhältnissen, in: Kurz-Scherf, Ingrid; Lepperhoff, Julia; Scheele, Alexandra (Hg.): Feminismus. Kritik und Intervention, Münster 2009 (Arbeit – Demokratie – Geschlecht 11), 81–96

Rood 2008 = Rood, Tim: Herodotus and Foreign Lands, in: Dewald, Carolyn; Marincola, John (Hg.): The Cambridge Companion to Herodotus, Cambridge 2008, 290–305

Rosén 1987 = Rosén, Haiim B. (Hg.): Herodoti Historiae I. Libros I–IV continens, Leipzig 1987
Rosenberger 2001 = Rosenberger, Veit: Kommunizierende Köpfe. Ein Versuch über Körpergeschichte bei Herodot, in: Barceló, Pedro A.; Ders. (Hg.): Humanitas. Beiträge zur antiken Kulturgeschichte. Festschrift für Gunther Gottlieb zum 65. Geburtstag, München 2001 (Schriften der Philosophischen Fakultäten der Universität Augsburg 65), 283–296
Rosenthal 2004 = Rosenthal, Angela: Raising Hair, in: Eighteenth-Century Studies 38 (2004) 1, 1–16
Rosivach 1999 = Rosivach, Vincent J.: Enslaving ‚Barbaroi' and the Athenian Ideology of Slavery, in: Historia 48 (1999) 2, 129–157
Roux 1972 = Roux, Jeanne (Hg.) : Euripide: Les Bacchantes II. Commentaire, Paris 1972 (Bibliothèque de la Faculté des Lettres de Lyon 21)
Rowe 1974 = Rowe, Christopher: Conceptions of Colour and Colour Symbolism in the Ancient World, in: Portmann, Adolf; Ritsema, Rudolf (Hg.): The Realms of Colour = Die Welt der Farben = Le monde des couleurs, Leiden 1974 (Lectures given at the Eranos Conference in Ascona, 23.–31.8.1972), 327–364
Roy 1991 = Roy, James: Traditional Jokes About the Punishment of Adulterers in Ancient Greek Literature, in: Liverpool Classical Monthly 16 (1991) 5, 73–76
Rudenko 1949 = Rudenko, Sergej I.: Drevnejšaja ‚skifskaja' tatuirovka, in: Sovetskaja ėtnografija (1949) 3, 133–143
Rudenko 1953 = Rudenko, Sergej I.: Kul'tura naselenija Gornogo Altaja v skifskoe vremja, Moskau 1953

Saiko 2005 = Saiko, Maren: Cura dabit faciem – Kosmetik im Altertum. Literarische, kulturhistorische und medizinische Aspekte, Trier 2005 (Bochumer Altertumswissenschaftliches Colloquium 66)
Sallinger 1994 = Sallinger, Adelheid: s.v. Honig, in: RAC 16 (1994), 434–457
Samama, Évelyne: Héraclès et l'hydre. Un témoin inattendu de la pratique médicale du τέμνειν καὶ καίειν?, in: Boehm, Isabelle; Rousseau, Nathalie (Hg.): L'expressivité du lexique médical en Grèce et à Rome. Hommages à Françoise Skoda, Paris 2014, 361–378
Sambursky 1977 = Sambursky, Shmuel: Von der unendlichen Leere bis zur Allgegenwart Gottes. Die Raumvorstellungen der Antike, in: Ders. (Hg.): Naturerkenntnis und Weltbild. Zehn Vorträge zur Wissenschaftsgeschichte, Zürich 1977, 273–297
Samuels 2015 = Samuels, Tristan: Herodotus and the Black Body. A Critical Race Theory Analysis, in: Journal of Black Studies 46 (2015) 7, 723–741
San Nicolò 1930 = San Nicolò, Marian: Ein babylonischer Sklavenkaufvertrag aus der Zeit Alexanders des Großen, in: Deutsche Gesellschaft für Altertumskunde (Hg.): Charisteria. Alois Rzach zum achtzigsten Geburtstag dargebracht, Reichenberg 1930, 163–165
San Nicolò / Ungnad 1974 [1935] = San Nicolò, Marian; Ungnad, Arthur (Hg.): Neubabylonische Rechts- und Verwaltungsurkunden. I Rechts- und Wirtschaftsurkunden der Berliner Museen aus vorhellenistischer Zeit , Leipzig 1974 [erstmals Leipzig 1935]
Sancisi-Weerdenburg 1983 = Sancisi-Weerdenburg, Heleen: Exit Atossa. Images of Women in Greek Historiography on Persia, in: Cameron, Alan; Kuhrt, Amélie (Hg.): Images of Women in Antiquity, Detroit 1983, 20–33
Sancisi-Weerdenburg 1989 = Sancisi-Weerdenburg, Heleen: Gifts in the Persian Empire, in: Briant, Pierre; Herrenschmidt, Clarisse (Hg.): Le tribut dans l'empire perse. Actes de la table ronde de Paris (12.–13.12.1986), Paris 1989, 129–146

Sarasin 1996 = Sarasin, Philipp: Subjekte, Diskurse, Körper. Überlegungen zu einer diskursanalytischen Kulturgeschichte, in: Hardtwig, Wolfgang; Wehler, Hans Ulrich (Hg.): Kulturgeschichte heute, Göttingen 1996 (Geschichte und Gesellschaft Sonderheft 16), 131–164

Sarasin 1999 = Sarasin, Philipp: Mapping the Body. Körpergeschichte zwischen Konstruktivismus, Politik und ‚Erfahrung', in: Historische Anthropologie 7 (1999), 437–451

Sassi 1982 = Sassi, Maria Michela: Xenophan. B 16 e Herodt. 4,108. Una nota sul significato di πυρρός, in: Rivista di filologia 110 (1982), 391–393

Sassi 2001 = Sassi, Maria Michela: The Science of Man in Ancient Greece, Chicago 2001

Scanlon 1988 = Scanlon, Thomas F.: Virgineum Gymnasium. Spartan Females and Early Greek Athletics, in: Raschke, Wendy J. (Hg.): The Archaeology of the Olympics. The Olympics and Other Festivals in Antiquity, Madison 1988, 185–216

Schade 1857 = Schade, Oskar: Über Jünglingsweihen. Ein Beitrag zur Sittenkunde, in: Weimarisches Jahrbuch 6 (1857) 2, 241–416

Schadewaldt 1982 = Schadewaldt, Wolfgang: Die Anfänge der Geschichtsschreibung bei den Griechen. Herodot, Thukydides, Frankfurt/M 1982 (Tübinger Vorlesungen 2)

Schäfer 2017 = Schäfer, Christoph: s.v. Brandmarkung/Tätowierung, in: HAS 1 (2017), 420–423

Schatzki 2010 = Schatzki, Theodore: Materiality and Social Life, in: Nature and Culture 5 (2010) 2, 123–149

Schechner 1976 = Schechner, Richard: From Ritual to Theatre and Back, in: Ders.; Schuman, Mady (Hg.): Ritual, Play and Performance. Readings in the Social Sciences. Theatre, New York 1976, 196–222

Scheer 2011 = Scheer, Tanja Susanne: Griechische Geschlechtergeschichte, München 2011 (Enzyklopädie der griechisch-römischen Antike 11)

Scheidel 1992 = Scheidel, Walter: Frau und Landarbeit in der Alten Geschichte, in: Specht, Edith (Hg.): Nachrichten aus der Zeit. Ein Streifzug durch die Frauengeschichte des Altertums, Wien 1992 (Frauenforschung 18), 195–235

Scheidel 1996 = Scheidel, Walter: The Most Silent Women of Greece and Rome. Rural Labour and Women's Life in the Ancient World (II), in: Greece & Rome 43 (1996) 1, 1–10

Schelle 1983 [1797] = Schelle, Karl Gottlob: Geschichte des männlichen Bartes. Mit einem Nachwort v. Ingeborg Kappler, Dortmund 1983 [erstmals Leipzig 1797]

Scheller / Schwinghammer 2014 = Scheller, Jörg; Schwinghammer, Alexander: Vorwort, in: Dies. (Hg.): Anything Grows. 15 Essays zur Geschichte, Ästhetik und Bedeutung des Bartes, Stuttgart 2014, 7–10

Schiebinger 2004 = Schiebinger, Londa: Nature's Body. Gender in the Making of Modern Science, New Brunswick 2004

Schiemann 1998 = Schiemann, Gottfried: s.v. Folter, in: DNP 4 (1998), 584–587

Schlathölter 2005 = Schlathölter, Michael: Geschichte der Theorie und Praxis der Wundheilung und Wundbehandlung unter besonderer Berücksichtigung des 19. und 20. Jahrhunderts, Med. Diss. Münster 2005

Schlesier 2002 = Schlesier, Renate: Heimliche Liebe im Zeichen der Mysterien. Verschleierung und Enthüllung in Euripides' *Hippolytos*, in: Klinger, Elmar (Hg.): Paare in antiken religiösen Texten und Bildern. Symbole für Geschlechterrollen damals und heute, Würzburg 2002, 51–91

Schlette 1987 = Schlette, Friedrich: Zur Lebensweise und Stellung der Frau bei den skythischen Stämmen, in: Ethnographisch-archäologische Zeitschrift 28 (1987) 2, 232–248

Schmid 2014 = Schmid, Ulrike: 20. Umgang mit Verstorbenen, in: Kränzle, Susanne; Dies.; Seeger, Christa (Hg.): Palliative Care. Handbuch für Pflege und Begleitung, Heidelberg 2014, 403–406

Schmidt 1879 = Schmidt, J. H. Heinrich: Synonymik der griechischen Sprache. Bd. 3, Leipzig 1879

Schmidt-Linsenhoff 2004 = Schmidt-Linsenhoff, Viktoria: Weiße Blicke. Bild- und Textlektüren zu Geschlechtermythen des Kolonialismus, in: Dies.; Hölz, Karl; Uerlings, Herbert (Hg.): Weiße Blicke. Geschlechtermythen des Kolonialismus, Marburg 2004, 8–18

Schmincke 2010 = Schmincke, Imke: Gefährliche Körper – gefährliche Räume. Eine körpersoziologische Rekonstruktion in geschlechterbezogener Perspektive, in: Wetterer, Angelika (Hg.): Körper Wissen Geschlecht. Geschlechterwissen und soziale Praxis II, Sulzbach/Taunus 2010, 61–78

Schmitz 1998 = Schmitz, Hermann: Der Leib, der Raum und die Gefühle, Ostfildern 1998

Schmitz 2006 = Schmitz, Sigrid: Entweder – Oder? Zum Umgang mit binären Kategorien, in: Ebeling, Smilla; Schmitz, Sigrid (Hg.): Geschlechterforschung und Naturwissenschaften. Einführung in ein komplexes Wechselspiel, Wiesbaden 2006 (Studien Interdisziplinäre Geschlechterforschung 14), 331–346

Schmitz 2002 = Schmitz, Winfried: Die geschorene Braut. Kommunitäre Lebensformen in Sparta?, in: Historische Zeitschrift 274 (2002), 561–602

Schmitz 2004 = Schmitz, Winfried: Nachbarschaft und Dorfgemeinschaft im archaischen und klassischen Griechenland, Berlin 2004 (Klio Beihefte N.F. 7)

Schmitz 2005 = Schmitz, Winfried: Gewalt in Haus und Familie, in: Fischer, Günter; Moraw, Susanne (Hg.): Die andere Seite der Klassik. Gewalt im 5. und 4. Jahrhundert v. Chr., Stuttgart 2005, 103–128

Schmitz 2017 = Schmitz, Winfried: s.v. Bánausoi (βάναυσοι), in: HAS 1 (2017), 325–327

Schmuckli 2001 = Schmuckli, Lisa: Hautnah: Körperbilder – Körpergeschichten. Philosophische Zugänge zur Metamorphose des Körpers, Königstein/Taunus 2001

Schneider 2017 = Schneider, Helmuth: s.v. Bergbau/Bergwerke, in: HAS 1 (2017), 363–368

Schnurr-Redford 1996 = Schnurr-Redford, Christine: Frauen im klassischen Athen. Sozialer Raum und reale Bewegungsfreiheit, Berlin 1996

Schönfeld 1963 = Schönfeld, Walther: Der Sinn des Brandmarkens und Tätowierens in der griechischen und römischen Antike, in: Nova Acta Leopoldina 27 (1963), 81–89

Schowe 1994 = Schowe, Ulrike: Mit Haut und Haar. Idiomatisierungsprozesse bei sprichwörtlichen Redensarten aus dem mittelalterlichen Strafrecht, Frankfurt/M 1994 (Germanistische Arbeiten zu Sprache und Kulturgeschichte 27)

Schredelseker 1913 = Schredelseker, Paul: De superstitionibus Graecorum quae ad crines pertinent, Heidelberg 1913

Schreiber 1883 = Schreiber, Theodor: Der altattische Krobylos, in: AM 8 (1883), 246–273

Schreiber 2012 = Schreiber, Torben: Die funktionale Binde, in: Lichtenberger, Achim; Martin, Katharina (Hg.): Das Diadem der hellenistischen Herrscher. Übernahme, Transformation oder Neuschöpfung eines Herrschaftszeichens? Kolloquium in Münster (30.–31.1.2009), Bonn 2012 (Euros 1), 233–247

Schroer 2008 = Schroer, Markus: Bringing Space Back in. Zur Relevanz des Raumes als soziologischer Kategorie, in: Döring, Jörg; Thielmann, Tristan (Hg.): Spatial Turn. Das Raumparadigma in den Kultur- und Sozialwissenschaften, Bielefeld 2008, 125–148

Schubert 1990 = Triebel-Schubert, Charlotte: Anthropologie und Norm. Der Skythenabschnitt in der hippokratischen Schrift *Über die Umwelt*, in: Medizinhistorisches Journal 25 (1990), 90–103

Schubert / Leschhorn 2006 = Schubert, Charlotte; Leschhorn, Wolfgang (Hg.): Hippokrates: Ausgewählte Schriften. Griechisch-deutsch, Düsseldorf 2006

Schulz 2016 = Schulz, Raimund: Abenteurer der Ferne. Die großen Entdeckungsfahrten und das Weltwissen der Antike, Stuttgart 2016

Schwenn 1966 [1915] = Schwenn, Friedrich: Die Menschenopfer bei den Griechen und Römern, Berlin 1966 (Religionsgeschichtliche Versuche und Vorarbeiten 15,3) [erstmals Gießen 1915]

Scott 1986 = Scott, Joan Wallach: Gender. A Useful Category of Historical Analysis, in: American Historical Review 91 (1986) 5, 1053–1075

Scott 2005 = Scott, Lionell: Historical Commentary on Herodotus. Book 6, Leiden 2005 (Mnemosyne Supplementum 268)

Scott 2013 = Scott, Michael: Space and Society in the Greek and Roman Worlds, Cambridge 2013

Scullin 2012 = Scullin, Sarah E.: Hippocratic Pain, Phil. Diss. University of Pennsylvania 2012

Seaford 1984 = Seaford, Richard: The Last Bath of Agamemnon, in: CQ 34 (1984) 2, 247–254

Seeck 2008 = Seeck, Gustav Adolf (Hg.): Euripides: Alkestis, Berlin 2008

Seeger et al. 1980 [1845–1848] = Seeger, Ludwig (Übers.): Aristophanes: Komödien, hg., neu bearbeitet und mit einer Einl. und einem Nachw. versehen v. Hans-Joachim Newiger, mit Anm. v. Hans-Joachim Newiger und Peter Rau, 2. Aufl. München 1980 [erstmals Frankfurt/M 1845–1848]

Seidensticker / Vöhler 2006 = Seidensticker, Bernd; Vöhler, Martin: Vorwort, in: Dies. (Hg.): Gewalt und Ästhetik. Zur Gewalt und ihrer Darstellung in der griechischen Klassik, Berlin 2006, V–XI

Senfelder 1896 = Senfelder, Leopold: Die hippokratische Lehre von den Ausscheidungen und Ablagerungen. IV Schweiß, in: Wiener Medizinische Wochenschrift 46 (1896) 39, 1707–1709

Seng 2012 = Seng, Helmut: An den Haaren herbeigezogen. Sophistische Argumentation in *Encomium calvitii*, in: Ders.; Hoffmann, Lars Martin (Hg.): Synesios von Kyrene. Politik – Literatur – Philosophie, Turnhout 2012 (Byzantios 6), 125–143

Seth 2010 = Seth, Vanitha: ‚Men Completely Wild in Appearance and Way of Life: Fauns, Satyrs, Androgynes, Ichtyophages, Hippopodes, Sciopodes, Himantipodes, [and] Cyclopes', in: Bassi, Karen; Euben, J. Peter (Hg.): When Worlds Elide. Classics, Politics, Culture, Lanham 2010, 387–408

Shapiro 1992 = Shapiro, Harvey A.: Eros in Love. Pederasty and Pornography in Greece, in: Richlin, Amy (Hg.): Pornography and Representation in Greece and Rome, New York 1992, 53–72

Shapiro 2015 = Shapiro, Alan: Alkibiades' Effeminacy and the Androgyny of Dionysos, in: Boschung, Dietrich; Ders.; Waschek, Frank (Hg.): Bodies in Transition. Dissolving the Boundaries of Embodied Knowledge, Paderborn 2015 (Morphomata 23), 287–312 Shear 1936 = Shear, T. Leslie: Psimythion, in: Classical Studies, presented to Edward Capps on his seventieth birthday, Princeton 1936, 314–317

Sherrow 2006 = Sherrow, Victoria: Encyclopedia of Hair. A Cultural History, Westport 2006

Sieglin 1935 = Sieglin, Wilhelm: Die blonden Haare der indogermanischen Völker des Altertums. Eine Sammlung der antiken Zeugnisse als Beitrag zur Indogermanenfrage, München 1935

Sigismund 1974 [1884] = Sigismund, Reinhold: Die Aromata in ihrer Bedeutung für Religion, Sitten, Gebräuche, Handel und Geographie des Alterthums bis zu den ersten Jahrhunderten unserer Zeitrechung, Leipzig 1974 [erstmals Leipzig 1884]

Sissa 1990 = Sissa, Giulia: Greek Virginity, Cambridge 1990 (Revealing Antiquity 3)

Skinner 2012 = Skinner, Joseph E.: The Invention of Greek Ethnography. From Homer to Herodotus, Oxford 2012

Skovmøller 2014 = Skovmøller, Amalie: Where Marble Meets Colour. Surface Texturing of Hair, Skin and Dress on Roman Marble Portraits as Support for Painted Polychromy, in: Harlow, Mary; Nosch, Marie-Louise (Hg.): Greek and Roman Textiles and Dress. An Interdisciplinary Anthology, Oxford 2014 (Ancient Textiles Series 19), 279–297

Smith 1990 = Smith, Wesley D. (Hg.): Hippocrates: Pseudepigraphic Writings. Letters – Embassy – Speech from the Altar – Decree, Leiden 1990 (Studies in Ancient Medicine 2)
Smith 1994 = Smith, Wesley D. (Hg.): Hippocrates VII, Cambridge 1994 (The Loeb Classical Library 477)
Smith 2007 = Smith, Virginia: Clean. A History of Personal Hygiene and Purity, Oxford 2007
Snell 1993 [1946] = Snell, Bruno: Die Entdeckung des Geistes. Studien zur Entstehung des europäischen Denkens bei den Griechen, 7. Aufl. Göttingen 1993 [erstmals Hamburg 1946]
Snowden 1970 = Snowden, Frank M.: Blacks in Antiquity. Ethiopians in the Greco-Roman Experience, Cambridge 1970
Snowden 1983 = Snowden, Frank M.: Before Color Prejudice. The Ancient View of Blacks, Cambridge 1983
Snowden 1989 = Snowden, Frank M.: Bernal's ‚Blacks', Herodotus, and Other Classical Evidence, in: Arethusa 22 (1989) [Special Issue Black Athena], 83–96
Sobolevskij 1954 = Sobolevskij, S.I.: Raby v komedijach Aristofana kak literaturnyj tip, in: Vestnik drevnej istorii (1954) 4, 9–40
Solin 2013 = Solin, Heikki: Inschriftliche Wunderheilungsberichte aus Epidauros, in: Zeitschrift für Antikes Christentum 17 (2013) 1, 7–50
Sommer 1912a = Sommer, Ludwig: s.v. Haaropfer, in: RE VII 2 (1912), 2105–2109
Sommer 1912b = Sommer, Ludwig: Das Haar in Religion und Aberglauben der Griechen, Münster 1912
Sommerstein 1990 = Sommertein Alan H. (Hg.): Aristophanes: Lysistrata, Warminster 1990 (The Comedies of Aristophanes 7)
Sommerstein 1991 = Sommerstein, Alan H. (Hg.): Aristophanes: Birds, 3. Aufl. Warminster 1991 (The Comedies of Aristophanes 6)
Sommerstein 1996 = Sommerstein, Alan H. (Hg.): Aristophanes: Frogs, Warminster 1996 (The Comedies of Aristophanes 9)
Sommerstein 1997 = Sommerstein, Alan H. (Hg.): Aristophanes: Knights, Warminster 1997 (The Comedies of Aristophanes 2)
Sommerstein 2001a = Sommerstein, Alan H. (Hg.): Aristophanes: Thesmophoriazusae, 2. Aufl. Warminster 2001 (The Comedies of Aristophanes 8)
Sommerstein 2004 = Sommerstein, Alan H. (Hg.): Aristophanes: Wasps, Warminster 2004 (The Comedies of Aristophanes 4)
Sommerstein 2007a = Sommerstein, Alan H. (Hg.): Aristophanes: Ecclesiazusae, Warminster 2007 (The Comedies of Aristophanes 10)
Sommerstein 2007b = Sommerstein, Alan H. (Hg.): Aristophanes: Clouds, 3. Aufl. Warminster 2007 (The Comedies of Aristophanes 3)
Sommerstein 2009 = Sommerstein, Alan H.: Nudity, Obscenity, and Power. Modes of Female Assertiveness in Aristophanes, in: Ders.: Talking about Laughter and Other Studies in Greek Comedy, Oxford 2009, 237–253
Sommerstein / Torrance 2014 = Sommerstein, Alan H.; Torrance, Isabelle C. (Hg.): Oaths and Swearing in Ancient Greece, Berlin 2014
Sonnabend 1999 = Sonnabend, Holger: Bad, in: Ders. (Hg.): Mensch und Landschaft in der Antike. Lexikon der historischen Geographie, Stuttgart 1999, 50–52
Sourvinou-Inwood 1997 = Sourvinou-Inwood, Christiane: Reconstructing Change. Ideologie and the Eleusinian Mysteries, in: Golden, Mark; Toohey, Peter (Hg.): Inventing Ancient Culture. Historicism, Periodization and the Ancient World, London 1997, 132–164

Späth 2006 = Späth, Thomas: Geschlechter – Texte – Wirklichkeiten, in: Ulf, Christoph; Rollinger, Robert (Hg.): Frauen und Geschlechter. Bilder – Rollen – Realitäten in den Texten antiker Autoren der römischen Kaiserzeit, Wien 2006, 39–76

Spindler 1993 = Spindler, Konrad: Der Mann im Eis. Die Ötztaler Mumie verrät die Geheimnisse der Steinzeit, München 1993

Squillace 2015 = Squillace, Giuseppe: Le lacrime di Mirra. Miti e luoghi dei profumi nel mondo antico, Bologna 2015 (Saggi (Il Mulino) 822)

Staden 1992 = Staden, Heinrich von: The Mind and Skin of Heracles. Heroic Diseases, in: Gourevitch, Danielle (Hg.): Maladie et maladies. Histoire et conceptualisation. Mélanges en l'honneur de Mirko Grmek, Genève 1992 (Centre de recherches d'histoire et de philologie de la 4e section de l'Ecole Pratique des Hautes Etudes. Série 5: Hautes études médiévales et modernes 70), 131–150

Staden 2007 = Staden, Heinrich von: Purity, Purification, and Katharsis in Hippocratic Medicine, in: Vöhler, Martin; Seidensticker, Bernd (Hg.): Katharsiskonzeptionen vor Aristoteles. [Zum kulturellen Hintergrund des Tragödiensatzes], Berlin 2007, 21–51

Stähli 2005 = Stähli, Adrian: Die Rhetorik der Gewalt in den Bildern des archaischen und klassischen Griechenland, in: Fischer, Günter; Moraw, Susanne (Hg.): Die andere Seite der Klassik. Gewalt im 5. und 4. Jahrhundert v. Chr., Stuttgart 2005, 19–44

Stähli 2006 = Stähli, Adrian: Nacktheit und Körperinszenierung in Bildern der griechischen Antike, in: Schroer, Silvia (Hg.): Images and Gender. Contributions to the Hermeneutics of Reading Ancient Art, Fribourg 2006 (Orbis Biblicus et Orientalis 220), 209–227

Stähli 2009a = Stähli, Adrian: Nackte Frauen, in: Schmidt, Stefan (Hg.): Hermeneutik der Bilder. Beiträge zu Ikonographie und Interpretation griechischer Vasenmalerei, München 2009 (Beihefte zum Corpus Vasorum Antiquorum 4), 43–51

Stähli 2009b = Stähli, Adrian: Krüppel von Natur aus. Der Körper als Instrument sozialer Rollendefinition im Medium des Bildes, in: Mann, Christian; Haake, Matthias; Hoff, Ralf von den (Hg.): Rollenbilder in der athenischen Demokratie. Medien, Gruppen, Räume im politischen und sozialen System. Beiträge zu einem interdisziplinären Kolloquium in Freiburg (24.–25.11.2006), Wiesbaden 2009, 17–34

Stähli 2010 = Stähli, Adrian: Herakles zieht sich aus, in: Mauritsch, Peter (Hg.): Körper im Kopf. Antike Diskurse zum Körper. Vorträge gehalten im Rahmen der 8. Grazer Althistorischen Adventgespräche (18.12.2008), Graz 2010 (Grazer Universitätsverlag. Allgemeine wissenschaftliche Reihe 13: Nummi et Litterae 3), 123–141

Stähli 2013 = Stähli, Adrian: Women Bathing. Displaying Female Attractiveness on Greek Vases, in: Lucore, Sandra K.; Trümper, Monika (Hg.): Greek Baths and Bathing Culture. New Discoveries and Approaches, Leuven 2013 (Babesch Supplement 23), 11–21

Steger 2005 = Steger, Florian: Wasser erfassen – Wasser wahrnehmen. Religiöse, soziale und medizinische Funktionen des Wassers. Kult und Medizin des Asklepios, in: Hähner-Rombach, Sylvelyn (Hg.): ‚Ohne Wasser ist kein Heil'. Medizinische und kulturelle Aspekte der Nutzung von Wasser, Stuttgart 2005 (Medizin, Gesellschaft und Geschichte. Beiheft 25), 33–43

Stehle 2002 = Stehle, Eva: The Body and its Representations in Aristophanes' Thesmophoriazousai. Where Does The Costume End?, in: AJPh (2002) 123 (3), 369–406

Stein 1994 = Stein, Michael: Die Frau in den gynäkologischen Schriften des *Corpus Hippocraticum*, in: Dettenhofer, Maria H. (Hg.): Reine Männersache? Frauen in Männerdomänen der antiken Welt, Köln 1994, 69–95

Stein-Hölkeskamp 1999 = Stein-Hölkeskamp, Elke: s.v. Kylon, in: DNP 6 (1999), 964f

Steininger 1909 = Steininger, Rudolph: Die weiblichen Haartrachten im ersten Jahrhundert der römischen Kaiserzeit, Phil. Diss. München 1909
Steininger 1912 = Steininger, Rudolph: s.v. Haartracht und Haarschmuck, in: RE VII 2 (1912), 2135–2150
Stengel 1893 = Stengel, Paul: s.v. Aigis, in: RE I 1 (1893), 970–972
Stengel 1898 = Stengel, Paul: Die griechischen Kultusaltertümer, 2. Aufl. München 1898 (Handbuch der klassischen Altertumswissenschaft 5,3)
Stengel 1972 [1910] = Stengel, Paul: Opferbräuche der Griechen, Darmstadt 1972 [erstmals Leipzig 1910]
Stephan 1935 = Stephan, Margarete: s.v. Haartracht und Haarschmuck. Haartracht der römischen Frau, in: RE Suppl. VI (1935), 90–102
Stephan 2001 = Stephan, Inge: Das Haar der Frau. Motiv des Begehrens, Verschlingens und der Rettung, in: Benthien, Claudia; Wulf, Christoph (Hg.): Körperteile. Eine kulturelle Anatomie, Hamburg 2001, 27–48
Stephens 2008 = Stephens, Janet: Ancient Roman Hairdressing. On (Hair)Pins and Needles, in: Journal of Roman Archaeology 21 (2008), 111–132
Steudel 1964 = Steudel, Johannes: Bau und Funktion der Haut in der Antike, in: Studium Generale (1964) 17, 583–588
Stevens 1971 = Stevens, Philip T. (Hg.): Euripides: Andromache, Oxford 1971
Stevenson 1998 = Stevenson, Jane: Nacktleben, in: Montserrat, Dominic (Hg.): Changing Bodies, Changing Meanings. Studies on the Human Body in Antiquity, London 1998
Stewart 1997 = Stewart, Andrew: Art, Desire, and the Body in Ancient Greece, Cambridge 1997
Stewart 2007 = Stewart, Susan: Cosmetics and Perfumes in the Roman World, Stroud 2007
Sticker 1934a = Sticker, Georg (Übers.): Die Werke des Hippokrates. Die hippokratische Schriftensammlung in neuer deutscher Übersetzung. XI Die epidemischen Krankheiten (die Volkskrankheiten) in sieben Büchern. 1.–3. Buch, Stuttgart 1934
Sticker 1934b = Sticker, Georg (Übers.): Die Werke des Hippokrates. Die hippokratische Schriftensammlung in neuer deutscher Übersetzung. XII Die epidemischen Krankheiten (die Volkskrankheiten) in sieben Büchern. 4.–7. Buch, Stuttgart 1934
Stolberg 1998 = Stolberg, Michael: Der gesunde und saubere Körper, in: Dülmen, Richard van (Hg.): Erfindung des Menschen. Schöpfungsträume und Körperbilder. 1500–2000, Wien 1998, 305–317
Stolberg 2003 = Stolberg, Michael: A Woman Down to Her Bones. The Anatomy of Sexual Difference in the Sixteenth and Early Seventeenth Centuries, in: Isis 94 (2003) 2, 274–299
Stolberg 2012 = Stolberg, Michael: Sweat. Learned Concepts and Popular Perceptions, 1500–1800, in: Horstmanshoff, Manfred; King, Helen; Zittel, Claus (Hg.): Blood, Sweat and Tears. The Changing Concepts of Physiology from Antiquity into Early Modern Europe, Leiden 2012 (Intersections. Interdisciplinary Studies in Early Modern Culture 25), 503–522
Stolper 1997 = Stolper, Matthew: Flogging and Plucking, in: Briant, Pierre (Hg.): Recherches récentes sur l'Empire achéménide, Paris 1997 (Topoi Supplément 1), 347–350
Stomporowski 2007 = Stomporowski, Stephan: Pädagogik im Zwischenraum. Acht Studien zur beruflichen Bildung Benachteiligter an berufsbildenden Schulen, Paderborn 2007
Stoneman 2015 = Stoneman, Richard: Xerxes. A Persian Life, New Haven 2015
Strenz 2001 = Strenz, Jacky: Männerfrisuren der Spätarchaik, Mainz 2001
Strowick 2003 = Strowick, Elisabeth: ‚Actio in actu' oder Der andere Schauplatz. Geschlechterperformanzen bei Quintilian und in der Rhetorik des Unbewussten, in: Bischoff, Doerte;

Wagner-Egelhaaf, Martina (Hg.): Weibliche Rede – Rhetorik der Weiblichkeit. Studien zum Verhältnis von Rhetorik und Geschlechterdifferenz, Freiburg 2003 (Litterae 93), 283–299

Strüver 2010 = Strüver, Anke: KörperMachtRaum und RaumMachtKörper. Bedeutungsverflechtungen von Körpern und Räumen, in: Bauriedl, Sybille; Schier, Michaela; Strüver, Anke (Hg.): Geschlechterverhältnisse, Raumstrukturen, Ortsbeziehungen. Erkundungen von Vielfalt und Differenz im *spatial turn*. Mit einem Vorwort v. Doreen Massey, Münster 2010 (Forum Frauen- und Geschlechterforschung 27), 217–237

Studniczka 1896 = Studniczka, Franz: Krobylos und Tettiges, in: JdI 11 (1896), 248–291

Suter 2009 = Suter, Ann: Tragic Tears and Gender, in: Fögen, Thorsten (Hg.): Tears in the Graeco-Roman World, Berlin 2009, 59–83

Sutton 1997/1998 = Sutton, Robert F. Jr.: Nuptial Eros. The Visual Discourse of Marriage in Classical Athens, in: The Journal of the Walters Art Gallery 55/56 (1997/1998), 27–48

Svenbro 1988 = Svenbro, Jesper: Phrasikleia. Anthropologie de la lecture en Grèce ancienne, Paris 1988

Synnott 1987 = Synnott, Anthony: Shame and Glory. A Sociology of Hair, in: The British Journal of Sociology 38 (1987) 3, 381–413

Szanto 1894 = Szanto, Emil: s.v. Agora, in: RE I 1 (1894), 877–881

Tarán 1985 = Tarán, Sonya Lida: εἰσὶ τρίχες. An Erotic Motive in the Greek Anthology, in: JHS 105 (1985), 90–107

Tarbell 1911 = Tarbell, F.B.: Note on the Hair-Dressing of Athenian Girls and Women, in: CP 6 (1911) 4, 479–481

Tarkow 1981 = Tarkow, Theodore A.: The Scar of Orestes. Observations on a Euripidean Innovation, in: RhM 124 (1981) 2, 143–153

Telò 2013 = Telò, Mario: Aristophanes, Cratinus and the Smell of Comedy, in: Butler, Shane; Purves, Alex C. (Hg.): Synaesthesia and the Ancient Senses, Durham 2013, 53–69

Thalmann 2011 = Thalmann, William G.: Some Ancient Greek Images of Slavery, in: Alston, Richard; Hall, Edith; Proffitt, Laura (Hg.): Reading Ancient Slavery, London 2011, 72–96

Theisen 2009 = Theisen, Ulrike: Parthenos, Nymphe, Gyne. Weibliche Trachtikonographie als Bedeutungsträger im 5. Jahrhundert v. Chr. in Griechenland, Göttingen 2009

Thomas 2000 = Thomas, Rosalind: Herodotus in Context. Ethnography, Science and the Art of Persuasion, Cambridge 2000

Thomas 2008 = Thomas, Rosalind: The Intellectual Milieu of Herodotus, in: Dewald, Carolyn; Marincola, John (Hg.): The Cambridge Companion to Herodotus, Cambridge 2008, 60–75

Thomas 2002 = Thomas, Bridget M.: Constraints and Contradictions. Whiteness and Femininity in Ancient Greece, in: Llewellyn-Jones, Lloyd; Blundell, Sue (Hg.): Women's Dress in the Ancient Greek World, London 2002, 1–16

Thomas 2017 = Thomas, Agnes: s.v. Frisuren. I. Griechisch, in: HAS 1 (2017), 1119–1126

Thommen 1996 = Thommen, Lukas: Nacktheit und Zivilisationsprozeß in Griechenland, in: Historische Anthropologie 4 (1996), 438–450

Thommen 1999 = Thommen, Lukas: Spartanische Frauen, in: Museum Helveticum 56 (1999) 3, 129–149

Thommen 2007 = Thommen, Lukas: Antike Körpergeschichte, Zürich 2007

Thompson 1989 = Thompson, Lloyd A.: Romans and Blacks, London 1989

Thornton 1997 = Thornton, Bruce: Eros. The Myth of Ancient Greek Sexuality, Boulder 1997

Thür 1977 = Thür, Gerhard: Beweisführung vor den Schwurgerichtshöfen Athens. Die Proklesis zur Basanos, Wien 1977 (Österreichische Akademie der Wissenschaften. Phil.-hist. Klasse, Sitzungsberichte 317 = Veröffentlichungen der Kommission für antike Rechtsgeschichte 1)

Thür 2000 = Thür, Gerhard: s.v. Moicheia, in: DNP 8 (2000), 340
Tiedemann 2004 = Tiedemann, Nicole: Lange Männerhaare als jugendkulturelles Zeichen nach 1945, in: Janecke, Christian (Hg.): Haar tragen. Eine kulturwissenschaftliche Annäherung, Köln 2004, 251–269
Tiedemann 2007 = Tiedemann, Nicole: Haar-Kunst. Zur Geschichte und Bedeutung eines menschlichen Schmuckstücks, Köln 2007
Todd 2007 = Todd, Stephen C.: A Commentary on Lysias. Speeches 1–11, Oxford 2007
Toerien / Wilkinson 2003 = Toerien, Merran; Wilkinson, Sue: Gender and Body Hair. Constructing the Feminine Woman, in: Women's Studies International Forum 26 (2003) 4, 333–344
Tondeur 2006 = Tondeur, Louise: A History of Public Hair, or Reviewers' Responses to Terry Eagleton's *After Theory*, in: Lesnik-Oberstein, Karín (Hg.): The Last Taboo. Women and Body Hair, Manchester 2006, 48–65
Toscano 2013 = Toscano, Margaret M.: The Eyes Have It. Female Desire on Attic Greek Vases, in: Arethusa 46 (2013) 1, 1–40, Tafeln 1–13
Totelin 2009 = Totelin, Laurence M.V.: Hippocratic Recipes. Oral and Written Transmission of Pharmacological Knowledge in Fifth- and Fourth-Century Greece, Leiden 2009 (Studies in Ancient Medicine 34)
Totelin 2015 = Totelin, Laurence M.V.: L'odeur des autres. Femmes et odeurs a l'intersection de la pratique hippocratique et de la pratique religieuse, in: Jouanna, Jacques; Zink, Michel (Hg.): Hippocrate et les hippocratismes. Médecine, religion, société, Paris 2015, 83–99
Travis 2000 = Travis, Roger: The Spectation of Gyges in P. Oxy. 2382 and Herodotus Book 1, in: CA 19 (2000) 2, 330–359
Treidler 1967 = Treidler, Hans: s.v. Hanno, in: KP 2 (1967), 937f
Trombetti 2009 = Trombetti, Catia: Bella, Rossa e Onorata. Il paradigma della *nymphe* in un cratere corinzio da Timmari, in: Ostraka 28 (2009) 2, 529–543
Trüdinger 1918 = Trüdinger, Karl: Studien zur Geschichte der griechisch-römischen Ethnographie, Basel 1918
Trümper 2012 = Trümper, Monika: Gender-Differentiation in Greek Public Baths, in: Kreiner, Ralf; Letzner, Wolfram (Hg.): SPA – sanitas per aquam. Tagungsband des Internationalen Frontinus-Symposiums zur Technik- und Kulturgeschichte der antiken Thermen = Proceedings of the International Frontinus-Symposium on the technical and cultural history of ancient baths, Aachen (18.–22.3.2009), Leuven 2012 (Babesch Supplement 21), 37–46
Truschnegg 2011 = Truschnegg, Brigitte: Geschlechteraspekte in den Schriften des Ktesias, in: Wiesehöfer, Josef; Rollinger, Robert; Lanfranchi, Giovanni B. (Hg.): Ktesias' Welt = Ctesias' World, Wiesbaden 2011 (Classica et Orientalia 1), 403–447
Tsiafakis 2015 = Tsiafakis, Despoina: Thracian Tattoos, in: Boschung, Dietrich; Shapiro, Alan; Waschek, Frank (Hg.): Bodies in Transition. Dissolving the Boundaries of Embodied Knowledge, Paderborn 2015 (Morphomata 23), 89–117
Tuana 1983 = Tuana, Nancy: Re-Fusing Nature/Nurture, in: Women's Studies International Forum 6 (1983) 6, 621–632
Tuana 1996 = Tuana, Nancy: Fleshing Gender, Sexing the Body. Refiguring the Sex/Gender Distinction, in: Southern Journal of Philosophy Supplement 35 (1996), 53–71
Tuana 2008 = Tuana, Nancy: Viscous Porosity. Witnessing Katrina, in: Alaimo, Stacy; Hekman, Susan (Hg.): Material Feminisms, Bloomington 2008, 188–213
Tuplin 1999 = Tuplin, Christopher: Greek Racism? Observations on the Character and Limits of Greek Ethnic Prejudice, in: Tsetskhladze, Gocha R. (Hg.): Ancient Greeks West and East, Leiden 1999 (Mnemosyne Supplementum 196), 47–75

Türk 1989 = Türk, Klaus: Neuere Entwicklungen in der Organisationsforschung. Ein Trend Report, Stuttgart 1989

Turner 2012 = Turner, Terence S.: The Social Skin, in: HAU. Journal of Ethnographic Theory 2 (2012) 2, 486–504

Ulf 1979 = Ulf, Christoph: Die Einreibung der griechischen Athleten mit Öl. Zweck und Ursprung, in: Stadion 5 (1979), 220–238

Ulf 1994 = Ulf, Christoph: s.v. Miltner, Franz, in: Neue Deutsche Biographie 17 (1994), 534

Ulnik 2008 = Ulnik, Jorge: Skin in Psychoanalysis, London 2008

Upson-Saia 2014 = Upson-Saia, Kristi: Hairiness and Holiness in the Early Christian Desert, in: Dies.; Daniel-Hughes, Carly; Batten, Alicia J. (Hg.): Dressing Judeans and Christians in Antiquity, Burlington 2014, 155–172

Ussher 1973 = Ussher, Robert G. (Hg.): Aristophanes: Ecclesiazusae, Oxford 1973

Vannicelli et al. 2017 = Vannicelli, Pietro (Hg.): Erodoto: Le Storie. Libro VII. Serse e Leonida, testo critio di Aldo Corcella, traduzione di Giuseppe Nenci, Mailand 2017

Vaou 2009 = Vaou, Elena: Figures spectaculaires du *khrṓs* dans le théâtre d'Euripide. La couleur tragique entre masque et musique, in: Carastro, Marcello (Hg.): L'Antiquité en couleurs. Catégories, pratiques, représentations, Grenoble 2009, 99–117

Vasunia 2001 = Vasunia, Phiroze: The Gift of the Nile. Hellenizing Egypt from Aeschylus to Alexander, Berkeley 2001 (Classics and Contemporary Thought 8)

Veness 2002 = Veness, Ruth: Investing the Barbarian? The Dress of Amazons in Athenian Art, in: Llewellyn-Jones, Lloyd; Blundell, Sue (Hg.): Women's Dress in the Ancient Greek World, London 2002, 95–110

Verdon 2012 = Verdon, Olivier: La barbe des dieux, in: Ktéma 37 (2012), 265–346

Vérilhac / Vial 1998 = Vérilhac, Anne-Marie; Vial, Claude: Le mariage grec. Du VIe siècle av. J.-C. à l'époque d'Auguste, hg. v. Ecole française d'Athènes, Athènes 1998 (Bulletin de Correspondance Hellénique. Supplément 32)

Vernant 1989 = Vernant, Jean-Pierre: L'individu, la mort, l'amour. Soi-même et l'autre en Grèce ancienne, Paris 1989

Verschueren 1995 = Verschueren, Jef: The Pragmatic Perspective, in: Ders.; Östman, Jan-Ola; Blommaert, Jan (Hg.): Handbook of Pragmatics. Manual, Amsterdam 1995 (Handbook of Pragmatics 1), 1–19

Villa 2008 = Villa, Paula-Irene: Einleitung – Wider die Rede vom Äußerlichen, in: Dies. (Hg.): Schön normal. Manipulationen am Körper als Technologien des Selbst, Bielefeld 2008, 7–18

Villard 1994 = Villard, Laurence: Le bain dans la médecine hippocratique, in: Ginouvès, René; Guimier-Sorbets, Anne-Marie; Jouanna, Jacques; Villard, Laurence (Hg.): L'eau, la santé et la maladie dans le monde grec. Actes du colloque organisé à Paris par le Centre de recherche ‚Archéologie et systèmes d'information' et par l'URA 1255 ‚Médecine grecque' (25.–27.11.1992), Athen 1994 (Bulletin de Correspondance Hellénique. Supplément 28), 41–60

Villard 1999 = Villard, Laurence: Tant de vin pour soigner les femmes!, in: Garofalo, Ivan; Lami, Alessandro; Manetti, Daniela; Roselli, Amneris (Hg.): Aspetti della terapia nel *Corpus Hippocraticum*. Atti del IXe Colloque International Hippocratique, Pisa (25.–29.9.1996), Florenz 1999 (Studi. Accademia toscana di scienze e lettere ‚La Colombaria' 183), 219–234

Villard 2002a = Villard, Laurence (Hg.): Couleurs et vision dans l'Antiquité classique, Rouen 2002 (Publications de l'Université de Rouen 326)

Villard 2002b = Villard, Laurence: Couleurs et maladies dans la *Collection Hippocratique*. Les faits et les mots, in: Dies. (Hg.): Couleurs et vision dans l'Antiquité classique, Rouen 2002 (Publications de l'Université de Rouen 326), 45–64

Villard 2006 = Villard, Laurence: Vocabulaire et représentation de la douleur dans la *Collection hippocratique*, in: Prost, Francis; Wilgaux, Jérome (Hg.): Penser et représenter le corps dans l'Antiquité. Actes du colloque international de Rennes (1.–4.9.2004), Rennes 2006 (Cahiers d'histoire du corps antique 1), 61–78

Viret-Bernal 1997 = Viret-Bernal, Francine: When Painters Execute a Murderess. The Representation of Clytemnestra on Attic Vases, in: Koloski-Ostrow, Ann Olga; Lyons, Claire L. (Hg.): Naked Truths. Women, Sexuality, and Gender in Classical Art and Archaeology, London 1997, 93–107

Vogel 1964 = Vogel, Martin: Der Schlauch des Marsyas, in: RhM 107 (1964), 34–56

Vöhler 2009 = Vöhler, Martin: ‚Reinigung' in der griechischen Kultur, in: Malinar, Angelika; Ders.; Seidensticker, Bernd (Hg.): Un/Reinheit. Konzepte und Praktiken im Kulturvergleich, Paderborn 2009, 169–185

Vöhler / Seidensticker 2007 = Vöhler, Martin; Seidensticker, Bernd (Hg.): Katharsiskonzeptionen vor Aristoteles. [Zum kulturellen Hintergrund des Tragödiensatzes], Berlin 2007

Volonaki 1998 = Volonaki, Eleni: A Commentary on Lysias' Speeches 13 and 30, Royal Holloway College 1998

Voß 2010 = Voß, Heinz-Jürgen: Making Sex Revisited. Dekonstruktion des Geschlechts aus biologisch-medizinischer Perspektive, Bielefeld 2010

Wachendorfer 2001 = Wachendorfer, Ursula: Weiß-Sein in Deutschland. Zur Unsichtbarkeit einer herrschenden Normalität, in: Arndt, Susan (Hg.): AfrikaBilder. Studien zu Rassismus in Deutschland, Münster 2001, 87–101

Wächter 1910 = Wächter, Theodor: Reinheitsvorschriften im griechischen Kult, Gießen 1910 (Religionswissenschaftliche Versuche und Vorarbeiten 9,1)

Wagner-Hasel 1989 = Wagner-Hasel, Beate: Frauenleben in orientalischer Abgeschlossenheit, in: Der Altsprachliche Unterricht 32 (1989) 2, 18–29

Wagner-Hasel 2000a = Wagner-Hasel, Beate: Der Stoff der Gaben. Kultur und Politik des Schenkens und Tauschens im archaischen Griechenland, Frankfurt/M 2000 (Campus Historische Studien 28)

Wagner-Hasel 2000b = Wagner-Hasel, Beate: Die Reglementierung von Traueraufwand und die Tradierung des Nachruhms der Toten in Griechenland, in: Späth, Thomas; Dies. (Hg.): Frauenwelten in der Antike. Geschlechterordnung und weibliche Lebenspraxis, Stuttgart 2000, 81–102

Wagner-Hasel / Späth 2000 = Wagner-Hasel, Beate; Späth, Thomas: Neue Fragen an ein altes Thema. Frauen- und Geschlechtergeschichte in den Altertumswissenschaften, in: Dies. (Hg.): Frauenwelten in der Antike. Geschlechterordnung und weibliche Lebenspraxis, Stuttgart 2000, IX–XXVI

Walde 2008 = Walde, Elisabeth: Schöne Männer. Die Körperkunst der Kouroi, in: Franek, Christiane; Lamm, Susanne; Neuhauser, Tina; Porod, Barbara; Zöhrer, Katja (Hg.): Thiasos. Festschrift für Erwin Pochmarski zum 65. Geburtstag, Wien 2008 (Veröffentlichungen des Instituts für Archäologie der Karl-Franzens-Universität Graz 10), 1115–1128

Walgenbach et al. 2007 = Walgenbach, Katharina; Hornscheidt, Antje Lann; Palm, Kerstin; Dietze, Gabriele: Gender als interdependente Kategorie. Neue Perspektiven auf Intersektionalität, Diversität und Heterogenität, Opladen 2007

Wallace 1927 = Wallace, Florence Elizabeth: Color in Homer and Ancient Art. Preliminary Studies, Northampton 1927 (Smith College Classical Studies 9)

Walsh 2018 = Walsh, Lisl: What a Difference an ἤ Makes. Hippocrates, Racism, and the Translation of Greco-Roman Thought, in: scs-blog (1.11.2018), https://classicalstudies.org/scs-blog/lisl-walsh/blog-what-difference-%E1%BC%A4-makes-hippocrates-racism-and-translation-greco-roman (Zugriff am 7.11.2018)

Wannagat 2001 = Wannagat, Detlev: *Eurymedon eimi.* Zeichen von ethnischer, sozialer und physischer Differenz in der Vasenmalerei des 5. Jahrhunderts v. Chr., in: Hoff, Ralf von den; Schmidt, Stefan (Hg.): Konstruktionen von Wirklichkeit. Bilder im Griechenland des 5. und 4. Jahrhunderts v. Chr., Stuttgart 2001, 51–71

Ward 1992 = Ward, Roy Bowen: Women in Roman Baths, in: Harvard Theological Review 85 (1992) 2, 125–147

Wardle 2006 = Wardle, David: The Bald and the Beautiful. Imperial Hair-Envy and the End of Ptolemy of Mauretania, in: Arctos 40 (2006), 175–188

Wassenhoven 2012 = Wassenhoven, Maria-Evdokia: The Bath in Greece in Classical Antiquity. The Peloponnese, Oxford 2012 (BAR International Series 2368)

Weber 1996 = Weber, Marga: Antike Badekultur, München 1996

Wees 1998 = Wees, Hans van: A Brief History of Tears. Gender Differentiation in Archaic Greece, in: Foxhall, Lin; Salmon, John (Hg.): When Men Were Men. Masculinities, Power and Identity in Classical Antiquity, London 1998, 10–53

Weiler 1996 = Weiler, Ingomar: Physiognomische Überlegungen zu *mens sana in corpore sano*, in: Klodt, Claudia (Hg.): Satura lanx. Festschrift für Werner A. Krenkel zum 70. Geburtstag, Hildesheim 1996 (Spudasmata 62), 153–168

Weiler 2013 = Weiler, Ingomar: Die Peitsche für Bürger, Barbaren und Sklaven. Sozialer Status und Körperstrafe in der griechisch-römischen Agonistik und Gymnastik, in: Breitwieser, Rupert; Frass, Monika; Nightingale, Georg (Hg.): Calamus. Festschrift für Herbert Grassl zum 65. Geburtstag, Wiesbaden 2013 (Philippika 57), 611–632

Weinreich 1920 = Weinreich, Otto: Haaropfer an Helios, in: Hermes 55 (1920) 3, 326–328

Weinreich 1925 = Weinreich, Otto: Eine delphische Mirakel-Inschrift und die antiken Haarwunder, in: Sitzungsbericht der Heidelberger Akademie der Wissenschaften. Philosophisch-historische Klasse 1924/1925 (1925) 7, 3–11

Weißenberger 1987 = Weißenberger, Michael (Übers.): Die Dokimasiereden des Lysias (orr. 16, 25, 26, 31), Frankfurt/M 1987 (Beiträge zur klassischen Philologie 182)

Weißenberger 2003 = Weißenberger, Michael: Lysias 1905–2000, in: Lustrum 45 (2003), 7–166

Welsh 1979 = Welsh, David: Knights 230–3 and Cleon's Eyebrows, in: CQ 29 (1979) 1, 214f

Werlen 2008 = Werlen, Benno: Körper, Raum und mediale Repräsentation, in: Döring, Jörg; Thielmann, Tristan (Hg.): Spatial Turn. Das Raumparadigma in den Kultur- und Sozialwissenschaften, Bielefeld 2008, 365–392

Wessel 1946/1947 = Wessel, Klaus: Römische Frauenfrisuren von der severischen bis zur konstantinischen Zeit, in: Archäologischer Anzeiger (1946/1947), 62–76

West 1987 = West, Martin L. (Hg.): Euripides: Orestes, Warminster 1987

West 1999 = West, Stephanie: Hippocrates' Scythian Sketches, in: Eirene 35 (1999), 14–32

Whitmarsh 2015 = Whitmarsh, Tim: Battling the Gods. Atheism in the Ancient World, New York 2015

Whitmarsh 2018 = Whitmarsh, Tim: Black Achilles, in: Aeon (9.5.2018), https://aeon.co/essays/when-homer-envisioned-achilles-did-he-see-a-black-man (Zugriff am 13.12.2018)

Wickert-Micknat 1982 = Wickert-Micknat, Gisela: Die Frau, Göttingen 1982 (Archaeologia Homerica R)
Wiedemann 1890 = Wiedemann, Alfred (Hg.): Herodots zweites Buch mit sachlichen Erläuterungen, Leipzig 1890
Wieland 1813 = Wieland, Christoph Martin (Übers.): Aristophanes: Die Ritter oder die Demagogen. Die Vögel, Wien 1813
Wilamowitz 1891 = Wilamowitz-Moellendorff, Ulrich von (Hg.): Euripides: Hippolytos, Berlin 1891
Wilamowitz 1926 = Wilamowitz-Moellendorff, Ulrich von (Hg.): Euripides: Ion, Berlin 1926
Wilamowitz 1927 = Wilamowitz-Moellendorff, Ulrich von (Hg.): Aristophanes: Lysistrate, Berlin 1927
Wilamowitz 1959 [1895] = Wilamowitz-Moellendorff, Ulrich von (Hg.): Euripides: Herakles. Bd. 3, 2. Aufl. Darmstadt 1959 [erstmals Berlin 1895]
Willer 1984 = Willer, Sigrid: Haar und Nagel in Magie, Religion und Volkskunde, Lübeck 1984
Willige 2007 = Willige, Wilhelm (Hg.): Sophokles: Dramen. Griechisch-deutsch, 5. Aufl. Düsseldorf 2007
Winckelmann 1776 = Winckelmann, Johann Joachim: Geschichte der Kunst des Alterthums. 2 Bde., nach dem Tode des Verfassers hg. v. d. Kaiserlich-Königlichen Akademie der bildenden Künste, Wien 1776
Winker / Degele 2009 = Winker, Gabriele; Degele, Nina: Intersektionalität. Zur Analyse sozialer Ungleichheiten, Bielefeld 2009
Winkler 1990 = Winkler, John J.: Phallos Politikos. Representing the Body Politic in Athens, in: Konstan, David; Nussbaum, Martha C. (Hg.): Sexuality in Greek and Roman Society, Providence 1989 (Differences 2 (1990) 1), 29–45
Winkler 1994 = Winkler, John J.: Der gefesselte Eros. Sexualität und Geschlechterverhältnis im antiken Griechenland, Marburg 1994
Wintjes 2010 = Wintjes, Jorit: Eine haarige Angelegenheit. Zu Caes. civ. 3,9 und Dio 42,11, in: Würzburger Jahrbücher für die Altertumswissenschaft 34 (2010), 87–96
Wippermann 2005 = Wippermann, Wolfgang: Rassenwahn und Teufelsglaube, Berlin 2005 (Geschichtswissenschaft 3)
Wirth 2012a = Wirth, Uwe (Hg.): Bewegen im Zwischenraum, Berlin 2012 (Wege der Kulturforschung 3)
Wirth 2012b = Wirth, Uwe: Zwischenräumliche Bewegungspraktiken, in: Ders. (Hg.): Bewegen im Zwischenraum, Berlin 2012 (Wege der Kulturforschung 3), 7–34
Wittern 1974 = Wittern, Renate (Hg.): Die hippokratische Schrift *De morbis I.* Ausgabe, Übersetzung und Erläuterungen, Hildesheim 1974 (Altertumswissenschaftliche Texte und Studien 3)
Wittern 1978 = Wittern, Renate: Zur Krankheitserkennung in der knidischen Schrift *De internis affectionibus*, in: Habrich, Christa; Wolf; Henning, Jörn; Marguth, Frank (Hg.): Medizinische Diagnostik in Geschichte und Gegenwart. Festschrift für Heinz Goerke zum 60. Geburtstag, München 1978 (Neue Münchner Beiträge zur Geschichte der Medizin und Naturwissenschaften. Medizinhistorische Reihe 7/8), 101–119
Wittmann 2017 = Wittmann, Ole: Tattoos in der Kunst. Materialität, Motive, Rezeption, Berlin 2017
Wöhrle 1990 = Wöhrle, Georg: Studien zur Theorie der antiken Gesundheitslehre, Stuttgart 1990 (Hermes Einzelschriften 56)
Wöhrle 1996 = Wöhrle, Georg: Körperpflege und körperliche Sauberkeit als Merkmale sozialer Differenziertheit in den homerischen Epen, in: Gymnasium 103 (1996), 151–165

Wöhrle 2000 = Wöhrle, Georg: Aspekte psychosomatischen Denkens in der antiken Philosophie und Medizin, in: Gymnasium 107 (2000), 383–398

Wolf / Andraschko 1991 = Wolf, Gisela; Andraschko, Frank M.: ‚... und heulen vor Lust.' Der Hanf bei den Skythen, in: Rolle, Renate (Hg.): Gold der Steppe. Archäologie der Ukraine, Schleswig 1991, 157–160

Wolters 1903 = Wolters, Paul: Ἐλαφοστίκτος, in: Hermes 38 (1903) 2, 265–273

Woods 2005 = Woods, David: Caligula, Ptolemy of Mauretania, and the Danger of Long Hair, in: Arctos 39 (2005), 207–214

Wopert 2001 = Wopert, Andrew: Lysias 1 and the Politics of the Oikos, in: CJ 96 (2001), 415–424

Worman 2018 = Worman, Nancy: Touching, Proximity, and the Aesthetics of Pain in Sophocles, in: Purves, Alex C. (Hg.): Touch and the Ancient Senses, London 2018, 34–49

Würmann et al. 2007 = Würmann, Carsten; Schuegraf, Martina; Smykalla, Sandra; Poppitz, Angela (Hg.): Welt. Raum. Körper. Transformationen und Entgrenzungen von Körper und Raum, Bielefeld 2007

Wuttke 1996 = Wuttke, Dieter: Dazwischen. Kulturwissenschaft auf Warburgs Spuren. Bd. 1, Baden-Baden 1996 (Saecula spiritalia 29)

Wyke 1998 = Wyke, Maria: Introduction, in: Dies. (Hg.): Parchments of Gender. Deciphering the Bodies of Antiquity, Oxford 1998, 1–11

Yatsenko 2013 = Yatsenko, Sergey A.: The Tattoo System in the Ancient Iranian World, in: Della Casa, Philippe; Witt, Constanze (Hg.): Tattoos and Body Modifications in Antiquity. Proceedings of the Sessions at the EAA Annual Meetings in The Hague and Oslo, 2010/2011, Zürich 2013 (Zurich Studies in Archaeology 9), 97–101

Yegül 1992 = Yegül, Fikret K.: Baths and Bathing in Classical Antiquity, New York 1992

Yegül 2010 = Yegül, Fikret K.: Bathing in the Roman World, New York 2010

Yegül 2013 = Yegül, Fikret K.: Thermal Matters. Intersected Legacies of Greek and Roman Baths and Bathing Culture, in: Lucore, Sandra K.; Trümper, Monika (Hg.): Greek Baths and Bathing Culture. New Discoveries and Approaches, Leuven 2013 (Babesch Supplement 23), 73–88

Zeitlin 1978 = Zeitlin, Froma I.: The Dynamics of Misogyny. Myth and Mythmaking in the *Oresteia*, in: Arethusa 11 (1978) 1–2, 149–184

Ziebarth 1905 = Ziebarth, Erich: s.v. Eid, bei den Griechen, in: RE V 2 (1905), 2076–2083

Ziegler 2000 = Ziegler, Daniela: Frauenfrisuren in der römischen Antike. Abbild und Realität, Berlin 2000

Ziehen 1949 = Ziehen, Ludwig: s.v. Panathenaia, in: RE XVIII 3 (1949), 457–493

Zimmermann 1980 = Zimmermann, Konrad: Tätowierte Thrakerinnen auf griechischen Vasenbildern, in: JdI 95 (1980), 163–196

Zimmermann 1982 = Zimmermann, Konrad: Thraker-Darstellungen auf griechischen Vasen, in: Radu, Vulpe (Hg.): Le monde Thrace. Actes du IIe congrès international de thracologie, Bucarest 1976, Paris 1982, 260–277

Zimmermann 1986 = Zimmermann, Bernhard: Die griechische Tragödie. Eine Einführung, München 1986 (Artemis Einführungen 29)

Zimmermann 1995 = Zimmermann, Bernhard: Der menschliche Körper in der antiken Komödie, in: Michel, Paul (Hg.): Symbolik des menschlichen Leibes, Bern 1995 (Schriften zur Symbolforschung 10), 257–265

Zimmermann 2006 = Zimmermann, Bernhard: Die griechische Komödie. Vollst. überarb. Neuaufl., Frankfurt/M 2006

Zimmermann 2009a = Zimmermann, Martin (Hg.): Extreme Formen von Gewalt in Bild und Text des Altertums, München 2009 (Münchner Studien zur Alten Welt 5)
Zimmermann 2009b = Zimmermann, Martin: Extreme Formen von physischer Gewalt in der antiken Überlieferung, in: Ders. (Hg.): Extreme Formen von Gewalt in Bild und Text des Altertums, München 2009 (Münchner Studien zur Alten Welt 5), 155–192
Zoepffel 2006 = Zoepffel, Renate (Hg.): Aristoteles: Oikonomika. Schriften zu Hauswirtschaft und Finanzwesen, Darmstadt 2006 (Aristoteles: Werke in deutscher Übersetzung 10,2)
Zweig 1992 = Zweig, Bella: The Mute Nude Female Characters in Aristophanes' Plays, in: Richlin, Amy (Hg.): Pornography and Representation in Greece and Rome, New York 1992, 73–89

Indices

Personen

Verzeichnet sind ausgewählte moderne Autoren und Autorinnen sowie historische oder fiktive Gestalten, von denen die untersuchten Quellen mit Bezug zu Haut und Haar berichten.[1]

1 Kursiv gesetzte Verweise beziehen sich auf Einträge im Sachindex.

Sachen[2]

2 Kursiv gesetzte Verweise beziehen sich auf Einträge im Personenindex.

Quellen